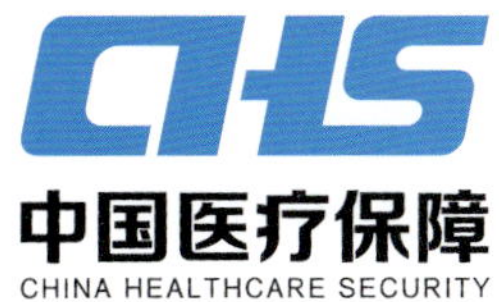

中国医疗保障年鉴

CHINA HEALTHCARE SECURITY YEARBOOK

2020

国家医疗保障局 编

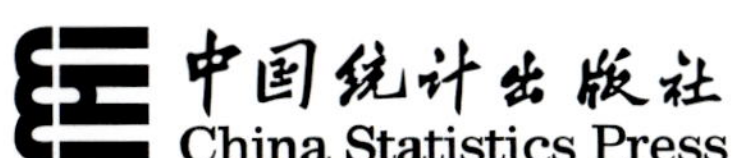

图书在版编目(CIP)数据

中国医疗保障年鉴. 2020 = China Healthcare Security Yearbook 2020 / 国家医疗保障局编. —— 北京：中国统计出版社，2021.12
ISBN 978—7—5037—9677—7

Ⅰ. ①中… Ⅱ. ①国… Ⅲ. ①医疗保健制度—中国—2020—年鉴 Ⅳ. ①R199.2—54

中国版本图书馆 CIP 数据核字(2021)第 196835 号

中国医疗保障年鉴(2020)

作　　者/国家医疗保障局
责任编辑/佘竞雄　钟钰
封面设计/黄晨
出版发行/中国统计出版社有限公司
通信地址/北京市丰台区西三环南路甲 6 号　邮政编码/100073
发行电话/邮购(010)63376909　书店(010)68783171
网　　址/http://www.zgtjcbs.com/
印　　刷/河北鑫兆源印刷有限公司
开　　本/880mm×1230mm　1/16
字　　数/700 千字
印　　张/33.75　0.5 彩页
版　　别/2021 年 12 月第 1 版
版　　次/2021 年 12 月第 1 次印刷
定　　价/398.00 元

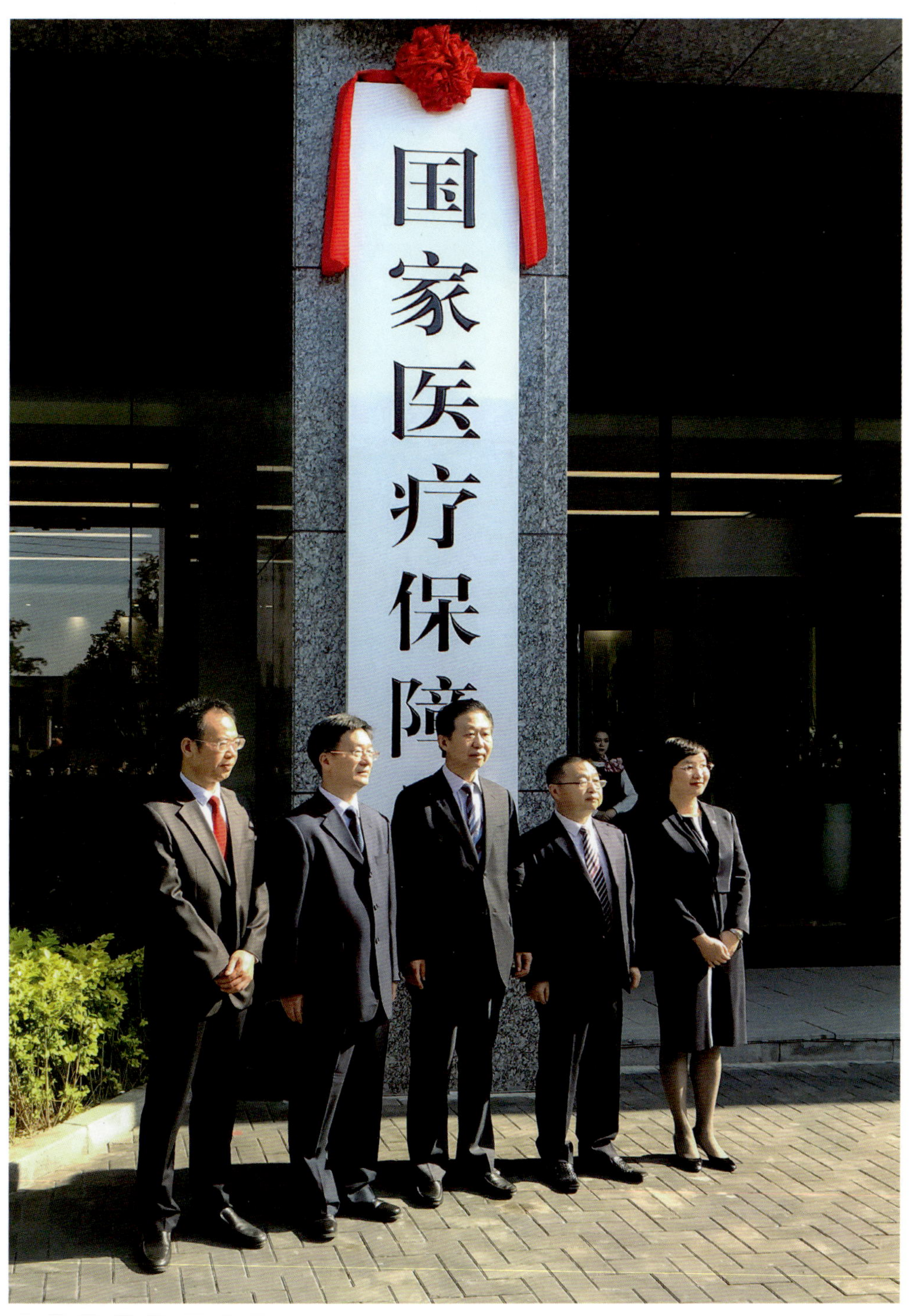

2018 年 5 月 31 日，根据党中央和国务院机构改革的统一部署，国家医疗保障局举行揭牌仪式。国务委员、国务院秘书长肖捷（中），国家医疗保障局党组书记、局长胡静林（右二），党组成员、副局长施子海（左二）、陈金甫（左一）、李滔（右一）出席揭牌仪式。

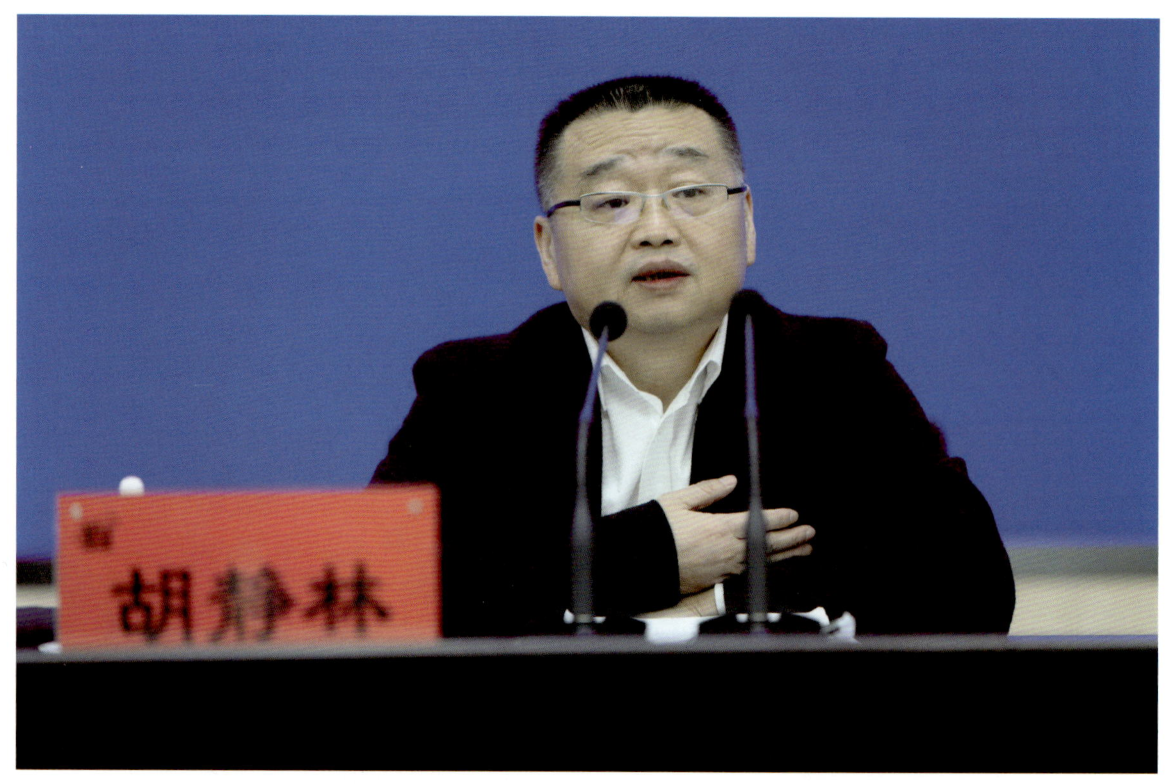

2019 年 1 月 10 日至 11 日，全国医疗保障工作会议在北京召开。国家医疗保障局党组书记、局长胡静林作工作报告。

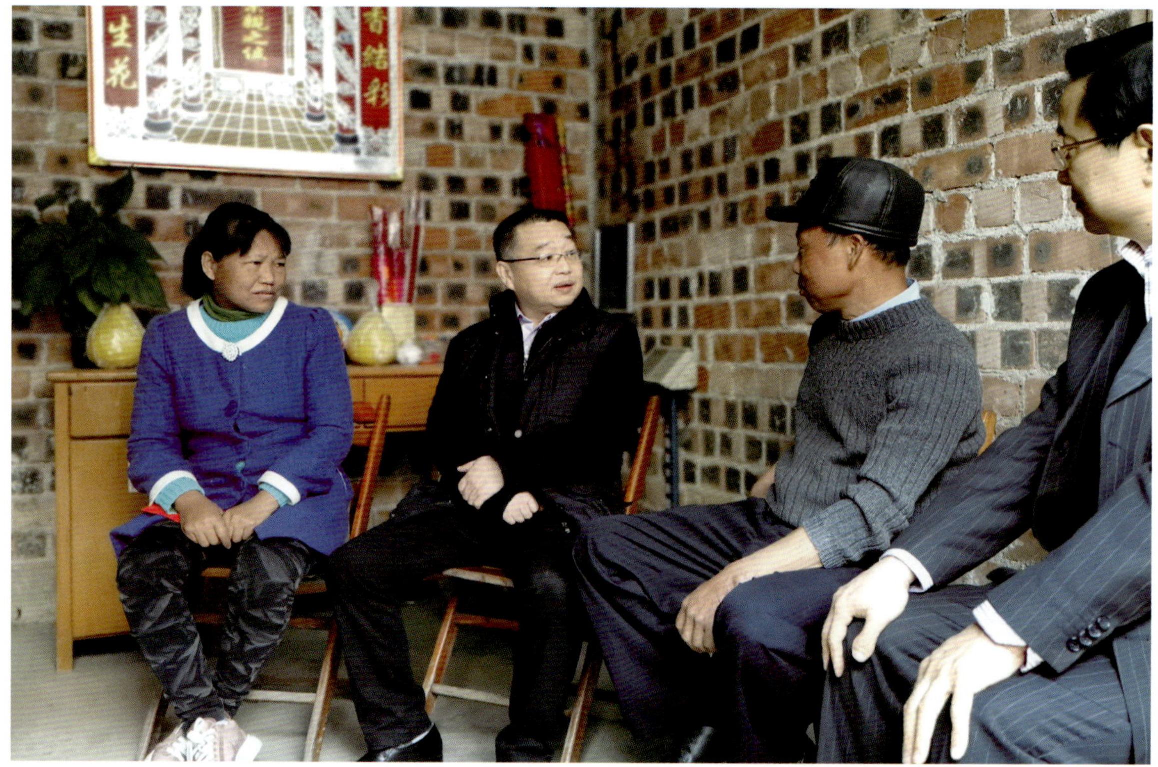

2019 年 2 月 11 日至 12 日，国家医疗保障局党组书记、局长胡静林赴广西壮族自治区百色市开展医疗保障扶贫工作调研，听取自治区和百色市医疗保障扶贫工作汇报，并实地走访慰问因病致贫贫困户。

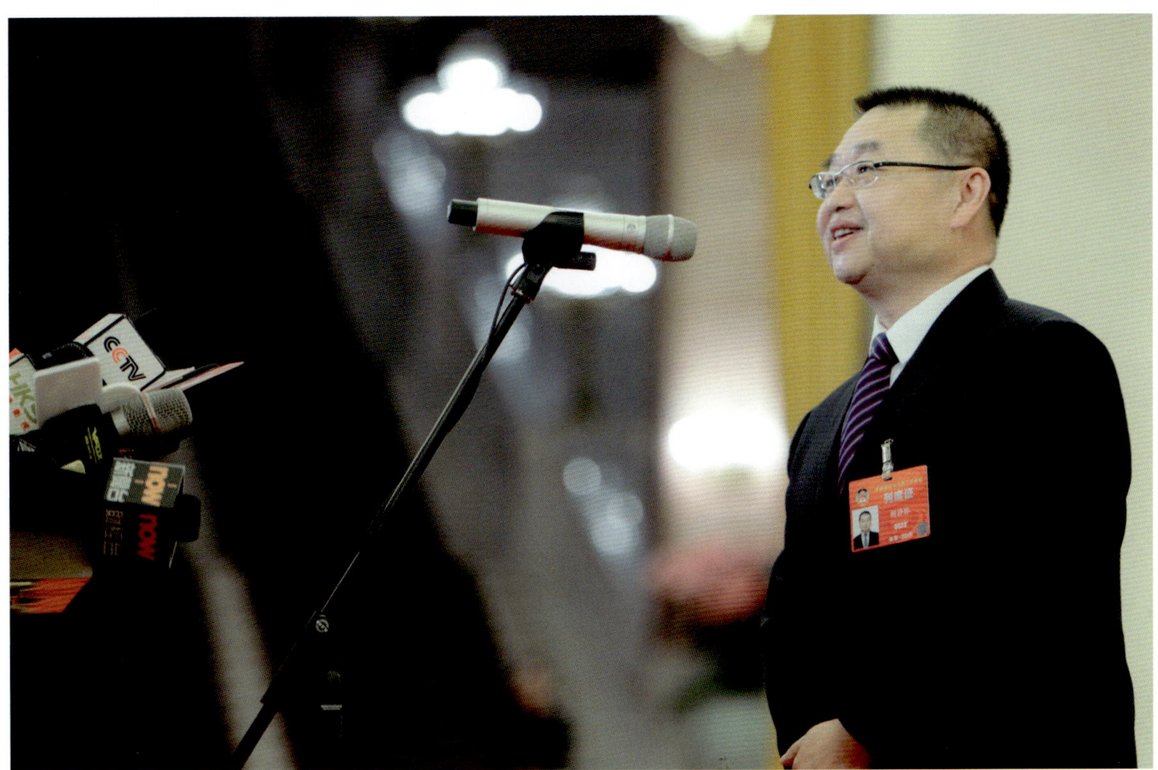

2019 年 3 月 3 日，中国人民政治协商会议第十三届全国委员会第二次会议在北京人民大会堂开幕。国家医疗保障局党组书记、局长胡静林在“部长通道”接受采访。

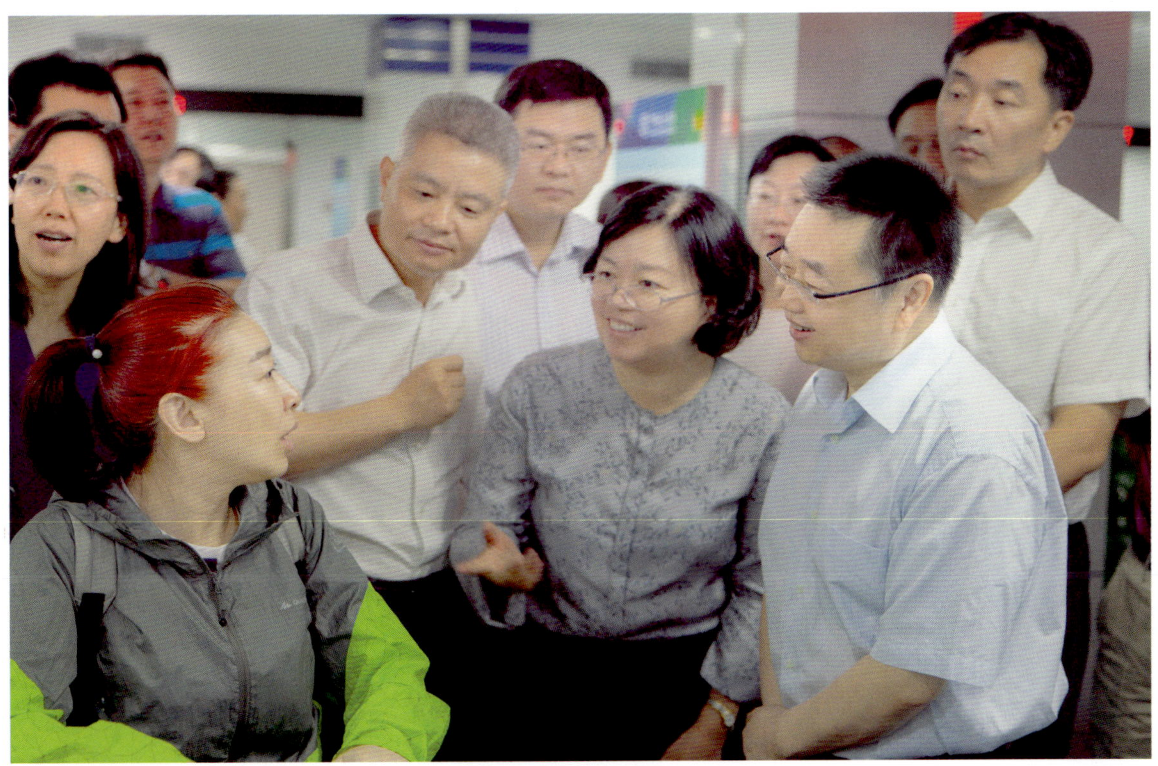

2019 年 6 月 26 日至 28 日，国家医疗保障局党组书记、局长胡静林赴安徽、江苏两省调研高值医用耗材带量采购和医保经办服务工作。

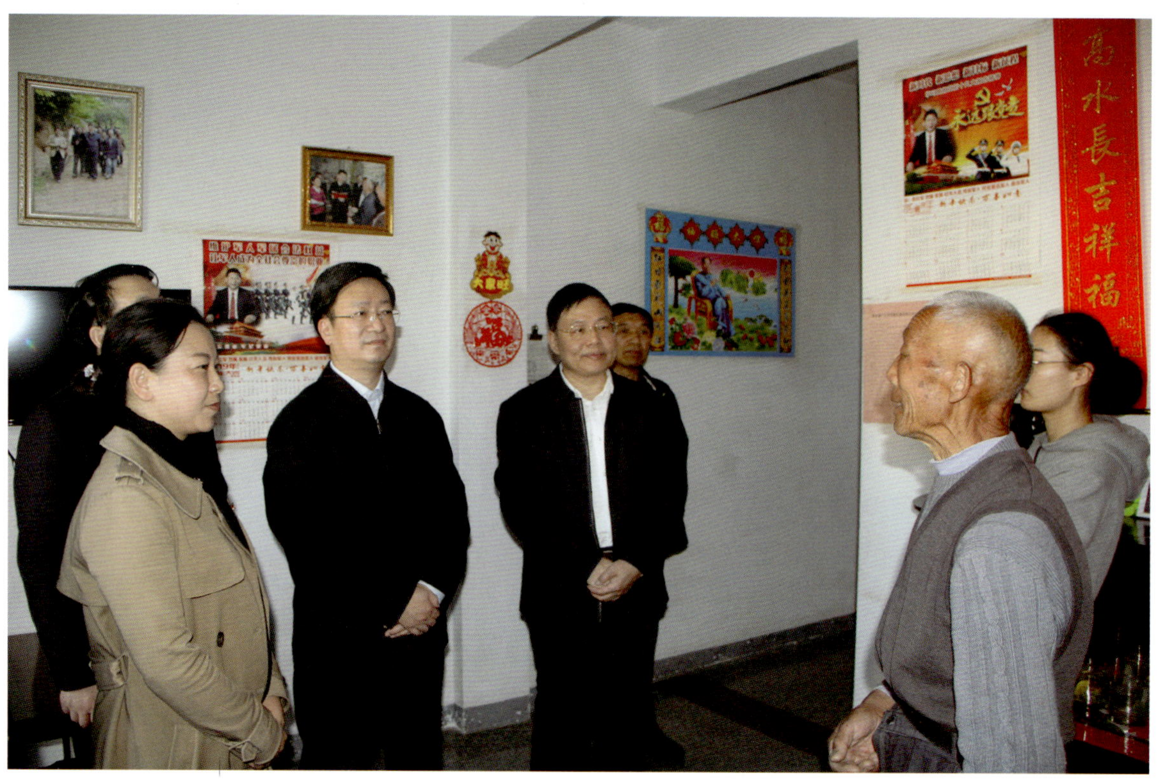

2019 年 10 月 28 日至 11 月 2 日，国家医疗保障局党组成员、副局长施子海赴江西、安徽开展医疗保障工作调研。图为在安徽省金寨县大湾村入户走访群众，调研医保政策落实情况。

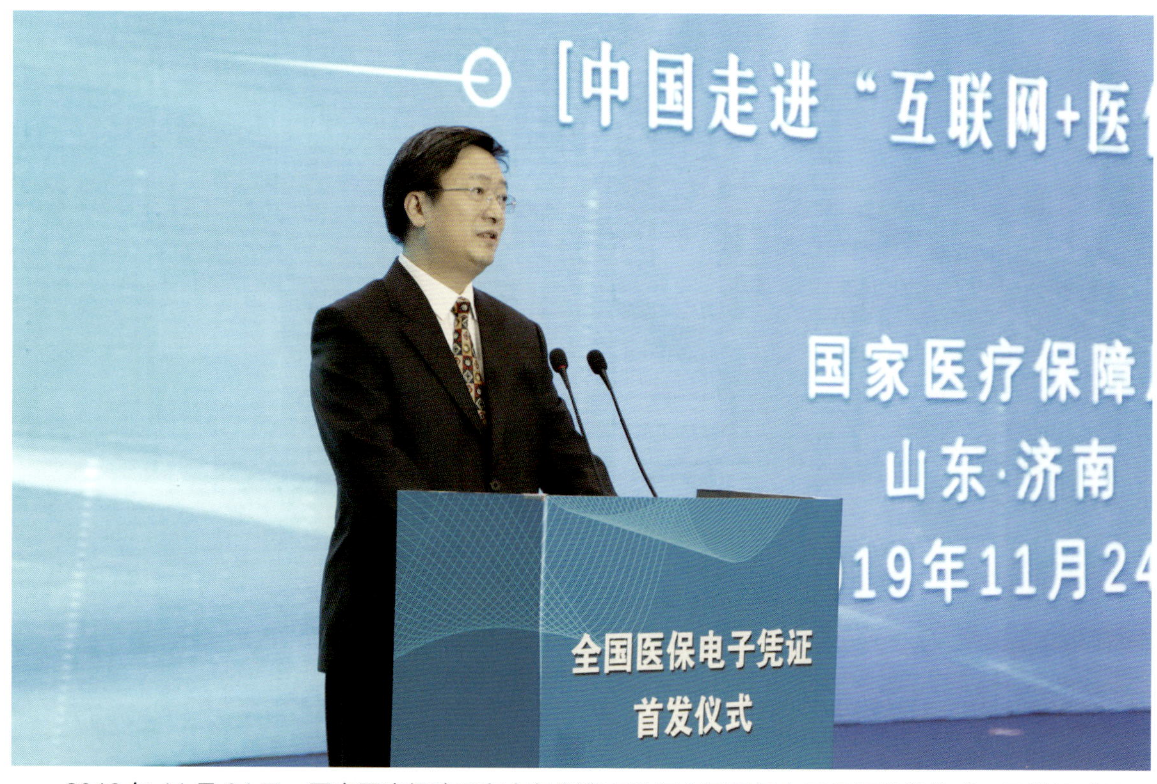

2019 年 11 月 24 日，国家医疗保障局在山东省济南举行全国医保电子凭证首发仪式，局党组成员、副局长施子海出席首发仪式并讲话。

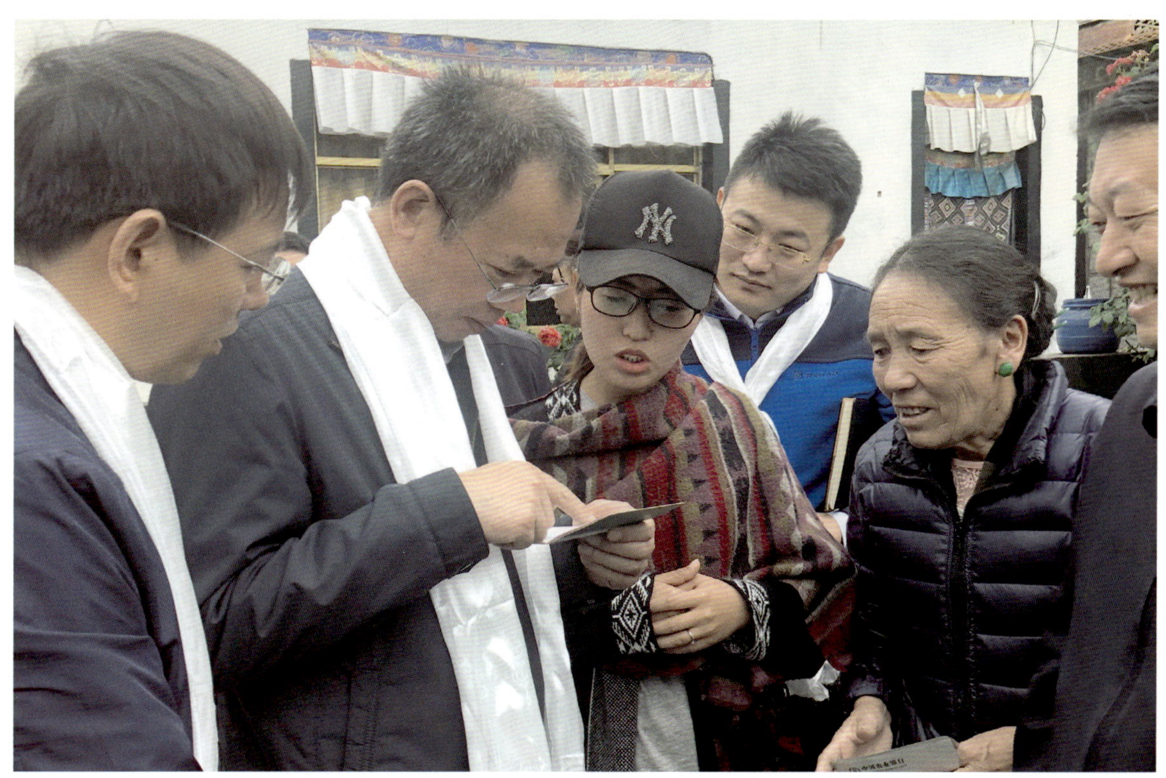

2019 年 7 月 9 日至 13 日，国家医疗保障局党组成员、副局长陈金甫率队赴西藏拉萨、日喀则开展专题调研，走进多户农牧民贫困家庭看望慰问患病群众，询问群众生活状况、医疗负担和医保待遇享受等情况。

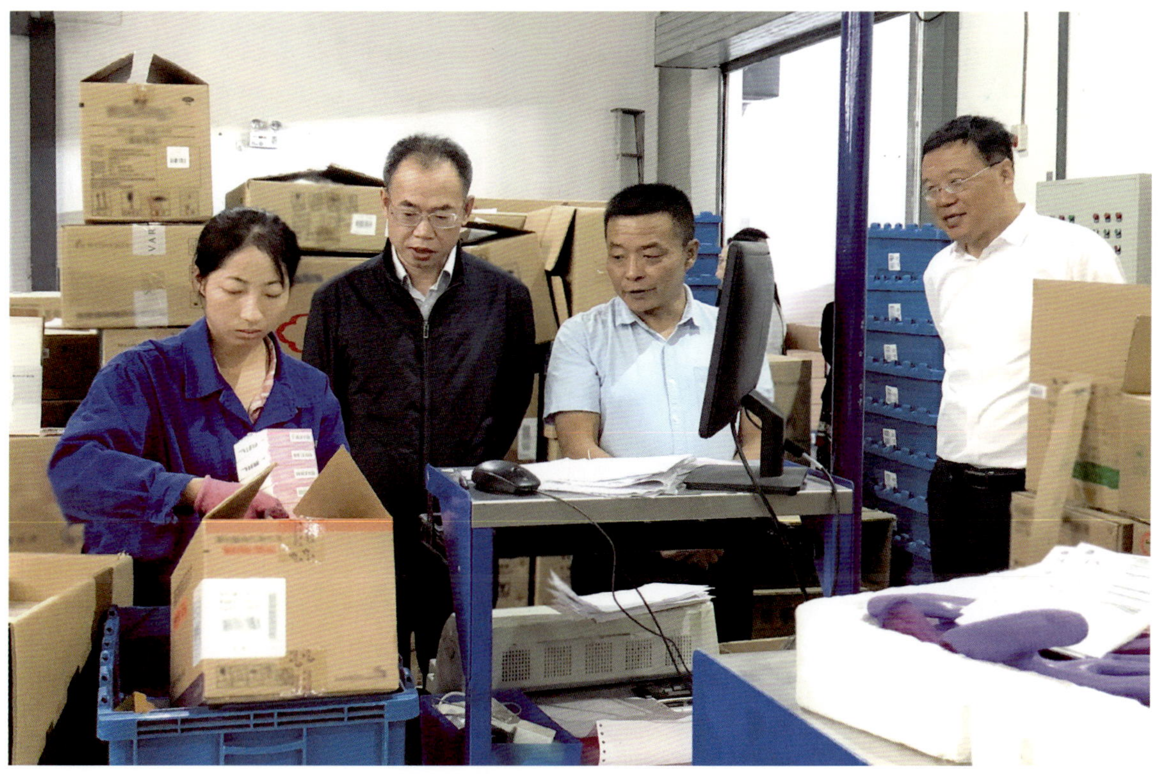

2019 年 9 月 23 日至 27 日，国家医疗保障局党组成员、副局长陈金甫带队赴宁夏等地开展调研，实地走访医药企业，深入了解药品集中带量采购落地情况。

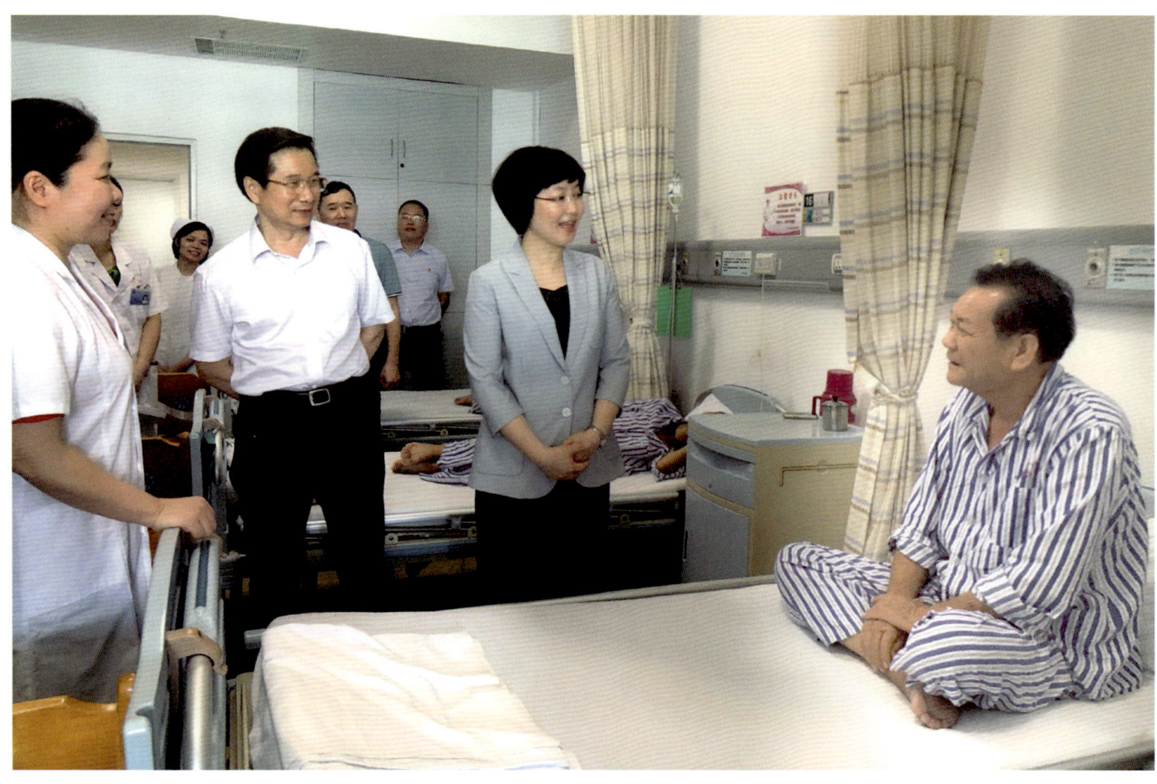

2019 年 7 月 1 日至 4 日，国家医疗保障局党组成员、副局长李滔赴北海市人民医院、防城港市人民医院开展实地调研，并探望慢病异地住院患者，切实了解人民群众在异地就医直接结算过程中存在的问题和困难。

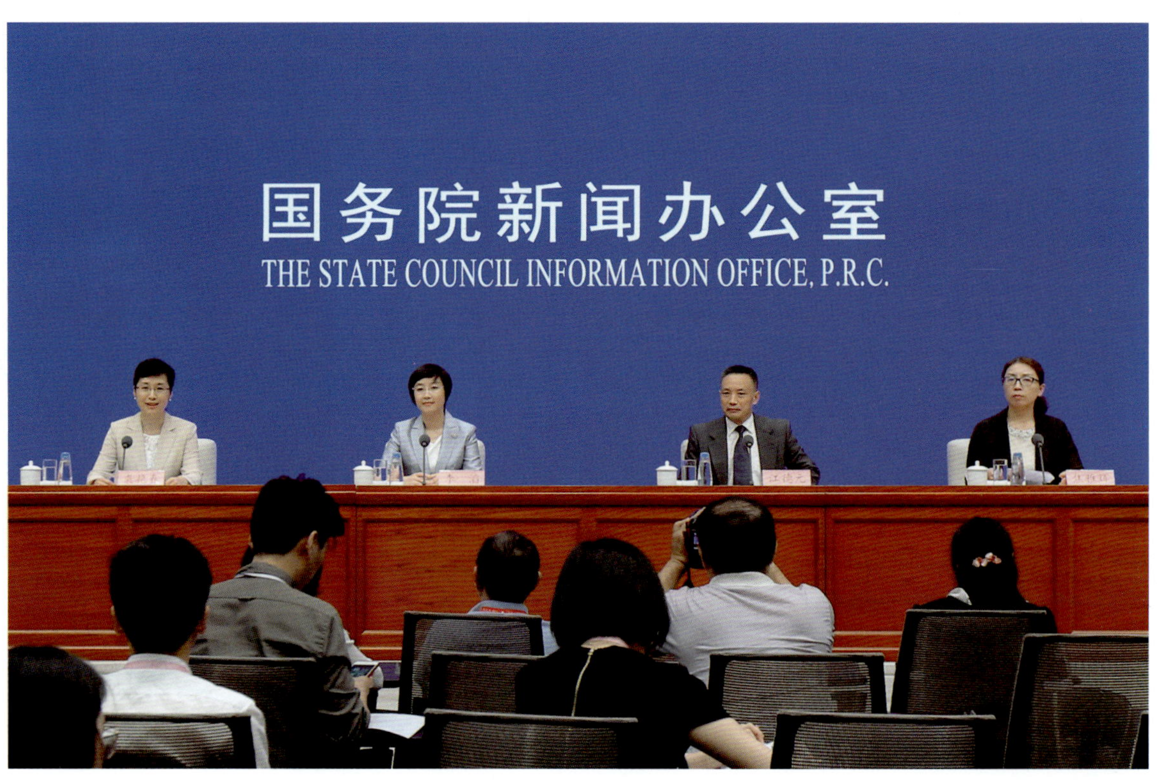

2019 年 8 月 1 日，国务院新闻办公室于下午 3 时举行国务院政策例行吹风会，介绍治理高值医用耗材改革方案有关情况，国家医疗保障局党组成员、副局长李滔出席并答记者问。

中国医疗保障年鉴(2020)

联络员（按单位机构和行政区划排序）

赵　欣　张晨光　姬小荣　赵秀竹　黄高平　温思瑶　高丽颖

王吉鹏　钱军程　张　蒙　吴　刚　程志平　郭新平　许　丹

寇振亮　于海峰　李鹏路　王树人　陈　亮　陈李杰　徐仁彪

林萍萍　管志明　宋德生　张　昕　蒋代武　黄圣平　王宇丹

赵梓竹　朱小林　张　跃　李　睿　冉桂优　刘华勋　李　岩

史文君　敬国雷　宋　超　刘铁文　韩宏才　羊　军

编辑人员

刘允海　张　琳　廖占力　李晓楠　刘砚青　郭心洁　李鑫铭

董　美

编辑说明

国家医疗保障局自2018年5月31日成立以来，在党中央、国务院的坚强领导下，以习近平新时代中国特色社会主义思想为指导，坚持以人民为中心的发展思想，持续深化医疗保障制度改革，健全和完善医疗保障制度，不断提升管理服务能力和水平，推动医疗保障政策落地见效，医疗保障工作取得明显成效。

为全面展现医疗保障改革发展成就，真实记录医疗保障事业的更迭发展，国家医疗保障局决定编辑出版《中国医疗保障年鉴》。本年鉴力求"真实记述、全面展现、特色突出、连接有序"，确保权威性、史料性和实用性，客观、全面、系统地总结、记录医疗保障制度改革的基本情况、进展和经验等，便于社会各界更好地了解医保、关注医保、研究医保、助力医保，共同推动医疗保障高质量可持续发展。

作为医疗保障领域的第一部国家年鉴，《中国医疗保障年鉴(2020)》主要收录了自国家医疗保障局成立以来的2018年度、2019年度我国医疗保障重要文献、资料和数据，共分重要文献、国家医疗保障工作、地方医疗保障工作、法规政策和重要文件、统计数据、大事记、附录等七部分。其中国家医疗保障工作包括国家医疗保障工作综述、规划财务和法规工作、待遇保障工作、医药服务管理工作、医药价格和招标采购工作、基金监管工作、党建人事工作、医疗保障经办管理服务工作、综合管理工作、科研与学术工作等；地方医疗保障工作包括各省、自治区、直辖市及新疆生产建设兵团医疗保障工作综述、重要活动和典型案例。为保持历史资料的连续性，便于读者从总体上把握医疗保障制度演进和改革路径，附录部分收录了新中国成立后至国家医疗保障局成立前即1949年至2017年间的重大历史事件。

《中国医疗保障年鉴(2020)》是在全国医疗保障系统的共同努力下完成的，在此向参与编辑出版工作的领导和同仁们表示衷心感谢。在相关资料和数据的收集和编辑过程中，我们力求资料和数据全面、真实、客观和精准，但是由于第一次编辑出版年鉴，加之收集、编写时间仓促，经验欠缺，书中不足之处在所难免，诚请广大读者批评指正。我们深信，在广大读者的支持下，在全体编辑人员的共同努力下，《中国医疗保障年鉴》将以更高质量更好地服务于医疗保障事业发展和健康中国建设。

《中国医疗保障年鉴》编辑部

2021年11月

目　录

重要文献

一、党和国家领导人关于医疗保障工作的重要活动和重要指示批示

二、国家医疗保障局领导讲话

国家医疗保障工作

地方医疗保障工作

法规政策、重要文件

一、中共中央、国务院文件

2018 年

2019 年

二、部门规章及规范性文件

2018 年

2019 年

统计数据

一、医疗保障统计公报

二、医疗保障事业统计数据

大事记

附　录

重要文献

一、党和国家领导人关于医疗保障工作的重要活动和重要指示批示

习近平主持召开打好精准脱贫攻坚战座谈会 要坚持目标标准 牢牢把握精准(节选)

中共中央总书记、国家主席、中央军委主席习近平2018年2月12日在四川成都市主持召开打好精准脱贫攻坚战座谈会,听取脱贫攻坚进展情况汇报,集中研究打好今后3年脱贫攻坚战之策。

中共中央政治局常委、国务院副总理汪洋出席座谈会。

习近平指出,全面打好脱贫攻坚战,要按照党中央统一部署,把提高脱贫质量放在首位,聚焦深度贫困地区,扎实推进各项工作。为此,他提出8条要求。

第一,加强组织领导。各级党政干部特别是一把手必须以高度的历史使命感亲力亲为抓脱贫攻坚。贫困县党委和政府对脱贫攻坚负主体责任,一把手是第一责任人,要把主要精力用在脱贫攻坚上。中央有关部门要研究制定脱贫攻坚战行动计划,明确3年攻坚战的时间表和路线图,为打好脱贫攻坚战提供导向。

第二,坚持目标标准。确保到2020年现行标准下农村贫困人口全部脱贫,消除绝对贫困;确保贫困县全部摘帽,解决区域性整体贫困。稳定实现贫困人口"两不愁三保障",贫困地区基本公共服务领域主要指标接近全国平均水平。既不能降低标准、影响质量,也不要调高标准、吊高胃口。

第三,强化体制机制。落实好中央统筹、省负总责、市县抓落实的管理体制。中央统筹,就是要做好顶层设计,在政策、资金等方面为地方创造条件,加强脱贫效果监管。省负总责,就是要做到承上启下,把党中央大政方针转化为实施方案,促进工作落地。市县抓落实,就是要从当地实际出发,推动脱贫攻坚各项政策措施落地生根。要改进考核评估机制,根据脱贫攻坚进展情况不断完善。

第四,牢牢把握精准。建档立卡要继续完善,精准施策要深入推进,扎实做好产业扶贫、易地扶贫搬迁、就业扶贫、危房改造、教育扶贫、健康扶贫、生态扶贫等重点工作。

第五,完善资金管理。强化监管,做到阳光扶贫、廉洁扶贫。要增加投入,确保扶贫投入同脱贫攻坚目标任务相适应。要加强资金整合,防止资金闲置和损失浪费。要健全公告公示制度,省、市、县扶贫资金分配结果一律公开,乡、村两级扶贫项目安排和资金使用情况一律公告公示,接受群众和社会监督。对脱贫领域腐败问题,发现一起严肃查处问责一起,绝不姑息迁就。

第六,加强作风建设。党中央已经明确,将2018年作为脱贫攻坚作风建设年。要坚持问题导向,集中力量解决脱贫领域"四个意识"不强、责任落实不到位、工作措施不精准、资金管理使用不规范、工作作风不扎实、考核评估不严格等突出问题。要加强制度建设,扎紧制度笼子。

第七,组织干部轮训。打好脱贫攻坚战,关键在人,在人的观念、能力、干劲。要突出抓好各级扶贫干部学习培训。对县级以上领导干部,重点是提高思想认识,引导树立正确政绩观,掌握精准脱贫方法论,培养研究攻坚问题、解决攻坚难题能力。对基层干部,重点是提高实际能力,培育懂扶贫、会帮扶、作风硬的扶贫干部队伍。要吸引各类人才参与脱贫攻坚和农村发展。要关心爱护基层一线扶贫干部,激励他们为打好脱贫攻坚战努力工作。

第八,注重激发内生动力。贫困群众既是脱贫攻坚的对象,更是脱贫致富的主体。要加强扶贫同扶志、扶智相结合,激发贫困群众积极性和主动性,激励和引导他们靠自己的努力改变命运。改进帮扶方式,提倡多劳多得,营造勤劳致富、光荣脱贫氛围。

丁薛祥、刘鹤参加会议,中央和国家机关有关部门负责同志、有关省区负责同志及分管扶贫工作同志、有关市州负责同志参加会议。(新华社成都2018年2月14日电)

习近平出席十三届全国人大一次会议第四次全体会议听取关于国务院机构改革方案的说明(节选)

十三届全国人大一次会议 2018 年 3 月 13 日上午在人民大会堂举行第四次全体会议，听取了国务院关于国务院机构改革等方案的说明。

习近平、李克强、栗战书、汪洋、王沪宁、赵乐际、韩正等出席会议。会议应出席代表 2980 人，出席 2962 人，缺席 18 人，出席人数符合法定人数。

党的十九届三中全会审议通过了《深化党和国家机构改革方案》，同意将其中涉及国务院机构改革的内容提交第十三届全国人民代表大会第一次会议审议。现将根据《深化党和国家机构改革方案》形成的《国务院机构改革方案》提请第十三届全国人民代表大会第一次会议审议。

受国务院委托，国务委员王勇作关于国务院机构改革方案的说明。这次国务院机构改革关于国务院其他机构调整中包含组建国家医疗保障局。

王勇指出，为完善统一的城乡居民基本医疗保险制度和大病保险制度，不断提高医疗保障水平，确保医保资金合理使用、安全可控，统筹推进医疗、医保、医药“三医联动”改革，更好保障病有所医，方案提出，将人力资源和社会保障部的城镇职工和城镇居民基本医疗保险、生育保险职责，国家卫生和计划生育委员会的新型农村合作医疗职责，国家发展和改革委员会的药品和医疗服务价格管理职责，民政部的医疗救助职责整合，组建国家医疗保障局，作为国务院直属机构。其主要职责是，拟订医疗保险、生育保险、医疗救助等医疗保障制度的政策、规划、标准并组织实施，监督管理相关医疗保障基金，完善国家异地就医管理和费用结算平台，组织制定和调整药品、医疗服务价格和收费标准，制定药品和医用耗材的招标采购政策并监督实施，监督管理纳入医保范围内的医疗机构相关服务行为和医疗费用等。同时，为提高医保资金的征管效率，将基本医疗保险费、生育保险费交由税务部门统一征收。(综合新华社北京 2018 年 3 月 13 日电、新华网直播实录)

习近平出席中央财经委员会第一次会议 强调要打好决胜全面建成小康社会三大攻坚战(节选)

中共中央总书记、国家主席、中央军委主席、中央财经委员会主任习近平 2018 年 4 月 2 日下午主持召开中央财经委员会第一次会议,研究打好三大攻坚战的思路和举措。

中共中央政治局常委、国务院总理、中央财经委员会副主任李克强,中共中央政治局常委、中央书记处书记、中央财经委员会委员王沪宁,中共中央政治局常委、国务院副总理、中央财经委员会委员韩正出席会议。中共中央政治局常委、全国政协主席汪洋参加会议。

会议强调,打好精准脱贫攻坚战,要咬定总攻目标,严格坚持现行扶贫标准,不能擅自拔高标准,也不能降低标准。要整合创新扶持政策,引导资源要素向深度贫困地区聚焦,精准施策,有效帮扶特殊贫困群体。产业扶贫要在扶持贫困地区农产品产销对接上拿出管用措施。易地搬迁扶贫要着力加强产业配套和就业安置。就业扶贫要解决劳务组织化程度低的问题。教育扶贫要突出提升义务教育质量。健康扶贫要降低贫困人口就医负担。要完善督战机制,压实责任,改进考核监督,整顿脱贫攻坚作风,加强一线力量,做好风险防范。(新华社北京 2018 年 4 月 2 日电)

习近平主持召开中央全面深化改革委员会第五次会议审议通过了《国家组织药品集中采购试点方案》（节选）

中共中央总书记、国家主席、中央军委主席、中央全面深化改革委员会主任习近平 2018 年 11 月 14 日下午主持召开中央全面深化改革委员会第五次会议并发表重要讲话。

中共中央政治局常委、中央全面深化改革委员会副主任王沪宁、韩正出席会议。

会议审议通过了《国家组织药品集中采购试点方案》等 15 个文件。

会议指出，国家组织药品集中采购试点，目的是探索完善药品集中采购机制和以市场为主导的药价形成机制，降低群众药费负担，规范药品流通秩序，提高群众用药安全。要按照国家组织、联盟采购、平台操作的总体思路，坚持依法合规，坚持市场机制和政府作用相结合，确保药品质量和供应稳定。

中央全面深化改革委员会委员出席，中央和国家机关有关部门负责同志列席会议。（新华社北京 2018 年 11 月 14 日电）

习近平出席中央经济工作会议 重点解决好实现“两不愁三保障”面临的突出问题 把更多救命救急的好药纳入医保(节选)

中央经济工作会议2018年12月19日至21日在北京举行。中共中央总书记、国家主席、中央军委主席习近平,中共中央政治局常委、国务院总理李克强,中共中央政治局常委栗战书、汪洋、王沪宁、赵乐际、韩正出席会议。习近平在会上发表重要讲话。

会议指出,打好脱贫攻坚战,要一鼓作气,重点解决好实现“两不愁三保障”面临的突出问题,加大“三区三州”等深度贫困地区和特殊贫困群体脱贫攻坚力度,减少和防止贫困人口返贫,研究解决那些收入水平略高于建档立卡贫困户的群体缺乏政策支持等新问题。

会议确定,2019年要抓好的重点工作任务包括:加强保障和改善民生。要完善制度、守住底线,精心做好各项民生工作。要完善养老护理体系,努力解决大城市养老难问题。要深化社会保障制度改革,把更多救命救急的好药纳入医保。

中共中央政治局委员、中央书记处书记,全国人大常委会有关领导同志,国务委员,最高人民法院院长,最高人民检察院检察长,全国政协有关领导同志以及中央军委委员等出席会议。

各省、自治区、直辖市和计划单列市、新疆生产建设兵团党政主要负责人,中央和国家机关有关部门主要负责人,中央管理的部分企业和金融机构负责人,军队有关负责人参加会议。(新华社北京2018年12月21日电)

习近平在重庆考察并主持召开解决"两不愁三保障"突出问题座谈会(节选)

中共中央总书记、国家主席、中央军委主席习近平 2019 年 4 月 15 日至 17 日在重庆考察，主持召开解决"两不愁三保障"突出问题座谈会并发表重要讲话。他强调，脱贫攻坚战进入决胜的关键阶段，各地区各部门务必高度重视，统一思想，抓好落实，一鼓作气，顽强作战，越战越勇，着力解决"两不愁三保障"突出问题，扎实做好今明两年脱贫攻坚工作，为如期全面打赢脱贫攻坚战、如期全面建成小康社会作出新的更大贡献。

习近平指出，基本医保、大病保险、医疗救助是防止老百姓因病返贫的重要保障。这个兜底作用很关键。脱贫攻坚明年就要收官，要把工作往深里做、往实里做，重点做好那些尚未脱贫或因病因伤返贫群众的工作，加快完善低保、医保、医疗救助等相关扶持和保障措施，用制度体系保障贫困群众真脱贫、稳脱贫。(新华社重庆 2019 年 4 月 17 日电)

习近平主持召开中央全面深化改革委员会第八次会议 会议审议通过《关于治理高值医用耗材的改革方案》(节选)

中共中央总书记、国家主席、中央军委主席、中央全面深化改革委员会主任习近平2019年5月29日下午主持召开中央全面深化改革委员会第八次会议并发表重要讲话。中共中央政治局常委、中央全面深化改革委员会副主任李克强、王沪宁、韩正出席会议。

会议审议通过了《关于治理高值医用耗材的改革方案》等文件。

会议指出,高值医用耗材治理关系减轻人民群众医疗负担。要坚持问题导向,通过优化制度、完善政策、创新方式,理顺高值医用耗材价格体系,完善全流程监督管理,净化市场环境和医疗服务执业环境,推动形成高值医用耗材质量可靠、流通快捷、价格合理、使用规范的治理格局,促进行业健康有序发展。

中央全面深化改革委员会委员出席,中央和国家机关有关部门负责同志列席会议。(新华社北京2019年5月29日电)

习近平出席中国共产党第十九届中央委员会第四次全体会议 会议审议通过《中共中央关于坚持和完善中国特色社会主义制度、推进国家治理体系和治理能力现代化若干重大问题的决定》(节选)

中国共产党第十九届中央委员会第四次全体会议，于2019年10月28日至31日在北京举行。

出席这次全会的有，中央委员202人，候补中央委员169人。中央纪律检查委员会常务委员会委员和有关方面负责同志列席会议。党的十九大代表中的部分基层同志和专家学者也列席会议。

全会由中央政治局主持。中央委员会总书记习近平作了重要讲话。

全会提出，坚持和完善统筹城乡的民生保障制度，满足人民日益增长的美好生活需要。增进人民福祉、促进人的全面发展是我们党立党为公、执政为民的本质要求。必须健全幼有所育、学有所教、劳有所得、病有所医、老有所养、住有所居、弱有所扶等方面国家基本公共服务制度体系，注重加强普惠性、基础性、兜底性民生建设，保障群众基本生活。满足人民多层次多样化需求，使改革发展成果更多更公平惠及全体人民。要健全有利于更充分更高质量就业的促进机制，构建服务全民终身学习的教育体系，完善覆盖全民的社会保障体系，强化提高人民健康水平的制度保障。坚决打赢脱贫攻坚战，建立解决相对贫困的长效机制。

全会听取和讨论了习近平受中央政治局委托作的工作报告，审议通过了《中共中央关于坚持和完善中国特色社会主义制度、推进国家治理体系和治理能力现代化若干重大问题的决定》。

《决定》指出，完善覆盖全民的社会保障体系。坚持应保尽保原则，健全统筹城乡、可持续的基本养老保险制度、基本医疗保险制度，稳步提高保障水平。加快落实社保转移接续、异地就医结算制度，规范社保基金管理，发展商业保险。统筹完善社会救助、社会福利、慈善事业、优抚安置等制度。健全退役军人工作体系和保障制度。坚决打赢脱贫攻坚战，巩固脱贫攻坚成果，建立解决相对贫困的长效机制。

《决定》指出，强化提高人民健康水平的制度保障。坚持关注生命全周期、健康全过程，完善国民健康政策，让广大人民群众享有公平可及、系统连续的健康服务。深化医药卫生体制改革，健全基本医疗卫生制度，提高公共卫生服务、医疗服务、医疗保障、药品供应保障水平。加快现代医院管理制度改革。坚持以基层为重点、预防为主、防治结合、中西医并重。加强公共卫生防疫和重大传染病防控，健全重特大疾病医疗保险和救助制度。优化生育政策，提高人口质量。积极应对人口老龄化，加快建设居家社区机构相协调、医养康养相结合的养老服务体系。聚焦增强人民体质，健全促进全民健身制度性举措。(新华社北京2019年10月31日、11月5日电)

习近平主持召开中央深改委第十一次会议审议通过《关于深化医疗保障制度改革的意见》(节选)

中共中央总书记、国家主席、中央军委主席、中央全面深化改革委员会主任习近平2019年11月26日下午主持召开中央全面深化改革委员会第十一次会议并发表重要讲话。中共中央政治局常委、中央全面深化改革委员会副主任李克强、王沪宁、韩正出席会议。

会议审议通过了《关于深化医疗保障制度改革的意见》等文件。

会议指出,医疗保障制度是民生保障制度的重要组成部分,要坚持保障基本、促进公平、稳健持续的原则,完善公平适度的待遇保障机制,健全稳健可持续的筹资运行机制,建立管用高效的医保支付机制,健全严密有力的基金监管机制,协同推进医药服务供给侧改革,优化医疗保障公共管理服务,加快建立覆盖全民、城乡统筹、权责清晰、保障适度、可持续的多层次医疗保障体系。

这是新中国成立以来党中央、国务院专门为医疗保障制度改革制定出台的首个顶层设计,全面部署了医疗保障改革工作。(新华社北京2019年11月26日电)

李克强就电影《我不是药神》引热议作批示

2018 年 7 月电影《我不是药神》引发舆论热议，李克强总理作出批示，要求有关部门加快落实抗癌药降价保供等相关措施。

“癌症等重病患者关于进口‘救命药’买不起、拖不起、买不到等诉求，突出反映了推进解决药品降价保供问题的紧迫性。”总理在批示中指出，“国务院常务会确定的相关措施要抓紧落实，能加快的要尽可能加快。”

2018 年 4 月和 6 月，李克强两次主持召开国务院常务会议，决定对进口抗癌药实施零关税并鼓励创新药进口，加快已在境外上市新药审批、落实抗癌药降价措施、强化短缺药供应保障。会议决定，较大幅度降低抗癌药生产、进口环节增值税税负，采取政府集中采购、将进口创新药特别是急需的抗癌药及时纳入医保报销目录等方式，并研究利用跨境电商渠道，多措并举消除流通环节各种不合理加价，对创新化学药加强知识产权保护，强化质量监管。

“抗癌药是救命药，不能税降了价不降。”总理说，“必须多措并举打通中间环节，督促推动抗癌药加快降价，让群众有切实获得感。”

在今年 4 月的一次基层考察中，李克强还专程来到一家外资药企，以将药品纳入医保、实施政府采购等方式，希望该药企生产的抗癌药等重大疾病药品价格能够更加优惠公道。

“现在谁家里一旦有个癌症病人，全家都会倾其所有，甚至整个家族都需施以援手。癌症已经成为威胁人民群众生命健康的‘头号杀手’。”总理说，“要尽最大力量，救治患者并减轻患者家庭负担。”

李克强明确要求这项工作要进一步“提速”：“对癌症病人来说，时间就是生命!”在影片《我不是药神》讲述患病群体用药难题，引发舆论广泛关注讨论后，李克强特别批示有关部门，要“急群众所急”，推动相关措施加快落到实处。（中国政府网）

李克强召开国务院常务会议 决定扩大基本医保异地就医住院费用结算范围(节选)

国务院总理李克强2018年8月22日主持召开国务院常务会议,决定扩大基本医保跨省异地就医住院费用直接结算范围,便利群众就近就医等议题。

为落实政府工作报告深化医改要求,推进基本医保跨省异地就医住院费用直接结算,解除更多群众异地住院报销烦恼,会议确定,一是将外出农民工和外来就业创业人员全部纳入直接结算,采用"就医地目录、参保地确定报销比例"模式,促进人力资源自由流动。二是跨省异地就医直接结算定点医疗机构重点放在基层,年底前确保每个县级行政区至少有1家。三是加快将所有定点医疗机构接入国家统一结算平台,推动网上直接结算。(新华社北京2018年8月22日电)

李克强主持召开国务院常务会议 保障群众基本用药需求 减轻药费负担(节选)

国务院总理李克强 2018 年 8 月 30 日主持召开国务院常务会议,部署完善国家基本药物制度,保障群众基本用药需求、减轻药费负担。

会议指出,完善国家基本药物制度,是深化医改、强化医疗卫生基本公共服务的重要举措,有利于满足群众基本用药需求。会议确定,一要及时调整基本药物目录。此次调整在覆盖临床主要病种的基础上,重点聚焦癌症、儿科、慢性病等病种,调入有效性和安全性明确、成本效益比显著的 187 种中西药,其中肿瘤用药 12 种、临床急需儿童药品 22 种,均比原目录显著增加。调整后基本药物目录总品种扩充到 685 种。今后新审批上市、疗效有显著改善且价格合理的药品将加快调入。二要减轻患者药费负担。推进公立医疗机构集中带量采购等方式,推动降药价。建立基本药物、基本医保联动和保障医保可持续的机制,将基本药物目录内符合条件的治疗性药品按程序优先纳入医保目录,使医保更多惠及参保群众。鼓励各地在高血压、糖尿病、严重精神障碍等慢性病管理中,在保证药效前提下优先使用基本药物,减少患者药费支出。三要确保基本药物不断供。对用量小等易导致短缺的基本药物,可采取定点生产、纳入储备等措施保证供应。公立医疗机构要优先使用基本药物,使用情况与相关补助资金拨付挂钩。与此同时,要强化药品质量安全监管,确保群众安全放心用药。(新华社北京 2018 年 8 月 30 日电)

李克强要求加快抗癌药医保准入谈判
最大幅度降低药价

国务院总理李克强2018年10月24日应邀在中国工会第十七次全国代表大会上作经济形势报告时说，目前国内每年新发癌症病例超过300万人，其中许多患者面临吃不起药的困境。今年以来，我国已实施进口抗癌药零关税，并加大力度加快抗癌药医保准入谈判，新增了17种临床必需、疗效确切、参保人员需求迫切的抗癌药纳入医保报销目录。与平均零售价相比，谈判药品的支付标准平均降幅超过50%。这项工作还要一抓到底，最大幅度降低药价，尽力减缓癌症患者的病痛，减轻他们的经济负担。（中国政府网）

李克强出席十三届全国人大常委会第七次会议 生育保险和职工基本医疗保险合并 实施试点取得积极成效

2018 年 12 月 23 日提请十三届全国人大常委会第七次会议审议的《国务院关于生育保险和职工基本医疗保险合并实施试点工作总结的报告》指出，两项保险合并实施试点取得积极成效，具备全面推开条件。

两项保险合并实施有利于提高行政效率，降低管理运行成本，增强生育保障功能，确保参保人生育待遇。

报告指出，两项保险合并实施不增加缴费负担、不降低待遇水平。统一参保登记，扩大了生育保险覆盖面。试点全面启动 1 年后，河北邯郸等 12 个试点城市参保人数 1510 万人，比试点前增长 12.6%，明显高于同期全国 5.5%的增长水平。通过统一医疗服务管理，强化了生育医疗服务行为监管，通过统一经办和信息服务，方便了参保单位和职工。两项保险合并实施能更好保障职工权益，能加强基金共济，更好应对长期风险，有利于生育保险稳定可持续发展。试点探索形成了成熟的制度经验和法律保障依据，具备了全面推开的条件。（新华社北京 2018 年 12 月 23 日电）

李克强主持召开国务院常务会议 推进药品集采、短缺药监测应对和医疗救助工作(节选)

国务院总理李克强2019年4月3日主持召开国务院常务会议,听取药品集中采购、短缺药供应及医疗救助工作汇报,要求更多让群众在用药就医上受益等议题。

会议强调,要进一步推进国家药品集中采购试点、短缺药监测应对和医疗救助工作。一要完善集中采购制度,加强中标药品质量监管和供应保障,实现降价惠民。认真总结试点经验,及时全面推开。二要保障基本药物、急(抢)救等药品供应。完善监测预警机制,对临床必需、易短缺、替代性差等药品,采取强化储备、统一采购或定点生产等方式保供,防止急需、常用药品不合理涨价。三要在做好基本医疗保障的同时,进一步完善医疗救助制度,落实落细参保缴费资助、直接救助等措施,切实提高困难群众获得感。(新华社北京2019年4月3日电)

李克强主持召开国务院常务会议确定加强常用药供应保障和稳定价格的措施(节选)

国务院总理李克强2019年8月16日主持召开国务院常务会议,确定加强常用药供应保障和稳定价格的措施,确保群众用药需求和减轻负担等议题。

会议指出,建立健全基本药物、急(抢)救药等常用药保供稳价长效机制,事关人民群众健康安全,是重大民生关切。要在已有工作基础上,针对部分常用药出现短缺、价格不合理上涨的问题,一是完善药品采购政策。加快药品集中带量采购和使用试点扩面。对国家和省级短缺药品清单中的品种允许企业自主合理定价、直接挂网招标采购。对替代性差、市场供应不稳定的短缺药品、小品种药,采取集中采购、加强集中生产基地建设等方式保供。研究加大急需药品进口,满足人民群众需要,促进国内相关产业升级。二是强化医疗机构用药管理,促进基本药物优先配备使用,提高政府办基层医疗机构和二级、三级公立医院基本药物配备品种数量占比。三是加强预警应对,搭建短缺药品信息采集平台,实施药品停产报告制度,推动医疗机构设置急(抢)救药等库存警戒线,建立健全短缺药品常态储备机制,确保群众基本用药需求。四是强化药品价格常态化监管和价格执法,对不合理涨价的依法依规督促尽快纠正,必要时采取公开曝光、中止挂网等措施。对医药企业开展信用评价,完善激励惩戒措施。完善法律法规,对垄断、操控药品市场价格等行为,依法实施巨额罚款、市场禁入直至刑事处罚。(新华社北京2019年8月16日电)

李克强主持召开国务院常务会议 决定出台城乡居民医保高血压糖尿病门诊用药报销政策(节选)

国务院总理李克强 2019 年 9 月 11 日主持召开国务院常务会议，要求紧扣群众关切进一步保障好基本民生；决定出台城乡居民医保高血压糖尿病门诊用药报销政策，减轻数亿患者负担；部署深入推进医养结合发展，更好满足老年人健康和养老需求。

会议指出，要实施好社会保障兜底、临时救助等制度。同时为进一步加强重大慢性病防治，减轻患者用药负担，会议决定，对参加城乡居民基本医保的 3 亿多高血压、糖尿病患者，将其在国家基本医保用药目录范围内的门诊用药统一纳入医保支付，报销比例提高至 50%以上。有条件的地方可不设起付线，封顶线由各地自行设定。对已纳入门诊慢特病保障范围的患者，继续执行现有政策，确保待遇水平不降低。推动国产降压、降糖药降价提质。加快推进集中招标采购，扩大采购范围，降低购药成本，推行长处方制度，多措并举减轻患者负担。这也有利于强化预防、减少大病发病率，有利于医保基金可持续。

会议确定了深入推进医养结合发展的措施。符合基本医保范围的医疗服务费用由基本医保基金支付。鼓励有条件的地方按规定增加纳入基本医保支付范围的医疗康复项目。发展医养保险，增加老年人可选择的商业保险品种，加快推进长期护理保险试点。(新华社北京 2019 年 9 月 11 日电)

李克强主持召开国务院常务会议 进一步推进药品集中采购和使用工作

国务院总理李克强 2019 年 11 月 20 日主持召开国务院常务会议，部署深化医药卫生体制改革进一步推进药品集中采购和使用，更好服务群众看病就医等议题。

会议指出，推进药品集中采购和使用，是深化医改的重要内容，为降低“虚高”药价、减轻群众负担发挥了积极作用。会议要求进一步推进这项工作。一是扩大集中采购和使用药品品种范围，优先将原研药与仿制药价差较大的品种，及通过仿制药质量和疗效一致性评价的基本药物等纳入集中采购，以带量采购促进药价实质性降低。构建药品国家集中采购平台，依托省（区、市）建设全国统一开放采购市场。二是确保集中采购药品稳定供应和质量安全。建立中标生产企业应急储备、库存和产能报告制度，加强中标药品抽检，实行市场清退制度。建设药品追溯系统，明年底前率先实现疫苗和国家集中采购使用药品“一物一码”，并可由公众自主查验。三是制定实施国家用药管理办法。推动医疗机构首先使用国家基本药物和医保目录药品。加强医院药事管理，依法查处不合理用药行为。建立健全药品价格常态化监管机制。在总体不增加患者负担的前提下，稳妥有序试点探索医疗服务价格的优化。四是推进医保支付方式改革。原则上对同一通用名相同剂型和规格的原研药、通过一致性评价的仿制药等实行相同的支付标准。探索更加高效的药品货款支付办法。（新华社北京 2019 年 11 月 20 日电）

韩正在国家医疗保障局调研并主持召开座谈会 强调要加快推进抗癌药降价 健全异地就医结算机制

中共中央政治局常委、国务院副总理韩正2018年7月10日下午在国家医疗保障局调研并主持召开座谈会。韩正重点了解抗癌药降价、医保支付方式改革、治理高值医用耗材过度使用等工作开展情况，调研医疗保障制度改革、医疗保障扶贫、医疗救助等工作，结合观看异地就医结算平台演示，了解异地就医直接结算工作有关情况，与干部职工进行深入交流。

韩正强调，组建国家医疗保障局，是以习近平同志为核心的党中央作出的重大决策部署，是深化党和国家机构改革的重要组成部分。要认真贯彻优化协同高效原则，把党中央确定的改革举措落到实处，不断提高医疗保障水平，更好保障病有所医，增强人民群众的获得感、幸福感、安全感。

韩正表示，要坚持以人民为中心的发展思想，完善统一的城乡居民基本医疗保险制度和大病保险制度，着力解决医疗保障领域发展不平衡不充分问题。要千方百计保基本，坚持尽力而为、量力而行，聚焦基本医疗需求，满足人民群众最迫切的愿望和要求。要始终做到可持续，健全医保筹资机制，强化医保基金监管，确保医保资金合理使用、安全可控。要发挥好医保的基础性、引导性作用，实行医疗、医保、医药“三医联动”，形成协同推进医改的良好格局。

韩正强调，要积极回应社会关切，加快推进抗癌药降价，减轻医药费用负担，给人民群众带来实实在在的好处。要完善国家异地就医结算系统，健全异地就医结算机制，做好异地就医直接结算工作。要转变政府职能、提高政府效能，加快推进“互联网+医保”，提升医保服务的品质和便利性。要坚持高标准、严要求，抓好党风廉政建设，打造忠诚干净担当的高素质干部队伍。（新华社北京2018年7月10日电）

韩正出席医疗保障工作座谈会并讲话

2019 年 1 月 10 日上午，中共中央政治局常委、国务院副总理韩正出席医疗保障工作座谈会并讲话，认真学习贯彻习近平总书记重要指示精神，落实党中央、国务院决策部署，研究部署下一步医保工作。

韩正表示，组建国家医保局是以习近平同志为核心的党中央作出的重大决策。各级医保部门要增强责任感和使命感，抓住机构改革契机，完善统一的城乡居民基本医疗保险制度和大病保险制度，加强医保基金监管，做好统一经办管理和服务工作，确保医保基金安全，促进制度公平可持续，不断提高人民群众医疗保障水平。

韩正强调，医保基金是人民群众的“救命钱”，要严厉打击欺诈骗保行为，尽快构建起医保基金监管的长效机制。要坚持保基本，抓紧建立医保待遇清单制度，完善居民医保筹资机制，夯实医保基金长期稳定健康运行的基础。要做好国家组织药品集中采购和使用试点工作，切实减轻群众药费负担。调整完善医保药品目录，突出保障重点，把更多救命救急的好药纳入医保。要深化医保支付方式改革，发挥好对医疗服务和医药市场健康发展的牵引作用。高标准建设全国统一、高效、兼容、便捷的信息系统，强化信息化对医保运行、管理、服务的支撑功能。要认真落实全面从严治党要求，抓好党风廉政建设，树立起新系统的新形象。

座谈会上，国家医保局负责人作了汇报，公安部、卫生健康委和天津、上海、福建、重庆、辽宁、云南六省(市)医保局负责人作了发言。(新华社北京 2019 年 1 月 10 日电)

韩正在国家医疗保障局调研并主持召开座谈会
强调坚定不移深化改革 科学合理完善政策
努力建成更加公平更可持续的医疗保障体系

中共中央政治局常委、国务院副总理韩正2019年3月26日到国家医疗保障局调研。韩正观看了打击欺诈骗取医保基金专题片，随后主持召开座谈会，听取关于加强医保基金监管、建立医保待遇清单管理制度、做好高血压和糖尿病门诊保障、建立医保药品目录动态调整机制等工作的汇报，研究部署2019年医保重点工作。

韩正强调，要认真贯彻党中央、国务院决策部署，立足发展阶段，坚持目标导向、问题导向，不断发现问题、解决问题，坚定不移朝着既定目标不断前行，努力建成更加公平、更可持续的医疗保障体系。要牢牢把握全覆盖的要求，完善统一的城乡居民基本医疗保险制度和大病保险制度，织牢织密全民基本医疗保障网。要千方百计保基本，聚焦基本医保需求，完善责任分担机制，在经济发展中逐步提高人民群众医疗保障水平。要特别关注特殊人群，加强罕见病、癌症等重大疾病患者医疗保障，重点解决因病致贫的突出问题，体现制度优越性和社会公平正义。要坚持尽力而为、量力而行，完善医保政策，确保医保制度长期可持续。

韩正表示，要严厉打击欺诈骗保行为，加大宣传力度，依法从严从重处理骗取人民群众“救命钱”的违法犯罪行为。要抓好医保目录调整工作，从国家层面管住管好，做到科学有序渐进调整。要深化药品和耗材招标制度改革，坚持量价挂钩、招采合一，做好药品集中采购和使用试点工作。要完善城乡居民医保待遇保障政策，做好高血压、糖尿病门诊保障工作。（新华社北京2019年3月26日电）

孙春兰出席 2018 年全国医改工作电视电话会议 强调各地各有关部门要坚持以大卫生大健康理念为统领 加强健康促进 坚持“三医”联动 推进基本医疗卫生制度建设 着力解决看病难看病贵问题(节选)

2018 年全国医改工作电视电话会议 8 月 27 日在京召开。国务院副总理、国务院医改领导小组组长孙春兰出席会议并讲话。她强调，各地各有关部门要坚持以大卫生大健康理念为统领，加强健康促进，坚持“三医”联动，推进基本医疗卫生制度建设，着力解决看病难看病贵问题。加快抗癌药降价、国家药品集中采购试点、完善基本药物制度以及强化监管等工作，挤压药价水分，确保质量安全。推进医疗服务价格、财政投入、薪酬制度等改革，加强医院管理和绩效考核，调动医务人员积极性。改革医保支付方式，强化基本医保、大病保险、医疗救助综合保障，防止因病致贫返贫。优化医疗资源配置，推进区域医疗中心、专科联盟建设，完善全科医生、家庭医生等基层人才激励机制，促进互联网＋医疗健康和社会办医发展，为人民群众提供优质高效的健康服务。

孙春兰指出，党的十八大以来，我国医改方向明确，取得了显著成效。当前，全面深化医改必须把更多精力聚焦到抓落实、见实效上来，集中力量打攻坚战。要深入贯彻习近平总书记关于卫生健康工作的重要指示精神，认真落实李克强总理重要批示要求，坚定医改的理念、原则和路径，破解重点难点问题，努力实现人民群众得实惠、医务人员受鼓舞、投入保障可持续、健康事业得发展。(新华社北京 2018 年 8 月 27 日电)

孙春兰出席2019年全国医改工作电视电话会议 强调要深入贯彻习近平总书记关于卫生健康工作重要指示精神 认真落实李克强总理批示要求(节选)

2019年全国医改工作电视电话会议5月17日在京召开。国务院副总理、国务院医改领导小组组长孙春兰出席会议并讲话。她强调,要深入贯彻习近平总书记关于卫生健康工作重要指示精神,认真落实李克强总理批示要求,以大卫生大健康为统领,一以贯之地落实一个理念、突出两个重点,就是坚持预防为主,解决看病难和看病贵问题,深化三医联动改革,坚定不移推动医改向纵深发展,不断增进人民群众健康福祉。

孙春兰指出,过去一年医改工作取得积极成效,但与群众期待相比还有一定差距。要把预防为主摆在更加突出的位置,推进健康中国行动,开展癌症、慢性病等疾病的预防筛查、早诊早治,优化基本公共卫生服务,发挥中医药在防病治病中的优势和作用,努力使广大群众不得病少得病。及时完善和全面推开国家组织药品集中采购制度,推动降低药品和高值医用耗材虚高价格,做好基本药物、急(抢)救药等供应保障,同步推进医疗价格、医保支付、薪酬制度等综合改革,切实减轻群众看病负担。加快推进区域医疗中心建设,完善医联体管理,发展“互联网+医疗健康”和社会办医,优化资源布局,促进分级诊疗。加强药品疫苗、医疗服务质量监管,守好健康安全防线。扎实推进健康扶贫,精准补齐贫困地区健康发展短板,强化大病保障,防止因病致贫返贫。(新华社北京2019年5月17日电)

肖捷出席国家医疗保障局挂牌仪式

国务委员兼国务院秘书长肖捷5月31日出席国家医疗保障局挂牌仪式。他强调，组建国家医疗保障局，是党中央为保障人民群众就医需求、减轻医药费用负担、提高健康水平作出的重大决策。要以习近平新时代中国特色社会主义思想为指导，深入贯彻党的十九大精神，完善统一的城乡居民基本医疗保险制度和大病保险制度，不断提高医疗保障水平，确保医保资金合理使用、安全可控，推进医疗、医保、医药“三医联动”改革，更好保障病有所医。（新华社北京 2018 年 5 月 31 日电）

二、国家医疗保障局领导讲话

牢记使命 精准发力 综合施策
坚决打赢医疗保障脱贫攻坚战

——在医疗保障扶贫三年攻坚行动专项部署视频会上的讲话

（2018 年 10 月 25 日）

国家医疗保障局党组书记、局长　胡静林

同志们：

今天，我们召开视频会议，主要任务是深入学习习近平总书记关于脱贫攻坚的系列重要指示精神，贯彻落实《中共中央 国务院关于打赢脱贫攻坚战三年行动的指导意见》，对医疗保障脱贫攻坚三年行动进行安排部署。下面，我讲三点意见：

一、深入学习习近平总书记系列重要指示精神，提高对医疗保障扶贫工作重要性的认识

（一）深刻领会习近平总书记精准扶贫思想

党的十八大以来，以习近平同志为核心的党中央，把贫困人口脱贫作为全面建成小康社会的底线任务和标志性指标，作出打赢脱贫攻坚战的决定，并进行了一系列重要部署。10 月 17 日，也就是第五个国家扶贫日到来之际，习近平总书记再次作出重要批示，指出中华民族千百年来存在的绝对贫困问题，就要历史性地得到解决，脱贫攻坚进入最为关键的阶段。行百里者半九十，越到紧要关头，越要坚定必胜的信念，越要有一鼓作气攻城拔寨的决心，要咬定目标加油干，如期打赢脱贫攻坚战。这几年来，习近平总书记始终把贫困群众放在心上、把扶贫责任扛在肩上，驰而不息、亲力亲为，40 多次国内考察涉及扶贫，连续 6 年新年国内首次考察看扶贫。我们深入学习总书记的系列重要指示精神，不仅要贯彻落实好各项决策部署，而且要深刻体会这种一以贯之、一心为民的公仆情怀，体会这种对全面建成小康社会、实现中华民族伟大复兴的使命担当。

习近平总书记对医疗保障扶贫工作高度重视，多次在不同场合作出重要指示。2015 年 6 月，习近平总书记在部分省区市扶贫攻坚座谈会上，首次提出“四个一批”的扶贫路径，医疗救助扶持一批是其中之一。2015 年 11 月，习近平总书记在中央扶贫开发工作会议上强调，要建立健全医疗保险和医疗救助制度，对因病致贫、返贫群众给予及时有效救助。习近平总书记的这些论述，深刻阐明了医疗保障扶贫的重要性，指出了努力的方向，是我们工作的指导方针和根本遵循。我们要切实提高政治站位，强化使命担当，充分利用好机构改革带来的有利契机，全力以赴抓好贯彻落实，确保完成医疗保障扶贫任务。

（二）深刻认识医疗保障扶贫工作的艰巨性、复杂性、长期性

中央打响脱贫攻坚战以来，各级积极贯彻落实，医疗保障扶贫工作取得积极进展。贫困人口基本医保、大病保险和医疗救助住院医疗费用实际报销比例接近 80%。因病致贫、返贫户由 2015 年底的 726.92 万户下降到 2017 年底的 388.2 万户，减少近一半，涉及的贫困群众减少 851.6 万人，占近两年脱贫人数的 34%。取得这些成绩，是各级党委、政府及医疗保障等部门共同努力、团结协作的结果，凝聚了大家的心血，是十分不容易的。

但我们也要清醒地看到医疗保障扶贫工作具有艰巨性、复杂性、长期性，与打赢脱贫攻坚战的目标和要求相比，还有很长的路要走。首先，医疗保障扶贫的任务十分艰巨。据统计，在尚未脱贫的 3000 多万贫困人口中，因病致贫、返贫的占到 40% 左右，其数量之大、比例之高，确实是艰中之艰、难中之难。其次，因病致贫、返贫问题非常复杂。“病来如山倒、病去如抽丝”，疾病的发生难以预料，每

个病患的病情都有所不同，医疗保障扶贫的效果肯定不如产业扶贫见效快、带动广。“三区三州”等深度贫困地区多位于边远山区、深山区、石山区，地方病、传染病高发，医疗卫生服务供给严重短缺，加上群众疾病预防知识匮乏，多种因素决定了因病致贫、返贫问题的复杂性。第三，因病致贫、返贫的长期性不容忽视。习近平总书记特别指出，因病致贫、因病返贫现在是扶贫硬骨头的主攻方向，这个事情是一个长期化的、不随着2020年我们宣布消灭绝对贫困以后就会消失的，要进行综合治理，“靶向治疗”。现在剩下的未脱贫人口，多数是病情重、条件差的群众，且很多疾病都是长期的、慢性的、易复发的。2020年从整体上消灭绝对贫困后，仍会有少部分因病致贫、返贫群众，缓解相对贫困始终是长期任务。

(三)准确把握医疗保障扶贫工作的基本方略和基本原则

面对医疗保障扶贫工作的艰巨性、复杂性和长期性，我们要始终坚持好党中央确定的脱贫攻坚目标和扶贫标准，贯彻精准扶贫精准脱贫基本方略，坚持好四个基本原则：

1. 坚持现有制度、加强综合保障。要在用好用足现有政策上下功夫，在加强政策衔接、实现无缝对接上作文章。要立足基本医保、大病保险、医疗救助现有制度功能，把保基本、救大病、托底线的功能发挥好，坚持普惠政策与特惠措施相结合，统筹医疗保障扶贫的整体设计。

2. 坚持基本保障、明确责任边界。保基本、可持续，始终是医疗保障所有工作的底线，医疗保障扶贫工作也不能例外。要严格执行基本医疗保障支付范围和标准，防止不切实际过高承诺、过度保障，避免造成医保基金不可持续和出现待遇“悬崖效应”。

3. 坚持精准扶贫、确保扶贫实效。因病致贫、返贫人口中，有的是因突发重大灾难性疾病而陷入困境，有的是没钱参保导致小病拖成大病，每家每户的情况不同。所以，精准二字在医疗保障扶贫工作中显得尤为重要。要下“绣花”功夫掌握因病致贫、返贫人口的具体情况，这是精准施策的基础。

4. 坚持协同配合、形成保障合力。这次机构改革，各级医保局整合承担了医疗保险和医疗救助的职责。我们要把机构改革带来的制度优势发挥好、把机构改革的红利释放足。要加强医保扶贫与健康扶贫工作衔接，提高贫困群众医疗服务利用可及性。要坚持与家庭尽责相结合，加强医疗保障扶贫，绝不能对家庭赡养、子女尽责形成“挤出效应”。

二、明确目标，落实措施，全力以赴推进医疗保障扶贫工作

近日，按照《关于打赢脱贫攻坚战三年行动的指导意见》部署要求，国家医保局会同财政部、国务院扶贫办印发了《医疗保障扶贫三年行动实施方案》(医保发〔2018〕18号)(以下简称《方案》)，进一步明确了未来三年医疗保障扶贫目标任务，从参保缴费、待遇支付、保障范围、管理服务、就医结算等医保全过程细化实化了扶贫措施。

(一)明确医保扶贫的六项目标

一是全面覆盖农村贫困人口。实现制度全覆盖、无死角，是医疗保障扶贫工作的首要目标。到2020年，要确保实现基本医保、大病保险、医疗救助覆盖率全部达到100%。

二是全面落实基本医保待遇政策。要公平普惠提升基本医保的保障水平，逐步均衡城乡差距。这不仅能给大病保险、医疗救助等后续保障举措减轻压力，也有利于缩小非贫困人口与贫困人口之间的待遇差距。

三是加大大病保险倾斜力度。大病保险全面实施时，提出对农村贫困人口倾斜支付的要求，但缺乏量化标准，目前各地政策不一，个别地区尚未落实。《方案》要求，对农村贫困人口起付线降低50%、支付比例提高5个百分点、逐步提高并取消封顶线。

四是增强医疗救助托底保障能力。医疗救助在托底保障方面发挥了重要作用，《方案》明确到2020年，要确保在年度救助限额内农村贫困群众政策范围内个人自付住院医疗费用救助比例不低于70%，对特殊困难的要进一步加大倾斜救助力度。

五是促进定点医疗机构严格控制成本。加大参保补助力度，提高报销比例，只是医疗保障扶贫工作的一方面。如果不能把医疗机构的成本费用控制住，“敞口”花钱，贫困群众的就医负担还是“无底洞”。对此《方案》提出，要推广先进适宜的技术，严格控制医疗服务成本，减轻目录外个人费用负担。

六是不断优化经办管理服务。贫困群众的获得感，既来自经济上的实惠，也来自便捷的经办服务。要不断提高医保公共服务的智能化、信息化、专业化水平，使医疗费用结算更加便捷，全面推进贫困群众医疗费用直接结算。

上述六个目标体现了"应保要尽保、基本要到位、补充要倾斜、救助要做牢、成本要可控、服务要便民"的政策导向，是相互关联、有机衔接的整体。我们要瞄准目标，做到焦点不散、靶心不变。

（二）落实医保扶贫的五项措施

1. 完善筹资政策，实现贫困群众应保尽保。2018年，中央财政拨付城乡居民医保补助2765亿元，加上地方各级财政投入，人均财政补助将和个人缴费同步提高40元，分别达到490元和220元；拨付城乡医疗救助补助资金235亿元。从2018年起，在现有投入基础上，中央财政还将连续三年安排医疗救助补助资金，进一步支持深度贫困地区提高农村贫困人口医疗保障水平。各地要将农村建档立卡贫困人口全部作为医疗救助对象，对参保缴费给予补贴，逐步通过医疗救助渠道统一解决。同时注意结合农村贫困人口的特殊要求，提升经办服务能力，确保已核准身份信息的农村贫困人口全部参保。

2. 立足现行制度，打好"三重保障""组合拳"。一是要公平普惠地提高城乡居民医保待遇。要均衡城乡保障待遇，稳定住院保障水平，逐步提高门诊保障水平，扩大门诊保障范围。二是要加大大病保险支付力度。将2018年城乡居民医保人均新增财政补助的一半，即20元用于大病保险，支付比例要达到50%以上。要重点聚焦深度贫困地区和特殊贫困人口，重点用于降低贫困人口起付线和提高报销比例。三是发挥好医疗救助托底保障作用。要分类分档细化农村贫困人口救助方案，在确保限额内自付住院费用救助比例不低于70%的情况下，有条件的地区还可合理提高救助限额。对个人及家庭自付医疗费用负担仍然较重的，还要加大救助力度，并适当拓展救助范围，防范化解灾难性医疗风险。

3. 使用适宜技术，促进公平可及。首先，要落实好现有医疗保障范围。近期，17个抗癌药通过谈判方式进入医保目录。各地要认真落实抗癌药谈判药品降价进医保的相关政策，确保贫困癌症患者早日用上药。其次，要推进分级诊疗制度建设，将符合规定的家庭医生签约服务费纳入医保支付范围。对按规定转诊的，实行"省域内无异地"，结算执行参保所在统筹地区同等的支付政策，住院费用可连续计算起付线，引导农村贫困群众尽量在省内解决就医需求。第三，要支持互联网诊疗发展。探索将互联网诊疗服务纳入医保支付范围，让农村贫困群众不出远门也能利用大城市的医疗资源。

4. 提升管理水平，增强服务的便利性。一是做好政策宣传。各地要指定专门窗口和专人，负责政策宣传，帮助贫困群众享受保障政策。二是推进一体化结算。要抓紧实现居民医保、大病保险、医疗救助三项政策"一站式服务、一窗口办理、一单制结算"。三是做好异地就医直接结算。各地对异地转诊的农村贫困人口，要优先做好登记备案和就医结算，减少贫困群众跑腿垫资。各地要抓好落实，对贫困地区外出就业创业人员通过简化备案、补充证明、便捷服务等"三个一批"措施实现备案全覆盖。此外，2018年，要率先实现深度贫困地区每个县有一家医院纳入全国跨省异地就医直接结算系统，并加快纳入深度贫困地区的乡镇医院。

5. 加大管控力度，控制医疗费用不合理增长。要探索建立区域内医疗卫生资源总量、医疗费用总量与经济发展水平、医保基金支付能力相适应的调控机制。深化医保支付方式改革，在全面实行医保总额预算管理的基础上，普遍推广按病种付费等多种付费方式。要严格控制农村贫困人口就医目录外费用，鼓励各地根据实际提出具体控制指标，乡村两级严格执行基本医保目录，切实降低农村贫困人口医疗费用的总体负担。要完善和加强对定点医药机构的服务协议管理，对医疗机构不合理收费行为开展绩效考核，并将结果与医保基金支出挂钩。在贫困地区全面开展医保智能监控，及早发现违规行为，减少医保基金"跑冒滴漏"。

三、狠抓落实、务求实效，确保医疗保障扶贫各项举措落实到位

习近平总书记反复强调要崇尚实干、狠抓落实。未来三年，各级医疗保障部门要把医疗保障扶贫工作作为最重要、最紧迫的一项政治任务，以踏石留印、抓铁留痕的劲头，举全力抓好贯彻落实。

（一）加强组织领导，牢记使命和担当

各地要加强组织领导，坚持中央统筹、省负总责、市县抓落实的工作机制，强化一把手负总责的领导责任制，层层落实责任。各级医疗保障部门要

积极会同有关部门，结合实际制订扶贫三年行动具体实施方案，建立健全医疗保障扶贫工作沟通协调机制，加强部门配合。特别强调的是，在机构改革中，要工作不断、干劲不减，把最得力干部派上去、把最管用举措拿出来。

（二）坚持更可持续，防止过高承诺、过度保障

坚持中央确定的脱贫攻坚目标和扶贫标准，既要尽力而为，坚决啃下因病致贫、因病返贫这块硬骨头，又要量力而行，牢牢坚守保基本、可持续的底线要求。对出现的过高承诺、过度保障问题，要采取有效措施，及时规范整改。不得超范围全额免除贫困人口缴费义务，不得超标准简单搞自付封顶或“零自付”，不得因提高贫困人口报销比例影响其他群众看病报销。各地目前在现有医疗保障制度之外自行实施的医疗保障扶贫政策，都要在2020年底前转为在基本医保、大病保险和医疗救助“三道防线”的框架下进行。

（三）实施专项管理，变“大水漫灌”为“精准滴灌”

虽然医疗保障扶贫的时间紧、任务重，但是我们也得要一家一户地去做工作，精确地找出每家每户的症结。要按照精准到户、精准到人的要求，从参保登记、缴费补助、待遇支付各环节对贫困群众提供经办服务管理。

（四）狠抓作风建设，减轻基层工作负担

中央对整治扶贫领域的形式主义、官僚主义高度重视，追责力度很大。我们每位从事这项工作的同志都要认真想想，贫困群众实际报销的是不是更多了，报销时间是不是更短了，新药用上没有，等等。要将作风建设贯穿医疗保障扶贫全过程，重点解决贯彻中央脱贫攻坚决策部署不坚决、扶贫责任落实不到位、政策措施不精准、资金管理使用不规范、工作作风不扎实等问题。要注意给基层干部减负，多支持和鼓劲，少麻烦和添乱。

团结拼搏 奋发有为
开创新时代医疗保障事业新篇章

——在全国医疗保障工作会议上的讲话

（2019 年 1 月 10 日）

国家医疗保障局党组书记、局长　胡静林

同志们：

这次会议是国家医保局成立之后召开的第一次全国医疗保障工作会议。主要任务是，深入贯彻习近平新时代中国特色社会主义思想，全面贯彻落实党的十九大和十九届二中、三中全会精神以及中央经济工作会议精神，总结 2018 年医疗保障工作，分析当前形势，部署 2019 年医疗保障工作。

医疗保障是事关人民群众健康福祉的重大民生工程，党中央、国务院高度重视。习近平总书记在党的十九大、全国卫生与健康大会和中央深化改革会议上，作出一系列重要指示，强调深化医药卫生体制改革，全面建立中国特色医疗保障制度；全民医保是中国特色基本医疗卫生制度的基础。2019 年新年贺词强调，17 种抗癌药降价并纳入医保目录，因病致贫问题正在进一步得到解决。习近平总书记的重要指示为我们做好新时代医疗保障工作提供了根本遵循。

这次机构改革，中央决定组建国家医疗保障局，充分反映了医疗保障工作在党和国家事业全局中的重要地位，突出体现了党中央对医疗保障工作的高度重视，标志着医疗保障事业翻开了新的历史篇章。我们要深入贯彻习近平总书记重要指示精神，认真落实党中央、国务院部署要求，紧紧抓住机构改革的契机，确保中央关于医疗保障的各项决策部署落地见效。下面，我讲四点意见：

一、2018 年医疗保障事业取得新的重大进展

2018 年，我们认真贯彻党中央、国务院决策部署，牢记初心和使命，扎实推进各项改革，医疗保障工作取得了显著成绩。城乡居民医保制度整合稳步推进，医保支付方式改革继续深化，大病保险和医疗救助制度不断完善，医保基金监管不断加强，实现了过渡时期制度运行平稳有序、基金安全可持续、待遇稳步提升。我们重点做了以下七项工作：

（一）坚决落实全面从严治党主体责任

自 2018 年 5 月底国家医保局挂牌组建以来，我们始终保持良好精神状态，重整行装再出发，坚定信心向前行，把全面从严治党的主体责任抓好抓实。一是以政治建设为统领，带头践行“两个维护”。认真传达学习习近平总书记关于推进中央和国家机关党的政治建设的重要指示精神，提高政治觉悟、狠抓政治纪律，教育引导全局各级党组织和党员干部切实增强“四个意识”、坚定“四个自信”，在政治立场、政治方向、政治原则、政治道路上同以习近平同志为核心的党中央保持高度一致。二是主动履职抓党建，严格落实主体责任。组建之初即成立临时党支部，设立临时党小组，实现党的组织全覆盖。制定局党组工作规则和贯彻落实全面从严治党要求的实施意见等文件，进一步强化管党、治党约束。三是严明纪律规矩，不断强化正风肃纪。召开警示教育大会，传达学习新修订的《中国共产党纪律处分条例》，通报违纪典型案例。制定局党组《贯彻落实党风廉政建设主体责任的实施意见》《国家医疗保障局工作人员十条禁令》等制度，切实用制度管权管事管人。

（二）集中力量抓好医保精准扶贫

脱贫攻坚是决胜全面建成小康社会必须打好的三大攻坚战之一。以习近平同志为核心的党中央，把贫困人口脱贫作为全面建成小康社会的底线任务和标志性指标。我局成立后，就将医疗保障精

准扶贫作为脱贫攻坚的主战场之一，作为全局工作的重中之重，成立医保局扶贫工作领导小组，举全力抓好落实。一是制定出台《医疗保障扶贫三年行动实施方案》，并召开专项部署会议，提出医保精准扶贫6个目标、5大举措，明确要求各地在现有医疗保障制度之外自行实施的扶贫政策，都要在2020年底前转为在基本医保、大病保险和医疗救助“三道防线”的框架下进行。二是联合财政部进一步加大财政补助力度。从2018年起，连续三年增加120亿元医疗救助补助资金，进一步支持深度贫困地区提高农村贫困人口医疗保障水平，并向“三区三州”倾斜。

（三）推进抗癌药降税降价，惠及众多癌症患者

抗癌药降价是国务院作出的一项重大决策部署，也是提升群众获得感的重要民生举措。国家医保局成立后，将抗癌药降价作为一项中心工作。一是根据税收政策调整情况，调整14种前期国家谈判抗癌药医保支付标准，平均降幅4.86%。二是开展抗癌药医保准入专项谈判，将17种药品纳入医保目录，平均降幅56.7%，且大幅度低于周边国家和地区价格，平均低36%。会同卫生健康委印发《关于做好17种国家医保谈判抗癌药执行落实工作的通知》，推动抗癌药降价政策落地见效。全国所有省份都已按照谈判结果进行挂网采购和医保支付。三是开展抗癌药省级专项集中采购，价格平均降幅8.32%。四是对采购金额靠前且省际价差较大药品进行价格调查，15种抗癌药主动降价10.25%，平均省际价差率大幅度缩小。

（四）启动打击欺诈骗保专项行动，维护医保基金安全

医保基金是人民群众的救命钱，维护医保基金安全是各级医保部门的法定职责和首要任务。2018年以来，欺诈骗取医疗保障基金的事件时有发生，特别是《焦点访谈》栏目曝光的沈阳医院骗保案件，在全社会引发强烈反响。我们将打击欺诈骗保、维护基金安全作为一项重要任务，放在突出位置。一是开展打击欺诈骗保专项行动。9月初，会同卫生健康委、公安部、药监局启动全国范围内的打击医疗保险领域欺诈骗保专项行动，这也是医疗保险制度建立以来全国范围内的首次专项行动。11月下旬又部署开展专项行动“回头看”。重点聚焦医疗机构、零售药店、参保人员，严厉打击违法违规行为，发现一起、查处一起，坚决打击，绝不姑息。二是畅通举报渠道。开通举报投诉电话和微信举报通道，会同财政部印发《欺诈骗取医疗保障基金行为举报奖励暂行办法》，加强群众和社会监督。三是硬化协议管理。印发《关于当前加强医保协议管理确保基金安全有关工作的通知》，细化与定点医药机构解除协议的标准，并要求解除协议的机构3年内不得再申请，使这一“带电”措施今后成为常态。专项行动以来，各地检查发现违法违规定点医疗机构近3万家，其中解除协议546家、移交司法122家；发现违法违规定点零售药店2.6万家，其中解除协议726家、移交司法4家。发现违法违规参保人员7230人，其中暂停结算913人、移交司法496人。沈阳市在案件曝光后迅速行动，处理了问题医院和药店近500家，当月一级医院住院人次同比下降15%。

（五）启动实施国家组织药品集中采购试点

开展国家组织药品集中采购试点，是中央为切实降低群众用药负担，规范药品流通秩序，推动医药行业转型升级的重大战略部署，是对现行药品集中采购模式的重大改革。我局成立以来，针对药品集中采购领域量价脱钩、区域壁垒、“三医联动”不足等突出问题，研究起草了试点方案，并经中央全面深化改革委员会第五次会议审议通过。这也是国家医保局成立以来，第一个经中央深改委审议通过的文件。试点按照“国家组织、联盟采购、平台操作”的思路，坚持依法合规、坚持市场机制和政府作用相结合的原则，集中4个直辖市和7个较大城市公立医疗机构部分药品用量，选择通过一致性评价仿制药对应的通用名品种，在坚守质量和确保供应的前提下，采取集中带量采购，实现以量换价。目前，公布了中选结果。与试点城市2017年同种药品最低采购价相比，中选价平均降幅52%，最高降幅96%。按照拟中选结果测算，预计11个城市对应品种的药品采购费用将从77亿元下降到19亿元，降幅75.3%。社会舆论普遍赞同，总体反映平稳，认为试点取得了推动仿制药替代原研药、“专利悬崖”效应显现、药品降价提质、药品行业转型升级、减负增效效应显著、净化流通环境、促进深化公立医院改革等多重效果。

（六）继续推进异地就医直接结算

异地就医直接结算是落实“放管服”改革要求的一项重要举措。2016－2018年，李克强总理连续三年在《政府工作报告》中提出明确要求。我们主

要做了以下工作:一是印发《关于切实做好当前异地就医住院费用直接结算工作的通知》,进一步扩大定点医疗机构覆盖范围,规范备案及转诊手续,优化备案及转诊服务,加强基金结算管理,进一步方便群众异地就医。二是针对国务院大督查期间发现的问题,提出通过简化备案、承诺补充、便捷服务等“三个一批”的方式,加快实现外出农民工、外来就业创业人员全部纳入。三是精简流程。规范手工报销材料清单,明确手工报销完成时限原则上不超过 30 个工作日,取消所需就医地盖章手续。2018 年跨省异地就医直接结算 132 万人次,是 2017 年的 6.3 倍。

(七)推进全国统一的医保信息化和标准化建设

医保数据标准化和信息化建设是医疗保障工作的基石。国家医保局成立了网络安全和信息化领导小组,确定了“一二三四”的信息化建设目标。即建设全国统一医保信息系统,搭建国家医保信息平台和省级医保信息平台,提高全国医保的标准化、智能化、信息化水平,推进公共服务、经办管理、智能监控、宏观决策四大类系统的应用。目前,该项目正在立项实施。在标准化建设方面,我们抓住机构改革的重要时间窗口期,摸清了标准化的基本底数,寻求不同版本的最大公约数,初步形成了统一的建设方案,相关编码规则和方法已相继征求各省意见。

除了上述七项重点工作外,我们统筹推进职工医保个人账户改革、推进长期护理保险制度试点,组织开展国家 DRGs 付费改革试点,同步推进医保规划和法制建设,加强统计分析和基金预算决算管理等。医疗保障工作呈现出重点任务有突破、各项工作齐发展的良好态势。各地按照机构改革的要求,边组建、边运行、边完善,在谈判抗癌药落地、打击欺诈骗保、执行药品集中采购试点结果、抓好医保精准扶贫等重点工作上稳步推进,实现了思想不乱、队伍不散、工作不断。

同志们,前不久中央召开了纪念改革开放 40 周年大会。习近平总书记强调,40 年间,改革开放成为中国发展最显著的特征,是决定当代中国命运的关键抉择,是大踏步赶上时代的重要法宝,更是当代中国发展进步的必由之路。医疗保障改革是改革开放事业的重要组成部分。20 年的医疗保障制度建设史,见证了我国经济体制的变革、综合国力的增强和社会的不断进步。20 年来,在党中央、国务院的正确领导下,在人力资源社会保障、卫生健康、民政、发展改革、财政等各部门的共同努力下,我们建立起了世界上最大的覆盖人数最多的全民基本医疗保障制度,让 13 亿多中国人的基本医疗需求和健康权益有了可靠的制度保障,中国人民“病有所医”的千年梦想逐步变成现实。我们今天取得的成绩,是在 20 年改革发展基础上的进一步继承和创新。

20 年的医保改革发展实践,为我们探索和积累了丰富的经验。一是坚持党的集中统一领导,始终服务大局。始终将贯彻落实党中央、国务院关于医保工作的决策部署作为第一要务。始终着眼于全面深化改革全局,坚持“三医联动”改革,共同推动医药卫生体制改革向纵深发展。二是坚持从国情出发,保障基本需求。紧扣社会主义初级阶段的基本国情,立足保障人民群众基本医疗需求,结合经济发展水平和各方承受能力,合理确定医保筹资水平和保障标准。坚持尽力而为,量力而行,严守基本保障定位、聚焦基本医疗需求,不搞福利陷阱,不搞过度保障。三是坚持以人民为中心,回应群众诉求。时刻关注人民群众所想、所盼,积极作为,努力解决人民群众最关心、最直接、最现实的问题,合理引导预期,让社会各界理解、支持医疗保障事业发展。四是坚持基本制度,强调责任分担。坚持社会保障的互助共济特征和大数法则原理,实行第三方付费,探索战略购买。坚持责任分担机制,按照权利与义务对等原则,均衡各方缴费负担和费用分担。五是坚持稳中求进,实现蹄疾步稳。把握医疗保险客观规律,试点先行、稳步推进,把握好各项改革出台的时机、节奏和力度,逐步实现制度从无到有、覆盖人群由少到多、保障能力由弱到强。

虽然医疗保障工作在过去 20 年取得了很大成绩,但是我们也要清醒地看到,随着我国社会主要矛盾的转化,新时代医疗保障工作与党中央、国务院的要求,与人民群众的期盼,还有很大的差距,医疗保障领域的不平衡不充分发展问题仍然比较突出,医疗保障改革发展面临新的挑战。我们要坚定信心、勇于改革,做好新时代的医疗保障工作。

二、深入学习中央经济工作会议精神,准确把握新形势、新方位、新要求

时代是出卷人,我们是答卷人,人民是阅卷人。从现在到二〇二〇年,是全面建成小康社会的决胜

期。前不久召开的中央经济工作会议，总结了一年来我国经济社会发展取得的新成就和我们党做好新形势下经济工作的规律性认识，深刻分析了当前经济形势，明确了2019年经济工作的总体要求、政策取向和重点任务，为我们做好当前和今后一个时期的医疗保障提供了重要遵循。我们要深入学习中央经济工作会议精神，深刻认识医疗保障工作面临的新形势，准确把握新时代医保工作的新方位，明确医疗保障工作的新要求，自觉把思想和行动统一到党中央、国务院决策部署上来，开创医疗保障事业新的篇章。

(一)深刻认识医疗保障工作面临的新形势

中央经济工作会议对当前经济形势作出了深刻判断，强调经济运行稳中有变、变中有忧，外部环境复杂严峻，经济面临下行压力。这一重要判断为我们做好经济工作、保障和改善民生提供了基本依据。

一是经济形势严峻复杂，基金增收压力不断加大。当前，我国发展外部环境发生明显变化，经济已由高速增长阶段转向高质量发展阶段，发展不平衡不充分问题和各种周期性、结构性、体制性因素交织叠加在一起。经济发展和收入增长是医保基金稳定增收的源泉，随着我国经济形势的变化，医保基金的增收压力将会不断加大。二是医疗费用快速增长，基金支出压力显著增加。人口老龄化水平迅速攀升，我国已经成为世界上老年人口最多的国家，到2030年我国60岁以上老年人口比重将达到25%左右。慢性病患病率显著增长，慢性病已成为我国城乡居民死亡的主要病因。新设备、新技术、新药品不断应用于临床医学，在满足患者医疗需求的同时，极大地刺激了医疗消费的增长。三是改革难度加大，利益错综复杂。医疗保障改革涉及利益主体多，管理链条长，平衡难度大。特别是医改进入深水区，利益主体的多元化诉求日益明显，改革的阻力不断加大。四是能力建设滞后，难以满足需要。面对管理需求、群众诉求，基金监管手段和管理能力明显不足；医保管理服务还不够优化，一些环节不符合“放管服”的要求；对于人工智能、大数据等信息化技术手段还不适应，人民群众的医保体验还有很大的改进空间。

(二)准确把握医保工作的新方位

中央经济工作会议对加强保障和改善民生提出了明确要求，强调要完善制度、守住底线，精心做好各项民生工作。要强化社会保障兜底功能，注意雪中送炭，确保群众基本生活底线。要把更多救命救急的好药纳入医保。

医疗保障是重大的民生工程，是维护社会和谐稳定的重要压舱石。要正确处理稳收入、保民生、促改革的关系，稳收入、保民生始终是促改革的前提和基础，而且越是经济形势严峻，越要关注和改善民生。医疗保障是解决群众后顾之忧，提升群众健康水平的根本性制度安排，是解决群众因病致贫、因病返贫问题的重要保障。医疗保障是引导医药卫生事业高质量发展，推动形成强大国内市场的重要力量。推动供给侧结构性改革，实现高质量发展是当前经济工作的重中之重。由于集中了资源、基金、数据等多项优势，集中了价格、支付、招标采购等多项职能，医保已经成为医疗服务市场和医药产业发展十分有力的资源配置、宏观调控力量。要当好战略购买者，用好政策工具，对医药产业以及医疗行业的良性发展起到重要的推动作用。国家组织药品集中采购和使用试点，有力推进了高质量仿制药对原研药的替代，既能推动仿制药提质升级，也能促进创新药快速发展。

(三)明确医疗保障工作的新要求

从某种程度上讲，今天医疗保障工作面临的形势和挑战，比制度创建之初更加严峻。我们必须坚定信心，保持战略定力，转变发展理念，逐步从以增量为主转为更加关注存量、从被动买单转为主动作为、从碎片化转为更强调统一性。以有力举措，推动医疗保障工作实现历史性跨越，归纳起来，就是要“紧扣一条主线，做好四篇文章”。

“一条主线”即全面建立中国特色医疗保障制度。这是党的十九大基于新时代“两步走”的战略目标，对医疗保障事业作出的重大战略部署。全面建立中国特色医疗保障制度要在坚持我国现有医保制度优势，并吸收国外有益做法的基础上，按照十九大提出的“兜底线、织密网、建机制”的要求，对医疗保障工作作出根本性、整体性、系统性的制度安排。要处理好当前和长远，局部与全局，政府与市场、社会三个关系。

“做好四篇文章”。

一是要坚定决心，向改革要红利。要从规模扩张转向结构优化、从粗放管理转向内涵发展、从高速发展转向高质量发展。三明医改的核心是切断了医、药之间的联系。国家组织药品集中采购和使用试点通过带量采购、保证用量,大幅度挤出了药价水分。习近平总书记强调,比认识更重要的是决心,比方法更关键的是担当。一定要下定决心,以强烈的责任担当推进改革,向改革要红利。

二是要增强耐心,向管理要效益。医疗保险重在管理,弹性空间很大。管理不是和谁过不去,管理本身就是效益。同样的人口结构和抚养比,相似的经济发展水平,管和不管不一样,管得好和管得不好不一样,管得好的城市,医保效益就很好,基金有结余,老百姓也比较满意。与改革强调决心,需要担当和勇气不同,管理要的是耐心,需要慢功夫、笨功夫。我们既要有改革创新的锐气,更要有一丝不苟的工匠精神,久久为功,日拱一卒,一拨人接着一拨人干,不断推进事业进步。

三是要不断用心,向创新要活力。全面建立中国特色医疗保障制度,要在继承的基础上有所创新。在医保工作实践中,理念、机制、方式、技术创新往往会引发巨大的变革。我们要进一步解放思想,主动创新,加快提升医保治理水平。

四是要饱含真心,向服务要满意。群众的获得感既来自待遇保障水平,也来自服务质量。很多成绩不是靠花钱干出来的,也不是比谁花的钱多,谁就干得好。要越来越多地把精力集中在改善服务质量,提高公共服务便捷度上。我们要千方百计地把服务流程设计得更方便、更人性化,尽量让群众少跑腿,让数据多跑路,为群众提供更加优质满意的服务。

三、扎实做好 2019 年医疗保障工作

2019 年是新中国成立 70 周年,是决胜全面建成小康社会第一个百年奋斗目标的关键之年,也是新时代医疗保障工作全面启程、整体发力的第一年。我们要以习近平新时代中国特色社会主义思想为指导,全面贯彻落实党的十九大和十九届二中、三中全会精神以及中央经济工作会议精神,认真落实党中央、国务院决策部署,坚持"以人民为中心"的发展思想,坚持"千方百计保基本、始终做到可持续、回应社会解民忧、敢于担当推改革"的指导思想,坚持在增强政策规范上下功夫、在提高资源利用效率上下功夫、在加强管理创新上下功夫,坚持完善制度、深化改革、强化管理、夯实基础,努力解决群众反映强烈的突出问题,不断提高人民群众医疗保障的获得感、幸福感和安全感。

(一)完善制度体系建设

1. 推进基础制度整合和完善。一是全面建立统一的城乡居民医保制度。各地要抓住机构改革的契机,进一步整合城镇居民医保和新农合,提高运行质量,确保实现"六统一"。二是做好生育保险和职工基本医保合并实施。2018 年 12 月 24 日召开的十三届全国人大常委会第七次会议,审议通过了生育保险和职工基本医保合并试点的总结报告,同意在全国范围内全面推开,并专门修订了《社会保险法》。各地也要高度重视,按照统一部署制定省级实施方案,确保两险合并平稳实施。三是继续推进长期护理保险制度试点。2019 年,我们将组织开展试点情况评估,提炼可复制、可推广的试点经验。试点地区要进一步抓好试点工作,可先行开展自我评估,为国家层面的顶层设计提供支持。四是改革职工医保个人账户。我们正在研究制定"改进个人账户,完善职工医保门诊保障机制"的方案,在正式印发文件之前,各地要按规定做好职工医保个人账户管理工作,不宜进行大的政策调整。

2. 完善大病保险和医疗救助制度,抓好医保扶贫工作。大病保险、医疗救助和基本医保三者之间是相互连接、递进保障的有机整体。大病保险和医疗救助更是发挥兜底保障,抓好医保扶贫工作的关键。这次中央经济工作会议提出,要研究解决收入水平略高于建档立卡贫困户的政策支持问题。这对医保扶贫工作提出了新要求。2019 年距离打赢脱贫攻坚战只差一年,医保扶贫的任务十分艰巨。各地要认真贯彻落实《医疗保障扶贫三年行动实施方案》,对脱贫攻坚决胜期的工作进行再动员和部署,以踏石留印、抓铁有痕的劲头,举全力抓好实施。

3. 提升统筹层次,做实地市级统筹。要在做实现有统筹层次的基础上,往上逐步提升。首先要做到地市级政策制度统一、管理规范一体。省管县的财政体制不是做实地市级统筹的障碍。各地要主动与财政部门沟通,设计合理的转移支付办法和专户管理方式,做大地市级基金"池子"。

4. 建立待遇清单制度。建立待遇清单制度,是用政策或文件的形式,规范和统一保基本的内涵和外延,便于各地执行。我们将抓紧研究出台医疗保障待遇清单制度。文件出台后,各地要严格执行,遵照清单项目、决策权限、政策标准,不折不扣落实到位。基本制度由国家法律法规确定,地方不得另行设立。国家明文规定的政策,地方要严格执行,

不允许自行突破权限。国家制定的政策标准和水平，地方在授权范围内可以因地制宜完善细化。地方以往出台的超出清单范围的政策措施，由省级部门负总责，规定期限内完成清理。期间，要保证政策平稳过渡，待遇平稳衔接，维持社会稳定。

5. 健全筹资缴费制度。科学的筹资缴费制度，是实现可持续的根本。职工医保方面，要逐步建立稳定可持续的筹资机制，研究应对老龄化增长和抚养比下降的措施，减轻给医保基金收支平衡带来的压力。居民医保方面，要逐步优化财政补助和个人缴费的比例。要通过广泛宣传，让参保人树立社会保险的意识，对缴费额有完整概念，个人缴费只是其中的一小部分，财政补助才是大头，激发居民个人踊跃缴费的积极性。

6. 建立目录动态调整机制。目前的医保目录管理，要在总结经验的基础上加快改进，修订医保用药范围管理办法，将更多救命救急的好药纳入医保，加大力度鼓励创新药研制发展。一是要完善制度设计，发挥好医保战略购买者的作用，研究新形势下的管理举措，明确调整权限、程序和方式。各地要严格执行国家医保药品目录管理规定，不能擅自扩大目录、调整支付范围。二是要确定发展方向，医保目录特别是医保药品目录，要朝着精细化制度化方向发展，适当加快目录的调整频率，将治疗优势转化为市场优势。三是优化调整方式，更加注重对安全性、有效性、经济性进行评价，重点考虑成本、效益，在品种上实现有进有退，既要满足参保群众和临床治疗对提高保障水平的需求，也要考虑医保基金的承受能力。

（二）深化重点领域改革

1. 推进药品耗材招采制度改革。督促“4＋7”试点省市抓好集中采购落地工作，特别是这些药品进医院、开处方的环节。试点省市要按照试点方案要求周密部署，精心组织，稳妥实施。我们将坚定不移推进国家组织药品集中采购和试点，在总结经验的基础上，逐步扩大区域和品种，使药品和耗材的价格大幅度降下来，为医疗服务价格调整、医务人员薪酬制度改革等腾出空间、创造条件。要研究形成招标采购的常规业务体系，推进招标采购平台建设，研究招标采购区域协调、调度和交流的工作机制。要推动建立全国统一的药品采购、配送、结算一体化平台，统一药品数据标准，建设具有大数据、大容量、大平台和高效监管采购平台。

2. 治理高值医用耗材改革。当前，高值医用耗材价格虚高、过度使用问题，是影响人民群众就医负担的主要因素，也是医改进入深水区必须啃下的“硬骨头”。耗材价格水分、流通乱象比药品更严重，管理难度更大。当然，这也是改革的潜力所在。总的改革思路是，促降价、防滥用、严监管、助发展。要通过改革，理顺高值医用耗材的价格形成机制，综合整治过度使用的乱象，严厉打击商业贿赂和价格垄断等行为，合理体现医务人员的劳动技术价值，促进医疗行业持续健康发展。我们将按照中央统一部署，研究起草相关配套文件，加快推进治理工作。各地也要早点行动起来，摸清本地区高值耗材的管理及使用现状，提前做好准备。

3. 深化医疗服务价格改革。深化医疗服务价格改革是深化医改的一项重要内容，也是医疗保障部门的重要职责。今年，我们将着手研究深化医疗服务价格改革的总体思路，作为今后一个时期医疗服务价格改革的基本遵循。同时，抓紧推进建立医疗服务价格动态调整机制，完善并落实“互联网＋医疗”收费政策。这项工作，国家层面主要是把方向、定原则、明路径，各地要结合实际、主动谋划、提前介入、抓好落实，要在国家规定的基本原则下，创造性地开展工作，在主动发挥价格的杠杆作用方面多作文章。

4. 继续深化医保支付方式改革。要深入贯彻落实国办发〔2017〕55号文件精神，结合基金预算管理，全面推进以按病种付费为主的多元复合式医保支付方式，规范按病种付费病种，扩大按病种付费范围，稳步开展国家DRGs付费试点。要完善医保经办机构与医疗机构的谈判协商机制，通过医保协议管理，强化风险分担机制、激励约束机制、质量评价机制，激发公立医疗机构主动控制成本的内生动力。

（三）加强医保基金管理

1. 持续打击欺诈骗保，巩固高压态势。开展打击欺诈骗保专项行动“回头看”以来，各省都行动起来，公布了省级举报电话、深挖了一些具体线索、曝光了一批典型案例，打击骗保高压态势正在形成。今年要完成好专项行动的收尾工作。对于我局移交的线索，各地要逐条调查核实、精准锁定目标、直接组织查处，不得走过场，不能层层转办。我局将联合有关部门，对部分省份“回头看”工作进行抽查复查，重点检查举报线索处理情况。各地要建立

“该发现问题没有发现是失职，发现问题没有处理是渎职”的工作机制，进一步强化责任心、增强紧迫感，对有组织的蓄意骗保行为“零容忍”，敢于主动发现问题、敢于严肃查处问题。国家医保局将正面肯定敢于发现和查处问题较多的地区。

2. 立足已有管理手段，让制度长出牙齿。这段时间以来，一些地方反映医保基金的管理手段有限，缺队伍、缺执法权等。我们要立足当前条件，主动想办法，让制度长出牙齿。一是发挥举报奖励制度的威力。根据举报奖励办法，对符合条件的举报人予以最高 10 万元的奖励。各地要严格落实到位，促进形成部门协同、群众参与、社会监督的良好态势。要建立举报线索督办和反馈机制，确保件件能查实、件件有回音。二是用好协议管理制度。按照加强协议管理的通知要求，我们细化了解除与定点医药机构服务协议的具体标准。各地要严格执行，不能打折扣，被解除协议的医药机构 3 年内不得再申请医保定点。三是升级智能监控系统。各地要把骗保案例的典型手法、作案特征等作为重点监控内容，扩充知识库，并运用大数据比对、延伸监控等方式，让欺诈行为无处隐藏。四是健全部门联动机制。各级医保部门要加强与卫生健康、公安、药监、司法、纪检监察等部门的协作，形成综合监管，加大震慑力度。

3. 堵塞制度漏洞，完善治本之策。要着眼长远，研究长远治本的有效措施。一是健全信息披露制度。要研究定期公布医保黑名单，对组织和参与诈骗的按规定分别给予取消医保处方权等惩戒。二是要健全风险防控制度。基层医保经办机构集支付结算和监管职能于一身，“既当运动员、又当裁判员”，监管动力不足。要加强行政监管能力建设，推动建立健全基金监管执法体系，促进基金监管和经办服务适度分离。三是积极引入第三方力量参与监管。聘请会计师事务所等中介机构进行暗查，适时商请审计部门开展基金支出专项审计，发挥医疗机构内设医保办（科、室）作用，使其成为医保对医疗机构延伸管理的重要抓手。

（四）夯实医保基础工作

1. 持续推进标准化和信息化建设。总的要求是集中统一、标准规范、开放兼容。在标准化建设方面，要建立全国统一信息编码标准数据库，制定下发疾病与诊断、药品、诊疗项目、耗材等 15 项业务标准规范，并启动国家医保基础信息网上动态维护平台的建设。在信息化建设方面，国家医保信息平台立项工作已经完成，将全面推进“经办、服务、治理、数据、协作、支撑”六大信息化支撑体系建设，重点实施公共服务平台、业务基础管理系统等 14 个业务系统建设。各地要贯彻落实《关于医疗保障信息化工作指导意见》要求，按照国家的统一部署开展标准化和信息化建设，严格执行国家制定的业务标准规范，按照“使用、联建、自建”三种模式构建本地信息支撑平台，不得擅自推进建设，以免形成信息孤岛。

在做好标准化建设和信息系统建设的同时，还有三项工作也要引起高度重视：一是确保数据安全。二是加强对大数据的应用。三是推进移动支付、人工智能等新技术手段的运用，改善群众的体验。

2. 显著提高服务水平。一是做好医保征缴职能划转工作。企业职工参保缴费暂按现行征收体制继续征收，要夯实缴费基数、稳定缴费方式。城乡居民医保征缴要如期划转，居民医保跨年度征收的可待任务完成后再划转。各地要配合税务部门做好征缴制度改革，优化参保缴费服务流程，确保基金足额征缴到位。二是要继续方便群众办事。办理医保卡、报销结算、政策咨询等，都要以便利为第一原则。不得要求开具没有法律依据的“奇葩证明”，不得让群众反复跑腿，需要提交什么材料必须事前公告并一次性告知。三是推进一体化结算。要实现居民医保、大病保险、医疗救助“一站式服务、一窗口办理、一单制结算”。四是对定点医药机构要寓管理于服务。要简化审批和签订协议的程序，优化对定点机构的结算方式，改善服务质量。

3. 抓好异地就医直接结算。2018 年 8 月，国务院召开常务会议，对外出农民工和外来就业创业人员纳入直接结算再次提出明确要求。一是要全面落实“三个一批”的要求。对已在就医地工作或居住的，办理异地就医只要求提供就医地居住证明；对拟赴就医地工作的两类人员，备案由事前审查制改为承诺补充制；加快推广电话、网络、APP 等多种备案方式；加强与相关部门的协同，集中办理备案。二是要深入推进医保领域“放管服”改革，解决群众办事堵点问题，今后手工报销时，原则上只提供医院收费票据、住院（门急诊）费用清单、门诊提供处方底方或住院提供诊断证明等四种材料。三是加强就医地管理，将跨省异地就医全面纳入就医地智能监控和协议管理范围。

4. 加强规划法制工作。近期，我们将印发《“十三五”后期医疗保障改革发展重点任务》，对今后两年医疗保障重点工作进行部署。今年还将启动“十四五”医疗保障规划前期研究，为明年编制国家第一个医疗保障规划做好准备。同时，力争出台《医疗保障基金监督管理办法》《基本医疗保险用药范围管理办法》。

四、坚持全面从严治党，为医疗保障事业提供坚强保障

按照机构改革的统一部署，目前，全国31个省级医疗保障局正式挂牌成立。全国统一、上下对口、管理顺畅的医疗保障管理体制正在有序建立。作为这次机构改革新组建的单位，医疗保障部门有以下特点：一是改革产物。这次机构改革，撤并了不少部门，整合了一些职责。但是，单独组建医疗保障局，作为各级政府的组成部门，充分反映了党中央、国务院推进医疗保障领域改革的决心。二是职能集中。机构改革后，各级医保局既是医保基金的唯一管理主体，又是医疗、医药领域有力的资源配置者，既有强大的经济手段，又有必要的管理手段。三是民生重点。人民群众对医疗保障高度关注、强烈期待。医保政策的每一点变化，都会引发社会广泛议论。医保工作的每一分成绩，都要体现在人民群众的获得感、幸福感、安全感上。四是政策性强。新时代的医疗保障工作涉及面广、管理难度大，需要考虑政策整体性、协同性，在更高的站位、更宽的视野来统筹谋划，是一个复杂的系统工程。结合医保局的特点，我再提几点要求：

（一）讲政治

讲政治是我们党作为马克思主义政党的根本要求，最核心的就是要始终坚持党的领导，牢固树立“四个意识”，增强“四个自信”。各级医保部门要坚决维护习近平总书记党中央的核心、全党的核心地位，坚决维护以习近平同志为核心的党中央权威和集中统一领导，在大是大非、重大原则问题上保持头脑清醒，做到认识不含糊、态度不暧昧、行动不动摇，自觉在政治立场、政治方向、政治原则、政治道路上同党中央保持高度一致。讲政治，就是要深刻领会中央决定组建国家医疗保障局的战略意图，不折不扣贯彻落实党中央、国务院在医疗保障领域的重大决策部署，积极谋划、推进改革，真正推动医疗保障改革发展。

（二）敢担当

要有攻坚克难的改革担当。医疗保障领域的改革必然会触及利益格局的调整，并且总是与克服困难相伴而行。要拿出更大的勇气和决心，坚决贯彻中央决策部署，敢啃最硬的骨头、敢挑最重的担子。要有“以人民为中心”的为民担当。坚持“以人民为中心”的发展思想，顺应人民群众对美好生活的向往，只要是对群众有益的事，看准了就要坚持做下去。要有恪尽职守的责任担当。无论身处何种岗位、担任何种职务，都要始终做到在其位谋其政，司其职、尽其责，对得起组织的信任、群众的希望，全身心投入，百分百付出，扎扎实实做好本职工作。

（三）抓落实

医疗保障的政策效应和工作成效，都是通过落实环环相扣的硬措施来实现的，从来都不可能靠空喊口号实现目标。要坚持问题导向，及时识别和解决群众痛点、难点、焦点问题，拿出切实管用的实招硬招，有针对性地破难题、补短板。要坚持目标导向，牢牢盯住既定的政策目标不放松，脚踏实地、步步为营，坚决打通政策落地的“最后一公里”，不出实绩决不罢休。要加强作风建设，坚决反对形式主义、官僚主义，形成“件件有落实、事事有回音、尽快有结果”的工作推进格局。

（四）善学习

我们要有“本领恐慌”的危机感和责任感，自觉增强学习动力，全面提升履职尽责的能力和水平，做到“干一行、爱一行，专一行、精一行，管一行、像一行，钻一行、透一行”，真正成为业内专家。要增强政策研究能力，提高宏观视野，立足医保工作实践，着眼经济社会发展全局。要增强调研能力，立足通过深入调研来了解情况，提出解决问题的方法。要增强执行能力，准确把握中央精神，不折不扣执行中央决策部署。要增强和媒体打交道的能力，及时回应社会关切，有针对性地主动引导预期。

（五）勇创新

创新是解决医疗保障难题、推进医疗保障改革发展的金钥匙。各地要在中央统一的制度框架下，充分发挥主观能动性，创造性地开展工作。要大力推动理念创新、机制创新、技术创新，方法创新，力争在医保扶贫、医保支付、基金监管等领域有新的

突破。要充分尊重基层的首创精神,及时总结可复制可推广的经验和做法,积极将一些共性、规律性、可操作性的实践探索上升为国家层面的制度规定和政策安排。

(六)重廉政

权力是一把双刃剑,用好了能为民造福,用不好会伤及自身。要深入贯彻全面从严治党要求,将“新衙门要变成清衙门”,努力打造“对党要忠、标准要高、制度要严、措施要硬、工作要实、自身要清”的医疗保障队伍。要完善党风廉政建设责任制,各级医保部门主要负责同志要切实担负起党风廉政建设第一责任人责任,并切实督导班子成员履行好“一岗双责”。要建立有错必纠、有责必问、有违必惩的问责追究体系,使主体责任与监督责任无缝衔接、同步并行。要完善内控机制,完善廉政风险防控措施,避免岗位利益交叉。要把纪律规矩挺在前面,运用好监督执纪“四种形态”。要增强保密意识,防止失泄密事件发生。

同志们,中流击水、奋楫者进。随着各级医保部门的相继组建,医疗保障改革发展事业进入了新时代。我们肩负着党中央交给的光荣使命和人民群众的殷切期望,要紧密团结在以习近平同志为核心的党中央周围,在新的岗位上胸怀大局、锐意创新、攻坚克难,把医疗保障工作推上新台阶,以优异成绩迎接新中国成立70周年!

凝心聚力 攻坚克难
奋力推进新时代医疗保障信息化建设

——在全国医疗保障信息化建设试点启动会议上的讲话

（2019年4月1日）

国家医疗保障局党组成员、副局长　施子海

同志们：

这次召开医保信息化建设试点工作启动会，是医保系统第一次召开信息化专题会议，标志着全国统一的医保信息平台建设正式进入实施阶段。会议的主要任务是，以习近平新时代中国特色社会主义思想为指导，全面贯彻党的十九大、全国"两会"和全国医保工作会议精神，按照国家医保局总体部署，启动实施医保信息化建设试点工作，理清发展思路，明确试点要求，探索可行路径，加快推进全国医保信息化建设。下面，我讲四点意见。

一、提高政治站位，深刻理解新形势下信息化建设对推动医保改革发展的重大意义

信息化时代网络信息技术渗透到了经济社会发展的每个角落，无论是加强社会治理，还是增进民生福祉，都离不开信息技术的广泛应用，数字化、大数据、云计算正在成为国家治理和社会生活的新常态。从医保工作来说，我国已经建立起覆盖全民的多层次医疗保障网，管好用好这张全球最大的医保网，离不开信息化建设。适应新时代要求，推进医保信息化建设，提升医保信息化水平，既十分必要，也十分紧迫。

首先，从发展大势来看，党中央、国务院对加强信息化建设提出明确要求。习近平总书记指出，没有信息化，就没有现代化。之后又强调，信息化为中华民族带来了千载难逢的机遇，必须敏锐抓住信息化发展的历史机遇，发挥信息化对经济社会发展的引领作用。李克强总理指出，发展和应用好健康大数据，是一项重大民生工程，既可以满足群众需求，也能促进培育新业态、形成新的经济增长点。韩正副总理在视察和调研国家医保局时指出，要加快推进医保信息化和"互联网＋医保"，高标准建设全国统一、高效、兼容、便捷的信息系统。中央领导同志的重要指示，为我们加快推进医保信息化建设指明了方向，明确了目标，提供了根本遵循。国家医保局党组认真学习贯彻党中央、国务院决策部署，坚持以人民为中心的发展思想，坚持目标导向和问题导向，在建局之初就专门成立网络安全和信息化领导小组，统筹推进全国医保信息化建设。静林局长高度重视医保信息化建设，把信息化作为"一把手"工程，并担任网信领导小组组长，多次听取专题汇报，作出工作部署，要求把信息化建设放到重要位置强力推进。

其次，从事业发展来看，推动医保高质量发展对信息化有迫切需求。新时代我国社会主要矛盾已经发生变化，在医保领域的显著表现，就是人民群众对更有力、更高效的医保服务需要，与医保发展不平衡、不充分之间的矛盾。要顺应新时代需要，推进医保高质量发展，提升医保治理体系和治理能力现代化水平，回应人民群众对享有更好医保服务的关切，就必须充分发挥信息化对医保工作的重要引领和支撑作用。

什么是医保高质量发展？我理解至少包含四个层面，每一个层面都与信息化密切相关。一是保障更充分更公平。我们强调保基本，与现阶段经济社会发展水平相适应的基本医保的含义是什么？具体包括哪些内容？如何做到尽力而为、量力而行？回答好这些问题，都不能靠拍脑袋决策，不仅要定性分析，还要定量分析，需要有大数据的支撑。二是服务更便捷更高效。现在人民群众的医保需

求已不止于医有所保，而是期待享有更便捷、更智能、更高效的医保服务，这就需要我们借助“互联网＋”等信息技术手段，全方位打造品质医保、便捷医保。三是管理更科学更精细。医保改革发展必然会带来两个转变：数据由分散走向集中，管理由粗放走向精细。数据的高效集中和管理的精细科学，都必须通过统一的信息系统获取大量真实的数据，进行大容量的分析测算。四是基金更安全更可持续。从去年 9 月起，我们开展了打击欺诈骗保专项行动，收集到大量有效线索，通过密集打击频次，形成高压态势，有力压制了欺诈骗保的嚣张气焰，累计追回医保基金 9.2 亿元，挽回间接损失约 320 亿元。数字背后是遍布各地的医保智能监控系统，这些系统如神经末梢，把监管触角延伸到每一个定点医药机构，形成了多维度、全方位的智能监管。

第三，从问题导向来看，现有医保信息系统难以适应新形势新任务的需要。经过 20 多年的建设发展，医保信息化建设已经有了一定基础，积累了不少经验，各地都建立起医保信息系统。但随着经济社会的发展进步，党和国家对医保治理提出了更高要求，群众对医保服务也有着更高期待，现有信息系统总体上难以适应新的形势任务。国家医保局成立伊始，我们就围绕信息化工作开展了广泛调研，听取部门、地方、医院、企业、专家等方方面面的意见，大家的意见比较明确和一致，就是医保信息系统难以从现有社保信息系统中分割出来，必须加快建设全国统一的医保信息系统。同时发现，现有的医保信息系统至少存在三方面的严重不足。一是标准不统一、数据不互认。全国大多数地区业务标准不统一，有的地方名义上统一，但都进行了本地化改造，把“普通话”改成了“方言”。标准不一致，没有“通用语言”，就形成不了全国层面、区域层面的大数据，更谈不上进行有效的大数据分析。二是系统分割、难以共享。我国医保制度是自下而上建立起来的，信息系统也是各个统筹区自行建设的。全国近 400 个统筹区几乎都自建信息系统，有的还分职工医保、居民医保、新农合、大病保险、医疗救助、长护险等多个系统，并分散在人社、民政、卫健等不同部门，导致相互之间衔接不畅，削弱了医保体系的多层次保障作用。三是区域封闭、孤岛现象突出。各统筹区医保数据实行封闭管理，每个统筹区都是一个“信息孤岛”，你进不来，我也出不去，大家自娱自乐。调研时多次听到长期从事医保工作的同志说，信息系统不统一，长期制约着医保工作的更好开展，建设全国统一的医保信息系统，是医保人长期想干而没有干成的大事。这次信息化试点得到了全国各地的积极响应，有 25 个省份提出了试点申请，这也说明，建设全国统一的医保信息系统是大家共同的愿望，这也坚定了我们建设的决心。

二、理清目标任务，准确把握加强医保信息化建设的总体要求

静林局长在全国医保工作会议上提出信息化建设“一二三四”的目标，即建设全国统一的医保信息系统，搭建国家和省两级医保信息平台，提高全国医保的标准化、智能化、信息化水平，推进公共服务、经办管理、智能监控、宏观决策四大类 14 个子系统，这是我们推进医保信息化建设的重要遵循。这里我主要谈谈加强医保信息化建设需要把握的五个方面具体要求或者说五个关键词。

第一个关键词：“统一”。统一是灵魂，是贯通的基础，数据共建共享的本质属性就是统一。实现不了统一，医保信息化工作就失去了意义。加强医保信息化建设，必须通过编码标准、系统架构、数据规范等方面的统一，来实现全国医保信息系统的共建共享。特别是之前工作基础比较好、基本实现全省统一的省份，更要讲大局。一是统一编码规范。编码是系统对接的基础和数据交流的语言。统一编码标准，就是要形成“通用语言”，实现数据同质化。各地要认真落实国家统一制定的 15 项信息业务编码标准，以及后续的经办管理、服务保障等标准规范，并通过动态维护逐步实现医保业务标准的全国统一。二是统一系统架构。各地要按照国家建立的基础信息管理平台，为省级信息系统提供标准数据支撑，通过统一系统架构，推动各项业务在一个框架下衔接、数据信息在一个平台上共享。三是统一数据规范。各地要按照国家即将出台的医保业务数据格式，以医保业务基础平台为载体，将业务数据定义成标准格式，形成统一的存储结构和识别方式。要建立数据交换机制，实现不同层级、不同险种、不同使用单位之间的数据贯通。总之，要通过编码规范、系统架构、数据规范等方面的统一，使同质化的数据按照统一的规则在互联互通的信息高速路网上畅通运行。

第二个关键词：“高效”。近年来，各级政府围绕“放管服”改革探索出“只进一扇门”“最多跑一次”“不见面审批”等办法举措，这些高效政务服务的背后是集约化、大数据、云计算等信息系统和信息技术的支撑。提高医保管理和服务的效率，要在信息化建设上做文章。一是系统的架构层次要更高，要能形成真正的大数据。小系统形不成大数据，所以要通过设计上下贯通的国家、省两级平台，形成全国层面、省级层面的大数据，确保医保治理有数可用。要在保证数据质量的基础上，提高汇集层次。通过提升信息系统架构层级，还能倒逼医保统筹层次提高，进一步发挥“大数法则”优势，做大“基金池子”，提升抗风险能力，促进医保在更大范围内公平保障。二是平台的支撑能力要更强，要让数据跑得快、用得好。新形势下医保管理，既要求各业务之间紧密关联，又要求各层级之间高度联动，在部门内部、系统上下，形成业务流、信息流、控制流的“三流合一”。这要求信息系统具备强大的运算能力、丰富的数据基础、足够的冗余空间，来支撑更加便捷顺畅的医保管理。三是经办的响应速度要更快，能够满足人民群众的合理诉求。网络信息社会的一个特点就是“快”。过去银行汇款几天才能到账，现在手机转账一分钟没到就会埋怨速度太慢。医保也是一样，办理业务时等久了群众就不耐烦。加强医保信息系统建设，不仅要利用互联网、政府专网，还要借助移动互联网、大数据、云计算、5G 技术等工具，不断提升医保经办管理的响应速度，提高人民群众的获得感、幸福感。

第三个关键词：“兼容”。静林局长指出，建设信息系统，改造比重建更难，改造需要“拆迁”，存在更大的风险和阻力。各地之前按照“五险合一”建设的信息系统，由于模块之间耦合度较高，拆分的风险很大。国家医保局目前没有信息系统，可以一张蓝图绘到底，高标准、高起点开展医保信息化建设。而地方不完全一样，新建、重建或改造的可能都有。但无论哪种模式，都要过好兼容这一关。一要能运行不同险种。新一轮机构改革后，职工医保、居民医保、新农合、大病保险、医疗救助、长护险、生育保险等都归口到医保部门管理，但目前信息系统仍是分割的，还分散在人社、卫健、民政等部门，嵌在其他系统之中，短时间难以剥离。加强医保信息化建设，必须整合这些功能，做到一个信息平台运行不同险种，实现不同功能，提供不同服务。二要能兼容不同政策。医保政策反映到信息系统中就是不同的数据和流程设置。由于各地经济发展、筹资水平、支付标准等存在差异，同一险种在不同地区可能存在不同的政策，而且在短期内要完全统一，难度非常大。加强医保信息系统建设，就要兼容这些差异，针对不同的政策设置相应的运行流程，确保同一平台运行能够不同的医保政策，提供不同的服务保障。三要能满足不同需求。不同的使用者对医保信息系统有着不同的需求，相关部门需要定期数据比对和共享，定点医药机构需要实时结算，广大参保人需要便捷的信息查询和服务保障等等。医保信息系统建设，应该完善功能设计，满足不同层次不同群体的服务需求。

第四个关键词：“便捷”。便捷性是高品质医保服务的一个重要标志。提升信息系统的便捷性，要注重用户体验，让用户方便用、喜欢用。首先，要为参保人提供便捷服务。对参保人来说，医保就是一项公共服务，医保公共服务更多的是要为参保人提供优质、高效、便捷的健康服务。医保信息化建设要围绕服务目标和服务内容，推进智慧医保、数字医保建设，不断提升医保的便捷性，让群众少跑腿、让信息多跑路。但便捷性是相对的，对年轻人来说，手机操控最为便捷，但对老年人特别是受教育程度不高的农村老人来说，手机操作还不如跑一趟心里踏实。加强医保信息化建设，要区分不同人群，在考虑大多数人便捷性的同时，也要兼顾少数特殊群体，特别是适老化服务。比如在使用人脸、指纹等生物识别技术的同时，也要照顾群众原有刷卡就医结算的习惯。其次，要考虑定点医药机构的体验。要科学设计数据接口，合理设定各项参数，确保系统、模块、组件之间数据畅通，确保定点医药机构能及时上传数据，确保群众就医结算便捷。第三，要让基层经办人员爱用。基层经办人员非常不容易，要面对面为群众提供服务，他们在长期实践中已经形成了路径依赖和使用习惯，一些欠发达地区的网络基础设施短时间还难以彻底改变，医保经办过程中还要借助一些老办法、土办法，这些办法在加强医保信息化建设中应该得到理解和尊重，并因地制宜逐步加以优化改进。

第五个关键词：“安全”。习近平总书记指出，没有网络安全，就没有国家安全。当前，网络安全形势不容乐观，我们经常听到系统断网、数据失泄密事件发生，而且在医保系统也出现过。面对复杂严峻的网络安全形势，各地要筑牢安全意识，把网络安全看成医保信息化建设的生命，强化安全措施，提升防护水平。在安全规划上，要充分认清信息安全是系统性挑战，制定安全规划，建立统一的安全管理机制，综合运用管理和技术手段实现信息系统全周期管控，形成全国统一的网络安全体系。在网络接入上，要加强网络终端接入管理，规范医保业务网络与其他网络的连接及数据交换，确保“不该进的，一个都进不来”。要加强医保数据获取权限和防护管理，确保“即使进来了，什么也拿不走”。也就是说，要防住“外盗”，把外来的风险挡在外边。在应用管理上，要加大医保身份认证系统应用力度，根据职能划分应用权限，加强事件管理，为流程跟踪、事件追查和责任认定提供支持，就是要防住“家贼”。在数据保密上，要与技术公司及个人签订保密协议，加强健康和疾病数据保密管理。个人健康数据是公民的重要隐私，决不能成为商保公司、网络公司等市场主体的获利来源，也就是要防好“内鬼”。之后推进更多的数据分析应用，首先要对数据进行脱敏、脱密。

三、聚焦关键环节，扎实推进医保信息化建设试点

去年以来，我们以信息业务编码标准化为突破口，顶层筹划建设全国医保信息系统。在标准化建设方面，我们加快制定全国统一的 15 项信息业务编码标准，目前疾病诊断和手术操作、药品、医疗服务项目、医用耗材等 4 项编码标准正开展数据库和动态维护平台建设，并将率先在试点地区落地使用。其他 11 项标准，也将在今年 6 月底前明确编码规则，9 月底前完成数据库及动态维护平台建设。在信息化建设方面，我们将全面推进“经办、服务、治理、数据、协作、支撑”6 大信息化支撑体系和 14 个业务子系统建设。这 14 个子系统将根据不同特性，分三种模式建设部署：“国家统一建设、地方共同使用”的有 3 个；“国家统一标准、地方协同建设”的有 8 个；“国家统一标准、地方分别建设”的有 3 个。目前国家医保信息平台已经完成立项，正在开展项目招标，下一步将加快开展软件研发和设备安装。此前，我们已经下发了指导意见和试点通知，颁布了相关标准规范，不久还会下发更多的技术规范和建设指南。各地要按照国家统一部署，认真做好编码标准的贯彻实施和信息系统的设计建设，着重聚焦以下四个环节。

（一）聚焦夯实信息化试点工作基础

一是完善数据信息。医保数据是重要的民生数据资源，必须始终确保全面、准确、可靠。各地要充分利用试点准备期，全面核实参保人员、参保单位、定点医药机构等基础信息，在组织数据向省级集中时，加强数据比对，保证数据质量。二是健全基础设施。信息化基础设施是各系统平台稳定运行、互联互通的基础。各地要加强信息基础设施建设，实现纵向能与国家和各地市联通，横向能与各部门和定点医药机构对接。三是派驻业务骨干。各地要选派 1－2 名业务骨干到国家局工作，一方面是协助完善医保信息化顶层设计，另一方面是通过深度参与国家平台建设，培养一批业务骨干，更好地推进各地信息化建设。

（二）聚焦信息业务编码标准平稳落地

随着医保事业快速发展，医保信息化服务场景将更加多元、业务链路将更加复杂、协作触点将更加频繁，需要尽快构建“纵向全贯通、横向全覆盖”的全国统一的医保标准化体系，形成跨区域、跨层级、跨部门的“通用语言”。一方面，做好标准的落地使用。各地要重点首先做好医疗服务项目、疾病诊断和手术操作、药品、医用耗材 4 项编码标准的贯彻落实。需要强调的是，在国家和省级平台还没有建成的情况下，要依托现有医保信息系统，做好编码标准的测试使用。各地可以选择 1－2 个统筹区先行先试，成熟后再全面推开。同时，要做好历史数据的清洗和汇集。另一方面，加强编码标准的动态维护。各地要组建省级编码标准维护小组，与国家维护组对接。维护小组不一定都要求是医保部门的人，也可以是定点医药机构的业务骨干，这样既可以寻求使用单位的支持配合、调动维护积极性，又可以最大限度凝聚共识、积极稳妥地推进标准实施。但无论是标准贯彻使用还是动态维护，都要确保系统改造升级不影响现有业务，群众就医结算不受影响。

（三）聚焦本地区信息平台建设

我国多层次医保制度体系，注定了医保信息化建设是一项覆盖面广、业务量大、实时性高、专业性强的系统工程。一是做好统筹规划。各省份要围绕国家医保信息化建设总体目标，统筹规划本地区信息化建设，按照“下管一级”的思路，将所属地市级医保信息化建设纳入省级规划范畴。这里强调，县区级不再自建医保信息系统，但可派人

参与上级医保部门的信息系统建设，协助完善需求分析。省级或地市级统一开发信息系统后，县区级重点做好与定点医药机构的联网对接，但没有参数调整权限。有条件的地区可以全省统一建设信息系统，实行业务系统、数据管理、平台部署等省级统建统管。对于建设资金，各地要立足争取本级政府的财政支持，我们也申请了中央财政医保能力建设专项资金，将采取转移支付方式，安排一部分资金用于各地以信息化建设为主要内容的医保能力建设，各地要统筹使用好这部分资金。二是抓紧启动项目建设。国家将尽快下发地方医保信息平台建设指南。各地要全面梳理本地区信息平台建设需求，抓紧制订建设方案，报国家局同意后尽快启动项目建设，争取与国家局同步推进。三是尽快与国家平台对接。各地要按照14个医保子系统建设要求，在全国统一应用支撑平台上开发信息系统，按期开展与国家平台的接口互联、数据互通、组件调用等工作。

（四）聚焦全国信息平台应用推广

全国医保信息平台和编码标准的落地使用，是医保信息化建设的关键一步，起到“一子落、满盘活”的作用。一是做好新旧信息平台的平稳过渡。各地要稳妥开展新旧信息平台的对接切换，尽快做好本地信息平台与国家信息平台的对接融合。二是做好编码标准与新建平台的对接。国家局会将15项信息业务编码标准逐步导入全国医保信息平台。各地要做好信息平台互联和编码标准统一。这期间，我们将组织技术团队开展实地指导。三是做好试点成果的推广应用。各试点地区之间要加强沟通，及时总结经验，逐步扩大试点范围，最终建成全国统一、互联互通的医保信息平台。

四、狠抓工作落实，确保医保信息化建设试点任务圆满完成

建设全国统一的医保信息平台既是我们共同的目标，也是我们共同的责任，做好试点工作，任务艰巨、使命光荣。16个试点地区，都是在综合考量信息化建设基础、发展程度、地域分布等方面因素后精心筛选、反复研究确定的。在试点通知下发后，还有一些地区积极争取试点，其中不乏各方面条件比较好的地区。大家一定要珍惜试点机会，举全局之力、集各方之智抓好试点工作，为其他地区做出表率，为全国医保信息化建设探索出可借鉴、可推广的经验做法。我们也期待未参加试点的地区加快步伐，积极推进相关工作，力争在年底前在全系统全面推开。

（一）加强组织领导

静林局长多次强调，信息化是一项基础性支撑性工作，一定意义上说也是一场刀口向内的自我革命，没有捷径可走，必须下死功夫、苦功夫、笨功夫。各地医保局要深刻认识信息化建设的重大意义，进一步统一思想，切实将其摆上重要位置，抓好贯彻落实。一要构建领导机制。各地医保局主要负责同志和分管负责同志要切实担起责任，做到重要工作亲自部署、重大问题亲自过问、重点环节亲自协调、重要任务亲自督办。作为一项“一把手”工程，大家回去要向主要负责同志汇报。二要组建专门班子。要尽快组建具有医保业务基础、网络建设经验和工程管理能力的复合型专班，培养一批能够“挑大梁”的信息化人才，为持续推进信息化建设提供人才支撑。虽然人员编制紧张，但是各有各的招，没有做不成的事。三要紧盯时间节点。要紧跟国家平台建设进度，优化方案流程，按照时限要求倒排工期，按表实施、挂图作战，确保各环节、各阶段任务不打折扣。这项工作在任务上、时间上会有具体安排，国家局也将对重点任务进度和效果进行跟踪评估。四要主动向上对接。医保信息化建设，只有好的做法可供借鉴，没有现成的模式能够复制。各地试点工作进度差异不要太大，要尽可能同步推进。各地要主动向上对接，及时通报试点中出现的矛盾和问题，积极学习借鉴兄弟省市的成功做法，凝成合力推进信息化试点工作。各地重点工作进度，要报国家局备案。

（二）科学组织实施

各地要按照科学的路径方法抓好试点工作，确保按规定动作组织实施。一要摸清底数。要对现有医保系统的设计架构、数据资源、标准规范、运行保障等情况进行全面摸底，实地调研医保应用和便捷服务需要，切实摸清信息化建设“家底”。二要明确需求。要结合本地信息化建设基础和医保发展实际，认真研究吸收相关部门的意见建议，严格落实国家要求，合理确定本地区的特殊业务需求，形成医保信息平台一盘棋格局。三要抓好建设。要实现国家和省两级平台统一衔接和信息资源共享，构建架构合理、结构清晰、功能完备、服务多元的医保信息平台。在与信息公司合作过程中，不能当

“甩手掌柜”，要全流程参与项目管理，深层次融入技术开发，始终把握开发、应用和管理的主动权。四要测试完善。要认真做好本地信息平台和国家信息平台的测试完善，边用边改，在实践中发现和解决问题，促进系统迭代完善。

（三）严格风险防控

医保信息化建设投入高、规模大、周期长、工程管理复杂，来不得半点马虎，开展信息化建设试点就是为了最大限度规避工程建设风险。一要建立协调机制。建立联络员制度，搭建从国家到各统筹区，上下贯通的试点工作联系群，加强沟通交流，通报矛盾问题，共同研究解决。二要狠抓工程管理。加强项目管理，制订应急预案，严格按照信息工程建设规范操作实施，加强对立项、招标、开发、测试等重点过程控制，确保工程建设稳妥推进。三要加强数据管理。清洗数据前要对原始数据进行备份，特别要加强个人健康数据管理，坚决防止个人隐私数据失泄密事件。四要落实廉政措施。各地要认真梳理项目招标、软件开发、设备采购等关键环节和岗位的廉政风险点，主动邀请纪检部门参与，做到程序规范、责任到位，确保把试点项目做成阳光工程、示范工程。

同志们，今年是中华人民共和国成立 70 周年，是全面建成小康社会、实现第一个百年奋斗目标的关键之年，也是新时代医保工作全面启程、整体发力的第一年。在这个特殊年份里，我们大规模开展医保信息化建设试点工作，意义重大、影响深远，各方面广为关注。我们要以习近平新时代中国特色社会主义思想为指导，牢固树立以人民为中心的发展思想，勇于担当、主动作为，真抓实干、爱拼敢赢，高标准完成试点任务，为全面推进医保信息化建设积累经验，为不断提升医保治理能力和公共服务水平作出新的贡献！

健全法治治理体系 提升法治治理能力 全面强化中国特色医疗保障法治建设

——在全国医保系统法治培训班上的讲话

（2019年11月27日）

国家医疗保障局党组成员、副局长 施子海

同志们：

今天我们举办全国医保系统法治培训班，主要目的是，认真学习贯彻落实党的十九大四中全会精神，健全完善医保法治治理体系，提升医保法治治理能力，全面推进中国特色医疗保障法治建设。下面，我结合本次培训班的内容，讲三点意见。

一、充分认识医保法治建设的重要性和紧迫性

法律是治国之重器，法治是国家治理体系和治理能力的重要依托。习近平总书记多次强调，全面推进中国特色社会主义法治建设，是解放和增强社会活力、促进社会公平正义、维护社会和谐稳定、确保党和国家长治久安的根本要求，是推进党和国家事业不断发展的坚实基础，是加快推进国家治理体系和治理能力的必然选择。医疗保障系统作为国家治理体系的重要方面，医疗保障法治建设作为医疗保障治理能力的基础内容，在推进中国特色社会主义法治建设中具有重要地位，必须充分发挥其在我国医疗保障事业发展中的基础性和全局性作用。

（一）加强医保法治建设是贯彻落实党的十九届四中全会精神的题中之义

党的十九届四中全会对我国医保事业的发展方向提出了明确要求。在法治体系建设上，全会提出“必须坚定不移走中国特色社会主义法治道路，加快形成完善的法律规范体系、高效的法治实施体系、严密的法治监督体系等”。在医疗保障体系建设方面，全会要求“加快健全病有所医等国家基本公共服务体系建设，健全统筹城乡、可持续的基本医疗保险制度，稳步提高保障水平，提高医疗服务、医疗保障供应保障水平”。当前我国医保法治建设基础薄弱、短板突出，与党的十九届四中全会的要求还有较大差距。各级医保部门要切实提高政治站位，坚决贯彻落实全会精神，坚定不移地推进医保法律规范、法治实施、法治监督等方面工作，加快补足医疗保障法治工作短板，营造良好的医疗保障法治宣传环境，以实际工作将我们党为人民服务的根本宗旨和保障人民群众生命健康权益的决心体现到医保法治建设进程中，为中国特色社会主义法治体系建设不断添砖加瓦。

（二）加强医保法治建设是加快建立中国特色医疗保障制度的必然要求

在习近平新时代中国特色社会主义思想的指引下，今年我们提出要全面建立中国特色医疗保障制度，按照“保基本、可持续、惠民生、推改革”的总体要求，持续推进医保事业向前发展。中国特色医疗保障制度包含医保改革、医保管理、医保创新和医保服务等四方面具体内容，改革需法治先行，管理要有章可循，创新要吸收有益经验，服务要有具体要求，无论哪一点都与医保法治建设息息相关。只有医保法治基础打得牢、站得稳，我们推进医保改革的底气才能更足，完善医保管理的手段才能更强，促进医保创新的理念才能更新，做好医保服务的方法才能更多。只有不断坚持在法治轨道上统筹各个方面的医保工作，合理平衡医、药、患、群等各方利益诉求，持续化解各类矛盾问题和风险挑战，中国特色医疗保障制度建设才能行稳致远。

（三）加强医保法治建设是维护医疗保障事业持续健康稳定发展的迫切需要

随着医保制度改革和医保法治建设的推进，我

国已经搭建起多层次医疗保障制度的框架，基本医保中的费基费率、起付线和封顶线、医保目录管理、定点机构管理、市级统筹、医保支付等主要制度已经确立，医保改革方向基本明确，内容逐渐定型，共识正在增多，亟需通过加强医保法治建设，将这些共识上升到具体的法律条文中去。举例来说，打击欺诈骗保行为在全国开展以来，各地医保部门以高度的政治责任感，查处了一大批欺诈骗保行为，对维护医保基金安全起到了重要作用。但由于《医疗保障基金使用监督管理条例》尚未出台，各地在医保基金监管过程中普遍存在处罚难、无依据等问题。随着今后医保改革的不断走向深入，许多具体的工作更需要从法律角度进行规范和调整，不少实践证明行之有效的改革经验和措施，也需要通过法律形式固定下来，进而促进医疗保障事业持续健康稳定发展。

（四）加强医保法治建设是坚持依法行政的重要体现

建设法治政府、推进依法行政是深化行政管理体制改革的重要任务，更是推进国家治理体系和治理能力现代化的基本要求。医疗保障事关人民群众生命健康，群众关注度高，社会影响力大，稍有不慎就会引起强烈的社会反响，做好医保依法行政工作意义重大。目前，医保依法行政工作既缺乏与行政职能相匹配的法律法规支撑，也尚未培育形成良好的法治工作氛围，执法队伍建设参差不齐，具体行政行为可能或多或少存在不够规范、“站不住脚”的现实问题，依法办事的意识、底气和水平也亟待提升。同时，当前医疗保障工作主要依靠行政手段，但各地情况不同，行政自由裁量权基准不一，医保行政处罚、经办服务等很多都没有从法律的角度进行规范，没有用法律的手段科学界定各方的权利、义务、职责，这给推进医保依法行政带来了挑战。因此，提高医疗保障依法行政的能力和水平的现实紧迫性也在倒逼我们必须加强医疗保障法治建设。

二、准确把握当前医保法治建设的现状和突出问题

国家医保局成立以后，局党组和局主要领导高度重视医保法治建设，坚持从医保法治建设的基础抓起，夯实法治建设力量，打好法治建设基础。在组织建设上，静林局长亲自担任局法治建设领导小组组长，统筹领导全局医保法治建设，并明确了规财法规司作为局法治建设的具体实施单位。在制度建设上，我们迅速拟定《2018－2022 年国家医保局立法规划》，先后研究制定《国家医疗保障局立法工作管理办法》《国家医疗保障局政策措施公平竞争审查和规范性文件合法性审查工作管理办法》《国家医疗保障局行政规范性文件合法性审核指引》等政策文件。在依法行政上，我们着力加强医保政策文件的公平性、合法性审查，加快制定《医疗保障基金使用监督管理条例》，目前已由国务院批转司法部征求意见，正在争取尽快出台。

但综合医保法治建设的进展情况来看，受医保部门单独设立时间较短、医保法治体系基础薄弱、理论研究基础不强等因素的制约，当前医保工作仅初步实现“有章可循”，可依靠的法律仅为《中华人民共和国社会保险法》第三章“基本医疗保险”内容，可依靠的法规只有此前人社部门、卫健部门制定的 24 件部门行政规章以及各地自行制定的地方政府规章等，已经不适应医保实践发展的需求。

（一）理论研究滞后于行业发展

当前，全国统一的医疗保障政策体系、管理体系、组织体系等还在加速构建当中，医保系统无论是在医疗保障重大理论研究方面还是在法律制度研究方面都非常薄弱。当前，医保法治建设的力量比较薄弱，对医疗保障领域一些重大的方向性、基础性、关键性的问题还没有引起足够的重视，还没有研究透、弄明白，许多重大事项还没有形成统一认识。比如，在居民医保缴费法定方面、退休职工缴费义务方面、医保基金筹资机制方面、经办机构协议管理方面等都没有完全从理论上、法理上、逻辑上说清讲透，理论界和实践界仍然众说纷纭、各说其是。有些实践中已经开展的工作也缺乏理论支撑，只知道这样干，不知道为什么要这样干。理论上的“模糊”和“滞后”必然带来行动上的“摇摆”和“混乱”，也将制约医保事业持续健康发展。

（二）医保立法滞后于工作实践

党的十九大以来，党中央、国务院从我国社会保障体系建设的全局着眼，着力解决医疗保障体制分割与管理分散的问题，整合多方面医疗保障职责，组建成立国家医保局，要求完善统一城乡居民基本医疗保险制度和大病保险制度，为建立统一的医保法律体系奠定了制度基础。但由于长期以来医保制度建设方面存在的欠账，我国医疗保障领域

立法工作相对滞后。目前，医保系统主要靠少部分部门规章和大量的规范性文件进行规制和管理，既与机构改革的顶层设计不适应，也不能满足医保事业改革发展的需要，很多工作处于于法无据、无法可依的被动局面。随着今后医保改革的不断走向深入，许多具体工作都需要从法律角度进行规范和调整，不少实践证明行之有效的改革经验和措施，也需要通过法律形式固定下来。

（三）行政执法滞后于群众期盼

医保基金是老百姓的“救命钱”，是保障人民群众生命健康权益的重要支撑。人民群众的医疗保障权益属于重要的社会公共利益，维护医保基金安全、保障“病有所医”是人民群众对医疗保障工作的基本要求。加强医疗保障领域的行政执法，维护医保基金安全，是习近平总书记对医保部门的明确要求，是党中央、国务院赋予医保部门的重要职责。医保部门“三定”方案明确规定我们有对医疗行为的监督执法职能，但当前医保行政执法同事业发展要求和人民群众期待相比，同推进国家治理体系和治理能力现代化要求相比，还存在许多不适应的问题。老百姓普遍反映的“看病难、看病贵”问题、屡禁不绝的欺诈骗保问题、药品耗材价格虚高问题等，全国医保系统迎难而上、奋力作为，但在实际工作中确实还存在一些程序不规范、信息不透明、实体不合法等问题。近期我们已陆续接到对各地的行政复议，未来难免还有行政诉讼。比如，在基金监管方面，目前仅有少数地区专门建立医保执法队伍，各地普遍存在医保监管力量薄弱、缺乏专业执法人员等具体困难，在规范医保基金使用管理和医疗机构行为上显得“力不从心”。加上过去有关医保法律法规条文大多比较原则，各地在实际执法操作层面缺乏具体处罚和衡量依据，导致许多骗保、套保行为处罚起来相对困难，检查了但不知道该怎么处理，医保执法的震慑力不强，同时自由裁量权力过大也有可能产生“权力寻租”。

（四）医保普法滞后于社会关切

医疗保障工作是重要的民生工程，关系到广大人民群众的切身利益和生命健康，社会高度关注，群众高度关切，但无论从医保政策的宣传成效来看，还是从医保法制知识的普及成效来看，都还有很多短板，社会对医保政策的知晓度还不高，群众对医保法律知识的掌握还很少。现在不少药店可以刷医保卡买化妆品、营养品、日用品，甚至有不少参保群众长期将医保卡放在不法医疗机构，套取现金，购买非医保项目用品，但受到行政处罚的不多，受到刑事处罚的更是少之又少。出现这种情况，一方面是处罚手段和力度没跟上，另一方面是宣传力度不够，许多群众没有认识到这样做是严重的违法行为，可能会受到行政处罚甚至刑事处罚。再如，在居民医保缴费方面，现在不少参保对象误认为参保费用全部是由其个人缴纳，并不知道这其中国家承担了大部分。上述问题的出现，都是由于法律、政策宣传不到位而导致的。法律的生命在于实施，而实施的前提是周知，也就是要加强法制宣传和教育，大力开展普法，在全社会营造依法、用法、遵法、守法的良好氛围。

三、坚持以党的十九届四中全会精神为统领，加快推进我国医保法治建设

党的十九届四中全会为如何做好医保法治建设指明了方向，我们要认真学习、深刻领会，准确把握、坚决落实。要坚持以党的十九届四中全会精神为统领，高度重视医保法治建设，统筹做好医保法律、规范性文件公平竞争审查和合法性审查以及行政复议案件处理等工作，扎实推进我国医保法治工作实践。

（一）要加强医保理论基础研究

加强医保理论基础研究需要发挥全系统合力，国家局主要侧重开展学理层面的前瞻性研究，各地也要高度重视医保理论基础研究，可以考虑从某个小切口进行探索性研究，在诸如围绕居民医保参保该强制还是应自愿、未来职工医保统账结合是否必要、个人账户如何使用、医保缴费年限如何规定、医保基金稳定筹资机制等方面委托相关高等院校、科研院所开展专题研究，不断总结实践中好的经验做法。要充分发挥专家学者在献计献策、提供咨询、行业发声、引导预期等方面的重要作用。要着力改变目前医保理论“说不清、道不明”的现状，力争明确回应群众关切的医保问题，推动形成行业和社会共识，为医保法治建设提供支撑。

（二）要坚持医保立法先行

“立良法方能行善治”，当前我国医保法治基础薄弱的现实决定了我们必须首先强化立法工作。国家局已经制定了未来5年的医保立法规划，希望通过5年努力，基本搭建起由医疗保障法、若干个行政法规和一批部门规章、规范性文件等共同组成的

医疗保障法律框架，形成一个系统完善、与行业功能定位相契合、与医疗保障职能相匹配、与改革发展要求相适应的法律法规和政策体系。部分省区市医保部门成立伊始，便高度重视立法工作，这为其他地区树立了良好榜样。比如，吉林省专门设立法规处，推动法治建设相关工作。天津市举全局之力积极争取制定《天津市基本医疗保险条例》，预计年内将要颁布实施。希望各省份把做好立法工作摆上更重要的议事日程，坚持科学立法，保证立法质量，把经过实践检验、行之有效的医保政策上升到医保法律法规之中，把解决人民群众普遍关心的医疗保障问题等作为立法保障的重点，保证群众的各项医疗保障权利能够在法条上被维护，充分反映人民群众意志。

（三）要严格依法行政

当前依法行政的理念已经深入人心，在实际工作中，绝大多数工作人员都能够严格依法、依规办事，但是“权力必须关进制度的笼子里”，各地医保部门成立时间不长，依法行政等相关制度建设还有所欠缺。要加快建设包括医保法律法规实施和执法等方面的体制机制以及制度办法，严格执法程序和方式，规范执法自由裁量权。各地要尽快制定实施公平竞争审查、合法性审查工作的制度办法，依法做好行政复议、行政诉讼等工作。要聚焦定点医药机构骗保套保问题，抓住全社会普遍关注的重要窗口期，对重大案件进行公开曝光，提高医保基金监管的震慑力。要严格执法程序，加大执法力度，对检查发现的问题做到不掩饰、不回避、不推诿、不护短，切实维护医保基金安全。

（四）要秉持多方参与原则

医保法治建设作为医疗保障治理体系的基石，是一项系统工程，必须统筹兼顾各方利益、充分调动各方力量，在广泛参与、共同推进上着力，在一体建设上用劲。构建合理的医保法律法规体系，必须在坚持政府负责的基础上，充分听取群团组织、社会组织意见建议，充分发挥行业协会的立法积极性和守法自律功能，实现政府立法和社会、个人参与的良性结合。同时，要积极争取各级党委政府对医保法治人才队伍建设、人员编制、执法力量配备等方面的支持，积极争取各地人大、政府对医保法治建设的支持，及时将考虑成熟的医保立法建议列入当地年度立法计划中。

（五）要实现促进守法与积极普法相统一

一个良好的法治社会的建立，离不开全民守法的大环境。只有人人尊法学法守法用法，法治医保才具有坚实的社会基础。促进全民守法要坚持把法治宣传作为医保法治建设的重要内容，不断创新医保法治宣传的方式方法。要充分把握医疗保障涉及主体多、受众广的特点，充分调动定点医药机构在普法宣传中的重要作用，透过定点医药机构这扇“窗”在全社会弘扬医保守法的理念，切实增强医疗保障各方面主体的法治意识。要全面推进医保诚信体系建设，加强医保医师诚信管理，探索对医保领域严重失信个人和组织实施联合惩戒，使失信违法行为无处遁形，形成强大的社会震慑力，在全社会真正确立守法者受惠、违法者受罚的导向。

同志们，新时代医保改革发展事业任重道远，运用法治思维和法治方式深化改革、推动发展、化解矛盾、维护稳定、应对风险正当其时、十分重要。我们要坚持以习近平新时代中国特色社会主义思想为指导，深入学习贯彻习近平法治思想，建立健全医保法治治理体系，综合提升医保法治治理能力，全面强化中国特色医疗保障法治建设，为中国特色社会主义医疗保障事业作出新的更大贡献！

坚定目标 狠抓落实
扎实做好医保扶贫和“两病”门诊用药保障工作

——在全国医疗保障脱贫攻坚和“两病”门诊用药保障工作推进电视电话会上的讲话

（2019 年 10 月 22 日）

国家医疗保障局党组成员、副局长 陈金甫

同志们：

今天，我们召开电视电话会议，主要任务是深入学习贯彻习近平总书记关于解决“两不愁三保障”突出问题重要指示精神，贯彻落实党中央、国务院有关决策部署，专题部署全国医疗保障脱贫攻坚和两病门诊用药保障工作，督促做好年内各项待遇保障政策落实工作。刚才，青海省、甘肃省、陕西省安康市、安徽省宣城市 4 个地方医保部门做了经验介绍。国家卫生健康委相关负责同志也提出了明确的工作要求。下面，我讲两方面工作。

一、坚决完成医保脱贫攻坚硬任务

目前，脱贫攻坚进入决战决胜、全面收官的关键阶段。今年以来，党中央、国务院围绕解决“两不愁三保障”突出问题作出重点部署。4 月 16 日，总书记在重庆亲自主持解决“两不愁三保障”突出问题座谈会并作重要讲话，指出“两不愁”基本解决了，“三保障”还存在不少薄弱环节，在基本医疗保障方面一些贫困人口没有参加基本医疗保险，强调要坚持现行脱贫标准，明确实现基本医疗有保障主要是所有贫困人口都参加医疗保险，常见病、慢性病有地方看、看得起，得了大病、重病后基本生活过得去，要求各地区各部门要高度重视。在第六个国家扶贫日之际，习近平总书记又明确指出，各地区各部门务必咬定目标、一鼓作气，坚决攻克深度贫困堡垒，致力补齐贫困人口义务教育、基本医疗、住房和饮水安全短板，确保农村贫困人口全部脱贫，同全国人民一道迈入小康社会。李克强总理、汪洋主席等中央领导同志也高度重视医保扶贫工作，并作出一系列重要指示批示。国务院扶贫开发领导小组印发《关于解决“两不愁三保障”突出问题的指导意见》，国家医保局会同财政部、国家卫生健康委、国务院扶贫办联合印发《关于坚决完成医疗保障脱贫攻坚硬任务的指导意见》（以下简称医保发 57 号文），对今明两年医保脱贫攻坚工作进行再细化、再部署、再动员。

（一）要坚持目标导向，确保完成医疗保障脱贫攻坚硬任务

一是提高政治站位。医保脱贫攻坚战是关键一役、主要战场，攸关全局和长远。我们要从贫困成因、形势任务和结果绩效三方面认识医保扶贫在整个脱贫攻坚战中的重要意义。目前，生活贫困问题正在逐步减少，剩下的 1000 多万贫困人口中重病、大病、慢病患者数量大，并且集中在深度贫困地区，是最难啃的硬骨头，是必须攻克的难中之难、坚中之坚。各级医保部门要牢记习近平总书记要求，尽锐出战，狠抓实效，绝不能因为没参保导致新增贫困人口，绝不能因为医疗保障扶贫政策落实不到位导致贫困人口不能如期脱贫，进而影响脱贫成色和成效考核。二是紧盯目标任务。对标党中央、国务院要求，我们细化明确医疗保障脱贫攻坚的硬任务就是建立健全基本医疗保障制度，确保贫困人口全部纳入基本医疗保险、大病保险和医疗救助制度保障范围，简单讲就是全覆盖。各地要聚焦这一硬任务，集中优势兵力，整合优势资源，确保实现贫困人口应保尽保、保证待遇落实到位，做好医保扶贫参保动态监测。三是狠抓工作落实。各级医保部

门既是扶贫领导小组组成部门，也是“三保障”工作的主管部门，主要负责同志要亲自抓，分管同志具体抓。各地要认真学习领会，精准把握，切实将思想和行动统一到习近平总书记讲话精神上，统一到国务院扶贫领导小组《指导意见》部署上，统一到医保发57号文件要求上，把解决“基本医疗有保障”突出问题作为决战决胜脱贫攻坚的关键环节扎实推进。

（二）坚持问题导向，切实解决当前工作中的薄弱环节

2018年以来，各级医保部门坚决落实中央决策部署，医保扶贫工作取得积极进展。今年二季度贫困人口参保率达99.98%，比去年底提高0.18个百分点，基本实现应保尽保；基本医保、大病保险、医疗救助三重制度综合保障后，贫困人口住院费用负担明显减轻。全国因病致贫返贫人口减少近八成。总体实现了医保扶贫保障基本到位，大病倾斜、救助做牢、成本可控、服务便民的目标。

成绩来之不易，凝聚了大家的汗水和努力，也是有关部门协同努力、共同奋斗的结果。在此我代表国家医保局对大家的辛勤付出与责任担当表示衷心的感谢。同时，也要看到，当前医保扶贫工作还存在一些问题，与中央的要求和人民的期盼仍有一定差距，主要表现在这几个方面：一是参保精确动态管理不到位。二是待遇政策落实不到位。三是工作标准把握不精准。四是医保基金平稳运行压力增大。五是工作责任不实。

（三）强化责任担当，落实落细各项医保扶贫政策

脱贫攻坚越到最后，剩下的越是硬骨头，暴露的都是真问题。各地各级医保部门要发扬钉钉子精神，较真碰硬、攻坚克难，确保政策落地生根。特别是，要结合学习习近平总书记第六个扶贫日批示精神，把握四个要点。一是咬定目标，一鼓作气，完成硬任务。二是补齐短板，着重补齐“三保障”的薄弱环节。三是聚焦攻克深度贫困地区的堡垒，如服务能力不足，财政投入不足等难点问题。四是巩固脱贫攻坚的成果，重点关注有没有因病返贫的，已脱贫的返贫了怎么办。

一是确保贫困人口动态参保，“不落一人”。户籍地统筹区要将建档立卡贫困人口全部纳入三项制度覆盖范围作为底线任务，牢牢守住应保尽保的底线，抓住动态参保环节，破解流动人口参保难题。要从县级抓起，逐级建立部门协作和数据实时比对、动态更新机制；要以国务院扶贫办建档立卡贫困人口名单为基础，建立健全专项台账，设立专门窗口，对新增贫困人口实行随时登记参保、“一站式”服务，做到摸清参保底数到人、落实资助政策到人、核准参保状态到人、台账精确管理到人、数据同步更新到人。要做实做好常态数据调度和全人群参保信息上传，按时、保质、精确上传数据信息。

二是扎实落实各项保障政策，“不漏一单”。2019年已经出台了一些保障措施，各地要在全面建立统一的城乡居民医保制度过程中，落实今年新增财政补助和个人筹资缴费同步提高要求。大病保险降低起付线统一按上年居民人均可支配收入的50%确定，政策范围内报销比例由50%提高至60%；在普惠性提高保障水平的基础上继续执行贫困人口起付线降低50%，支付比例提高5个百分点，并全面取消建档立卡贫困人口封顶线。各级财政补助医疗救助资金继续向深度贫困地区加大倾斜，进一步提高托底保障能力。同时，要做好新版国家基本医保药品目录落地、国家组织药品集中采购和使用试点扩面等惠民政策落地。

三是着力解决已脱贫人口因病返贫问题。要落实好国务院扶贫开发领导小组会议精神，全面梳理脱贫攻坚以来，统筹区内已脱贫群众因病返贫的情况和返贫原因；聚焦因病返贫人口，找准问题靶心，精准施策，及时跟进相关保障待遇措施落实，组织整合相关救助资源，切实化解因病致贫返贫风险；立足眼前，着眼长远，配合相关部门实施乡村振兴战略，统筹城乡制度安排，研究缩小贫困人口和边缘人群的待遇差，鼓励有条件的地方探索建立医保防贫减贫长效机制。

四是确保基金安全平稳运行。要高度重视医保扶贫领域欺诈骗保问题，继续保持监管高压态势，有针对性治理高住院率、小病大治、治愈后不出院等问题，严厉打击挂床住院、诱导住院、过度医疗等欺诈骗保行为，将部分医疗机构借扶贫政策违规违法获得的不当利益，切实还利于群众。要结合协议管理创新，加强定点考核，落实控费责任，引导分级诊疗，促进医疗机构主动规范诊疗，落实慢性病管理职责。

五是扎实完成好医保扶贫规定性工作。要结合“不忘初心、牢记使命”主题教育，扎实推进漠视侵害群众利益问题专项整治，按照要求做好贫困人

口新增参保和“三区三州”等深度贫困地区参保、待遇、政策、资金等情况摸底汇总和定期反馈。要提醒大家注意的是，中央纪委国家监委已将贫困人口参保纳入漠视侵害群众利益专项整治整改事项，各地要高度重视，配合做好整治工作。要抓好专项巡视、督查巡查、成效考核、审计监督等渠道发现问题整改；要加大医保扶贫宣传力度，解读好政策、宣传好典型、总结好经验，为全面打好打赢攻坚战营造良好氛围。在强化宣传方面，前期围绕新中国成立70年已请各地提供了一些经验材料，希望各地在工作中继续收集素材、积累资料、总结经验、推荐典型，协助做好相关工作。

二、做好做实“两病”门诊用药保障工作

2019年《政府工作报告》提出“把高血压、糖尿病等门诊用药纳入医保报销”。我们会同有关部门抓紧出台了《关于完善城乡居民高血压糖尿病用药保障机制指导意见》。按照国务院常务会的要求，今年必须确保这项待遇落实到位。在此，我强调三点：

（一）提高站位，深刻领会目标任务

完善“两病”门诊用药保障机制，是党中央、国务院为解决“两病”患者门诊用药保障相对不足作出的重要决策部署。既是一个现实命题，也是当前医疗保障工作的内在要求，“小政策”涉及“大改革”，具有长远的意义。一是满足新时代人民群众医疗保障新需求的现实路径。现实中仍有部分人群尤其是慢病患者需求难以通过现有保障途径解决，风险较大。如“两病”患者用药，费用并不高，但从慢病管理看，容易小病酿成大病，长期慢病用药负担较重。长远来看，慢病保障对推进分级诊疗、健康管理等一系列制度的实施会造成不良影响。推进“两病”门诊用药保障，有利于门诊患者早期用药、减少并发症，有利于减少重大疾病发生率，减少大额医疗费用和基金支出。二是创新门诊保障机制的积极探索。城乡居民医保目前以费用为主确定保障范围，没有单独对药品进行支付。针对患者的多元化需求，如有些患者必须住院、有些患者主要靠药品治疗等，需要提高政策的精细化、精准度。“两病”门诊用药保障机制就是对现行制度的进一步完善，有利于精准施策、合理施治、对症下药。通过“两病”门诊用药的“小切口”机制性创新，有利于探索医药分开的保障机制、细化健康管理机制。不能将其单纯理解为只是对门诊用药的待遇保障。三是协同推进医药卫生体制改革的重要举措。“两病”门诊用药保障工作涉及医保、医药、健康管理等诸多方面，是推进“三医联动”的具体举措和操作的平台。对推进预防为主，防治结合，加强慢病管理，提高群众健康意识，增强健康管理效果，具有显著性作用。

（二）准确把握政策内涵

“两病”用药保障的关键是要降低群众用药负担，坚持“尽力而为，量力而行”，抓住重点人群，解决突出问题，从低水平起步，防范潜在风险。第一，锁定人群。政策对象是城乡居民参保人群中，没有纳入门诊慢病保障管理的高血压糖尿病患者。原来有制度安排或有较高待遇的，如已纳入慢病管理的人群、职工医保参保人群均不在保障范围。第二，锁定用药范围。“两病”用药为2019年版的国家基本医疗保险药品目录范围内降压、降糖药。优先选择目录甲类药品、国家基本药物、通过一致性评价的品种，国家组织药品集中采购中选药品。既要保证参保人用药权益，又要保证用药质量，合理控制成本和用药负担。第三，保障待遇从低水平起步。一是报销50%起步，今后通过招采、健康管理等降低支出、提升服务、提高医疗质量后，可进一步提高保障水平。有条件的地区可以根据基金承受能力、慢病健康管理水平、用药成本控制等情况，进一步降低起付线、提高封顶线等。二是鼓励使用价廉物美的药品，同时合理确定支付标准。三是依托基层医疗机构（二级及以下）做好诊疗服务。第四，做好政策衔接。原有的待遇和新出台的政策要做好衔接。一是不能“漏”，对于符合条件的“两病”患者门诊用药要及时按照新机制报销。二是不能“重”，原来纳入门诊慢病管理的，继续按照门诊慢病政策报销，剩余的药费不再享受“两病”门诊用药保障。两种待遇不能梯次、交替、重复享受。此外，在推进长期处方制度时，要加强处方管理、避免重复开药、医疗资源浪费。各地在政策制定过程中，不能简单降低门诊慢特病“门槛”，直接将“两病”患者纳入门诊慢特病保障范围。要有新的政策性安排，做到政策独立、报销独立、统计独立。第五，防范基金运行风险。“两病”门诊用药保障机制的建立，意

味着保障功能的增加，也意味着基金支出的增加。从“两病”用药现状来看，按 50%的报销比例，再考虑新需求的释放，预计将增加上千亿基金支出。为确保基金可承受，要采取一系列配套措施，加强成本控制。一是建立医保“两病”用药的支付标准。通过制定医保支付标准，将“被动按比例支付”转化为“主动按标准支付”，借用市场机制，引导形成合理价格，鼓励医疗机构患者优先使用性价比高的药品，从而实现价格形成、合理用药、减轻负担、节约医保资金的多重目标。二是推进集中招标采购。通过集中带量采购，挤掉药价虚高成分，促进药品价格的合理回归。要深刻认识到带量采购会引起药品生产营销方式实现由营销模式转化为生产研发模式，更好促进药品创新，要全面、准确、深入解读好政策，消除社会顾虑。三是推进支付方式改革。包括按人头付费、病种付费等，引导医疗机构和医务人员合理进行成本控制和就医行为规范。各地要进一步以“两病”用药保障机制和“两病”健康管理为切入点来推进制度改革，把政策做实。

（三）精心组织，切实把好事办好

当前，“两病”门诊用药保障的各项任务已明确，为年内实现目标，我们在今年 9 月份进行了预部署，安排地方开展了前期工作。一是要高度重视，加强组织领导。推进“两病”门诊用药保障是党中央的决策部署，是重大的政府工作安排。医保部门要将解决“两病”门诊保障问题作为当前医疗保障待遇保障工作的重要任务，列入工作计划，一把手要亲自抓，建立有效的工作机制。会后，各部门要拿出工作方案，报地方党委、政府决策。二是要倒排工期，确保年内实现任务。省级要按时出台文件，统筹地区要做好贯彻实施。文件印发前要摸清底数，做好精细测算；要做好政策预安排，完善配套政策和措施。各地要把任务高度压缩到两个月之内完成，确保今年年底前符合“两病”门诊用药保障政策条件的群众能够享受待遇。三是要做好两个同步。一方面做好待遇报销政策与药品支付标准同步实施。按照我局近期印发的《关于制定城乡居民高血压糖尿病门诊用药支付标准的通知》要求，各省要分情况制定“两病”用药支付标准，并在待遇政策实施之前出台。另一方面是做好经办运行与专项统计同步实施。要开展专项政策的财务分析、预算分析，保障基金运行可控、可测。通过对覆盖人数、常用药量、费用、基金收支的规模等指标的分析，评估“两病”门诊用药保障工作成效。四是要做好部门协调和综合配套。推进“两病”门诊用药保障，不仅是落实一项待遇政策，还涉及慢病管理等其他政策，各省医保部门要加强部门协调，积极会同卫生健康、药监等部门，建立分工责任制，各司其职、相互配合、通力合作、统筹推进。五是要加强宣传，正确引导舆论。好的政策要深入人心。要做好宣传，把政策的目的、要点、措施都跟群众说清楚、说明白、说透彻。既要全面解读，又不能吊高胃口。各地在贯彻落实中要畅通沟通渠道，对出现的新问题、新经验、新做法要及时与上级医保部门沟通，确保准确理解、措施得力，圆满完成工作任务。

同志们，保障和改善民生没有终点，只有连续不断的新起点。正如习近平总书记在庆祝新中国成立 70 周年大会上所言“中国的昨天已经写在人类的史册上，中国的今天正在亿万人民手中创造，中国的明天必将更加美好”，医保事业的今天和明天也正在各位手中创造。让我们紧密团结在以习近平同志为核心的党中央周围，高举中国特色社会主义伟大旗帜，牢记初心，不忘使命，持之以恒，不懈斗争，切实强化责任担当，统一认识、统一步调，按时保质推进医疗保障脱贫攻坚和完善“两病”门诊用药保障工作，继续为实现“两个一百年”奋斗目标、实现中华民族伟大复兴的中国梦而努力奋斗！

稳妥有序 创新进取 在新起点上探索推进医药价格改革

——在全国医药价格政策培训班上的讲话

（2019年11月28日）

国家医疗保障局党组成员、副局长 陈金甫

同志们：

这次举办全国医药价格政策培训班，既是贯彻落实党的十九届四中全会精神，加强医药价格管理能力建设的培训，也是深化新时代医药价格改革的研讨班。一年来，以国家组织集中带量采购和使用试点为代表的药品价格机制改革已经拉开序幕，市场条件下加强药品价格常态化监管的政策也很快会和大家正式见面；医疗服务价格方面通过一年多的调查研究，也形成了改革破题的初步思路。同时，各地的医保局也在现有政策框架内，主动作为、积极探索，积累了很多有价值的做法。所以，同样的时间、同样的地点，邀请大家回到我们出发的地方，共同探讨政策、交流业务。希望参加培训的同志们充分交流，相互学习，有所收获。下面，我就医药价格工作讲三方面意见。

一、深刻理解推进医药价格改革的时代背景

医药价格改革并不是新的命题。2009年党中央、国务院印发《关于深化医药卫生体制改革的意见》就把“建立科学合理的医药价格形成机制”作为改革“四梁八柱”的“八柱”之一。价格部门在改革的不同阶段都组织制定了深化药品和医疗服务价格改革的意见，在座的很多同志也是亲历者、参与者。但回过头来看，在很长一段时间里，在原有的话语体系里，医药价格改革讲的主要是，哪些政府定，哪些政府不定，政府定价怎么定，由哪一层级来定，把立项定价等日常管理当作了改革本身。药品价格改革是这样，医疗服务价格也是这样。党中央决定成立国家医疗保障局，把价格、招采和医保放在一个部门管理，目的不仅仅在于集中履行医疗保障职责，也绝对不是医药费用涨太快了、医保钱不够花了，要用政府的手来把价格管住降低，而是整合医疗资源调控能力，推进“三医联动”改革成果的系统集成。要深刻理解这一点，需要从当前的时代背景出发，重新认识医药价格改革。

（一）从时代命题出发深刻理解医药价格改革

当前，我们已经处于了实现“两个一百年”奋斗目标的历史交汇期，我国的社会主要矛盾，已经转变为人民日益增长的美好生活需要和不平衡不充分的发展之间的矛盾。医疗保障事业是这一宏大时代命题之下，减轻群众就医负担、增进民生福祉、维护和谐稳定的重大制度安排。新时代的医保发展，就是要契合时代命题的变化，解决好做大蛋糕与切好蛋糕的问题，满足人民对医药资源“量”的需要和“质”的需要，发挥好民生安全网、发展助推器、稳定压舱石的作用。

一是从“有没有”到“好不好”，更高质量。过去更多谈医疗保障的水平和覆盖面，较少谈到医疗保障的质量。即便谈到了，指的也主要是医保基金的管理质量、使用质量。今后要从这种财务管理人的立场向群众立场回归，从消费者的视角出发，强化产品理念、质量理念，围绕为群众提供更经济更有价值的医药服务产品设计和配置我们的工具。

二是从基金平衡到宏观平衡，更可持续。过去强调的财务平衡、收支平衡多一些，还属于狭义的平衡，比如依靠支付工具保障基金的效率和安全，但完全依靠支付工具，可能会产生抑制供给等“副作用”。新的医保还应关注更多层次的广义平衡，比如社会保障水平和发展阶段的平衡、区域间经济发展水平和共济责任的平衡、不同群体间负担和权

益的平衡等等。

三是从被动买单到战略购买，更有效率。我们过去强调的主要是内部绩效，比如花钱实不实、该不该和值不值的问题，多数管理工具、业务活动都是围绕这个主题展开。今后还更多关注调动医疗资源、引领产业发展的外部绩效。从在这样的大背景看，把具有引导资源配置、平衡利益分配功能的价格植入医保体系，就是契合时代命题变化的具体体现，同时，建立科学合理的医药价格形成机制，也必然成为新时代医疗保障制度的重要一环，发挥不可替代的重要作用。

（二）从价格规律出发深刻理解医药价格改革

从改革开放之初到现在，每年的医药卫生总费用已经从 110 亿元增长到 5.9 万亿元，2018 年同比增长 12.4%。随着我国人口结构变化等因素的突显，医药卫生总费用增长态势还会继续保持，甚至扩大，医保的筹资来源却在萎缩。这是医疗保障事业面临的长期考验，但这也容易使我们在医药价格改革上陷入误区，脱离价格规律、片面强调降价控费。

以药价改革的历史为境鉴。药品最早是严格定价的，出厂、批发、零售都定；后来演变为只在零售终端定价，过程性的价格、具体的交易价格交给市场；现在，绝大多数药品的价格都通过市场竞争形成，政府不再充当价格制定者的角色。整个改革，不是以单纯降价减负为出发点和落脚点的，而是体现了与我国建设社会主义市场经济的发展规律、运行规律相契合的原则。早期能够实施政府定价，不是因为那个阶段的政府比我们更需要省钱，而是计划经济条件下，我们对药品生产、经营和使用实行了全链条的管理，定价是构成管理链条的一个环节。现在要不要实施政府定价，也不在于我们主观上想不想定，而是计划管理的体制基础已经发生了根本性变化，生产要素是竞争性的，供给需求是竞争性的，发现价格的手段也是竞争性的，价格自然也是竞争性的。这种情况下，政府去测定成本、甄别价值、固定价格的做法是行不通的，只有竞争产生的价格是最优化的价格。最典型的案例就是“4＋7”试点，政府降价降不动的，谈判谈不下来的，放在同一层次上公平竞争，真正的底价就暴露在阳光下。

因此，新时代背景下的医药价格改革，就是要牢牢坚持“使市场在资源配置中起决定性作用”的原则，要牢牢坚持市场调节的改革方向，要始终从价值规律出发研究探寻价格政策和价格工具，要从创造竞争条件、改善竞争环境、规范竞争行为的角度研究更好发挥政府作用的方式方法。

（三）从治理能力出发深刻理解医药价格改革

近日，十九届四中全会胜利召开，公布了《中共中央关于坚持和完善中国特色社会主义制度 推进国家治理体系和治理能力现代化若干重大问题的决定》，强调坚持和完善中国特色社会主义制度、推进国家治理体系和治理能力现代化是全党的一项重大战略任务。这里面旗帜鲜明地提出了治理能力现代化的概念，从某种意义上讲就是一场管理者的自我革命，本质就是如何更好发挥政府作用。

一是治理理念的现代化。过去，谈到医改就谈“看病贵”，谈到“看病贵”就谈降价，把降价当作天然正义、成绩来源；职能整合后，谈到价格、招采和医保的“化学反应”，仍然谈降价，谈怎么为医保基金省钱，把降价省钱当成医药价格改革最核心的目标，当作日常管理的基本遵循，当作医保管理医药价格的天然正义。单一强调降价，是把自身完全作为利益双方进行博弈的生意人思维。不是说不该降，不该省，而是我们应当认识到，医疗保障不等同于单纯的医疗保险。医疗保障局既是医保基金的权益人，为老百姓的“救命钱”负责，更是承担政府公共管理职能的管理人。作为基金权益人，我们有天然的利益敏感，花钱买质优价宜的医药产品和服务；作为公共管理人，又要求我们超脱于单一的部门利益，从全局和长远考虑医疗保障事业的可持续发展。我们应当认识到，医疗保障局的第一角色是公共管理人，第二角色才是基金权益人。两个角色的最好平衡是不被权益主导，同时能用好医保的资源杠杆，实现多赢，最大程度地释放改革红利。在医药卫生领域推进治理体系和治理能力现代化，首先就要求我们必须有这样的大格局，突破固有的思维定式。

二是治理方式的现代化。习近平总书记在主持召开中央全面深化改革委员会第十次会议并发表重要讲话时强调，现在要把着力点放到系统集成、协同高效上来，巩固和深化这些年来我们在解决体制性障碍、机制性梗阻、政策性创新方面取得的改革成效，推动各方面制度更加成熟更加定型。总书记讲话的核心就是“系统集成、协同高效”，对此我们在工作中有深刻的体会。比如说“4＋7”试点中，医保有项突出贡献，就是通过系统集成自身的资源杠杆，解决了两个难题，一个是公立医院回款难的问题，一个公立医院结余留用的资金来源问题，打破了医院采购结算中长期存在的壁垒，使得集中带量采购试点真正超越了“采购”本身，从更深层次上带动了系统性改革，并且取得了显著的民生效果。除了系统内横向、纵向的集成和协同之间，我们和部门之间，我们和管理对象、专业机构之间，集成和协同都还大有文章可做。

三是治理手段的现代化。医药价格管理的重心已经从事前定价向事中事后监管转移，是简政放权、深化“放管服”的具体体现，同时，这也对我们的治理水平、行政效能提出了更高的要求，需要我们加快推进医药价格和采购管理的信息化建设，提高价格监测、调查、制定等各项工作的灵敏性和及时性。党中央都已经集体学习区块链，我们的医药价格工作不能还停留在手工算账，一事一议的初级阶段。

二、医药价格改革需要研究的几个重点问题

医疗保障局是改革的产物，也承担着改革的历史使命。我们这一代价格人，不管是有传承的老人、还是才加入的新人，都应当认识到，我们承担的不是简单的工作衔接、日常开展，也不是政策微调、流程再造，我们要做的是改革的探路者、奠基者，既需要我们牢固树立改革精神，打破思维定式和路径依赖，重点解决改革中矛盾聚焦的核心问题，从本质、从规律上把握医药价格改革的大方向，形成我们管理医药价格的一套理论体系、话语体系、分析框架、管理工具和反应机制，切实有效地担负起改革使命。

（一）准确把握改革管理对象的基本特点

药品价格和医疗服务价格都是我们的管理对象。一方面，两者相互关联又相互掣肘。药品和医疗服务同时存在于一个广义的医药市场之下，实际上通过一套利益机制联系在一起，理论上可以相互独立，没有竞争和代偿的关系。另一方面，两者也存在深刻的不同。

一是药品和医疗服务价格的基本属性不同。药品价格是商品价格和“回扣”等制度性成本的结合体，但总体上是基于自身的成本、供求等因素形成的独立价格；但医疗服务价格却可能不是真正意义上的价格。相信大家对取消药品加成还有印象。这个过程中，各地都调整了医疗服务价格，有的选择调整两三千项价格，有的选择调整两三百项，有的调整了几个项目就完成了大部分的补偿任务。据说，有的省份在调整过程中，还设计出了不同项目数量、不同调价幅度组成的好几套方案，理论上都能实施。这当然是我们工作细致的表现，但反过来看，如果这样也可以、那样也可以，那么单个项目的价格还有什么意义。这和药品价格是完全不同的。

二是药品和医疗服务的产品成熟度不同。药品准入、生产、采购、使用和支付整个管理链条还是比较清楚的，都有明确的技术边界，在一个药品被生产上市，成为一个完整产品的同时，也自然形成了结算单元的边界；而医疗服务价格方面却是模糊的，包括医疗服务项目这个概念本身就产生了很多职能上的分歧。只有很严格的技术规范，包括审批准入程序、项目的设置要求、临床使用的路径等，才能成为一个独立的技术服务产品，进而才会有稳定明晰的结算单元，才会有真正意义上的价格。就好像我们说一个药品的价格，需要给定药品的通用名称、剂型、规格等要件，否则谈价格是没有意义的。

三是药品和医疗服务的流动方式不同。药品可以跨区域流动，医疗服务目前还牢牢绑定在实体医疗机构上，价格具有显著的地域性特征。能否自由流动，影响了市场机制能在多大程度上发挥作用，也决定了政府管理价格的机制设计，就药品价格而言，各省不是作为一个个孤立的管理主体，省级管理是全国或跨区域管理中的一个环节，因此，有条件进行全国性的监管和干预；而医疗服务价格就不具备这样的条件。

（二）准确把握医药价格改革面临的突出问题

医药价格改革是难啃的“硬骨头”，一方面有骨头的问题，另一方面也有牙的问题，而且药品和医疗服务的情况还各不相同。

药品价格方面。一是价格虚高和商业贿赂的老问题久治不绝。过去都是套着回扣这个救生圈在海里裸泳，被带量采购抽干了海水，问题就暴露出来了，但带量采购的范围还有限，而且知易行难，有一个艰苦卓绝的过程。二是操纵价格、以缺逼涨的新问题也在抬头。我们统计了3200多种常用药2015年至2019年价格变化，共涉及2900多家企业生产的1.8万个产品。总的看，大部分常用药价格降低或持平，价格异常上涨主要集中在临床必需、

用量小、竞争不充分的药品。其中,有一部分是正常的成本变化、理性回归。但也有一部分是垄断控销、牟取暴利。三是创新药品的价格话语权没有确立。医保局也从招采询价、政策指导、支付标准、准入谈判等方面做了很多积极的探索,但在一些特定领域,我们没有形成应有的价格话语权。同样需要我们研究提出解决思路。

医疗服务价格方面。主要是长期处于一种"需要调""调不了"的两难境地。一方面,医疗服务调价长期以来主要是在历史基数上进行的经验操作。社会上,特别是医学界普遍认为医疗服务价格偏低、体现技术劳务价值不充分。随着社会发展和技术进步,需要适宜上调,支持临床提供更优质、更丰富、更有价值的医疗服务。但另一方面,医疗服务调价非常敏感,关系到患者和医保的支出,关系到物价总水平的指标变化,关系到社会对宏观经济形势的判断,关系到社会稳定。

最后说我们自身的价格管理。过去这一年,我们到过很多地方实地调研医疗服务价格工作,四川是我们来的第一站,还先后去过上海、江苏、宁夏、陕西、福建和广东等,地市一级我们也专门做过调研,有一些共性的问题,突出的感受就是传统的定调价管理越来越不能适应治理能力现代化的需要。一是医疗服务价格管理权限和管理力量的配置存在矛盾。全国有 25 个省份不同程度地将医疗服务价格管理权限授权到地市,还有 10 个省份授权到了县,这和我们通常的行政管理思维吻合,理论上也符合医疗服务资源区域性分布的特点。但回过头看,截至 2018 年底,我国有 12000 家公立医院,三级医院 2500 家,还有 90 多万家的基层医疗卫生机构,越往基层,利益主体越分散,数量越多。而我们的管理越往下,力量越弱。机构改革后医保局人员本来就很紧张,省一级专职于医疗服务价格工作能有 1—2 人,地市一级大多数已经没有专职于医疗服务价格工作的人员。二是政府立项定价繁琐复杂、周期漫长。表面上的问题是,管理宽严失据,管严了,满足不了医疗技术进步的正常需求;管宽了,又会有不少伪创新项目滥竽充数,对患者不负责任,医保基金也难以承受。但从更深层次看,这个问题的实质是,长期以来,在我们价格管理的前端,应该有的技术准入和规范环节是缺失的,价格项目取代了本来应该非常严谨的技术规范。但价格部门客观上又不具备技术把关的专业能力和体系支撑,要么完全放任,要么就可能走向另一个极端,把孩子和洗澡水一起倒掉。三是管理的方法手段存在较多短板。药品价格已经交给市场,情况要好一些,下一步重点是完善价格监测管理的信息支撑体系,建立跨区域的联动反应机制、丰富常态化监管的政策工具,避免做药价问题的瞎子、聋子。医疗服务价格方面问题就多一些。医疗服务价格调整背后是补偿机制和薪酬制度的再平衡,这和按照医院财务数据算成本、定价格是有区别的。

(三)准确把握医药价格背后关联的利益格局

改革就是利益调整。我们无论是研究问题,还是依法履职,都要心中有"利益机制"这根弦。

一是改革一定要研究梳理利益机制。比如说医疗服务价格和分配机制的关联。现阶段,各方对医疗服务价格体现医务人员技术劳务价值的呼声和期待很高,我们也支持公立医疗机构通过提高服务性收入占比改革完善薪酬分配机制。但具体而言,体现医务人员技术劳务价值的是薪酬,是医疗机构向医务人员购买劳务的价格,不是患者向医疗机构购买医疗服务的价格。薪酬与医疗服务价格有关,但不能直接挂钩在医疗服务价格上。

二是改革一定要以利益机制为靶向。医药价格改革复杂、艰巨、敏感,不要盲目求快、求新,不要总想着搞个大新闻。但改革一定要有触及利益的意识,不触及利益的根本,不涉及利益机制的调整,都是隔靴搔痒、官样文章,难以取得实效。

三是改革一定要把利益机制作为通路。通过合理的机制设计,用合理利益引导医疗机构主动适应改革、参与改革、优化自身。我们关于当前医疗服务价格动态调整机制的想法,主要考虑之一就是把调价和医疗机构在费用、分配等方面的改革目标关联,指标出现积极变化并符合评价标准的,相应调整医疗服务价格,在调价和改革之间建立起一种正向互动的机制。而且通过对利益机制的研究分析,可以更好地预判改革推进过程中可能出现的行为变化,提前形成对策。

三、做好当前医药价格的各项工作

2020 年是全面建成小康社会的决胜之年,是"十三五"规划的收官之年,也是医药价格深化改革、建章立制、发挥作用的关键之年,需要我们上下同心,坚决贯彻中央决策部署,坚持以人民为中心的发展思想,服务深化医改和医疗保障工作大局,充分发挥医药价格职能作用，加强内部和外部协调积极主动开展工作，持续推进改革，完善制度，不断提升治理能力。

（一）抓好药品价格常态化监管落地实施

中央高度重视药品价格问题。国务院分别于今年4月和8月两次召开常务会议，研究部署药品保供稳价工作，并且专门印发了《关于进一步做好短缺药品保供稳价工作的意见》。医保部门具体承担短缺药品价格和供应监测、落实短缺药品直接挂网采购等支持政策、综合开展药品价格常态化监管、遏制药品价格过快上涨势头等工作。对此，国家医保局前期已经下发通知，建立药品价格和供应异常变动的监测机制，制定了做好当前药品价格管理工作的政策文件，并且在排查分析的基础上，对部分过快涨价的药品企业进行了集中提醒告诫和重点约谈。国家层面主要是搭好制度框架、规范运转流程、提供实践样本；函询约谈、调查应对等具体监管工作在形成基本套路后，重心会下移到省一级，需要地方夯实工作基础、创新完善方法，做好落实。

（二）稳妥有序开展医疗服务价格动态调整

11月中旬，国务医改领导小组印发了《关于进一步推广福建省和三明市深化医药卫生体制改革经验的通知》。上周审议通过了《关于印发以药品集中采购和使用为突破口 进一步深化医改若干政策措施的通知》，两个文件都对医疗服务价格动态调整提出了具体要求。我们应当看到，随着改革的深入，公立医疗机构的收入渠道在收窄，附着在药品上的灰色利益被压缩，带金销售的腾挪空间越来越小，这些都是积极的变化。但反过来，公立医疗机构和医务人员对医疗服务收入的诉求越来越强烈，而且只堵邪路、不开正路，改革也是无法持续的。当然，医疗服务价格的调整也要掌握好力度、节奏和窗口期。国务院常务会议调整医疗服务价格要强调稳妥有序，重大机制调整要从试点开始。对此，我们研究起草了做好当前医疗服务价格管理工作、建立医疗服务价格动态调整机制的政策文件，在部门达成一致意见后，会尽快印发实施。

此外，还有几点具体要求。一是要处理好日常管理和谋划改革的关系。我们现在是站在了药品价格和招采改革的潮头、医疗服务价格改革的前夜。药品价格和招采方面，要把改革和日常管理紧密结合，把各项工作做深做实，推动市场、行业、生态环境出现根本变化。医疗服务价格方面，我们通过一年的调查研究，形成了一些初步思路，已经将谋划改革和启动试点提到了日程表上。当然，改革是一个渐进的过程，这期间，各地正常的业务工作不能断档失位，可以按照“不立不破、适度创新”的原则，顺着原有的政策框架和主要做法继续运行。二是要加强日常管理的工作机制和支撑体系建设。包括建立常态化的价格监测预警机制、横向和纵向的联动反应机制、处置紧急事件的应急机制，以及支撑这些机制运行的信息化体系。三是要加强上下沟通联动，发挥系统合力。我们的一些重大改革专项要通过课题研究的形式，集全国之力深度探讨、共同谋划。各地也要做到步调协调，联动统一，重大改革、重大事项及时请示、及时上报。我们要强化“全国一盘棋”的意识，价格管理系统可以是行政化、区域化、条块化的，但价格的管理一定是系统性的，不能单兵突进，各搞一套。

同志们，医药价格和招标采购机制的改革，任务艰巨，使命光荣，凝聚了党和人民对医疗保障部门的信赖和重托。我们的工作面临着空前的压力，也面临难得的机遇期和有限的窗口期。我们没有历史包袱，也不要背上包袱，全国共同努力，把握好政治优势和资源优势，做好谋划，持续推进。最后，预祝本次培训班取得圆满成功。

压实责任 提升能力 强化医保基金监管高压态势

——在全国医疗保障基金监管工作会议上的讲话

（2019 年 1 月 23 日）

国家医疗保障局党组成员、副局长　李　滔

同志们：

在 2019 年全国医疗保障工作会议刚刚结束不久，我们就召开全国的医保基金监管工作会议，主要目的就是为了深入学习中央领导同志指示批示精神，贯彻落实 1 月 10 日韩正副总理出席的医疗保障工作座谈会和全国医保系统组建后首次召开的医疗保障工作会议要求，总结通报打击欺诈骗保专项行动及“回头看”进展情况，交流基金监管工作经验，研究部署 2019 年基金监管工作。

刚才，基金监管司对 2018 年全国打击欺诈骗保专项行动进行了全面总结，部分地区介绍了相关的工作思路、成效和问题，其中一些经验做法可圈可点，监管措施卓有成效，值得各地总结、交流、借鉴。下面，我讲三点意见：

一、严肃纪律，勇于担当，不折不扣贯彻落实党中央、国务院的决策部署

党中央、国务院高度重视医保基金监管工作。习近平总书记、李克强总理、韩正副总理多次做出重要指示批示，要求加强医保基金监管，严肃查处欺诈骗取医保基金行为，确保基金安全。党中央、国务院领导同志对打击欺诈骗保行为的重要指示批示，是对民生问题的高度关切，更为医保系统、特别是医保基金监管战线全体党员干部指明了工作方向。

一要讲政治，严肃政治纪律和政治规矩。政治纪律和政治规矩是不可逾越的红线。习近平总书记的重要指示批示精神，体现了党中央对医疗保障工作的高度重视，是当前和今后一个时期做好医保基金监管工作的指导方针和根本遵循。各地各级医保部门要认真组织学习、全面深刻准确领会习近平总书记重要指示批示精神，进一步严明党的政治纪律，在思想和行动上同以习近平同志为核心的党中央保持高度一致，在贯彻执行中央决策部署上不打折扣、不搞变通。各地医保部门要把贯彻落实习近平总书记重要指示批示精神，加强医保基金监管作为医保系统党员干部坚定“四个自信”、树牢“四个意识”、坚决做到“两个维护”的试金石，切实提高政治站位，落实好基金监管各项任务。

二要敢担当，强化执政定力和执政能力。欺诈骗保行为肆无忌惮、性质恶劣，严重侵蚀了人民群众的切身利益，严重抹黑了党和政府的形象，严重损害了社会的公平正义，必须旗帜鲜明地坚决予以打击。这次组建新的医保局，专门成立基金监管司（处），加强基金监管既是各级医保部门的法定职责，也是医保系统的神圣使命。我们要责无旁贷地扛起基金监管大旗，要有担当、有作为，勇于应战、敢于挑战、善于作战，化被动为主动，变压力为动力，用实际行动接受党中央、国务院和人民群众对我们的考验，用工作成效展现医保队伍的执政定力和能力。

三要转作风，真抓实干，踏石留印。千里之堤，溃于蚁穴。医保基金“跑冒滴漏”问题之所以成为沉疴积弊，尽管存在一些客观原因，但与疏于管理不无关系。近期的打击欺诈骗保专项行动，一些舆论、一些人员仍旧认为，我们是在“搞运动、一阵风”，风吹过后一切照旧，质疑专项行动“雷声大雨点小”，摆摆样子走过场。没有实打实的作风，就难有实打实的作为。各级医保部门要把基金监管作为 2019 年医保工作的头等大事，不图虚名，不务虚

功，切实做到基金监管的力度不能松，温度不能降，以钉钉子精神将监管工作引向深入。

同志们，医保基金是13.5亿参保人员的救命钱，年收入近2万亿医保基金的安全问题，关系到每位参保群众的实际利益，关系到医保制度的长远发展，更关系到整个社会的和谐稳定。各地各级医保基金监管部门要认真学习领会中央领导同志的重要指示批示精神，深刻把握医保基金监管工作的重要战略意义，把着力点聚焦到党中央、国务院的决策部署上来，夯实责任，主动作为，狠抓落实，严查严管，切实保障基金安全。

二、打击欺诈骗保专项行动取得积极进展

2018年，医保领域大事多、焦点多，领导重视、群众关心、社会关注，各地医保部门共同努力克服机构改革期间的重重困难，圆满完成了抗癌药降价谈判、国家组织药品集中采购试点、医保精准扶贫、异地就医直接结算等重点工作任务，特别是在基金监管方面，各地深入开展打击欺诈骗保专项行动及"回头看"工作，打响了医保基金保卫战的第一枪，为建立健全基金监管工作机制积累了丰富经验。

一是建立责任追究制度。多地省委、省政府主要领导高度重视，分管领导靠前指挥，压实责任，建立了"该发现问题没有发现是失职，发现问题没有处理是渎职"的工作机制，对有组织的蓄意骗保行为"零容忍"，主动发现问题、严肃查处问题。

二是健全社会监督机制。国家局和各地医保部门迅速开通举报电话，畅通举报投诉渠道，完善欺诈骗保基金行为举报奖励办法，鼓励和引导公众共同参与对医保基金的监管。同时，建立举报线索督办和反馈机制，探索开展医保基金监管"飞行检查"，确保举报线索件件能查实，件件有回音。

三是狠抓协议管理。各地按照《关于当前加强医保协议管理 确保基金安全有关工作的通知》(医保办发〔2018〕21号)要求，细化、硬化协议条款，综合运用两级审核、拒付费用、暂停结算、解除服务协议等手段，让监管的利剑始终高悬。

四是强化监管力度。各地依法从严从重处理欺诈骗保行为，专项行动期间共计行政处罚8495.46万元，立案移送司法机关查处了127家定点医药机构和487个参保人。天津、厦门等地在开展医保智能监控系统和智能审核系统建设的基础上，进一步丰富监管手段，积极推广"视频监控""人脸识别""电子监管码"等新技术应用，有效辅助监管。

五是引入社会力量。北京、河北、江苏、广东等地积极探索委托会计师事务所等专业力量，重点审查定点医疗机构药品、耗材进销存数据和账目，着力加强对定点医疗机构的财务制度、药品耗材使用情况的监管。江西等地探索实行医保经办机构与承办大病保险的商业保险机构联合驻点监管，加强对定点医疗机构服务行为的监督，实现关口前移、服务延伸。

六是加强部门联动。各地医保部门主动会同卫生健康、市场监管、公安等部门，联合检查，提升案件查办效率效果。天津市实施"一案双查、一案双报"，对违规违法的机构和个人信息，通报市卫生健康、市场监管和纪检监察部门，按规定吊销执业资格或追究党纪政纪责任。山西省太原市借力物价部门协助开展医保准入、医保年审，加强对自立收费项目、自定标准收费、分解收费、套用收费项目等问题的检查，强化价格监管"过滤""把关"作用。

七是加大宣传力度。浙江省及时召开新闻媒体通气会，利用多种形式开展普法宣传。甘肃、山东、新疆等地主动向媒体公开曝光解除定点协议机构名单和案件查处情况，强化震慑作用。厦门等地精心制作打击欺诈骗保动画视频，用通俗易懂的形式，加强对医务人员和参保患者行为的正向引导。

专项行动期间，各地共检查发现违法违规定点医疗机构34016家，其中解除协议550家、移交司法123家。发现违法违规定点零售药店32234家，其中解除协议734家、移交司法4家。发现违法违规参保人员24192人，其中暂停结算8283人、移交司法487人。共追回医保基金9.23亿元。专项行动初步构建了打击欺诈骗保行为的高压态势，定点医药机构特别是基层和社会办医疗机构的服务行为有所规范。2018年10—12月，全国32个抽查城市定点医药机构就诊总量同比2017年减少53.81万人次，降幅0.57%(2017年同期数据同比2016年增幅7.05%)。其中，二级

及以下定点医疗机构就诊总量同比减少 26.26 万人次，降幅 4.04%；民营定点医疗机构就诊总量同比减少 32.69 万人次，降幅 14.85%。

2018 年，全国医保系统上下一心，团结一致，攻坚克难，完成了医保制度建立以来首次范围最广、核查机构数量最多、查处力度最大的打击欺诈骗保专项行动，为下一步筑牢基金监管铜墙铁壁奠定了坚实的基础。在此，我代表国家医保局党组，向在医保基金监管战线上奋斗的各位同志，表示衷心的感谢和诚挚的慰问！

总结成绩的同时，我们也不能回避问题。欺诈骗保现象仍具有普遍性、多发性，基金监管形势依然严峻，专项行动期间暴露出的很多问题，亟待进一步破解。从客观上讲，一方面，医保基金点多面广，各地普遍缺乏专业医保监管队伍，相关的体制机制和法律法规还不健全，信息化建设还不完善；另一方面，欺诈骗保行为多涉及医患合谋，具有较强的技术性和隐秘性，发现问题难以固化证据，调查取证困难。从主观上看，一些地方、一些工作人员，对基金监管工作还是“等、靠、要”的惯性思维，等编制、等队伍，等设备，工作进展缓慢；一些基层人员对打击欺诈骗保心存顾虑，不愿得罪人，不敢“揭盖子”。近期，按照专项行动方案，国家局会同相关部门、第三方机构和有关媒体，采取飞行检查的方式对各地进行抽查复查，共计派出 2 批次飞检队伍分赴 9 个省(区、市)实地检查，去到的每一个省份、每一家定点机构，还是能够查出很多问题，由点及面，说明打击欺诈骗保还有很大空间，我们的基金监管还有很多工作要做。

总的来看，医保基金监管工作还没有达到党中央、国务院的要求和人民群众的期盼，还不能完全有效遏制不法分子的欺诈骗保行为，还没有真正构建起“不敢违、不能违、不愿违”的长效监管机制。打击欺诈骗保既是一场遭遇战，也必将是一场持久战，各地医保部门务必保持清醒认识，坚持问题导向，脚踏实地，蹄疾步稳，一件接着一件办，一年接着一年干，不断健全完善基金监管的体制机制。

三、凝心聚力，统筹谋划，全力以赴做好 2019 年基金监管工作

2019 年是新中国成立 70 周年，是决胜全面建成小康社会的关键之年，也是全国医保工作迈进新时代、奔向新征程的开局之年。韩正副总理在 1 月 10 日的座谈会上对今后一个时期的医保基金监管工作做出了重要指示，同日召开的全国医疗保障工作会议对新时期医保工作也进行了系统部署，请大家严格按照两次会议精神，紧扣全面建立中国特色医疗保障制度这条主线，统筹做好“向改革要红利，向管理要效益，向创新要活力，向服务要满意”四篇文章，牢牢把握“完善制度、深化改革、强化管理、夯实基础”四个关键点，立足当前，着眼长远，做深、做实、做细 2019 年基金监管重点工作。

(一)持续保持打击欺诈骗保的高压态势

2019 年，各地要在完成好 2018 年专项行动收尾工作的基础上，总结经验教训，完善工作机制，继续深入打击欺诈骗保，巩固基金监管高压态势，防范违法违规行为再度抬头。

一要实现督查全覆盖。各地基金监管部门要整合各方资源，集中专门力量，创新工作方式，综合运用智能监控、现场检查、突击检查等方式，对辖区内所有定点医药机构至少开展一次全面“体检”，逐一排查定点医药机构违规行为，实现对定点医药机构督查的全面覆盖，把辖区内的本底情况摸清楚。各省级医保部门要加强整体谋划、统筹协调和监督指导，对统筹地区定点机构进行抽查，抽查比例不低于 10%。

二要开展专项治理。在全面督查的基础上，2019 年，各地要结合地方实际，针对薄弱环节，选取 1—2 个重点领域，组织开展欺诈骗保专项治理，继续严厉打击恶意欺诈行为。3 月底前，各省要研究制订全省统一的专项治理工作方案，并报国家医保局备案；4—8 月，各统筹地区开展专项治理自查；9—10 月，省级医保部门开展抽查复查，并于 11 月底前向国家医保局报送专项治理工作总结。

三要探索飞行检查。国家医保局将进一步建立健全飞行检查工作机制，研究制定飞行检查管理办法，逐步完善飞检的工作流程和操作规范，不定期通过飞行检查，督促指导地方工作。各省(区、市)医保部门接到飞行检查通知后，要严肃工作纪律，积极主动配合检查，并按要求完成飞检后续的查处工作。

四要突出打击重点。针对不同监管对象多发、高发的违规行为特点，分类打击，对应施策。对定点医疗机构，要进一步按照其类别、性质区分监管重点，县级以上大型医疗机构，要重点查处分解收费、超标准收费、重复收费、套用项目收费、不合理诊疗等违规行为；基层医疗机构，要重点查处挂床住院、重复住院、门诊转住院、串换药品耗材诊疗项目等行为；社会办医疗机构，要重点查处虚构医疗服务、伪造医疗文书票据、挂床住院、盗刷社保卡等行为。对定点药店，要重点查处聚敛盗刷社保卡、诱导参保人员购买营养品、保健品、化妆品、生活用品等行为。对参保个人，要重点查处伪造虚假票据报销、冒名就医、使用社保卡套取药品倒买倒卖等行为。对医保经办机构，包括承办基本医保和大病保险的商保机构，也要履职尽责，监管到位，重点查处内审制度不健全、基金稽核不全面、履约检查不到位、违规办理医保待遇、违规支付医保费用等行为，对系统内部人员“监守自盗”的，严惩不贷，绝不姑息。

（二）提升行政监督和经办管理能力

一是提升行政执法监督能力。首先，要加快执法监管体系建设。目前，绝大多数地区的基金监管由医保经办机构负责，经办机构“既当运动员，又当裁判员”的现状在实际的监督执法过程中存在很多问题，相信各地在近期的专项行动中也有所体会。上海市、天津市建立医保监管机构并专司基金监督职能的做法，值得各地进一步研究推广。在国家层面，我局将积极协商相关部门研究提出具体意见。各地也要借机构改革的有利时机，推动建立专职的基金监管行政执法体系，不断提高行政执法能力和水平。要做好事权职责划分，明确省、市、县各级行政监管职权范围。要结合实际，进一步厘清行政监管和经办管理的职责定位和内在联系，尽快形成各司其职、互补互助的监管体系。要统筹制定培训计划，2019 年对基金监管执法人员开展全面培训，以案说法，以案明纪，丰富监管执法实战经验。同时，要善于调动社会资源为我所用，积极引入会计师事务所、商业保险机构等第三方力量，取人之长，补己之短，丰富我们的监管力量和监管技能。其次，要加强法制建设。健全的法律法规是行政执法的重要遵循和有力武器。目前，我局正在加紧研究起草医保基金监管相关法律法规，力争年内出台。各地也要加快推动基金监管的地方性法制化建设，把已经成熟的经验尽快转化为法律法规，切实解决执法有据问题，严格依法开展监管工作。

二是提升经办内审稽核能力。全国医保经办管理队伍是医保系统重要的辅助和支持力量，在定点机构准入、协议管理、结算报销、异地就医等方面发挥着不可替代的作用。协议管理是基金监管的第一道防线，也是当前最重要的抓手。要细化协议内容。针对不同定点医药机构制订个性化的定点服务协议，明确违约行为及处理办法。要严把定点准入。多方评估医药机构申报资质，对受到过相关部门行政处罚且情节严重的，坚决不予定点。对定点机构更换法人的，要及时启动相关医保账目清查。已被解除协议的医药机构，3 年内不得再申请医保定点。要严格费用审核。规范初审、复审两级审核机制，实现通过医保智能审核信息系统对定点医药机构申报的费用进行 100％全覆盖初审。初审通过的费用，要采取随机抽查的方式进行复审，其中住院费用抽查比例不得低于 5％。要严格履约检查。采取现场检查与非现场检查、人工检查与智能监控、事先告知与突击检查相结合的检查方式，全方位开展对定点医药机构履行协议情况的监督检查。要严肃内部风险防控。加强经办机构内控体系建设，规范基金财务、会计制度，坚决堵塞风险漏洞。

（三）健全基金监督工作机制

打击欺诈骗保，既要治标，更要治本，从以下 6 个方面推动构建基金监管的长效机制。

第一，健全监督举报机制。各级医保部门要进一步畅通举报投诉渠道，充分利用电话、微信、网站、信访等渠道，广泛动员全社会共同参与医保基金监管工作。要落实奖励措施。2019 年年内，各地医保部门要会同财政部门，制订出台举报奖励的具体实施细则，明确实施奖励的详细标准、申领、审批、发放流程等，确保公众易理解、易操作、易兑现。依法保护举报人合法权益，不得泄露举报人相关信息。要妥善受理线索。规范举报线索受理、交办、查处、反馈的工作流程和办理机制，明确受理和查处标准，办理责任落实到人。要及时反馈举报人线索受理及查处情况，不断提高举报人对举报处理的满意度。要加强抽查复查。各级医保部门要对接收到的有效线索逐一核查处理，建立台账，限时办理，办结销号。省级医保部门是国家局交办线索查处的第一责任人，要认真组织开展线索查办工作，确保件件有回音。要加强对统筹地区查处线索的督促指导，压实查处责任，加大抽查复查力度。国家局将对部分重点举报线索和各省查办不力的线索进行复查，发现没有据实办理和按时办结的，要依法依规严肃处理。

第二，健全智能监控机制。要全面推开智能监控。各省（区、市）要全面梳理辖区内医保智能监控信息系统建设情况，加强督促指导，力争 2019 年实现统筹地区智能监控全覆盖。要充分利用省本级、省内异地、跨省就医数据，有条件的地区归集全省医保大数据，加快建设全省集中统一的医保智能监控系统。要提升智能监控质量和效率。不断总结经验教训，根据欺诈骗保行为的特点和变化趋势，不断完善监控规则，细化监控指标和智能监控知识库，促进智能监控提质增效。积极推广互联网＋视频监控，稳步推进在医疗机构主要入口、收费结算窗口等重点区域安装视频探头，实现诊疗数据和服务影像的实时对比、同步在线监控，更好收集和锁定违法违规证据，提升监管效能。探索推进人脸识别等新技术手段，实现监管关口前移。要开展示范点建设。2019 年，国家局将选择部分积极性高、信息化建设基础较好的地区开展智能监控示范点建设，发挥示范带动效应，推动全国智能监控工作取得新突破。各地也要以此为抓手，加紧规范医保智能监控系统建设。要确保信息安全。智能监控涉及数据挖掘、归集和使用，涉及与信息技术机构、商业保险机构等第三方单位的合作，合作过程中要依法依规签订保密协议，明确保密责任，加强权限管理。统筹地区要全面开展信息安全体检，堵塞数据安全漏洞，切实保障参保人信息安全。

第三，健全诚信管理机制。2019 年，国家局将组织开展医保基金监管诚信体系建设试点工作，重点探索诚信体系建设相关标准、规范和指标体系，相关信息采集、评分和运用等内容。请各地医保部门结合地区实际和工作基础，积极申报，主动参与，通过试点工作，明确医保诚信体系建设路径，完善诚信评价指标体系。各地要进一步健全完善医保领域“黑名单”制度，将严重违规的定点医疗机构、定点药店、医保医师和参保个人列入“黑名单”，拒付医保费用，并定期向社会公开发布。要逐步建立个人惩戒制度，将医保领域涉骗行为纳入国家信用管理体系，发挥联合惩戒威慑力，实现“一处违规，处处受限”。要推进公立医疗机构、非公立医疗机构、零售药店、医师等行业协会开展行业规范和自律建设，开展医保法律法规和政策培训，促进行业自我规范和自我约束。

第四，健全综合监管机制。下一步，国家层面将研究建立打击欺诈骗保部级联席会议工作机制，定期会商，互补短板，共同发力。各地也要切实加强组织领导，建立健全综合监管协调机制，统筹医保基金监管的协调、指导和重大案件查处等工作。要把已查实的违规违法机构和个人信息，及时通报辖区内卫生健康、市场监管和纪检监察部门，按规定吊销执业资格或追究党纪政纪责任。要加强行刑衔接，涉嫌违纪违法的，及时移交司法部门。

第五，健全宣传引导机制。4 月份，全国医保系统要集中开展打击欺诈骗保宣传月活动，解读医保基金监管法律法规与政策，强化定点医药机构和参保人员法制意识，自觉维护医保基金安全。统一印制并广泛张贴打击欺诈骗保海报，发放宣传折页，播放统一制作的动漫宣传片等，运用群众喜闻乐见的宣传形式，加强舆论引导和正面宣传。各地要通过多种方式，积极主动曝光当地查实的典型欺诈骗保案件，形成震慑作用。对涉案金额 50 万元以上、或已移交公安机关、或可能引起舆论关注的重大案件，各省（区、市）要在案件办结或移交公安机关后一周内，报告国家局。

第六，健全责任追究机制。各地要继续坚持“一把手”负责制，主动前往一线，加强部署和调度，排查和解决问题，确保监管工作顺利开展。要向党委和政府领导做好汇报，争取理解和支持。对于地方做得好的、查得实的，要给予表扬和激励；涉嫌失职渎职的，要依法依规严肃追责。同时，各地基金监管战线上的党员干部，要切实提高对党风廉政建设和反腐败斗争的认识，时刻紧绷廉政“弦”，把党风廉政建设融入执法监管和协议管理的具体事务中，坚持秉公执法，有案必查，违规必究。

同志们，九层之台，起于累土。医保基金监管工作使命光荣，任重道远。2019 年，让我们以坚如磐石的信心、只争朝夕的劲头和坚韧不拔的毅力，砥砺奋进，锐意进取，努力构建基金监管新格局，为全面推进中国特色医疗保障事业保驾护航，以优异成绩迎接新中国成立七十周年！

坚定改革决心 永葆进取之势 全面推进医保支付方式改革工作

——在全国疾病诊断相关分组(DRG)付费试点工作启动会上的讲话

(2019年5月20日)

国家医疗保障局党组成员、副局长 李 滔

同志们:

今天会议的召开,标志着DRG付费国家试点工作的正式启动实施,是我国医疗保障制度发展的重要节点。刚才,熊先军同志介绍了DRG付费国家试点前期准备,任务目标和有关工作安排,大家有一个初步了解。财政部社保司的同志就加强医保基金财务管理、中央补助地方资金等方面提出了要求,国家卫生健康委体改司的同志就规范临床有关编码、加强医疗行为监管等方面做了工作部署。从我们今年以来准备开展DRG付费国家试点工作来看,DRG付费是一项系统性工作,希望大家同心协力,打好医保支付方式改革这场硬仗。医保支付是基本医保管理的重要环节,是调节医疗服务行为、引导医疗资源配置的重要杠杆,有助于切实保障广大参保人员基本医疗权益和医保制度长期可持续运行。下面,我讲三点意见。

一、充分认识DRG付费国家试点的重要意义

党中央、国务院高度重视医保支付方式改革工作,习近平总书记在全国卫生与健康大会上指出,要健全医保支付机制,健全利益调控机制,引导群众有序就诊,让医院有动力合理用药、控制成本,有动力合理收治和转诊患者,激发医疗机构规范行为、控制成本的内生动力。李克强总理指出,发挥好医保这个第三方优势,支付方式改革是个“牛鼻子”。要加快推动按病种为主的复合付费方式改革,实行精细化管理,让医保既保群众健康,又促行医规范,还引导有序就医,切实起到控成本、降费用、保质量、提效率的作用。韩正副总理在今年的全国医疗保障工作会议上指出,深化医保支付方式改革,促进医疗资源合理配置,是医保领域的一项基础性改革。深化医保支付方式改革对促进医疗服务市场健康发展具有重要牵引作用。韩正副总理还在会上“手把手”地指导我们要开展基于大数据的病种付费试点,并对数据积累、技术能力提出明确要求。

(一)医保支付方式改革是医改新形势的必然要求

打好医改攻坚战,需要把“三医”联动改革和五项制度建设结合起来,夯基垒台、立柱架梁,使中国特色基本医疗卫生制度更加成熟更加定型。我们推动全民医保制度从扩面提标向提质增效转变,必须做好医保支付方式改革这篇大文章。以支付方式改革为杠杆,就能撬动医疗服务、分级诊疗、医联体建设、药品流通等各项改革。医保支付制度改革的目的,是在降低患者疾病负担与保证服务质量之间寻找平衡点,必须超越单纯保持基金平衡的概念。支付方式改革的核心是规范供方医疗服务行为并控制医疗费用,以提高医疗资源服务效率与质量。在市场经济体制下,医疗体制必须要利用市场机制来实现医疗保障。医保支付制度改革的目的是构建适宜的激励和约束机制,促使医院或医生自行调整医疗服务行为,从而达到医疗成本控制的目的。也就是我们常说的,医保和医院不是“相背而行”而是“相向而行”。医保和医疗机构的目的是一样的,我们工作的每一分成绩,都要体现在人民群众的获得感、幸福感、安全感上。

从当前的分级诊疗政策看,差别化医保报销比

例，调整医保报销起付线等，都是通过对参保人的约束激励机制促进分级诊疗格局。在医保收入对公立医院补偿机制影响越来越大的情况下，应当深入研究医保支付方式改革，从而推进医疗卫生服务供给侧结构性改革，使医疗行为回归本来规律，形成“基层首诊、双向转诊、急慢分治、上下联动”的就医新秩序。

（二）DRG 付费试点是当前医保支付方式改革的重点和突破口

目前世界上已经有超过 40 个国家或地区在使用 DRG 进行医疗管理和付费管理，DRG 付费是世界上公认的医保付费较佳的方法。根据国际经验和我国国情，2017 年国办印发《关于进一步深化基本医疗保险支付方式改革的指导意见》（以下简称 55 号文件），要求重点推进按病种付费，开展 DRG 付费国家试点。按病种付费和 DRG 付费方式的主要优势是使医疗服务具有可比较性，有利于构建一种新型的激励约束机制，鼓励医院使用更低的投入提供更高质量的服务。从各地落实情况来看，约 75％的统筹地区已经达到了 100 个左右的病种实行按病种付费，也有 25 个统筹地区开展了 DRG 付费。但按病种、DRG 付费实际发生的金额还比较少，在住院总费用中的占比还比较低，各地病种之间的差异也很大，难以比较和推广。这说明按病种、DRG 付费既是目前改革的重点，也是改革的难点。

（三）DRG 付费越来越受到各地关注，基础不断完善

随着近年来医保数据的积累、经办能力的提升和信息化水平的提高，北京、广州、沈阳、金华等城市积极将大数据技术手段应用于医保支付方式改革中，形成了基于大数据的按病种（病组）支付方式，初步实现了全病种覆盖、全医疗机构覆盖、有效管控医疗服务行为和质量的管理目标，有效促进了医疗机构行为的转变，初步体现了“三甲聚焦疑难杂症，基层解决普通需求”的目标。为在更大范围内推动按病种和 DRG 付费提供了有益的经验。

二、加强顶层设计，稳妥推进 DRG 付费国家试点工作

为更好地发挥医保在医改中的基础性作用，国家医疗保障局成立以来，贯彻落实 55 号文件，将改革完善医保支付机制作为新一轮医保机制构建的核心，围绕做好 DRG 付费国家试点有序推进了一系列工作。

（一）广泛吸取经验，不断完善试点方案

为切实做好 DRG 付费国家试点工作，我们与财政部、卫生健康委、中医药管理局共同商议，加强沟通，起草了 DRG 付费国家试点工作方案。起草过程中，我们多次与地方医保部门、中华医学会等有关单位和全国 DRG 领域专家沟通交流，专门召开局内和部门沟通会，吸收了局内各司和财政部、卫生健康委、中医药局的意见建议。4 月 22 日，召开 DRG 付费国家试点工作组会议，审定了 DRG 付费国家试点工作方案，方案主要有以下内容：

一是指导思想。强调使用 DRG 付费不是单纯为了节约医保基金，更是要使医保基金使用更有效率，引导医疗机构提高避免浪费的内生动力，保障参保人就医权益。改革的重点在“刀刃向内”，是提升医保部门自身的管理能力，从被动付费转向公开、透明、精细化管理。把医保的精细化管理传导到医疗机构，使医疗机构在过程管理环节就更加注重成本控制，提高效率。

二是任务目标。要实现“五个一”的目标，即制定一组标准、完善一系列政策、建立一套规程、培养一支队伍、打造一批样板。要基于临床实际和大数据制定包括 DRG 分组、病例信息采集、费率权重测算在内的技术标准，实现付费制度框架全国基本统一；要调整完善与 DRG 付费相适应的医保支付、医院管理等方面的政策措施，确保改革顺利推进；要建立相应的医保经办规程和协议管理流程，强化医疗行为、病案编码、服务质量等方面的监管；要通过试点培养一支业务能力强、管理水平高的经办队伍和熟悉医保政策、了解医保管理目标的专家支持队伍；要把试点城市打造成 DRG 付费的样板，形成可借鉴、可复制、可推广的经验，为下一步以点带面全面推开 DRG 付费打好基础。

三是顶层设计。主要是实现“四统一”，即统一疾病诊断、手术操作、诊疗项目、药品和耗材编码。统一 DRG 有关基本数据采集标准。统一 DRG 分组规则和国家指导版本。统一 DRG 付费政策体系。统一 DRG 经办操作规程。

四是组织保障。成立 DRG 付费国家试点工作组，提供组织保障。下设办公室和技术指导组。办公室包括政策制定小组、经办规范小组，技术指导

组包括技术标准、医院指导、联网信息、培训评估4个小组。

五是工作安排。明确了工作任务、时间节点。根据前期摸底、评估和研究结果，确定了工作任务。主要包括规范临床编码、完善DRG分组、组织人员培训、制定总额预算和费率标准、制订配套政策、制订经办政策等方面。分“顶层设计、模拟运行、实际付费”三步走。“三步走”的方案共需三年完成。今年工作的重点是做好顶层设计和启动模拟运行。试点城市名单正在走程序，名单印发后，拟召开30个试点城市的启动会议。国家政策组制定试点城市开展DRG付费国家试点的配套文件。国家技术指导组完成最终的DRG分组调校并发布实施。各地根据本地医疗、收费数据，在保证核心分组不变的情况下，调整细DRG组、权重等，形成本地化的分组方案。符合条件的试点城市，使用本地化的分组器开始模拟运行。

（二）初步搭建DRG付费国家试点技术框架

一是DRG技术规范。国家医保局组织专家团队起草了医保DRG支付方式改革分组技术规范。技术规范相当于给试点城市的一本操作手册，包括DRG的基本原理、适用范围，实施的数据要求、数据准备、数据质控、数据标准化上传规范、分组策略与原则、具体分组标准、权重和费率、付费结算的方法等。其中DRG相关基本数据集、具体分组标准作为附录。DRG技术规范融合了目前主流DRG版本的做法，确定了国家DRG付费试点的基本遵循。也就是我们说的，国家规则相对统一，又给地方调整留有余地。

二是分组标准。分组标准由技术指导组牵头制订。此分组方案共包括26个主要诊断分类（MDC），覆盖所有短期住院病例。基本原理是根据患者出院诊疗信息，先将病例按主要诊断分到某一MDC，再按照主要治疗方式分为相近的诊断相关分组（ADRG），最后结合影响临床过程的年龄、性别、有无合并症和伴随病（CC）、有无严重合并症和伴随病（MCC）等其他因素，最终将所有病例分为具体DRG组。分组标准由试点城市、技术指导组专家共同调整，动态统一，试点成功后力争做到全国统一。

三是DRG相关基本数据集。目前疾病诊断、手术操作、药品、耗材、医疗服务项目编码已经由我局规财法规司统一。但是从试点城市上报的数据看，拟开展试点医院的疾病诊断、手术操作编码虽然都以ICD-10和ICD-9-CM-3为基础，但是版本众多，且各版本都不占绝对优势。面对30个城市的数据量，必然要求我们要有一个相对标准化的量表和接口规则来收集数据。此外，医保和医院使用数据的需求也不一样，医保更注重的是付费的准确性，以后还要结合病人特征和临床特征付费。我们委托专家正在抓紧研究，月底能形成初步的数据集。

（三）完善DRG付费国家试点技术指导工作

一是指导试点地区做好技术对接工作。国家建立专家团队，形成国家－省市－医疗机构三级专家团队，逐级指导做好试点地区与国家的技术对接工作，指导内容主要包括DRG分组操作规范、权重费率测算办法，基础编码和数据信息等。

二是做好信息建设对接等工作。按照DRG分组方案搭建系统供试点地区选择使用，指导试点城市做好医保系统改造，实现国家和试点城市DRG数据交互，建立试点城市日常信息上报反馈渠道，及时收集各地意见和建议。

三是开展DRG质控和效果评估工作。开展日常医保信息采集标准的质量控制工作，并对各个阶段DRG运行情况开展验收评估。进行大数据统计分析，对分组、编码等动态维护。定期形成DRG效果评价报告，给出下一步工作的意见和建议。

三、试点城市要做好准备，承接DRG试点工作任务

DRG付费国家试点工作体量庞大、涉及内容精细，需要动用大量人力物力。没有试点城市的强力支撑，光靠国家的单方面输出很难保证质量。试点城市应具备一些基本条件：

（一）地方党委政府高度重视

DRG试点不光是技术活，更重要的是要有一个健全的组织结构。沈阳、三明等地的经验表明，党委政府领导在推动DRG试点改革中发挥了重要作用。支付方式的改变，涉及一系列的利益调整，涉及一系列工作对接，包括与财政、卫生健康、医院等等。这项工作一定是政府主导、医保牵头，组织领导放在第一位。

（二）部门协调顺畅，政策统一

凡是参加试点的省（区、市）要对标国家，成立由医保、财政、卫生健康、中医药等部门组成的DRG付费国家试点省级工作组，加强省内试点工作的组织领导。医保部门与区域内医院保持密切的合作

关系，双方建立常态性的协商沟通机制。各试点城市与国家、省级工作组建立密切交流机制，形成合力，共同谋划、推进工作。

（三）试点医院医疗质量过关，信息化水平高

医院要有一些条件：一是院内的管理要有一定的水平，包括医务管理、病案质量等。二是院内的信息化水平。医疗机构要有与医保经办部门对接的硬件和网络软件等条件，内部的 HIS 系统、病案系统、收费系统、结算系统都要互联互通，而且还要能够根据需要开发与 DRG 分组器对接的接口。三是院内的医务人员要有一定的素质和水平。包括病案人员和编码人员的能力和水平，编码正确率至少应该达到平均线以上。包括信息人员，医院信息化建设等。请你们仔细评估，减少试点推进的阻力。

（四）建设一支过得硬的队伍

一是有一支专业技术队伍。包括数据的收集、清洗、归类、分组，后面的权重、费率测算等等，到持续开展期动态维护和监管，规范分组和医疗行为等。二是在 DRG 推进过程中，要聚集多方力量，包括医保、临床、病案、信息化等专家，特别是临床的专家。建立三级专家体系，国家级专家负责国家标准、规范的制定，同时负责指导各省，各省如果有一些技术上的问题可以咨询这些国家级专家；第二级的专家是各省的专家团队。未来希望通过试点城市向省域铺开。三是医院内的专家。推进 DRG 试点，院内也要做大量的协调工作，医务部门、质控部门、医保部门、信息部门、财务部门等等，这些院内部门要完全打通。

使用按疾病诊断相关分组付费以后，整个医疗服务系统也会向医保预付费的运行机制转变，即以成本为中心、规范的诊疗行为、精确的数据管理、理性地收治病人，包括促进分级诊疗的开展。开展试点的地区、经办机构、医疗机构要充分认识到面临的转变，以国家试点为助力点，全面提高医疗服务绩效，均衡资源配置，切实维护人民群众健康权益。一是坚持完善医保付费总额预算管理，合理确定适用按 DRG 结算的总额控制基金范围。引入大数据分析技术，既可以对区域内医疗费用的增长做出较好的预测，也可以根据不同医疗机构患者就医结构，对不同医疗机构的医保基金支出总量及结构进行预测。二是尽量全病种覆盖，避免医院通过“排除入组”的方式转嫁费用。建立质量核定体系，以次均费用、人次人头比、自费比、病例组合指数（CMI 值）、拒付率、时间消耗指数、病案质量等为评价参数，避免分解住院，推诿病人等。三是避免服务不足，形成可比较的绩效评价体系。如上海市构建了“病种组合指数”“平均药品指数”和“平均耗材指数”，对医院、科室和医生个人的诊疗规范程度、技术难易水平、资源消耗情况等进行评价。

四、下一步工作安排

（一）加强组织领导，积极推动试点工作

在重要文件制订、重大问题决策等方面，医保部门要主动与财政、卫生健康、中医药部门沟通协商。在日常管理工作中，医保部门负责研究 DRG 付费有关政策，使有关技术标准、规范能够在试点城市落地，与卫生健康部门、医疗机构充分沟通，使 DRG 分组符合临床规律。财政部门支持试点有关经费并做好资金监管，协助提供财务专家做好 DRG 成本核算等工作。卫生健康部门加强行业指导，规范临床诊疗行为、提高医疗质量，包括在实际运行以后加强对医疗行为的监管等。中医药部门研究符合中医药特点的 DRG 有关分组。省级医保部门会同试点城市组建当地的试点工作组，组织专家队伍建设，鼓励各省级医保部门根据实际情况组织开展省级 DRG 付费试点工作。

（二）周密部署，充分发挥大数据的支撑作用

按照试点工作方案的时间节点，第一阶段，也就是试点启动阶段，各试点城市按统一标准提交本地区医疗和医保数据，还要对 3 个技术规范进行培训。国家技术指导组完成最终的 DRG 分组调校并发布实施。第二阶段是 DRG 分组本地化阶段。各地根据本地医疗、收费数据，在保证 A－DRG 不变的情况下，调整细 DRG 组、权重等，形成本地化的分组方案。试点地区完成医保端和医院端系统改造，提交模拟运行前的评估报告，经审核同意后陆续启动模拟运行。第三阶段，符合条件的试点城市使用本地化的分组器开始模拟运行。国家组织开展模拟运行督导检查，组织开展 DRG 模拟运行评估。

（三）上下联动，建立定期不定期沟通机制

按照工作方案要求，在试点启动、模拟运行、实际付费和试点总结等阶段定期不定期沟通。建立简报报送机制，在各地设联络员，报送试点进展，由我局医药管理司形成简报，报送各成员单位，及时反映试点动态。

(四)依托专业力量,加强指导和评估

建立基于费用控制和医疗质量相结合的费用支付方式。促进医生尽量采取符合临床价值的治疗手段,在提升治疗价值的同时,主动控制医疗费用。打包付费后,要千方百计保护参保人利益,引入社会监督,要把结算明细跟老百姓算清楚,做到公开透明。同时要加强效果评估,提高医疗机构运行绩效,提高医疗机构参与改革的积极性。

(五)鼓励各地区按照实际情况,对照 DRG 付费国家试点工作方案开展省级试点

有些省份试点城市申报很积极,比如云南省,申报了昆明、丽江、楚雄、红河、玉溪 5 个城市。我们按照"技术优先、地域均衡、统筹兼顾"的原则,只能在每个省(区、市)确定 1 个城市作为 DRG 付费国家试点城市。云南省 DRG 付费实践较早,基础条件较好,因此我们也鼓励未纳入 DRG 国家试点的城市,可以参照国家试点工作方案开展付费工作。各省级医保部门根据实际情况,组织开展省级 DRG 付费试点工作。

百舸争流,奋楫者先。推进健康中国建设,是摆在我们面前的一项重大历史使命。医保支付方式改革利国利民,DRG 付费国家试点工作意义重大。各试点城市和所在省份有关负责同志要敢于担当,亲力亲为,加强调研,用创新的思维、扎实的举措、深入的作风,狠抓推动落实,确保政策落地见效。要以 DRG 付费国家试点为契机,深化基本医疗保险支付方式改革,逐步建立健全具有中国特色的医保支付体系,不断提高人民群众医疗保障水平,增强人民群众获得感、安全感。

谢谢大家!

国家医疗保障工作

国家医疗保障工作综述

国家医疗保障局自2018年5月31日成立以来，以习近平新时代中国特色社会主义思想为指导，坚决贯彻党的十九大和十九届二中、三中、四中全会精神以及中央经济工作会议精神，全面落实党中央、国务院决策部署，始终坚持以人民为中心的发展思想，持续推进医疗保障重大改革，推动各项政策措施落地见效，医疗保障工作取得新的显著成绩，待遇稳步提升、制度运行平稳、基金安全可持续。截至2019年底，全国基本医保参保13.5亿人，参保率稳定在95%以上，生育保险参保2.1亿人；基本医保基金（含生育保险）收入2.44万亿元，支出2.09万亿元，累计结存2.77万亿元。

一、积极推进医疗保障领域重大改革

（一）建立统一的城乡居民基本医疗保险制度

联合财政部印发《关于做好2019年城乡居民基本医疗保障工作的通知》（医保发〔2019〕30号），指导各地加快推进城镇居民基本医疗保险和新型农村合作医疗两项制度整合，建立统一的城乡居民基本医疗保险制度。截至2019年底，全国31个省（自治区、直辖市）和新疆生产建设兵团均建立起统一的城乡居民基本医疗保险制度，实现覆盖范围、筹资政策、保障范围、医保目录、定点管理、基金管理“六统一”，整体提升城乡居民医疗保障水平，城乡居民更加公平地享有基本医疗保障权益。

（二）推进生育保险和职工基本医疗保险合并实施

以国务院办公厅名义印发《关于全面推进生育保险和职工基本医疗保险合并实施的意见》（国办发〔2019〕10号），明确总体思路、主要政策、保障措施。指导各地积极全面推进生育保险和职工基本医疗保险合并实施，实现参保同步登记、基金合并运行、征缴管理一致、监督管理统一、经办服务一体化，强化基金共济能力，提升管理综合效能，支持生育政策优化，促进人口长期均衡发展。

（三）探索建立长期护理保险制度试点

指导承德等15个试点城市和山东、吉林2个重点联系省份，探索建立以社会互助共济方式筹集资金，为长期失能人员的基本生活照料和与之相关的医疗护理提供服务和资金保障的社会保险制度。截至2019年底，试点地区均搭建了政策体系，制度运行平稳，参保人数9815.3万人，累计享受待遇人数110万人。

（四）推进医保支付方式改革

会同财政部等三部门印发《关于印发按疾病诊断相关分组付费国家试点城市名单的通知》（医保发〔2019〕34号），启动按疾病诊断相关分组（DRG）付费国家试点，确定30个国家试点城市。以国家医保版疾病诊断和手术操作编码为基础，融合当前主流DRG版本的优点，形成了《国家医疗保障DRG（CHS－DRG）分组与付费技术规范》和《国家医疗保障DRG（CHS－DRG）分组方案》两个技术标准。CHS－DRG是全国医疗保障部门开展DRG付费工作的统一标准，包括26个主要诊断大类，376个核心DRG分组，具有权威性高、兼容性强、实用性强的特点，其出台标志着DRG付费国家试点顶层设计的完成。

（五）开展药品招采制度改革

2018年11月，中央全面深化改革委员会第五次会议审议通过《国家组织药品集中采购试点方案》，明确改革目的和基本思路。国家医保局随即会同有关部门在4个直辖市和7个较大城市开展了国家组织药品集中采购和使用试点，按照“国家组织、联盟采购、平台操作”的思路，坚持依法合规、坚持市场机制和政府作用相结合的原则，集中公立医疗机构部分药品用量，选择通过一致性评价仿制药对应通用名品种，在坚守质量和确保供应的前提下，采取集中带量采购实现以量换价，取得明显成效，25个中选产品价格平均降幅52%，最高降幅96%。2019年4月1日前，“4＋7”试点中选结果顺利落地。2019年9月，25个试点品种在25个省（自治区）和新疆生产建设兵团扩围成功，平均降价59%。截至2019年12月底，25个试点品种在试点地区实际采购量达约定采购量的1.8倍，群众药品费用负担显著降低。同时，指导各地按照国家集采的基本原则和主要政策开展探索，安徽、河北、湖北等省份探索非过评药品集中带量采购。

（六）启动治理高值医用耗材改革

2019 年 5 月 29 日，中央全面深化改革委员会第八次会议审议通过《关于治理高值医用耗材的改革方案》，明确完善价格形成机制、规范医疗服务行为、健全监督管理机制等主要措施及配套措施。改革方案印发后，国家医保局完善配套政策，指导各地贯彻落实。指导地方探索高值医用耗材集采，安徽、江苏率先启动高值医用耗材集中带量采购；京津冀组建全国第 1 家跨省药品医用耗材带量采购区域联盟，辽宁、吉林、黑龙江、山西、内蒙古、山东跟进构成“3＋6”北方联合采购新模式。

二、稳步提高待遇保障水平

（一）集中力量抓好医保扶贫

印发《医疗保障扶贫三年行动实施方案（2018—2020 年）》《关于坚决完成医疗保障脱贫攻坚硬任务的指导意见》，明确将确保贫困人口全部纳入基本医保、大病保险、医疗救助等制度覆盖范围作为医保脱贫的硬任务和底线指标，统筹发挥基本医保、大病保险、医疗救助三重制度综合保障功能，联合财政部进一步加大财政补助力度，妥善治理过度保障。同时，健全医保扶贫管理机制，统筹推进医保扶贫数据归口管理，加强医保扶贫运行调度分析。农村贫困人口基本实现应保尽保，已核准贫困人口参保率稳定在 99.9％以上。2019 年全年，累计资助参保 7663.8 万人，人均资助 162.2 元，减轻贫困群众参保负担 124.3 亿元；经三重制度综合保障，贫困人口住院医疗费用实际报销比例接近 80％；全国 96％的县域实现贫困人口三重保障“一站式”结算。

（二）建立居民医保高血压、糖尿病门诊用药保障机制

会同财政部等四部门联合印发《关于完善城乡居民高血压糖尿病门诊用药保障机制的指导意见》（医保发〔2019〕54 号），以城乡居民基本医疗保险“两病”患者门诊用药保障为切入点，坚持“尽力而为、量力而行”的原则，减轻患者门诊用药费用负担，二级及以下定点基层医疗机构政策范围内报销比例达到 50％以上。截至 2019 年 12 月底，全国所有省份均印发了省级文件，超过 85％的统筹地区印发了具体实施办法。

（三）开展抗癌药医保准入专项谈判

2018 年，根据税收政策调整情况，协调相关企业调降 14 种 2017 年通过国家谈判纳入目录的抗癌药价格，平均降幅 4.86％。开展抗癌药医保准入专项谈判，将阿扎胞苷等 17 种抗癌药纳入医保药品目录乙类范围并同步确定医保支付标准，平均降价 56.7％，大部分药品医保支付标准明显低于周边国家和地区。会同卫生健康委印发《关于做好 17 种国家医保谈判抗癌药执行落实工作的通知》，推动抗癌药降价政策落地见效。督促指导各地做好谈判药品的落地工作，按要求进行挂网采购和医保支付，保障谈判药品的正常供应，切实保障参保人员用药权益。同时，开展抗癌药省级专项集中采购，价格平均降幅 8.32％；对采购金额靠前且省际价差较大药品进行价格调查，15 种抗癌药主动降价 10.25％。

（四）完成 2019 年国家医保药品目录动态调整

制定《2019 年国家医保药品目录调整工作方案》，确定“突出重点、补齐短板、优化结构、鼓励创新”的调整思路，优先考虑国家基本药物、癌症及罕见病等重大疾病治疗用药、慢性病用药、儿童用药、急救抢救用药等。明确除民族药等特殊情况外，一律取消省级 15％的增补权限，明确 3 年内消化原自行增补的 15％品种。常规调整阶段，调入药品 148 个，调出药品 154 个。谈判调整阶段，97 个药品谈判成功，其中新增药品 70 个，平均降幅达 60.7％，续约的 27 种药品价格也下降 26.4％。2019 年 8 月，印发新版《国家基本医疗保险、工伤保险和生育保险药品目录》，按通用名计共收载西药和中成药 2643 个，其中西药 1322 个，中成药 1321 个，中药饮片 892 个。

三、持续优化医保管理服务

（一）强化医疗保障基金监管

坚决贯彻落实党中央、国务院决策部署，始终把加强基金监管、维护基金安全作为首要政治任务，连续两年开展全国范围内的打击医疗保障领域欺诈骗保专项行动，2019 年实现全部定点医药机构检查全覆盖。加大举报投诉奖励工作力度，2018 年，会同财政部印发《欺诈骗取医疗保障基金行为举报奖励暂行办法》，开通举报投诉电话和微信举报通道，加强群众和社会监督；印发《关于当前加强医保协议管理确保基金安全有关工作的通知》，细化与定点医药机构解除协议的标准，并要求解除协议的医药机构 3 年内不得再申请。创新基金监管飞行检查工作机制，2019

年国家医保局派出57个飞行检查组对92家大型三甲公立医院进行重点检查。公开曝光典型案件，强化震慑教育，2019年全国共曝光典型案例4572起。2018年9月至2019年底，全国共查处违法违规定点医药机构33万家，追回资金125.64亿元。

（二）加快经办管理服务体系建设

指导各省级医保部门加快整合经办管理服务体系，加速组建经办机构，推进医疗保障经办服务标准化，初步制定13大项、29子项的全国医保政务服务事项清单。不断加强医保系统行风建设，成立加强行风建设工作领导小组，印发《国家医疗保障局关于加强医疗保障系统行风建设的通知》（医保发〔2019〕50号），开展行风建设专项评价，不断提升医疗保障服务质量和群众满意度。指导和督办云南、内蒙古、河南部分地区拖欠定点医药机构医保费用整改工作，要求各地开展自查彻底清理拖欠医保费用问题。截至2019年12月底，全国有29个省份单独设立省级医保经办机构。

（三）加快推进异地就医直接结算

指导各地切实做好跨省异地就医住院费用直接结算工作，稳步扩大跨省定点医疗机构数量，推广线上备案服务，完善国家异地就医结算系统功能，推进全国统一线上备案、费用协查、问题协同、信息共享等工作，探索推进区域一体化地区门诊费用直接结算。全国85%以上三级定点医院、50%以上二级定点医院、10%以上其他定点医院接入国家异地就医结算系统，基本满足跨省异地就医住院直接结算需求。长三角地区全部41个城市实现跨省异地就医门诊费用直接结算全覆盖，重庆、四川、贵州、云南、西藏5省（区、市）启动跨省异地就医门诊费用直接结算试点。

（四）加强医药价格管理

制定出台《关于做好当前药品价格管理工作的意见》，强化药品价格常态化监管，运用监测预警、函询约谈、提醒告诫、成本调查、信用评价等方式规范企业价格行为。加强短缺药价格管理，函询涉及非正常涨价的173种药品的企业，敦促纠正过高价格。各地也积极采取应对措施，如暂停恶意涨价企业挂网资格。制定出台《完善“互联网+”医疗服务价格和医保支付政策的指导意见》，坚持“深化‘放管服’、分类管理、鼓励创新、线上线下协调发展”的原则，通过合理确定并动态调整价格、医保支付政策，支持“互联网+”在实现优质医疗资源跨区域流动、促进医疗服务降本增效和公平可及、改善患者就医体验等方面发挥积极作用。

（五）规范基金预算管理

制定完善医保转移支付资金和基金预算管理制度，督促各地落实基金财务制度，合理编制和执行基金预算，促进基金稳定运行和中长期可持续。会同有关部门推进征缴体制改革，确保基金“应保尽保，应收尽收”，确保待遇按时足额发放，提高基金运行效益。中央财政新增医疗保障能力提升补助资金支持各地加强医保能力建设，重点用于开展医保信息化、支付方式改革和基金监管等工作。组织开展医疗救助补助资金绩效评价，加强基金预警分析，做好基金风险监测评估。

四、推动医保信息化、标准化和法治化建设

（一）医保信息化建设全面启动

成立网络安全和信息化领导小组，明确医保信息化建设目标和总体规划，制定《医保信息系统安全开发规范》《医疗保障核心业务区网络安全接入规范》等建设规范，明确国家和省级信息共享平台的功能边界和职责，启动个税改革信息共享平台建设工作。稳步推广医保电子凭证应用，2019年11月在山东济南成功激活了第一张医保电子凭证，截至2019年年底，黑龙江、吉林、上海、山东等地开展医保电子凭证试点，当年激活人数突破600万人。

（二）医保标准化工作取得突破性进展

加快推进统一的医疗保障信息业务编码标准，抓住机构改革的重要时间窗口期，摸清医保标准化工作底数，印发标准化工作指导意见，明确标准化工作的目标和思路。发布疾病诊断和手术操作等15项医保信息业务编码规则和方法，开展医保系统单位及人员等编码信息维护，初步形成全国医保“普通话”。在北京、天津等8个统筹区开展了信息业务编码标准的测试应用，为DRG付费国家试点提供了数据基础支撑。

（三）医保法治化建设稳步推进

坚持规划引领、急用先行，研究制定医疗保障领域2018—2022年立法规划，启动《医疗保障基金使用监督管理条例》起草工作。加强规章制度建设，推进科学立法，加强合法性和公平竞争法制审查。指导地方立法工作先行先试，天津出台基本医疗保险条例，山东出台医保基金监管办法，浙江等地医疗保障条例制定工作取得阶段性成效。

规划财务和法规工作

2018 年 5 月至 2019 年，规财法规工作注重以制度建设为统领，强化医疗保障规财法规的顶层设计，规划、信息化、法治、预算、标准化、统计等各项工作任务取得积极成效。

一、形成一批中长期规划成果

（一）开展医疗保障“十三五”中期评估工作

通过上下联动、专家参与、第三方评估等，完成相关自评报告。在全国相关报告基础上，梳理形成《当前地方医保工作面临的主要问题》等信息。委托第三方专家组评估，完成《“十三五”医疗保障制度中期评估与未来展望》评估报告。

（二）研究形成“十三五”中后期医疗保障工作安排

立足新时代医疗保障发展面临的形势和挑战，谋划 2019－2020 年医疗保障重点任务安排，起草形成《医疗保障发展改革重点工作行动计划（2019－2020 年）》，明确 10 方面 30 项工作安排。

（三）启动“十四五”全民医疗保障规划前期研究工作

开展 36 项规划重大问题研究，形成“十四五”医疗保障基本思路。与国家发展改革委积极沟通对接，推动规划纳入国家“十四五”重点专项规划清单。举办医疗保障系统规划编制研讨班。

二、信息化建设完成顶层设计

（一）出台医疗保障信息化工作指导意见

明确医保信息化建设“六大目标”和总体规划，先后制定《医保信息系统安全开发规范》《医疗保障核心业务区网络接入规范》《医疗保障信息平台建设指南》《全国医疗保障系统核心业务区骨干网络建设指南》等建设规范，为医保信息平台稳定性和安全性奠定基础。

（二）开展个税改革大病医疗专项附加扣除信息平台共享建设

为落实国务院关于个人所得税改革相关工作部署，2018 年，国家医保局启动了大病医疗专项附加扣除信息共享项目建设，规划建设了全国统一的个人所得税改革医保信息共享平台，印发了《国家医疗保障局个人所得税大病医疗专项附加扣除信息共享工作实施方案》，指导各级医保部门开展 2019 年度全国医保结算信息的数据采集、数据清洗、汇聚加工工作。为满足大病医疗专项附加扣除信息采集需求，协同财政部制定了全国统一的门诊和住院医疗收费票据式样，明确了医疗收费票据包含的信息项及其含义说明。

（三）稳步推进异地就医结算系统运维工作

会同人力资源社会保障部、国家卫生健康委建立异地就医结算系统联动运维机制，制定异地就医结算系统过渡期间数据同步及系统运维工作方案。

（四）稳步推进医保电子凭证

2019 年 11 月 24 日举行医保电子凭证全国首发仪式，电子凭证和移动支付试点工作正式开始。截至 2019 年底，黑龙江、吉林、上海、山东、广东、福建、河北等地率先开通使用医保电子凭证，当年医保电子凭证激活人数突破 600 万人。

三、标准化工作取得突破进展

（一）明确标准化建设总体目标思路

摸清医保标准化工作底数，对全国约 400 个统筹地区 15 项医保信息业务标准开展摸底调查。研究梳理出定点医疗机构等 15 项医保信息业务编码标准，开展疾病与诊断、药品、诊疗项目、耗材等四项课题研究，制定相关编码标准、赋码规则和动态维护方案。印发《国家医疗保障局关于印发医疗保障标准化工作指导意见的通知》，明确标准化工作的目标和思路，完成标准化建设顶层设计。

（二）推出 15 项信息业务编码标准

印发《国家医疗保障局关于印发医疗保障疾病诊断和手术操作等信息业务编码规则和方法的通知》《国家医疗保障局关于印发医疗保障定点医疗机构等信息业务编码规则和方法的通知》，发布疾病诊断和手术操作等15项编码规则和方法，初步形成跨区域、跨层级、跨部门的"通用语言"。同步建设数据库和动态维护平台。印发《关于开展医疗保障信息业务编码标准信息维护工作的通知》，在国家医保局官网上开通"医保信息业务编码标准数据库动态维护"窗口，同步组织开展医保系统单位及工作人员等编码信息维护工作。

（三）开展编码标准测试和应用

印发《国家医疗保障局办公室关于开展医疗保障信息业务编码测试应用工作的通知》，在北京、天津等8个统筹区开展了信息业务编码标准的测试应用，疾病诊断和手术操作、医保结算清单等为DRG付费国家试点提供了基础支撑，医保标准化正迅速渗透到医保各项工作中。

四、法治工作扎实起步

（一）科学编制立法规划

开展调查研究，多次召开座谈会，听取各方对我国医疗保障法制建设意见。委托有关机构就医疗保障重大问题进行研究，为法制建设打好基础，提供支撑。研究制定了医疗保障领域2018－2022年的五年立法规划，以规划引领立法工作。按照急用先行原则，启动《医疗保障基金使用监督管理条例》起草工作，积极参与《基本医疗卫生与健康促进法》立法工作，发挥好医保在"三医联动"中的基础性和牵引性作用。

（二）加强规章制度建设

研究制定《立法工作管理办法》《政策措施公平竞争审查和规范性文件合法性审查工作管理办法》，推进科学立法，加强合法性和公平竞争法制审核，对《关于做好当前医疗服务价格动态调整工作的意见》等16部规范性文件进行合法性和公平竞争审核。

（三）做好行政复议、行政诉讼工作

自我局成立以来至2019年，共办理行政复议案件6件，对合法行政行为予以维持，对违法行政行为予以撤销或确认违法，确保严格依法行政，维护行政相对人合法权益。

（四）夯实法治工作基础能力

举办全国医保法治系统培训班，提高各级医保部门对法治工作的认识和能力，开展医保政策法规在线有奖知识竞答活动，着力提升人民群众对医保政策法规的知晓度，提高普法的实效性。

五、预算管理建章立制取得积极成效

（一）制定完善部门预算管理相关制度

制定印发《国家医疗保障局部门预算管理暂行办法》《国家医疗保障局部门预算执行管理暂行办法》《国家医疗保障局部门项目支出预算管理暂行办法》《国家医疗保障局全面实施预算绩效管理工作方案》等预算管理文件，促进业务工作与预算管理工作同部署、同开展、同进度，为强化预算执行监督，提高资金使用效益提供了坚实制度保障。

（二）加大转移支付力度

会同财政部先后印发了《中央财政医疗救助补助资金管理办法》《中央财政城乡居民基本医疗保险补助资金管理办法》《医疗服务与保障能力提升补助资金管理办法》。会同财政部下达2019年居民医保补助资金3355亿元、医疗救助补助资金245亿元、医疗救助补助资金（提高深度贫困地区农村贫困人口医疗保障水平部分）40亿元。新增医保能力提升补助资金34亿元，支持各地加强医保能力建设，重点用于开展医保信息化、支付方式改革和基金监管等工作。配合财政部制定了《中央对地方共同财政事权转移支付管理暂行办法》，起草了《国家医疗保障局关于医保相关中央财政转移支付资金分配管理规程》，规范局内医保相关中央财政转移支付资金分配流程。

（三）全面实施预算绩效管理和评价

印发《关于全面实施预算绩效管理的意见》，强化绩效管理，科学合理安排预算，实现2019年项目绩效监控和项目评审全覆盖。组织开展转移支付医疗救助补助资金绩效评价，并将评价结果与资金分配挂钩。

（四）持续强化规范基金管理

督促各地落实基金财务制度，坚持以收定支、收支平衡、略有节余，合理编制和执行基金预算，促进基金稳定运行和中长期可持续。加强基金预警分析，做好基金风险监测评估。从基金征缴、拨付、结算全过程加强基金收支管理，确保基金"应保尽保，应收尽收"，确保待遇按时足额发放，提高基金运行效益。

六、统计工作制度机制全面建立

（一）建立医疗保障统计调查制度

根据机构改革后职能调整的需要，将原医疗保险、医疗救助、新农合报表进行整合，增加大病保险、医保关系转移接续等报表，修改形成《2019 年医疗保障统计报表制度》《2019 年医疗保障基金报表制度》。开发网络版的 2019 年医疗保障统计报表和基金预算报表报送系统，举办 2019 年医疗保障统计和基金报表工作暨软件培训班。

（二）搭建统计工作机制

印发《国家医疗保障局关于加强医疗保障统计工作的通知》和《2019 年加强医疗保障统计工作实施方案》，明确了国家医保局局内统计工作牵头部门和各单位分工合作机制，搭建了国家、省、市、基层四级报送工作机制，明确了月报、季报、年报报送时间节点和工作要求，与各省份建立了医疗保障数据报送机制。

（三）定期发布统计成果

按月发布医疗保障统计数据，定期汇总整理月报、季报、年报。2019 年 3 月和 7 月分别发布了 2018 年医疗保障统计快报和公报。编印年度《医疗保障运行情况分析》和《医疗保障运行报告》，及时全面总结医疗保障年度运行情况，为决策提供参考。

（四）发挥统计服务决策功能

围绕医保扶贫、待遇政策优化等重点工作，开展统筹区、贫困县基金收支专题分析。加强数据会商和调度，及时跟踪全国医疗保障运行情况。连续两年召开半年医疗保障形势分析会议，形成了运行情况分析报告。

待遇保障工作

2018－2019年，待遇保障工作致力于统一制度、完善政策、健全机制、提升服务，全面建立统一的城乡居民医疗保险制度，完善医疗救助制度，全面推进生育保险和职工基本医疗保险合并实施，积极推进长期护理保险制度试点，全面推进医疗保障脱贫攻坚，坚决完成医保脱贫攻坚硬任务。

一、谋划中国特色医疗保障制度顶层设计

起草《关于深化医疗保障制度改革的意见》，搭建“1＋4＋2”改革总体框架，针对医疗保障不平衡不充分问题提出一揽子改革措施，包括40余项具体改革任务，其中5年内要落地的短期任务有30余项。

二、全面推进统一的城乡居民医保制度建立

联合财政部印发《关于做好2019年城乡居民基本医疗保障工作的通知》(医保发〔2019〕30号)，对全面建立统一的城乡居民医保制度提出要求。文件印发后狠抓落实，积极指导地方推进整合城镇居民医保和新农合两项制度。截至2019年底，全国31个省(自治区、直辖市)和新疆生产建设兵团均已建立起统一的城乡居民基本医保制度，实现了城镇居民和农村居民在医疗保险覆盖范围、筹资政策、保障范围、医保目录、定点管理、基金管理的“六统一”，整体提升了城乡居民医疗保障水平，实现了城乡居民更加公平享有基本医疗保障权益。

三、完善医疗救助制度

加强医疗救助制度建设，明确完善医疗救助制度的思路措施。组织开展医疗救助重点问题专项调研，配合做好社会救助立法论证和有关条款修改。规范救助服务管理，配合完成对16个省(自治区、直辖市)2017年中央财政补助医疗救助资金使用情况绩效评价，形成绩效评价报告，建立绩效评价指标体系。加强救助资金预算管理，编制三年滚存预算需求方案，协同做好2018、2019年中央财政城乡医疗救助补助资金分配，指导各地加快消化滚存结余，提高资金使用效益。

四、完善职工医保门诊共济保障机制

按照“改进个人账户、开展门诊费用统筹”任务要求，起草关于建立健全职工基本医疗保险门诊保障机制的政策文件稿，拟将门诊费用纳入职工医保统筹基金支付范围，改革职工医保个人账户，建立健全门诊共济保障机制，提高医保基金使用效率，逐步减轻参保人员医疗费用负担，实现制度更加公平更可持续。

五、全面推进生育保险和职工基本医疗保险合并实施

在修订社会保险法相关条款的基础上，印发《关于全面推进生育保险和职工基本医疗保险合并实施的意见》(国办发〔2019〕10号)，明确了保留险种、保障待遇、统一管理、降低成本的总体思路和推进两险统一参保登记、基金征缴管理、医疗服务管理、经办信息服务的“四统一”要求，并召开会议进行部署推动落实。截至2019年底，全国31个省(自治区、直辖市)及新疆生产建设兵团均已顺利完成生育保险和职工基本医疗保险合并实施。

六、研究建立医保待遇清单管理制度

按照党中央国务院部署安排，研究起草《关于建立医疗保障待遇清单制度的意见》，拟严格决策权限，规范统一基本制度、基本政策、基金支付范围等，不断提高依法行政水平和保障绩效，公平适度保障人民群众基本医疗保障权益。

七、做好2019年城乡居民医保和大病保险工作

印发《关于做好2019年城乡居民基本医疗保障工作的通知》(医保发〔2019〕30号)，明确2019年城乡居民医保人均财政补助标准新增30元，达到每人

每年不低于520元，新增财政补助一半用于提高大病保险保障水平，降低并统一大病保险起付线至居民上年度人均可支配收入的50%，政策范围内报销比例从50%提高至60%。建立按月和季度调度机制，对各地大病保险政策落实情况进行动态监测。研究规范大病保险服务管理。建立商保承办机构定期报送大病保险运行情况工作机制，召开部分商保承办机构调研座谈会，听取完善大病保险制度建设的意见建议。开展2019年大病保险运行监测分析。

八、完善城乡居民医保高血压、糖尿病患者门诊用药保障机制

会同财政部、卫生健康委、药监局印发《关于完善城乡居民高血压糖尿病门诊用药保障机制的指导意见》(医保发〔2019〕54号)，聚焦于参加居民医保且没有纳入门诊慢特病保障的高血压和糖尿病患者，将其在二级及以下基层医疗卫生机构发生的降血压降血糖的药品，纳入统筹基金支付范围，政策范围内报销比例50%以上，积极推进药品集中带量采购工作、完善支付标准、门诊长期处方、加强健康教育的配套改革措施。

九、积极推进长期护理保险制度试点

指导试点城市重点围绕参保对象、保障范围、资金筹集、待遇支付等四方面进行探索。组织试点地区开展自评，委托研究机构开展第三方评估，形成试点评估报告。在组织梳理经验、试点评估、调查研究、座谈研讨基础上，形成扩大试点基本思路。按照2019年政府工作报告"扩大长期护理保险制度试点"部署，研究起草《关于扩大长期护理保险制度试点的指导意见》。

十、指导地方巩固提升基本医保基金统筹层次

按照做实地市级统筹、指导有条件的地方探索推进省级统筹的思路，稳步提高基本医保基金统筹层次。在京津沪渝、宁夏、青海、海南、西藏探索省级统筹的基础上，指导福建省开展职工医保省级统筹工作。在大部分省份实现地市级统筹的基础上，指导江苏、浙江、吉林、湖南等省制定市级统筹工作方案。

十一、全面推进医疗保障脱贫攻坚，坚决完成医保脱贫攻坚硬任务

将医保扶贫作为重要政治任务，督促各地落实《医疗保障扶贫三年行动实施方案(2018－2020年)》《关于坚决完成医疗保障脱贫攻坚硬任务的指导意见》，明确将确保贫困人口全部纳入基本医保、大病保险、医疗救助等制度覆盖范围作为医疗保障脱贫的硬任务和底线指标，督促指导各地对标对表任务项，抓实抓好落实。抓好医保脱贫攻坚动态监测，建立常态调度机制，探索建立全国建档立卡贫困人口参保数据库，加强部门间信息共享。梳理医保扶贫薄弱环节，督促做好问题整改。配合国务院扶贫办做好2018年已脱贫摘帽县复核，确保医保扶贫政策落地落实。配合卫生健康委印发《解决贫困人口基本医疗有保障突出问题工作方案》《关于做好2019年农村贫困人口大病专项救治工作的通知》等文件，联合召开健康扶贫电视电话会议，统一医保扶贫和健康扶贫工作标准。

医药服务管理工作

2018年至2019年，医药服务管理工作贯彻落实党中央、国务院决策部署，围绕深化支付方式改革、治理高值医用耗材改革、建立医保药品动态调整机制等重点工作有序展开。

一、制定治理高值医用耗材改革方案，确保高值医用耗材治理改革取得实效

2019年7月，针对高值医用耗材价格虚高问题，制定《治理高值医用耗材改革方案》，从完善价格形成机制、规范医疗服务行为、健全监督管理机制、完善配套政策等方面提出政策措施，理顺高值医用耗材市场环境和医疗服务执业环境，推动形成高值医用耗材质量可靠、流通快捷、价格合理、使用规范的治理格局，促进行业健康有序发展、人民群众医疗费用负担进一步减轻。

二、深入推进支付方式改革，进一步发挥医保在医改中的基础性作用

一是启动并稳妥推进DRG付费国家试点工作。2018年12月印发《关于申报按疾病诊断相关分组付费国家试点的通知》，启动DRG试点城市申报工作。2019年印发《DRG付费国家试点工作方案》，确定并启动30个城市作为DRG付费国家试点。制定《国家医疗保障DRG分组与付费技术规范》和《国家医疗保障DRG（CHS－DRG）分组方案》，明确了376个核心DRG（ADRG）组和618个DRG细分组，形成全国统一的DRG技术标准规范。组织99位专家组成国家级专家组，推动形成国家－省市－医疗机构三级专家团队，扎实推进试点培训和评估。

二是统筹推进多元复合支付方式改革。积极推进基于大数据的按病种分值付费，研究确定基于大数据的病种分值付费的规则、标准，完善绩效考核指标体系，指导广州等部分地区探索开展按病种分值付费，从部分病种升级到病种全覆盖。组织开展《医保支付与医联体分配及激励机制研究》《医保基金对紧密型医共体合理付费模式研究》等课题研究，配合卫生健康委开展567个紧密型县域医共体试点工作，研究对紧密型县域医共体实行总额付费、完善支付政策。

三、建立医保药品目录动态调整机制，切实降低参保群众医疗费用负担

一是国家谈判的抗癌药降税调价。按照国务院关于抗癌药调税降价的统一部署，与2018年国家谈判纳入医保药品目录的17种抗癌药涉及的12家药品企业进行沟通，确认降价结果和执行时间，签署了补充协议。17个药品中3个未受调税政策影响，其余14个降价幅度在3％－7.8％之间，平均降价4.86％。2018年7月31日，印发《关于做好前期国家谈判抗癌药品医保支付标准和采购价格调整的通知》，对各地执行调整后的价格等提出了要求。

二是开展医保目录外独家药品准入谈判并抓好落地。2018年阿扎胞苷等17个品种谈判成功并签署正式协议，纳入医保药品乙类管理。谈判药品平均降价56.7％，价格平均低于周边国家和地区36.1％。2019年将70种独家药品（包括52个西药和18个中成药）通过谈判纳入医保目录乙类，与谈判前相比平均降价60.7％，涉及癌症、罕见病、肝炎、风湿免疫、糖尿病等临床治疗领域。2017年谈判进入医保目录协议到期品种27个续约成功。建立抗癌药落地定期调度机制，切实推动17种谈判抗癌药落地。制定“两病”门诊用药医保支付标准规则，指导地方制定两病用药的医保支付标准，配合两病门诊保障机制落地。

三是开展医保目录动态调整。2018年印发《关于做好基本医疗保险参保人员流感防治工作的通知》，调整部分流感治疗药物的限定支付范围，支持做好流感季节的疾病防控工作。2019年8月20日，会同人力资源社会保障部印发《关于印发国家基本医疗保险、工伤保险和生育保险药品目录的通知》（医保发〔2019〕46号），新版医保药品目录包括

西药和中成药 2643 个,中药饮片 892 个饮片,总体上实现了药品结构明显优化,用药保障能力显著提高。

四是完善定点医药机构协议管理。2018 年印发《关于当前加强医保协议管理确保基金安全有关工作的通知》(医保办发〔2018〕21 号),督促各地进一步加强医保协议管理,维护基金安全。2019 年 7 月,对全国医保定点医疗机构情况进行了摸底统计,形成了全国医保定点医疗机构数据库,首次汇总分析了全国医保定点机构数据。印发《关于完善社会办定点医疗机构协议管理的通知》,为指导地方开展定点医疗机构协议管理工作提供决策支持。

医药价格和招标采购工作

2018—2019年，价格招采工作紧紧围绕中央和国家局关于医药价格和招采工作决策部署，努力做好医药价格管理和招标采购工作。

一、探索药品耗材招标采购工作创新

（一）推动抗癌药省级专项集中采购工作

2018年7月，会同卫生健康委印发《关于开展抗癌药省级专项集中采购工作的通知》，积极推动各地开展专项采购工作，总体价格平均降幅10.2%，并通过价格调查促进部分价差较大药品的省际价差明显缩小。

（二）推进药品集中带量采购并提速扩面

一是开展药品集采“4+7”试点工作。2018年12月7日顺利开标，25个药品集采成功，平均降价52%。2019年4月，试点正式落地实施。试点一年期满后，25个中选药品实际采购量达约定采购量的2.4倍，中选产品采购量占同通用名采购量的78%，兑现了“带量”的承诺，并顺利开展新的采购周期，融入全国试点扩围。二是推进试点扩围至全国。在中期评估、完善方案基础上，将试点扩大到全国范围，于2019年9月24日成功开标，扩围价格都下降到不高于试点价格水平，平均降价59%。扩围工作在2019年底顺利实施，进展顺利。

（三）指导地方探索试点药品和高值医用耗材集采

落实党中央、国务院关于治理高值医用耗材改革部署，形成高值医用耗材带量采购试点方案思路，指导和推动安徽、江苏、福建、山东、陕西、山西等地探索高值医用耗材集中带量采购。指导安徽、河北、青海、湖北、湖南、江西等省开展非过评药品的集中带量采购。在全国范围内逐步形成上下联动、星火燎原推进药品和耗材集中带量采购的局面，使集中带量采购的改革方向深入人心、形成广泛共识。

二、持续强化药品价格管理

（一）建立药品价格常态化监管机制

2019年11月26日，印发《关于做好当前药品价格管理工作的意见》，完善基础市场机制的药品价格形成机制。要求各地医保部门在深化“放管服”改革，尊重市场规律、尊重经营者自主定价权的基础上，综合运用监测预警、函询约谈、提醒告诫、成本调查、信用评价、信息披露等手段，强化药品价格常态化监管。研究起草函询约谈、提醒告诫的具体操作规范。

（二）做好短缺药品保供稳价工作

贯彻落实党中央、国务院关于药品保供稳价工作的决策部署，先后调研8次11个省，并向国务院报送报告。落实短缺药品企业直接报价挂网或医院自主备案采购等政策。对各省各级公立医疗卫生机构药品价格和供应的异常变动情况开展常态化监测。按照“四个一批”的要求，在全国分两阶段排查252种过快涨价药品，对存在过快涨价问题的21家药品企业实施集中提醒告诫政策，对7家企业重点约谈。

（三）完成麻醉和第一类精神药品调价准备工作

在全面开展成本调查和广泛征求行业意见的基础上，测算形成了调价方案，涉及42种制剂、12种原料。此方案是在剔除药品加成、不增加患者负担的前提下，适时疏导长期积累的价格矛盾。

三、稳妥推进医疗服务价格改革

（一）推进医疗服务价格动态调整机制建设

贯彻落实国务院办公厅印发的医改年度重点工作任务，2019年12月16日，会同卫生健康委、财政部、市场监管总局联合印发了《关于做好当前医疗服务价格动态调整工作的意见》，要求各地按照“设置启动条件、评估触发实施、有升有降调价、医保支付衔接、跟踪监测考核”的基本路径，整体设计动态调整机制，稳妥有序试点探索医疗服务价格优化。

（二）指导各地全部取消公立医院医用耗材加成

贯彻落实国务院办公厅印发的《治理高值医用耗材改革方案》，截至2019年12月31日，全国各省份已全部发文取消公立医疗机构医用耗材加成，合计金额 125 亿元。总体看，由于调整的医疗服务价格费用项目集中在手术等非一般诊疗类项目，且主要由医保基金报销，对群众生活基本没有影响。

（三）制定出台“互联网＋”医疗服务价格政策

2019 年 8 月 17 日，印发了《关于完善“互联网＋”医疗服务价格和医保支付政策的指导意见》。按照“深化‘放管服’、分类管理、鼓励创新、线上线下协调发展”的原则，明确了“互联网＋”医疗服务立项管理、定价范围、价格机制等价格政策，为互联网医疗的场景应用和蓬勃发展提供了政策遵循和保障。

（四）重点研究深化医疗服务价格改革

在国家局领导的带领下，先后赴上海、江苏、宁夏、陕西、福建和广东等省份开展实地调研。价格招采司围绕医疗服务价格改革和相关支撑体系建设，自行赴四川、青海、山西、内蒙古等多个省份进行调研交流。此外，还委托上海市医疗保障局牵头开展“新时代医疗服务价格改革基本思路”的专题研究，申请将深化医疗服务价格改革试点列入 2020 年的深改任务。

四、夯实工作基础

（一）推进信息化建设

配合规财法规司推动国家医保信息平台药品和医用耗材招采管理子系统、医疗服务价格管理子系统建设，赴全国 31 个省份全面调研平台建设需求。建立全国药品集中采购数据快速采集服务系统。

（二）强化系统能力建设

先后举办了药品集中带量采购、药品价格供应异常监测、医药价格政策等培训班共 4 期。编发《医药价格政策和资料汇编》，将医药价格重点座谈和调研的报告 6 篇以及 10 个省份的具体案例结集成册，印发全国医疗保障部门参考。

（三）强化支撑体系建设

建立医药价格和招标采购专家库和战略合作中心体系。依托专业机构和专家，开展医药价格和招标采购相关课题研究；编制《医药价格与招标采购工作动态》，为重点任务提供支撑。

基金监管工作

基金监管是医保局成立后启动早、步子快、全面推进、成效显著的一项工作。

一、深入开展专项治理，持续打击欺诈骗保

在全国范围内组织开展打击欺诈骗保专项治理，针对重点问题和薄弱环节，聚焦痛点难点焦点，要求统筹地区对定点医药机构经办初审和监督检查全覆盖，省级医保部门抽查比例要求达到10%。2018年9—12月专项行动期间，全国共检查定点医药机构27.2万家，处理违法违规机构6.6万家，其中解除医保协议1284家、移送司法机关127家，处理违法违规参保人员2.4万人，共追回资金10.08亿元。2019年全年，全国共检查定点医药机构（含村卫生室）81.5万家，占定点医药机构总数的99.4%；处理违法违规机构26.4万家，占被检查机构的32.4%，其中暂停医保协议27664家，解除医保协议6730家，行政罚款6638家，移交司法机关357家，共追回资金115.56亿元。

二、完善监管检查机制，稳步推进飞行检查

建立健全飞行检查工作机制，逐步完善飞行检查工作流程和操作规范。2019年，国家医保局先后派出69个飞行检查组，对全国30个省（区、市）开展现场检查。从9月起，结合打击欺诈骗保新形势，飞行检查重点从基层和社会办医疗机构转向特大型公立医院，包括北京、上海、广东、河南、湖北、四川、浙江等17个省份的32家当地大型医院接收检查，查出涉嫌违规金额11.25亿元。

三、落实举报奖励措施，规范线索处理流程

指导各地落实《欺诈骗取医疗保障基金行为举报奖励暂行办法》（医保办发〔2018〕22号）要求，出台举报奖励具体实施细则，明确实施奖励的具体标准，申领、审批、发放流程等有关内容，确保群众易理解、易操作、易兑现。依法保护举报人合法权益，不得泄露举报人相关信息。规范举报线索受理、交办、查处、反馈等工作流程和工作机制，明确受理和查处标准，及时向举报人反馈线索受理及查处情况。自2018年11月开通举报渠道以来，截至2019年底，全国接受欺诈骗保举报14762起，国家医保局向地方移交举报线索1586起，各地均按照规定时限全部办结。除广东省以外，所有省份均出台举报奖励具体办法，当年举报奖励601人次，涉及案件699起，兑现奖励金86.8万元。

四、加大宣传曝光力度，强化舆论正面指导

2019年4月在全国部署开展“打击欺诈骗保，维护基金安全”集中宣传月活动，全国共印发宣传折页（单）690万份、张贴海报197万张、政策类宣传资料1211万份、发放动漫光盘4万张、曝光典型案例65件、召开媒体通气会93场、播放动漫宣传片2.2万次、发送宣传短信1180万条，极大程度加强了舆论引导和正面宣传。

积极引导各地建立欺诈骗保典型案例曝光机制，2019年全国共曝光8031起欺诈骗保典型案例。此外，为加强对各地欺诈骗保大案要案的跟踪调度，于2019年4月印发《关于请报送打击欺诈骗取医疗保障基金要情报告的通知》（医保办发〔2019〕12号），建立要情报告制度，及时掌握各地欺诈骗取医疗保障基金要情。

五、推动制度体系改革，加强法制建设

落实中央深化改革任务要求，研究起草《关于推进医疗保障基金监管制度体系改革的指导意见（送审稿）》。加快推动医保监管法制建设，形成《医疗保障基金使用监督管理条例（送审稿）》，并于2019年6月报送国务院。

在全国遴选确定了26个基金监管方式创新试点、17个信用体系建设试点、32个智能监控示范点作为国家医保局基金监管“两试点一示范”单位，利用两年时间以点带面，探索积累可推广、可复制的实践经验，并全国推广。

六、扎实推进异地就医直接结算

2019 年 5 月，会同财政部印发《关于切实做好 2019 年跨省异地就医住院费用直接结算工作的通知》（医保发〔2019〕33 号）。截至 2019 年底，跨省异地就医定点医疗机构数量为 27608 家，国家跨省异地就医平台备案人数已达 539.3 万，累计结算人次 424.6 万，其中 2019 年当年实现跨省异地就医直接结算 272 万人次，医疗费用 648.2 亿元，基金支付 383.2 亿元，均比 2018 年增长 1 倍，基金支付比例 59.1%，跨省异地就医各项工作稳步推进，成效显著。

落实国家“放管服”改革要求，印发《关于建立基本医疗保险跨省异地就医业务协同管理机制的通知》（医保办发〔2019〕33 号），逐步建立和完善异地就医结算业务协同机制，并同步上线国家跨省异地就医管理子系统，涵盖了问题协同、线上备案、费用协查、信息共享等服务。研发上线国家异地就医备案小程序，14 个省的 14 个统筹地区作为首批试点正式启动全国统一跨省异地就医备案服务试点工作。

加强异地就医政策宣传，每月公开发布跨省异地就医直接结算公共服务信息，多种渠道完善网上查询系统，方便参保人在线查询，通过“身边人说医保”政策在线调查，全国受访者中对异地就医政策满意率为 52.9%。

七、深化落实“放管服”改革

2019 年 1 月，印发《国家医疗保障局深化“放管服”改革转变政府职能工作机制》（医保办发〔2019〕1 号），明确“放管服”工作职责和工作机制，逐步优化营商环境、促进平台经济健康发展及“证照分离”改革。

党建人事工作

2018年3月22日，国务院印发《国务院关于机构设置的通知》（国发〔2018〕6号），根据党的十九届三中全会审议通过的《深化党和国家机构改革方案》、第十三届全国人民代表大会第一次会议审议批准的国务院机构改革方案和国务院第一次常务会议审议通过的国务院直属特设机构、直属机构、办事机构、直属事业单位设置方案，组建国家医疗保障局。

一、组建目的和职责整合

建立全民医保制度的根本目的，就是要解除全体人民的疾病医疗后顾之忧。医疗保障是减轻群众就医负担、增进民生福祉、维护社会和谐稳定的重大制度安排，是国家治理体系的重要内容。为完善统一的城乡居民基本医疗保险制度和大病保险制度，不断提高医疗保障水平，确保医保资金合理使用、安全可控，统筹推进医疗、医保、医药"三医联动"改革，更好保障病有所医，将人力资源社会保障部的城镇职工和城镇居民基本医疗保险、生育保险职责，国家卫生和计划生育委员会的新型农村合作医疗职责，国家发展和改革委员会的药品和医疗服务价格管理职责，民政部的医疗救助职责整合，组建国家医疗保障局，作为国务院直属机构。主要职责是医疗保障制度建设、医保基金监督管理、医疗保障筹资和待遇政策、医药价格管理、药品和耗材的招标采购政策、医疗保障经办管理等。

二、领导班子及机构设置

5月24日，经中央批准，成立国家医疗保障局党组，胡静林同志任党组书记、局长，施子海、陈金甫、李滔（女）同志任党组成员。5月28日，国务院印发通知，任命胡静林为国家医疗保障局局长，施子海、陈金甫、李滔（女）为副局长。

5月31日，国家医疗保障局正式挂牌成立，设立综合组、人事组、三定组、业务组4个工作组。6月14日，调整为办公组、规划组、待遇组、医疗组、招采组、监管组、人事组7个工作组。

7月30日，中央办公厅、国务院办公厅印发通知，明确国家医疗保障局为国务院直属机构，副部级，设内设机构7个：办公室、规划财务和法规司、待遇保障司、医药服务管理司、医药价格和招标采购司、基金监管司、机关党委（人事司）。行政编制80名。

9月，经局党组研究决定，办公室设值班室、文秘督查处、政策研究处（改革办）、新闻办公室、国际合作处5个处室，规划财务和法规司不设处室建制，待遇保障司设综合处（长护办）、基本医疗保险与生育保险处、医疗救助与补充保险处（扶贫办）3个处室，医药服务管理司设综合处（医改协调处）、目录管理处、支付管理处3个处室，医药价格和招标采购司设医药价格处（综合与信息监测处）、招标采购处2个处室，基金监管司设基金监管一处、基金监管二处2个处室，机关党委（人事司）设机关党委办公室（机关纪委办公室）、人事处2个处室。

三、事业单位调整改革

2018年11月15日，中央编办批准设立国家医疗保障局医疗保障事业管理中心，核定财政补助事业编制22名；同时批准设立国家医疗保障局医药价格和招标采购指导中心，核定财政补助事业编制9名。2019年1月28日医疗保障事业管理中心正式被批复为参公事业单位。

四、干部调整配备落实到位

（一）顺利完成"三定"任务

2018年9月29日，向中央编办备案了《国家医疗保障局各司职能设置、内设处室和人员编制规定》，7个司级机构均按照1正2副司级领导职数配备，共设17个处室、24名处级领导职数。

（二）统筹调整配备干部

结合落实"三定"方案，完成发展改革委、民政部、人力资源社会保障部、卫生健康委等4部委25

名行政编制、22名事业编制、4名司级领导职数的划入,以及22名公务员、22名参公人员的转隶,择优选任7名司长和10名副司级干部。

(三)积极做好其他工作

制定《国家医疗保障局2019年干部教育培训计划》,组织了中国特色医疗保障制度培训班、国家医疗保障系统全面从严治党培训班、深度贫困地区医保服务能力建设培训班;制定《局机关借用人员工作管理办法》《局工作人员因私出国(境)管理暂行办法》,规范机关借用人员管理和因私出国(境)审批管理。做好机关和直属事业单位干部的职务级别工资、津贴补贴、自发项目核定,积极推进机关干部工资纳入财政统发工作,做好中管干部工资集中填报工作,顺利开展养老保险、职业年金缴费基数核定和按月征缴。同时,做好档案整理、公务员年度统计、机构编制实名制统计等工作。

2019年5月14日,根据民政部《社会团体业务主管单位变更通知书》(民社登2019第5009号),将中国医疗保险研究会业务主管单位由人力资源社会保障部变更为国家医疗保障局。

五、机关党建工作

(一)牢记根本属性,坚决做到"两个维护"

推进政治机关建设,认真组织传达学习习近平总书记重要讲话和指示批示,迅速组织传达学习全国组织工作会议、中央和国家机关政治建设推进会以及党建暨纪检工作会议等重要精神,局党组专题研究党的建设和意识形态工作,专题部署重要精神学习贯彻。深化理论武装,将学懂弄通做实习近平新时代中国特色社会主义思想作为首要政治任务,以局党组理论学习中心组带机关的形式推动集中学习向深向实,成立局青年理论学习小组,编印《国家医疗保障局党建知识应知必会手册》《国家医疗保障局主题教育百问百答》等辅导资料,组织系列主题党日活动。开展主题教育,紧扣抓思想认识到位、抓检视问题到位、抓整改落实到位、抓组织领导到位要求,做细实施方案,做好调查研究,做实专项整治,做精长效机制,相关工作和做法先后在中央电视台新闻联播、中央主题教育简报等进行报道或刊发。推进定点扶贫,确定定点帮扶甘肃省积石山县后,局党组迅速成立定点扶贫工作领导小组,第一时间赴积石山县开展脱贫攻坚调研,选派干部赴积石山县扶贫挂职工作,通过消费扶贫、产业扶贫、医疗扶贫、就业扶贫多措并举助力如期脱贫。开展疫情联防联控,将新冠疫情防控作为当期重要政治任务,研究制定《关于认真贯彻落实习近平总书记重要指示精神 为打赢疫情防控阻击战提供坚强政治保证的通知》,发动全系统党员干部守土有责、守土负责、守土尽责,坚决打赢疫情防控阻击战。

(二)履行党建专责,系统推动党建标准化规范化

推进党组织建设,及时成立临时党支部,在各临时工作组设立党小组,确保业务工作推进到哪里,党的建设就跟进到哪里;条件成熟后,迅速筹建成立直属机关党委和直属机关纪委,成立局党的建设工作领导小组、党风廉政建设和反腐败工作领导小组,在各司(室)和局属事业单位成立党支部,在符合条件的党支部设立党小组。完善制度机制,制定《局党组工作规则》《局党组关于贯彻落实〈中共中央关于加强党的政治建设的意见〉的措施》《局党组关于贯彻落实全面从严治党要求的实施意见》等重要制度,强化管党治党约束,落实全面从严治党主体责任。抓实支部建设,组织基层党组织建设状况大调研,印发局基层党组织建设质量提升三年行动计划和党支部标准化规范化建设试点实施方案,督导各基层党支部规范开展组织生活,鼓励各基层党支部结合自身实际,自主开展特色党建活动。做好群团工作,成立直属机关工会,多次组织召开青年干部座谈会、党员代表座谈会和地方医保系统代表座谈会,畅通沟通渠道,切实解决党员干部急难愁盼问题。组织开展青年党员演讲比赛、职工摄影作品征集、健身广播操等职工喜闻乐见的活动,营造团结和谐、严肃活泼、积极向上的机关氛围。对生育子女、家庭发生变故、到基层挂职的干部职工进行走访慰问,体现组织关怀。

(三)持续正风肃纪,不断强化日常监管

完善制度建设,制定贯彻落实中央八项规定精神加强作风建设的实施办法、党风廉政建设主体责任实施意见、领导干部插手干预重大事项记录制度、局工作人员十条禁令、信访举报受理处置办法等制度,切实用制度管人管权管事。狠抓关键环节,认真整改驻委纪检监察组反馈的问题,针对重要时点、重大事项、重要岗位、重点人员等发放廉政提醒函,与支部书记谈话提醒,提出明确要求。层层压实责任,召开全国医疗保障系统党风廉政建设和反腐败工作会议,把"新衙门成为清衙门"的压力

传导到医疗保障全系统，督导局内各单位积极主动接受纪检监督。强化日常监管，开展集体廉政警示教育，建立健全处级以下党员廉政档案并动态更新，抓好信访举报、线索处置、纪律审查等工作。开展专项整治。认真开展漠视侵害群众利益问题专项整治工作，中央电视台、中央纪委国家监委网站6次报道或刊发我局在医疗保障扶贫、医保药品目录调整、打击欺诈骗保等方面的成效，取得了良好的社会反响。抓好集中整治，集中整治领导干部利用特殊资源谋取私利问题，认真研究梳理、深入排查摸底本单位名贵特产类特殊资源、公共资源的种类，逐条逐项列出清单，建立健全相关制度规定；集中整治形式主义官僚主义，采取个别访谈、测试、问卷调查等形式，深入党支部进行调研摸底，剖析危害根源，确保精准施治。

医疗保障经办管理服务工作

国家医保局成立以来，持续推动医疗保障经办管理服务体系建设，推进全民参保，优化经办服务，加快异地就医直接结算，推进行风建设，配合做好基金监管工作，不断提升医保管理服务水平。

一、推动经办管理服务体系建设

（一）指导地方加快经办管理服务体系建设

赴部分省份开展专题调研，调查了解全国经办机构情况。争取地方政府支持，指导各省级医保部门加快整合城乡居民医保经办管理服务体系，建立统一的医保经办管理服务体制机制，确保在最短时间内实现机构、编制和人员的到位。对个别未实现划转医保经办部门的，要求明确经办主要负责人和相应职责分工，保证经办服务有序进行。

（二）集中整治拖欠定点医药机构医保费用

根据国务院“互联网＋督查”提供的问题线索，指导和督办云南、内蒙古、河南部分地区拖欠定点医药机构医保费用整改工作，对通报省市进行约谈，实地进行督查，及时报送整改情况，并借助中央媒体将处理情况向社会公布。印发《关于开展专项整治拖欠定点医药机构医保费用行动的通知》，向全系统通报拖欠费用情况，要求各地开展自查彻底清理拖欠医保费用问题。

二、推进全民参保工作

（一）全面推进全民参保

印发《国家医疗保障局关于做好 2019 年基本医疗保险参保和征缴工作的通知》，要求各级医保部门按照兜底线、织密网、建机制的要求，推动建立多层次医疗保障体系，参保覆盖面稳定在 95％以上。根据各地上报医保联网监测数据，与国务院扶贫办建档立卡贫困人口数据比对，建立未参保贫困人口库，督促各地逐人核实，努力实现农村贫困人口参保全覆盖。

（二）强化医保统计制度建设

研究印发统计工作实施方案和通知，理顺统计工作职责和重点。开展《医疗保障统计调查制度（试行）》修订工作，对报表内容、指标解释等内容进行完善。组织编印《2018 年医疗保障运行报告》，为完善医保政策决策提供支撑。定期会审汇总统计月报、季报，通报医保运行情况，挂网公开相关数据。组织编写 2018 年度医疗保障事业发展公报，及时向社会公开。

（三）协助做好基金征缴工作

召开部分省份医保征管座谈会，摸清医保征管职责划转现状、底数及问题，形成《关于医保费征管职责划转有关情况的报告》。加强与相关部门的沟通配合，研究解决相关职责划转中产生的重点、难点问题。与国家税务总局联合下发《关于开展医保费收入数据交换和比对分析的通知》，定期交换有关数据信息，进一步做好医保收入核算和统计分析。

三、优化医保服务，推进跨省异地就医结算

（一）规范经办服务，清理政务服务事项

指导各地医疗保障部门对辖区内医保政务服务事项进行全面梳理，归集形成省级政务服务事项清单，明确省、市、县三级办理层级。在此基础上，按照服务效率最高、所需材料最少、办理时限最短、办事流程最简的原则，研究制定《全国医疗保障政务服务事项清单》，统一规范全国通用的政务服务事项名称、事项编码、所需材料、办理时限、办理环节。

（二）落实完善跨省异地就医直接结算政策

会同财政部印发《关于切实做好 2019 年跨省异地就医住院费用直接结算工作的通知》，明确要求各统筹区全面梳理歧视性规定，将不同投资主体、经营性质的医保定点医疗机构按规定一视同仁纳入跨省定点医疗机构范围。组织开展全国范围的交叉调研，督促政策落实落细。

（三）扩大跨省定点医院覆盖范围

督促各地扩大跨省定点医院范围，全国 85％以上三级定点医院、50％以上二级定点医院、10％以

上其他定点医院接入国家异地就医结算系统，基本满足跨省异地就医住院直接结算需求。

(四)规范异地备案管理

不断完善备案管理政策，督促各地积极落实直接结算备案“三个一批”政策，落实直接备案到就医地的政策，取消不合理证明盖章事项，拓展备案渠道。印发《关于建立基本医疗保险跨省异地就医结算业务协同管理工作机制的通知》，同步开发上线国家医保异地备案小程序，完善国家异地就医结算系统功能，推进全国统一线上备案、费用协查、问题协同、信息共享等工作。

四、不断推进行风建设

(一)建立健全工作机制，统筹部署开展专项整治

成立加强行风建设工作领导小组，负责统筹推进系统行风建设有关工作。专题研究行风建设工作安排，印发《国家医疗保障局关于加强医疗保障系统行风建设的通知》，指导部署全国医疗保障部门深入开展好漠视侵害群众利益问题专项整治，减少证明材料和手续，优化规范服务流程，创新服务方式，创建优质服务窗口，打造群众满意的医疗保障服务。

(二)建立激励约束机制，开展行风建设专项评价

研究制定《关于开展医疗保障系统行风建设专项评价工作的通知》，通过综合评定、体验式评价和调查问卷等方式，对各省行风建设情况进行专项评价，通报评价结果，不断促进医疗保障服务质量和群众满意度的提升。

(三)加强行风建设宣传

建立行风建设材料报送联络机制，编写《全国医保行风建设政策和地方经验汇编》。在《中国医疗保险》杂志社公众号开辟行风建设专栏，集中宣传各地医疗保障行风建设的好做法、好经验。中央纪委国家监委网站专门刊登《管好你的救命钱，国家医保局出手了》的文章，介绍全国医疗保障系统提高服务、改进作风、落实医保行风问题专项整治工作开展情况。

综合管理工作

2018 年至 2019 年，全面加强统筹协调，建立健全办公制度机制，强化督办落实，加强新闻宣传和政务信息报送，积极推进国际交流合作。

一、加强机关办公内部制度建设

2018—2019 年是机关建章立制，不断规范运行的关键年度，共制定出台相关制度规定近 70 项，有力支撑了机关有序、高效运行。一是建立工作规则。制定局党组工作规则和局工作规则，以及公文档案、督查督办、会议管理、调查研究、请假报告、专家库管理、课题管理等制度规定，搭建机关顶层设计和运行基础。二是保障安全运转。制定保密、信访、安全、出入管理等制度规定，强化值班值守和应急处置能力，维护机关运转和人员安全。三是规范财务管理。制定预算执行、财务报销、差旅费管理、内部审计等制度规定，进一步严明财经纪律，提高资金使用效益。四是加强宣传和外事管理。制定新闻宣传、政府信息公开、外事工作管理等制度规定，规范和强化新闻宣传和对外公共关系，加强外事及出国境管理。五是强化服务保障。制定公务用车等制度规定，做好机关基本服务保障。

二、充分发挥督查督办作用

建立健全督查督办制度机制，充分发挥督查利器作用，推动我局督查工作科学化、规范化、制度化，进一步提高工作效率。一是建立督办台账，强化两级督办机制，建立督查联络员制度，定期通报办理进展，确保党中央、国务院重大决策部署及各项改革任务落地见效。专题报告落实习近平总书记重要指示批示情况，以及重大改革任务推进落实情况。二是助力国务院第五次大督查，将实地督查中发现的涉及医保领域的问题，作为重点督办事项，专门印发督办通知，明确办理要求，确保得到妥善处理。对转交的网民留言和来信，逐项(件)甄别、梳理分解任务，及时报告分类处理情况。三是做好国务院“互联网＋督查”平台留言办理，2019 年共收到留言 201 条，并给予及时办理反馈。制定留言办理流程图，实行“一图通办”，建立工作台账，定期督办落实。针对反映的医保部门拖欠定点零售药店医保费用问题，在全系统开展清查整改，并建立常态化监督机制，着力解决平台留言反映的突出问题。

三、强化新闻宣传和政府信息公开

制定相关制度规定，规范新闻宣传和公共关系工作，指导年度的新闻工作开展。建立与中宣部、中央网信办、国办政务公开办、广大媒体和医保专家的联系机制。组织建设局官方网站和微信公众号，使其成为医保局对外宣传的主要渠道。利用“两会部长通道”解读宣传相关政策措施。2018—2019 年，针对重大政策出台，局领导 8 次出席国务院政策吹风会；共组织 6 次政策发布会、吹风会、媒体见面会，特别是针对医保药品目录调整召开新闻发布会，邀请 55 家媒体报道宣传，“灵魂砍价”短片网络点击量达 4.3 亿次，社会评价积极正面。

建立完善信息公开体制机制。在门户网站公开部门规章、规范性文件、建议提案答复等，并配套发布政策解读宣传文稿。及时处理有关政府信息申请事项，按时公布我局政府信息公开工作年度报告。制作医保宣传片、动画片，编制《医保政策问答手册》，通过多种形式解答老百姓最关心的问题，进一步提升医保政策透明度和政府公信力。组织全国医保系统新闻宣传和政府信息工作培训，提升全系统的业务工作能力。组织开展全国医保系统 LOGO 有奖征集活动，共征集 800 余件作品，收集网上投票 70 万张，评选出 14 件获奖作品。确定并公布医保系统 LOGO，进一步提高了社会关注度和医保系统形象。

四、规范和加强政务信息报送

向党中央、国务院累计报送信息 115 篇，着手编发《医保工作动态》。一是落实请示报告制度。明确政务信息报送是贯彻落实请示报告制度的重要方式，督促协调局内各单位向党中央、国务院报送重大情况报告和重要信息简报。二是把握工作方向。聚焦医保领域客观事实、群众诉求、改革要求，突出重点工作，挖掘典型经验，积极反映问题，提出政策建议，不断提高信息报送准确性、及时性、实用性。三是完善工作机制。清理规范信息类简报，初步形成统筹协作联动的工作态势。四是抓好培训学习。组织全系统培训班，交流工作经验，培训政务信息采编要求与方法技巧。定期组织信息学习交流，为地方提供参照，实现信息增值。

五、积极推动国际交流合作

2018—2019年，国家医疗保障局积极开拓与有关国家和国际组织的交流渠道，开发合作项目，国际交流合作取得初步进展。一是接待重要来访。共接待45个批次来访，包括世界卫生组织荣誉总干事冯陈富珍、英国卫生大臣马特·汉考克（Matt Hancock）、世界银行行长金墉（Jim Yong Kim）、国际社会保障协会秘书长康克乐伍斯基（Hans－Horst Konkolewsky）、丹麦驻华大使戴世阁（Anders Carsten Damsgaard）、韩国医疗保险审查和评估组织（HIRA）代表团、盖茨基金会代表团等。二是派团交流学习。先后共派出22批出访团组参加国际会议、学习培训、考察交流，包括赴韩国和加拿大的医疗保障高层访问团、赴丹麦和芬兰的医疗保障工作交流团、赴印度的社保协定第一轮谈判团、赴德国和瑞士的基本医疗保障立法研究团等。学习借鉴国际成功经验做法，宣传中国医保制度。三是交流合作活动。局领导应邀参加博鳌亚洲论坛全球健康论坛第一次大会。举办医疗保障制度国际经验交流会，以“基于价值的医保战略性购买”为主题，邀请中外医疗保障领域知名专家学者进行专题研讨。与哈佛大学、世界银行联合举办首期卫生筹资旗舰培训班，有关专家围绕医疗保障总体制度和医保支付方式改革进行系统授课。参加世界银行和世界卫生组织在华举办的“中国深化医改三方评估咨询会”“‘十四五’医疗保障发展规划会议”“海南重构以健康为中心的医疗卫生服务体系项目研讨会”等会议。

科研与学术工作

一、学术机构建设

一是完成了中国医疗保险研究会(以下简称研究会)的接收工作。在民政部门完成研究会主管单位变更登记。全面调整研究会的工作模式和管理方式。成立换届筹备工作组,拟定 2020 年完成换届工作。

二是和首都医科大学(以下简称首医)共同设立首都医科大学国家医疗保障研究院(以下简称研究院)。研究院是国家医保局和首医共同设立和管理的独立非法人学术平台,为我局提供决策咨询和专业支撑,助推首医相关学科建设,打造医保领域国家级智库。主要承担医保政策研究、制度建设、行业服务、监管支撑、学科建设、医保专业人才联合培养等工作。研究院实行院长负责制,建立院务会制度,负责院内重大事项决策。研究院设立 10 个研究和管理性处室。研究室设置与局内各单位相对应,承接科研课题、重大改革专项研究及监测评价等任务。

二、推进医保制度和政策研究

研究会接受局内单位委托或自主开展医保制度和政策研究。一是开展并完成"完善生育保险政策措施研究""规范大病保险委托商保承办研究""统筹完善城乡居民基本医保和大病保险筹资与待遇调整机制研究""医疗保障经办管理服务专项研究"等项目。二是启动"门诊慢性病保障政策与管理研究"项目。三是完成"中国经济发展走势对医疗保险的影响研究""医疗保险与医疗救助的衔接研究""建立更加公平、可持续的医疗保险制度研究"等自主科研项目的结题总结。四是继续开展"世界主要国家和地区医保制度改革研究"长期研究项目,规划出版《部分国家(地区)最新医疗保障改革研究(2018 年报告)》,包括 9 个国家和地区的长期护理制度现状及改革动向。五是印刷出版《医疗保险智能监控指南》一书。

研究院成立后承担多项局内单位委托的课题和专项任务。一是开展课题研究。启动国家医保局委托的"DRG 付费国家试点监测与评估""国家医疗保障按病种分值付费技术规范""医疗服务价格制定和调整操作手册""医保基金及专项资金绩效评价"等 7 项课题研究。二是承担专项任务。撰写《医保基金监管信用评价指标体系操作手册》《4+7 个别药品采购量分析报告》等专项报告。三是研究成果得到肯定和应用。完成的首项成果《2019 年度 DRG 付费国家试点进展监测评估报告》在全国医疗保障工作会议上印发,编撰的《医疗服务价格制定和调整操作手册》为医疗服务价格动态调整提供了专业指导和实用工具。

三、开展医保数据分析研究

研究会根据既往研究基础,开展数据分析研究。一是在 2018 年度参保人员药品、医疗服务项目利用情况分析基础上,向国家医保局提交《基本医保患者高值医用耗材服务利用情况》《医疗机构医用耗材加成情况分析》《高血压和糖尿病患者居民医保门诊用药保证政策研究》3 份报告。二是完成疾病诊断相关分组(DRGs)标准体系建设研究报告。

四、开展学术交流

研究会按照既往惯例开展了一系列学术交流活动。一是召集全国各省市医保研究(学、协会)召开 2019 年医保研究工作会议。二是完成 2018 年度医疗保险优秀论文评选。三是完成《中国医疗保险研究动态资讯》按期编辑工作。四是召开了第 3 期"医疗保险治理能力提升研讨会"。

五、做好医保相关宣传工作

研究会所属《中国医疗保险》杂志社按期编印《中国医疗保险》学术期刊,圆满完成 2019 年发行任务。在杂志和新媒体开设"壮丽 70 年 奋斗新时代"栏目。汇集调研采访的相关成果出版《中国医保改革与发展》一书。强化微信公众号推送能力,积极宣传报道医保、医改重大政策和事件,全年共计发表原创文章 350 余篇,关注人数突破 40 万人。完成了国家医保局委托的系列宣传服务项目。

地方医疗保障工作

北京市

工作综述

2018—2019年，北京市各级医疗保障部门全力推进构建以基本性、普惠性、兜底线为主线，与首都功能相匹配、与人民需要相一致的首都医疗保障制度体系，逐步规划出首都医疗保障事业近期高质量发展路径。截至2019年底，全市基本医保参保2082.66万人，生育保险参保1164.44万人。2019年全市医保基金（含生育保险）总收入1553.64亿元、医保基金（含生育保险）总支出1320亿元，医保统筹基金（含生育保险）累计结存1108.79亿元。

一、完成机构改革

2018年11月30日，新组建的北京市医疗保障局正式以新机构名义对外履行职责。2019年一季度，市辖16个区医保局挂牌组建，基本完成与相关部门的职责和人员划转。2019年12月，将原承担城乡居民医保管理服务职能的市新型农村合作医疗服务管理中心更名为市城乡居民基本医疗保障研究中心，负责本市城乡居民基本医疗保障方面重点课题的调查研究工作。2019年9月，在市级层面组建医疗保障执法总队，承担全市医疗保障行政执法工作。

二、完善医疗保障制度体系

一是推进生育保险和职工基本医疗保险合并实施。2019年12月，北京市医保局发布《北京市生育保险和职工基本医疗保险合并实施意见》，提出“两险”实现参保同步登记、基金合并运行、征缴管理一致、监督管理统一、经办服务一体化，确保职工生育保险待遇，确保制度可持续。

二是调整城乡居民筹资政策。2019年城乡老年人和学生儿童个人缴费180元/年，劳动年龄内居民300元/年，三类人员人均财政补助1430元/年。

三是完善筹资待遇保障措施。出台多项医疗保障配套政策，最大程度减轻群众医药费负担。2019年，将城镇职工、城乡居民医保住院报销封顶线由30万元、20万元分别提高至50万元、25万元；对本市最低生活保障人员、生活困难补助人员和低收入救助人员等社会救助对象的医疗救助，门诊、住院、重大疾病全年救助封顶线分别由6000元、6万元和12万元提高到8000元、8万元和16万元。

三、扎实推进药品耗材采购

一是推进“4＋7”集采药品落地。与国家工作方案对标对表，于2018年12月10日成立北京市贯彻落实国家药品集中采购和使用试点工作小组，梳理试点工作重点任务清单，于2019年3月7日出台《北京市落实国家药品集中采购和使用试点工作实施方案》，制定六项具体措施及多部门联合考核指标体系。市公立医疗机构于2019年3月23日全面执行第一批国家药品集中采购中选结果，中选药品平均降幅52%，最高降幅达到96%。截至2019年底，累计发送中选药品订单27万笔，采购数量达5.7亿（片/粒/支），承担带量采购任务的医疗机构完成试点总任务量的150%，惠及患者超过300万人，同比节省药品费用超过15亿元。

二是推进京津冀第一批联合采购医用耗材落地。2018年6月，北京市开始执行京津冀第一批医用耗材联合采购结果，共涉及3万余个产品，价格平均下降15%，一年可节省耗材费用5.5亿元。

三是扎实推进药品阳光采购工作。为进一步完善本市药品阳光采购机制，2019年9月5日印发了《关于药品阳光采购实行动态调整机制等有关问题的通知》，定期开展北京市阳光采购药品品种和价格动态调整工作，确保创新药品及时纳入采购平台，北京市药品价格始终处于全国较低水平。加强对医疗机构药品阳光采购工作的监测和网采数据分析。通过做好融合数据资源，探索药品采购平台和医保报销系统的数据对接。

四、加强医保基金监管

2018 年 9 月，市人社局、卫生健康委、公安局、食药监局、中医药管理局联合印发《关于落实国家开展打击欺诈骗取医疗保障基金专项行动的通知》，开展打击欺诈骗取医疗保障基金专项行动。同年 11 月，按照《关于开展打击欺诈骗取医疗保障基金专项行动自查工作回头看的通知》(国医保电〔2018〕12 号)和市委市政府要求，开展"回头看"工作。2018 年共追回违规费用 500.6 万元，处理违规定点医药机构 42 家。

2019 年 3 月，市医疗保障局印发《北京市 2019 年开展打击欺诈骗取医疗保障基金专项工作方案》，提出严厉打击医疗保障领域违法违规和欺诈骗保行为，推进医保基金监督管理法制建设，构建多部门联动机制，健全医保基金监管长效工作机制。通过"六个一批"，持续高压震慑，巩固打击实效；通过开展定点医疗机构专项治理工作，拒付和追回不合规基金支出 3000 余万元；通过与市公安局建立协作机制，先后破获欺诈骗保案件 47 起，打掉犯罪团伙 12 个，刑事拘留违法犯罪嫌疑人 112 人。同时，推动智能监控增值提效，提高基金风险防控水平。2018—2019 年通过日常监管和开展打击欺诈骗保专项行动，共对 18473 名违规参保人员进行处理，移送公安机关 114 人，追回个人及定点医疗机构违规费用 2213.13 万元。

五、推进长期护理保险制度试点

自 2018 年 4 月起，石景山区开展政策性长期护理保险试点。初步建立了包括试点方案、实施细则、配套管理办法、待遇支付在内的政策体系以及护理需求认定、护理人员服务质量评价、协议管理和费用结算办法在内的长期护理保险管理服务规范和运行机制。截至 2019 年底，石景山区在三个街道全面推开长期护理保险试点工作，累计共有 268 人享受长护险待遇，基金累计支付 471 万元，平均报销比例为 70%左右。

六、推进支付方式改革

一是推进住院以 DRG 为主的支付方式改革，探索完善多元化、复合式医保付费体系。按照国家医疗保障局和北京市政府要求，制定并发布国家医保 CHS－DRG 核心组的 ADRG 分组方案。2018 年，在全市 36 家三级综合医院开展 312 组 DRGs 收付费模拟运行，达到了"试政策、试流程、试系统"的预期目标。

二是积极推进单病种付费、定额付费等医保支付方式改革，对出入院标准明确、诊疗技术成熟的常见病、多发病实行单病种付费。

三是创新精神病住院支付方式，实行急慢分管的复合式支付方式。在社区卫生服务机构探索对门诊糖尿病、高血压两种慢病实行按人头付费，形成初步实施方案。

七、调整完善医保药品目录

探索建立药品目录动态管理机制，以突出基本保障为重点，将更多救命救急药品纳入基本医疗保险报销范围。市医疗保障局会同相关部门梳理研判，制定目录调整工作方案，发布医保药品报销范围调整结果，将国家增加的 227 种常规准入品种及谈判成功的 70 种药品全部纳入北京市医保药品目录。

八、做好困难人员医保精准帮扶

确保困难人员基本医疗保险应保尽保，对 13 类困难人员参加城乡居民医保个人缴费部分予以补贴，梳理困难人员参保信息，重点与市农业农村局精准对接、精准帮扶，顺利完成 796 名城乡居民医保应参未参低收入人口的参保帮扶工作。实施对困难人员大病保险倾斜政策，对城乡居民医保参保人中的低保、低收入、特困、低收入农户四类困难人员的大病保险起付标准减半，报销比例分别提高 5 个百分点。截至 2019 年底，共惠及全市困难人员 2820 人，补助资金 2736 万元。组织完成城市特困职工一次性医疗救助、社会救助对象和因病致贫家庭的医疗救助工作。协调市财政局划拨救助资金 5095 万元，救助 2410 名特困职工。根据《中共中央办公厅 国务院办公厅印发〈关于解决部分退役士兵社会保险问题的意见〉的通知》要求，落实部分未参保或参保中断退役士兵基本医疗保险参保、补缴相关工作。

九、推进跨省异地就医住院费用直接结算

完善和优化市异地就医结算信息系统，根据系统实际运行出现的问题，及时研提新的系统需求，提高直接结算成功率。稳步推进跨省异地就医住院费用直接结算，联动天津、河北实施京津冀门诊

费用直接结算。2019年12月25日至12月30日，北京协和医院等7家首批试点医疗机构，联合进行全业务链条真卡联调测试工作，京津冀依托国家异地就医结算系统实现跨省异地就医门诊费用直接结算。

十、加强医疗保障领域法制建设

一是建立健全行政规范性文件合法性审查及备案办法、法律顾问工作规则、领导干部学法、法规规章草案起草、行政复议和诉讼工作程序、公平竞争审查等6项法制工作制度，完善相关工作机制。

二是开展重大政策措施及规范性文件的合法性审查和公平竞争审查工作。

三是牵头厘清市医疗保障局权力清单事项，梳理权力清单事项共16项并公布。同时，梳理了15项行政处罚职权事项待执法机构正式组建后确认。此外，还组织协调推进医疗保障基金立法工作。

重要活动

2018年

北京市医疗保障局组建。11月30日，北京市医疗保障局组建，正式以新机构名义对外履行职责。于鲁明任市医疗保障局局长，于学强任党组书记。

2019年

1. 北京市政府领导到市医疗保障局调研指导工作。1月9日下午，副市长卢彦赴市医疗保障局调研指导工作，并主持召开座谈会。市医疗保障局局长于鲁明汇报了市医保局2019年的重点工作计划。市医疗保障局党组书记于学强，机关和所属事业单位相关负责同志参加调研座谈。

2. 市医疗保障局召开打击欺诈骗保专项工作会，启动集中宣传月活动。4月18日，市医疗保障局联合其他部门召开2019年打击欺诈骗保专项工作启动会，对2018年打击欺诈骗保专项行动进行总结，部署2019年打击欺诈骗保专项工作。

3. 市医疗保障工作会议召开。5月6日，2019年市医疗保障工作会议在市政务服务中心召开。这是市区两级医疗保障部门组建后召开的首次全市医疗保障工作会议。副市长卢彦出席会议并讲话。市医疗保障局局长于鲁明作工作报告。

4. 市领导调研医保基金监管工作。5月7日上午，市委副书记、市长陈吉宁赴海淀区调研医保基金监管工作，强调确保医保资金安全、有效、可持续运行。

5. 2020年城乡居民医保集中参保工作部署会召开。11月7日，市医疗保障局召开2020年城乡居民医保集中参保工作动员部署会，部署本市2020年城乡居民医保集中参保工作。副市长卢彦出席会议并讲话。

典型案例

案例一：承接国家技术任务　稳步推进CHS－DRG付费改革

2019年，国家医疗保障局启动了DRG付费国家试点工作，与北京市政府签订《关于建立完善疾病诊断相关分组付费技术标准和维护机制的合作备忘录》，国家医疗保障局会同北京市人民政府成立DRG付费国家试点协调工作小组，并将DRG付费国家试点技术指导组设在北京市医疗保障局，承担全国技术标准制定、维护、培训等相关工作。技术指导组自成立以来，按照国家统一部署要求，完成了一系列工作任务，推动DRG付费改革。

一、编制疾病诊断相关分组(DRG)付费国家试点技术规范和分组方案

2019 年 10 月,技术指导组编制了《国家医疗保障 DRG 分组与付费技术规范》(以下简称《技术规范》)和《国家医疗保障 DRG(CHS－DRG)分组方案》(以下简称《分组方案》)两个技术标准。其中,《技术规范》对 DRG 分组的基本原理、适用范围、名词定义,以及数据要求、数据质控、标准化上传规范、分组策略与原则、权重与费率确定方法等进行了规范。《分组方案》明确了国家医疗保障疾病诊断相关分组(CHS－DRG)是全国医疗保障部门开展 DRG 付费工作的统一标准,包括 26 个主要诊断大类、376 个 ADRG 组,其中 167 个外科手术操作 ADRG 组、22 个非手术操作 ADRG 组和 187 个内科诊断 ADRG 组。

CHS－DRG 具有权威性高、兼容性强、实用性强的特点,是由国内研究 DRG 方面的知名专家,以国家医保版疾病诊断和手术操作编码为基础,融合当前主流 DRG 版本的优点形成的。《技术规范》和《分组方案》是在国家统一指导下制定的权威、专业性文件,形成了国家医保 DRG(CHS－DRG)的基本遵循。要求各试点城市按照统一的技术规范和分组方案开展有关工作,打造试点"一盘棋",精准"本地化",使 CHS－DRG 成为国家医保领域的"通用语言"。

二、启动 DRG 分组临床论证工作

2019 年 12 月 17 日,技术指导组在北京启动 DRG 分组临床论证工作,中华医学会推荐的 31 个分会 44 名主委、副主委,29 名常务委员、150 余名各专业委员和来自全国各地的医疗卫生行业专家参加,正式拉开了 CHS－DRG 分组方案临床论证、细分完善的序幕,为保证分组方案科学合理、契合临床发展规律,充分尊重临床诊疗现状,体现临床特点,注重与临床衔接和平衡,本次论证工作特邀请中华医学会各相关专业分会主任委员和副主任委员任组长,其他临床专家全面深度参与,对 CHS－DRG 细分组立体解剖、科学论证。通过此次临床论证,将有力推动 CHS－DRG 细分组在医疗和医保领域内同时聚焦在某一诊断和治疗过程,实现医保、临床、患者三者利益关系和核心价值趋同,也充分体现了医保工作对医学规律和临床实践的充分尊重,展现了新时代医疗、医保、医药"三医联动"的新风貌。

案例二:多部门多维度构建药品集采综合考评体系

为推进医疗、医保、医药"三医联动"改革,进一步发挥医药产品采购在深化医药服务供给侧改革中的引领作用,北京市积极参加国家组织药品集中采购和使用试点(简称"4＋7"集采)工作,并顺利完成专项基金结余拨付。

一、"4＋7"集采取得积极成果

本轮集采共有 16 家企业 25 个药品中选,平均降幅 52%,最高降幅达到 96%。自 2019 年 3 月 23 日全面执行国家药品集中采购中标结果以来,北京市医疗机构累计发送中选药品订单 27 万笔,采购数量达 5.7 亿(片/粒/支),不仅完成试点总任务量的 160%,实现了医保基金节约及患者费用负担大幅减轻,还通过科学配套医保基金结余留用政策,激发了医疗机构遴选中选产品及教育引导患者使用中选药品的积极性。

二、多部门、多维度构建考评体系

在前期制定医保基金结余留用政策时,市多部门形成政策合力,联动卫健、药监、市委网信办等部门,形成了"基金提前预付、激励约束并存、年终综合考评"的一体化工作原则,即在确保医疗机构和医务人员切实享受到改革红利的前提下,通过实施激励和约束双向机制,以"完成任务、培训教育、配备使用、按时还款、患者投诉、舆情事件"六个考评维度,最终促进实现患者、医保、医院、企业四方协调平衡发展。

三、完成基金拨付工作

按照前期政策设计,北京市已对承担第一批集采任务的 1460 家医疗机构进行多部门综合考核并完成 8.2 亿元基金拨付。此次专项基金拨付充分体现了医保指挥棒和鼓励者作用,考核合格的医疗机构,集采专项结余全部返还,进一步支持了医疗机

构健康发展。

在对第一批集采试点工作进行经验总结和政策效果评估的基础上，北京市仍将继续贯彻落实国家医保局各项改革举措，大胆创新、勇于担当，充分协调好医保基金可持续发展、群众切身受益、医疗机构健康发展及促进产业调整升级等多方关系。

案例三：协同联动推进医疗服务价格改革

2019 年，为巩固前期医药分开综合改革成果，助推医改进一步深化，市委、市政府决定进一步开展以取消医用耗材加成、同步规范调整 6621 项医疗服务价格项目为核心政策的医耗联动综合改革。

一、取消耗材加成，进一步体现医务人员劳动价值

此次改革取消了医疗机构医用耗材加价政策，实行“一降低、一提升 、一取消、一采购、一改善”的“五个一”联动，即在取消耗材加成的同时，降低大型仪器设备开展的检验项目价格，提升中医、病理、精神、康复、手术等体现医务人员劳动价值的项目价格，实施医用耗材联合采购和药品带量采购。通过改革，降低资源消耗性项目价格，提高脑力、体力投入较大的项目价格，进一步体现医务人员劳动价值。

二、协同联动，充分发挥医保政策合力

为让群众更有获得感，配套出台医保报销和医疗救助政策，将符合规定的医疗服务项目纳入基本医保报销范围。提高城镇职工和城乡居民住院报销封顶线，分别由 30 万元和 20 万元提高到 50 万元和 25 万元。城乡居民医保参保人员中四类困难人员，大病保险起付线降低 50%，报销比例分别提高 5 个百分点。城乡居民最低生活保障和生活困难补助人员、城乡低收入救助人员等社会救助对象医疗救助的门诊、住院、重大疾病全年救助封顶线分别由 6000 元、6 万元和 12 万元提高到 8000 元、8 万元和 16 万元。对精神病患者这一特殊群体，不增加住院个人支付费用，改革增支部分由医保基金承担，为改革平稳落地实施提供了坚实保障。

三、积极做好动员部署，市区两级多部门协同发力

市、区两级医保部门充分发挥各级党支部战斗堡垒作用，先后制定出台价格、支付等 7 项主要政策文件，以及信息、培训等 7 个专项工作方案，并组织开展局内各处室和中心、各区医保局、各有关医疗机构、12345 非紧急救助服务中心等多场政策解读培训并录制了培训光盘，推进医疗服务价格改革顺利落地。市、区医保局持续开展督导检查，累计派出 602 个现场督导组，对 2849 家次定点医疗机构进行督导，市区两级信息沟通反馈及时畅通，各区医保局快速响应市级文件、口径，及时反馈辖区医疗机构意见建议，有力保障改革平稳推进。

从规范调整的医疗服务价格项目数量看，此次改革是本市 20 年来进行的最大规模的调整。市医疗机构全面结束了通过销售药品和耗材赚取收入、补偿运行的历史，巩固完善了医疗机构科学补偿新机制。改革后北京市新的医疗服务价格项目框架初步形成，提人力、降物耗、补短板的结构优化模式初步建立，为后续研究建立医疗服务价格动态调整机制奠定了基础。

天 津 市

工作综述

天津市医疗保障局于2018年11月30日挂牌成立，2019年各区医疗保障局相继挂牌成立。截至2019年底，全市基本医保参保1136.98万人。其中，城镇职工医保参保595.04万人，城乡居民医保参保541.94万人。2019年医保基金总收入392.22亿元，总支出351.51亿元，累计结存377.98亿元。

一、医疗保障制度体系建设

全面梳理规范医保定点管理、目录管理、总额管理、招标及挂网采购、价格管理、支付管理和监督管理等各项职能，构建起全新的管理模式、工作体系和制度规范。认真落实民心工程医保项目，城镇职工医保、城乡居民医保门诊报销限额分别由6500元、3500元提高到7500元、4000元；职工医保住院报销限额由35万元提高到45万元，居民医保住院报销比例提高5个百分点。建立职工大病保险制度，将580万职工纳入大病保障范围，降低大病保险起付线，提高大病保险报销比例，实现大病保险制度全覆盖。实施医保扶贫三年行动计划，贫困人口大病保险报销额度由30万元提高到35万元，起付标准由2万元下调为1.5万元，报销比例提高5个百分点。各项惠民举措累计减轻群众医疗费用负担约15亿元。

坚持精准保障，将36种国家谈判的特效药、靶向药纳入医保报销；将群众反映突出、医疗负担重的部分重特大疾病纳入保障范围。组织实施医疗救助工作，资助参保29.3万人，确保不落一人、不落一户，并通过门诊救助、住院救助、重特大疾病救助等方式共计支出医疗救助资金6.13亿元。推进生育保险和职工基本医疗保险合并实施，强化基金共济能力；完善糖尿病、高血压门诊用药保障机制，切实降低患者费用负担；落实退役军人医保政策，实现参保连续、待遇稳定；推进国有企业退休人员社会化管理，确保平稳衔接。

二、京津冀医疗保障协同发展

牵头签署合作协议。主动加强与北京、河北医疗保障部门的沟通协调，促成三地政府在津签署《京津冀医疗保障协同发展合作协议》，围绕定点信息互认、异地就医、联合招标采购和医保协同监管等工作开展合作。

启动医用耗材跨区域联合带量采购。联合三地医疗保障局在津签订《京津冀药品医用耗材集中采购合作框架协议》，启动人工晶体类眼科耗材联合带量采购，打造了全国第一家跨省带量采购区域联盟，辽宁、吉林、黑龙江、山西、内蒙古、山东等地积极跟进，形成了“3＋N”采购联盟新模式。

推进京津冀门诊费用跨省直接结算。搭建跨省门诊费用直接结算平台，打通京津冀门诊费用直接结算网络，制定经办业务办理流程，推进京津冀门诊费用直接结算工作取得突破性进展。

三、医药服务供给侧改革

对接国家2019版药品目录，将2709个国家常规准入药品和国家谈判药品纳入天津市医保药品目录，新增国家准入药品297个，剔除药品357个，通过调入调出，实现了一药一码一策，进一步优化了医保药品结构。

落实国家组织“4＋7”药品集中采购和使用试点，组织全市358家公立医疗机构落实“4＋7”药品集中带量采购中选结果，采取全额拨付预付医保基金、实行中选药品全链条实时监测、充分发挥医保结存资金激励作用等措施，确保试点平稳运行。截至2019年底，累计采购中选药品2721.08万盒，提前超额完成国家集采任务量，累计节省药费7.39亿元。

深化药品网上采购改革，针对不同类型药品，实施限定价挂网采购、基准价挂网采购、短缺药品专项采购和监控挂网采购等四种采购模式，将采购范围扩大为在我国境内上市的所有药品，将采购主体扩大至全市所有定点医药机构，实现采购价格与医保支付标准协调联动，真正让群众享受到药品降价红利。

落实国务院《治理高值医用耗材改革方案》，结合天津市实际制定实施方案，细化责任分工，统筹推进高值医用耗材专项治理，加强医疗服务价格动态管理，减轻群众医疗费用负担。

四、定点医药机构管理

重新修订《天津市基本医疗保障定点医药机构管理办法（试行）》及协议文本，进一步强化协议管理，细化责任主体、条件、程序、监管等内容，坚持“宽进、严管、重处”，充分发挥市场在医保资源配置中的决定性作用，“盘活”社会办医资源，同时强化政府职能作用，坚决守护好人民群众的“救命钱”。完成2018年度1644家定点医药机构协议考核，完成2019年度1549家定点医药机构协议签订，研究编制定点医药机构总体布局规划，组织开展2019年新增定点工作。完善支持符合条件的养老机构内设医疗机构纳入医保定点政策；推进村卫生室医保门诊联网结算，将具备条件的村卫生室纳入医保协议管理范围，支持基层医疗机构建设。探索引进第三方专业机构，强化定点医药机构协议履约能力。

五、医保支付方式改革

坚持改革创新，推进医保支付方式改革。根据新的体制机制，重新制定总额管理办法，健全市区分级管理机制，坚持公开透明原则，进一步完善总额管理办法，调整总额管理制度的模式、程序、标准，加强医疗机构协议履行绩效考核，顺利完成2019协议年度基金总额分配工作。推进按疾病诊断相关分组（DRG）付费国家试点，将45家二三级医院纳入试点范围，覆盖近75％的住院病例，扎实开展数据采集分析、病案数据质控等工作，夯实基础管理。扩大按病种收付费实施范围，病种数量由110个增加至207个，医疗机构由60家扩大至66家，结算人次和金额同比增长36.6％、35.9％，患者个人负担减轻3.6亿元，医疗机构通过控制成本实现结存1.2亿元。继续扩大按人头付费实施范围，开展丙肝、肾透析人头付费试点工作，全年入组人数超过4万人，结算金额超过5亿元。支持开展日间手术，将58个日间手术病种纳入住院报销范围，6个日间手术病种纳入按病种付费范围，不断提升基金使用效率。

六、医疗保障基金监管

全面加强医保基金监管，首先是强化防范，完善监管制度体系。制定实施举报奖励办法，建立严重失信人名单管理、案件信息披露制度，严格落实区级监管职责。其中，滨海新区特邀人大代表、政协委员等作为医保监督员，南开区聘请了专门的会计师事务所，北辰区建立了“1234”工作体系。其次是强化巡查，盯紧违法违规蛛丝马迹，持续开展网警巡查，加大智能审核拒付力度，建立医保监督问询制度，向定点医药机构及医（药）师发出问询函1350件，起到了持续“鸣枪示警”的作用。再次是强化管控，创新举措织密防控网络。进一步推广新技术应用，在1250余家定点机构连通“互联网＋视频监控”，在60余家定点机构开展药品电子监管码试点，在4家定点机构开展人脸识别试点。最后是强化打击，坚决斩断“火中取栗”的黑手。规范门特鉴定中心，加强门特筛查管理。持续开展打击欺诈骗保专项治理和飞行检查。2018年共立案447件，暂停、解除149家定点医药机构医保服务协议，处理医师药师89人，移送公安机关46起，追回基金1945.71万元，罚款2446.32万元。2019年累计检查定点医药机构1579家，覆盖率100％，处理862家，暂停、解除服务协议48家，行政处罚27家，挽回医保基金损失1.32亿元，行政罚款1157.59万元。2019年3月，市医疗保障局与和平区政府联合承办国家医疗保障局和天津市政府“打击欺诈骗保，维护基金安全”集中宣传月启动仪式，公示违法违规机构109家，向有关部门通报案件97件次，持续保持打击欺诈骗保高压态势。

七、医保经办管理服务

适应医保改革发展需要，持续加大服务保障力度，努力为群众提供更加便捷高效的医保服务。深入推进异地就医住院直接结算，全市439家具备住院条件的定点医院接入国家异地结算系统，实现全覆盖，累计备案58.27万人次。2019年天津市作为参保地结算2.69万人次，发生费用5.22亿元；作为就医地结算11.52万人次，发生费用30.33亿元。全方位部署城乡居民医保参保扩面工作，精准下达各区2020年度城乡居民医保参保扩面任务指标。截至2019年底，全市城乡居民基本医疗保险参保缴费532万人，居民个人缴费金额13亿元，圆满完成年度参保扩面指标任务。深入推进"一制三化"改革和医保行风建设，减少审批时限87%，"马上办"达到84%，"一次办"达到96.8%，"网上办"达到91%。印发公共服务事项办事指南，推行中午不休、六日值班服务，创建星级经办服务窗口、选评服务标兵，促进医疗保障服务更加规范、更有温度。

八、医保标准化信息化建设

贯彻落实国家医疗保障局关于药品、耗材等医保业务标准的规范要求，制定天津市医保信息业务编码贯标实施工作方案，组织落实医疗服务项目映射库对照工作，推动医保业务各项标准统一规范、有序衔接，高质量完成全市医疗保障系统单位和人员编码标准化工作。研究制定网络安全和信息化管理办法，按照国家医疗保障局要求、原则和标准，推进医保信息化平台建设，完成天津市医保信息化平台的可行性研究报告和建设方案，推进医保信息化和医保智能监控试点建设。推进"互联网＋医保"，进一步完善推广"金医保"App服务功能，拓展电子围栏、实名认证、医保查询结算等功能。截至2019年底，入驻医院达86家，实名认证人数73万人，在加强基金监管和推广掌上服务等方面发挥了重要作用。

九、医保法治化建设

结合新形势新要求，系统总结医保工作经验，借鉴兄弟省市成熟做法，着力落实医保制度改革举措，配合市人大推动《天津市基本医疗保险条例》立法工作。12月11日经市人大审议通过，《天津市基本医疗保险条例》成为全国第一部涵盖职工医保和城乡居民医保的地方性法规，于2020年3月1日正式施行。加强行政规范性文件管理，强化合法性审核，初步完成了医保规范性文件梳理汇编工作。落实行政执法公示制度、行政执法全过程记录制度、重大执法决定法制审核制度，完成天津医疗保障系统行政执法证件申领工作，持证人员达460余人，医疗保障行政执法力量进一步加强。

重要活动

2018年

1. 天津市医疗保障局挂牌成立。11月30日，天津市医疗保障局正式挂牌成立，并召开市医疗保障局机构改革人员转隶大会。市医疗保障局主要负责同志要求深刻认识深化党和国家机构改革的重大意义，时刻牢记医保工作的使命责任，全力以赴，履职尽责，高质量高标准做好医疗保障各项工作，以政治建设为统领，全面加强党的建设，努力开创天津市医疗保障工作新局面。

2. 召开"全员大学习、全岗大培训、技能大比武、能力大提升"活动动员大会。12月7日，市医疗保障局召开"全员大学习、全岗大培训、技能大比武、能力大提升"活动动员大会，将"大兴学习之风、深入调研之风、亲民之风、尚能之风"活动引向深入，抓实不担当、不作为问题专项整治和形式主义、官僚主义集中整治工作，在局系统全体党员干部职工中牢固树立政治立局、政治立身意识，推动全局工作开好局、起好步。

2019年

1. 举行2019年"打击欺诈骗保，维护基金安全"集中宣传月活动启动仪式。3月18日，国家医疗保障局、天津市人民政府联合举办，市医疗保障局、和平区人民政府承办的"打击欺诈骗保，维护基金安全"集中宣传月活动启动仪式在天津民园广场举行。国家医疗保障局副局长李滔、天津市副市长姚来英出席启动仪式并讲话。市医疗保障局主要负责同志宣读"打击欺诈骗保，维护基金安全"倡议书，定点医疗机构、定点零售药店和参保人员代表分别进行现场承诺。市公安、人力资源社会保障、卫生健康、市场监管、药品监督等部门负责同志，以及部分省市医疗保障部门负责同志参加了活动。各区启动仪式在分会场同步举行。

2. 召开2019年天津市医疗保障工作会议。3月23日，市医疗保障局召开2019年全市医疗保障工作会议，市医疗保障局主要负责同志作工作报告，总结2018年医疗保障工作，部署2019年重点任务。天津市副市长姚来英出席会议并指出，全市医疗保障部门要牢牢把握京津冀协同发展政治要求，牢牢把握人民群众民生诉求，牢牢把握转型升级的现实需求，精打细算、精准施策、提质增效。一是巩固机构改革成果；二是高质量完成药品集中采购和使用试点工作任务；三是严厉打击骗保行为。同时强调，要进一步加强党的建设，扎实推进全面从严治党向纵深发展。

3. 启动国家组织“4＋7”药品集中采购和使用试点。4月1日，天津市正式启动国家组织“4＋7”药品集中采购和使用试点，第一笔预付款1.07亿元全部按时到达生产企业账户，医保支付标准同步执行。全市358家公立医疗机构参加了对25个中选药品的采购，通过带量采购实现以量换价，中选品种药价平均降幅52％，最高降幅96％，累计减轻患者用药负担3.01亿元，向试点医疗机构拨付结存留用资金3.43亿元，确保国家试点工作落实落细。

4. 举办生育保险和职工基本医疗保险合并实施新闻发布会。5月31日，市医疗保障局、财政局、人力资源社会保障局、卫生健康委、税务局等五部门在市委党校举办天津市生育保险和职工基本医疗保险合并实施新闻发布会。会上介绍了“两险”合并实施的政策背景、重要意义、总体思路和主要内容等。

5. 举行京津冀医疗保障协同发展合作协议签约仪式。6月22日，京津冀医疗保障协同发展合作协议签约仪式在天津举行。国家医疗保障局副局长李滔应邀出席，北京市副市长卢彦、天津市副市长姚来英、河北省副省长徐建培代表三省市政府出席并签署《京津冀医疗保障协同发展合作协议》，围绕医保定点信息互认、异地就医直接结算、医药产品集中采购和医保协同监管开展深度合作。国家医疗保障局基金监管司以及三地医疗保障、卫生健康、财政等部门负责同志和部分医疗机构代表参加了签约仪式。

6. 召开加强门特病管理动员部署会议。8月1日，市医疗保障局召开全市加强门特病管理动员部署会议，介绍加强门特病管理政策措施，并与门特鉴定机构代表签订医保服务协议。市医疗保障局主要负责同志就进一步规范门特鉴定中心、严格鉴定标准、严厉打击门特欺诈骗保行为、净化医保生态环境等工作进行部署。全市54家门特鉴定机构负责人参加会议。

7. 举办定点医疗机构培训会。8月23日，市医疗保障局面向全市二、三级定点医疗机构医疗保障部门负责人、工作人员以及医保系统干部员工举办定点医疗机构培训会，共计400余人参加了培训会。培训围绕医保定点医药机构管理、医保付费总额管理、医保基金监督检查和门特病管理等方面，对有关政策和经办流程进行了深入解读，促进定点医疗机构熟悉政策，提升医保管理水平。

8. 启动京津冀人工晶体类眼科耗材联合带量采购。11月25日，天津、北京、河北三地医疗保障局在津签署《京津冀药品医用耗材集中采购合作框架协议》，举行京津冀医用耗材联合带量采购新闻发布会，启动人工晶体类眼科耗材联合带量采购，打造了全国第一家跨省带量采购区域联盟。辽宁、吉林、黑龙江、山西、内蒙古、山东等地积极跟进，形成了“3＋N”采购联盟新模式。国家医疗保障局副局长陈金甫、天津市副市长连茂君出席活动，辽宁、吉林、黑龙江、山西、内蒙古、山东等地医保部门负责人，以及市卫生健康、药监等部门分管负责同志参加签约仪式。

9.《天津市基本医疗保险条例》获市人大常委会通过。12月11日，天津市十七届人大常委会第十五次会议表决通过《天津市基本医疗保险条例》，该条例将于2020年3月1日起正式施行。这是天津市民生领域的一项重要地方立法，也是全国省级层面第一部涵盖职工医保和城乡居民医保的地方性法规，为新时代天津医保高质量发展奠定了坚实的法治基础。

典型案例

案例一：以立制为基础完善医保基金监管体系

天津市以机构改革为契机，以立制为基础，通过加强组织建设、协同联动、新技术应用等措施，开创医保监管新局面，2019 年医保基金监管取得新成效。

一、严格防范，构建执法监督体系

天津市委市政府积极构建医疗保障基金监管体系，先后出台《天津市基本医疗保险规定》政府令，以及《天津市基本医疗保险行政处罚裁量权实施办法》《关于做好社会保险欺诈案件受理和查处有关工作的通知》等多个配套文件，为执法监督提供了法律法规和政策依据。组建天津市医疗保障基金监督检查所，在医保经办机构设立审计处，赋予监督与执法权力。同时，市医疗保障部门与市公安、市场监督、卫生健康等部门建立协同联动机制，形成联合执法、联合惩戒的多部门共治共管合力，保证了医保基金始终处于有效执法监督体系的监管之下。

二、严巡严查，盯紧违法违规数据线索

一是建立医保实时监控系统。充分发挥大数据支撑作用，设置 17 个监控主题和 146 个监控项目及数千个指标，对全市就医诊疗行为不间断开展数据筛查，精准锁定问题线索。同时实施网警巡查，重点监控触碰违规指标的医疗机构及其医师，发现嫌疑立即警示。二是实行医保支付智能审核，对不合理、不合规医疗费用，实行自动拒付。三是畅通举报投诉渠道，公示全市举报投诉电话，建立最高 20 万元的高标准举报奖励制度。四是开展明察暗访和突击检查，对涉嫌违法违规定点医药机构开展明察暗访，对问题突出的进行突击检查，还邀请记者共同参与，充分发挥媒体的宣传与监督作用。五是建立问询制度，对触碰医保违规“警戒线”的定点医疗机构、医保医师药师、参保人员，及时发出问询短信或问询函，限期回复，说明情况，更好发挥“鸣枪示警”的作用。

三、严厉打击，坚决处理欺诈骗保行为

一是加大行政执法力度。充分发挥天津市医疗保障基金监督检查所的“利剑”作用，对违法违规的医疗机构和个人坚决依法依规进行处置，直至停止和解除协议。同时，实行“一案双查”“一案双报”，对于违法违规的机构和个人，通报有关主管部门和纪检监察部门，实行执业资格处理和党纪政纪追责。二是加强行刑衔接。与市公安部门加强信息共享，快速反应，联动办案，同时加强案件移送，增强工作查处力度。三是实施联合惩戒。将违法违规机构和个人信息对接信用中国（天津）信息系统，使其一处违法、处处受限，受到多部门联合惩戒。

四、严格管控，创新举措织密防控网络

一是按照国家医疗保障局要求，进一步完善协议管理，细化协议条款，对侵害协议的行为寸步不让。二是加强新技术应用。推进“互联网＋视频监控系统”应用。在 400 余家医院重点区域架设视频监控平台，实现诊疗数据和服务影像实时对比、同步监管。推进“电子监管码”应用。在全市 100 余家定点药店、60 余家村卫生室推进医保药品电子监管码扫码销售，建立药品全程追溯机制。探索应用“人脸识别”技术，确保医保医师实名接诊、患者实名就医。三是加强教育培训。采取集体督导约谈、警示教育、案件回访等方式，对受到处罚或频繁触碰违规监控标的单位或个人，督促整改，加强培训与医保宣传力度。

2019 年，天津累计检查定点医药机构 1579 家，检查覆盖率 100%；处理定点医药机构 862 家，暂停、解除服务协议 48 家，行政处罚 27 家，挽回医保基金损失 1.32 亿元，行政罚款 1157.59 万元。3 月，市医疗保障局与和平区政府联合承办国家医疗保障局和天津市政府“打击欺诈骗保，维护基金安全”集中宣传月活动启动仪式，公示违法违规机构 109 家，向有关部门通报案件 97 件次，保持打击欺诈骗保高压态势。

案例二：深化“一制三化”改革提升政务服务效能

天津市医疗保障局认真贯彻落实《国务院办公厅关于做好证明事项清理工作的通知》和《天津市承诺制标准化智能化便利化审批制度改革实施方案》，制定推进“一制三化”提升政务服务工作方案，推行“便民、高效、快办、严管”的医保经办服务模式，围绕医保经办中的难点和堵点问题，着力精简办事要件，不断优化经办流程，为参保人提供高效快捷的服务。

一、改革举措

（一）以便民惠民优化经办流程

以“减环节”为抓手，多次开展调研，对没有法律规章依据的环节一律取消，对办理环节可以合并的一律合并，优化三个经办流程。一是取消糖尿病门诊特定病种限额刷卡结算，糖尿病门诊特定病种患者当年度内降血糖药品发生费用超过1万元后，继续治疗糖尿病的医疗费用可继续刷卡联网结算，无需垫付。二是取消门诊特定病种接续登记，参保患者在完成门特病鉴定登记后，长期有效，无需再到医疗机构或者社保机构办理接续手续。三是取消门诊特定病种治疗医疗机构变更次数限定，门诊特定病种患者选择治疗医疗机构后，取消年度内变更次数限定，门诊特定病种患者可以根据自己的就医需要随时更改医疗机构。

（二）以数据共享推动要件简化

以“减材料”为重点，对于能利用信息系统查询到的要件，不再列入需提供及留存的材料中。一是取消医疗保险登记、垫付医疗费用申报的参保人员居民身份证或社会保障卡复印件，取消生育保险登记、生育津贴及生育各项医疗费用申报的参保人员居民身份证或社会保障卡复印件，取消急诊留观垫付医疗费用及急诊留观调整医疗费用报销的住院收据复印件，取消企业、单位申报垫付医疗费用时填报的交接单等6项要件。二是清理取消住院垫付医疗费用报销时诊断证明、垫付说明、异地医院等级证明，取消异地就医登记时异地经办机构盖章手续，取消异地准生证本市盖章手续，取消异地分娩登记时夫妻双方在本市无直系亲属证明，取消生育异地就医登记时异地经办机构盖章手续，取消参保人员境外分娩时公证要件等8项非必要证明。

（三）以服务标准化压缩办事时限

以“减时限”为导向，以政策文件、经办规程为基础，以精简后的流程要件为参考，充分征求各区分中心意见建议，梳理完成了23项天津市“一制三化”改革医疗生育公共服务事项。推进业务办理的规范化，将分中心公共服务事项经办时限由法定的20个工作日压缩到1个工作日，实现医疗生育公共服务事项“马上办”“一次办”。特别是对报销周期长、百姓垫付压力大的垫付医疗费用问题，从原每月一次缩短到“每日受理”“按周汇总”，保证垫付医疗费用及时准确报销发放。

（四）以手机App推动智能化办理

以智能化为渠道，加强信息化建设，开发推出“金医宝”手机App，推进医疗生育业务“网上办”比例。一是强化“金医宝”手机App智慧医疗功能。为方便患者就医和结算，建立了预约挂号、预约报到、当日挂号、缴费、缴费记录查询、电子凭条查询、我的预约、我的排号、住院押金、住院日清单查询、报告查询、快捷就医、智能分诊、就医提醒、家庭医生签约、找医生、收藏医师、院内导航等多项服务，为医疗机构提供了免费、安全的线上医保结算服务。社区家庭医生和居民可以利用“金医宝”的家庭医生签约和续约功能，手机扫描二维码就可完成签约和续约，在家就能自助操作，方便了社区医生上门服务。二是深化“金医宝”手机App智慧医保功能。为方便患者办理医保业务，开发了生育保险医疗费以及生育津贴支付状态查询、垫付医疗费用审核支付状态查询、社发拨付查询、优抚救助人员信息查询、门特到期药品查询、生育异地分娩登记及查询、医疗保险异地安置登记变更、联网转外就医登记上传、城乡居民门诊就医登记变更等功能，实现了参保人足不出户办理医保业务。

二、改革成效

（一）“减环节”优化了经办流程

优化经办流程减轻了基层经办和参保群众的压力。取消门诊特定病种接续登记和治疗医疗机构变更次数限定，减少了门特患者往返医院和分中心的次数，优化分中心的经办秩序，方便患者根据就医需要随时更改医疗机构，满足参保人办事需求。

（二）“减材料”精简了经办要件

精简经办要件从源头上推进医保经办提质提速。取消异地就医登记时异地经办机构盖章手续、异地准生证本市盖章手续、参保人员境外分娩时公证要件等证明，解决困扰群众的“证明多、材料多、办事难”问题，实现群众办事透明化、简约化。

（三）“减时限”压缩了经办时限

压缩经办时限，以公共服务事项的标准化推进经办的规范化。垫付药费申报要件实现全市范围统一，参保人办事“最多跑一次”，垫付汇总从原每月一次缩短到每周一次，解决了垫付报销周期长、垫付压力大的问题。

（四）让数据多跑路，让群众少跑腿

“智能化”“网上办”将传统的线下“面对面”，变成现代的网上“点对点”，让数据多跑路，让群众少跑腿。将困扰群众就医、排队时间较长、程序较为复杂的挂号、缴费、异地直接结算登记等业务实现网上办理，实现了参保人足不出户办理医保业务，提升了群众的满意度。

案例三：构建智能化医保监管体系

为进一步保持打击欺诈骗保行为的高压态势，天津市医疗保障部门在全国率先建立医保基金实时监控系统，并持续探索移动执法终端、“互联网＋视频监控”、异地就医监管等手段，不断加大监管力度，切实维护医保基金安全。

一、实时监控系统概况

在全市集中大数据库的基础上，全面总结医保监督检查工作实践经验，成功研发实时监控系统，建立了 49 大类、450 小项的监控指标体系，分别设定监控阈值，开发了“红黄绿”联网监控、全市诊疗宏观展现、违规指数分析、费用趋势变化、移动执法监督等五大功能，涵盖门诊、门特、住院、医师、药师、医疗机构、医保药品、医用材料、诊疗项目、特殊群体等 10 大版块，探索引入“互联网＋视频监控”、药品全程追溯等技术，实施行为监管和趋势监管并重的监管模式，对全市 1600 余家医保定点服务机构、4.2 万名医保医师（药师）、1100 余万参保人员的就医诊疗数据启动“电子眼”，实行全过程、“无盲区”的网络实时监控。

二、实时监控系统主要功能

为充分发挥实时监控系统效能，天津设立了专业化的医保监督检查行政执法机构，强化大数据分析和智能监管，实行“线上线下结合”，开展精准执法。

（一）实行多方数据关联

利用实时监控系统，形成两条分析主线：一是由参保患者的就医行为关联到医保服务医师再关联到医疗机构；二是由宏观视图板块的全市药品费用（诊疗项目）排行关联到定点医疗机构整体费用走势，从而延伸到相关医师及参保患者诊疗状况。同时，还可以结合社会保险征缴支付系统、市卫生健康和民政等部门数据，关联医师（药师）相关情况，确认是否存在违法违规行为。

（二）建立违规指数体系

通过对全市违规行为的归纳总结，将限于金额、频次的指标拓展至费用趋势变化、诊疗常规、医学知识库、医保相关政策等范围，强化指标组合，分门别类建立套用医师工作站、虚假门特病登记、挂床住院、超范围执业、费用增长异常等监控主题。将全市定点服务机构按照级别、类别、地理位置等属性划分为 40 个组别，对监控规则赋予不同分值，对监控主题分类平均加权，综合评价监控对象违规级别和违规程度。运用统计学、数学、概率论等科学原理形成计算模型，建立全市定点服务机构违规指数、均线值和置信区间，建立违规指数体系，为查找违规行为建立了风向标。

（三）建立单位监控体系

以参保单位为对象，对分布区域、就诊人群、费用趋势等信息进行综合分析，汇总统计跨区域就诊、参保地与就诊机构相距较远等情况，聚焦敛卡刷卡、空刷返现等现象，精准锁定违规行为。

（四）启用医学知识库和药品分类编码数据库

嵌入第三方医学知识库，对药品用法用量、配伍禁忌、对症治疗进行实时分析监测。嵌入医保药品分类编码数据库，实现药品使用情况的精准分析，实现监管到片、粒等最小剂型规格，提高监管针对性。

（五）开展网警函询

结合工作实际，将教育警示、限期整改、行政处罚“三步式”执法程序应用到医保监管过程中，创新建立了网警函询工作机制，通过短信提醒、约谈函询、现场教育、立案调查、跟踪监控和“回头看”相结合的方式，随时预警、及时处理，将监管工作由事后查处向事前、事中警示教育延伸。2019年，组织对全市定点医药机构进行大数据分析，以“药品费环比增长异常、重复收费、西医开中医治疗”为主题，分三批次对全市220家定点医药机构、318名医保医师（药师）发送函询。

（六）引入移动执法终端

运用“互联网＋”技术，开发移动式执法终端，使移动客户端通过App应用接入网络，实现移动用户“无线接入—移动执法”。实地检查过程中，执法人员可持移动执法终端远程登录实时监控系统进行数据查询分析，现场确认参保人员、医保医师（药师）的身份，核实诊疗行为和费用情况，做到现场发现、现场核实、现场处理，增强执法透明度。

（七）嵌入电子监管码追溯系统

研发电子监管码扫码系统，要求定点医药机构在销售医保药品刷卡结算时，同步扫描上传药品电子监管码，将药品电子监管码与患者身份信息绑定，如市场监管部门查获非法倒卖药品，可通过系统进行追溯，精准锁定倒药卖药的患者和销售药品的定点医药机构。

（八）开展跨省异地就医智能监控

在实时监控系统中将异地长期居住人员、常驻异地工作人员和异地转诊人员进行标注，明确异地就医人员监控范围。积极对北京市、河北省参保人员在天津的跨省异地就医数据进行分析，探索研究异地就医过程中的违规风险点，为开展现场监督检查提供数据支持。

（九）推广“互联网＋视频监控”

通过互联网架设监控平台，实时传送就诊影像，推进诊疗数据和服务影像实时对比、同步监管。截至2019年底，共有1470余家定点医药机构的视频监控设备连通至天津市医疗保障基金监督检查所，并将视频连接与观看方式向市医保中心、区分中心、区医疗保障局开放，形成市区两级监管的工作模式。

三、改革成效

截至2019年底，天津市医疗保障局依托实时监控系统开展精准执法，累计筛查分析疑点数据483万余条，共开展12批网警巡查，涉及定点医药机构934家，医保医师（药师）2103名，发送警示教育短信2820条，问询函1888件；现场检查定点医药机构1542家次，立案查处违法违规行为804件，追回医保基金3449.62万元，追缴罚款5185.43万元；向公安司法机关移送涉嫌犯罪案件48起，向各信用信息平台推送违法违规案件信息444件次，向相关部门通报235件次，向社会公示处理处罚信息73期，始终保持打击欺诈骗保的高压态势，切实维护医保基金安全。

案例四：建立多层次审核模式推进精细化管理

近年来，随着医保经办业务面不断扩大、审核结算量剧增，对结算审核工作效率提出了更高要求，几何级的业务量增长与结算审核工作方式单一化之间的矛盾愈加突出。为进一步加强基金监管，牢牢把住医保基金支付的“第一道关口”，切实维护基金安全，天津市医疗保障部门在传统审核模式的基础上，探索建立了“智能审核＋人工重点审核”的多层次审核模式，提升审核效能，取得了初步成效。

一、创新推进智能审核

面对每年近亿人次的结算压力，天津自2017年底起全面启动智能审核，在原有以“联网结算”功能为主的系统中建立规则审核标准，坚持急用先行原则，从完善审核系统、丰富智能审核规则、增加辅助人工审核功能、搭建沟通交流平台四个维度出发，立体推进智能审核工作，实现规则审核全覆盖，提高审核工作效率。

2019年，按照“打击欺诈骗保，维护基金安全”的工作要求，天津将丰富智能审核规则列为首项重点任务，从严、从细加快推进智能审核工作，实现规则每月上新。依据审核规则，围绕违反“三目录”限定、超说明书用量、违反基本秩序、违反审核规范、超支付范围、长处方用药安全等六大类主题，不定期发送警示通知,持续加大审核拒付力度。

二、加强人工重点审核

天津医保人工审核有着19年的丰富经验,为更好地发挥人工审核作用,提高审核效率。2018年建立了以数据统计为前提的人工重点审核模式。一是建立筛查前置系统。规划审前筛查、指标分析、排名分析、医师筛查四个模块,完成13个费用疑点推送、8个指标展示、7个医师疑点推送。通过设置系统筛查指标,更加精准的推送分解住院、集中就医、套餐收费等审核疑点,集中处理收费不标准、检查治疗项目申报与实际不符等不合理申报费用,提高人工审核的精准性。二是增加全市医疗项目查询功能。精准定位发生费用异常的定点医疗机构和医保医师,全面加强人工重点审核,同时将成熟的审核经验尽快转化为智能规则,实现由点到面的审核效果。三是开展现场审核。通过实地审核或调取病历资料等模式,锁定重点疑似违规的定点医疗机构和医保医师,并有针对性地进行追溯审核,拒付不合理费用。

截至2019年底,天津市医疗保障局在医保基金结算过程中通过实施"智能审核+人工重点审核"多层次审核模式,坚持以审核促管理、以规则促规范、以强约束守安全、以共治促共享,坚持源头管控,突出精细化管理,充分发挥信息系统和人工的各自优势,上线智能审核规则6400余条,公示规则27批次,开展宣讲20余次(涉及医疗机构600余家),发送警示通知110条,累计拒付金额2.46亿元,有效规范了医疗服务行为,牢牢守住了基金支出"第一道关口",切实维护基金安全。

河 北 省

工作综述

2018年11月5日，河北省医疗保障局挂牌运行，市县级医疗保障部门随后相继挂牌。2019年，河北省医疗保障在跟进“4+7”药品集中采购试点、实现异地就医网上备案、打击欺诈骗保等七项工作全国排名第一，全省医疗保障事业取得新发展。

一、扩大医保制度覆盖范围

参保覆盖方面，2018年全省基本医疗保险(以下简称基本医保)6914.3万人，生育保险参保774.2万人，国家在河北省开展的长期护理保险制度试点、生育保险和职工医保合并实施试点运行平稳；2019年全省基本医保参保6937.72万人，其中职工基本医疗保险(以下简称职工医保)参保1079.19万人，城乡居民基本医疗保险(以下简称居民医保)参保5858.53万人。

基金收支方面，2019年全省职工医保(含生育保险)基金收入504.72亿元，支出389.95亿元，累计结存820.92亿元；居民医保基金收入475.9亿元，基金支出443.7亿元，累计结存233.06亿元。

二、打击欺诈骗保专项行动

全省持续开展打击欺诈骗保系列专项行动，落实国家和省委省政府部署要求，深入开展“回头看”，确保医保定点医药机构全覆盖。

省医疗保障局将打击欺诈骗保、维护基金安全作为首要任务，2018年两次召开全系统会议进行安排部署，并将12月作为“集中查处月”。截至2018年底，全省医疗保障部门共检查定点医药机构27319家，覆盖率达到100%；发现问题3856家，其中解除协议93家、移交司法机关11家。在检查面、收回资金金额、解除协议、行政处罚、移交司法机关五个方面中，河北省检查面位居全国第一，移交司法机关数量排全国第三，解除定点协议数量排全国第五。

2019年河北省打击欺诈骗保高压态势持续巩固，继续把打击欺诈骗保、维护基金安全作为首要任务，着力完善医保基金监管制度。5月28日，省人民政府印发《河北省医疗保障基金监管办法》，建立省级医疗保障基金监管工作联席会议制度。全省全年确认追缴违规资金11.06亿元，国家医疗保障局移交的13批104例举报线索办结率100%；开展系列打击欺诈骗保专项整治行动，组织8个批次46个省级飞检组开展飞行检查，实现全省三级医院全覆盖；各市组织对二级医疗机构进行检查，实现国家医疗保障局提出的整治行动“横向到边、纵向到底”的全覆盖要求。

三、医保助力脱贫攻坚

精准扶贫是河北省医疗保障全局工作的重中之重。2018年度省级扶贫成效考核结束后，省医疗保障局将医保扶贫领域发现的问题建立了整改工作台账，实行清单管理和日报告制度，确保检查中发现的问题全部整改到位。2018年全省共兑现建档立卡贫困人口门诊、住院待遇455.9万人次，提高医疗保障待遇19.4亿元。

2019年，省医疗保障局针对2018年国家脱贫攻坚成效考核、全省脱贫攻坚成效考核反馈的问题开展医保扶贫政策落实和经办服务“回头看”，如期完成整改任务；联合省扶贫办建立省、市、县三级医保和扶贫部门信息共享联动机制，将贫困人口全部纳入“三重保障”覆盖范围，全省232.5万贫困人口全部参保，并实现市域内“一站式”直接结算；将慢性病纳入门诊保障范围，年内全省共认定慢性病患者43万人，确保应纳尽纳。2019年全省贫困人口共发生门诊和住院847万人次，政策范围内报销比例稳定在90%左右。

四、推进异地就医直接结算

为服务京津冀协同发展和雄安新区建设战略需要，2018年11月，河北省医疗保障局同天津市医疗保障局正式签署《津冀跨省异地就医门诊医疗费用直接结算工作备忘录》,津冀跨省异地就医门诊直接结算项目启动。廊坊市北三县所有乡镇卫生院全部接入跨省异地就医系统,雄安新区 90%以上的乡镇卫生院接入跨省异地就医系统。建立省级跨省异地就医财政专户,将年度 2 个月预付金扩大到 6 个月,提高异地就医清算效率。2018 年全省 14 个统筹区全部实现跨省异地就医住院费用直接结算,每个县区至少开通 1 家跨省异地就医定点医疗机构。截至 2018 年底,河北省跨省异地就医定点医疗机构 790 家,全省为参保地异地就医人员共结算 15.9 万人次,总费用 46.9 亿元,分别比 2017 年增长 691%和 690.7%。

2019 年河北省统一全省异地就医备案政策,同步开发部署“河北省异地就医备案平台”,取消以往需提交的个人申请、暂住证、工作证明、转诊转院手续等材料和必须在工作日到经办大厅办理备案手续的要求,实现全省所有参保人仅凭身份证号,通过省医疗保障局微信公众号,365 天、全天 24 小时网上即时备案。河北省是全国首个实现“不见面、零跑腿”异地就医网上备案的省份,2019 年全省网上备案 12.5 万人次,跨省异地就医定点医疗机构达到 1109 家。

五、优化医保药品目录结构

2018 年 11 月,省医疗保障局会同人社厅和卫生健康委印发《关于贯彻执行〈国家医疗保障局关于将 17 种抗癌药纳入国家基本医疗保险、工伤保险和生育保险药品目录乙类范围的通知〉有关问题的通知》,将国家 17 种抗癌谈判药全部纳入河北省医保支付范围。2019 年全省基本医保用药范围进一步扩大,省医疗保障局印发《河北省基本医疗保险、工伤保险和生育保险药品目录(2019 年版)》,包含药品 3207 个,国家增加的 297 种药品全部纳入省级医保目录,调出 20 种国家和省重点监控药品;与此同时,为支持中医药事业发展,河北省将 5 家企业中药配方颗粒纳入医保支付范围并统一医保支付价格,平均价格降低 39.7%。

六、推进医保支付和医疗价格改革

2018 年 2 月,河北省人民政府办公厅印发《关于进一步深化基本医疗保险支付方式改革的实施意见》,全面推行以按病种付费为主的多元复合式医保支付方式,完善按人头、按床日等多种付费方式。2019 年邯郸市被国家医疗保障局列为按疾病诊断相关分组(DRG)付费国家试点,邢台市探索总额控制下按病种分值付费为主的复合式支付方式。

为顺应“互联网+医疗服务”,省医疗保障部门支持医疗机构专家远程会诊并研究出台支持医联体发展的价格政策。

在深化城市公立医院医疗服务价格改革方面,省医疗保障部门改进新增医疗服务价格项目受理审核工作,开通受理审核绿色通道,分两批出台 41 项新增医疗服务项目,调整修订 118 项医疗服务价格。

七、推进药品耗材集中采购改革

省医疗保障局不断完善医疗机构药品采购使用政策,动态增补省药品集中采购平台挂网目录,放开生产企业配送选择自主权,取消对国家基本药物配送企业数量限制,拓宽医疗机构采购渠道。2018 年组织开展抗癌药品专项集中采购,公示首批采购结果,涉及抗癌药品 260 条;国家医保谈判抗癌药品全部纳入医保支付,并在省级集中采购平台挂网。

2019 年省医疗保障局跟进“4+7”国家组织药品集中采购和使用试点并于 7 月 1 日全面落地实施,25 种中选药品平均降幅 63%,全年采购中选品种 2911.32 万盒,采购金额 5.06 亿元,较带量采购前相比节约资金 16.48 亿元。

八、深化京津冀医疗保障协同发展

为使全省人民群众及早享受京津优质医疗资源,同时为河北省周边京津群众提供就医便利,省医疗保障局推动三地政府于 2019 年 6 月签署《京津冀医疗保障协同发展合作协议》,先后将北京市 15 家和天津市 3 家优质特色医疗机构纳入河北省医保定点,并取消了原来到京津就医报销比例降低 10 个百分点的门槛,实现了与河北省同级别医院报销比例相同。河北省成为全国首个将省外医院纳入本省定点的省份。

同时,省医疗保障局还与天津市、北京市有关部门联合出台《京津冀药品医用耗材集中采购合作框架协议》,形成全国第一家跨省带量采购区域联盟。

九、落实城乡居民“两病”门诊用药保障

2019 年 12 月，省医疗保障局、财政厅、卫生健康委、药监局联合印发《关于完善城乡居民高血压糖尿病门诊用药保障机制的实施意见》，制定出台全省统一的高血压、糖尿病(以下简称“两病”)门诊用药保障政策，提出对锁定药品集中带量采购的工作思路。

河北省是全国第一个组织对“两病”用药集中采购的省份。2019 年 12 月 11 日，组织“两病”用药集中带量采购，拟采购的 15 个品种有 13 个中选，有 5 个药品通过一致性评价，较医院销售价格平均降低 69.39%，其中二甲双胍降幅为 95.19%，每片由 1.148 元降低到 0.043 元，估算可节约城乡居民“两病”门诊用药采购成本 18 亿元。2019 年 12 月 25 日，全省“两病”用药政策落实落地。

十、推进全省统一的医保信息化建设

作为全国 16 个首批医保信息化建设试点的重点省份之一，河北省医疗保障局于 2019 年 7 月组建队伍后，共开发医疗保障门户网站、异地就医网上备案平台、异地就医监管平台、防挂床监管系统、城乡居民“两病”门诊用药管理系统和全省医疗保障人事管理系统等 6 套系统，按市场价计算节省开发经费 500 余万元。11 月，按照国家医疗保障局部署，廊坊市和邯郸市开展医保电子凭证试运行工作。

重要活动

2018 年

1. 河北省医疗保障局挂牌成立。11 月 5 日，河北省医疗保障局正式挂牌成立。新机构为省政府直属副厅级机构，整合了省人社厅的职工医保、居民医保和生育保险职责，省发改委的药品和医疗服务价格管理职责，省民政厅的医疗救助职责，以及省卫生健康委的药品和医用耗材招标采购职责，将医保相关职能集于一体。赵新喜任省医疗保障局党组书记、局长。

2. 全省打击欺诈骗保专项行动部署会议召开。12 月 5 日，全省进一步深入开展打击欺诈骗取医疗保障基金专项行动部署会议在石家庄召开。对全省打击欺诈骗保专项行动进行再动员、再部署、再聚焦、再发力，会议确定将 12 月定为集中查处月，要求对国家交办线索按时查处到位，扎实开展打击欺诈骗保专项行动，对发现的问题追责问责到位，建立健全防范欺诈骗保长效机制，确保专项行动取得扎实效果。

2019 年

1. 全省举报案件线索查处工作部署会召开。1 月 3 日，召开省、市医疗保障部门成立以来第一次全系统专题会议，重点部署国家医疗保障局交办案件线索查处工作，要求各级各地医保部门加强领导，压实责任，确保查实查细处理到位。

2. 全省医疗保障工作会议召开。1 月 21 日，全省医疗保障工作会议在石家庄召开。会议系统总结了 2018 年工作，深入分析了医疗保障工作面临的形势和挑战，明确了新时代医疗保障工作的职能定位和做好医疗保障工作的基本思路和原则，对 2019 年工作做了部署。

3. 启动“打击欺诈骗保，维护基金安全”宣传月活动。3 月 31 日，省医疗保障局和石家庄市人民政府联合主办“打击欺诈骗保 维护基金安全”集中宣传月活动，省、市医疗保障部门全体干部、定点医药机构代表和群众代表近 1500 人参加启动仪式。邢台、沧州、邯郸等 7 个地市同步在当地启动宣传活动，广泛宣传医保基金监管政策法规，曝光骗保典型案件，公布电话、微信二维码等投诉举报渠道。

4. 召开打击欺诈骗保专项治理工作电视电话会议。5 月 23 日，省医疗保障局、卫生健康委、公安厅和药监局联合召开省、市、县三级参加的打击欺诈骗保专项治理工作电视电话会议，对打击欺诈骗保专项治理工作进行再动员、再部署、再发力。省医疗保障局党组书记、局长赵新喜总结了医疗保障局成立以来打击欺诈骗保的工作情况，通报了张家口市桥东区康欣医院骗保案、秦皇岛市卢龙长城医院骗保案、张家口市尚义县博康医院骗保案有关情

况，并对下一步打击欺诈骗保工作进行安排部署。

5. 与北京市、天津市签署《京津冀医疗保障协同发展合作协议》。6月22日，京津冀医疗保障协同发展合作协议签约仪式在天津举行，河北省人民政府副省长徐建培代表省人民政府与北京、天津市人民政府领导同志共同签署《京津冀医疗保障协同发展合作协议》。合作协议主要围绕异地就医门诊直接结算、医药产品集中采购和医疗保障协同监管等方面开展深度合作，解决三省市群众看病垫资和报销跑腿问题，提高医保基金使用效率，减轻群众医疗负担。8月28日，京冀医疗保障协同发展医疗服务协议签署仪式在保定市举行。河北省人民政府副省长徐建培，北京市人民政府副市长卢彦，北京冬奥组委会专职副主席、秘书长韩子荣共同鉴签。河北省医疗保障局党组书记、局长赵新喜代表河北省各统筹区与首都医科大学附属北京同仁医院、中国人民解放军总医院等15家医疗机构签署了《京冀医疗保障协同发展医疗服务协议》。协议签订后，北京15家医院成为河北省医疗保障定点医疗机构，实现了与省内就医同标准、同待遇。

典型案例

案例一：组建自主研发队伍推动医保信息化建设

河北省医疗保障局挂牌成立后，针对各统筹区医保信息系统重复建设、标准规范不一致、系统碎片化、核心不自控等问题，提出建设全省统一的医疗保障信息平台的工作思路。2019年1月18日，为探索建立全国统一、互联互通的医保信息平台，国家医疗保障局将河北省列为医疗保障信息化建设试点。同年11月，作为医保电子凭证试点省份率先开展医保电子凭证工作。

建立自主研发队伍是河北省推动医保信息化建设的特色做法。省医疗保障局明确提出了在全国统一框架基础上，医保信息平台软件开发统一由省级负责、平台部署统一在省政务云、网络贯通统一用政务外网的省级集中建设思路，自主研发、核心自控，推进全省医疗保障信息化进程。

着眼服务于全省医保信息系统的长期规划和永久建设保障，河北省确定了采取政府购买服务、自建队伍、自主研发的方式，由省级医疗保障部门统一研发信息软件系统，建设全省医保信息系统。2019年8月，河北省通过政府购买服务，以劳务派遣形式向社会公开招聘信息化人才，组建了一支20余人的自主研发团队，为医保信息系统长期运行提供开发和运维服务。

自主研发队伍组建以来，在推进统一医保信息平台建设的同时，河北省先后开发全省统一的门户网站、异地就医备案平台、防挂床监管系统、城乡居民“两病”用药保障平台、脱贫攻坚综合信息系统、智慧医保助手、医保数据展示平台、慢性病网上申报平台、参保扩面缴费信息统计系统等多个系统。

案例二：邢台市基金监管构建五项机制　开展五项行动

邢台市将打击欺诈骗保作为医疗保障工作的首要任务，在2019年构建推动工作落实五项机制，集中开展打击欺诈骗保五项行动。

一、主要做法

（一）构建五项机制

一是执法力量统一调配机制。将邢台全市系统执法能手、临床医师、药师、信息技术人员、会计师和社会审计等人才集中起来，建立执法监管工作专家库，统一调配、集中行动。二是建立部门联动机制。全市医保、公安、人社、卫生健康、市场监管和药品监督等部门协调联动，形成多部门统一部署、联合检查、案件通报、案件移交、联合惩戒的常态机制。三是明确定期报送和通报机制。邢台市将执法检查数量、查处的违法违规金额等检查情况汇入表格，同时定期通报至相关领导。四是建立定期业务培训机制。邢台市医疗保障部门每季度组织一次业务培训，邀请专家现场授课；挑选执法骨干参加集中执法行动，实战中练兵；将检查中违规违纪案例、管理漏洞制成课件，组织全市定点医药机构观看学习，发挥机构自我监管作用。五是建立政策宣传机制。邢台市通过举办打击欺诈骗保、维护基金安全集中宣传月等活动将政策宣传变为常态；加大对欺诈骗保行为的曝光力度，将查处的55家定点医药机构违法违规情况向社会公布，达到打击一个、警示一批的效果。

（二）开展五项行动

一是自查自纠行动。组织全市20个县（市、区）对本辖区定点医药机构开展自查自纠。二是联合检查行动。统筹全市监管力量，组成20个检查组在2019年5月集中开展为期1个月的专项整治联查互审行动。三是飞行检查行动。在2019年8月对全市基金运行风险较大的5个县（市、区）12家定点医疗机构开展联合飞行检查。四是专项治理行动。2019年12月，对全市19家二级以上大型定点医疗机构开展专项整改“回头看”。五是举报案件查处行动。全市认真核查受理12条国家和省级医疗保障局提出的问题线索。

二、主要成效

2019年邢台市医保基金监管行动共约谈定点医药机构248家，通报批评63家，暂停医保服务61家，解除协议60家，曝光典型案例55件，受理举报线索12条，处理违规违纪医护人员14人，查处违规资金8208.58万元，追回、拒付医保基金6733.58万元。全市始终保持打击欺诈骗保高压态势，基本形成“不敢骗、不能骗、不想骗”的常态机制。

2019年全市住院人次较2018年减少81390人次，降幅达10.9%，其中违规违法情况高发的民营医院2019年职工医保参保人住院人次较2018年下降14.48%，医疗费用下降11.06%；居民医保参保人住院人次下降34.48%，医疗费用下降26.22%。

案例三：保定市实现建档立卡贫困人口参保资助一站式报销和慢病鉴定全覆盖

按照国家与省级打赢脱贫攻坚战决策部署，保定市医疗保障局下足功夫解决贫困群众的医疗保障需求，在实现参保资助全覆盖的基础上实现了一站式报销和慢病鉴定全覆盖。

一、主要做法

（一）健全责任体系

一是专班式推进，全市成立医疗保障脱贫攻坚、解决“两不愁三保障”突出问题、“一包一”结对帮扶等三个工作专班。二是全覆盖管理，构建市、县、乡、村四级医保扶贫工作平台，建立县、乡、村三级医疗服务代办体系，代办团队、代办站、代办窗口各负其责。三是常态化督导，全市调整充实四个常设督导指导组，实行“四名班子成员定点包干”工作机制。四是交叉性互查，通过一个迎考县和一个未迎考县“一对一”互查，确保所有问题清仓归零。五是构建责任共同体，与各县（市、区）医疗保障局签订脱贫攻坚任务目标责任书，做实权责捆绑。

（二）完善政策体系

一是出台市级《完善贫困人口医疗保障救助水平解决因病致贫返贫问题的实施意见》，坚持现行标准，妥善过渡。二是出台市级《医疗保障扶贫决战决胜行动工作方案》，构建统一规范的医保扶贫运行机制。三是出台市级《落实医疗保障扶贫三年行动的实施方案》，健全长效机制，实现综合保障。四是出台《保定市城乡居民大病保险实施方案》，进一步巩固提升大病保险制度。五是出台市级《关于做好医疗救助工作的通知》，加强医疗救助与基本医保、大病保险、补充医疗保险等制度的衔接。

（三）抓好问题整改

一是主动深刻检视问题，通过会议调度、实地督导、定期通报等方式强力推进整改落实。二是补齐慢病短板，县、乡、村三级建立三类台账，即慢性病筛查台账、鉴定通过台账和未认定人员台账，确保有据可查。三是改进经办服务，建立贫困人口参保和未在属地参加居民医保两个台账，实现医保系统与国家扶贫系统参保状态一致。四是增强宣传实效，在市医保公众号推出“医保扶贫政策十问十答”等宣传专稿，利用媒体网络、村级广播、街头咨询、下乡义诊、面对面宣讲多种方式宣传。五是加快学习更新，组织市、县医疗保障系统200余人参加的扶贫政策培训会；开展医疗保障精准扶贫典型事例征集活动，总结推介医疗保障扶贫工作的经验做法和创新模式。

二、主要成效

通过全市医保系统的共同努力，2019 年保定市建档立卡贫困人口参保率和资助率达到双 100%，市域内贫困人口医疗费用报销“一站式”结算全年惠及建档立卡贫困人口 115.19 万人次，共计报销医疗费用 9.64 亿元；与此同时，保定市全面建立了慢性病鉴定常态化机制，2019 年建档立卡贫困人口慢性病鉴定 67578 人，鉴定率达到 19.8%。

山西省

工作综述

山西省医疗保障局于2018年10月26日正式挂牌，主要职责是组织开展全省基本医疗保险（以下简称基本医保）、生育保险、医疗救助、医药价格管理等医疗保障工作。截至2019年底，全省基本医保参保3266.36万人，其中参加职工基本医疗保险（以下简称职工医保）702.04万人，参加城乡居民基本医疗保险（以下简称居民医保）2564.32万人。2019年全省医保基金（含生育保险）总收入472.4亿元，支出449.51亿元，统筹基金累计结存507.9亿元。

一、提高居民医保筹资水平

2019年，居民医保人均财政补助标准提高30元，达到520元，其中新增财政补助的一半（15元）用于提高大病保险保障能力；2020年个人缴费标准同步提高30元，达到每人每年250元。

二、医保助力精准扶贫

2018年12月25日，省医疗保障局会同七个部门制定《山西省医疗保障扶贫三年行动计划（2018—2020年）》，与民政、扶贫等部门完善贫困人口动态调整信息共享机制，确保基本医保、大病保险、医疗救助制度全覆盖。降低大病保险起付线、提高支付比例、取消封顶线，加大对农村建档立卡贫困人口的倾斜力度。2019年6月11日，省医疗保障局会同卫生健康委、扶贫办下发《关于对医疗保障扶贫工作存在问题进行整改的通知》，建立山西省医疗保障扶贫过度医疗负面清单和过度保障问题清单，指导各地整改落实。

2018—2019年，全省建档立卡贫困人口全部纳入基本医保、大病保险、医疗救助覆盖范围，三重保障待遇全部落实，省内定点医疗机构住院综合保障比例接近90%。2019年，全省农村建档立卡贫困人口住院75.6万人次，待遇支付51.7亿元。

三、实现“两险”合并实施

在总结晋中市试点经验的基础上，2019年6月13日，省人民政府办公厅印发《关于做好生育保险和职工基本医疗保险合并实施工作的通知》。10月31日，各市均出台合并实施方案，全省全面实现“两险”合并实施，参保登记、基金征缴管理等实现统一。截至2019年底，全省共有2.34万名生育保险参保人员享受到相关待遇。

四、完善“两病”门诊用药保障机制

2019年10月31日，省医疗保障局会同财政、卫生健康、药监等部门印发《关于完善城乡居民高血压糖尿病门诊用药保障机制的实施方案》，政策范围内报销比例达到50%以上，减轻“两病”患者门诊用药费用负担。

11月26日，山西省首例“两病”门诊用药保障患者在运城市万荣县乡镇卫生院享受到医保报销待遇；11月28日，太原市率先实现直接结算。截至2019年底，全省共有2.15万人次享受待遇，政策范围内报销比例达到53.3%。

五、研究解决特殊群体医疗保障政策

（一）同步提高地方病、血液病的医疗保障水平

山西省先后将克山病、氟骨症等地方病纳入城乡居民门诊慢性病保障范围；将大骨节病、氟骨症住院关节置换医疗费用纳入重特大疾病保障范围；将真性红细胞增多症等血液病纳入门诊大额疾病（慢性病）保障范围。

（二）将中医适宜技术门诊治疗纳入医保支付范围

2019年1月22日，省医疗保障局印发《关于开展中医适宜技术门诊治疗纳入省直医保支付范围试点的通知》，在省直二级以上中医院试点将25种门诊中医适宜技术纳入医保支付。

（三）规范统一新生儿落地参保政策

2019 年 1 月 17 日，省医疗保障局印发《关于进一步做好新生儿医疗保险有关工作的通知》，新生儿出生当年办理参保登记手续后不再缴费，直接享受当年的居民医保待遇。

六、贯彻落实降费政策为企业减负

省医疗保障局贯彻落实党中央、国务院降低社会保险缴费基数部署，2019 年减轻用人单位和参保职工医保缴费负担 17 亿元；10 月 8 日，会同省直有关部门印发《关于做好国有企业退休人员医疗保障社会化管理工作的通知》和《关于山西省厂办大集体改革退休人员基本医疗保险费有关事宜的补充通知》，明确做好国有企业退休人员医保社会化管理和厂办大集体改革退休人员基本医保费计提等有关事宜。

七、完成其他待遇保障工作

一是指导临汾市推进长期护理保险试点工作。通过制定完善相关政策标准和操作流程，临汾市首批完全失能人员享受到 24 小时连续不间断的护理服务。截至 2019 年底，临汾市长期护理保险参保 71.05 万人，筹集资金 3552.5 万元，918 人享受待遇。二是完善医疗救助制度，优化救助申请程序，全年全省共下达医疗救助资金 10.5 亿元。三是将国家谈判的 17 种抗癌药品纳入医保报销。2019 年，全省共有 8172 人享受国家谈判 17 种抗癌药医保报销待遇，报销 6015 万元。

八、强化基金监管

（一）开展打击欺诈骗保专项治理

2019 年 1 月 18 日—2 月 18 日，省医疗保障局与公安、卫生健康、药监等部门联合开展打击欺诈骗取医疗保障基金专项行动“再回头”；4 月 3 日，在全省启动打击欺诈骗取医疗保障基金集中宣传月活动，开展打击欺诈骗保专项治理；6 月 27 日，会同财政部门出台《山西省欺诈骗取医疗保障基金行为举报奖励实施办法》。全年开展一系列飞行检查。

2019 年全省共检查定点医药机构 38121 家，检查覆盖率 100%；处理违法违规机构 6757 家、移交司法机关 6 家、追回资金 3.38 亿元，处理违法违规参保人员 73 人、移送司法机关 32 人、追回资金 135.38 万元，两项资金合计 3.39 亿元。

（二）加强医保定点协议管理

为完善医保定点医疗机构协议管理，2019 年 9 月 29 日，省医疗保障局印发《医保定点医药机构服务协议范本（2019 版）》，按统筹基金支付医疗机构、只开通个人账户支付的医疗机构、医疗集团、有统筹基金支付的药店和无统筹基金支付的药店，分别制定了 5 个协议范本。

（三）监控基金收支和医疗费用情况

2019 年 8 月，继太原市和晋中市列入国家医保基金智能监控示范点和基金监管方式创新试点后，省医疗保障局参照国家做法，在大同市、临汾市、晋城市和省直四个统筹地区开展省级试点，两级试点同步推进。

建立医保基金收支风险预警机制，定期开展医保基金运行分析。各统筹地区通过完善服务协议、细化监控指标、完善智能监控系统，将医疗机构管理质量与医保付费相结合，关注医疗次均费用增长幅度大、住院人次增长快、医保支出总额高的医疗机构。根据基金收支情况，省医疗保障局领导分片包干，对当年可能存在透支风险的市进行重点风险监控和指导，提前消除安全隐患。以长治市为例，该市 2019 年居民医保支出较 2018 年下降 11.2%，职工医保支出下降 6.7%。

九、深化医保支付方式改革

配合全省县乡医疗卫生机构一体化改革，全省完成法人登记、开设独立账户，具备基本条件的 108 个医疗集团都与当地医保机构签订协议，实行医保基金“总额预算、打包付费，结余留用、合理超支分担”管理。

重点推行医保付费总额控制与按病种、按床日、按项目付费相结合的复合式付费方式改革。在全省所有城市公立医院开展医保总额预算管理，建立“总额管理、结余留用、合理超支分担”激励约束机制。全省累计推出临床路径明确的 300 多种常见病、多发病开展住院按病种付费，二级以上城市公立医院按病种支付的病种数量平均达到 100 种以上。将 298 种日间手术治疗纳入门诊按病种付费管理，使患者在院时间减少、医疗费用减少、个人负担减轻，截至 2019 年底共有 4117 名患者享受待遇。

2019 年 5 月 21 日，国家医疗保障局确定临汾市为国家按疾病诊断相关分组（DRG）付费试点城市；省直、太原市、长治市、晋城市、运城市和大同市

6个统筹区陆续开展省级试点。各试点城市推进医院病案首页规范、历史病历整理、分组器设计等前期准备工作。

十、改革药品耗材招采机制

按照国家总体部署，山西省于2019年采取“分步实施、分类采购”的方式，对国家降税降价抗癌药目录内药品实施专项采购，全年共有99个品种393个产品挂网动态联动调整，平均降幅为12.6%，其中49个执行国家谈判价格的药品平均降幅33.1%。

2月、7月和11月，全省先后分三批采集陕西等14省(区、兵团)“西部联盟”和“京津冀”联盟医用耗材价格信息，与山西省平台交易价格比对后取最低价作为参考价挂网；同期与“西部联盟”联合议价采购进口抗癌药品47个产品，平均降幅11.3%，与“京津冀”联盟实行价格联动，297个国产抗癌药品平均降幅6.1%。

12月，组建山西省医疗机构药品耗材采购联盟，首批选取心脏冠脉支架开展集中带量采购并完成议价谈判工作，8家企业的13个产品中选，经测算平均降幅52.98%，最高降幅69.12%，一年可节约冠脉支架耗材费用2亿元。同时，运城市、临汾市、太原市、忻州市和大同市从一次性使用医用耗材入手开展带量议价谈判试点工作。

12月1日，山西在全国率先落实国家组织药品集中采购试点扩围中选结果，同步实施医保基金预付、医保支付标准与采购价协同、鼓励使用集中采购中选药品、强化药品质量监管等措施，促进医院优先使用质量可靠、价格合理的中选药品。25种药品平均降幅59%，一年可节省药品费用5.1亿元。

十一、推进省级药械集中采购新平台建设

2019年11月21日，山西省药品耗材阳光采购新平台上线运行，实行药品耗材招标采购、业务受理审核全流程网上办理，实现全省公立医疗机构药品耗材网上阳光采购、配送、入库、结算全流程监测。

十二、完善医疗服务项目价格政策措施

2019年4月2日，省医疗保障局会同卫生健康委联合印发《关于进一步加强新增医疗服务项目价格管理工作的通知》和《关于进一步做好实行市场调节价的医疗服务项目价格管理工作的通知》，全年审核通过新增、规范项目和“互联网+医疗”项目价格共78项，规范和调整中医项目价格19项，梳理规范统一医疗服务项目价格4320项。

11月28日，省医疗保障局会同省卫生健康委联合印发《山西省公立医疗机构医疗服务项目价格(2020版)》，并于2020年1月1日起执行。

十三、提升经办服务能力

(一)帮助市县提升经办服务能力

省医疗保障局汲取国务院“互联网+督查”平台通报大同市医保机构拖欠药店医保费用问题的教训，对全省相关问题进行全面排查，同步开展市县医保经办能力提升工程，先后组织11次巡回培训。

(二)推出多项便民举措

2019年，全省医保系统升级改造医疗保障网上业务受理经办系统，实现药品、医用耗材招标采购、医保目录维护、新增医疗服务项目申报等业务的网上办理，减少30%的中间环节、60%的手续材料。

在省直、太原市和晋中市等统筹地区开展医保脱卡支付试点，截至2019年底，各地已开通420家医疗机构、3163所药店和366所社区卫生医疗机构的医保脱卡支付服务。

(三)规范异地就医直接结算

截至2019年底，全省职工医保和居民医保均实现跨省异地住院直接结算，异地安置退休人员、异地长期居住人员、常驻异地工作人员和异地转诊人员全部纳入异地就医直接结算范围。同时，进一步简化相关手续和流程，取消选择定点医院的限制性规定。截至2019年底，全省开通省内异地就医医药机构9949家，接入跨省异地平台的定点医院增至1384家，基本实现每个县有一所定点医疗机构接入国家跨省结算平台。2019年全省直接结算143.5万人次，费用达94.8亿元，跨省直接结算率达65%以上，省内直接结算率超过85%。

十四、封闭运行企业纳入社会统筹

省医疗保障局落实省委、省政府要求，推进医保封闭运行企业纳入社会统筹工作。2018年7月1日，同煤集团、潞安集团、同煤轩岗煤电、焦煤集团西山煤电、焦煤集团汾西矿业5户省属国有煤炭企业47.5万人的职工医保、生育保险全部纳入社会统筹管理。

重要活动

2018 年

1. 山西省医疗保障局挂牌成立。10 月 26 日，山西省医疗保障局挂牌成立，为省政府直属机构。副省长曲孝丽、省政府副秘书长张文栋出席成立大会并揭牌。省委组织部宣布刘中雨同志为省医疗保障局党组书记、局长。

2. 全省统筹区全部接入国家跨省异地就医结算平台。11 月 28 日，山西省太原市娄烦县医院实现了与国家结算平台的对接。至此，全省 12 个统筹区 119 个县全部接入国家跨省异地就医结算平台，每个县至少一所医院可为外省来晋人员提供结算服务。

2019 年

1. 召开研究罕见病等特殊群体和中医相关医疗保障问题座谈会。1 月 15 日，副省长曲孝丽主持召开部分人大代表、政协委员及相关专家参加的座谈会，研究山西省罕见病、地方病、血液病等部分特殊群体和中医"治未病"相关医疗保障问题。

2. 召开打击欺诈骗保厅际领导小组会并启动集中宣传月活动。4 月 2 日，省医疗保障局联合卫生健康委、市场监管局、公安厅召开打击欺诈骗保厅际领导小组会议。同日，联合卫生健康、公安、审计、市场监管等部门举办"打击欺诈骗保，维护基金安全"集中宣传月活动启动仪式。

3. 298 种日间手术治疗费用纳入按病种付费管理。6 月 20 日，省医疗保障局作出部署，将 298 种日间手术治疗费用纳入按病种付费管理。参保人员缩短了在院治疗时间，减轻了个人负担，医疗机构节约了床位资源，医保基金支出也有所减少。

4. 对全省 11 个市及省直开展飞行检查。10 月 25 日，省医疗保障局召开全省基金监管专项治理抽查复查培训部署会，决定对全省 11 个市及省直定点机构基金使用情况开展飞行检查。

典型案例

案例一：统一规范全省医疗服务项目价格

2019 年 12 月，为进一步规范医疗服务价格体系，山西省医疗保障局以取消耗材加成为契机，统一规范全省医疗服务价格体系，理顺医疗服务项目和不同级别医疗机构的比价关系，逐步形成科学的以成本和收入结构为基础的价格动态调整机制。

一、主要做法

（一）制定工作方案

医疗服务价格专业性强、关注度高，调整医疗服务价格必须建立在科学合理的工作方案基础上。省医疗保障局印发全省公立医院可另收取费用卫生材料加成收入情况调查表（2018 年度）、全省公立医院运行情况调查表（2018 年度），对全省可另收取费用的医用耗材相关情况进行摸底。在此基础上，省医疗保障局先后组织发改委、财政厅和卫生健康委相关人员召开三次协调会，就全省各级各类公立医疗机构取消医用耗材加成调整医疗服务价格工作进行了专题研究，并根据各部门提出的意见对医疗服务项目价格调整方案进行了修改，明确了补偿分担的方式、调价方式、工作步骤，以及各部门的分工。

（二）开展价格政策培训

为使各级医疗保障部门、卫生健康部门和医疗机构掌握价格改革政策和测算办法，省医疗保障局组织全省价格改革相关人员开展公立医院取消医用耗材加成调整医疗服务价格工作培训，解读国家和省医疗服务价格改革政策，讲解调整政策和测算方法。

（三）严格价格调整程序

为确保医疗服务价格调整的科学公正开展，保护消费者和经营者的合法权益，省医疗保障局按照《政府制定价格行为规则》相关要求，制定医疗服务价格的调整程序，包括价格改革准备、基础测算、成本调查、调查研究、提出方案、部门协调、风险评估、价格论证和上报审批九个阶段。在此过程中，省医疗保障局广泛征求了医疗机构、相关部门、消费者以及社会各界的意见，做好调价风险评估，研判涉及特殊群体的项目，防止发生相关系统性风险。

二、主要成效

全面取消各级各类公立医疗机构医用耗材加成，同步调整医疗服务项目价格，组织梳理规范统一了医疗服务项目价格 4320 项，于 2019 年 11 月 28 日会同省卫生健康委制定颁布《山西省公立医疗机构医疗服务项目价格（2020 版）》，此次价格调整测算 333 所公立医院净增收－53.64 万元，收支基本平衡，符合改革预期。

（一）价格政策正向激励作用明显

此次调价合理降低了大型设备检查和检验费用，提高了体现医务人员技术劳务价值的医疗服务价格。

（二）促进以治疗为主体的医疗卫生服务体系建设

全省实行统一的价格体系，有利于解决价格政策的碎片化问题，规范全省医疗服务价格管理；有利于优化各级医疗机构收入结构，在规范诊疗行为、减轻医保支付压力的同时，提高医疗机构实际补偿率；有利于提高基层医疗机构信息化水平，保障财务和价格数据的准确性；有利于医保异地结算政策的统一规范，提高人民群众就医满意度。

案例二：太原市项目化推进医保基金智能监控

2019 年 5 月，太原市被国家医疗保障局确定为“全国医保智能监控示范点城市”。为充分发挥医保智能监控示范作用，提供可复制、可借鉴经验，太原市项目化推进智能监控体系建设，提升医保监控系统智能化、精细化、科学化水平，实现对门诊、住院、购药等各类医疗行为全面、及时、高效的监控，助推医保精细化管理，提高医保基金使用效率。

一、推进基金监管智能化

市医疗保障局出台太原医保“12345”智能监控系统建设方案，规划通过建设完善“一个平台”（统一开放的医保智能监控平台）“两个中心”（全市医保智能监控数据中心和全市医保智能监控服务中心）“三个智库”（医保规则库、知识库和模型库）“四个支撑”（基础设施支撑、标准规范支撑、安全保障支撑和运行维护支撑）“五类应用”（智能监控类应用、投诉举报类应用、经办稽核类应用、诚信管理类应用和大数据分析类应用），解决长期存在的“一多一少”（监管对象多，监管人员少）“一高一低”（社会期望高，传统管理能力低）“一快一慢”（骗保方式升级快，监管能力提升慢）等突出问题。

二、构建智能监控体系

针对串换药品、以药换药、刷卡套现等违规行为，市医疗保障局建立医保智能药品进销存管理子系统，全面采集定点医药机构药品耗材的采购、入库、销售和库存相关数据，为现场盘库、核查提供数据基础；完善刷卡购药结算、药店进销存数据实时调取上传和处方药处方实时上传等功能，实现对定点药店的进、销、存全过程实时动态监管。医保智能药品进销存管理子系统基本覆盖全市所有定点药店。

针对冒名顶替等就医购药违规行为，市医疗保障局建立医保智能生物识别就医认证子系统，要求医保患者进行指静脉实名认证，同时实现患者就医全程视频监控，对参保患者在购药、就诊、住院时进行身份识别、资格认证和轨迹定位，确保“实人实卡、人卡相符”。实名认证后，全市费用支出增长率明显下降。

针对医保监管自动化程度低、医疗服务行为不够规范等问题，市医疗保障局建立医保智能审核子系统，升级完善全市共享开放的医保规则库、医学知识库、医保医师库和电子病历库等信息模块，在实际运行过程中将各个模型库有效率、核实率提高至 80％以上；通过系统自动筛查，将疑点数据实时反馈定点医药机构，实现数据质量监管、事前提醒提示、事中监控预警、事后审查稽核、考核评价管理等功能，确保基金监管全链条无缝衔接。

针对经办机构监管考核多头管理、多头执法、管理脱节的问题，市医疗保障局购买服务，引进15名工作人员设立医保智能监控室及医保语音热线，发挥其在基金监管、费用监控、稽核审查等方面的枢纽作用，解决专业监管队伍人员不足问题。

三、确保基金监管提质增效

太原市织密医保基金监管网络，实现对全市定点医药机构智能监控全覆盖、定点医药机构人员信息全覆盖、编制床位全覆盖：2019年全市新增备案医师、技师、护师、药师信息44927条，对应上传4.8万张床位，逐步实现监管重点由医疗机构向医务人员的医疗服务行为延伸。智能监控系统提高了医保监控监管工作的自动化、精细化、精准化、阳光化，大数据分析能力得到极大提升。

案例三：省直医保开展中医适宜技术门诊治疗纳入统筹基金支付试点

中医适宜技术又称中医传统疗法、中医特色疗法，主要包括针法、灸法、按摩疗法、中医外治疗法等类别，是我国传统医学的重要组成部分。为满足群众需求、促进中医药事业发展，2019年3月起，山西省在省直医疗保险开展中医适宜技术门诊治疗纳入医保统筹基金报销试点。

一、改革办法

纳入省直医保报销的中医适宜技术包括针刺、埋针治疗、灸法、拔罐、推拿等6大类71个具体项目，适应病症包括颈椎病、腰椎间盘突出症、肩周炎、面神经炎等20种疾病。首批报销试点于2019年3月在山西省中医院、山西中医学院中西医结合医院、山西中医学院附属医院、山西中医学院第三中医院、太原市中医医院等五所定点医院开展试点。省直参保人员罹患相关病症的，可选择一所试点医院就诊，实行责任医师管理，采用六类中医适宜技术进行门诊治疗，其费用由医保统筹基金按60%报销。

二、改革成效

(一)总体运行平稳

从2019年3月启动试点至年底，省直参保人员中共有561人享受待遇，就诊2975次；在满足群众就医需求的同时，通过定点医院严格管理，没有出现滥用现象。

(二)群众得到实惠，基金负担减轻

2019年3月—12月，就诊人员人均医疗费用998元，个人负担399元。试点前，患者在门诊治疗的费用要全部自付；如果选择住院，按次均5000元计算，个人负担至少在700元左右，且住院治疗的患者平均住院时间在10天左右；而采用门诊治疗后，患者一般需治疗6次，每次只需半天时间。2019年省直561名参保人员共发生医疗费56万元，统筹基金支付33.6万元；如果没有门诊报销政策，即使其中只有三分之一的患者选择住院，统筹基金也将支出80.4万元，是实际门诊报销支出的2.4倍。

(三)引导患者合理就医

实行中医适宜技术门诊费用报销政策以来，轻症住院人员分流到了门诊治疗，省直住院人次较2018年同期有所下降。以山西中医学院第三医院为例，561名患者中有372人在该院接受中医适宜技术治疗，该院2018年4月—10月省直医保住院624人次，2019年同期住院减少到557人次，与其他医院住院人次连年增长之势形成鲜明对比。

(四)促进中医药事业发展

将中医适宜技术门诊治疗纳入省直医保报销，可以鼓励更多患者选择中医治疗，推动中医药事业发展。

内蒙古自治区

工作综述

2018年11月10日，内蒙古自治区医疗保障局挂牌成立；2019年各盟市、旗县(区)医疗保障局相继挂牌成立。新的医疗保障管理体制的建立，为内蒙古自治区医疗保障事业新发展奠定了组织基础。在参保扩面、基金征缴、医保扶贫、基金监管、重点领域改革、信息化建设等方面均取得了新进展和新成效。

一、参保、筹资、待遇实现“三稳定”

(一)2018年三项指标实现情况

一是参保覆盖率。截至2018年12月底，全区基本医疗保险参保2164.37万人(职工505.33万人、城乡居民1659.05万人)，生育保险参保人数为319.46万人，参保率达到95%。

二是待遇支付比例。职工和城乡居民基本医保政策范围内住院医疗费用报销比例分别达到85%和75%左右。

三是基金收支额度。全区职工基本医保基金当期收入215.60亿元，当期支出175.92亿元，累计结存280.19亿元，其中统筹基金累计结存165.75亿元；城乡居民基本医保基金当期收入125.11亿元，当期支出125.70亿元，累计结存61.93亿元。生育保险基金当期收入10.64亿元，当期支出8.26亿元，累计结存20.70亿元。

(二)2019年三项指标实现情况

一是参保覆盖率。截至2019年12月底，全区基本医疗保险参保2178.43万人(职工参保530.70万人、城乡居民参保1647.74万人)，参保人数较上年有所增加，主要是职工医保增加25万多人，全区参保率稳定在95%以上，基本实现城乡人口全覆盖。

二是待遇支付比例。职工和城乡居民基本医保政策范围内住院费用报销比例分别达85%和75%左右，与上年持平。

三是基金收支额度。全区基本医疗保险基金总体运行平稳，职工基本医保基金当期收入233.03亿元，当期支出188.92亿元，累计结存324.45亿元，其中统筹基金累计结存196.29亿元；城乡居民基本医保基金当期收入137.22亿元，当期支出128.13亿元，累计结存71.02亿元。职工医保和城乡居民医保统筹基金累计结存均比上年有所增加。生育保险基金当期收入12.49亿元，当期支出8.84亿元，累计结存24.35亿元。

二、完善医疗保障体系

(一)待遇保障和筹资运行

2019年，全区城乡居民基本医疗保险人均财政补助标准新增30元，达到每人每年不低于520元，新增财政补助一半用于大病保险，个人缴费达到每人每年250元，人均筹资标准为每人每年770元。大病保险起付线降低并统一至1.4万元，大病患者住院费用报销比例由50%提高到60%。2019年，全区医疗救助共资助146.23万人参保，资助参保金额1.96亿元。门诊救助28.45万人次，门诊救助支出0.76亿元；住院救助45.6万人次，住院救助支出8.41亿元。

(二)“两病”门诊用药保障

2019年10月，为贯彻落实国家有关要求，自治区医疗保障局等4部门联合印发《内蒙古自治区完善城乡居民高血压糖尿病门诊用药保障机制实施方案》，明确保障对象、用药范围和保障水平，确定门诊用药支付标准。年底，所有统筹地区均制定印发实施细则，年度最高支付限额为高血压300元、糖尿病600元、“两病”并发600元，政策范围内报销比例均达50%以上。

(三)“两险”合并实施

为落实《国务院办公厅关于全面推进生育保险和职工基本医疗保险合并实施的意见》，2019年7月22日印发《内蒙古自治区生育保险和职工基本医保合并实施方案》，推进全区职工医保和生育保险合并实施，强化基金共济能力，提升运行效率。各统筹地区均制定具体实施办法，确保政策平稳过渡。

三、精准助力脱贫攻坚

（一）贫困人口实现三重保障全覆盖

印发《内蒙古自治区医疗保障扶贫三年行动实施方案（2018—2020 年）》，实现农村牧区建档立卡贫困人口基本医保、大病保险、医疗救助全覆盖，其中对特困人员参保缴费给予全额补贴，对农村牧区建档立卡贫困人口给予定额补贴。加大大病保险对建档立卡贫困人口保障的倾斜力度，取消封顶线，起付线降低 50%，支付比例提高 5 个百分点。进一步增强医疗救助托底保障能力，农村牧区建档立卡贫困人口住院医疗费用个人自付救助比例不低于 70%（年度救助限额内和政策范围内），特殊困难的进一步加大倾斜救助力度。

（二）实施大病救治专项行动

按照“大病集中救治一批、慢病签约服务管理一批、重病兜底一批”要求，开展“三个一批”专项行动，确定 23 种集中救治大病支付标准，救治率 99.9%。

（三）落实专项巡查反馈意见

落实中央脱贫攻坚专项巡视反馈意见和 2018 年度脱贫攻坚成效考核指出问题整改任务。截至 2019 年 9 月底，全区各盟市均已解决建档立卡贫困人口过度保障问题。

（四）排查脱贫攻坚重点工作

开展 2019 年医保脱贫攻坚“清零达标”专项行动，在全区范围内对医保脱贫攻坚重点工作进行全面排查，将符合条件的建档立卡贫困人口全部纳入医疗保障范围。完善基本医保、大病保险、医疗救助、商业保险等多重保障模式，强化综合保障措施，总体解决建档立卡贫困人口基本医疗保障问题。优化经办服务，实现县域范围内“一站式”结算。截至 12 月底，建档立卡贫困人口参加城乡居民基本医疗保险人数 88.54 万人，参保率 99.99%，报销比例符合国家要求。

四、医疗保障基金监管

（一）加强组织领导，畅通监督渠道

2018 年，自治区医疗保障局成立打击欺诈骗保专项行动领导小组，多次召开视频会议和专题会议动员部署专项行动及“回头看”自查工作。建立“回头看”日报告制度。完善定点医药机构服务协议管理，推进协议履行情况智能监控和监督考核。加强群众和社会监督，畅通举报渠道，公布打击欺诈骗保专项行动投诉举报电话，成立投诉举报问题线索查处领导小组，加大举报案件查处力度。对于国家交办的问题线索，采取自治区督办、联合调查等方式，对核实的问题进行处理。全区共检查定点医药机构 7765 家，查处 2238 家，发现违法违规参保人员 232 人，追回医保资金 1802.57 万元。

（二）加大监管力度，营造高压震慑态势

2019 年，各级医疗保障部门把维护基金安全作为首要任务，多措并举，重拳打击欺诈骗保。一是 4 月在全区范围内开展“打击欺诈骗保、维护基金安全”集中宣传月活动，营造基金监管高压态势。二是开展打击欺诈骗保专项治理，对全区 19121 家定点医药机构履行协议情况进行监督检查，检查覆盖率 100%。建立飞行检查制度，自治区医疗保障局对全区 19 家公立三级医疗机构、1 家民营医疗机构和 1 家连锁零售药店进行飞行检查，实现统筹区全覆盖。全年共追回医保基金 4.08 亿元（其中飞行检查追回 3.38 亿元）。三是建立举报线索督办和反馈机制。会同自治区财政厅印发《内蒙古自治区欺诈骗取医疗保障基金行为举报奖励实施细则》，鼓励举报欺诈骗保行为，发挥人民群众作为医保基金安全“宣传员”“监督员”的主力军作用，调动广大群众维护基金安全的积极性。及时办结国家医疗保障局移交的 50 件问题线索和自治区收集的 12 件举报案件。制定全区统一的定点医疗机构医疗服务协议文本，加强协议履行情况的监督检查。四是建立基金运行分析制度，定期组织开展基金运行分析，指导兴安盟、赤峰市、乌兰察布市、乌海市等多个盟市适时调整待遇政策，严守基金安全红线，缓解城乡居民医保基金收支压力，确保基金可持续运行。

（三）以点带面，构建监管新格局

推动兴安盟、乌兰察布市为国家监管方式创新试点、智能监控示范点，力求以点带面构建医保基金监管新格局。各地按照国家和自治区有关要求，开展拖欠定点医药机构医保费用专项整治，截至 2019 年底，除巴彦淖尔市杭锦后旗，各地已无拖欠问题。

五、药品耗材集中采购和使用管理

（一）推动分类采购，保障临床需求

2018 年，推动药品分类采购、医用耗材阳光采购、医联体药械带量带预算采购工作，建立短缺药品监测预警、分级应对、会商联动机制，实现药品、十大类高值医用耗材、体外诊断试剂全品种挂网，有效保障全区医疗卫生机构临床药械使用需求，全年累计采购金额127亿元。落实抗癌药品降价政策，挂网抗癌药品446个，其中94个下调价格，平均降幅为17.85%，群众药费负担减轻。

(二)明确采购职责，确保有序开展

2019年，印发《关于做好内蒙古自治区药品和医用耗材采购管理工作的通知》，明确各级医疗保障部门药械采购职责，要求严格执行药械网上集中采购政策，加强网上采购、配送监管，确保机构改革后药械集中采购各项工作有序开展。参加国家组织药品集中采购试点扩围工作，制定出台自治区实施方案和配套政策，创新药款直接结算方式，建立医保经办机构、医疗机构、自治区药采平台和配送企业四方参与的采购结算机制，缩短结算周期，减轻生产、配送企业资金垫付压力。12月27日，国家组织的第一批药品集中采购试点扩围工作在自治区顺利实施，25种药品价格平均降幅64.8%，最高降幅98.51%。跟踪监测国家谈判的17种抗癌药品纳入自治区医保支付范围落地情况，确保抗癌药品降价政策惠及患者。截至年底，全区17种谈判抗癌药品费用总金额1.76亿元，医保报销总金额1.35亿元，平均报销比例76.7%，7522人次受益。对未在自治区挂网的抗癌药品开辟绿色通道，117个抗癌药品下调价格，平均降幅16.64%，降幅最高75.02%。通过省际区域联合采购，31种进口抗癌药品价格平均降幅14.25%，最高降幅51.74%。

(三)完善高值耗材采购、使用和支付政策

落实国务院办公厅《关于治理高值医用耗材改革方案》和2019年医改重点任务要求，草拟自治区治理高值医用耗材改革方案，制定完善高值医用耗材采购、使用和支付管理相关政策。参加陕西、京津冀“3+6”跨省联盟高值医用耗材带量采购，治理群众反应强烈的高值医用耗材价格虚高问题。

六、医疗服务价格动态调整

(一)修订医疗服务项目规范和价格

2019年，对2012版医疗服务项目价格进行修订完善，印发《内蒙古自治区医疗服务项目规范和价格(2018修订版)》，规范诊疗行为。12月7日，全面取消公立医疗机构医用耗材加成，同步实施2018修订版医疗服务项目规范和价格。

(二)加快新增项目审批

加快新增医疗服务项目审批，进一步提高医疗服务质量。制定远程医疗服务项目价格，改善群众看病就医感受。

(三)调整不合理项目价格

按照“总量控制、结构调整、有升有降、逐步到位”原则，坚持“小步快走”，对群众和医疗机构反映强烈、价格明显不合理的253项医疗服务项目价格逐步调整完善，对可单独收费的一次性医用耗材标准库进行集中规范清理。

七、医保支付方式改革

(一)完善按病种付费为主的多元复合式支付方式

完善总额预算下按病种、按人头、按床日付费等多元复合式医保支付方式。制定包含605个病种的《内蒙古自治区基本医保付费病种目录》，推进各地开展按病种付费的病种不少于150种，并逐步扩大医疗机构覆盖面。2019年，全区按病种付费结算8.81万人次，较2018年增长44.5%。通辽市209个病种全部实现线上管理，结算2万人次。呼伦贝尔市实际结算病种数为151种，结算1.77万人次。乌海市被国家局评为2019年度DRG付费方式改革“进度优秀”国家级试点城市。

(二)开展药品医保支付标准试点

针对个别医疗机构只采购价格偏高药品现象，选取临床常用、价格差异较大、市场供应充足的头孢唑林、氯化钠和葡萄糖等3种药品7个品规，在全国率先开展医保支付标准试点，2019年6月—12月，全区医疗机构采购试点药品总金额为1.26亿元，同比下降47.52%，节约医保基金1.14亿元，减少患者药品费用和医保基金的不合理支出。

八、完善医保目录管理

(一)对目录标准数据库进行动态调整

在组织专家充分调研论证基础上，对全区统一的药品、医疗服务项目、医疗服务设施目录标准数据库进行动态调整，进一步规范医保目录管理。印发《关于执行〈国家基本医疗保险、工伤保险和生育保险药品目录〉(2019版)的通知》，以国家2019版药品目录在全区落地为重点，将包含97个国家谈判药品在内的2643个药品和892种中药饮片及时纳入全区医保支付范围，将国家重点监控的 20 个药品一次性调出。

（二）对本地原按规定调增的乙类药品制定调出规则

对国家要求三年内消化的原自治区按规定调增的乙类药品，按照三年 4：4：2 的调出比例制定调出规则。积极扶持中医药（蒙医药）事业发展，将 140 个蒙成药、376 个中蒙药饮片、1310 个医院制剂纳入全区医保支付范围。

九、持续推动“放管服”改革

（一）打通堵点，推进“最多跑一次”

2018 年，优化医保经办业务流程，推进“一网通办”“只进一扇门”“最多跑一次”等便民服务，解决国家发改委公布的涉及医保领域的 8 项群众办事堵点问题。推进异地就医直接结算工作，将全区跨省异地就医定点医院扩大至 170 家，实现县级行政区域全覆盖，参保人员可通过互联网、手机 App 客户端办理异地居住、转诊转院备案手续，持社会保障卡可实现区内外异地就医直接结算。截至 12 月底，自治区内异地就医住院直接结算 2.07 万人次，结算金额 2.1 亿元；门诊、药店个人账户划卡结算 176.67 万人次，结算金额 2.52 亿元。跨省异地就医住院直接结算 8.7 万人次，结算金额 21.38 亿元。

（二）减材料、减时限、减环节，增效便民

2019 年，办理糖尿病、高血压门诊慢病仅需疾病诊断证明、门诊就医手册和相关检验检查报告单 3 种必需材料，不再提交住院病历，简化办理流程。缩短定点医药机构申报时限，精简相关业务审核材料，优化基本医疗保险定点医药机构服务管理，方便定点医药机构为参保人提供服务。扩大异地就医定点医疗机构覆盖范围，全区跨省异地就医定点医院扩大至 219 家，将外出农牧民工和外来就业创业人员纳入异地就医住院直接结算范围，提高异地就医直接结算率；精简备案流程，印发《关于简化异地就医转诊转院备案的通知》，明确从 2019 年 8 月 1 日起，全区参保患者办理跨省转诊异地就医时，可直接备案到统筹区，由只能选定一家异地定点医疗机构扩展为统筹区内所有跨省二级以上定点医疗机构，不再限制转入医院；长期异地居住、异地安置退休、常驻异地工作、转诊转院等 4 类参保人员可通过医保经办窗口办理备案，也可通过网站和内蒙古 12333 手机 App 客户端申报网上备案，自治区本级、兴安盟、乌兰察布市、鄂尔多斯市开通微信备案功能。截至 12 月底，全区跨省异地就医结算 17.11 万人次，结算金额 42.17 亿元，其中医保基金支出 24.35 亿元。

十、信息化建设

根据国家医疗保障局信息化建设有关规划要求，按时完成全区统一的医疗保障信息系统可行性研究报告编制工作，2019 年 9 月，通过国家局审核，进入立项阶段。对全区现有职工医保、居民医保、药品采购系统进行改造升级，确保“两险”合并实施、盟市级统筹、按病种付费、国家药品集中采购试点扩围等工作顺利开展。完成个税改革医保共享信息系统建设工作。

重要活动

2018 年

内蒙古自治区医疗保障局成立。11 月 3 日，内蒙古自治区党委办公厅、自治区人民政府办公厅印发《内蒙古自治区机构改革实施意见》，组建自治区医疗保障局，作为自治区政府直属机构，机构规格为副厅级。11 月 10 日，自治区医疗保障局正式挂牌运行。12 月 29 日，内蒙古自治区党委办公厅、自治区人民政府办公厅印发《内蒙古自治区医疗保障局职能配置、内设机构和人员编制规定》，明确自治区医疗保障局内设机构：办公室、待遇保障处、医药服务管理处、医药价格与招标采购处、规划财务与基金监管处、机关党委（人事处），机关行政编制 30 名。

2019 年

1. 召开全区医疗保障工作会议。2 月 26 日，自治区医疗保障局在呼和浩特市召开组建以来第一次全区医疗保障工作会议。会议传达贯彻全国医保工作会议精神,总结 2018 年工作,分析形势,研究部署 2019 年重点任务。

2. 开展医保基金监管系列行动。 3 月 15 日,自治区医疗保障局印发《关于开展医疗保障基金专项治理工作方案》,开展为期 8 个月的专项治理,实现统筹区全覆盖。4 月 1 日,在全区范围内启动“打击欺诈骗保、维护基金安全”集中宣传月活动,之后每年 4 月开展此项活动。5 月与自治区财政厅联合印发《内蒙古自治区欺诈骗取医疗保障基金行为举报奖励实施细则》。5 月 21 日,乌兰察布市、兴安盟被国家确定为医保智能监控示范点、监管方式创新试点城市。同年,自治区医疗保障局成立打击欺诈骗保飞行检查组,对 12 个盟市(含计划单列市)19 家公立三级医疗机构、1 家民营医疗机构和 1 家连锁零售药店进行飞行检查,实现统筹区全覆盖。

3. 成立异地就医结算中心。 12 月 31 日,中共内蒙古自治区委员会机构编制委员会批复自治区医疗保障局,成立内蒙古自治区异地就医结算中心,为自治区医疗保障局所属的相当于正处级公益一类事业单位。主要职责任务为承担跨省、区内异地就医结算资金的归集、划拨、清算和费用对账、审核等辅助性工作。承担异地就医投诉、举报的受理工作;协助开展异地就医定点医疗机构发生费用的核查工作。承担异地就医业务培训、系统运行维护和自治区医疗保障局交办的其他相关工作。

典型案例

案例一:开展基本医疗保险药品支付标准试点

为有效治理多年来部分医疗机构在同质量层次、同品规药品方面采高不采低等行为,推进建立医保经办机构与医疗机构间“结余留用、合理超支分担”的激励和风险分担机制,引导医疗机构合理使用药品,减轻百姓不合理用药负担,提高医保基金使用效率,2019 年 6 月 1 日起,内蒙古自治区探索开展基本医疗保险药品支付标准试点工作。

一、改革举措

(一)合理选择试点药品

通过集中采购药品数据分析,首批选取临床用量较大或使用范围较广、市场竞争较为充分的头孢唑林注射剂、氯化钠注射剂和葡萄糖注射剂三种药品制定医保支付标准,确保让多数群众分享到改革的红利。

(二)科学制定支付标准

自治区人口密度低,药品配送半径大,相同规格、包装的药品,不同企业之间交易价格存在差异。为此,在医保支付标准制定方面,原则上取同规格药品不同企业交易价格的中位价,对通用名、剂型、规格相同的药品,制定相同的支付标准,并根据执行情况评估后进行动态调整。3 种药品 8 个规格的支付标准分别为:头孢唑林注射剂:5.27 元(0.5 克/支)、8.96 元(1.0 克/支);氯化钠注射剂:2.95 元(100 毫升:0.9 克/瓶/袋)、3.08 元(250 毫升:2.25 克/瓶/袋)、3.51 元(500 毫升:4.5 克/瓶/袋);葡萄糖注射剂:2.95 元(100 毫升:5 克/瓶/袋)、3.08 元(250 毫升:12.5 克/瓶/袋)、3.51 元(500 毫升:25 克/瓶/袋)。在医保结算方面,规定医疗机构使用价格低于支付标准的药品,患者按实际价格支付;使用价格高于支付标准的药品,患者按医保支付标准支付,超出支付标准的部分由医疗机构自付。

(三)及时跟进监测监管

试点药品医保支付标准公布后,自治区医疗保障局按月进行监测,按季度进行评估,并及时对存在大幅度提高采购价格甚至将原有较低采购价格直接提高到医保支付标准、将超出医保支付标准部分费用转嫁为患者负担等行为的医药企业或医疗机构进行函询、约谈;情节严重的,进行通报批评、限期整改,确保试点政策顺利实施。

二、改革成效

(一)规范医疗机构采购行为

执行医保支付标准后,同品种药品中,交易单价较高的药品采购量明显下降，在保障质量和供应的基础上，促进医疗机构和患者逐步形成合理用药习惯。以头孢唑林注射剂为例，执行支付标准前交易单价最高的 4 个药品，价格区间为 24—43 元/支，年采购数量与执行支付标准前相比，平均降幅为 96.60%。另外，头孢唑林注射剂的交易单价环比下降明显，以"国药集团致君（深圳）制药有限公司生产的头孢唑林钠"为例，执行支付标准后，药品平均交易单价由 17.27 元/支降至 9.35 元/支，采购数量环比增长 196.54%。

（二）促进药品价格回归合理

执行医保支付标准后，医疗机构和患者用药习惯逐步规范，交易价格逐步趋于合理。氯化钠注射液、葡萄糖注射液和注射用头孢唑林钠采购平均价分别降至 2.67 元/支、2.71 元/支和 6.19 元/支，与支付标准试点执行前采购平均价比较，降幅分别为 20.29%、11.15%和 75.5%。

（三）有效节约医保资金

试点工作实施一年，全区 14 个统筹地区均采购使用试点药品，年采购金额与支付标准执行前相比明显下降，患者药费负担有所减轻，医保基金支出大幅减少。年采购金额累计 18724.52 万元，比 2018 年同期减少 20347.2 万元，同比下降 52.08%；年采购量累计 6716.8 万支，比 2018 年同期减少 1920.21 万支，同比下降 22.23%；医保基金结算金额累计 20959.46 万元，比上年同期减少 18112.26 万元，下降 46.36%；医疗机构结余留用医保基金累计 2234.94 万元。

案例二：呼和浩特市不断完善基本医保门诊统筹

为科学制定门诊统筹政策，引导参保人员合理就医，保障参保人门诊医疗待遇，减轻日常医疗费用负担，提高基金使用效率，解决"小病大养"等问题，呼和浩特市从 2009 年开始探索基本医疗保险门诊统筹工作。本着稳妥推进原则，当年职工医保年度起付线 500 元，报销比例 50%，年度支付限额 1500 元；居民医保按次设置起付线 100 元，报销比例 20%，年度支付限额 200 元。

2014 年 1 月，经过测算，在基金可承受情况下，调整职工医保门诊统筹政策，将年度起付线提高到 1000 元，报销比例提高到二级及以下医院 80%，三级医院 60%，年度限额调整到 4000 元。取消以往乙类慢性病的审核备案流程，将原乙类慢性病中待遇低于 4000 元的病种纳入门诊统筹管理，诸如高血压、糖尿病等常见慢性病，不再需要办理慢性病审批备案，直接按照门诊统筹享受待遇。高于 4000 元的病种纳入甲类慢性病管理。

在医保基金使用管理上，门诊统筹和住院统筹实行总额预算基础上的"打包"付费方式。分别测算定点医疗机构前三年的门诊和住院就诊人次、平均费用、基金均支付比例，结合政策调整和价格等因素，，实行"打包"付费，实现年内门诊统筹和住院统筹互济使用。

2019 年 6 月，在总结职工医保门诊统筹制度经验的基础上，综合考虑居民医保基金累计结余，按照"尽力而为、量力而行"的原则，重新制定《呼和浩特市城乡居民基本医疗保险门诊统筹实施办法》，明确城乡居民基本医疗保险门诊统筹支付限额由 2009 年的 200 元提高到 2019 年的 2400 元（60 周岁以上）和 2000 元（60 周岁以下）。针对中医诊疗患者住院时间较长、病情相对稳定的实际情况，将中医门诊治疗按疗程给予报销，引导病情稳定的患者在门诊接受治疗。10 月，落实国家城乡居民高血压、糖尿病门诊用药政策，取消糖尿病和高血压病门诊起付线，做到与门诊统筹政策有效衔接，"两病"用药达到年度支付限额的，还可继续享受门诊统筹报销。

门诊统筹制度的实施，一定程度解决了参保人员常见病、多发病和慢性病的诊疗需求，引导患者门诊就医，提升医疗资源和医保基金使用效能，减轻患者就医负担，助推分级诊疗有效实施。呼和浩特市门诊统筹工作走在全区前列。

案例三：赤峰市以基金运行分析确保收支平衡

赤峰市医保基金筹资在全区范围内处于较低水平，2016年城乡居民基本医疗保险制度整合，按照“待遇就高不就低、目录就宽不就窄”的原则，整体待遇水平普遍提高。2018年城镇职工基本医疗保险基金收入23.4亿元，基金支出21.7亿元，当期结余1.7亿元，其中敖汉旗、元宝山区当期出现赤字；城乡居民基本医疗保险基金收入22.7亿元，基金支出28.3亿元，当期结余－5.6亿元，其中巴林左旗等六个旗县区在用完历年基金滚存结余后共占用2019年预交基金1.6亿元，基金出现严重的收不抵支。为防范基金支付风险，2019年赤峰市加强基金运行分析。

一、改革举措

坚持按月度、季度、年度开展医保基金运行分析，把握运行态势，研判运行趋势，并依据运行分析做好政策调整和基金监管等工作。

（一）突出运行分析的实用性

围绕医保治理的主要指标提取数据，本着实用、管用原则，通过数字之间对比、逻辑关系分析，揭示数字背后蕴含的意义，达到展示情况、预测趋势、发现问题的目的。每次分析，既反映基金收支余情况，也反映医疗机构次均费用、平均住院日等指标。

（二）体现运行分析的规范性

一是建立了三个制度，即赤峰市医疗保障局基金运行分析工作制度、运行分析联席会议制度、基金运行通报制度。二是按照三个步骤进行数据提取和审核：每月3日前，信息中心对相关数据进行提取；每月5日前，医保中心完成对数据的审核；每月10日前，市医疗保障局完成运行分析PPT。三是围绕三个版块进行分析，即基金运行版块、医疗机构指标版块、分析及问题版块。四是按照三个环节召开分析会议，第一环节是汇报上月通报问题的整改落实情况，第二环节是开展本次运行分析，第三环节是研究存在问题并确定本月通报内容。

（三）强化分析成果的应用性

通过2019年上半年运行分析，发现城乡居民医疗保险存在收不抵支隐患，经报市政府常务会议研究同意，及时对本市医保报销政策进行适度调整，确保了全年收支总体平衡。每月印发基金运行分析通报，重点指出各管理区及医疗机构存在的主要问题，并针对问题指向，开展稽核、监管。

二、改革成效

基金运行分析的开展增强了基金监管的针对性，减少了基金安全风险隐患，遏制并扭转了收不抵支的被动局面。2019年全市城乡居民统筹基金收入26.21亿元、支出26.95亿元，拒付“两定”机构违规费用0.6亿元，城乡居民医疗保险年内实现收支基本平衡；城镇职工医保基金收入25.06亿元、支出21.78亿元，实现“收支平衡、略有结余”的目标。

案例四：鄂尔多斯市推进医保经办服务精细化管理

2019年5月鄂尔多斯市医疗保障经办机构入驻当地政务服务中心集中办公，在医保经办服务中发现过去“分业务办理”的窗口服务与“放管服”改革要求不相适应。为解决原有经办模式中窗口工作人员业务能力单一、执行标准不统一、办事群众等候时间长、办事流程繁琐等突出问题，通过全面推行“综合柜员制”，提升经办服务水平。

一、加强组织领导，统一思想认识

组建综合柜员制改革工作领导小组和专班，聚焦医疗保障经办服务中群众反映的“难点、堵点、痛点”问题，研究部署改革任务，出台综合柜员制工作方案，制定配套制度。

二、厘清职能职责，优化内控制度

对窗口服务事项全面梳理，打破原有工作条线限制，建立起综合业务科室全面负责、多科室配合完成的工作流程，现场办结与后台办结无缝衔接。通过整合业务资源，优化再造服务流程，建立完善制度机制，实现医保经办事项“一窗受理”和“一次办结”，确保在严格内控管理的基础上实现窗口经办服务高效运行。

三、强化人员培训，打造全能服务团队

选派相关科室业务骨干走出去，邀请专业讲师走进来，围绕业务能力、系统操作技能、工作纪律、礼仪规范等重点内容，强化工作人员标准化培训，采取“一老带一新”同时上岗模式，有针对性地提高窗口工作人员服务能力。加强对窗口人员业务考核，促进“全能型”人才培养。

四、加强行风建设，实施“好差评”制度

落实工作人员首问责任制和一次性告知制，强化综合窗口工作人员的责任意识，以办事流程的规范性和办事群众满意度来约束服务行为。充分考虑群众办事需要，积极推行医疗保障“帮办、代办”服务制，为办事群众提供延时服务、预约服务、容缺受理、免费邮寄等服务；针对老年人等特殊人群开设了优先服务绿色通道，做到急事急办，特事特办。

通过“综合柜员制”改革，经办队伍服务水平明显提升，工作人员服务能力逐步从单一型向综合型转变，窗口矛盾明显减少，群众满意度、便捷度进一步提升，获得感不断增强。

辽 宁 省

工作综述

2018年11月11日，辽宁省医疗保障局挂牌成立，为省政府直属机构，正厅级。紧接着，各市、县级医疗保障行政部门相继成立。新的管理体制以新风貌新姿态投入工作，在参保扩面、基金征收、基金监管、药品耗材集中带量采购、医保支付方式改革、基础建设等方面均取得新进展新成效。

一、机构组建及人员转隶情况

（一）组织架构

辽宁省医疗保障局的组建，为推动医保事业健康发展提供了坚强的组织保障。局机关行政编制30名，工勤编制3名，其中局领导职数4名（局长1名，副局长3名），正处级领导职数6名（含机关党委专职副书记1名），副处级领导职数5名。局机关有5个内设机构，分别是机关党委办公室（秘书处）、待遇保障处、医药服务管理处、医药价格和招标采购处、基金监管处。

局下设辽宁省医疗保障事务服务中心（县处级，事业单位）。中心领导职数3名，其中，主任职数1名（县处级），副主任职数2名（副县处级）；内设机构领导职数6名，其中，正职3名（正科级），副职3名（副科级）。

全局设临时机关党委（书记1名，副书记1名，专职副书记1名）；临时机关纪委（书记1名）；临时党支部9个，党总支1个。

（二）人员转隶及管理情况

按照省委《关于省级机构改革过程中人员转隶及管理有关问题的意见》及《关于明确省医疗保障局职责机构编制的通知》要求，根据省编办确定的医疗保障局职责和编制划转规定，坚持“人随事走”原则，划入省人力资源和社会保障厅的城镇职工居民基本医疗保险、生育保险职责，相应划入医疗保险处和行政编制7名（副厅长1名、处级领导职数1正1副及相关人员）。划入原省卫生和计划生育委员会的新型农村合作医疗、药品和医用耗材招标采购和监督管理职责，相应划入行政编制7名（处级领导职数1正1副及相关人员）。划入省民政厅的医疗救助职责，相应划入行政编制2名及相关人员，实际运行将民政职责全部承接（经协商划入转隶人员1名）。划入原省物价局的药品和医疗服务价格管理职责，相应划入医药和农产品价格管理处、机关党委办公室（办公室、人事处）和行政编制14名、工勤人员编制3名、处级领导职数3正（含机关党委专职副书记1名）（实际省管处级领导干部1名，工勤人员2名）2副及相关人员。省委任命省管领导干部2名。

二、参保及筹资数据

截至2018年底，辽宁省基本医保参保3968.83万人，其中城镇职工医保1567.88万人、城镇居民医保690.45万人、新农合1710.50万人，参保覆盖率94%。三项基本医保基金当期收入分别为492.60亿元、45.95亿元、120.76亿元，基金当期支出分别为460.00亿元、37.78亿元、116.35亿元。生育保险参保人数777.81万人，待遇40.48万人次，基金当期收入18.8亿元（不含沈阳市），当期支出15.3亿元。医疗救助资金当期收入9.28亿元，当期支出8.72亿元，共资助参保人员120万人，直接救助人数达到106万人。

截至2019年底，辽宁省医疗保险参保3894.69万人，其中，职工医保1552.10万人、城乡居民医保2342.59万人；全省生育保险参保789.37万人。职工医保（含生育保险）基金当期收入548.76亿元，当期支出505.61亿元，累计结存500.62亿元。城乡居民医保基金当期收入186.75亿元、当期支出171.44亿元，累计结存138.61亿元。全省医疗保险享受待遇1935.70万人，生育保险享受待遇43.54万人次。

三、基金监管

（一）欺诈骗保应急处理案例

2018年11月14日，省医疗保障局挂牌成立第

3 天，央视焦点访谈栏目曝光了沈阳市于洪区济华医院、沈阳友好肾病中医院 2 家民营医院欺诈骗保案件。省委、省政府连夜作出批示，分管医疗保障工作的副省长指挥应急处置，协调“焦点访谈”等媒体客观报道，保证舆论平稳。沈阳市医保部门当晚 21 时进驻涉案医院，查明两家医院编造住院病历等骗保事实，立即停止了涉事医院的医保系统运行，冻结医保款项 1108.4 万元，其后做出终止医保服务协议的处理决定。沈阳市公安局启动刑事侦查和责任调查，共传唤 293 人，刑拘 54 人，批捕 41 人，取保候审 1 人，监视居住 8 人；查明涉案金额 1870 余万元，冻结涉案资金 859 万元。案件查实后，卫生主管部门按照相关程序，依法注销 2 家医院的医疗机构执业许可证。沈阳市纪委监委启动问责程序，对沈阳市医保中心主任、大东区卫生计生局副局长等 13 名工作人员分别给予了党纪、政纪处分，其中留党察看 1 人、党内严重警告 6 人、党内警告 3 人，行政降级 1 人、记大过 2 人、记过 1 人、警告 1 人。

11 月 15 日，辽宁省以政府办公厅名义下发了《关于开展打击医疗保险欺诈骗保专项行动的紧急通知》，决定在全省范围内开展为期一个半月的打击医疗保险欺诈骗保专项行动。省医保、卫健、公安、市场监管等部门组成省专项行动领导小组，分别派出负责同志牵头率领 7 个督导组，先后 3 轮分赴全省开展专项行动全程对口督导，要求各市提高政治站位，消除思想顾虑，强化交办线索办理，确保行动效果。

截至 2018 年底，全省对定点医院和药店的排查覆盖率分别达到 96%和 74%；追回医保基金 4282 万元，处罚金额 518 万元；暂停或解除服务协议 595 家，移交公安机关侦查 26 家。2019 年 1 月，在国务院召开的全国医疗保障工作座谈会上，辽宁省作典型经验发言。

(二)加强基金监管制度建设

2019 年 1 月 3 日，下发《关于当前加强医保协议管理确保基金安全等有关工作的通知》，进一步强化协议管理措施和力度。制定行政执法公示办法、行政执法全过程记录实施办法、重大行政执法决定法制审核办法等“三项制度”，推进依法行政。2 月 12 日，制定印发《辽宁省欺诈骗取医疗保障基金行为举报奖励暂行办法实施细则(试行)》，指导全省各地结合实际建立健全举报奖励机制，到 2019 年底，查实举报并兑现奖励 7 次。4 月开展“打击欺诈骗保、维护基金安全”宣传月活动，在各类新闻媒体广泛报道 200 余次，在辽宁日报、新华社等 15 家主流媒体公开曝光欺诈骗保典型案例，对欺诈骗保违法犯罪行为加强震慑。

全省开展打击欺诈骗保专项治理，截至 2019 年底，共开展 2 批次省级飞行检查，全年检查定点医药机构 3.3 万家，实现 100%全覆盖。处理违规定点医药机构 6189 家，其中移交公安机关 24 家，暂停或解除医保服务协议 762 家，处罚和追回医保基金 2.6 亿元。全省定点医药机构欺诈骗保行为有效减少，合规经营的自觉意识显著增强。

四、城乡居民医保整合

2019 年 7 月，以省政府名义印发整合城乡居民医疗保险制度的实施意见，到 10 月，14 个市全部出台实施方案，整体实现平稳入轨。同时，各市全面落实提高城乡居民医保政府补助标准 30 元，人均不低于每年 520 元的工作要求；新增政府补助的一半(15 元)用于提高大病保险保障能力，大病保险人均筹资达到每人每年 70 元；各级政府补助合计 120 亿元。城乡居民大病保险最低支付比例由 50%提高到 60%，起付线以上合规医疗费用每增加 5 万元，支付比例提高 5%，最高支付比例控制在 70%。

五、深化医保支付方式改革

2019 年，全面推进按病种付费，实现按病种付费的统筹地区病种数量普遍达到 120 种以上，其中丹东市病种数量达到 215 种。继续做好沈阳市按疾病诊断相关分组(DRG)付费国家试点工作，积极落实国家 DRG 分组方案和医保版疾病诊断与分类编码，新增 16 家试点医院，较国家试点进度要求提前 2 年实现 DRG 实际付费，有效遏制了轻症无序住院的 顽疾，实现住院人次同比下降 14%。指导阜新、抚顺两市开展按病种分值付费试点。开展全省 DRG 付费培训，指导各市开展落实医保结算清单等基础性工作。

六、药品耗材供应保障

(一)“两病”门诊用药保障

2019 年 10 月 28 日，印发《关于做好辽宁省城乡居民高血压糖尿病门诊用药保障机制工作的通知》，加强调度督导，确保政策范围内支付比例达到 50%以上。全省 200 万高血压患者、90 万糖尿病患者可从中受益。制定省级“两病”用药医保支付标准,探索变“被动按比例报销”为“主动按标准支付”,引导药品价格回归合理水平。

(二)国家集采药品使用试点

截至2019年底,沈阳、大连两市对于第一批国家集采25个中选药品的采购总量为1.22亿(片/粒/支),为规定采购量的195.5%。对非中选药品价格实行联动梯度降价,降价效应和替代效应叠加,群众减负感明显。25种中选药品的采购费用由2018年的10.83亿元大幅下降为2.91亿元,降幅73.13%,直接节省资金约7.92亿元。同时,中选药品使用量提高近一倍,间接大幅减少了相关同类药品的采购资金,规范了医疗市场行为和药品采购秩序,促进了医药产业健康发展。

(三)药品稳价保供工作

2019年7月1日,辽宁省医药价格和药品供应保障信息监测和发布制度正式运行,通过医药价格和药品供应保障监测系统,从药品生产企业、配送企业、医疗机构、定点零售药店和社会舆情五个维度开展医药价格和药品供应保障信息监测,完善省市县三级实时监测、分级应对和上下联动的工作体系和工作机制,按月开展集中调查,按季发布监测信息报告,对药品价格和药品供应保障异常信息及时预警并依据相关规定处理。全年启动调查55个药品,涉及40个药品生产企业、21个药品配送企业,其中问询35个、约谈3个企业,对13个药品生产企业、4个药品配送企业给予警告处理,将2个药品生产企业纳入辽宁省医药购销诚信不良记录重点监控对象。建立了罕见病用药和抗癌药集中采购绿色通道,共开展2批44个抗癌药和罕见病用药直接挂网。对12个药品启动市场撮合议价、8个药品邀请招标,规范医药购销秩序,维护患者用药安全。

(四)高值医用耗材综合治理

以保持各类患者医疗费用水平总体平稳、大病手术患者费用降幅明显为原则,确定高值医用耗材调价项目1891项,拟定《辽宁省省管城市公立医院取消医用耗材加成调整医疗服务价格方案》,经省政府常务会议审议后于2019年12月31日在全省实施,社会舆情予以了正面客观评价。推进医用耗材和检验检测试剂同城同价和带量采购,积极跟进“3+6”北方9省市联合医用耗材集中采购新模式。在省级层面实现医用耗材网上阳光采购的基础上,推进以市为单位的医用耗材联合议价,选取沈阳、大连、辽阳三市为医用耗材综合治理联动改革试验示范区,探索医用耗材治理联动改革,实现价格下降、综合治理。

(五)国家医保谈判抗癌药落实

国家通过降税和医保谈判,使多个靶向抗癌药等“贵族药”开出“平民价”,但由于原有的“药占比”考核、取消药品销售加成等政策原因,医院供药用药意愿不足。为此,2019年5月31日,省医疗保障局会同省卫生健康委员会,下发了《关于积极解决国家医保谈判抗癌药政策落实过程中存在问题的紧急通知》,全面取消谈判抗癌药的药占比、基药占比等考核指标限制,采取单独据实结算方式彻底解除医院后顾之忧。建立全省126家定点医药机构41种高值药品供应信息的集中发布机制,在省局门户网站和辽宁日报等媒体公示,并委托第三方验证信息真实性,及时通报督促各地进一步做实供应保障工作,使群众足不出户即可掌握各类抗癌药供应保障信息,全力确保群众可购买、用得上、能报销。

七、医疗保障精准扶贫

制定《辽宁省医疗保障扶贫三年行动实施方案(2018—2020年)》,开展贫困人口参保大排查,建立健全贫困人口管理台账,实现医保扶贫精准到人。截至2019年底,全省贫困人口纳入医疗保障74.5万人,除失联、异地参保等极少数人员,实现了应保尽保。贫困人口大病保险起付线降低50%,统一执行最高报销比例70%,不设封顶线;贫困人口重特大疾病救助比例由60%提高到65%,部分市提高到70%。

八、优化医疗保障公共服务

(一)全面推进生育保险和职工医保合并实施

在总结沈阳市试点经验基础上,按照保留险种、保障待遇、统一管理、降低成本的总体思路,全面建立生育保险和职工医保两项保险可持续发展的合并实施运行机制,实现两项保险“四个统一、两个确保”,即统一参保登记、统一基金征缴和管理、统一医疗服务管理、统一经办和信息服务,确保职工生育保险待遇不变,确保制度可持续。

(二)推进“放管服”改革,助力营商环境改善

逐条梳理群众关注度高、意见比较集中的“痛点”“堵点”问题,研究制定《辽宁省医疗保障局“放

管服"工作方案》,改革公立医院新增医疗服务项目价格管理制度,推进异地就医结算服务等 7 方面重点改革项目,优化医保领域营商环境。推进医疗保障系统行风建设,印发《辽宁省医疗保障局关于进一步加强医疗保障窗口单位行风建设的意见》,建立服务窗口"好差评"和容缺受理等制度,进一步简化办事程序,优化服务流程,提高窗口服务质量。按照政务服务事项"四减"和"颗粒化"要求,编制政务服务清单工作,明确了省市县三级办理层级,全省共减少各类办理材料 335 项,政务事项办理时限平均缩短 10%。

(三)不断优化经办服务质量

完善医保关系转移接续和异地就医结算,下发《关于做好当前时期城镇职工基本医疗保险关系省内转移接续经办工作的通知》,实现省内职工基本医疗保险关系线上转移接续。会同省财政厅下发《关于切实做好 2019 年跨省异地就医住院费用直接结算工作的通知》,全面落实外出农民工和外来就业创业人员"三个一批"工作要求,简化备案流程,推行承诺补充制备案,推广电话、网络、App 等多种备案方式,采取有效措施支持社会办医纳入定点。2019 年,全省新增跨省定点医院 248 家,总数达到 817 家;全省异地就医直接结算 18.74 万人次,结算医疗费用总额近 46.37 亿元,较上年同期增长了 41.7%。整合原新农合异地就医结报平台和跨省异地就医结算平台,推进城乡居民平等享受异地就医结算服务。聚焦便民利民创新经办服务方式,沈阳市充分利用线上、网上、掌上等多渠道便民服务,推广自助发放社会保障卡,打造智慧医保 App,推出 36 项"掌上办"、22 个应用功能,开通 14 家大型医院诊间付费,获全国第二届党建创新成果展示十佳案例银奖。

九、医疗保障标准化、信息化建设

推进全国医保信息标准的"普通话"落地。克服各级医保部门普遍未设置规划和信息化标准化机构的不利因素,细化制定辽宁省业务编码维护工作方案,组建工作团队,全程在线指导各市工作落实。较早完成账户申请授权、机构和人员信息维护、医院制剂和中药饮片信息维护等工作。积极推进业务编码标准落地应用,规范全省医疗服务项目目录编码,实现与国家编码标准的一一映射;采取多种措施及时发布更新全省统一的医保药品代码库,确保新版国家药品目录实施、谈判药落地、"两病"门诊用药保障、带量采购等重要工作的顺利实施。

重要活动

2018 年

辽宁省医疗保障局挂牌成立。2018 年 11 月 11 日,辽宁省医疗保障局正式组建运行。时任副省长李金科出席挂牌仪式,并与省医疗保障局党组书记、局长张秀坤共同揭牌。

2019 年

1. 国家药品集中采购和使用试点工作启动。3 月 15 日,辽宁省部署启动实施国家组织药品集中采购和使用试点工作会议在沈阳召开,副省长李金科出席并讲话。会议指出,沈阳、大连两市和有关部门要深刻领会、准确把握改革意图和思路,切实增强改革的整体性、协同性,强化药品质量监管、保障药品正常供应、保证药品合同用量、确保药款及时结算,建立严格的药品采购供应监测、失信惩戒和市场清退机制,规范药品流通秩序,确保群众用药安全。

2. "打击欺诈骗保,维护基金安全"集中宣传月活动启动。4 月,辽宁省暨沈阳市"打击欺诈骗保,维护基金安全"宣传月活动启动,省医疗保障局局长张秀坤等出席启动仪式并发表讲话。同时,全省各地在城市中心广场、公园等市民集中场所统一举行了集中宣传月启动仪式,现场宣讲政策,解答百姓疑惑。宣传月期间,各地发放各类宣传资料近 30 万份,各级报纸、电视台、电台对宣传月活动情况报道 200 余次,营造了全社会关注并自觉维护医保基金安全的良好氛围。

3. 开展打击欺诈骗保专项治理。4 月,全省部署开展打击欺诈骗保专项治理，开展2批次省级飞行检查，全年共检查定点医药机构3.3万家，实现100%全覆盖；处理违规定点医药机构6189家，其中移交公安机关24家，暂停或解除医保服务协议762家，处罚和追回医保基金2.6亿元。

4. 举办全面推进国家组织药品集中采购和使用工作培训班。11月，省医疗保障局、省卫生健康委员会联合举办辽宁省全面推进国家组织药品集中采购和使用工作培训班，全省14个市医疗保障部门、卫生健康部门、医疗保障事务服务中心的相关负责同志参加。通过培训，进一步统一了做好国家组织药品集中采购和使用工作的思想认识，参训人员对政策和具体工作要求有了更准确把握，对确保工作落地见效起到了推动作用。

典型案例

案例一：沈阳市以支付方式改革促进医保精细化管理

按疾病诊断相关分组（DRG）付费试点列为2019年国家医改的重点改革事项。沈阳作为试点城市，紧紧抓住支付方式改革这个“牛鼻子”，2015年开始探索DRG在医疗保险和医疗服务管理中的应用，2018年在9家三级医院开展按疾病诊断相关分组（DRG）付费试点工作，2019年将试点医院扩大到25家。目前，全部试点医疗机构结算流程顺畅，系统运行稳定，审核监管到位，初步达到DRG付费管理的预期目标。

一、主要做法

（一）夯实基础，组建团队

建立了医保病案首页结构化标准数据库，医保、卫健、医院共同制定病案首页检查标准和监管细则，提高了首页质量。通过医保与医院的联网接口，统一了疾病和手术操作编码标准。组建了由病案编码、临床专家以及医保人员三方面病案管理核心团队，加强了组织保障。

（二）试点先行，积累经验

通过评估医院病案首页上传率和入组率，确定25家医院作为付费试点单位。坚持总额预算、分类管理的原则，对职工医疗保险和生育保险实行DRG付费。

（三）总额控制，协商谈判

坚持预算总额控制，对12组轻症病例设定总量。实行医院DRG全病种付费，共有746组。医保与临床专家建立付费权重协商谈判机制，充分参考临床专家的意见，体现出医护人员的技术价值。通过调高重症患者付费权重、下调轻症权重，引导鼓励医院收治重症患者，控制医疗成本。

（四）建立体系，加强监管

沈阳医保逐步建立了标准化基础数据库、医疗服务监控系统、医保分析系统等基础管理体系，搭建了智能审核监控与综合分析双控系统，将大数据挖掘、综合分析与审核监控有效关联，将日常费用审核、与医院的问题交互、疑点病例筛查、违规预警、指标通报、专项分析融合贯通，实施全程信息化精细化精准化监管。

二、改革取得的成效

基金收支结构得到优化。2018年统筹基金收支平衡，对试点医院重症和复杂手术的病例医保支付全部足额到位。

参保人员医保待遇得到保障。全市职工基本医疗保险范围内报销比例同期相比持平，试点医院生育保险全口径报销比例同比增长6%。

医疗服务质量得到提升。DRG付费发挥正向激励作用，试点医院收治重症和复杂手术积极性明显提高，全市连续多年快速增长的轻症患者住院人数同比减少5万、下降7%，试点医院手术率增加6%。

医保监管能力得到提高。以智能系统审核监控为抓手，采取系统审核、人工复核、实地核查的审核监管模式，实现多维度、全方位、立体式的全病种审核监管。付费方式改革以来，对试点医院全病历审核，共追回不合理基金1943万元。

案例二：抚顺市强化医保基金监管

2013 年以来，抚顺市城镇职工医保基金开始出现当期赤字，并呈逐年加剧之势。到 2018 年，滚动结存的 2.67 亿元基金眼看就要穿底。面对严峻形势，抚顺市医疗保障局将“打击欺诈骗保，维护基金安全”作为医疗保障工作首要任务，秉持“全面监管、全程监管、有的放矢、准确打击”的基金监管工作理念，不断完善监管制度、创新监管手段、健全监管体系。2019 年 6 月，城镇职工医保基金实现当月结余 0.16 亿元，结束了长达 80 多个月的连续赤字。

一、持续全面打击欺诈骗保

突出重点，实现监管检查全覆盖。通过参加飞检及互检，丰富监管经验，健全监管模式，顺应医疗发展趋势适时更新问题清单。针对城职（城镇职工）医保点数法政策，把监管侧重点放在低标准住院、高套分值、分解住院上，针对城乡居民定额结算政策，监管侧重点放在挂床住院、过度诊疗、不合理收费、分解住院上。

坚持问题导向，深化专项治理。2019 年，对低标准住院、挂床违规、过度医疗违规、门诊慢病及透析违规、放疗特病违规等专项整治行动相继展开。采取现场检查、夜间抽查、数据筛查及对统筹占比达到总量 80%的三级和专科医疗机构进行派驻式检查等方式，对定点医疗机构进行全方位严格监管。充分利用智能管理平台对数据进行梳理，针对突出问题进行专项治理。同时，将低标准住院及过度医疗作为审核监管的核心工作。发现数据异常的住院患者，经专家确认违规的，给予医保拒付处理。

突出精准施策，加强常态化监管。坚持整治与规范相结合的工作基调，整治一批、规范一批，通过几轮专项治理行动，在院患者回归疾病治疗合理需求。为防止低标准挂床等违规问题反弹，要求定点医疗机构每周通报两次在院患者量，对于数量异常波动的进行重点检查监管，并组织进行每周两次的夜查，适时警告、约谈，并进行现场检查，在院患者量得到持续有效控制。

二、建立健全基金监管长效机制

打击欺诈骗保行动已经形成基金监管的“治标”之势，但要“治本”，必须要强化制度建设，健全基金监管长效机制，不断织密扎牢医保基金监管制度笼子。

强化制度体系建设。制定了《抚顺市城镇职工基本医疗保险按病种分值付费办法》，进行科学防控，堵塞支付漏洞；重新修订《抚顺市定点医药机构管理办法（暂行）》，细化协议中的监管条款，建立打击欺诈骗保有奖举报制度、基金监管通报制度、违规案例曝光制度和定点医疗机构住院患者周报制度，强化制约，堵塞管理漏洞。

强化联动机制建设。建立完善部门间联动机制、会商制度和通报制度，定期向纪检部门通报情况，不断加强执纪监督。完善内部联动机制，坚持行政机关与经办机构联动，组建抚顺医保专家队伍，定期组织对结算、监管中发现的问题进行通报会商，研讨处理。

强化监管体系建设。自医疗保障局成立之日起，抚顺医疗保障局就将行政机关作为基金监管的牵头部门，组建了以市行政主管部门为核心、统一调动协调市级经办机构、各县区局监管力量的监管工作体系，组织日常监管、专项整治和不定期夜查，使监管力量形成统一的拳头。同时，充分发挥各县区医疗保障局监管作用，加强业务培训，不断提升监管水平。

三、营造舆论宣传良好氛围

通过电台、电视台、网络媒体、报纸对医保政策及专项治理行动进行宣传。与市广播电台联合主办《医保之声》、连续录制两期《共同关注》，宣传医保政策法规。同步开展打击欺诈骗保集中宣传月活动，在定点医疗机构长期开展宣传工作，公示欺诈骗保违规行为及举报电话，提升参保人员基金保护的责任意识，促进社会舆论监督。通过广泛宣传基金监管政策法规、畅通各级医保部门举报投诉渠道，明确举报奖励办法、曝光骗保典型案件，深化打击欺诈骗保高压态势，在全社会营造维护医保基金安全的良好氛围。

吉 林 省

工作综述

2018年10月25日，吉林省医疗保障局正式挂牌成立。2019年，吉林省以基本医疗保险为主体，医疗救助为托底，职工大额医疗费用补充保险、城乡居民大病保险为补充的多层次医疗保障制度体系进一步巩固完善，制度运行总体平稳。截至2019年底，基本医疗保险参保2548.12万人(其中职工525.94万人、城乡居民2022.18万人)。2019年，全省职工医保(含生育保险)基金当期收入205.27亿元，当期支出165.99亿元，累计结存326.17亿元；居民医保基金当期收入146.96亿元，当期支出154亿元，累计结存75.18亿元。

一、制度体系建设

2019年，省医疗保障局开始加速推进城乡居民医保制度整合。1月，为深入推进城乡居民基本医疗保险制度整合，保证城乡居民医保用药的公平性、统一性，将《吉林省新型农村合作医疗药品目录》中未在《吉林省基本医疗保险、工伤保险和生育保险药品目录(2017年版)》内的新农合独有药品，符合基本医疗保险用药基本条件的，更新维护进入基本医疗保险药品管理信息系统，从而统一了城乡居民医保用药范围。10月，制定了百日攻坚指挥作战图，印发了进一步推进城乡居民基本医疗保险保障待遇统一的指导意见，统一了城乡居民保障待遇。将城乡居民医保成年人和学生儿童个人年缴费标准分别统一为270元和200元，将政府补助标准由年人均490元提高到520元。

二、提升待遇保障水平

为进一步完善城乡居民大病保险制度，2019年，吉林省将新增财政补助的一半(15元)用于大病保险，11月调整并统一了大病保险分段报销标准。落实抗癌药纳入医保支付政策，降低患者个人负担比例，全省全年共报销17种国家谈判抗癌药费用6547万元，平均报销比例65%。在全国范围内较早启动了肝移植按病种付费试点，个人费用负担降低30%左右。落实城乡居民高血压、糖尿病门诊用药保障政策，“两病”门诊用药通过普通门诊统筹报销50%，糖尿病门诊用药通过门诊慢病报销60%。

三、打击欺诈骗保

2019年，省医疗保障局多措并举，严厉打击欺诈骗保行为，维护医保基金安全。一是加强医疗保障基金监管领域制度建设。4月制定出台了打击欺诈骗取医疗保障基金行为要情报告制度，5月出台了欺诈骗取医疗保障基金行为举报奖励制度。二是加强医保基金安全的宣传引导。4月组织全省各级医疗保障部门集中开展了“打击欺诈骗保、维护基金安全”宣传月活动，形成了良好舆论氛围。三是开展重点检查。对相关地区开展了飞行检查，在省级飞行检查的67个定点医疗机构中，被处理的定点医疗机构54个，共拒付医保违规金额1147.60万元。四是保持医保基金监管高压态势。8月至9月，在全省范围内开展了专项治理抽检工作，共处理违规定点医药机构3702个，追回医疗保障基金3660.91万元。五是对国家医疗保障局交办的案件线索及时查办，查办率100%。

四、助力脱贫攻坚

2019年，省医疗保障局全力以赴助力打赢脱贫攻坚战。一是对城乡特困人员、孤儿参加居民医保给予全额资助；对城乡低保对象、建档立卡农村贫困人口参保资助标准由每人100元提高到130元。二是贫困人口经规范合理诊疗后，住院医疗费用实际报销比例达到90%、慢病门诊实际报销比例达到80%。三是将贫困人口在村卫生室普通门诊统筹由原来50元的年报销额度，统一提高到年实际报销350元(长春市、辽源市为500元)，报销额度在乡、村两级医疗机构通用，且取消了起付线。四是对贫困人口30种专项救治的大病实行按病种付费。五是完善贫困人口 32 种门诊慢病医保报销流程，制作“医保慢病待遇标识”贴签，在“一人一策”记录本上粘贴作为慢病标识，并在医保系统中及时开通慢病待遇，减轻了群众负担。六是落实家庭医生服务纳入医保报销的政策。七是推进村卫生室医保业务开展，实现全省定点村卫生室能开展、会开展、愿开展医保业务。

五、推进相关改革试点

实施按疾病诊断相关分组（DRG）付费试点。吉林市被确定为 DRG 付费国家试点城市，在国家医疗保障局组织的 2019 年度 DRG 付费国家试点进展监测评估中，吉林市试点进度总体评价为第一档次的优秀。长春市和四平市为 DRG 付费省内试点城市，长春市还启动了日间手术试点。

实施基金监管试点示范。2019 年，四平市被国家医疗保障局列为基金监管方式创新国家试点，辽源市成为医保智能监控国家示范点。

实施长期护理保险制度试点。2019 年 9 月 1 日，启动了省直长期护理保险制度试点。当年长期护理保险参保 1026.1 万人，享受待遇 0.98 万人，基金收入 28.96 亿元，基金支出 1.12 亿元，平均报销比例 70％。

六、医药价格和招标采购

2019 年，省医疗保障局在医药价格和招标采购方面采取了多项措施。一是完成了 103 个国产抗癌药品降税降价。开展吉林省抗癌药品专项集中采购工作，历时 35 天，共有 112 家药品生产企业、经营企业参加投标，涉及 422 个产品，中标 392 个产品，中标价格处于全国较低水平，平均降幅 17.64％，预计每年可为全省肿瘤患者节省药品费用 1.3 亿元。二是组织完成国家“4＋7”扩围采购工作。全省 1500 余家医疗机构上报采购量，并按照国家约定采购量逐一分解至所有医疗机构，同时完成 200 余家非公立医疗机构新开设采购账号工作，全省各地医保经办机构陆续与中选企业签订购销合同，同时按要求预付采购金额。三是取消 1197 家公立医疗机构 3.5 亿元的医用耗材加成，实现“零差率”销售，按照总量控制、结构调整的原则同步调整 2999 项医疗服务项目价格。四是落实国家“互联网＋”医疗服务价格相关政策，制定了远程会诊医疗服务项目价格。新增和修订了 76 项医疗服务项目价格。五是监督实施公立医疗机构药品分类限价挂网采购，配合做好短缺药保供稳价。六是落实了国家治理高值医用耗材改革任务。开展血管介入等 13 大类高值医用耗材网上阳光采购增补，启动吉林省体外诊断试剂阳光挂网采购。积极加入北方“3＋6”高值医用耗材带量采购联盟。七是探索推进药品跨区域联盟采购，先期已在延边州开展试点。

七、提升医保管理服务水平

出台优化异地就医十六条举措，取消急诊备案登记及长期异地备案后封锁参保地医保待遇的规定；实现转诊转院定点医疗机构全流程办理；取消省内即时结报复印病历的规定；参保人员回参保地报销截止时间延长至次年 3 月 31 日。2019 年省内异地就医直接结算 247.6 万人次，跨省异地就医直接结算 9.3 万人次。

吉林省被国家医疗保障局列为首批信息化建设试点省份，全程参与顶层设计。为全面落实“放管服”“最多跑一次”改革，建立了“前台综合受理、后台分类审批、统一窗口出件”的经办服务模式。白城市社会医疗保险管理局作为全国医疗保障系统中唯一荣获“人民满意的公务员集体”称号的单位，受到习近平总书记会见。2019 年全国医保系统行风建设专项评价，吉林省排名全国第 5，其中体验式评价排名第 3，群众满意度测评排名第 4。省直和长春市率先启用医保电子凭证，2019 年 12 月 31 日医保电子凭证在全省范围内全面启用。省直、长春市开展了诊间支付，方便了患者就医结算。

八、医保宣传工作

2019 年，主题教育期间，省医疗保障局代表吉林省“出镜”，亮相 7 月 20 日晚央视新闻联播，向全国展现了医保新部门的新风采。编制医保扶贫待遇一单清、一本通小册子，发至全省 30 万户农村贫困家庭，受到农民的欢迎。创作“医保扶贫好”快板并录制视频。在全省范围内以群发短信、设计医保扑克牌等方式开展“携手医保”参保缴费集中宣传活动。开展短视频大赛，由职工自编自导自演，宣传医保相关政策和经办流程。

重要活动

2019 年

1. 2019 年度全省医疗保障工作会议召开。2 月 26 日，省医疗保障局在长春召开 2019 年度全省医疗保障工作会议，省医疗保障局党组书记、局长杨凯，副局长刘中正、徐鸿斌，总会计师曹今光，各市州、长白山管委会、梅河口市、公主岭市医疗保障部门相关负责人参加会议。

2. 打击欺诈骗保集中宣传月活动启动。3 月 29 日，吉林省“打击欺诈骗保、维护基金安全”集中宣传月活动启动仪式在省人民医院举行，省医疗保障局党组书记、局长杨凯，副局长刘中正、徐鸿斌，总会计师曹今光参加。

3. 全省异地就医直接结算工作推进暨政策培训会召开。6 月 11 日，全省异地就医直接结算工作推进暨政策培训会召开，省医疗保障局局长杨凯作开班动员，省医疗保障局副局长刘中正、徐鸿斌，副巡视员曹今光，各市（州）、长白山保护开发区、各县（市、区）医疗保障局相关人员参加培训会。

4. 省直长期护理保险制度试点启动现场会召开。8 月 30 日，省直长期护理保险制度试点启动现场会在长春召开，省医疗保障局党组书记、局长杨凯出席会议并讲话，副局长刘中正介绍了长期护理保险制度试点相关政策背景及省直定点机构评估情况，副局长徐鸿斌主持会议。省民政厅、财政厅相关负责人，省人大代表，长春市养老服务行业协会代表等应邀参加现场会。

5. 推进全省城乡居民医疗保障工作相关业务培训班开班。6 月 20 日—21 日，推进全省城乡居民医疗保障工作相关业务培训班举办，对城乡居民医保制度统一、医保扶贫、待遇保障等方面进行了政策培训。省医疗保障局党组书记、局长杨凯等参加培训会。

典型案例

案例一：长春市持续探索失能照护保险

作为全国首批失能人员照护保险试点城市，长春市医疗保障局构建了养老护理、疾病治疗、临终关怀“三位一体”的模式，实现了为长期失能人员的基本生活照料和与基本生活密切相关的医疗护理服务的无缝对接。

一、建立照护保险制度

长春市 2015 年 3 月提出建立失能人员医疗照护保险制度。实现了分级报销比例、医保网络结算、照护目录、照护规范、失能标准、耗材标准、远程审批等 7 个实质性的政策突破。实现全覆盖。着眼于解决失能、失智老人的刚性照护需求和保障问题，将参保职工、参保居民全纳入保障范围，从优先保障重度失能人员逐步惠及至高龄老人日常护理、中度失能护理、舒缓疗护。建起梯次保障网。长春照护保险瞄准重要人群，向最需要照护的人员倾斜，建起了梯次保障网。在保障标准高于基本医疗保险补偿比例基础上，将发生的符合规定的床位费、护工劳务费用、护理设备使用费、护理日用品费用等全部纳入照护保险支付范围。制定了低保人员入住照护机构“零自费”计划，建立了低保失能人员照护保险免费托管的模式，从根源上缓解了低保家庭的经济负担。构建多渠道筹资机制。在基金筹集上，长春以“不加负”为原则，建立了互助共济、责任共担的多渠道筹资机制。用人单位和个人无需另行缴费，通过调整基本医疗保险统筹基金和个人账户结构方式、财政补助、现有医保缴费“平移”的方式，三面发力共筑保障之基。特别设立了照护保险“风险储备金”，在确保医保基金无风险的前提下，从基本医疗保险统筹基金结余中划拨 10%，进一步筑稳照护保险基金池。

二、推行共建共治

在管理上，长春医保与定点照护机构实行协议管理。协议从服务质量、护理水平、机构建设等对养老服务机构提出了全面要求，倒逼养老机构走向专业化、精细化，实现了服务质量提升、群众受益、行业发展的良性循环。2019 年 12 月，长期定点照护机构已从启动初期的 15 家增加到 88 家、短期照护医疗机构 17 家，可同时为 3.4 万人提供长、短期专业照护服务。

在治理上，长春医保持续推进治理创新，积极引入社会力量参与经办服务，探索建立照护保险共建共治共享的治理格局。通过市政府招投标形式，引入有发展规模、有专业团队、有信息系统建设能力、有失能评定能力、有服务管理能力的 3 家商业保险机构，承办了 55 家定点机构的照护保险评估、监管、结算等服务，充分发挥了第三方机构专业优势，有效减轻了经办服务压力。

案例二：吉林市稳步推进 DRG 付费试点

2019 年 5 月，被国家医疗保障局确定为按疾病诊断相关分组(DRG)付费全国试点 30 个城市之一后，吉林市严格按照国家医疗保障局试点方案的时间节点以及省医疗保障局对试点工作的具体要求，克服新冠肺炎疫情不利影响，如期完成 DRG 付费的各项准备工作，顺利进入模拟付费阶段。

一、强化组织保障，发挥专家作用

建立组织体系。成立了由市委常委、常务副市长盖东平任组长，医疗保障局主导，卫健委、财政局主要领导参加的领导小组，并在医保系统内与试点医院内分别成立 DRG 工作推进组。

发挥专家团队作用。市医疗保障局充分借助国家级、省级 DRG 专家、软件公司 DRG 专家的先进理念和经验，解读国家医疗保障局、省医疗保障局相关政策与规划，对试点工作关键点及下步工作方向提出技术支撑。同时，秉持“培养本地专家”的思路，探索成立了由市医疗保障局、经办机构、试点医院精干力量共同组成的本地专家团队。本地专家团队充分介入吉林市 DRG 试点各关键环节，发挥了重要作用。

强化业务培训。一方面，组织医保系统干部与医院相关人员开展多种形式的线上或线下培训；另一方面，组织业务骨干先后赴北京、沈阳、三明等地外出学习调研，为开展 DRG 付费试点获得宝贵经验。

二、创新信息化建设，强化标准化管理

在试点推进过程中，市医疗保障局确立了“信息化先行、信息化支撑、高标准统一、一次性到位、前瞻性预判”的工作思路。一是建设 DRG 软件系统。选择有 DRG 并已实际付费案例的软件公司，结合吉林市实际建设 DRG 软件系统，实现市医疗保障局 DRG 试点工作管理目标，并对试点医院保持一定程度开放，做到信息同步。二是提升标准化管理。一方面，严格要求软件公司建设的软件系统必须遵守医保部门制定的标准，同时严格要求试点医院按既定的标准规范填报病案首页、电子病历、医保结算清单等；另一方面，做好基础数据的规范采集清洗工作，规范医保版疾病诊断、手术操作分类编码与医院现行国临版病案首页的对照转换，完成医保结算清单接口改造，力争实现软件系统一次到位，医院上传标准一次到位，数据清洗与分析等信息化一次到位，宁可牺牲进度，不做重复工作。

三、科学测算权重费率，紧跟国家标准

紧跟国家医疗保障局改革脚步，了解辖区医院现实情况，听取 DRG 专家的建议，做好模拟付费工作。一是 CHS 分组器的落地转换和本地化工作。在 CHS－DRG 分组标准出台后，立即要求软件公司开发对应的分组器软件，并在开发完成后组织多轮次测试评估，依据国家医疗保障局 CHS－618 下发的细分组方案细则进行本地化分组，在 ADRG－376 组不变的基础上，经过充分论证，形成具有本地特色的分组方案，本地化分组 636 组。二是科学测算权重费率。按照国家顶层设计的方案，进行了多轮的数据分析与测算，明确 DRG 组权重及各类医院费率，并通过模拟付费阶段，适时调整本地化分组、付费方法及考核办法，最终形成具有本地特色的结算流程和付费方案。

四、规范病案质控，加强基金监管

坚持内部协同和外部联动统筹推进。一是抓好医保医院联动。对可以公开的信息尽量公开，力求政策宣讲到位、指标落实到位，做到公开透明。对医院对接DRG试点工作的成效，直接中肯点评，鼓励医院自查自纠自改，并强化专家的纽带作用，鼓励医院创新。二是强化病案质控。制定并下发《吉林市医保住院病案首页填报细则》《吉林市医保结算清单及编码填报指导手册》，要求医疗机构规范上传病案首页及医保结算清单数据，并针对每一轮次分组数据中高人次组、高权重组、变异系数大及ADRG倒置、低风险死亡组等数据进行分析，调取病历进行专家审核论证，主要避免低标准入院，多编、高编、高靠等问题。同时还邀请沈阳市国家级病案质控团队，来吉林市现场指导病案审核，面对面反馈问题，为下一步工作指明方向。三是探索DRG试点工作与基金监管工作联动机制。要求软件公司在DRG软件系统中加入审核功能并加强审核能力，在DRG支付层面减少并最终杜绝欺诈骗保的发生，重点盯防高编高靠、低标准住院、分解住院等二级以上医院常见的骗保手段。与智能审核系统并行，建立单一病历两次审核的机制和流程，并建立"回头看"工作机制，对模拟付费中发现骗保的医院加大审核力度。

案例三：白山市"353"工作法助力医保扶贫

2019年国家脱贫攻坚专项巡察组向吉林省反馈了成效考核存在的问题，白山市医疗保障局经过全市大排查，共梳理出医疗保障扶贫责任落实不到位、医疗保障扶贫政策落实不扎实、推进"一站式"结算服务不规范、医疗保障扶贫政策宣传不到位等4个方面的问题。鉴于此，白山市医疗保障局在全市推行了医保扶贫"353"工作法，即"3清零""5应尽""3到位"。

一、在问题整改上"3清零"

国家反馈问题清零。针对国家脱贫攻坚成效考核反馈的4个方面问题，逐项细化整改，责任到人，限期完成，实现反馈问题清零。

自查自纠问题清零。逐项制定整改措施，对全市的共性问题，由市局牵头统一解决；对涉及县(市、区)及局直属单位的问题，由部门单位的主要负责人组织制定整改方案，落实整改措施，限期将问题清零。

研判预见问题清零。强化预警意识，对医疗保障各个工作环节进行深入研究，摸排可能出现问题的风险点，盯紧报销标准、结算手续等环节，严控风险，超前预警，将预见问题清零。

二、在扶贫目标上落实"5应尽"

应保尽保。将建档立卡贫困人口和农村特困供养人员纳入保障范围，实现农村贫困人口保障全覆盖。2019年，全市建档立卡贫困人口19342人，纳入新农合保障19342人，实现应保尽保100%。把建档立卡贫困人口名单在全市新农合平台上进行身份识别，突出标注，及时掌握农村贫困人口基础信息、年度缴费和享受待遇情况，并动态管理，优先办理就诊、结算手续，随时掌握贫困户享受医保政策情况。

应宣尽宣。印发了《白山市医疗保障扶贫政策宣传手册》2万册，《建档立卡贫困人口医保扶贫连心卡》1.3万张，结合省局印制的《医保扶贫一单清》《医保扶贫一本通》等资料，累计发放宣传材料6万份。每个村设立1到2名医保政策讲解员，全市6个县(市、区)、47个乡镇、11个街道、459个村共设立医保政策讲解员891人，做到了村村有人答疑解惑。

应救尽救。建立分级台账，保证精准救助。对建档立卡的贫困户在新农合的管理平台上进行分类管理，分级保障。将医疗保障5道防线划分两级管理，对经过新农合基本医疗保障和城乡居民大病保障仍然比较困难的，启动救助程序，通过医疗救助、大病兜底、一事一议这三道防线，建立救助子台账，重点救助，确保农村特困人口应救尽救。同时，通过协调扶贫办、民政、包村部门等给予临时救助。截至2019年12月末，全市19342名贫困人口中，纳入医疗救助三道防线3407人，已支付医疗救助资金892.59万元。

应报尽报。积极落实医疗保障"五道防线"政策，让贫困人口依规享受政策优惠，做到应报尽报。

对建档立卡贫困人口经过新农合、大病保险、医疗救助报销后个人负担的部分，住院费用合规范围内兜底保障到 90%，个人承担 10%。门诊费用合规范围内兜底保障到 80%，个人承担 20%。对个人承担部分仍有困难的特困人口，由相关部门采取"一事一议"的方式加以解决。在全市 6 个县(市、区)的 47 个乡镇设立了一站式报销结算窗口，做到了小病不出乡，费用不用垫。对个别偏远乡镇尚不能通过信息联通进行"一站式"结算的，采取下发结算告知书的方式，入户当面送达，督促贫困人口及时办理报销手续，确保建档立卡贫困人口及时报销。

应补尽补。对于待遇享受在前、政策出台在后的参保人员，均按照调整后的政策进行重新核算，本着"应补尽补"的原则，对在 2019 年 1 月 1 日以后已发生的费用，全部按照新政策进行回补；对已报销的费用重新审核，补发；对尚未结算完毕的医疗费用采用新标准核算，确保医保扶贫待遇落实"不落一人"。2019 年上半年全市共报销农村贫困人口诊疗费用 2104 万元，其中按原政策支出 1999 万元，补足到位 105 万元。

三、在措施落实上"3 到位"

学习宣传到位。加强对业务经办人员的学习培训，不但要熟练掌握"两不愁、三保障""大病兜底""五道防线""大病救助"等医疗保障扶贫业务，还要做到熟练讲解，将扶贫政策学习宣传作为落实帮扶措施、促进农村贫困人口脱贫的一项重要手段。全市累计开展医保扶贫培训 54 次，累计培训人员 4890 人次。把宣传手册送到贫困户家中，把医保扶贫联心卡张贴上墙，让贫困人口随时查看，准确掌握医保扶贫政策。

政策落实到位。按照国家决策部署，坚持标准，精准施策，切实解决薄弱问题。认真梳理医疗保障涉及扶贫的政策规定，建立医疗保障建档立卡人员四本账，即基本信息台账、健康状况台账、享受政策台账、就医诊疗台账。对医保扶贫进度管理实行总台账制度，针对 5 道防线，建立了全市建档立卡人员总台账，实行周调度、月统计、季汇总。做到底数清、情况明，全面掌握医保保障资金落实情况。同时与扶贫办、民政局、卫健委互联互通，动态管理，与其他行业扶贫政策综合运用，全面扶持，实现了医保政策落实到位。

监督检查到位。强化对医疗保障扶贫工作的监督检查，依据行业扶贫目标和任务，综合运用联合督查、暗访督查、回访复查、热线电话反馈等方式，定期对各县(市、区)、局直属单位推进医疗保障扶贫情况进行督查。截至 2019 年 12 月末，全市共开展医保扶贫调研 21 次，召开工作会议 23 次，调度工作情况 21 次，发现问题 13 件，全部整改到位。

案例四：白城市用数据"领跑"让群众"零跑"

近年来，白城市社会医疗保险管理局在吉林"智慧人社"网络平台基础上独创开发建设"白城医保"微信公众服务平台，用数据"领跑"，让群众"零跑"。2018 年 8 月 3 日，国务院办公厅对全国 28 个优化营商环境典型做法进行通报表扬，白城市"互联网＋医保"成为吉林省唯一入选案例；11 月 26 日，国务院第五次大督查发现 130 项地方典型经验做法，白城市以微信公众服务平台推进智慧医保建设被通报表扬。国务院深化医药卫生体制改革领导小组工作简报第 22 期专刊刊发了白城市以微信公众服务平台推进智慧医保建设的做法。在 2018 年白城市重点工作记功嘉奖会议上，市社会医疗保险管理局在"只跑一次"改革工作中，被白城市委、市政府荣记集体二等功。

一、狠抓"五个强化"

白城市医疗保障局改进经办模式，推动线下服务效能"大提升"。

一是强化体制推进。结合实际制定《白城市医保经办系统加快推进"只跑一次"改革实施方案》，构建事前咨询"一口清"、网上办理"一键通"、窗口服务"一次成"、系统协同"一体系"的"四个一"工作机制，全面推行全程代办，实行"前台综合受理、后台分类审批、统一窗口出件"的经办服务模式，做到各类业务办理不换窗口，咨询、受理一次完成。

二是强化业务素质提升。通过集中学习、以会代训和参加培训等形式，不断提高经办人员业务素质，做到问题解答清楚、流程描述清晰、业务无错办理，承诺办理时间比过去缩短 20%以上，把更多的承诺件转为即办件。

三是强化服务方式转变。创新服务方式，采取预约服务、上门受理、快递送达等多项举措，确保提供方便、快捷、优质、高效的医保经办服务。推行午间不休息制度，调整工作时间，窗口工作人员提前30分钟到岗，学习业务知识，做好准备工作，午间实行轮流值班，确保群众午休时间能够正常办理业务。

四是强化硬件建设。投资200多万元，对医保经办大厅进行全面改造升级。制作统一标识的工作指示牌，告知业务办理窗口及办理流程，引导群众办理医保业务；设置经办服务、等候休息、自助查询、叫号、咨询、填报“六大”服务区；设置LED显示屏、叫号机、查询机等服务设施。

五是强化档案管理。通过掌上服务平台和网上远程申报系统经办的所有业务，无需再次报送纸质材料，将影像资料存入电子医保档案馆，实现了医保档案的数字化管理，为“互联网＋医保”奠定了坚实的数字基础。

二、推进“五大创新”

白城市优化服务举措，创新实现线上业务办理“零跑腿”。

一是创新参保缴费“掌上办”。通过“医保＋微信”，只需手机登录“白城医保”微信公众平台，即可为自己和亲朋好友完成参保、缴费等业务，每天通过“白城医保”微信公众服务平台办理医保业务占当天业务总量的90％。在此基础上，自主研发了网上申报系统，参保单位随时在网上远程办理职工新参保、续保、停保、退保等业务，惠及全市2600多家机关企事业单位、20万职工。

二是创新医疗备案“不折腾”。群众在遇到突发急症、意外伤害需备案时，可直接按照微信平台上的提示操作，申请信息会自动传输到医保信息管理系统中，使群众在短时间内即可完成相关医疗备案业务。跨省异地就医结算备案实现“零跑腿”，长期异地居住人员不必返回参保地备案，可以直接在现居住地按照微信平台上的提示操作在手机上办理备案业务，工作人员审核通过后，将医院信息备案到国家平台，这样参保人持社会保障卡在居住地选定的定点医院直接结算，满足了白城市5万多“候鸟老人”在异地凭社保卡看病就医、结算报销的需求。

三是创新转诊治疗“直通车”。办理转诊转院手续时，通过医院医保内部信息系统进行网上核审，患者在转诊医院直接打印《即时结算登记单》，即可前往上级医院就医，实现了省内转院流程从“两审”变“一审”，从“线下跑”到网上直接办的转变。域内转诊转院，通过登录“白城医保”公众平台“区间转诊”即可实现，填补了全省统筹区内微信办理转诊转院业务空白。

四是创新就医结算“远程报”。通过医保信息管理系统、企业微信群等现代化信息网络传输平台，将“定点医药机构”月结算申请、监管审核全部放在网上办理，由以前的企业至少跑三次、等待15个工作日，缩减至每月初7个工作日内完成网上结算申请、审核、拨付、到账整个流程。为市内医疗机构结算159家，网上办理申请审批业务2000余笔。

五是创新大额报销“零垫付”。将大额补充保险结算系统纳入基本医疗保险结算系统中，参保的城镇职工在医院结算医疗费用时，系统自动结算医保统筹基金支付、大额补充保险支付，最高结算额由6万元提高到了26万元，由以往的“先垫付、后理赔”变成了“零垫付、零跑动”。

三、完善“五大体系”

白城市健全工作机制，确保服务保障范围“全覆盖”

一是建立网络平台补充体系。针对老人和地处较偏远地区等网络使用有困难群众，建立短信推送平台，向参保人推送业务提醒信息，对微信平台形成有效补充和宣传。

二是完善功能开发建设体系。继续探索“互联网＋医保＋N服务”模式，打通“两定”单位（定点医院和定点药店），延伸服务链条，开发网上购药、预约挂号、诊间支付、电子病历、处方流转等功能，推动智慧医疗健康融合服务。

三是建立信息安全体系。注重参保信息的采集、存储和安全，以年租金12万元的低租金，将所有信息化设备托管至联通公司的云计算中心，保障用户隐私，并得到公安部门信息共享支持，实现了“人脸识别”身份认证。

四是建立资金保障体系。采取市级统筹和基金扣缴方式，强化资金足额征缴，确保基金始终保持适度结余目标。在此基础上，通过微信办理缴费业务，为避免缴费资金在腾讯公司滞留存在的风险，由腾讯公司负责为平台上的资金购买保险，确保群众和政府的利益不受损害。

五是完善监督管控体系。准备搭建一个智能化、互联化、数据化的监督平台，促进资源合理应用，适时进行监控，杜绝资金滥用问题。

通过智慧医保建设，白城市实现 60 项医保经办业务 100%“只跑一次”办结，其中 35 项业务实现“零跑腿”办结，平均每天通过微信公众服务平台办理医保业务达到业务总量的 90%。到 2019 年 5 月底，已在线办理个人缴费业务 22 万多笔、2700 多万元，单位业务 3 万多笔，定点医疗机构结算业务 18575 笔，跨省异地就医结算备案 5106 人次，省内转诊转院 28421 人次，省外转诊 1402 人次。

黑龙江省

工作综述

黑龙江省医疗保障局于2018年10月25日挂牌成立，为省政府直属机构，正厅级。13个市（地）、67个县（市）医疗保障局分别于2018年底、2019年初相继成立。截至2019年底，全省基本医疗保险参保2837.05万人（职工参保873.59万人、城乡居民参保1963.47万人），参保率稳定在95%以上。职工医保（含生育保险）当期基金收入341.41亿元，当期支出302.12亿元，累计结存431.99亿元。城乡居民当期基金收入167.55亿元，当期支出155.22亿元，累计结存145.35亿元。

一、机构组建

2018年12月，省医疗保障局“三定”方案下发实施，核定行政编制39名，内设办公室（法规处）、待遇保障处、医药服务管理处、医药价格和招标采购处、基金监管处、人事处（机关党委）等7个处室。下设医疗保障服务中心，正处级单位。13个市（地）、67个县（市）医疗保障局职责与省医疗保障局相对应。全省医疗保障系统干部职工共有3429人。

二、助力脱贫攻坚

坚持“两不愁三保障”的脱贫攻坚目标，筑牢基本医保、大病保险、医疗救助“三重保障线”。大病保险报销比例达到65%，并全面取消了封顶线；贫困人口住院医疗费用政策范围内个人自付比例降至10%。强化资金保障，2019年共支出1.1亿元医疗救助资金用于资助参保，全省建档立卡贫困人口全部参保；预付7亿余元医保基金支持县域内定点医疗机构开展“先诊疗后付费”，减轻了贫困人口垫付压力。研发并上线运行医疗保障扶贫动态监测系统，实现省、市、县、乡、村5级主要扶贫数据的全覆盖，精准掌握贫困人口、致贫原因、致贫病种、门诊就医、医疗费用情况。通过广播、电视、互联网、驻村工作队等多种渠道，宣讲医保扶贫政策、报销程序等内容。聚焦全省最后5个贫困县医保扶贫工作，面对面查找问题、强化整改。同时，进一步完善预防因病致贫返贫的长效机制和具体措施。

三、基金监管

针对医疗保障领域潜在风险，强化斗争精神，提高防控能力，坚决守住不发生重大风险的底线。

（一）完善监测预警机制，确保基金平稳运行

完善监测监控、风险预警、运行分析等机制，确保医保基金平稳运行。2019年，全省医保（含生育保险）基金总收入508.96亿元，支出457.35亿元，累计结存577.34亿元，职工基本医保和城乡居民基本医保统筹基金结存可支付月份分别为13个月和11个月。

（二）严厉打击欺诈骗保行为

通过创新监管方式、强化协议管理，采取专项治理、交叉检查、开展“百日攻坚”行动、督促定点医疗机构自查自纠等多种形式，对欺诈骗保行为形成强有力震慑。追回、拒付违规医保资金2.19亿元，处理违规定点医药机构5351家，公开曝光127起违法违规行为。

（三）聚焦重点群体，促进行业系统改革

制定退役士兵医疗保障政策，做好医保关系转移接续。将龙煤集团医疗保障职能移交地方，确保在改革过程中参保人员医保待遇不间断。积极与中国铁路哈尔滨局集团有限公司协调做好厂办大集体改革。

四、推进重点领域改革

坚持统一制度、健全机制，充分发挥医保在推动“三医联动”改革中的引领作用。

（一）完善基本医保、大病保险制度

进一步提高保障水平，2019年，将人均财政补助标准增加30元，达到每人每年520元；大病保险报销比例由50%提高至60%。规范了门诊慢性病病种和待遇。建立全省统一的城乡居民医保高血

压、糖尿病门诊用药保障机制，各地均已开始兑现待遇，统筹基金支付比例达到 50%以上，切实减轻“两病”患者经济负担。全面启动生育保险与职工基本医疗保险合并实施。

（二）全面推行以按病种付费为主的多元复合式医保支付方式改革

扩大病种数量和实施范围，齐齐哈尔、鹤岗市按病种付费的病种数分别达到了 1080 种和 842 种，其余地区均达到了 100 种以上。推进哈尔滨、牡丹江市开展按疾病诊断相关分组（DRG）付费试点。

（三）深入推动抗癌药政策落地

国家谈判抗癌药全面纳入医保支付范围，在全省各统筹地区均有患者使用报销，截止到 2019 年底，17 种国家谈判抗癌靶向药医保报销 14814 万人次，医保报销 7000 万元。

（四）深入推进医药价格和招标采购改革

2019 年，全面推进国家组织药品集中采购和使用试点扩围工作，各级公立医院按中选价格采购并向患者供应。与 2018 年最低采购价相比，中选药品平均降价 59%，全年可减少药品费用 2.4 亿元以上。为进一步降低患者负担，对与中选药品同通用名的 206 种药品开展价格联动，平均降幅达 27.1%。持续开展挂网药品价格动态调整工作，241 种国产抗癌药品价格平均下降 14.63%。推动高值医用耗材价格动态调整，3371 种高值医用耗材平均降价 10.41%。取消公立医疗机构医用耗材加成，同步提高了体现医疗技术服务价值的医疗服务价格。

五、支持中医药产业发展

坚持问题导向，深入中医药医院、企业开展调研，结合黑龙江实际，全力支持中医药发展。

（一）支持中医药产业创新发展

2019 年 5 月，制定出台《关于支持中医药大发展快发展的若干政策意见》，从支持中医医疗机构、中药产业发展、中医院院内制剂、基层中医医疗机构、中医诊疗服务、中医特色技术、中医药健康养老 7 个方面明确政策举措，助力中医药产业发展。黑龙江省 21 家企业生产的 13 个中成药品种新增入选 2019 版国家医保药品目录。

（二）将院内制剂和中药饮片纳入医保

根据《国家医疗保障局、人力资源和社会保障部〈关于印发国家基本医疗保险、工伤保险和生育保险药品目录〉的通知（2019 年版）》（医保发〔2019〕46 号）要求，2019 年 12 月，黑龙江省印发《关于医院制剂纳入基本医疗保险支付范围有关问题的通知》，出台《关于对黑龙江省基本医疗保险、工伤保险和生育保险中药饮片目录准入管理的通知》，将医院制剂和 773 种中药饮片纳入医保目录。

（三）提高中医服务项目价格

自 2019 年 12 月 20 日起，全省所有公立医疗卫生机构全部取消医用耗材加成，同步调整医疗服务项目价格。在调整价格时，向中医传统项目倾斜，重点提高中医推拿疗法的 12 个医疗服务项目价格，包括肩周炎、腰间盘突出等推拿治疗，体现中医医疗技术价值。

（四）加快中医特色新增医疗服务项目审核进度

遇有中医特色适宜新技术申请新增医疗服务项目时，在省卫健部门初审并组织专家论证准入后，医保部门加快对成本、价格等情况审核进度，及时向全省公布。

（五）加快中成药挂网进度

定期组织非招标药品增补挂网，对药品生产企业申请中成药挂网的，及时将其纳入挂网采购目录，方便医疗机构根据患者用药需求采购药品。

（六）鼓励医疗机构优先采购和使用中药品种

2019 年 6 月，发布《关于进一步做好药品和医用耗材集中采购工作的通知》，鼓励医疗机构在同等质量前提下，优先采购和使用价格适宜的药品，尤其是对于疗效确切、价格适宜的传统中药品种。

（七）将中药及中医诊疗技术项目纳入医保

将中药及中医诊疗技术项目纳入门诊统筹支付范围，在基层医疗机构报销比例不低于 50%；将二级及以下定点中医医疗机构纳入门诊慢性病定点医疗机构；将县以上中医院全部纳入全国异地就医定点医疗机构。

（八）支持中医诊疗服务应用

扩大中医诊疗服务项目报销范围，提高医保支付标准。创新中医类病种医保支付方式，强化对中医适宜技术的价格政策支持。

六、完善医保公共服务体系

聚焦解决群众操心事和烦心事，持续优化提升服务质效，进一步完善医疗保障公共服务体系。

（一）推行异地就医“报销不求人”

针对百姓反映强烈的异地就医难问题，推出取消就医地盖章手续、无需选择异地定点医院、开展电话备案服务等便民政策，有效解决以往备案环节、审批盖章过多问题；进一步规范转诊备案流程，将转诊备案业务下沉到定点医疗机构办理；对所需要件、办理时限等事项进行一次性告知，让群众一次办、少跑腿。黑河市五大连池风景区、伊春市桃山林业局等13户企业因没有纳入国家统一的行政区划管理，多年来无法与国家异地就医平台对接实现直接结算，省医疗保障局通过采取“省内异地平台做区分”方式，使近12万参保人员异地就医直接结算问题得到解决。

（二）提升经办服务水平

围绕百姓新需求新期待，开通省市县医疗保障部门111个服务热线，实现24小时全天候服务；建立健全医保窗口服务规范，持续在精简要件、缩短时限、解决特殊难题上下功夫，将过去医保报销至少6项证明材料减少到3项，办结时限由30个工作日压缩到20个工作日以内；通过规范规程，解决了医药费票据丢失难以报销的问题，群众满意度不断提高。同时，将门诊慢性病认定由每年1次增加到4次，进一步探索申报人员随时认定。一些地区实行“一窗受理、后台联办、一次办结”，推行“网上办”“一次办”“我帮办”，取消不必要的盖章、审核等繁琐环节和手续。

（三）助力优化营商环境

设立每周三企业“接待日”，及时解答企业困惑，解决实际难题，搭建起了政府与企业之间沟通交流的平台。聚焦“引进人才、留住人才”，为一批来黑龙江工作的高层次人提供“一对一”服务模式，快捷高效地办理包括外籍专家及直系家属在内的各类人才医疗保障事项。

（四）支持对口援藏援疆工作

推出“成都、哈尔滨、援助地三地漫游”“个人账户资金发放”“专人服务绿色通道”等多项措施，让援藏援疆干部人才在医疗保障上无后顾之忧。

（五）推进“互联网＋医保”

强化网上办事，将异地就医备案、门诊慢性病申报、年度待遇查询等业务办理植入局官方网站。作为全国首发医保电子凭证省份，在哈医大一院等三级医院、人民同泰等药店均实现就医购药无卡结算。同时，按照国家医疗保障局部署和省委省政府要求，积极推进全省一体化医疗保障信息化建设。

重要活动

2018年

黑龙江省医疗保障局挂牌成立。10月25日，黑龙江省医疗保障局举行揭牌仪式，省委常委、副省长贾玉梅出席。按照《黑龙江省机构改革方案》要求，将省人力资源和社会保障厅的城镇职工和城镇居民基本医疗保险、生育保险职责，相关部门的新型农村合作医疗管理职责，省物价监督管理局的药品和医疗服务价格管理职责，省民政厅的医疗救助职责等整合，组建省医疗保障局作为省政府直属机构。

2019年

1. 全省医疗保障工作会议召开。2月27日，全省医疗保障工作会议在哈尔滨召开。会议的主要任务是，认真贯彻省委十二届四次全会、省委经济工作会议精神，落实全国医疗保障工作会议和省政府工作报告确定的重点工作，总结2018年工作，部署2019年任务，统一思想，凝心聚力，以新气象新担当新作为开创新时代全省医疗保障工作新局面。

2. 举办“打击欺诈骗保，维护基金安全”集中宣传月启动仪式。4月2日，省医疗保障局举办“打击欺诈骗保，维护基金安全”集中宣传月启动仪式。省和哈尔滨市公安、卫生健康、市场监督管理、药品监督等部门分管负责同志，省医疗保险研究会、公立医院协会、民营医院协会、药品零售流通协会等行业协会负责同志，部分定点医疗机构、定点零售药店和参保人员代表，以及省和哈尔滨市医疗保障局机关干部、经办服务机构工作人员共300余人参加。

3.《党风政风热线》省医疗保障局专场活动举办。10月11日，《党风政风热线》省医疗保障局专场活动举行。节目主要围绕“黑龙江省各地区医疗保障中心医保工作落实不力、窗口单位服务态度存在短板”等问题展开，深度剖析医保行业行风政风等作风问题。

4. 医保电子凭证上线。11 月 24 日，黑龙江省医保电子凭证正式上线，意味着医疗保障公共服务向线上发展迈出了坚实的一步。作为全国首批医保电子凭证 7 个试点省份之一，黑龙江省在医保电子凭证工作中先行先试，率先完成医保电子凭证模式与技术可行性验证工作，成为全国首个具备推广应用条件的省份，为全面推进医保电子凭证应用积累了经验。

5. 落实国家组织药品集中采购与使用试点扩大区域范围工作。12 月 12 日上午，省政府新闻办召开新闻发布会，省医疗保障局在发布会上介绍了黑龙江省落实国家组织药品集中采购和使用试点扩大区域范围工作进展情况，并对相关政策做了解读。黑龙江省将于 12 月 19 日全面执行国家组织药品集中采购和使用试点扩大区域范围中选结果。按照 2018 年全省公立医院在省药品集中采购平台上的采购数据计算，降价后，全省共计可减少药品费用 2.42 亿元。

典型案例

案例一：加强医保基金监管取得成效

医保基金是人民群众的“救命钱”“保命钱”，是维护社会平稳运行、解决群众后顾之忧的“压舱石”。2019 年，黑龙江省制定了定点医药机构服务协议范本，印发了欺诈骗保举报奖励实施细则，推动医保基金监管工作取得积极成效。

一、主要措施

为加强医保基金监管，规范全省定点医疗机构管理，省医疗保障局从多个方面完善规章制度，强化警示教育。

（一）印发全省统一的定点医疗机构服务协议范本

2019 年初组织专门力量，制定了黑龙江省第一个定点医药机构服务协议范本，要求各级医保基金监管部门加强行政监管，督促经办机构加强和规范协议管理，加大查处力度，对于解除协议的医药机构三年内不得受理医保定点申请。

（二）出台全省举报奖励实施细则

2019 年 4 月，省医疗保障局与省财政厅联合印发了《黑龙江省打击欺诈骗保举报奖励实施细则》，全省各市（地）、县（市）均公布了举报电话，鼓励社会各界举报欺诈骗取医疗保障基金行为，打好打击欺诈骗保的“人民战争”。

（三）建立全省基金监测分析和预警机制

在全省范围内建立健全医疗保障基金监测体系、分析体系和应用体系，对定点医药机构发生的医疗费用进行监测分析，对统筹地区基金运行情况进行监测预警，并对基金运行存在风险的市、县政府下发提示函。

（四）加强宣传培训和警示教育

按照国家部署，开展“打击欺诈骗保，维护基金安全”集中宣传月活动。各市、县也结合实际加大宣传力度。2019 年全省曝光医保违法违规典型案例 127 件。结合落实医保服务协议范本，组织全省层层举办定点医药机构培训班，讲清医保协议定点机构的权利义务和违约责任，增强定点医药机构的守法意识。

（五）强化检查，专项治理

2019 年，先后组织全省开展了全覆盖检查、专项治理、交叉检查、飞行检查、自检自查和“百日攻坚战”等重大行动，持续保持打击欺诈骗保高压态势，起到极大震慑作用，基金安全形势出现明显好转。

二、改革成效

2019 年，全省医保部门以打击欺诈骗保为重点，坚持治标和治本相结合、攻坚战和持久战相结合，不断加强和改进医保基金监管，有力维护了医保基金的安全，取得了阶段性成效。

（一）完善了制度，促进依法行政

把提升执法能力作为加强基金监管的重要抓

手。一是开展执法培训。2019 年 6 月初，省医疗保障局印发《全省医疗保障基金监督管理文件汇编》《医保执法培训资料》，对全省行政执法人员进行了医疗保障专业执法培训和考试。二是颁发行政执法证件。省医疗保障局与省司法厅积极沟通协调，在全国率先对全省 370 名通过培训考试的执法人员颁发了医疗保障行政执法证件。三是印发全省行政处罚程序规定。制定出台了《黑龙江省医疗保障行政处罚程序暂行规定》《黑龙江省医疗保障行政处罚文书格式范本及制作使用说明》，在全省统一医保行政处罚程序和处罚文书，有力推动了依法行政。

（二）以查促管，形成了打击欺诈骗保的高压态势

2019 年全省共检查定点医药机构 20045 家（其中，医疗机构 7081 家、药店 12964 家），实现监督检查全覆盖；处理违法违规医药机构 5351 家，处理违法违规参保人 150 人，共追回医保基金 2.19 亿元。通过强有力的检查处理，有效震慑了违法违规行为的发生，初步形成了不敢骗、不能骗、不想骗的氛围。

（三）宣传警示，促进定点医药机构守法经营

2019 年全省曝光了 127 起医保违规典型案例，各地结合实际多次组织定点医药机构举办警示教育大会，有力地促进定点医疗机构守法经营、健康发展。

案例二：将更多救命救急的好药纳入医保

黑龙江省医疗保障局根据中央经济工作会议“要把更多救命救急的好药纳入医保”的精神，按照国家医疗保障局和省委省政府决策部署，贯彻“保基本、可持续、惠民生、推改革”的总体要求，努力将更多救命救急的好药纳入医保，为群众营造更加安全、有效、方便、价廉的医药服务环境。

一、主要措施

（一）统一规范全省政策

印发了《关于切实加强医疗保障政策落实的通知》（黑医保发〔2019〕28 号），明确各地严格执行全省统一的药品目录、诊疗项目目录和医疗服务设施项目目录，切实提升目录管理服务水平和群众满意度。制定了《通用名已列医保药品目录相关仿制药申请入药品目录流程》，进一步精简和规范审核环节和申请材料。

（二）狠抓抗癌药落地

印发了《关于将 17 种抗癌药纳入省基本医疗保险、工伤保险和生育保险药品目录乙类范围的通知》（黑医保发〔2018〕1 号）、《关于将 17 种抗癌药纳入省直医疗保险支付范围的通知》（黑医保发〔2018〕2 号）、《关于推动 17 种国家医保谈判抗癌药政策落地工作的通知》《关于报送第一批谈判药品有关情况的通知》，狠抓抗癌药落地。

（三）持续提升医保药品目录保障能力

印发了 2019 版《黑龙江省基本医疗保险、工伤保险和生育保险药品目录》（黑医保发〔2019〕66 号）、《关于将 2019 年谈判药品纳入〈基本医疗保险、工伤保险和生育保险药品目录〉乙类范围的通知》（黑医保发〔2019〕69 号）、《关于做好 2019 年国家医保谈判药品落地工作的通知》（黑医保发〔2020〕3 号）。将国家 3 批共计 118 种谈判药品纳入药品目录，特别是将备受关注的 PD－1 类肿瘤免疫治疗药、能治愈丙肝的口服药等首次纳入目录。肺癌、直肠癌、乳腺癌等有了更多靶向和化疗药选择，波生坦、麦格司他等药品的纳入，使肺动脉高压、C 型尼曼匹克病等罕见病患者摆脱目录内无药可治的困境。糖尿病、乙肝、类风湿性关节炎、耐多药结核、慢性阻塞性肺炎等患者有了更多优质新药可供选择。

（四）减轻参保人员经济负担

依据黑龙江省特殊药品管理的实际情况，经过专家论证，印发了《关于加强黑龙江省基本医疗保险特殊药品管理工作的通知》（黑医保发〔2019〕68 号），将符合条件的 70 种药品纳入特殊用药管理，未纳入特殊药品管理目录的国家谈判药品，纳入常规目录的乙类药品进行管理和支付，特殊药品目录依据黑龙江省实际情况进行动态调整。

（五）支持中医药事业传承创新发展

为更好地满足参保人员用药需求，进一步支持黑龙江省中医医疗机构和中药生产企业发展，印发了《关于医院制剂纳入基本医疗保险支付范围有关问题的通知》（黑医保函〔2019〕53 号）和《关于制定

〈黑龙江省基本医疗保险、工伤保险和生育保险中药饮片目录〉准入管理的通知》(黑医保发〔2019〕67号),将黑龙江省符合条件的280种医院制剂、1197种中药饮片纳入基本医疗保险、工伤保险和生育保险支付范围,均按乙类药品进行管理,进一步完善医疗保险制度。

二、主要成效

(一)用药可及性提高

黑龙江省狠抓2019版《药品目录》执行、谈判药品采购、信息系统维护、定点医疗机构使用、支付方式和支付标准等方面的落实,不断强化管理监测,按月调度各地谈判药品的配备、使用和支付等情况,患者在全省各地都可以买得到、用得上、可报销。

(二)释放了政策红利

国家3批共计118种谈判药品先后纳入黑龙江省药品目录,尽最大努力释放了政策红利,切实提升了人民群众的获得感、幸福感、安全感。

案例三:实施异地就医直接结算解决垫资跑腿难题

2018—2019年,黑龙江省大力推进异地就医直接结算工作,取得长足进展。

一、主要措施

出台《关于切实做好2019年异地就医直接结算工作的通知》(黑医保发〔2019〕36号,以下简称36号文件)等文件,规范全省医保部门落实好异地就医直接结算工作。异地就医直接结算主要工作目标为"三统一""四提高",即统一异地就医备案要件、统一手工报销要件、统一院端转诊,提高政策知晓率、提高人员备案率、提高定点覆盖率、提高线上结算率,较大程度解决参保人员异地就医费用报销往返路途远、手工报销周期长、手续办理复杂、自行垫付资金压力大等问题,进一步增强了群众的获得感。

(一)统一异地就医备案要件

按照36号文件要求,统一了异地就医四类人员(异地安置人员、异地居住人员、长期驻外人员、符合规定的转诊人员)的备案要件,全省各地做到了备案材料只减不增。

(二)统一手工报销要件

2019年统一规范了各地受理参保人员手工报销的要件,取消了不必要的材料,只收取医疗费用结算票据、医疗费用明细清单、诊断书3项材料。

(三)统一医院端转诊

实行统一由定点医院办理转诊备案,减少了参保人员再到医保经办机构办理备案的环节。对于未经转诊备案的参保人员,各统筹区视基金情况采取差异化支付政策。

(四)提高人员备案率

为参保人员提供窗口、网站、电话、传真、邮箱等多种备案方式,参保人员备案实现了"只填一张表"。规范了异地就医直接结算范围、登记备案和信息管理以及个人账户使用和报销标准。自2017年黑龙江省开展异地就医直接结算以来,跨省累计有效备案人次快速增加,其中2017年为8.98万人次,2018年为35.25万人次,2019年达59.96万人次(备案人数位居全国第一)。

(五)提高定点医疗机构覆盖率

全面开通省内及跨省异地就医住院费用直接结算和省内异地就医门诊费用直接结算。全省一级以上定点医院(包括所有定点中医院)全部上线国家异地就医结算平台,超出国家关于到2019年底省内85%的三级、50%的二级和10%其他定点医院接入异地就医结算系统的要求。

(六)提高线上结算率

通过提高管理服务能力提升异地就医线上结算率,减少手工报销数量。自2017年开展跨省异地就医直接结算以来,全省结算人次呈快速上升趋势,2017年直接结算0.6万人次,2018年为6.99万人次,2019年达到17.14万人次。通过异地就医平台实现直接结算的人数越来越多,百姓的获得感也越来越强烈。

(七)提高政策知晓率

各级医保经办部门利用广播电视、门户网站、微信公众号等渠道,大力宣传异地就医政策,通过"异地就医最强攻略""异地就医政策小问答""海南候鸟人群就医指南"等一系列报道,向广大群众介绍异地就医流程。

二、主要成效

截至2019年，全省异地就医累计直接结算24.73万人次；异地就医合计医疗总费用50.38亿元(2017年1.4亿元、2018年14.28亿元、2019年34.7亿元)；异地就医合计支付医保基金29.22亿元(2017年0.85亿元、2018年8.42亿元、2019年19.95亿元)。从以上数据可看出，异地就医直接结算量增长迅速，群众异地就医资金垫付和报销跑腿问题得到有效解决，这与黑龙江省医疗保障局成立以来，在全省大力推进异地就医“报销不求人”、加大政策宣传力度、简化办事流程和提高服务水平等举措密不可分。

(一)备案方便快捷

转诊备案统一下沉由定点医疗机构院端办理，省内各地全部开通电话备案服务，部分地市开通微信公众号、手机App等网上备案服务，异地就医备案手续、办理流程比以往更方便、快捷，让百姓更舒心、满意。

(二)政策更加人性化

异地人员个人账户资金经参保人员本人申请，可以划转至个人银行账户，供门诊就医、购药使用。推出“海南免备案”“两城一家”等地方特色医保服务。这些措施让参保群众真切感受到异地就医直接结算带来的安全感和获得感。

(三)关注更多人群

从“候鸟人群”到“援藏援疆干部人才”，从“援鄂医疗队”到“离休人员”，再扩大到“大学生”“长期驻外人员”，省医疗保障局除满足参保人员正常异地就医需求外，还对部分特殊群体提供“两(三)城一家”“医保专员24小时服务”“医保绿色通道”等特色服务，让医保服务更贴心、更温暖。

上 海 市

工作综述

2018 年 11 月，上海市医疗保障局挂牌成立，随后各区医疗保障局相继挂牌成立。截至 2019 年 12 月，全市基本医疗保险参保 1889.15 万人，其中职工基本医保参保 1539.32 万人，城乡居民基本医保参保 349.83 万人。全市基本医疗保险基金总体运行平稳，职工基本医保基金收入 1356.64 亿元(含生育保险)，支出 891.77 亿元(含生育保险)，累计结存 2920.36 亿元；城乡居民基本医保基金收入 88.64 亿元，支出 79.35 亿元，累计结存 10.84 亿元。

一、推进长三角异地门诊直接结算

推动长三角异地门诊直接结算，是以“小切口”方式落实长三角一体化发展国家战略、实现长三角更高质量一体化发展的重要内容，群众感受最为直接。2019 年以来，市医疗保障局积极作为，主动加强统筹协调，加大推进力度，以“钉钉子”精神推动合作项目落地。2019 年 4 月、6 月、9 月三次召开三省一市(江苏省、浙江省、安徽省、上海市)推进工作会。9 月底提前实现长三角异地门诊直接结算医保“一卡通”，截至 2019 年底，覆盖三省一市全部 41 个市级统筹区和 5400 余家医疗机构，全市设有门诊的公立医疗机构全部纳入。2019 年，长三角地区门诊直接结算总量累计达 64.6 万人次，涉及医疗总费用 14262.2 万元。为进一步提升长三角门诊结算服务便利性，各地医保中心不断完善备案和查询通道，规范经办流程，在三省一市推进“一网通办”，为长三角群众看病就医提供便利。通过长三角异地门诊直接结算，扩大了长三角高质量医疗服务可及性，增强了长三角群众对一体化发展的获得感。

二、助力国家组织“4+7”药品集中采购

2018 年 11 月，中央全面深化改革委员会第五次会议审议通过《国家组织药品集中采购试点方案》，提出完善药品价格形成机制，降低群众用药负担，明确国家组织“4＋7”药品集中采购试点联合采购办公室(下称联采办)的日常工作和具体实施，由上海市医药集中招标采购事务管理所(下称上海药事所)承担。2019 年 9 月，进一步明确“4＋7”试点扩大区域范围联采办日常工作，继续由上海药事所承担。

2019 年以来，上海市作为“4＋7”试点牵头城市，一是认真承担“4＋7”试点联采办日常工作，全力服务全国。上海药事所认真履行联采办工作职责，充分发挥上海先行推进药品带量采购的实践经验，认真制订采购文件、汇总采购数据、调查企业产能，搭建互联互通信息平台，全力服务“4＋7”试点。截至 2019 年底，25 个中选药品“4＋7”城市采购量 29.36 亿片，执行约定采购总量进度好于预期。中选药品采购量占同通用名药品采购量的 77.89%。试点总体平稳，执行进度超预期，社会舆论良好，患者用药费用负担显著降低。

二是做好试点扩大区域范围各项工作，确保扩围成功。根据国家决策部署及扩大集中采购覆盖范围工作要求，试点扩大区域范围至全国 26 个省(区)及新疆生产建设兵团。上海药事所继续履行好联采办工作职责，收集汇总联盟地区 2018 年采购量数据作为标的量计算基数编入采购文件，2019 年 9 月 1 日发布采购公告，9 月 24 日组织开展公开申报信息大会，9 月 30 日正式发布中选结果。该项工作得到国家试点办、国家医疗保障局的充分肯定。

三是全面执行“4＋7”城市药品集中采购和使用试点结果。率先制定和推进实施试点配套措施，确保试点结果在上海市有效实施。截至 2019 年 12 月底，中选品种采购总数量占同品种药品采购总数量的 89%，占本地区标的量的 125%，中选品种用量占同品种药品总用量的 86%。从执行结果看，总体情况好于预期。

三、加强医疗保障基金监管

市医疗保障局坚持把确保基金安全运行和可

持续发展作为底线和生命线，守牢群众“救命钱”，同时不断深化改革，提升医保基金使用效益，保持基金收支平衡、使用结构更加合理，为全市“稳增长”当好“稳定器”。一是持续开展打击欺诈骗保专项行动。配合市司法局研究修订《上海市医疗保险监督管理办法》；制定印发《关于试行开展医保医师违规行为记分管理的通知》，加强医师行为管理；制定印发《上海市欺诈骗取医疗保障基金行为举报奖励实施细则（试行）》和操作规范，积极发挥社会监督作用。会同相关部门制定专项治理方案，聚焦“虚构医药服务”和“贩卖医保药品”两类重点违法行为，加大查处力度，对全市定点医药机构开展全覆盖检查，形成打击欺诈骗保高压态势。在2019年国家医疗保障局打击欺诈骗保专项治理工作中，上海综合排名和多个单项指标均位居前列。二是不断提高医保基金科学化管理水平，提升使用效益。根据国家要求，结合上海实际，深化总额预算管理框架下的医保支付方式改革，深化药品和耗材招采机制改革、推动实施价值导向的医保战略性购买，不断提高医保基金的使用效益。

四、推进业务流程再造

根据上海市“一网通办”工作总体部署，结合企业关切，明确医保领域行政审批事项，重塑业务流程，进一步压缩和规范工作环节，提高办事效率，缩短审批时限。通过努力，上海市医疗保障局涉及3项行政审批事项（项目和器械审定、自制制剂审定、约定服务审定），按照“双减半”要求，大幅压缩办理时间，明显减少审批材料。其中，承诺时限由原先合计270个工作日降低为55个工作日，减时限比例79.6%；材料数量由原先合计21件降低为3件，减材料比例85.7%，真正实现全程网办，受到企业欢迎。

五、优化营商环境

市医疗保障局重点围绕企业反映高质量发展过程中遇到的难点堵点问题，一方面主动上门调研，积极回应诉求。2019年以来赴多家企业调研，现场听取企业诉求，对反映较为集中的医药产品医保准入、高水平社会办医机构纳保、短缺药供应保障等问题，认真研究解决方案。2019年5月，及时将刚研发上市3个月的抗癌药（利妥昔单抗注射液）纳入全市采购范围，支持医药产业创新发展。另一方面，主动与企业面对面交流，宣传解读政策。10月、11月，举办2场“医保医企面对面”活动，围绕自贸区临港新片区和上海医保优化营商环境、服务生物医药企业发展等内容，与中外医药企业代表面对面宣传解读政策，受到企业广泛好评。

六、深化医保支付方式改革

市医疗保障局牵住医保支付方式改革这个“牛鼻子”，努力率先探索以按病种付费为主的多元复合支付、符合上海医改实际的医保支付“上海模式”。按照国家医疗保障局统一部署，经反复调研和多部门会商，上海市同步推进“疾病诊断相关分组（DRG）付费国家试点”和“区域点数法总额预算和按病种分值付费（DIP）付费”两个层面的改革。一是按照国家医疗保障局部署，在5家医院开展DRG付费国家试点。以国家DRG付费试点方案为基础，细化制定了上海市参与国家试点的实施方案，加强组织协调，积极构建信息系统等技术支持体系。二是主动探索，在上海交通大学医学院附属新华医院、上海市第十人民医院和闵行区、嘉定区两区同步开展DIP付费试点。优化大数据病组分值付费技术路径，初步建成包括数据采集、处理及应用的信息支持系统。试点启动以来，相关医院和区高度重视，工作有序推进。通过开展模拟和实际运用，引导医院重视成本控制、加强内部精细化管理，降低患者费用负担。此外，进一步完善“家庭医生管费用”机制，继续完善医疗联合体打包付费医保支持政策，助力改革试点深化。

七、完善医疗服务价格管理

充分发挥医疗服务价格对生物医药产业发展、高水平社会办医的牵引作用。市医疗保障局一方面结合医保发展实际，逐步理顺价格管理机制；另一方面加强政策研究，对医疗服务价格调整影响情况开展评估，做好政策储备。一是优化新项目价格管理。支持医学技术创新发展，出台《关于继续做好本市新增医疗服务项目价格管理的通知》，优化完善新项目认定范围，加快价格审核速度，列入每月日常工作。截至2019年底，共审议46个新项目的收费立项申请，完成项目备案171项次。二是完善可单独收费医疗器械目录管理。为促进新器械尽早进入临床使用，结合职能调整和“一网通办”要求，梳理形成可单独收费医疗器械四级目录，优化目录结构和器械分类，明确医保支付政策，并于2019年9月底发文实施。三是研究制定医耗联动改革方案。按照中央深改委关于治理高值医用耗材改革要求，通过座谈会和实地调研等方式，广泛听取关于取消医用耗材加成的建议，研究制定相关方案并发文实施。

八、深化长期护理保险试点

深化长期护理保险试点是2019年市委、市政府重点工作之一，也是上海市集中力量解决“老、小、旧、远”问题的一项重要任务。2019年以来，市医疗保障局积极履行牵头部门职责，加强统筹协同，紧密会同市民政、卫生健康、人力资源社会保障、发展改革、财政、银保监局等部门，认真落实三项原则（评估门槛不降低、坚持市场化方向、个人多少出一点）、开展两大任务（联合多部门专项治理和试点阶段性评估）、制定一张任务清单（《2019年上海市长期护理保险试点任务清单》），稳步推进试点。2019年，长期护理保险服务惠及失能老人49.3万人，其中接受社区居家护理服务38.0万人，接受养老机构服务11.3万人，越来越多失能老人从制度中受益。组织开展长期护理保险试点阶段性评估工作，初步形成各部门评估分报告（医疗保障、民政、卫生健康、人力资源社会保障）以及复旦大学第三方评估报告。通过阶段性评估总结上海试点经验，客观评价政策效果，揭示剖析存在问题，为进一步深化试点提供依据。按照“提质增效”的工作要求，聚焦评估和服务两个重点环节，开展专项治理行动，加强问题整治，起到震慑效果。

九、落实惠民政策

市医疗保障局聚焦群众关切点和需求点，精心做好政策设计，推进落实好医保领域一批民生工程。一是继续完善职工基本医疗保险政策。实施职工基本医疗保险年度个人账户计入标准和“三项标准”调整方案，职工基本医疗保险统筹基金最高支付限额从51万元提高到53万元，2019年4月1日完成年度转换，各项待遇标准落实到位，社会反响良好。二是继续提高城乡居民大病保障能力。9月1日起，将城乡居民大病保险基本医保报销之后的个人自付费用，再次报销比例由55%提高至60%，同时上海市低保家庭、低收入家庭成员再提高支付比例5个百分点至65%，进一步减轻大病重病参保居民负担。三是优化完善医保个人账户结余资金购买商保产品。将“住院自费费用补偿医疗保险”费率下调18%。在已有2款专属产品基础上新增三类4款专属产品，满足参保群众多样化需求。

十、完成职能划转相关工作

一是做好生育保险和职工基本医疗保险合并实施。对标国务院办公厅《关于全面推进生育保险和职工基本医疗保险合并实施的意见》要求，研究制定上海市落实政策文件，认真做好经办职能转移涉及的办事流程优化等前期准备。二是稳妥做好医疗救助职能划转衔接。进一步明确市、区分工，指导各区医疗保障局完善医疗救助工作机制，按照待遇平移原则，确保经办业务不断不乱。会同市民政、红十字会印发《关于资助本市城乡低保家庭子女参加市红十字会少儿住院医疗互助基金有关事项的通知》，明确政策要素和工作分工。三是做好医疗保险费征管职能划转。2019年4月1日实现城乡居民基本医疗保险征缴与税务共享平台联通，顺利完成城乡居民基本医疗保险征缴职能划转至税务部门。

重要活动

2018年

上海市医疗保障局挂牌成立。11月28日，上海市医疗保障局举行揭牌仪式，市医疗保障局领导班子成员夏科家、罗惠民、曹俊山、张超，局系统相关干部出席仪式。

2019年

1. 召开2019年上海市医疗保障工作会议。3月11日，上海市召开2019年全市医疗保障工作会议，上海市副市长宗明出席会议并讲话。会上，上海市医疗保障局局长夏科家作2018年医保工作情况总结并通报2019年重点工作安排。各相关委办局相关负责同志、各区医疗保障部门负责同志参加会议。

2. 举办“打击欺诈骗保，维护基金安全”集中宣传月启动活动。4月1日，市医疗保障局和长宁区人民政府联合举办“打击欺诈骗保 维护基金安全”集中宣传月启动活动。启动活动上，定点医疗机构代表宣读倡议书，定点医疗机构、定点药店代表宣誓共同打击欺诈骗保行为，自觉维护医保基金安全。上海市16个区联动，同步举行集中宣传月启动活动。市医疗保障局局长夏科家，长宁区区长出席启动仪式并讲话。

3. 长三角地区跨省异地就医门诊费用直接结算工作推进会在沪举行。4月18日，长三角地区跨省异地就医门诊费用直接结算工作推进会在上海举行。会上，长三角门诊结算新试点统筹区结算通道开通，在2018年9月首批开通长三角地区8个试点统筹区的基础上，新增了苏浙皖三省的9个新试点统筹区。国家医疗保障局局长胡静林、副局长陈金甫，上海市副市长宗明，江苏省副省长陈星莺，浙江省副省长成岳冲，安徽省副省长杨光荣出席会议。

4.《共同完善医药招采机制推进平台建设备忘录》在沪签署。4月18日，国家医疗保障局和上海市人民政府在沪签署《共同完善医药招采机制推进平台建设备忘录》，双方将充分体现“国家组织，联盟采购，平台操作”的总体思路，共同发挥国家组织开展药品集中采购和使用试点工作的示范效应，完善医药招采机制，提升上海医药招采管理服务能力。国家医疗保障局局长胡静林、上海市副市长宗明分别代表双方签约。国家医疗保障局副局长陈金甫主持签约活动。

5. 医保局长做客“2019上海民生访谈”。4月20日，市医疗保障局局长夏科家做客上海人民广播电台“2019民生访谈”。就市民关切的异地就医门诊结算、长护险、药品目录、药品价格等问题进行解读回应。

6. 市领导赴市医疗保障局调研。5月11日，上海市委副书记、市长应勇调研市医疗保障局并召开座谈会，听取医疗保障工作情况汇报，与局领导班子成员进行交流讨论。应勇指出，上海市医疗保障局作为机构改革后新组建的部门，要加快职能整合、力量整合，理顺工作关系，找准工作重心，切实履行好自身职责任务，努力开创工作新局面；既要服务医改大局，确保医保基金安全运行，也要用好大数据等技术手段，提高医保支付的科学性和精准性，促进医疗机构强化管理、合理控费，持续减轻群众医疗负担，更好地服务患者；同时，要做好长期护理保险试点、长三角异地就医费用直接结算试点等工作。

7. 市领导赴市医疗保障局调研。7月3日，中央政治局委员、上海市委书记李强调研市医疗保障局并召开座谈会。李强听取推进改革创新发展相关工作情况汇报，察看医保日常业务经办情况，就服务全市中心工作、深化医疗改革、增进民生福祉等与局班子成员进行深入交流。李强指出，市医疗保障局组建以来，积极落实重大任务、推进重大改革，围绕服务发展主动担当作为。要进一步提高站位，深入贯彻落实习近平总书记关于人民健康和医疗保障工作重要指示精神，结合上海实际，加大改革力度，在减负、联动、提质、严管上积极作为。

8. 启动“展成果 筑同心 凝心聚力再出发——上海市医疗保障事业改革发展成果展”。9月29日，为庆祝中华人民共和国成立70周年，生动展示本市医疗保障事业各时期的发展历程和取得的成果，上海市启动“展成果 筑同心 凝心聚力再出发——上海市医疗保障事业改革发展成果展”。此次成果展由上海市医疗保障局主办，市医疗保险协会、各区医疗保障局等单位协办。上海市副市长宗明等出席并观看展览，市医疗保障局局长夏科家陪同参观。展览首日还邀请了医保老领导、老同志，本市医保系统干部代表参观。

9. 举行“医保医企面对面”活动。10月18日，市医疗保障局在市医药集中招标采购事务管理所举行“医保医企面对面”活动，围绕上海自贸区临港新片区和上海医保优化营商环境、服务生物医药企业发展等方面开展讨论交流。上海市医疗保障局副局长罗惠民，上海自贸区临港新片区管委会相关负责同志，市医疗保障局相关部门和直属单位负责同志，以及10余家中外医药企业代表参加活动。

10. 与青海省签署医保工作合作框架协议。11月14日，上海市医疗保障局与青海省医疗保障局签订《关于进一步加强上海青海两地医保工作合作框架协议》，标志两地在医保领域合作交流迈出坚实步伐。市医疗保障局局长夏科家、副局长罗惠民，青海省医疗保障局局长吕刚、副局长武小健出席签约仪式。

11. 参加沪苏浙皖省人大推动长三角地区医保一体化发展论坛。12月3日至4日，沪苏浙皖省人大推动长三角地区医保一体化发展论坛在沪举行，三省一市人大常委会领导共同为论坛揭幕。三省一市医疗保障局负责同志和相关专家围绕群众普遍关注的医保一体化议题进行交流，特别是对长三角地区异地就医医保一体化信息系统建设等进行深入研讨。上海市医疗保障局局长夏科家参加论坛。

12. 完成医保核心实时交易系统切换升级。12月20日，上海市医保核心实时交易系统切换升级成功。上海市医疗保障局局长夏科家及相关领导出席切换仪式。医保核心实时交易系统物理位置从康定路机房整体迁移搬到联航路万达信息云数据中心机房，为广大市民群众提供更优质高效、更安全可靠的医保服务。

典型案例

案例一：牵头推进长三角跨省异地就医门诊费用直接结算试点工作

2019年，上海市医疗保障部门充分发挥牵头作用，在苏浙皖三省支持配合下，紧紧围绕长三角高质量一体化发展的工作主线，着眼“加快推进扩大统筹区和医疗机构覆盖范围”年度重点工作目标，重点做好“提高服务便利，落实一优两扩三探索”，不断增强长三角群众在一体化发展中的获得感和幸福感。

一、改革背景

开展长三角地区异地就医门诊费用直接结算，既是落实国家“分层次推进异地就医结算服务”精神，又是落实2018年6月1日长三角地区主要领导座谈会“聚焦高质量，聚力一体化”会议精神的重要举措。2018年9月28日，三省一市（江苏省、浙江省、安徽省、上海市）分管领导签署了《长三角地区跨省异地就医门诊费用直接结算合作协议》，在全国率先启动异地就医门诊费用直接结算的区域试点工作。与2017年推进的住院异地结算相比，门诊异地结算更为复杂、受益面更广，与长三角群众利益关系也更为紧密，老百姓获得更强。通过试点探索，可为全国范围异地就医直接结算提供借鉴。

二、改革措施

（一）省市协同

推进试点时间紧、任务重、难度高，直接涉及参保群众切身利益。三省一市提高认识，紧密团结，加强协作，建立了行政、经办、信息、监管“四位一体”的议事协调工作机制，开发了长三角异地门诊直接结算信息平台，在流程规范、信息系统、定点布局、服务提升等方面实现统一标准、互联互通做出了积极探索，试点工作循序渐进、规范有序推进。

（二）项目推进

坚持以项目化方式抓推进，确保试点任务目标顺利完成。在提高群众满意度方面，着力抓“备案手段便利化”和“费用结算便利化”两个子项目；在扩大覆盖范围方面，着力抓“扩大联网统筹区和联网医疗机构”两个全覆盖。针对省级沟通协调，着力抓“议事协调、工作情况定期上报、调研评估”三项机制建设。通过逐个项目抓推进，推动试点工作全面提速。

（三）做实做细

异地就医直接关系群众切身利益，必须做实做细。以备案及转诊服务为例，三省一市医疗保障部门不断改进经办服务，长三角区域居民在所在地区医保中心或社区事务受理服务中心办妥异地备案手续，即可在开通异地门诊的医院使用医保卡直接结算，或通过“一网通办”“随申办市民云”App等线上办理。2019年5月，包括“异地就医备案”在内的2项医保服务事项，纳入长三角政务服务“一网通办”首批开通事项，极大提高了长三角地区群众看病就医便捷度。

三、改革成效

（一）覆盖度

2019年4月18日召开的工作推进会上，三省一市分管领导提出了2019年内实现三省市级统筹区和上海主要医疗机构联网全覆盖的工作目标。

推进会后，四地医疗保障部门紧密协作、克服困难，全力抓推进，到9月底提前完成“两个全覆盖”目标。截至2019年年底，覆盖三省一市全部41个市级统筹区和5400余家医疗机构，上海市设有门诊的公立医疗机构全部纳入。长三角地区门诊直接结算总量累计已达64.6万人次，涉及医疗总费用14262.2万元。

（二）便捷度

与住院结算相比，异地门诊直接结算数量大、频次高，要求结算响应速度快，同时确保异地结算时医保基金安全可控。上海市医疗保障部门牵头开发了长三角异地门诊直接结算信息平台，采用“就医地目录、参保地政策”的异地支付模式，充分考虑与医院信息系统兼容等问题，使得区域内大多数医疗机构上传数据有了共同标准。通过推进互联互通，让信息多跑路、百姓少跑腿，给患者带来更多便利。

（三）共享度

长三角地区异地门诊直接结算解决了区域内异地安置退休、异地长期居住、常驻异地工作、异地转诊“四类人员”的现实需要，释放出一体化发展带来的“民生红利”。从长远看，依托试点，可以促进长三角人才、要素自由流动，释放出高质量发展的新动能。同时，通过异地结算便利化，长三角地区正逐步建立有序的分级诊疗体系，就医流向更有序，医疗服务体系更规范，有效支撑了医改关键任务。

案例二：优化新增医疗服务项目和医疗器械价格管理

为贯彻落实国家“放管服”改革精神和上海市进一步优化营商环境、加快建设生物医药产业高地的相关要求，上海市医疗保障局通过整合业务流程、完善审核机制、简化申报程序等举措，加快审核新增医疗服务项目（下称新项目）价格，优化可另收费一次性使用医疗器械（下称医疗器械）目录管理，促进医疗新技术尽快投入临床应用，不断提升医疗服务水平，惠及人民群众，促进生物医药产业发展。

一、优化新增医疗服务项目价格管理

2019年4月30日，上海市医疗保障局与市卫生健康委联合印发《关于继续做好本市新增医疗服务项目价格管理的通知》，在坚持技术准入与收费准入协同的基础上，结合机构改革管理职能调整情况，进一步优化新项目价格管理工作机制。

（一）强化集体审议机制

上海市医疗保障局牵头，组织市卫生健康、药品监管、市场监管等部门，以及医学会、临床检验中心等专业机构和临床专家，定期召开集体审议会议，审议新项目价格。对创新性强、申报价格较高的新项目，委托第三方独立机构开展卫生经济学评价，确保价格审核程序公开透明、定价科学合理。

（二）优化审核备案流程

一是对于经专家认定属于《全国医疗服务价格项目规范（2012版）》、上海市首次开展的新项目，可简化集体审议程序，直接确定为正式价格项目，统一制定价格标准。二是对首家申报的医疗机构核定新项目价格标准并公布实施后，其他符合相关资质要求的医疗机构无需重新申报，仅向医保经办机构办理相关备案手续后，即可按照不超过核定标准的价格收费，大幅缩短了办理时间。

（三）建立监测评估制度

要求医疗机构建立新项目台账制度，定期上报新项目开展例数、项目成本、临床应用情况等数据和信息，加强对新项目总体运行情况及成本效益的分析评估，适时动态调整新项目价格。

二、完善医疗器械收费管理

2019年9月30日，市医疗保障局与市卫生健康委联合印发《关于公布本市医疗机构〈可另收费的一次性使用医疗器械目录〉的通知》（下称《目录》），以四级目录形式，科学划分医疗器械类别，同步配套收费和医保支付政策，实现精细化管理。建立完善医疗器械目录动态调整机制，不断优化医疗器械收费编码申请和审核流程，提高工作效率。

（一）优化医疗器械收费编码申请和审核流程

医保经办机构受理医疗器械收费代码申请后，根据“一网通办”相关要求，对于经确认属于《目录》内的医疗器械产品，在14天内（最快1—2天）公布收费编码，大幅缩短审核处理时间，受到企业和医

疗机构欢迎。

（二）建立完善医疗器械目录动态调整机制

对于现有《目录》中无对应分类的医疗器械，属于新项目除外内容的，医疗机构可按照新项目价格管理的有关规定，在申请新项目价格的同时提出新增医疗器械目录申请；不属于新项目除外内容的，因技术革新等因素产生的新医疗器械产品，医疗机构也可直接申请增加、修改医疗器械目录。新项目价格集体审议会议将同步审核新增或修改医疗器械目录申请。根据集体审议结果，在公布新项目价格的同时公布医疗器械目录调整情况。医疗机构即可根据医疗器械目录调整结果向经办机构申请收费编码。

三、改革成效

2019 年全年共审议 46 个新项目的收费立项申请，完成项目备案 171 项次。有效促进了新技术、新器械尽快投入临床应用，提升医疗技术水平，助力生物医药产业健康发展。

案例三：全面开展长期护理保险制度试点

2016 年，上海市被确定为全国首批长期护理保险试点城市。2017 年，上海市在徐汇、普陀、金山 3 个区先行开展试点，并在 2018 年将试点扩大到全市。2019 年以来，上海市不断深化长期护理保险试点工作，通过边试点边总结、边探索边完善，努力在全国率先走出一条为长期失能人员提供照护保障的新路子。

一、改革背景和主要举措

作为首个省级层面全面试点的城市，上海将长期护理保险试点作为集中力量解决“老、小、旧、远”问题的重点任务，从经济社会发展全局、服务保障民生大局出发，在全国较早进行探索。第一阶段是前期研究，早在 2009 年就围绕老年护理进行了多部门课题综合调研。第二阶段是雏形阶段，2013 年启动高龄老人医疗护理计划试点，在基本医保框架下探索居家医疗护理，为推出长期护理保险试点打下基础。第三阶段是试点推进。上海以社会互助共济方式筹集资金，探索从职工基本医疗保险基金中调剂 1 个百分点用于长期护理保险，并按照 60 岁以上城乡居民基本医疗保险参保人员人均 1500 元/年的标准，从城乡居民基本医疗保险基金中调剂资金。在服务对象上，将经评估达到一定护理需求等级的长期失能老人均纳入。在服务内容上，向失能老人提供 42 项基本生活照料及相关医疗护理，并体现个人分担的原则（居家照护老人每次接受服务个人承担 10%、社区日间照护和养老机构照护老人每日接受服务个人承担 15%）。

上海长期护理保险制度聚焦最需要服务的失能老年人群体，与上海“9073”养老服务格局（即 90%的老人居家养老，7%的老人在老年化社区养老，3%生活不能自理的老人在专业机构养老的格局）相衔接，有力支撑全市养老服务体系建设。坚持鼓励社区居家养老，通过把生活照护与医疗护理有效打通，让社区和家庭更好承担起服务失能老人群体的重要功能。

二、改革成效和特色

通过在长期护理保险制度框架、政策标准、运行机制等方面的探索，上海初步形成“一四三”（即一个体系、四个坚持、三个环节）长期护理保险试点经验和成效。截至 2019 年年底，上海市长期护理保险服务惠及失能老人 49.3 万人，切实体现了“人民城市人民建，人民城市为人民”的重要理念。

（一）构建“一个体系”

“1＋X”基本政策体系的“1”即试点办法，“X”即 14 个配套文件，涉及需求评估、护理服务、经办管理、支付结算、监管规范、政策衔接等多方面，由市医疗保障、民政、卫生健康、发展改革、财政、人力资源社会保障、银保监等多部门分工负责、协同推进。通过“1＋X”基本政策体系的建立，上海市实现了统一受理申请、评估流程、服务派发、支付结算、监督管理的“五统一”经办服务管理。

（二）做到“四个坚持”

一是坚持制度定位。明确长期护理保险不是单纯的对老年人或对养老服务进行支付，而是保失能、保重度、保高龄，享受服务老人的平均年龄分别达 80.1 岁（居家）和 85.0 岁（机构），使失能老人的家庭照护压力、经济负担真正得到“双减轻”。二是坚持低起步。上海在充分鼓励居家和社区服务发展的同时，规定居家服务仅限每天1小时，且不向老人和家属直接发放现金，为未来待遇提升和商业保险留出空间。三是坚持市场化。上海积极推行长期护理保险服务社会化、市场化运作，以制度试点引领带动服务供给侧同步改革发展，初步形成了稳定的服务供给市场。四是坚持协同推进。除居家上门照护外，上海逐步将社区长者照护类机构（短期住养）、社区日间照护类机构（日间托养）和养老机构家庭照护床位（养老机构床位延伸至家庭）纳入支付范围，实现对居家、社区、机构等养老服务全业态的支撑。

（三）强化“三个环节”

一是在评估环节上形成初次评估、状态评估、期末评估、复核评估、终核评估等评估流程，评估模块分类清晰、衔接有序。评估标准作为全市基本养老公共服务的入口，体现了社会治理共同参与原则。积极培育第三方专业评估机构，形成规范的评估机构行业管理办法，以社区家庭医生为主培育评估人员队伍。

二是在服务环节上充分依托养老、医疗两大服务行业，形成了内涵明确、标准细化的长期护理保险服务规程和操作规范。针对护理站等医疗机构、养老机构、社区养老服务机构设置不同的行业管理办法，推动形成一大批信息化、专业化管理能力较强的本地连锁护理服务品牌。持续推动护理人员队伍的职业培训、技能水平评价和日常带教培训工作，探索建立护理服务机构综合评价标准体系，多维度综合评价机构运营管理状况，促进行业自律和提升。

三是在监管环节上，上海始终推动长期护理保险监管的同部署、同落实。构建了以《上海市基本医疗保险监督管理办法》为法制保障，以“行业监管＋基金监管”为基础，“互联网＋移动应用”为创新手段的长期护理保险监管体系。在此基础上，根据居家护理服务的特点，探索应用热成像、声纹识别等信息化手段，从居家上门真实性向服务内容真实性不断延伸。

案例四：试行医保医师违规行为记分管理

为持续做好上海市医药产品回扣治理“1＋7”文件（包括《关于加强医药产品回扣治理制度建设的意见》《上海市医疗机构药事管理与药物治疗学委员会管理规定》等8份文件）推进落实工作，配合打击欺诈骗取医保基金行为专项行动，进一步加强医保医师源头管理，上海市医疗保障部门试行开展医保医师违规行为记分管理。

一、改革背景

2019年2月，经与上海市卫生健康委、市申康医院发展中心等相关部门多次协商，并经上海市政府专题会审议，市医疗保障局会同市卫生健康委印发《关于本市试行开展医保医师违规行为记分管理的通知》（下称《通知》）。《通知》内容的总体思路为：一是按照《上海市基本医疗保险监督管理办法》、整治医药产品回扣“1＋7”文件规定，明确具体违规行为，试行记分管理；二是通过告诫、约谈、离岗培训及暂停医保结算等方式，将记分处理与医师个人的切身利益挂钩；三是加强多部门联动，探索对医保医师违规行为实施联合惩戒；四是建立一定范围内医师记分信息公开机制，政府相关部门及行业内可查询医师违规相关信息。

二、改革举措

医保医师违规行为记分管理工作主要内容有：记分标准、记分管理、部门职责、信息管理、权益保护及配套措施等九条。

（一）记分标准

上海市医疗保障部门对医保医师的违规行为进行记分管理。记分在自然年度内累加计算，每年度末记分清零。医师违规行为按情节轻重，分为1分、3分、6分、12分四档。

（二）记分处理

上海市医疗保障部门依据“1＋7”文件、监管办法等规定，对违规医师予以分档处理。医师违规“记分”达到3—5分的，由医疗机构开展约谈并院内通报批评；达到6—8分的，由医疗保障部门予以告诫，并纳入重点监管范围；达到9—11分的，由医疗保障部门约谈医师，并由医疗机构离岗培训 1 个月；达到 12 分及以上的，暂停医保费用结算，暂停期限为 6—12 个月。情节严重的，无限期停止医保费用结算。医保医师暂停期满后，需重新参加医保政策培训，并经上海市医疗保障部门考核合格后，方可恢复结算。

（三）系统平台建设

按照“统一数据标准、统一业务流程”的要求，市医疗保障部门建立了医保医师记分信息系统，系统以上海市医保网络为平台，实现了与各区及医保定点医疗机构的互联互通，将医保医师违规行为记分信息直接推送至医疗机构的监控系统实行重点监管。系统平台接受医保医师本人和定点医疗机构等相关部门查询，并定期将医保医师记分情况向卫生健康、申康等部门进行通报。

三、改革成效

（一）规范医保医师诊疗行为

记分管理工作为上海市探索医疗保障部门由对医疗机构监管延伸到对医务人员医疗服务监管提供了新的手段，规范了医保医师的诊疗行为，特别是暂停医保费用结算支付这一措施，对医保医师起到了明显的警示作用，促进了基金合理有效使用。

（二）强化定点机构主体责任

医疗保障部门定期将医保医师记分情况向市卫生健康、申康中心等部门通报，将医保医师记分情况与医疗机构及其负责人绩效考核等挂钩，督促医疗机构落实医保医师管理的主体责任。定点医疗机构建立健全内部管理制度，将记分情况与医保医师个人年度考核、工资待遇、职务职称晋升等挂钩，提升了医保医师规范医疗服务的自觉性。

（三）推进医保医师诚信建设

医保医师记分管理既是上海市医保诚信体系的重要组成部分，也是个人诚信体系建设的重要内容。在总结试行经验的基础上，积极探索将医保医师记分管理信息纳入个人诚信记录，构建诚信服务体系。

（四）实施联合惩戒

2019 年初，上海市卫生健康委出台《上海市医师不良执业行为记分管理办法（试行）》，对本市医疗机构医师的不良执业行为进行记分管理，上海市医疗保障部门开展医保医师记分管理工作后，与市卫生健康委加强联系，建立信息互通制度，定期与市卫生健康委相关业务部门互通医保医师违规行为记分名单和医师不良执业行为记分名单，对受到市卫生健康行政部门记分处理且涉嫌违反医保相关规定的医保医师进行违规行为记分，部门间的定期信息互通拓宽了执法思路，加强了联合执法的力度，形成了监管合力。

截至 2019 年底，市、区两级医疗保障部门按照《通知》要求，通过举报调查、智能监控、日常检查和两个异常延伸审核等各种方式，共约谈医保医师 6100 余名，并对部分约谈医保医师作出违规记分处理。个别医保医师因在一个自然年度内记分 12 分，被上海市医疗保障部门暂停医保费用结算支付 6—12 个月。

江 苏 省

工作综述

2018年11月1日，江苏省医疗保障局正式挂牌成立。2019年，各市、县医疗保障部门相继挂牌成立。2019年，全省城镇职工基本医疗保险参保2954.05万人，全省城镇职工生育保险参保人数1868.76万人，职工医保基金总收入(含生育保险)1336.40亿元，总支出(含生育)1091.81亿元；城乡居民基本医疗保险参保4894.78万人，医保基金总收入464.64亿元，总支出464.17亿元。

一、城乡居民大病保险

印发《关于建立和完善统一的城乡居民大病保险制度的指导意见》，在设区市范围内建立覆盖范围、筹资政策、保障范围、待遇水平、资金管理、招标投标管理、合同管理及经办服务“八统一”的城乡居民大病保险制度。大病保险起付线按当地上一年度居民人均可支配收入的50%确定，起付标准以上最低支付比例达到60%，并按合规医疗费用高低分段确定支付比例，费用越高支付比例越高，不设最高支付限额。2019年，江苏省大病保险基金支出61.83亿元，享受待遇人数90.85万人，人均待遇支出超过6000元。

二、医疗救助

印发《进一步做好医疗救助工作的通知》和《江苏省城乡医疗救助补助资金管理办法》，进一步规范医疗救助范围、措施及程序，优化经办服务管理，强化资金绩效管理，积极推进医疗救助设区市范围内“五统一”(即统一救助范围、统一救助标准、统一经办管理、统一定点管理、统一信息系统建设)。对重点救助对象政策范围内个人负担部分的医疗费用，在年度最高限额内按不低于70%的比例给予救助，医疗费用补助的年度最高限额达到当地城乡居民基本医疗保险封顶线的50%以上。江苏省所有地区实现基本医疗保险、大病保险、医疗救助“一站式”同步即时结算。2019年，江苏省资助困难群众参保317.68万人，救助困难群众875.56万人次，支出救助资金29.52亿元，其中支出资助参保资金9.29亿元。

三、医疗保障精准扶贫

落实落细《医疗保障扶贫三年行动实施方案(2018—2020年)》，指导各地全面落实“将困难人员大病保险起付标准比普通参保患者降低50%、报销比例提高5—10个百分点”的大病保险精准支付政策。会同省卫生健康、扶贫等部门，通过采取控制目录外药品费用、实施多重保障等措施，将低收入人口在县域内定点医疗机构住院个人自付费用控制在政策范围内住院总费用的10%以内。

四、生育保险和职工基本医疗保险合并实施

2019年7月，江苏省政府办公厅下发《关于生育保险和职工基本医疗保险合并实施的实施意见》，按照“保留险种、保障待遇、统一管理、降低成本”的总体思路，推进两项保险合并实施，实现参保同步登记、基金合并运行、征缴管理一致、监督管理统一、经办服务一体化。各设区市按照要求，在2019年年底前已全部落实到位，基金互助共济能力和经办服务效能得到进一步提升。

五、药品招标采购

制定涉及备案采购、短缺药采购、创新药和通过质量疗效一致性评价仿制药、价格动态调整等政策文件，进一步完善采购工作机制。2019年共完成14个创新药、188个一致性评价仿制药、67个短缺药、2830个规格备案采购药品和165个医保目录外药品的资质评审和挂网采购；启动近3000家企业的18327个规格药品的动态调整工作，妥当做好新老政策衔接。制定印发《江苏省推进落实国家组织药品集中采购和使用试点扩大区域范围工作实施方案》，根据国家统一部署，对25种国家集中采购药品

全面落实“带量采购、以量换价、量价挂钩”的集中采购政策，25 种药品价格平均降幅达到 59%，药品费用由原来的 44.94 亿元压缩到 18.4 亿元。

六、医用耗材招标采购

面对高值耗材价格虚高、使用过度、行业生态混乱、群众医药负担较重等顽瘴痼疾，通过同步推进阳光招采制度建设、省级平台改建和全省联盟带量采购三项重点工作，在全国率先创新推进高值医用耗材治理改革。制定《关于推进医用耗材阳光采购的实施意见(试行)》《关于省高值医用耗材联盟采购医保支付配套措施的通知》《关于开展省组团联盟集中采购监测工作的通知》等政策文件，就推进全省医用耗材治理改革作出制度安排。印发《江苏省公立医疗机构部分高值医用耗材组团联盟集中采购方案》，组织全省公立医疗机构开展两轮高值医用耗材组团联盟集中采购，遴选雷帕霉素及其衍生物支架、双腔起搏器、眼科人工晶体类、血管介入球囊类、骨科人工髋关节类五类品种，取得显著降价实效。第一轮联盟采购谈判支架中选品种平均降幅 51.01 %，最高降幅 66.07%，起搏器中选企业涉及品种平均降幅 15.86%，最高降幅 38.13 %。第二轮联盟采购，人工晶体平均降幅 26.89%，最高降幅 38%；冠脉球囊平均降幅 74.37%，最高降幅 81.05%；初次置换人工髋关节平均降幅 47.20%，最高降幅 76.70%，预计节约采购资金近 10 亿元。建立江苏省阳光招标采购和综合监管平台，推动江苏省公立医疗机构在省平台开展阳光采购，坚决杜绝违规网下采购现象，确保应上尽上、应采尽采、公开交易、阳光采购。

七、医保目录调整

省医疗保障局会同省人力资源社会保障厅下发《关于执行〈2019 年国家基本医疗保险、工伤保险和生育保险药品目录〉的通知》，2019 年国家药品目录常规准入新增 148 个品种，通过医保准入谈判将价格昂贵、临床治疗价值较高的 97 个药品纳入目录，患者的用药质量和水平进一步提升。积极衔接儿童医疗服务项目价格调整，将涉及调价的 111 个原自费项目纳入医保支付范围，同时将 9 个医疗康复项目纳入医保支付范围，减轻患者医疗费用负担。2019 年，17 种国家谈判抗癌药全省医保基金支出 4.5 亿元，受益患者 7.1 万人次。

八、医保支付方式改革

2019 年，省医疗保障局会同省财政厅、省卫生健康委等部门下发《江苏省推进医保支付方式改革省级试点实施方案》，进一步深化总额控制下的多元复合医保支付方式改革。全面推进按病种付费，扩大按病种付费数量和医疗机构范围，2019 年各设区市按病种付费的病种数均超过 180 个，全省按病种付费的病种数合计近 700 个，按病种付费基金支出占住院统筹基金总支出的比例达 20%以上。推进按病种分值付费试点，支持淮安市将按病种分值付费与 DRG 绩效管理相结合，打造按病种分值付费升级版。积极推进无锡市 DRG 付费国家试点，同步在南京、常州、盐城、镇江、泰州 5 市推进 DRG 省级试点，与 DRG 国家试点同标运行。积极开展县域紧密型医共体支付方式改革试点，在全省 24 个县域紧密型医共体建设国家试点地区探索实行“总额付费、结余留用、合理超支分担”，支持县域紧密型医共体建设，促进分级诊疗和优质医疗资源下沉。

九、医疗服务价格

(一)推进医疗服务价格改革

印发《关于做好当前医疗服务价格动态调整工作的通知》，建立医疗服务价格动态调整机制。印发《关于授权设区市管理部分医疗服务价格的通知》，授权设区市管理眼科治疗与手术、口腔治疗与手术、精神卫生服务、体被系统治疗与手术等 903 个项目价格。发布《关于取消公立医疗机构医用耗材加成的通知》，自 2019 年 12 月 30 日 24 时起，取消江苏省公立医疗卫生机构可单独收费医用耗材的差率和差额加成政策，销售价格按实际采购价格执行。

(二)结构性调整医疗服务价格

出台《关于调整门诊诊察费(儿童专科晚间)的通知》，提高 2166 个儿童专科医疗服务项目价格并同步调整医保支付政策。理顺麻醉医疗服务项目比价关系，规范椎管内麻醉、全身麻醉和支气管内麻醉 3 个项目，提高神经阻滞麻醉、椎管内麻醉、全身麻醉、无插管全麻、支气管内麻醉、特殊方法气管插管术项目价格，平均提价幅度 39.8%。解决精神卫生类重点项目价格矛盾，调高首诊精神病检查、精神科监护和多参数监护无抽搐电休克治疗等 3 个体现医务人员价值项目价格，降低尿 MHPG 测定和常温冬眠治疗监测等 2 个以试剂和设备使用为主的项目价格，降价幅度为 23%。调整检验项目价格。取消淘汰、重复检验项目48项，规范部分检验项目名称和项目内涵，降低51项检验项目价格，提高20项偏低检验项目，新增部分肿瘤、儿保、妇保项目。

十、医疗保障基金监管

开展“医疗保障基金监管年”活动，持续保持打击欺诈骗保高压态势。积极开展智能监控国家和省级示范建设，建立“飞行检查”工作机制，2019年全年实现定点医药机构现场检查全覆盖。2019年，共检查定点医药机构4.08万家，追回医保基金和违约金5.12亿元；处理定点医药机构1.41万家，暂停医保服务1431家，解除定点协议103家，行政处罚135家，移交司法26家；处理违规人员2908人次，移交司法65人次，公开曝光143例典型违法违规案件。出台《欺诈骗取医疗保障基金行为举报奖励暂行办法》，明确奖励标准，全年兑现举报奖励资金5.24万元。印发《江苏省医疗保障基金监管举报线索处理暂行办法》，规范举报线索办理流程。印发《江苏省医疗保障定点医药机构失信惩戒暂行办法》，明确失信行为，界定失信等级，实施相应递进惩戒措施。

十一、异地就医直接结算

（一）线上备案

制定《异地就医经办服务规程》，统一江苏省异地就医相关待遇政策，解决转诊报销比例不一或过低的问题。全省所有设区市均可通过微信、网站等线上服务实现“不见面”备案。

（二）省内异地就医

2019年，江苏省内异地就医直接结算267.13万人次，结算医疗费用总额72.22亿元；累计上传省内异地就医备案人员信息60.72万条；省内异地就医联网定点医疗机构总计4713家。

（三）跨省异地就医

2019年，实现双向跨省异地就医直接结算33.06万人次，结算医疗费用总额79.83亿元；累计上传跨省备案人员信息33.04万条；跨省异地就医联网定点医疗机构3282家，数量居全国第一。

（四）长三角跨省门诊费用结算

将“异地就医备案”纳入长三角政务服务“一网通办”首批开通事项，长三角异地就医人员办理备案只需提交网上申请，医保经办系统自动校验，无需提供纸质材料，符合条件即时办理完成。江苏所有75个统筹区实现与上海和浙江部分地区异地门诊费用直接结算。2019年，江苏省与上海市实现双向跨省门诊直接结算41.39万人次，结算医疗费用总额8710.1万元；江苏省与浙江省实现双向跨省门诊直接结算2771人次，结算医疗费用总额54.67万元；长三角地区异地就医备案登记23.57万条，开通长三角门诊联网定点医疗机构3037家，占长三角开通门诊医疗机构总数的54.97%。

十二、医保信息化标准化建设

全面推进全省一体化医疗保障信息化、标准化建设。江苏省被确定为全国医疗保障信息化建设试点省份，江苏“智慧医保”已获审批立项，确立“标准规范统一、数据省级集中、平台两级部署、责任分级落实”的信息化总体建设思路并加快组织推进。全面启动15项标准化编码落地工作，加快形成全国医保“普通话”。以落实权力清单制度为抓手，梳理全省医疗保障行政权力事项15项，从源头上规范权力的行使。加快推行“不见面审批”，形成全省27项清单及办事指南。

十三、长期护理保险试点

指导南通、苏州、徐州等先行试点地区进一步规范政策标准，稳步提高居家护理等待遇标准；同步指导常州、无锡、扬州、泰州等地启动试点。2019年，江苏省长期护理保险参保人数2312.09万人，基金收入19.92亿元。

重要活动

2018年

江苏省医疗保障局挂牌成立。 11月1日，江苏省医疗保障局举行揭牌仪式。江苏省副省长陈星莺等领导出席，局领导班子成员及全体干部职工参加。

2019 年

1. 召开 2019 年度医疗保障工作会议。3 月 22 日，2019 年度江苏省医疗保障工作会议在南京召开。省医疗保障局党组书记、局长周英作工作报告。会议总结 2018 年全省医疗保障工作，动员全系统要定位新目标、把握新要求、树立新形象、展现新作为，扎实做好 2019 年医疗保障工作。南京、无锡、徐州、南通、连云港 5 个设区市医疗保障局主要负责同志作交流发言。

2. 召开苏南五市基本医疗保险和生育保险市级统筹调研座谈会。4 月 17 日，苏南五市基本医疗保险和生育保险市级统筹调研座谈会在无锡市召开，会议由副省长陈星莺主持。省医疗保障局局长周英介绍了《关于实施基本医疗保险和生育保险市级统筹的意见》的起草情况。苏南五市代表交流基本医疗保险和生育保险市级统筹工作推进情况和存在问题，以及下一步的工作打算和建议。

3. 召开长三角地区跨省异地就医门诊费用直接结算工作推进会。6 月 12 日，长三角地区跨省异地就医门诊费用直接结算工作推进会在无锡召开，江苏省副省长陈星莺、上海市副市长宗明出席会议。推进会上，沪苏浙皖相关领导共商深入推进长三角地区跨省异地就医门诊费用直接结算工作，保障长三角医疗保障一体化发展。

4. 举行高值医用耗材首次组团联盟集中采购签约仪式。8 月 16 日，江苏省高值医用耗材首次组团联盟集中采购签约仪式在南京举行，参加签约的 9 家生产企业都是联盟采购谈判中选的企业。中选企业分别与联盟 55 家公立医疗机构签订了冠脉支架和起搏器的购销协议，协议中明确了品种、数量和价格，在全国率先实现了高值医用耗材带量采购。

5. 举办中国特色医疗保障制度实践培训班。11 月 21 日，中国特色医疗保障制度江苏实践培训班在南京举办。江苏省医疗保障局机关各处室、省医保中心主要负责同志，各设区市、县（市）医疗保障部门主要负责同志参加培训。省医疗保障局班子全体成员、省纪委监委派驻卫生健康委纪检监察组组长和省政府研究室专家为培训班学员作辅导授课。

典型案例

案例一：创新开展治理高值医用耗材改革

一、改革背景

面对高值医用耗材领域缺少统一的分类和编码、缺少权威质量评价体系、缺少成熟的采购经验等问题，江苏省医疗保障局做到不回避、不退缩，通过深入基层一线、走访企业医院、咨询专家机构等调研方式，把突出问题找全面、找准确，创新开展治理高值医用耗材改革。

一是始终以党中央决策部署为指引。紧紧围绕中央深改委第八次会议审议通过的《关于治理医用耗材的改革方案》确定的目标，牢固树立以人民为中心的思想，加快推动形成高值医用耗材质量可靠、流通快捷、价格合理、使用规范的治理格局。二是始终聚焦“看病贵”难点。通过高值医用耗材治理改革，着力破解医药招采改革领域多年难啃的“硬骨头”，重点解决高值医用耗材价格虚高、使用过度、行业生态混乱，群众医药负担较重的问题。

二、主要做法

按照“建机制、强监管、促降价”的总体思路，通过创新制度建设、平台改建和联盟带量采购三项重点工作，打出治理高值医用耗材的“组合拳”。

（一）创新构建高值医用耗材阳光采购机制

先后制定出台《关于推进医用耗材阳光采购的实施意见（试行）》和《关于推进全省药品（医用耗材）阳光采购工作的通知》，明确提出推进医用耗材分类采购、积极推进组团联盟集中采购、构建阳光采购平台、发挥医保支付引导和约束作用、加强综合监管等改革举措，就当前和今后一个阶段推进治理江苏省医用耗材改革作出一系列制度安排。

（二）创新推进省级阳光采购平台建设

坚持“统一、规范、透明、公开”的原则，建设省级阳光采购平台，推进省平台与公立医疗机构系统联网，推动实现所有公立医疗机构在省平台上阳光采购、公开交易，强化大数据分析，促进平台阳光操作、规范运行，加快统一全省医用耗材编码，形成“通用语言”，推进实现采购平台、医疗机构、医保经办机构之间的信息互通。同时，建立集主体责任、行业监管、职能部门监督、纪委再监督于一体的综合监管平台，实现对阳光采购平台的再监督。

（三）创新组织开展联盟集中采购

按照“省级组织、联盟采购、平台操作、结果共享”的方式，成立由全省157家三级公立医疗机构组成的省阳光采购联盟，先后于2019年7月31日、9月29日，聚焦心脏支架、起搏器、冠脉球囊、人工晶体、人工髋关节等5类高值医用耗材，涉及381个品种，开展两轮联盟带量采购，参加谈判企业数达42家，充分发挥集体谈判、联合议价、集中采购的规模优势，大幅降低医用耗材价格，减轻群众医疗负担。

三、主要成效

（一）降低高值医用耗材虚高价格

第一轮组团联盟集中采购，支架中选品种平均降幅51.01%，最高降幅66.07%，起搏器中选企业涉及品种平均降幅15.86%，最高降幅38.13 %。第二轮组团联盟集中采购，人工晶体平均降幅26.89%，最高降幅38%；冠脉球囊平均降幅74.37%，最高降幅81.05%；初次置换人工髋关节平均降幅47.20%，最高降幅76.70%。

（二）推动净化高值耗材购销领域生态

联盟带量采购让生产企业在市场机制下公平竞争，让医院在透明价格下采购使用，生产企业依据联盟确定价格与医院直接签订购销合同，通过设定带量采购、及时回款、严格履约等措施，承诺采购量，给予了企业相对稳定的市场预期，将改变以往医药企业“带金销售”的营销模式，大幅降低医药营销费用，在挤出流通环节“水分”实现较大幅度降价的同时，也给医药行业和医疗机构营造出风清气正的环境。

（三）参保患者医药负担大幅下降

首轮谈判结果于2019年10月起执行，截至11月20日，全省雷帕霉素及其衍生物支架实际采购量为5265个，完成率近10%，已节约资金3082万元；双腔起搏器实际采购量为755个，完成率近17%，已节约资金546万元。从中选品种分布情况看，既有进口品种，也有国产品种；既有高价品种，也有低价品种，中准品种与当前江苏省临床使用主流品种一致，能够较好地满足临床需求。

案例二：率先实现长三角异地就医门诊直接结算

一、改革背景

长三角地区地域相连、人缘相亲、文化相融、经济相通。随着长三角地区一体化进程的不断深入，异地退休安置、长期居住以及务工、创业等人员交流数量也大幅增加，除住院需求外，更多的是日常门诊就医。推进门诊费用直接结算，能够更大程度减少群众“跑腿、垫支”问题，使广大参保群众有更多获得感和体验度。2019年6月，沪苏浙皖（三省一市）在全国率先开展长三角跨省异地就医门诊费用直接结算；9月，第一批试点地区结算成功。自此，长三角异地就医工作迈进新时期。

二、主要做法

江苏省率先开展长三角地区异地就医门诊直接结算工作，可谓任务重、责任大、时间紧。一是国家平台并未下达门诊结算接口标准，需三省一市共商标准，费时费力；二是在不影响住院医疗费用正常结算的同时，完成门诊系统的开发测试运行，实施困难；三是从项目确定到任务目标完成，实际工作时间已不足2个月，时间紧迫。对此，江苏省进一步深化区域合作、调动优势资源、集中力量公关，确保任务在规定时间内高效完成。

（一）集中力量，联合攻关，实现无缝衔接

一是确立会商机制。与沪浙皖三地进行充分沟通研讨，先后组织工作人员23人次赴省外商议联网事项，并就有关难点疑点问题深入商讨，寻求一致共识。二是实施“三步走”推进。第一步确定信息系统成熟、业务需求量大、政策相对稳定的试点城市与上海相连，第二步落实所有城市与上海互联，第三步实现与浙江、安徽两省互联。三是搭建工作平台。成立专项工作小组，建立工作挂钩制度，由分管领导负责，相关处室及试点城市分工负责、分头落实。

（二）明确政策，统一规则，完善实施方案

结合江苏省情和反复商研意见，制订了简易可行、针对性强的路线图和时间表，做到“三不变”：一是基本内容不变，根据实际，确定先将一般门诊待遇纳入直接结算范围；二是结算规则不变，继续沿用国家统一的异地住院费用直接结算规则，按照“就医地目录、参保地政策”进行结算；三是享受人群不变，将职工医保和居民医保异地就医的异地安置退休人员、异地长期居住人员、常驻异地工作人员及异地转诊人员等四类重点人员优先纳入长三角门诊结算试点。

（三）加大力度，加快调试，确保高效完成

倒排时间进度，紧扣关键环节，确保高质量完成 2019 年 9 月联通结算目标。一是抓好前期准备。强化责任落实，实行日调度，及时跟踪了解试点城市的工作进度，完善纠错校正、应急处理等工作机制，对发现的问题及时协调处理。二是改进备案方式。充分利用国家异地就医人员备案库中的现有信息，通过后台对比的方式，完成门诊直接结算人员的信息备案认定工作，避免重复备案。截至 2019 年年底，已完成在上海异地就医备案人数 3.32 万人。三是积极协调衔接。在基本满足异地就医人员门诊需求的基础上，指导各试点城市择优选择定点医疗机构，在导医服务、政策咨询、结算报结等方面提供最大便利。

三、基本经验

江苏省率先在长三角地区开展异地就医门诊直接结算，符合长三角地区为全国发展探路的区域定位，体现了“聚焦高质量、聚力一体化”的合作主题，是一项具有探索性、示范性意义的治理创新。

（一）组织工作讲究科学性、联动性

根据工作需要，以省际协调联动工作机制及组织领导架构为基础，加大统筹协调力度，强化省际工作对接。坚持问题导向，进一步完善政策协调、经办服务、基金管理、医疗协作等协调机制。科学设立总体目标，细化阶段性目标和年度计划，及时通报信息和进展情况，层层抓好任务落实。

（三）推进工作突出实效性、有序性

主动汇报对接，积极争取国家有关部委的指导支持，纳入国家基本医疗保险和医疗服务总体规划和工作安排，防止冲突，少走弯路。坚持试点先行，及时总结经验、完善服务，稳步扩大覆盖面。

（四）服务工作具备高效性、便捷性

进一步优化基层医保经办平台服务，开发完善社会保障卡功能，充分利用“互联网＋社保”，为群众提供网上登记备案、挂号、结算等一条龙服务，增强服务的便捷性。

四、工作成效

2019 年，江苏所有 75 个统筹区实现与上海和浙江部分地区异地门诊费用直接结算。全省与上海市实现双向跨省门诊直接结算 41.39 万人次，结算医疗费用总额 8710.1 万元；全省与浙江省实现双向跨省门诊直接结算 2771 人次，结算医疗费用总额 54.67 万元；长三角地区异地就医备案登记 23.57 万条，开通长三角门诊联网定点医疗机构 3037 家，占长三角开通门诊医疗机构总数的 54.97%。

截至 2019 年 11 月底，江苏省内异地就医住院医疗费用直接结算金额 29.58 亿元，比 2015 年底的 1.96 亿元增加 27.62 亿元，增长 1409.2%；跨省异地就医住院医疗费用直接结算金额 28.3 亿元，比 2017 年底的 3.43 亿元增加 24.87 亿元，增长 731.5%，满足了参保人员异地就医直接结算需求。

案例三：徐州医保监管队伍建设实现新突破

一、改革背景

徐州医保监管队伍建设经历了“一体执法”时期、授权委托时期、专职机构时期等几个阶段。随着医疗保障事业的不断发展壮大，参保人数、异地就医人数、定点医药机构的数量剧增，医保监管工作量呈几何级增长，对监管工作提出了很多新的要求。面对这一形势，2019 年 12 月 9 日，徐州市医疗保障基金监督检查所（下称医保监督检查所）正式挂牌成立，医保基金管理工作职责得到进一步明确和强化。

作为全国地级市首家医保监督检查所，该机构的正式组建，具有重要意义。一是事业发展的迫切需要。国家对医保监管的要求越来越高，医保监督检查所的成立，实现了对定点医疗机构、定点零售药店、参保人员、基金管理人员的全方位、全域式闭环管理。医疗保障监督检查由“个案打击”升级为

“集成式”管理，医保综合治理能力迈上新台阶。二是部门优化的最佳选择。改革充分体现了优化、协同、高效的原则。一方面，避免了权责不明、推诿扯皮，实现一类事项由一个部门统筹管理，可以有效解决医保执法过程中可能存在的错位、缺位、越位现象；另一方面，剥离原市医保中心的部分职能，使经办机构实现“瘦身”，从而能够把精力更多放到提高经办服务水平上。三是职责使命的内在要求。医保监督检查所的成立，使相关法律法规在徐州有了更加明确的落实责任主体。同时，通过部门间的环节控制，也使医保的内控机制更加健全，更有利于维护医保基金的安全运行。

二、主要做法

(一)注重建章立制，强化制度管理

从2019年5月起，徐州市陆续出台《徐州市欺诈骗取医疗保障基金行为举报奖励实施细则》《徐州市医疗保障行政执法全过程记录制度》《徐州市医疗保障局重大行政决策制度》《徐州市基本医疗保险定点医药机构“双随机一公开”检查实施办法》等20余项依法行政工作制度，对投诉举报登记、举报奖励、“双随机一公开”检查实施、执法岗位责任、执法过程记录、处罚程序、两法衔接等进行了规定，规范了工作流程和工作秩序，强化医保监管的制度管理。

(二)健全监管体系，加强部门联动

组建由医学、法律、财务、审计、计算机等各方面专业人士组成的医保基金监督专家库，现有专家48人。完善“双随机一公开”执法检查工作机制，规范日常监管行为。与市纪委监委、公安、卫生健康、市场监管等部门建立协同联动机制，形成“统一行动、信息互通、联合惩戒”的工作态势。

(三)完善举报机制，压实查办责任

通过电视、报刊、网站和微信公众号等媒体，公布投诉举报电话和参与方式，公开欺诈骗取医保基金举报奖励制度，引导社会公众主动参与监督，维护基金安全。建立案源线索登记制度，压实责任，定期报告、定期汇总，限时办结，做到件件有结果、事事有回音。主动公开典型案例，曝光一案、警示一片，对危害医保基金安全的不法分子形成高压震慑。

(四)打造诚信体系，发挥惩戒威力

建立守信激励“红名单”和失信惩戒“黑名单”，将严重欺诈骗保行为纳入社会信用体系，鼓励并促进定点医药机构开展行业规范和自律建设，促进行业自我规范和自我约束，提升行业诚信水平。

(五)加强执法培训，提升业务能力

以专题培训、以案带训等方式，组织开展全市基金监管业务培训，重点培训基金监管法律法规、医保业务政策、案件查处方式等，推进执法监督队伍专业化、规范化，全面提升基金监管人员业务能力水平。

(六)“条线”有效衔接，形成管理闭环

出台专门文件，明确市医保中心和市医保监督检查所基金监管事项职责分工，综合运用协议、行政、司法等手段，健全完善“两法衔接”和欺诈骗保联合惩戒机制，落实举报奖励制度。

三、取得成效

(一)治理能力提高

徐州市充分发挥“互联网＋”优势，严厉打击欺诈骗保。药品进销存、远程视频监控、医疗服务数据挖掘、生物识别实名就医认证、特药管理、住院单据光学识别审核(OCR数据捕捉)六大管理系统覆盖全市定点医药机构，大幅提升了医保基金监管效能，被国家医疗保障局确定为“国家医保智能监控示范点”，成为全国公认的医保治理现代化范例城市。2019年，徐州市共处理定点医药机构1388家，处理定点医药机构占比达到33.61%；暂停医保服务11家，解除医保服务5家，行政处罚2家(含机构职能划转时徐州市人社局移交的1家)，追回医保基金总计3518.1万元。根据江苏省医疗保障局发布的《关于2019年全省打击欺诈骗取医疗保障基金专项治理工作情况的通报》，徐州市医保基金专项治理工作成绩优异，全市检查定点医药机构覆盖率、国家医疗保障局移交线索办结率、国家医疗保障局移交线索查出问题率三个单项全省排名第一，综合排名全省第二。

(二)辐射水平增强

徐州市医疗保障局牵头起草的《定点医药机构药品“进销存”监管工作规范》，被江苏省市场监督管理局列为省地方标准；申报的《徐州市医保部门“互联网＋监控”架起打击欺诈骗保法治桥梁》项目，入选徐州市第四届十大“法治事件”。因医保综合治理能力突出，吸引全国关注，仅2019年就接待41批省内外同行来徐州交流学习。同时也发挥了辐射效应，与安徽省宿州市签订医保协调发展合作框架协议。

浙 江 省

工作综述

浙江省医疗保障局于2018年组建，坚持政治建局、法治立局、服务强局，沿着“抓改革、惠民生、强基础”工作主线，坚持“稳为先、保为本、统为要”原则，克服人手少、工作新、任务重的困难，抢开局、做实事、解难题，圆满完成既定各项工作任务。2018年，全省医疗保险参保人数5368.7万人，其中职工医保参保2277.04万人，城乡居民医保参保3091.66万人，生育保险参保1477.34万人，户籍人口基本医保参保率达到98.6%。2019年，全省基本医疗保险参保5461.46万人，其中职工医保参保2426.61万人，城乡居民医保参保3034.85万人，生育保险参保1561.07万人，户籍人口基本医保参保率达99%以上。2019年，全省有医保定点医药机构20905个，其中定点医疗机构9927个（三级167个、二级623个、一级及以下9137个，其中民营医疗机构4500个），定点零售药店10978个。

一、完善制度体系

（一）稳步提升医保统筹水平

2018年，温州、湖州、绍兴、金华、衢州、舟山、台州、丽水8个市出台全市统一的基本医保制度，实现职工基本医保制度和城乡居民医保制度纵向统一；湖州、嘉兴、金华、衢州、丽水5市实现大病保险市级统筹。2019年，11个设区市基本医疗保障制度全部实现纵向统一和大病保险市级统筹。

（二）全面建立城乡居民慢性病门诊保障制度

2019年，浙江省建立城乡居民慢性病门诊医疗保障制度，被列入年度省政府十项民生实事。5月17日，省医疗保障局会同省卫健委、市场监管局、药监局制订出台《关于建立健全城乡居民医保慢性病门诊保障制度指导意见》，将高血压、糖尿病等12种常见慢性病纳入城乡居民门诊规定病种范围。7月底前各设区市全部出台实施方案，全省各级医保定点医疗机构全部开通城乡居民慢性病门诊结算，基层门诊最低报销比例从原来40%提高到60%。全省6340个定点连锁药店开通刷卡结算，药店报销比例普遍超过40%。此外，浙江省医疗保障局与6家药店集团签订慢性病药品第三方配送“三保”合作协议，全面建立和运行医保慢性病药品第三方配送服务机制。

（三）强化重特大疾病保障

一是在2018年将17种国家谈判抗癌药纳入医保支付范围。二是于2018年8月起下调2015年国家药品价格谈判及2017年国家医保药品目录准入谈判中的14种抗癌药品采购价格和医保支付标准。三是于2018年10月开展省级抗癌药专项集中采购，共计169个产品中标，平均降幅8.05%，节约采购金额1.68亿元。四是2019年8月15日，省医疗保障局会同省财政厅出台《关于做好2019年城乡居民基本医疗保障工作实施方案》，提高城乡居民重特大疾病保障水平，医保人均筹资标准达1252元，其中财政补助达838元。同时，提升大病保险最低筹资标准，从原来40元提高到55元，起付标准平均降低1万元左右，大病保险合规医疗费用最低报销比例提高到60%以上，贫困人群起付线在原有基础上再降低50%、报销比例再提高5个百分点。

（四）建立罕见病用药保障机制

2019年，省医疗保障局按照“以收定支、量力而行、循序渐进”的原则，推动建立罕见病用药保障机制，帮助人民群众化解巨额医疗费用支出风险，有效解决因病致贫、因病返贫问题。2019年3月28日，省医疗保障局会同财政厅、卫生健康委出台《关于做好苯丙酮尿症特殊治疗食品医疗保障工作的通知》，将第一诊断为典型的苯丙酮尿症或四氢生物蝶呤（BH4）缺乏症等其他高苯丙酮尿症的参保患者，其食用的不含或低苯丙氨酸成分的苯丙酮尿症特殊治疗食品纳入保障范围，并于7月23日将6个苯丙酮尿症特殊治疗食品纳入保障范围。12月30

日，省医疗保障局会同财政厅、卫健委、民政厅等四部门出台《关于建立浙江省罕见病用药保障机制的通知》，对罕见病保障筹资机制、待遇水平等做出了系统性制度安排，通过建立罕见病用药保障、医疗救助、慈善帮扶等多层次保障机制，有效化解了罕见病患者家庭因病致贫、因病返贫风险。

（五）完善医疗救助兜底机制

2019 年 7 月 11 日，省医疗保障局会同省民政厅、财政厅出台《关于进一步加强医疗救助工作的指导意见》，统一医疗救助对象、救助方式、救助标准，理顺部门职责，建立健全医疗救助精准识别工作机制、“一站式”结报工作机制、困难群众资助参保工作机制、医疗救助分段救助工作机制和医疗救助补助资金的监督和管理工作机制等五大项工作机制。10 月 11 日，省医疗保障局等十部门出台《浙江省社会救助家庭经济状况认定办法》，对各类救助对象的认定条件和标准进行规定。2018 年 8 月，建立“全省医疗救助人员信息实时交互平台”，通过与民政部门的全省社会救助信息系统数据交换，使各市医保经办机构、定点医疗机构及时获取当地医疗救助对象数据。2018 年，全省救助总人次 8622076 人次，救助总金额 279962 万元。

（六）完成生育保险和职工医保合并实施改革

2019 年 9 月 11 日，省医疗保障局联合省财政厅、卫生健康委、税务局制订出台《关于全面推进生育保险和职工基本医疗保险合并实施方案》，通过统一保障制度、统一参保登记、统一基金征缴管理、统一医疗服务管理、统一经办和信息服务等“五统一”，整合两项保险基金及管理资源，强化基金共济能力，提升管理综合效能，降低管理运行成本，建立健全适应浙江省经济发展水平、长期稳定可持续的两项保险合并实施制度体系和运行机制，确保两项保险合并实施后基金安全运行，确保参保人员待遇不下降，确保企业负担不增加。

（七）调整药品目录及支付标准

2019 年，省医疗保障局会同省人社厅出台《关于执行〈国家基本医疗保险、工伤保险和生育保险药品目录〉有关事项的通知》。全省基本医疗保险、工伤保险和生育保险统一执行《国家基本医疗保险、工伤保险和生育保险药品目录（2019 年版）》，2019 版国家药品目录所列药品按规定纳入浙江省支付范围。国家谈判药品在协议期内按照乙类药品有关规定支付；原浙江省药品目录内按规定调增的乙类药品在 3 年内逐步消化；中药饮片由国家和浙江省药品目录中所列饮片合并实施，停止支付国家药品目录调整时删除的药品和所列不予支付的中药饮片及中药配方颗粒取消分类管理，不设定个人自理比例；甲类药品不设定个人自理比例，乙类药品由各设区市制定统一药品自理比例；工伤保险和生育保险支付药品费用时不区分甲、乙类；该规定自 2020 年 1 月 1 日起执行。

2019 年 2 月 22 日，根据机构改革职能调整情况，调整浙江省医保药品支付标准联席会议成员单位，联席会议办公室设在浙江省医疗保障局。3 月 21 日召开医保药品支付标准联席会议，审议年度医保支付标准制定发布相关规程和结果。4 月 20 日，省医疗保障局发布年度 7209 个药品支付标准，并于 5 月 1 日正式执行，按上年药品使用数量计算，本次医保支付标准调整将节约医保基金 10 亿元。

二、基金平稳运行

（一）基金收支基本平衡

2019 年，在“经济下行、医共体支出需求持续释放、落实减负降本 70 亿元”三叠加的背景下，浙江省医保基金收支预算执行基本平稳。城镇职工基本医疗保险（含生育保险）收入 1154.47 亿元，支出 950.53 亿元，累计结存 1941.07 亿元。城乡居民基本医疗保险收入 470.64 亿元，支出 420 亿元，累计结存 169.23 亿元。

（二）打击欺诈骗保

2019 年，省医疗保障局出台《浙江省医疗保障行政处罚程序暂行规定》《浙江省欺诈骗取医疗保障资金行为举报奖励实施办法》《浙江省欺诈骗取医保要情报告制度》《关于做好医疗保障领域欺诈案件查处和移送工作的通知》等文件，进一步加强制度建设，夯实监管基础。制订《浙江省医疗保障基金监管三年行动计划（2019—2021 年）》，明确争取用 3 年时间对全省所有定点医疗机构、所有定点药店等监管对象进行监督检查全覆盖，有效遏制了欺诈骗保行为，有效控制了医疗费用不合理增长，全省基本建立高质量基金监管治理体系。

2019 年，全省保持打击欺诈骗保违法违规的高压态势，大规模开展“打击欺诈骗保，维护基金安全”集中宣传月活动，组织查处实名举报大案要案、公立医疗机构自查自纠，配合国家医保局开展飞行检查，全面推行多部门联合执法，推进数字技术在医保行政执法领域深度应用，推行“互联网＋监管”，推进“浙政钉”掌上执法等新平台、新技术应用。2019 年，全省检查定点医药机构 20905 家，处理违法违规违约医药机构 4597 家、参保人员 1554 人，追回医保基金损失 3.73 亿元，暂停医保服务 1292 家，解除医保服务 375 家，行政处罚 18 家，暂停医保卡结算 80 人，媒体公开通报医药机构 506 个、参保人 23 人；25 个定点医药机构和 90 名参保人员涉嫌欺诈骗保被移送司法机关处理，欺诈骗保现象得到遏制。

(三)推行基金监管“两试点一示范”

2019 年，浙江省杭州、湖州、温州、绍兴、金华、衢州等 6 市被国家医疗保障局确定为医疗保障基金监管“两试点一示范”城市。省医疗保障局坚持统一领导、统一规划、统一部署、各有侧重的原则，统筹推进 6 个试点(示范点)市的建设工作。杭州市积极探索“互联网＋监管”模式，开展“实名就诊”和“刷脸就医”试点工作，加强对参保人员就医配药和医保医师的医保服务行为管理；利用大数据预警平台，研究违规场景，拓展违规预警的算法，及早发现违规线索。湖州市建立了多部门联合监管机制，形成部门间信息互通、结果互认、力量叠加的监管格局。温州市拟定医保信用监管相关政策文件，完成医保医师信用指标体系设计、评价模型构建和应用测试，同时积极推进医保行业协会建设。绍兴市创新定点药店医保基金监管方式，构建以智慧医保为基础的信用监管新模式。金华市积极建设基于病组点数法(DRGs)定点医疗机构基金监管大数据分析模型，完成系统分析、设计、数据建模、人工智能学习等工作，完成反欺诈模块引擎开发建设。衢州市重点构建医保基金运行大数据风险控制模型，完成基金运行风险因素梳理和建模数据需求分析，基金运行风险预警指标体系，风险监测部分模块设计等。

三、便捷经办服务

(一)以深化“最多跑一次”改革为抓手，便捷群众医保办事

2019 年，省医疗保障局按照深化医疗保障领域“最多跑一次”改革部署，统筹组织、协调指导全省医保经办机构，通过精简优化经办流程、推进“一站式”结算、搭建全省医保数据交换平台，并首次将财政电子票据区块链技术应用到费用报销之中，推动省市县三级医保办事 11 个大项 34 个子项“最多跑一次”，改革标准领跑全国。按照政府数字化转型要求，加强与省大数据局工作对接，医疗保障专区在“浙里办”App 首批上线，实现医保在线移动支付，促进医保公共服务数字化、业务经办便捷化、管理精细化，个人事项 100％可在专区办理，掌办率 100％，所有事项网办率 100％，群众办事可以“马上办、网上办、就近办、一次办”，努力做到“一次都不跑”。

(二)推进医保移动支付

2019 年 5 月 17 日，省医疗保障局将实现医保移动支付列入年度深化医疗保障领域“最多跑一次”十大举措。6 月中旬完成浙江省医保移动结算支付平台建设，“两卡融合、一网通办”的“健康医保卡”在“浙里办”App 上线。7 月中旬，13 家在杭省级医院、11 家杭州市级医院完成 HIS 系统改造，实现健康医保卡挂号就诊、检查检验、费用结算、配药等“一码通办”，全流程就医。到 2019 年底，全省健康医保卡累计申领 122 万张，11 个设区市、140 个定点医院接入省移动支付平台，累计结算总费用 559 万余元。

(三)推进跨省异地就医住院费用直接结算

2019 年，全省 1109 家定点医疗机构开通跨省异地就医住院费用直接结算，省外参保人员在浙江就医直接结算 7.86 万人次，发生医疗费用 14.3 亿元。浙江省参保人员在省外住院直接刷卡结算总人次 13.12 万人次，总人数 7.26 万人，总费用 331052.21 万元，基金支付 188896.78 万元。

(四)加快推进长三角一体化

2019 年，全省所有统筹区、1297 个定点医疗机构实现与上海市、江苏省经办机构和定点医疗机构门诊费用双向直接结算，4 个设区市完成省内异地就医门诊规定病种直接结算。浙江省参保人员赴上海、江苏就医直接结算 31.59 万人次，其中门诊 20.64 万人次；医疗总费用 161310.37 万元，其中门诊 4929.17 万元。上海、江苏参保人员赴浙江就医直接结算 1.95 万人次，其中门诊 1.13 万人次；直接结算医疗总费用 15293.47 万元，其中门诊 194.53 万元。

(五)积极回应企业、群众、基层诉求

浙江省坚持以人民为中心的价值取向，确立“以人为本、尽力而为、量力而行”的医保工作理念，把人民群众的获得感、幸福感、安全感作为医保部

门的具体工作目标，从人民群众最关心的问题出发，将群众反映的难点、痛点作为医保工作突破的要点、重点。2019年，开展“服务企业、服务群众、服务基层”活动24次，及时回应企业、群众、基层诉求，收集问题32个，办结31个，办结率97%。处理来信来访2643件，接待群众347人次，解决一批困扰群众的实际问题。

四、深入推进医保改革

（一）医保支付方式改革顺利启动

一是确定改革试点。2019年5月21日，金华市被国家医疗保障局列为DRG付费国家试点城市。浙江省同步推进门诊费用支付改革工作，10月9日，省医疗保障局批复同意台州市为门诊费用支付改革试点城市，启动门诊医疗服务结合家庭医生签约按人头付费改革试点工作。二是推进医保支付方式改革。6月28日，省委全面深化改革委员会第四次会议审议并通过《关于推进全省县域医共体基本医疗保险支付方式改革的意见》。7月10日，省医疗保障局联合省卫生健康委、财政厅、人社厅、药监局等五部门印发《关于推进全省县域医共体基本医疗保险支付方式改革的意见》，要求从2020年起，实施总额预算管理下的多元复合式支付方式改革，用三年时间全面建成医保基金预算更加合理、分类方法更加科学、协同保障更加有力、资源配置更加有效的医保支付体系，实现“控基金”和“提质量”双目标。11月12日，省医疗保障局会同省财政厅、卫生健康委联合印发《浙江省基本医疗保险住院费用DRGs点数付费暂行办法》，全省基本医疗保险定点医疗机构开展的住院医疗服务，实施在总额预算管理下的按疾病诊断相关分组（简称DRGs）结合点数付费，确立省级制定DRGs标准，市级计算点数，统筹区计算点值基本运行机制，规范总额预算、DRG、点数、费用结算和监督管理等方面内容，是全国唯一全省域推行DRGs点数付费改革的省份。三是开展丙型肝炎（抗病毒治疗）门诊医疗费用按病种支付。2019年3月28日，省医疗保障局联合省财政厅、卫生健康委出台《关于开展基本医疗保险丙型肝炎（抗病毒治疗）门诊医疗费用按病种支付的通知》，实施试点医院丙型肝炎抗病毒治疗门诊医疗费用按病种支付，探索发挥医保支付在调节医疗服务行为、引导医疗资源配置中的重要杠杆作用。即在丙肝按病种支付定点医疗机构，采用直接抗病毒（DAA）药品为主的丙肝门诊治疗，发生的符合临床路径的药品费、检查化验费、治疗费、材料费等门诊医疗费用，视同为甲类纳入丙肝按病种支付范围结算，支付标准为40000元。7月8日，经各市申报，浙江省医疗保障局、卫生健康委会审确定，公布第一批130个基本医保丙肝按病种支付定点医疗机构。12月30日，按照年度国家谈判纳入的丙肝直接抗病毒（DAA）药品支付标准，将丙肝按病种支付标准调整为19000元。

（二）价格联动改革稳步推进

2019年，省医疗保障局紧紧围绕深化医药卫生体制改革目标，按照“总量控制、结构调整、有升有降、逐步到位”要求，积极稳妥推进医疗服务价格改革，合理调整医疗服务价格，同步强化价格与医疗、医保、医药等相关政策衔接联动，逐步建立分类管理、动态调整、多方参与的价格形成机制。2019年7月1日，省医疗保障局联合卫生健康委印发《浙江省省级公立医院医疗服务价格改革方案》，自8月1日起全面施行13个省级公立医院医疗服务价格改革，通过压缩不必要药品和医用耗材使用量、控制不必要检查检验等腾出空间，适当提高部分能体现医务人员劳务和技术价值的医疗服务项目价格，逐步理顺医疗服务比价关系，改善医疗收入结构，促进公立医院良性运行。改革共调整项目10类、医疗服务价格938项，其中价格提高项目879项、价格降低项目59项。建立了腾调实现机制及考核制度，设定医疗收入增长率、承诺腾空间量2个考核指标，按照“按月交入、按季结算、按年清算”的原则进行考核。

（三）药品和医用耗材集中采购改革成效明显

一是按照浙江省政府办公厅出台的《关于改革完善仿制药供应保障及使用政策的实施意见》，完善通过一致性评价仿制药和1类新药挂网采购政策，2019年全年发布挂网产品7个批次247个产品。二是2019年12月启动“4＋7”扩围工作，采购量居全国首位，降低医保基金和患者支出26亿元。三是做好医用耗材集中采购工作，2019年5月对采购规模较大、分类比较清楚的心胸外科类和麻醉类两类医用耗材开展集中采购，本次集中采购最大降幅76%，平均降幅28%，预计每年可为全省患者节约8000万元。四是2019年11月起开展药品和医用耗材全国最低价联动，涉及的8269个药品中有7502个为全国最低价，价格下降产品767个，平均比上年下降4.1%；有493家企业的6625个产品参加医用耗材全国最低价联动。五是 2019 年 11 月完善低价药产品参照价梳理工作，将低价药品纳入全国最低价联动范围，完成 3 个批次 1007 个低价药产品的参照价梳理调整。此外，金华、湖州、台州等地探索集中带量采购均取得一定成效。2019 年，省药品采购平台基础库产品 6.6 万个，交易产品 1.4 万个，涉及企业 2300 多家，采购金额 750 多亿元；医用耗材采购平台基础库产品 16.7 万个，交易产品 3.9 万个，涉及企业 1.3 万家，采购金额 200 多亿元。

五、加快夯实工作基础

（一）加快“法治医保”建设

一是 2019 年省医疗保障局制定年度浙江“法治医保”重点工作计划，及时部署强化组织保障和落实机制、完善依法行政制度体系、加强行政执法和权力监督、增强法治思维和依法行政能力等 4 方面 10 项重点任务。二是协调组织各设区市医保局完成执法证更换和考试报名等工作，和司法厅沟通加大对浙江省医疗保障局执法证考试倾斜力度，完成全省行政执法人员的执法证办理工作。三是制定出台行政处罚程序和相关执法文书，统一全省医保系统行政执法流程。四是积极推进浙江省医疗保障条例立法工作，成立工作专班，制定工作方案，明确时间表、路线图。浙江省医疗保障条例草案历经 11 稿修正，被省人大列为下年度一类立法计划。

（二）加快“智慧医保”建设

“智慧医保”工程项目为适应新组建的医疗保障局而建立，以参保人员为中心，融合了云计算、大数据、“互联网＋”、人工智能、区块链等新技术；是深化医疗保障领域数字化改革，促进医保治理体系和治理能力现代化的重要支撑；是完善统一的城乡居民基本医保制度和大病保险制度，提高医疗保障水平，确保医保资金合理使用、安全可控，统筹推进医疗、医保、医药“三医联动”改革，更好保障病有所医的重要途径。2019 年，省医疗保障局成立信息工作专班，启动“智慧医保”工程项目的立项和推进工作，编制项目建议书。按照标准全国统一、数据两级集中、平台分级部署、网络全面覆盖的医疗保障信息化建设要求，采用“中台＋云”的设计模式，对整个项目的系统架构、应用组成、数据结构、安全防控、运维管理等维度进行研究，邀请各方面专家进行全面论证，编制“智慧医保”工程项目可行性研究方案并获国家医疗保障局批复同意。9 月 2 日，浙江省发展改革委等五部门对“智慧医保”可研方案进行评审，核定“智慧医保”应用软件及配套建设资金 4.99 亿元。

（三）开展高端智库建设

2019 年 5 月 27 日，省医疗保障局与浙江大学签署局校战略合作备忘录，开创省域医保“局校共建”的先河，协同共建浙江大学医疗保障大数据和政策研究中心。2019 年，研究中心完成《浙江省医疗保障条例》立法研究、浙江省医疗保障事业“十四五”规划前期研究、疾病诊断相关分组方案研究、互联网医疗医保机遇与挑战研究、医保人才评价体系研究等 5 个课题项目，为推进医疗保障工作提供重要智力支持。

重要活动

2018 年

1. 浙江省医疗保障局挂牌成立。10 月 25 日，浙江省医疗保障局召开成立大会。浙江省人民政府副省长成岳冲出席会议并讲话，浙江省委组织部常务副部长张学伟宣布省委决定并介绍新班子成员情况，杨烨局长作表态发言。成岳冲和杨烨为浙江省医疗保障局揭牌。

2. 全省打击欺诈骗保专项行动“回头看”工作部署视频会召开。12 月 7 日上午，省医疗保障局召开全省打击欺诈骗取医疗保障基金专项行动“回头看”工作部署视频会，总结前期专项行动情况，研究部署下一阶段“回头看”主要任务。省医疗保障局党组书记、局长杨烨出席会议并讲话。

2019 年

1. 第一次全省医疗保障工作会议召开。1 月 24 日，省医疗保障局召开第一次全省医疗保障工作会议，总结上一阶段全省医疗保障工作，研判当前形势，研究部署2019年目标任务。省医疗保障局党组书记、局长杨烨出席会议并讲话。

2. 浙江省领导看望慰问机关全体干部。2月12日，浙江省委副书记、省长袁家军赴省医疗保障局看望慰问机关全体干部，听取省医疗保障局组建以来的工作汇报。省政府秘书长陈新、副秘书长兼研究室主任应雄陪同。

3. 浙江省人大领导调研医疗保障工作。4月9日，浙江省人民代表大会常务委员会副主任姒健敏赴省医疗保障局开展调研。省医疗保障局党组书记、局长杨烨代表领导班子就浙江省医疗保障工作基本情况以及下阶段医保工作的重点、难点等内容作专题汇报。

4. 浙江省医疗保障局与浙江大学签署建立局校合作共建共享机制备忘录。5月27日，省医疗保障局与浙江大学在省人民大会堂举行局校合作共建共享机制备忘录和省医保立法、“十四五”规划前期研究等6个课题合作协议签约仪式。副省长成岳冲、浙江大学校长吴朝晖、省人民政府副秘书长蔡晓春、省医疗保障局局长杨烨出席签约仪式。

5. 全省医保系统党风廉政和反腐败工作视频会议召开。6月5日，省医疗保障局召开全省医保系统党风廉政和反腐败工作视频会议，省局机关全体人员和直属单位中层以上干部在主会场参会，各市、县（市、区）医疗保障局机关全体人员和直属单位中层以上干部在分会场参会。

6. 浙江省在全国率先全面启动医共体支付方式改革。7月16日，省医疗保障局发布省医疗保障局会同卫生健康委、财政厅、人社厅、药监局印发《关于印发〈关于推进全省县域医共体基本医疗保险支付方式改革的意见〉的通知》。标志着浙江省在全国率先全面启动医共体支付方式改革，也成为全国首个在全省范围内推进住院按DRGs点数法付费的省份。

7. 全省医疗保障改革发展专题研讨班举办。7月29日至7月31日，中共浙江省委组织部举办全省医疗保障改革发展专题研讨班，全省97名市、县（市、区）政府分管医疗保障工作的负责同志参加。省人民政府副省长成岳冲作主题报告，省医疗保障局党组书记、局长杨烨作政策辅导报告。

8. 浙江省政府领导成岳冲调研医疗保障工作。8月21日，省人民政府副省长成岳冲赴省医疗保障事业管理服务中心、省药械采购中心调研指导工作，实地走访医保服务大厅和采购业务受理大厅，了解“最多跑一次”改革推进情况。省人民政府副秘书长蔡晓春，省医疗保障局党组书记、局长杨烨陪同调研。

9. 浙江省进口药品耗材、医疗器械采购意向签约仪式在上海举行。11月7日，第二届中国国际进口博览会——浙江省进口药品耗材、医疗器械采购意向签约仪式在上海举行。浙江省医疗保障局党组成员、副局长艾川出席签约仪式。浙江省药械采购中心代表公立医疗机构分别与12家进口药品供应商和7家进口医用耗材供应商签订了采购意向书，合计意向成交额78亿元人民币。

10. 医保行业组织建设现场推进会召开。11月12日，省医疗保障局在温州市泰顺县召开医保行业组织建设现场推进会，推广泰顺县医保行业协会实践经验，推进医保行业组织建设。

11. 浙江大学医疗保障大数据和政策研究中心正式授牌。12月25日，由浙江省医疗保障局与浙江大学共同建设的浙江大学医疗保障大数据和政策研究中心正式授牌。省医疗保障局领导班子、浙江大学领导，局校内设部门负责人和研究中心人员参加授牌仪式。

典型案例

案例一：建立健全城乡居民医保门诊慢性病保障制度

一、改革背景

省医疗保障局成立后，经调研排查发现城乡居民门诊保障是建设全民医保体系的主要痛点和堵点。一是政策碎片化，各设区市纳入门诊保障的慢性病病种范围不统一。二是待遇总体偏低，居民医保门诊报销只有40%左右，部分市县城乡居民医保门诊尚不能报销。三是居民购药不方便，部分市城乡居民医保参保人员不能在药店刷卡结算。为此，浙江省医保局坚持问题导向，建立健全全省统一的城乡居民医保慢性病门诊保障制度。

二、主要做法

（一）统一病种及用药范围

结合浙江省慢性病疾病谱，省医疗保障局会同卫生健康部门对全省 11 个设区市常见慢性病病种摸底排查，采取“12＋”模式，兼顾全省统一性和各市特殊性，确定城乡居民医保门诊慢性病病种范围。在 12 个省定慢性病病种的基础上，各市结合当地需求，自行增补若干常见慢性病种，并报省里备案。省定慢性病病种用药范围实行全省统一，只要在浙江省基本医保药品目录内的药品都在支付范围。2019 年，全省药械采购平台上挂网交易的 12 种慢性病医保商品名药品 5574 种，其中高血压药品 1015 种，糖尿病药品 289 种。

（二）加强配药管理

一是城乡居民医保参保人员可凭定点医疗机构外配处方或浙江省互联网医院平台电子处方到当地指定定点零售连锁药店购药。省内医保定点的零售连锁药店，统一纳入城乡居民医保慢性病门诊服务指定药店范围。二是放宽慢性病门诊配药时限。根据病情需要，可将慢性病一次处方医保用药量从 4 周延长到 12 周。三是将慢性病门诊治疗扩大到所有医保定点医疗机构。四是确保药品供应，指定药店购买相关慢性病药品必须为省药械采购平台范围内医保药品，执行省医保局统一确定的医保支付标准。五是推进慢性病门诊保障制度与家庭医生签约服务相结合，促进“基层首诊、分级诊疗、双向转诊、急慢分治”。

（三）提高保障水平

一是适当提高基层门诊报销比例，引导慢病就诊配药在基层。基层门诊慢病医疗报销比例不低于 60%，其中，肺结核门诊报销比例不低于 70%。基层设置起付线的，原则上不高于 300 元，实行按年累计计算（包括医院和药店）。二是明确城乡居民长期异地居住人员慢性病可在居住地指定定点医疗机构门诊就医。三是指定药店城乡居民医保慢性病门诊保障待遇可参照二级医疗机构执行。

（四）完善药品配送

完善医保定点零售药店服务机制，方便中老年慢性病患者就近购药配药。按照“保覆盖、保供应、保配送”的要求，通过公开谈判，确定 6 家医药连锁药店集团作为第三方配送服务方，统一签订框架协议。省药械采购平台向各家集团开放账户，支持在线采购医保慢性病药品，执行与公立医院相同的医保支付标准。6 家医药连锁药店集团旗下有 1304 家配送门店，占刷卡药店的 23%，平均每个统筹区约有 14 家配送门店。各家集团在 5574 种药品中梳理出确保能供应、能配送的常用药品清单，定期调整并向社会公布。

三、主要成效

（一）实现病种范围和保障政策统一

确定全省统一 12 个城乡居民医保门诊常见慢性病病种，与国务院政府工作报告“把高血压、糖尿病等门诊用药纳入医保报销”要求相比，多 10 个病种。为确保慢病患者有实实在在的获得感，在保证基金可承受前提下，慢性病基层门诊报销比例适当提高 10 个百分点，原则上不得低于 60%，与普通门诊、规定病种门诊（如恶性肿瘤等按住院待遇）形成梯度。结合县域医共体建设，推进家庭医生签约服务，适当提高城乡居民签约人员报销比例，引导患者慢病就诊配药在基层。

（二）实现疾病编码和药品范围统一

为规范临床诊断，省卫生健康委组织专家论证，梳理出 12 种慢性病病种内涵、诊断标准、疾病编码表，与文件同步向社会公布。为确保医保药品结算精准落地，浙江省医疗保障局按照基本医保药品目录，确定全省医保慢性病常用药品范围。省药械采购平台对照药品通用名范围，从全省挂网交易的药品中梳理出 5574 种慢性病医保商品名药品。12 个慢性病种的疾病编码是卫生健康部门统一发布的疾病分类代码，病种对应常用药品范围，由医疗机构和门诊医生根据药品说明书，结合患者病情和个体差异合理选择用药。

（三）方便城乡居民在药店刷卡配药

开通药店慢性病药品医保刷卡结算，是对医疗机构慢性病药品供应的有效补充。城乡居民参保人员可凭定点医疗机构外配处方或互联网医院电子处方到参保所在统筹区指定的医保定点零售药店刷卡购买慢性病病种相关药品，结束了 2009 年全省居民医保制度施行以来城乡居民参保人员在药店自费购药的历史。在此次民生实事推进中，省级相关部门密切配合，医保部门负责对全省 6340 家指定药店的结算系统改造升级，开通医保刷卡结算功能；卫生健康部门作为处方管理职责部门，负责对医疗机构处方管理加强监管，规范处方外配调剂，建设全省互联网医院电子处方管理平台，打通外配处方在药店使用。

案例二：深化“最多跑一次”改革

一、改革背景

省医疗保障局自2018年10月组建以来，紧紧围绕参保人员看病就医的“关键小事”，不断深化医疗保障领域“最多跑一次”改革，从深入基层调研、全面研究部署、提升服务规范入手，便捷群众医保办事。

二、主要做法

（一）推进异地就医直接结算全覆盖

浙江异地就医住院费用直接结算起步较早，但随着国家长三角一体化发展战略实施，异地就医门诊费用结算难已成为老百姓反映较为集中的问题。针对这一短板，2018年以来浙江医保部门主动与沪苏皖医保部门深化合作，共同拟定《长三角地区三省一市关于跨省异地就医门诊医疗费用直接结算试点协议草案》，确定长三角医保一体化协议框架，并选择宁波市、嘉兴市、省本级等3个统筹区先行试点跨省异地就医门诊医疗费用直接结算。2019年，在前期试点基础上，将全省11个设区市全部纳入上海异地就医门诊医保直接结算范围，全省所有统筹区、588家医疗机构与上海实现双向门诊费用直接结算；省本级、嘉兴市、湖州市3个统筹区与江苏省南京市、无锡市、苏州市实现门诊异地就医双向直接结算。大力支持“青嘉吴”示范区医保一体化建设，在药品目录、服务项目、价格政策、招标采购等方面赋予相应权限，助推先行先试为浙江探路。同时，扩大省内异地就医定点范围，将省内异地就医定点范围扩大到所有有住院的医疗机构和基层卫生服务中心。

（二）构建全省统一经办服务体系

省医疗保障局会同省委深改办等4部门出台了《关于深化医疗保障领域“最多跑一次”改革的实施意见》，推出了2019年深化医疗保障领域“最多跑一次”十大举措，在全国率先制定实施《浙江省医保经办事项“领跑者”标准》，省市县三级医保办事11个大项34个子项做到申请材料最少、办理时限最短、办理渠道最畅、办理环节最简，异地就医备案、转外就医等22个民生事项“一证通办”率达100%，省市县三级主要跑改指标领跑全国。还在全国率先建立全省医保数据交换平台和异地定点医院自费明细库，打通全省医保关系转移接续、医疗费用零星报销等医保经办堵点难点，为全国医保经办新模式提供了浙江素材。

一是减环节。按照能合则合、能简则简的原则，整合办理环节、精简办理流程，全面实现全省系统的“最多跑一次”事项“八统一”，绘制颁布标准化办事流程图和业务经办流程图，做到所有事项标准化。二是减材料。明确只要能通过数据共享或网络核验的证明材料，企业群众办事均无需提供，做到“减证便民”。三是减时间。充分利用互联网和信息化手段，进一步优化经办流程、整合服务环节、压缩办理时间，努力做到“马上办、网上办、就近办、一次办”，争取“一次都不跑”。四是全面落实医保备案事项延伸办理。以全省异地就医备案平台为基础，与浙江政务服务网、浙里办App对接，满足省内参保人员异地安置、异地探亲、驻外工作网上备案、移动备案。将特治特药备案、转外就医备案、规定病种备案等与就医过程密切相关的事项延伸到定点医疗机构端受理，减少参保人员在医疗机构与经办机构之间的跑腿。五是全面实施医疗保障一站式结算。通过办理流程再造、数据信息共享，形成医保、大数据、民政、退役军人事务等多部门医疗费用报销结算联办机制。

三、成效

通过扎实有效推进，浙江省实现省内、省外、长三角异地就医直接结算顺畅。截至2019年12月底，省内异地开通1383家定点医疗机构，直接结算1053.82万人次，发生医疗费用123.11亿元。全省所有统筹区、1297家定点医疗机构实现与上海市、江苏省经办机构和定点医疗机构门诊费用双向直接结算。

2019年，全省所有73个医保统筹区基本医疗保险、大病保险、医疗救助全部实现“一站式”报销结算,49 个统筹区抚恤对象住院医疗费用的补助实现即时刷卡结算。建立健全医疗救助"一站式"结报、精准识别、医疗救助对象资助参保、分段救助、补助资金的监督和管理等五大工作机制,落实落细医疗救助扶贫工作,真正做到发现一户、救助一户。

案例三:金华市推行"病组点数法"付费改革

2016 年 7 月以前,金华市主要采取按服务单元为主的付费方式,由于该方式精细化程度较低,且未实施基金总额预算管理,基金支付压力逐步增大,医保基金支出年均增长率达 14%左右,基金当期收支倒挂。另外,医院推诿重病人、分解住院等问题也不断显现,损害了参保人合法利益。为切实解决矛盾问题,提高医保基金使用绩效,2016 年 7 月,金华市在国内率先推行住院"病组点数法"付费改革;2019 年 5 月,金华市获批成为浙江省唯一一个 DRG 付费国家试点城市。

一、主要做法

(一)健全总额预算管理体系,实现精控基金

一是建立基金支出增长率协商谈判机制。按照"以收定支、收支平衡、略有结余"的原则,由医保、财政、卫生健康等部门与主要医疗机构协商谈判确定住院医保基金年度支出增长率。医保基金支出增长率原则上不高于省下达指标和上一年度增长幅度,2018—2019 年金华住院基金年度预算支出增长率均为 7%。

二是建立医保基金支出总额形成机制。以上年度住院医保基金实际支出总额和基金支出增长率确定当年统筹区住院预算医保基金支出总额。总额预算住院医保基金支出包含异地就医住院医疗费用。

三是建立"结余留用、超支分担"机制。统筹区医保基金年度决算出现结余或超支的,由医疗机构和医保基金按一定比例留用或分担。全市医保基金分担(留用)比例根据医保基金管理绩效实行动态调整,2016—2019 年住院医保基金分担比例为 15%。

(二)优化住院病组定价体系,实现精准定价

一是新技术优化疾病诊断分组。获批试点之前,金华建立了金华版疾病诊断分组器系统,2019 年疾病分组达到了 635 个。2019 年获批试点后,根据国家和省有关标准,适时调整分组方案。

二是大数据测算病组支付标准。利用大数据手段将改革前 30 个月该病组的平均历史成本确定为每一病组的平均支付标准,考虑各个医院服务水平和成本差异,以各医院的实际历史成本水平确定其病组支付标准。

三是点数法调控医疗机构基金额度。病组支付标准确定后,基金预算总额不细分到各医疗机构,而是将病组、床日、项目等各种医疗服务的支付标准,按相对比价关系用点数形式体现,通过"点数法"调控各医疗机构的基金支付额度。另外,对于特殊案例,医疗机构可以申请单议,由经办机构组织专家评审,合理追加费用,解决医疗机构收治疑难病例的后顾之忧。

(三)统一医保结算管理,实现标准支付

一是统一年初预付。根据综合考评结果,每年年初对符合条件的住院医疗机构实行两个月预付制,统一按上年度该医疗机构统筹支出的两个月的平均数进行预付(包含异地结算费用),以减轻医疗机构资金垫付压力。

二是统一月度预付。要求定点医疗机构在每月月初完成上月的对账和住院病例的病案上传工作,未在规定时间完成上传的病例按 0 点计算。同时要求经办机构及时完成病例分组及分组初审结果下发,分组初审结果作为月度住院病例点数计算的依据,在每月月底前完成月度费用预付工作,月度预付比例统一为 90%。

三是统一年终清算。医疗机构在收到分组初审结果后,及时完成对分组初审结果的核对及病案数据的反馈调整。经办机构同步完成病组调整、终审确认工作,分组终审结果作为年度清算时住院病例点数依据。日常管理中,经办机构按需组织对病例进行审核,并于审核次月扣减违规病例相应点数。年终清算工作在次年 4 月前完成。

(四)健全医保智能监管体系,实现精细管理

一是建设运行 DRG 大数据监管平台。为了破解 DRG 付费下新出现的病案不合规、编码高低反

套、分解住院等问题，金华市建设运行了DRG大数据监管平台，实现DRG付费体系全流程智能监控，具备了病案校验、反欺诈管理、大数据监控管理三项功能。

二是强化医保智能监管平台应用。在省内率先上线运行全市统一的医保智能审核平台。在省定的5个模块基础上结合实际，增加了全面诊间审核、中药饮片长效治理等4个自选模块，实现医疗服务事前、事中、事后的全过程监控。

三是探索建立点数考核奖惩办法。综合智能监管评分、医院控费实效、群众满意度等因素，形成医院年度考评分值。对年度医保考核较低的，从总点数中扣除相应点数作为统筹区内考核奖优点数奖励给相应的医疗机构。

二、主要成效

一是参保群众获得感提升。全市均次住院费用逐年下降，2018年7月至2019年12月金华市医院均次住院费用为9654元(含国家谈判药)，同2016年比下降了456元，直接减轻群众医疗负担1.7亿元。同时，患者自费自负医疗费用增长率同2016年相比下降14个百分点，减轻了群众的医疗费用负担。

二是医疗机构管理绩效提升。改革后，医疗机构绩效大幅提升。如2018年7月至2019年12月，金华市中心医院实现节支收益282.35万元。同时，医院控费能力进一步提升，2018年7月至2019年12月，病组费用下降或持平的为502个，总费用占比为75.81%。

三是医保基金支出增长率有所降低。2017年7月至次年6月，基金支出实际增长率为6.53%；2018年7月至2019年12月，基金支出实际增长率6.69%，与改革前平均14%的增长率相比有明显下降。

案例四：湖州市开展抗微生物药品集采挤出药价虚高水分

湖州市医保局坚持以人民为中心的发展理念，结合本地实际，于2019年5月探索开展了全市公立医疗机构所有抗微生物药品集中采购工作，有效减轻了群众就医用药负担，实现了“减费用、降价格、缩目录、无举报”。

一、主要做法

(一)规则前置，扎紧制度篱笆

一是周密设计制度。制定出台实施方案、实施细则、报价须知、评审细则、评审专家管理办法等一系列文件，做到每项工作、每个环节有制度、有标准、有规范。二是严格程序控制。将整个评审环节划分为三个阶段，明确入围规则，按上一阶段评分高低排名形成进入下一阶段评审的投标品种，逐层挤压价格，实现分人把关、分段评分、逐级筛选，通过程序设计争取更大降幅。三是科学设置指标。以控好基金总盘子为导向，弱化药品降幅指标，突出以日均费用为主的评审指标，引导选用日均费用低、性价比较高的药品。四是客观公正评审。大幅提高评审标准中的客观分比例，三个评审环节客观分占比分别达到100%、75%和80%，细化主观评审部分参考指标，进一步约束专家自主裁量权，确保评审结果的客观公正。

(二)事事留痕，过程可溯可查

一是事事签字可追溯。明确全体工作人员分工，每个环节建立复核机制，最终签字确认，确保责任到人、事事留痕。二是全程录音录像可检视。评审的所有专家在纪委的监督下随机抽取，评审过程全程摄像，每个阶段、每个步骤都有迹可循。三是档案保存可复核。对药企投标的报价、文书和专家打分，都做到一式三份，其中一份永久存档，确保事后可复核、可倒查，违规可追责。

(三)公开透明，全程全方位监督

一是全程公开强化利益相关方监督。所有评审环节和拟成交品种数量在企业报价前均已对外公布，接受企业及利益相关方监督，建立异议申诉、审核、反馈机制，让最关心结果的人加强对“组织者、裁判员”的监督。二是纪检跟进开展纪律监督。市医保局机关纪检组对药品集中采购的剂型分组、报价录入、抽取专家、药品评审等全过程进行监督，市纪委市监委派驻纪检监察组全过程实施再监督。三是抽查复核实施专业监督。在公布拟中选结果前，组织专家和信息技术人员对三个阶段的评审打分情况进行随机抽查，确保结果准确无假。

（四）强化考核，确保落地见效

一是制定出台考核办法。联合卫健、财政部门制定出台抗微生物药品差价考核奖励办法和备案采购管理办法等相关配套文件，将药品收入占比等列入重点考核指标，引导医疗机构优先选用性价比高的抗微生物药品，有效减少不必要、不合理支出。二是开展执行情况督查。组织卫健、派驻纪检监察组相关人员和医院临床、药学专家对全市公立医疗机构抗微生物药品执行情况及抗生素合理使用情况进行督查，对督查中发现的问题及时通报属地医保和卫健部门。三是加强采购数据监测。依托省药械采购平台对医疗机构的采购数据按月进行监测，中选结果执行情况按季与卫健部门联合通报，确保真正实现优结构、降费用的效果。

二、取得成效

本次中选产品总计 216 个，平均降幅 8.5%，最高降幅达 57%。中选的 147 个口服和注射剂型药品中，日均费用低于 3 元的口服剂型、低于 10 元的注射剂型共有 53 个，占比达 36%。2019 年 9 月 16 日开始执行，按照以往的采购量预估，每年可减少 1.1 亿元，在保障患者用药需求的基础上，降低了患者药品费用支出，从源头上有效缓解了群众“看病贵”问题。

案例五：温州市探索“医保 + 信用”模式创新医保医师监管

自 2019 年 5 月列入国家医保基金监管信用体系建设试点城市以来，温州市医保局明确了“951”医保基金监管信用体系建设总目标，即以 1 个医保信用智慧监管平台为依托，以制度体系、指标体系、采集体系、自律体系、应用体系 5 大体系为抓手，推进以医保医师先行先试、其余主体依次跟进的 9 类主体信用体系建设，率先构建涵盖政策发布、信用信息归集、指标管理、信用应用、信用修复在内的医保医师全流程监管体系，实现信用监管闭环。

一、全面建立管人管事的制度体系

先后出台医保医师信用评价支撑文件，包括《温州国家医保基金监管信用体系建设试点实施方案》《温州市医保基金监管信用评价指标说明（医保医师）》《温州市医保信用信息目录（医保医师）》和《温州市医疗保障信用监管奖惩措施清单（医保医师）》，对试点工作建设路径、指标体系具体内涵、信用信息采集目录、行业内外奖惩措施等具体内容做了明确细化，对医师医疗服务行为做了规范指引，为信用监管工作提供制度支撑。

二、建立分级分类的指标体系

以“信用相关、正负兼有、客观公正、动态评价”为设计原则，兼顾评价可靠性和采集便捷性，同时融合满意度评价和社会公共信用，建立医保医师信用评价三级指标体系。其中，一级指标确定信用维度，从身份特质、履约能力、服务能力、服务监管、服务与素养和社会信用六大维度来开展信用评价；二级指标突出医保特征，从职业属性、合规操作、贡献度等 16 个方面，聚焦医保基金合理使用，反映医保医师信用状况；三级指标坚持正负兼有，共 39 项，在守信激励方面，将医保基金贡献、表彰奖励等纳入评价，在失信惩戒方面，将医保基金违规使用行为等纳入评价。同时建立实时动态评价机制，将发生严重违规的医保医师即时纳入失信名单，开展信用惩戒。

三、协同建立互通互联的采集体系

全面梳理和采集来自医保监管范围内的数据，以及来自医保监管范围外的医药服务行为数据及社会信用数据。截至 2019 年底，累计采集信用信息 248 万余条，覆盖定点医疗机构 4 家，医保医师 1999 名。依托国家数据标准，开展数据采集与数据治理系统建设，建立医保信用数据库，完成信用数据采集、分析和建模工作，启动基于大数据的医保医师行为分析，对医保医师信用相关数据进行完善。

四、指导建立共建共享的自律体系

依托协会自我约束作用，共同守护医保基金。一是召开全省医保行业组织现场推进会，强化温州市医保行业组织影响力与自律意识。二是成立全国首个医保医师行业协会，由行业协会协助组织签订承诺书，签约率 100%。三是组建医师信用档案库，开展“线上＋线下”的医保政策业务培训。四是通过“自律＋监管”模式，推进医保医师诚信意识不断增强。

五、拓展建立精准务实的应用体系

针对不同信用等级，实施分级分类管理，制订医保医师资质管理、医保医师专家资格管理、大病特病和异地转诊责任医师资格管理、德艺双馨医师评选等多项信用应用管理举措，有效建立守信激励和失信惩戒的分级分类监管机制。

六、研发建设智慧智联的系统平台

聚焦数字化协同共享，建设覆盖信用数据采集、评价及结果应用一体化的温州医保信用智慧监管平台。并依托市政务大数据共享平台，推进与市发改、卫健、市监等部门的数据共享与结果互认，实现信用监管的全流程信息化闭环管理。

温州市医保医师行业协会自成立以来，取得了一定工作成效。以泰顺县为例，截至2019年底，全县医保医师违规行为较协会成立时减少53%，医保基金支出审核剔除率下降66%。

安 徽 省

工作综述

2018 年 11 月 28 日，安徽省医疗保障局挂牌运行。2019 年，全省整合城乡居民基本医保制度，建立慢病保障机制，推进医保支付方式改革，在全国率先开展高值医用耗材集中带量采购谈判议价，探索未过评药品集中带量采购谈判议价，推动药品、耗材降价惠民。截至 2019 年底，全省基本医疗保险（以下简称基本医保）参保 6731.48 万人，其中职工基本医疗保险（以下简称职工医保）参保 888.14 万人，城乡居民基本医疗保险（以下简称居民医保）参保 5843.34 万人。2019 年，全省基本医保基金（含生育保险）总收入 787.77 亿元，支出 710.20 亿元，累计结存 710.80 亿元。

一、完善待遇保障机制

（一）整合城乡居民保障待遇

2019 年安徽省居民医保人均财政补助和个人缴费各新增 30 元，分别达到 520 元、250 元。截至 2019 年底，全省居民医保参保率达到 95%以上，政策范围内住院费用报销比例稳定在 75%左右。

5 月 16 日，省政府办公厅印发《关于印发安徽省统一城乡居民基本医疗保险和大病保险保障待遇实施方案（试行）的通知》，自 7 月 1 日起全面整合原城镇居民基本医疗保险和原新型农村合作医疗制度，建立统一的居民基本医保制度，执行统一的居民医保保障待遇，解决城乡居民待遇不统一问题。

在整合居民医保过程中，同步整合建立城乡居民大病保险制度，在基本医保参保人员大病保险全覆盖基础上提高大病保险保障水平。2019 年全省大病保险合规费用报销比例达 61.7%。同时还扩大了农村居民常见慢性病、特殊慢性病种保障范围，每年减少参保患者支出约 7 亿元。

（二）建立“两病”门诊用药保障机制

安徽省在全国率先建立居民医保高血压、糖尿病门诊用药保障机制。2019 年 10 月 18 日，省医疗保障局、财政厅、卫生健康委、药监局联合印发《关于完善城乡居民基本医疗保险高血压、糖尿病门诊用药保障机制的实施方案》，明确保障对象为参加居民医保患有“两病”确需药物治疗，但未达到门诊慢性病鉴定标准的人群；明确“两病”门诊用药报销不设起付线，报销比例达到 50%以上，各市可分病种设定年度报销限额；明确“两病”用药坚持“四个优先”，即优先选用目录甲类药品、优先选用国家基本药物、优先选用通过一致性评价的品种、优先选用集中招标采购中选药品。

2019 年 10 月 10 日，省医疗保障局印发《安徽省基本医疗保险慢性病门诊用药目录（试行）（第一批）》，统一全省基本医保慢性病门诊用药目录，简化鉴定标准，规范就医管理。

（三）实施统一的药品和医疗服务项目目录

2018 年 9 月 4 日，印发《安徽省基本医疗保险药品目录》，要求全省于 2019 年 1 月 1 日起统一执行。该目录是安徽省基本医保、工伤保险和生育保险基金支付参保人员药品费用的政策依据，共收入药品 2885 个，包括西药 1519 个、中成药 1366 个（含民族药 102 个）。其中，西药甲类药品 402 个、中成药甲类药品 192 个，其余为乙类药品。目录实施后，农村参保居民用药范围增加 1588 个，增幅为 122.5%；城镇参保居民用药范围增加 48 个，增幅为 1.7%，参保患者用药可及性进一步提升。2019 年 12 月 8 日，根据安徽省市场监管局、药监局、经信厅、卫生健康委、中医药局、医疗保障局六部门联合印发的《关于进一步完善我省中药配方颗粒试点研究有关事项的通知》相关要求，省医疗保障局印发《关于做好中药配方颗粒医保支付工作的通知》，根据安徽省支持中药配方颗粒试点研究相关措施，按照定试点企业、定试点品种、定试点医疗机构的原则将与国家新版基本医保药品目录中中药饮片对应的中药配方颗粒纳入省基本医保支付范围，并实行“乙类”管理，全省统一执行 30%的个人先行支付比例。

同日，安徽省还印发了《安徽省基本医疗保险医疗服务项目目录》，要求全省于 2019 年 1 月 1 日起统一执行。该目录是安徽省基本医保、工伤保险和生育保险基金支付参保人员医疗服务项目费用的政策依据，共计纳入 4666 个项目，包括医保完全支付类 3360 项、医保部分支付类 256 项、医保不予支付类 1050 项；其中，治疗类 2904 项，检查类 1634 项，综合类 128 项。

（四）完善省直职工医保门诊特殊疾病管理

2019 年 12 月 11 日，省医疗保障局和财政厅印发《关于进一步完善安徽省直职工基本医疗保险门诊特殊疾病管理的通知》，提出自 2020 年 1 月 1 日起，省直门诊特殊疾病报销病种由原有 8 种增加到 53 种；按病种设定慢性病门诊支付限额，在该限额内按照实际发生费用支付，不再按照人头定额预付；建立门诊特殊疾病动态调整机制，对参保人员患有其他需要门诊长期治疗且有明确治疗方案、门诊治疗切实可行的慢性病、罕见病，根据实际情况组织专家进行论证，将符合条件的病种适时纳入门诊特殊疾病管理。

二、推进医保扶贫工作

（一）完善医保扶贫政策

2019 年 1 月 9 日，省医疗保障局、财政厅和扶贫办印发《安徽省医疗保障扶贫三年行动实施方案（2018—2020 年）》，对全省医保扶贫工作进行总体规划与安排，明晰制度政策路径并确立中期工作目标。

4 月 10 日，省医疗保障局、财政厅、卫生健康委和扶贫办印发《安徽省健康脱贫综合医疗保障负面清单》，明确因患者及其家属个人行为导致的过度医疗而发生的医药费用由患者自付，因医疗机构不合理检查、施治、用药等导致的过度医疗而发生的医药费用由医疗机构承担等，引导贫困人口合理就医，医疗机构合理施治。

（二）确保贫困人口应保尽保

2019 年 5 月，省医疗保障局配合扶贫部门全面开展贫困人口“两不愁三保障”及饮水安全突出问题大排查活动，督促各地利用端午节外出人员返乡等时机，采取系统比对、进村入户等方式，系统、全面摸排贫困人口参加基本医保存在的突出问题；配合卫生健康等部门印发《安徽省解决贫困人口“基本医疗有保障”突出问题工作方案》，要求各地精准掌握参保底数，确保贫困人口应保尽保、待遇应享尽享。截至 2019 年 10 月底，贫困人口“两不愁三保障”突出问题大排查中发现的 14301 名未参保贫困人口全部纳入基本医保。

2019 年，全省通过医疗救助基金共资助 344.2 万贫困人口参加基本医保，资助金额 7.81 亿元；全省贫困人口住院医疗费用（含特慢病门诊医药费用）总计 95.79 亿元，基本医保、大病保险和医疗救助三重保障共支付 84.50 亿元，综合报销比例 88.21%。

（三）整改巡视反馈问题

从 2019 年 2 月份开始，省医疗保障局围绕中央脱贫攻坚专项巡视反馈意见，整改健康脱贫领域存在的“政策加码”等问题，及时纠正国家脱贫攻坚成效考核反馈的“部分清退人员继续享受了健康扶贫待遇”等问题。省医疗保障局根据中央关于脱贫攻坚工作决策部署及省委、省政府关于健康脱贫工作具体要求，制定巡视整改工作方案，开展分专题、分时段、分地域的调研，督促推动整改任务落实。截至 4 月 20 日，全省 47 个对省健康脱贫政策加码的县（市、区）全面停止执行加码政策，贫困人口保障待遇理性回归。

三、探索药品耗材集中带量采购

（一）推进药品集中带量采购

为确保国家 17 种谈判成功的抗癌药、全省组织首批带量采购谈判成功的 13 种抗癌药，以及未来会再行组织带量采购的 X 种抗癌药真正实现“买得到、用得上、可报销”，省医疗保障局、卫生健康委、人社厅于 2019 年 1 月 15 日联合印发《关于做好“17＋13＋X”种抗癌药惠民落地工作的通知》，要求通过完善采购机制、简化采购流程、加大基金预付、实行单独核算和严格按时回款，建立抗癌药惠民落地机制。2019 年全省按谈判后价格采购抗癌药品总计金额 6.48 亿元，其中 17 种国家谈判药品采购总金额 4.32 亿元、13 种省级谈判药品采购总金额 2.16 亿元，药品价格平均降幅达 39.52%，为参保患者和医保基金节省约 1.5 亿元。

为挤出药价虚高“水分”，减轻群众看病就医负担，安徽省在全国率先探索开展未过评常用药集中带量采购谈判议价。2019 年 12 月 27 日，安徽省开展省属公立医疗机构临床常用头孢菌素类药品及抗癌药品集中带量采购谈判议价，成功完成 35 个药品让利，价格平均降幅 35.16%。

（二）试点高值医用耗材集中带量采购

安徽省通过改革招采方式，在全国率先开展高值医用耗材集中带量采购谈判议价。2019 年 7 月 3 日，省医疗保障局、卫生健康委、财政厅和药监局联合印发《安徽省属公立医疗机构高值医用耗材集中带量采购谈判议价（试点）实施方案》，针对临床需求量较大、且价格虚高较为严重的骨科植入（脊柱）类、眼科人工晶体类两大耗材领域，开展省属公立医疗机构集中带量采购谈判议价试点。全省采取“带量采购，招采合一，量价挂钩，以量换价”方式，建立“组套分组法”“分层比质比价法”，通过专家谈判议价，实现骨科植入（脊柱）类耗材平均降价 53.4%，单个组件最大降幅 95%；眼科（人工晶体）类耗材平均降价 20.5%。

四、深化医保支付方式改革

2019 年 5 月 16 日，安徽省人民政府办公厅印发《关于推进紧密型县域医共体建设的意见》，明确居民医保基金对县域医共体实行按人头总额预付管理，充分发挥医保在县域医共体改革中的杠杆作用。10 月 11 日，省卫生健康委、财政厅和医疗保障局联合印发《关于推进紧密型城市医疗联合体建设试点的指导意见》，夯实医联体利益共同体基础，引导医联体内部形成较为科学的分工协作机制和顺畅的转诊机制，促进医联体健康发展。

为进一步深化医保支付方式改革，2019 年 5 月 21 日合肥市被国家医疗保障局确定为按疾病诊断相关分组（DRG）付费国家试点城市。6 月 28 日，省医疗保障局印发《关于开展医保支付方式改革试点工作的通知》选择部分市分别开展 DRG 付费、按病种付费和县域医共体医保支付方式改革省级试点。11 月 6 日和 13 日，省医疗保障局分别印发《安徽省基本医疗保险按病种分组付费指导方案（试行）》与《安徽省基本医疗保障按病种分组付费病种及医保支付标准（第一批）》，提出扩大基本医保按病种分组付费覆盖范围，将按病种分组付费病种数量扩大到 422 种，鼓励各地探索建立总额控制下按病种分值付费管理模式，逐步完善医疗机构自主控费的激励和约束机制。

五、推进“两险”合并实施

2019 年 5 月 25 日，省医疗保障局、人社厅、财政厅、卫生健康委、税务局和中国人民银行合肥支行印发《关于全面推进生育保险和职工基本医疗保险合并实施的通知》。截至 12 月底，全省 16 个统筹地区均实现生育保险和职工医保合并实施，两项保险的参保登记、基金征缴和管理、医疗服务管理、经办和信息服务全部做到“四统一”，确保职工生育期间生育保险待遇不变。

六、健全基金监管长效机制

省医疗保障局成立后始终将打击欺诈骗保工作作为首要任务，不断健全基金监管机制，推进打击欺诈骗保专项治理。

2019 年 3 月 15 日，省医疗保障局和财政厅印发《安徽省欺诈骗取医疗保障基金行为举报奖励实施办法（试行）》；5 月 21 日，省医疗保障局印发《安徽省医疗保障协议医师管理办法（试行）》及《安徽省医疗保障协议医师管理实施细则（试行）》，严控医疗费用不合理支出；9 月 26 日，为规范行政处罚程序，提升行政执法效能，保护相对人合法权益，省医疗保障局印发《安徽省医疗保障行政处罚案件办理程序暂行规定》，该规定共七章五十八条，对制定目的、适用范围、基本原则、管辖权确定、一般程序、简易程序、执行与结案、期限和送达等内容做出规范。

安徽省在全国率先建立省级飞行检查制度，对各级各类定点医药机构开展多频次、广覆盖的现场检查。2019 年，省、市、县三级医疗保障部门现场检查定点医药机构 33934 家，实现定点医药机构现场检查全覆盖；全年共处理涉事医药机构 9512 家，其中暂停协议管理 936 家、解除协议管理 193 家，追回医保基金 8.72 亿元、行政处罚 1897.75 万元，6 家违规定点医疗机构有关责任人和 43 名参保人被移送司法机关处理。与 2018 年相比，2019 年安徽省医保基金支出增幅下降 6.91 个百分点，基金支出大幅增长趋势得到控制。

七、扩大异地就医直接结算范围

为完善异地就医直接结算制度，2019 年 8 月 14 日，省医疗保障局、财政厅印发《关于做好异地就医门诊费用直接结算工作的通知》，明确顶层政策设计，就对象范围、慢病管理、备案转诊等十个方面进行了规范，要求简化就医结算审批、简化备案手续、优化备案流程，推行网上备案、App 备案，多渠道解决参保群众异地就医备案难问题。

为贯彻落实长三角区域一体化发展国家战略，实现长三角地区跨省异地就医门诊费用直接结算，9 月 15 日，省内 16 个统筹地区职工医保全部实现与上海市 662 家定点医疗机构普通门诊费用直接结算。

截至 2019 年 12 月 31 日，全省 504 家医疗机构接入国家异地就医结算系统，其中三级定点医院 115 家、二级定点医院 295 家、一级及其他医院 94 家；全省职工医保普通门诊和门诊慢性病省内异地就医实现直接结算，合肥市、蚌埠市、滁州市和六安市实现居民医保门诊慢性病省内异地直接结算。

八、推进智慧医保建设

2019 年是安徽省医疗保障信息化建设新系统建设起步、旧系统整合运行的过渡之年。9 月 6 日，省医疗保障局印发《关于推进全省医疗保障信息化工作的实施意见》，明确医疗保障信息化建设目标和内容；同时组织编制安徽省医疗保障信息平台项目建议书、可行性研究报告和初步设计方案，启动信息化建设项目评估、审批等工作。新的医保信息系统按照国家医疗保障局医保专网规范组网，可以实现纵向同国家、省、市、县、乡（街道社区）、村六级，横向与人社、卫生健康、财政、税务等部门，以及医院、药店、商业银行、保险公司等单位数据互联互通。

为推动“互联网＋医保”政务服务水平，提升医保经办服务线上化程度，安徽省承担国家医保电子凭证试点任务，选定合肥市和滁州市为试点城市，结合实际情况制定实施方案、梳理建设任务、明确职责分工、组织清洗上报基础数据，准备试点运行支撑环境，改造现有医保信息系统。

重要活动

2018 年

1. **安徽省医疗保障局挂牌成立。** 11 月 28 日，安徽省医疗保障局挂牌成立，安徽省人民政府副省长杨光荣出席挂牌仪式。安徽省医疗保障局为省政府直属正厅级机构，金维加任党组书记、局长。

2. 开展抗癌药省级谈判议价。 12 月 14 日，省医疗保障局成功完成全省 13 种使用量大的抗癌药带量采购谈判。通过谈判议价，13 种药品价格在企业自主降价 13.09％的基础上又平均下降 26.43％，平均降幅达 39.52％。

3. 召开全省打击欺诈骗保专项行动“回头看”调度会。 2018 年 12 月 20—21 日，在合肥市召开全省打击欺诈骗保专项行动“回头看”调度会，传达国家医疗保障局专项行动“回头看”工作部署会议精神，总结交流专项行动工作开展情况，听取各市情况汇报。各市人社局、卫生健康委有关负责人参加。

2019 年

1. 启动全省打击欺诈骗保集中宣传月活动。 4 月 2 日，安徽省医疗保障局会同合肥市政府联合举办省暨合肥市打击欺诈骗保集中宣传月活动启动仪式。宣传月活动期间，全省各级医疗保障部门以政府网站、政务微信及医保经办机构和定点医药机构为宣传主阵地，宣传医保政策法规、公布投诉举报电话、曝光典型案件。宣传月期间，全省共发放宣传折页、宣传品等 60 多万份，举办讲座、培训 300 多场。

2. 全省医疗保障工作会议召开。 5 月 17 日，安徽省医疗保障工作会议召开，会议传达省委书记李锦斌、省长李国英关于医疗保障的批示精神，部署安排全省医疗保障重点工作，副省长杨光荣出席会议并讲话。期间，套开全省医疗保障系统党风廉政建设和反腐败工作会议。

3. 省属公立医疗机构医用耗材采购联合体成立。 6 月 27 日，安徽省属医院医用耗材采购联合体举行成立仪式，国家医疗保障局局长胡静林、安徽省人民政府常务副省长邓向阳出席。该联合体由 18 家省属医院组成，主要负责省属医院高值医用耗材带量采购谈判议价工作，中国科技大学附属第一医院（安徽省立医院）为省属医院医用耗材采购联合体牵头单位。

4. 开展省属公立医疗机构高值医用耗材集中

带量采购谈判议价。7 月 30 日，安徽对省属公立医疗机构骨科植入脊柱类、眼科人工晶体类高值医用耗材开展集中带量采购谈判议价，成功完成 86 个骨科脊柱类、8 个人工晶体类产品谈判，价格平均降幅分别为 53.4%、20.5%。

5. 省属公立医疗机构医用耗材采购正式签约。8 月 2 日，安徽省省属公立医疗机构医用耗材采购联合体带量采购谈判议价签约仪式在中国科技大学附属第一医院（安徽省立医院）举行。中科大附属第一医院党组书记刘同柱代表医用耗材采购联合体与 15 家谈判成功企业分别签订骨科植入（脊柱）类、眼科人工晶体类带量采购协议。

6. 省内异地就医门诊结算信息系统上线。9 月 15 日，安徽省省内异地就医门诊结算信息系统上线，全省 16 个统筹区职工医保普通门诊和门诊慢性病省内异地就医实现直接结算，合肥市、蚌埠市、滁州市和六安市实现居民医保门诊慢性病省内异地直接结算。

7. 长三角异地就医门诊费用直接结算系统联通。9 月 25 日，长三角地区异地就医门诊费用直接结算工作阶段总结会在安徽省宣城市旌德县举行。长三角地区三省一市医疗保障局负责人及相关部门和部分统筹区、定点医药机构负责人参加会议。会上，三省一市共同宣布长三角异地就医门诊费用直接结算系统全面联通，同时启动了安徽、浙江和江苏三省的互联互通工作。

典型案例

案例一：安徽省率先开展医用耗材集采探索

一、改革背景

高值医用耗材价格虚高一直是群众反映强烈的突出问题。2019 年 5 月 29 日，中央全面深化改革委员会第八次会议审议通过《治理高值医用耗材改革方案》。安徽省作为首批招采改革试点省份，在全国率先开展了高值医用耗材集中带量采购探索。

二、改革成效

2019 年 7 月，安徽省在省属医院针对临床需求量较大且价格虚高较为严重的骨科脊柱类耗材和人工晶体类耗材组织开展产品带量采购谈判议价试点。经过谈判议价，骨科脊柱类 86 个产品平均降价 53.4%（其中国产产品平均降价 55.9%，进口产品平均降价 40.5%）、人工晶体 8 个产品平均降价 20.5%（其中国产产品平均降价 18.1%，进口产品平均降价 20.9%）。经测算，两类耗材降价后每年可节省医疗费用 3.99 亿元。

三、经验做法

（一）集中带量采购解决招标采购分离问题

带量采购的实质是医疗保障部门组织医疗机构对采购量大的产品进行集中交易，通过“量价挂钩”实现“以量换价”。2019 年 7 月，省医疗保障局、卫生健康委、财政厅、药监局联合印发《安徽省属公立医疗机构高值医用耗材集中带量采购谈判议价（试点）实施方案》，确定以省属公立医疗机构为核心的联合体采购思路，组织全省公立医疗机构形成采购联盟，参与带量采购谈判议价，以一体化集中采购取代碎片分散化采购，实现规模采购、效率采购。

在采购范围上，为防止出现市场份额较小且临床评价不高的同类产品入选目录后，通过恶意降价抢占市场导致“劣币驱逐良币”的现象，安徽省将此次带量采购的品种目录限制在上一年度采购量大、临床使用较成熟的产品。全省第一批带量采购将 2018 年度省属公立医疗机构眼科人工晶体类、骨科脊柱类总采购量的 80%作为采购标的，通过合同约定采购量、临床优先使用等措施稳定企业预期、降低企业营销成本、调动企业积极性，买方“以量换价”、卖方“以价换市”，真正实现“以量换价、以价换市，招采合一”。

（二）组套谈判解决竞争标准不优问题

为解决医用耗材标准不一、分类不清的问题，安徽省采取以临床需求为导向的“组套分组法”，建立起可竞争、可比价的价格形成体系，使产品真正实现充分竞争竞价。

“组套分组法”围绕临床手术需要，将必须具备的医用耗材按照整个系统分为若干个组套(类似于设计出满足不同人群需要的“通用套餐”)，把每个组套中的通用组件名称全部列出，在具体单一组件下按功能和长度再分为具体单件产品。以第一批骨科植入类—脊柱类耗材为例，组套名称为胸腰椎后路钉棒系统，组套类的“螺钉、棒、横联装置”是满足本组临床手术所需的全部组件，耗材企业将产品按照组套及组件名称配置相应产品即可。安徽省开展的骨科脊柱类6个组套涵盖15家企业的146个产品，骨科关节类6个组套涉及14家企业的330个产品。“组套分组法”既可以实现两类耗材的整体性招采，也能建立起横向间不同企业同功能产品的比质比价体系。

(三)分步降价解决价格形成机制不顺问题

安徽省通过“四位一体、分步降价”模式，进一步理顺高值医用耗材价格形成机制。一是采集市场价，收集相关产品的全国省级中标价、挂网限价、带量采购价的最低价和全省公立医院实际采购价格情况，形成降价预期。二是专家内部评价，发挥专家专业优势，合理评判产品质量差异，议定谈判入围价，企业要书面确定是否接受入围价，实现初步降幅。三是企业竞争报价，接受谈判入围价的企业在入围价基础上再自报降幅，并在各方监督下公开解封唱标，现场竞价淘汰虚高报价，形成谈判入门价。四是双方谈判议价，专家组根据不同企业的产品特点，结合临床经验，对产品质量和服务综合判断，与企业代表开展谈判议价，通过平等、自愿协商，确定中选价。

(四)政策协同解决成果落地执行不畅问题

安徽省发挥医保牵引作用，将带量采购谈判议价节约资金的40%用于激励公立医疗机构，并适时调整过低的医疗服务价格，提升医院采购动力，调动医疗机构参与改革的积极性。与此同时，针对集采成果落地环节的难点与堵点，省医疗保障局配套制定了严禁二次议价、简化采购程序、按时回款、单项预算清算、专项医保基金预付、单病种付费定额费用不变等措施，促使集采成果落地惠民。

案例二：合肥市完善国家医保谈判药品“双通道”保障机制

为推动国家医疗保障局谈判药品政策落地，解决罹患恶性肿瘤、罕见病患者在医院购药难问题，合肥市于2018年创新谈判药品供应保障举措，在保障定点医疗机构供应谈判药品的同时，发挥定点零售药店在药品供应保障方面的优势，建立完善国家谈判药品在定点医药机构的“双通道”供应保障机制，打通服务群众“最后一公里”。

一、改革背景

2018年，国家医疗保障局建立谈判药品动态调整机制，同年9月将17种国家谈判抗癌药纳入医保支付。进入2019年，国家再次调整谈判药品品种，又将118种谈判药品纳入医保支付。但是，由于地方相关配套政策滞后，各地在落实国家谈判药品保障政策过程中出现了谈判药品“进得了医保，进不了医院”“看得见，够不着”等问题，好政策无法及时落地成为困扰地方医保部门的一道难题。

为推动政策尽快落地见效，合肥市医疗保障局从2019年开始，一方面，通过制定配套政策要求定点医疗机构保障国家谈判药品供应；另一方面，通过公开遴选方式选择定点零售药店供应国家谈判药品，建立起国家谈判药品在“两定”机构的“双通道”供应保障机制，解决患者购买不到谈判药品的难题。

二、主要做法

(一)实行政策倾斜，破解谈判药品“进院难”

为充分发挥定点医疗机构在谈判药品供应保障和临床安全使用方面的主体作用，合肥市实行公立医疗机构网上集中采购、零差率销售，采取简化采购流程、实施临时采购等措施，确保临床有药可用；同时，制定使用国家谈判药品医保支付倾斜支持政策，对合理使用的谈判药品费用单独核算，不纳入当年医保总额控制范围，并在编制下年度总额控制指标时充分考虑谈判药品使用情况，调整基金总额控制额度。不仅如此，合肥市还明确了使用谈判药品不纳入卫生健康部门“药占比”和医疗保障部门次均“三费”考核范围，使医院不再受限于相关考核指标，可以按照临床治疗所需保障患者合理用药。

（二）公开遴选药店，提高谈判药品可及性

为发挥零售药店在供应谈判药品中的积极作用，合肥市于 2018 年底制订了《国家谈判药品定点零售药店遴选工作方案》，并启动了国家谈判药品定点零售药店申报遴选工作，通过生产企业推荐、专家评审、现场核查、网上公示等程序，公开遴选谈判药品定点零售药店。

2019 年 1 月，合肥市首批公开遴选了 7 家国家谈判药品定点零售药店，打通了谈判药品在医保定点零售药店供应保障渠道。

（三）优化经办服务，实行“一站式”医保结算

为方便患者购药结算，发挥定点零售药店在供应保障方面的便捷作用，合肥市于 2019 年 5 月在医保信息系统中开发了谈判药品定点零售药店联网结算功能模块。同时，合肥市还及时将谈判药品的规格、医保支付标准、限定支付范围和个人自付比例等内容在医保信息系统进行维护，督促“两定”机构做好新增谈判药品编码匹配对应工作，实现谈判药品基本医保、大病保险和医疗救助“一站式”直接结算。

（四）强化风险防控，推动规范化全程监管

为加强谈判药品管理、确保基金安全，合肥市于 2019 年 5 月印发《关于协议零售药店供应国家谈判药品纳入医保结算管理的通知》，建立定点管理备案制度，加强多环节监管，以处方流转为核心，落实“定机构、定医师、可追溯”等要求，实现患者用药行为全过程监管。参保患者可选择一家定点零售药店作为谈判药品医保定点结算药店，实行“一人一档”管理；定点零售药店则要向医保经办机构备案所经营谈判药品的品种和数量，为患者建立谈判药品使用档案，录入销售药品电子监管码，按照定点零售药店管理要求规范开展服务。

三、改革成效

合肥市实行“双通道”门诊购药制度后，先后将 17 种国家谈判药、国家确定的 36 种抗癌药、省内确定的 4 种抗癌药和 2019 年国家药品目录规定的 118 种谈判药品纳入“双通道”保障范围。2019 年全市谈判药品在定点零售药店购药报销 1685 人次，涉及谈判药品 25 种，发生药品费用 1729.34 万元，医保基金支付 1220.85 万元（含大病保险，下同），平均报销比例 70.6%；在定点医疗机构购买谈判药品 6.2 万人次，涉及谈判药品 45 种，发生药品费用 15515.19 万元，医保基金支付 10891.66 万元，平均报销比例 70.2%。

不仅如此，“双通道”机制还强化了定点医疗机构在谈判药品供应保障和临床合理安全使用的主体作用，发挥了定点零售药店在供应保障方面的便捷作用，实现了医保、医院、药店合作发力；完善了医保信息系统，推动基本医保、大病保险和医疗救助等“双通道”一站式直接结算，真正意义上实现了“让信息多跑路，患者少跑路”。

案例三：滁州推进智能监控，探索综合监管

为加强医保基金监管，充分发挥智能化监控作用，2019 年 5 月 21 日，国家医疗保障局印发《关于开展医保基金监管“两试点一示范”工作的通知》，滁州市被列入国家医保智能监控示范点地区。通过推进智能监控，建立“五化同步”模式，滁州市探索形成了医保基金综合监管机制。

一、专项化治理，形成高压态势

（一）强化组织保障

滁州市政府成立了由市委常委、常务副市长任组长，分管卫生健康、司法的副市长为副组长，市公安局、卫生健康委、医疗保障局等 11 个部门为成员的打击欺诈骗保工作领导小组；领导小组办公室设在市医疗保障局，负责领导小组日常工作，统筹推进打击欺诈骗保工作。

（二）开展高要求治理

滁州市将 2019 年定为打击欺诈骗保专项治理年，春季开展“春雷行动”暨集中宣传月活动，夏冬两季开展“异地检查”行动，秋季开展“飓风行动”，全年开展常态化稽核行动，加快形成“不敢骗、不能骗”的高压态势。专项治理严格控制自由裁量权，对查实的欺诈骗保案件全部实施五倍顶格处罚。

（三）取得显著成效

4 月 22 日，“春雷行动”启动，县级自查核查“两

定”机构441家，暂停15家机构医保定点资格；7月7日，启动异地互查行动，市级飞行检查单次处罚金额高达285.24万元。

2019年滁州市打击欺诈骗保治理行动共计受理查处违规行为为653起，涉及金额5211.44万元，暂停定点协议机构159家，解除协议11家。

二、智能化监控，提升监管水平

（一）建设监管信息系统

滁州市建设的医保基金智能监控系统功能较为完备，2019年全年通过智能监控系统梳理出违规信息13.12万条，涉及处罚信息6.82万条。

（二）完善智能监控规则

滁州市基于安徽省医保三大目录、临床知识和物价收费标准，针对重复收费、门诊慢性病、支付范围、过度医疗等重点监控领域，对智能监控规则进行了本地化梳理，开发滁州本地康复诊疗规则，优化完善智能监控软件。

（三）健全医师代码系统

完善医师代码管理功能，将审核通过的代码录入全市医保医师代码库，通过绑定医保医师代码和每一笔医保费用，方便从费用追踪到个人，进而实现对医生医疗行为的“事前、事中、事后”全过程管理。

（四）优化业务经办流程

为健全管理流程、打造可监控的信息化管理平台，滁州市按照系统业务模块划分抽调各个业务科室骨干人员组成专家团队，建立智能监控系统的使用和管理方案，制定移动稽核打卡规则，明确电子病历上传规范，完善医保医师扣分细则，改进事前提醒和事后复审机制。

（五）组建医保专家智库

为加强全市医疗保障管理的科学化、规范化、专业化建设，滁州市于2019年2月28日开始征集建立市医疗保障专家智库，让专家在政策制定、风险评估、后续评价和打击欺诈骗保等工作中提供优质咨询，协助合理决策。7月8日，来自医保、医疗、药品监督、物价、财政等领域的105位行业知名人士入选专家智库。

三、网格化管理，健全基层组织

2019年5月28日，滁州市打击欺诈骗保领导小组办公室制定了《滁州市基层医保监管服务队伍建设管理暂行办法》，延伸推进基层医保队伍建设。

（一）构建监管网格

以村（社区）为基本单元，将全市监管区域划分为1230个网格，组建乡镇（街道）医保管理员和村级（社区）医保监管信息员队伍，实现监管服务力量向基层倾斜、打通监管服务“最后一公里”。

（二）明确工作职责

为便于基层医保队伍监督辖区内定点医药机构的医保行为，滁州市明确了乡镇（街道）医保管理员负责医保政策宣传、协助办理参保、协助参保材料初审和监督辖区内医药机构等11项职责；村级（社区）医保监管信息员负责医保政策宣传、协助办理参保、协助医保管理员工作和配合经办机构核查等9项职责。

（三）定期开展考核

为确保基层医保监管服务质量，县级医保行政部门每年组织对乡镇（街道）医保管理员进行考核，并按不低于20%的比例抽取村级（社区）医保监管信息员进行考核，考核结果纳入乡镇（街道）年度考核中。

（四）强化经费保障

乡镇医保管理员和村级（社区）医保监管信息员的劳务经费通过县级财政保障或从打击欺诈骗保处罚费用中列支。在打击欺诈骗保行动中，管理员和信息员提供可靠线索及证据经查实的，奖励金额比例可提高20%。

四、社会化监督，促进全民监管

为了更好地开展社会化监督，市打击欺诈骗保领导小组办公室于2019年5月28日研究印发《滁州市医保社会监督员队伍建设暂行办法》，在全市范围内选聘了100名党代表、人大代表和政协委员组建起医保社会监督队伍。

为进一步拓宽举报渠道，7月8日，滁州市在全省率先开通全市统一的“96355”医保举报专号，接受群众举报信息。

与此同时，滁州市向社会及时公布查处到的违规信息，接受社会监督，并将暂停和解除协议的定点医药机构纳入内部“黑名单”，完善诚信体系。2019年，市、县两级共计公布了15批、涉及133家“两定”机构的违规行为。

五、法制化推进，完善监管保障

2019年6月19日，滁州市政府出台《滁州市基本医疗保险监督管理实施办法(试行)》。

6月17日,市医疗保障局印发《滁州市基本医疗保险定点医药机构服务协议范本(试行)》;6月26日,市医疗保障局和市财政局印发《滁州市欺诈骗取医疗保障基金行为举报奖励实施细则(试行)》等配套管理制度,并同步积极争取人大立法;从医保参保管理、待遇支付标准、协议机构管理办法、医保监管等方面细化政策和流程,确保医疗保障各项工作在规范的轨道上运行。

福 建 省

工作综述

2018年10月26日，福建省医疗保障局正式挂牌成立，作为福建省政府直属机构（正厅级），下设省医疗保障基金中心、省药械联合采购中心、省医疗保障电子结算中心等3个正处级事业单位。随后，全省各设区市相应完成医疗保障局组建工作，其中市级以下机构实行垂直管理。截至2019年底，全省基本医疗保险参保3788.10万人，其中参加职工基本医疗保险841.38万人，参加城乡居民基本医疗保险2946.72人。全省职工基本医疗保险基金总收入（含生育）373.36亿元，总支出（含生育）297.54亿元，累计结存（含生育）700.92亿元。全省城乡居民基本医疗保险基金总收入234.14亿元，总支出242.00亿元，累计结存95.74亿元。

一、医疗保障水平稳步提升

（一）落实抗癌药医保支付政策

提高参保人员医疗保障水平，将国家谈判药品等救命救急好药纳入医保，并按照国家规定的限定支付范围执行。2019年全省17种抗癌药医保报销共计3.33万人次，统筹基金支付1.90亿元。

（二）完善“两病”门诊用药保障机制

在现有城乡居民医保普通门诊和门诊慢性病、特殊病种待遇的基础上，出台高血压、糖尿病（“两病”）门诊用药保障政策，进一步提高居民医保门诊保障能力，减轻参保患者门诊用药费用负担。2019年，全省城乡居民“两病”报销比例分别达到73.52%、73.34%。

（三）实施医疗保障精准扶贫

全省建档立卡贫困人口享受进一步完善精准扶贫医疗叠加保险的共有80445人；发生医疗费用66496.74万元，通过基本医保、大病保险、医疗救助报销52619.58万元，医疗叠加保险政策实际补助9030.12万元（其中第一道实际补助2561.2万元，第二道实际补助4266.46万元，第三道实际补助2202.46万元），享受补助政策后实际报销金额61649.7元。

二、职工基本医疗保险基金省级统筹

2019年，福建在全国先行探索医保基金省级统筹。以各地当年实际征收职工医保基金的30%筹集省级统筹基金，综合考虑各地基金征收率、职工赡养比等因素设定分配指标体系，同步建立双向封顶调节和医改激励机制，合理均衡地区间基金负担。2019年福建共统筹集中99.83亿元，分配各统筹区96.10亿元，留存风险调节金3.30亿元、医改激励金0.43亿元，共有6个统筹区受益8.11亿元，调剂后各统筹区年人均拥有基金量差从1145元下降至791元，统筹结果与各地市经济发展水平、医保基金收支状况相吻合，初步实现改革预期效果。

三、生育保险与职工基本医疗保险合并实施

2019年11月29日，省医疗保障局联合省财政厅、省税务局印发《关于印发〈福建省全面推进生育保险与职工基本医疗保险合并实施工作方案〉的通知》，确定2019年年底前实现福建省生育保险和职工基本医疗保险合并实施，做到参保同步登记、基金合并运行、征缴管理一致、监督管理统一、经办服务一体化。12月31日，省医疗保障局再次联合省财政厅印发《福建关于完善生育保险与职工基本医疗保险合并实施有关政策的通知》，进一步明确和完善“两险”合并实施有关政策，实现“两险”基金合并运行和一体化管理。

四、城乡居民大病保险制度

2019年，新增财政补助资金的一半（在2018年人均筹资标准上增加15元）用于城乡居民大病保险，按不高于上年度人均收入的50%降低大病保险起付线，大病保险政策范围内报销比例提高至不低于60%。2019年，城乡居民大病保险共赔付金额达

18.52 亿元,同比增长 34.59%。

五、"三医联动"推进机制

率先建立"三医联动"医保牵头推进机制,积极发挥医保引擎作用。建立了医保牵头推进"三医联动"改革的五大机制(即药品采购激励机制、医疗服务价格调整机制、医保总额预付、按病种收付费改革和紧密型医联体打包支付)、三大渠道(即价格调整、医保支付和医院结存留用),通过"腾空间、调结构、保衔接",持续向医疗机构和患者释放改革红利,初步形成医疗、医保、医药协同联动的良好局面。

六、药品耗材采购

(一)建立招采、交易、结算、配送、监督一体化的省级采购平台

创新药品联合限价阳光采购机制,实行药品最高销售限价和医保支付结算价制度,对药品分类进行限价和带量采购。全面执行药品和高值医用耗材配送"两票制"。实行药品货款医保统一结算,全省药品货款统一结算率达 99.91%,解决了长期以来医院、医保、配送企业之间的"三角债"问题。

(二)开展全省药品带量采购改革

在厦门市率先落实国家药品集中采购和使用试点基础上,2019 年 6 月 1 日起以省为单位全面跟进实施,截至 12 月 31 日,累计节约医药费用 12.29 亿元。同时,动态调整药品最高销售限价,完善以市场为主导的药品价格形成机制。

(三)建立医用耗材价格共享机制

巩固福建省医用耗材零差率销售成效,实行耗材数据标准化、平台阳光采购和集中配送,通过"晒价格"方式让全省公立医院共享价格信息,共计挂网共享 27855 个,占在用产品的 88.94%,促进价格平均降幅 22.59%。

七、医保支付制度改革

(一)实行医保总额预算

在全省二级以上定点医疗机构门诊和住院开展基本医保付费总额预算,合理确定年度总额控制总量,细化分解各定点医疗机构总额控制指标,实行年终考核、弹性结算办法,并建立"结余留用、超支分担"激励约束机制。

(二)率先推进支付方式一体化改革

全面开展按病种收付费改革,实行收费与支付一体化改革,建立"结余留用、超支自负"激励约束机制,激发医院控制不合理费用的内生动力,让群众明明白白就医。截至 2019 年底,全省按病种收付费的病种数累计达 800 个,其中省属公立医院按病种收付费的病种数 407 个。三明市 22 家县级医院和省市 3 家医院(福建医科大学附属协和医院、福建医科大学附属福州市第一医院、厦门大学附属第一医院)DRG 收付费改革试点工作稳步推进,南平市被纳入 DRG 付费国家试点,实质性推动医院收费从"后付制"向"预付制"转变。

(三)实行县域医共体医保打包支付

充分发挥医保经济杠杆作用,对县域紧密型医共体开展医保基金打包支付,建立"统一预算、总额预付、超支不补、结余留用"机制,形成医联体内部统一的利益导向,推动医疗资源下沉、促进分级诊疗。

八、医疗服务价格管理

(一)完善"互联网+诊疗服务"收费政策

对远程会诊、远程诊断和互联网医院复诊诊查费等 3 类收费标准和规范进行明确,同步配套互联网诊疗监管相关文件,促进互联网诊疗服务规范有序开展。同时,研究制定专家门诊诊查费、省属公立医院部分中医项目价格调整方案,并报福建省政府审定。

(二)动态调整医疗服务价格

开展公立医疗机构主要指标运行情况监测,夯实医疗服务价格调整的基础,按照腾空间、调结构、保衔接的路径,开展医疗服务价格调整工作。2019 年,全省各地共调整医疗服务价格 10 次,涉及调价金额 3.71 亿元。

(三)梳理规范全省医疗服务价格项目

完成福建省医疗服务价格项目梳理规范,实现了收费与操作"两码合一",提高全省医疗机构收费、价格管理以及医保异地结算、医保稽核管理的规范化水平。

九、医疗保障基金监管

(一)强化日常稽核监管

建立健全医保智能审核监控系统运用,对重点药品、耗材和诊疗项目进行重点监控、预警分析,推动传统人工事后稽核模式向事前提醒、事中预警和事后监管转变。建立健全全省统一的医保医师代

码库信息系统，登记医保定点医疗机构3694家、医疗科室26292个、医保医师47004人。福州、厦门两市探索通过建立视频监控、人脸识别等手段，不断提升基金日常监管水平。

（二）持续深入打击欺诈骗保

在日常监管的基础上，综合运用智能监控、现场检查、突击检查等方式，不定期开展打击骗保套保行为专项整治，建立常态化、多形式的稽核机制。2018—2019年，福建省共追回医保基金5.53亿元。

（三）推进基金监管长效机制建设

扎实推进"两试点一示范"建设，出台举报奖励暂行实施办法、医保经办机构内控制度、重大案件集体审议工作规则等相关制度。福建省和福州市、厦门市分别被国家医疗保障局确定为创新监管方式、诚信体系建设和智能监控系统建设示范（试点）地区。开展全省医保基金监管集中宣传月活动，厦门市建成全国首个医保反欺诈宣教展厅。2018年、2019年，福建省医保基金监管综合排名分别位居全国第一位、第三位。

十、医疗保障公共服务

（一）规范医保窗口服务

推进窗口服务标准化，全省各级医保经办窗口实行"五制""三亮明""四公开"。积极推广"简化办""马上办""就近办"，着力解决政策落地"最后一公里"问题，共取消办事材料8项，简化10项，压缩时限5项，精简率达60%。

（二）深化"放管服"改革

全面取消对定点医药机构准入审批，放宽定点准入条件，对社会办医一视同仁，在福州等地推广定点管理备案制，实现7个工作日内备案开通服务。创新医保对台服务举措，2019年7月，莆田市设立大陆首家台胞医保服务中心，为台胞在大陆就医产生的医疗费用回台报销提供"一站式"代办服务，实现台胞在闽就医不回台即可报销。2019年，共受理台胞报销4例，完成报销1例。

（三）加强医保行风建设

创新医保与医院定期沟通会议制度，福建省、福州市医疗保障局局长每季度与定点医院召开现场沟通会。建立医保服务"好差评"制度，主动公开监督投诉电话。

（四）创新派驻医院医保服务站

开展医保服务站品牌创建活动，推动医保服务关口前移，在二级以上公立医院设立医保服务站，开展医保政策宣传咨询、门诊特殊病种登记、转外就医备案登记等相关服务，全省共设立医保服务站169家，通过终端延伸服务提升群众获得感。

十一、异地就医直接结算

结合"放管服"改革精神，简化异地就医备案流程，福建省各统筹区普遍实行省内异地就医免备案制。取消所有就医地证明，简化备案程序，备案范围全部扩大到统筹区或省份。各地分别通过远程电话备案、邮寄材料备案、依托异地商会代办备案、单位QQ和微信群备案等便民措施，为福建省参保人跨省就医提供便捷的经办渠道。

落实定点医疗机构准入工作，福建省内异地联网定点医疗机构达1213家。2019年，福建省跨省就医备案共计21.1万人次，来闽备案共计10.6万人次；福建省参保人跨省异地就医住院直接结算10.7万人次，结算费用26.2亿元，医保基金支付14.5亿元；来闽跨省异地就医住院直接结算2.92万人次，总金额5.12亿元，医保支出0.29亿元。

十二、医保信息化建设

出台福建省医保信息系统建设规划，统一全省医保信息化建设，做好与国家标准的对应对接。整合提升医疗保障信息化水平，建立了"一个统一平台、五大应用系统、内外网分别服务"的医疗保障信息化综合管理体系，包括药品阳光采购系统、药品货款代为结算系统、医保医师代码管理系统、医保实时监管系统、医保公众服务系统等。开发全省统一药品编码系统，解决药品采购代码、医保代码、各医疗机构结算代码互不相同的问题，以及一厂多码、一药多码、一码多药、一码位多用的问题。积极推广"互联网+医疗保障"，率先开展医保电子凭证联合试点，建设全省统一医保互联网应用交换平台，医保移动便民服务平台上线运行。

重要活动

2018 年

福建省医疗保障局挂牌成立。2018 年 10 月 26 日，福建省医疗保障局正式挂牌成立，作为福建省政府直属机构（正厅级），下设省医疗保障基金中心、省药械联合采购中心、省医疗保障电子结算中心等 3 个正处级事业单位。

2019 年

1. 率先实施城镇职工医疗保险基金全省统筹调剂。3 月 6 日，福建省政府办公厅印发《福建省城镇职工医疗保险基金全省统筹调剂实施意见》，在全国先行对医保基金全省统筹调剂进行探索。

2. 率先全面落实跟进国家组织药品集中采购和使用试点工作。3 月 18 日，“4＋7”国家组织药品集中采购中选结果在厦门市挂网采购和使用，成为全国率先落地的城市。5 月 16 日，福建省政府办公厅印发《福建省全面落实跟进国家组织药品集中采购和使用试点工作实施方案》，在全国率先以省为单位全面落实跟进国家组织药品集中采购和使用试点工作。

3. 举行“打击欺诈骗保 维护基金安全”集中宣传月活动启动仪式。4 月 2 日，福建省“打击欺诈骗保 维护基金安全”集中宣传月活动在厦门举行启动仪式。此次集中宣传月活动为期一个月，通过广泛宣传解读医疗保障基金监管法律法规和政策规定，强化定点医药机构和参保人员法制意识，引导人民群众积极参与医保基金监管，营造全社会关注并自觉维护医疗保障基金安全的良好气氛。

4. 开展大型政策宣传咨询活动。6 月 16 日，福建省医疗保障局联合福州市医疗保障局走进首届“海峡健康节”开展大型政策宣传咨询活动，活动现场开设医保知识答疑区，为前来参加活动的市民提供一对一的政策咨询服务，并宣传医保政策。

5. 设立大陆首家台胞医保服务中心。7 月 10 日，大陆首家台胞医保服务中心在莆田设立，中心为台胞在大陆就医产生医疗费用回台报销提供“一站式”代办服务，实现台胞在闽就医不回台即可报销。

6. 全国医改推进现场会在福建三明市举行。8 月 22 日，全国医改推进现场会在福建三明市举行，中共中央政治局委员、国务院副总理孙春兰在会上对福建探索实行医保省级统筹给予肯定。

7. 首家医保反欺诈中心落成。10 月 23 日，全国首家医保反欺诈宣教展厅在厦门落成。展厅分为医保体制、基金监管等七个板块，展示了厦门医保近年来打击骗保的重大典型案例及在改革历程中的创新与探索，旨在增强公众对医保政策的认知度，强化打击欺诈骗保警示教育，引导和动员社会各界共同参与到维护老百姓“救命钱”的基金监管联盟。

8. 走进“进博会”对接世界知名药械企业。11 月 5 日，福建省医疗保障局走进第二届中国国际进口博览会，走访了多家知名药械企业展位，结合福建省采购需求实际，与各参展企业分享福建省市场机遇、投资机遇、发展机遇，并提出采购意向。11 月 7 日，福建省药械联合采购中心和部分医药与医疗器械龙头企业签订了合作意向书。

9. 举行医疗保障系统行政执法资格考试。12 月 29 日，福建省医疗保障系统行政执法资格考试顺利举行，考试科目包括综合法律知识和医疗保障专业法律知识，分别在福州、漳州、三明设立考点，全省医疗保障系统共 1200 多人参加了考试。

10. 召开中共福建省医疗保障局机关党员大会。12 月 30 日，中共福建省医疗保障局机关党员大会召开，大会选举产生中共福建省医疗保障局机关第一届委员会和中共福建省医疗保障局机关纪律检查委员会。

11. 出台福建省全面推广“三明经验”深化医药卫生体制改革医保配套措施。12 月 31 日，经福建省委、省政府研究同意，省医疗保障局出台《关于扩大药品集中带量采购范围的通知》《关于开展公立医疗机构医用耗材集中带量采购试点工作的通知》《关于开展按疾病诊断相关分组收付费改革试点的通知》《关于完善职工基本医疗保险个人账户管理的通知》，作为福建省全面推广“三明经验”深化医药卫生体制改革重要举措。

典型案例

案例一：开展职工医保基金省级统筹调剂

2018年10月，国务院副总理孙春兰来闽调研，要求福建探索医保基金全省统筹，形成经验后向全国推广。在国家医疗保障局的指导下，经过广泛征求和吸收各方意见，省政府印发《福建省城镇职工医保基金全省统筹调剂实施意见》，自2019年1月1日起执行，在全国率先开展职工医保基金全省统筹调剂制度。

一、改革背景

（一）具备了省级统筹调剂的条件

福建省于2016年率先在全国改革医保管理体制，省、市两级成立医保办（局），省、市、县三级成立医保经办机构，其中县级经办机构上收市垂直管理，实现居民医保与新农合覆盖范围、筹资政策、保障待遇、医保目录、定点管理、基金管理“六统一”。2017年全面实现城镇职工医保、城乡居民医保、生育保险基金市级统筹，实现居民医保与职工医保的统筹层次、医保目录、定点管理和基金管理“四统一”。

（二）推进医保改革需要

近年来，福建省正在推进统一全省医保待遇目录、推进按病种收付费和DRG付费、改革医保支付方式、实行药品耗材采购配送结算监管一体化等工作，面临的突出问题是医疗保障发展不平衡不充分，各统筹区基金承受能力差别很大。从赡养比看，高的12.6∶1，低的1.3∶1；从基金结存量看，多的可支付26.8个月，少的仅可支付2.55个月；从住院报销比例看，高的74.6%，低的只有58.2%。如不实行全省统筹调剂，省里出台的一些改革措施，在地市将难以落地。

二、主要做法

（一）坚持稳妥推进

改革初期，着重于建立医保基金统筹调剂制度。一是明确调剂基金筹集范围。以各地当年度实际征收的职工医保基金收入为统筹对象。二是合理确定调剂基金筹集规模。调剂集中比例为30%，今后筹集比例将根据改革情况适当调整。三是建立基金增收激励机制。从第二年起，对各地当年应调剂集中金额比上一年度增加的部分，按50%的比例先行予以扣除，以调动各地应保尽保、应收尽收的积极性，进一步促进全民参保。

（二）注重均衡负担

综合各统筹区基金负担水平、医改推进力度、基金征缴力度等因素，合理分配统筹调剂基金，既防止调剂过度，产生“等、靠、要”的依赖思想，又防止简单的“削峰填谷”，挫伤基金结存较多地区的积极性。一是科学制定调剂基金分配办法，平衡赡养比例差距。调剂基金的分配以各地参保人数（包括在职人数和退休人数）和基金征收率等两个因素为主进行计算分配，其中退休人员按上年度全省参保退休人员人均医疗费用与全省参保在职人员人均医疗费用的比率进行换算后参与分配。二是实行调剂封顶调节机制，避免“鞭打快牛”和“大锅饭”。为确保调剂制度的平稳实施，避免部分地区基金调剂幅度过大，造成新的不平衡情况，对净上缴和净下拨比例进行调节控制，即对净上缴金额较大地区，其净上缴金额占其当年职工医保基金收入比例超过9%的部分，予以返还；对净拨付金额较大地区，其净拨付金额超过其当年职工医保基金收入20%的部分，予以留存，用于全省风险调节金。三是建立分配激励约束机制。把实施基金统筹调剂作为推动医改的抓手，调动各地深化医改的积极性，对净拨付地区所得调剂基金总额按5%集中，年终根据各地医改考核结果进行二次分配，以促进各地持续深化医改，激发自身“节支造血”功能，逐步提高地区医保基金平衡能力。同时，为确保统筹调剂工作平稳实施，要求各统筹地区对医保政策进行调整的，应当事先报福建省医疗保障局审核后方可执行。

（三）健全工作机制

按照“省级统筹调剂，分级管理使用”原则，强化各级政府医疗保障责任，既提高全省职工医保基金抗风险能力，又综合推进医保体制机制改革。一是规范调剂基金管理。明确全省职工医保调剂基金是医疗保障基金的组成部分，纳入省级医疗保障基金财政专户，实行收支两条线管理，不得用于平衡财政预算，不得划入个人账户。同时，调剂基金实行按季度预缴预拨，年终统一清算。二是明确地方管理责任。实行全省统筹调剂制度后，地方对职工医保基金管理的主体责任不变，即地方基金征收责任不变，省级调剂基金的分配与各地基金征收率挂钩，上缴基金因地方政策调整减少的部分需相应补齐；地方基金支出管理责任不变，实行统筹调剂后，医保基金结存仍归各地留存使用，各地出现基金缺口仍由各地负责兜底。三是强化绩效评价。开展基金统筹调剂和使用绩效评价分析，切实发挥基金统筹调剂作用，提高基金使用效率，促进参保人员待遇均衡。

三、初步成效

2019 年共统筹集中 99.83 亿元，分配各统筹区 96.10 亿元，留存风险调节金 3.30 亿元、医改激励金 0.43 亿元，共有 6 个统筹区受益 8.11 亿元，各统筹区换算后，年人均拥有基金量差从 1119 元下降到 749 元，达到了均衡福建省沿海与山区基金收入水平的预期效果。

案例二：福州深化“放管服”改革激发内生发展动力

根据关于深化“放管服”改革的决策部署，福州市医疗保障局主动作为，积极推进医疗保障领域的“放管服”改革，不断激发医药行业健康发展的内生动力，切实增强人民群众的获得感、幸福感和安全感。

一、在全省率先实行定点医疗机构备案管理

为进一步优化营商环境，2018 年 1 月 1 日起，原福州市医疗保障管理局（现福州市医疗保障局）在全省率先实行医疗机构定点备案管理，依法取得相关证照、主要执业项目在基本医疗保险诊疗项目范围内的门诊部（含）以上医疗机构及社区卫生服务中心、乡镇卫生院、社区卫生服务站、养老机构内设医疗机构和零售药店均可申请医保定点，不再设置任何前置条件。运行一段时间后，从 2019 年 5 月 1 日起，又在全省率先实行医药机构网上备案，办理时限从 20 个工作日缩短为 5 个工作日，实现了“一趟不用跑”。截至 2019 年 12 月 31 日，全市定点医药机构 5003 家，其中 2018 年后实行备案的定点医药机构 2305 家，占 46.1%。

二、建设精准治理的智能监管系统

（一）建立医保事前提醒机制

充分发挥大数据的强大分析功能，推动医保监管方式由事后稽查向事前预防、事中控制的转型升级，在全省率先建立医保事前提醒机制，门诊医师在开具处方前，可实时调阅和参考参保患者的诊疗记录，避免门诊重复开药问题，切实提高医保基金的使用效率。同时，在实现数据互联互通后，将参保人员门诊特殊病种就医范围扩大到所有已完成事前提醒功能改造的医疗机构，方便群众就医。

（二）上线医保视频监控系统

在定点医药机构刷卡结算区域免费安装高清摄像头，在全省率先建设视频监控系统，进行实时监控，对医保违规行为形成了有效震慑。

（三）启用医保人脸识别技术

积极融入“数字福州”建设，建立参保人员人像大数据库，在全省率先启用人脸识别身份核验系统，全面推行基层医疗机构门诊就医“先拍后结”，有效防范人卡不一、欺诈骗保等行为。

（四）建立医疗保障移动稽核管家系统

借助一部手机就能轻松“搞定”远程查房，有效防范挂床住院、冒名住院等行为。截至 2019 年 12 月 31 日，已在福州市第六医院、福州鼓楼医院和福清市医院等 15 家开展试点。

（五）建立医疗服务行为监管平台

充分运用人工智能和大数据技术，在全省率先试点上线医疗保障医疗服务行为监管平台，打造数据整合、特征构建、风险识别、靶向定位、动态预警的智慧监管体系，实现对医疗机构全过程、全周期医疗行为的精准定位。

（六）建成药店“云监管”平台

在深入剖析定点零售药店医保监管存在的短板问题的基础上，自主研发了“云监管”系统，探索完善“源头可追溯、全程可监控、风险可预警、证据可留存”的数字化监管新模式，着力破解定点药店监管难题。“云监管”平台上线后，为定点零售药店

监管插上了“科技翅膀”，初步实现了由人工监督向技术监督、由事后查处向主动出击的转型跨越。

三、建设便捷可及的公共服务体系

（一）实现定点零售药店脱卡结算

在全省率先推进定点零售药店移动应用平台建设，完善手机端医保身份的实名、实人认证机制，参保职工购药时，无需携带社保卡，手机扫码结算，便利度明显提高。截至2019年12月31日，全市2082家定点零售药店全面开通扫码购药功能，在省内位居前列。

（二）开展电子处方流转试点

全面推进医保数据治理和运用，遵循“安全、合规、便民”的原则，在全省率先完成电子处方流转的大数据平台建设，允许门诊患者自主选择在定点医疗机构或定点零售药店购药，努力为群众就医提供便利。

案例三：厦门创新推动药品集采试点

2018年8月，厦门市纳入国家组织药品集中采购和使用试点城市，开展以公立医疗机构为集中采购主体，跨区域联盟集中带量采购试点工作。厦门市医疗保障局迅速创新出台多项配套措施，2019年3月15日启动中选药品采购工作，成为全国首个落地药品集采和使用的城市。中选药品价格平均降幅52%，最高降幅96%，实现“政策可落地、药企可接受、医院可执行、患者可放心”的共赢局面。

一、创新情况

（一）创新药采机制

围绕“确保使用、确保质量、确保供应、确保回款”，充分发挥市医疗保障、卫生健康、市场监管多部门联动推动改革的作用，出台配套措施和考核办法，建立健全协同联动机制。通过多部门配套政策，将试点考核结果与医保结算、医保考核协同，与公立医院绩效考核、公立医院院长年薪、医生工资总额、公立基层医疗机构综合激励考核及单位评优评先挂钩，实现考核结果多方联动。以政策“组合拳”加强试点工作的贯彻实施力度，达到医院执行更到位、药品质量更放心、患者负担明显降低的目标。

（二）创新药采监管

为加强试点工作的监管，国内首创厦门市“国家组织药品集中采购和使用监管平台”，实现药品配送、采购、结算、库存和使用在同一平台上一体化全流程监管。在药品配送上，为配送企业的履约情况提供了更切实准确的监管方式，进一步提高了对配送企业配送能力的要求，有力保障医疗机构用药需求；在药品采购上，将监管前移至医疗机构采购端，实时反馈采购情况，显著提高了监管效率；在货款结算上，药品货款回款情况一目了然，实时跟踪回款周期；在使用监管上，充分利用大数据优势，科学分析采购情况，实现高效监管，创新药采监管机制。

（三）创新结算模式

为确保中选药品及时回款，相比其他试点地区根据协议量分期预付的货款模式，厦门市直接结算模式，不但解决了医药领域的传统“三角债”问题，缩短回款周期，降低企业交易成本，更是最大限度控制医保基金支付风险，有效提高基金使用效率，得到了供需双方的一致认可。

二、主要做法

（一）打造一个平台，全流程把控

一是药品配送全程跟踪，实现药品流向可追溯。自医疗机构通过平台下单采购起，系统自动记录各关键事件节点，如下单时间、配送企业响应订单时间、发货时间以及医疗机构到货入库确认时间，实现了对中选药品配送全流程的实时跟踪与可追溯。

二是医院采购全程提醒，实现完成情况可预判。根据医疗机构协议量及采购比例要求，结合历史采购数据，系统自动分析生成各医疗机构各药品的月度任务指标，在医疗机构采购前、采购中、采购后自动提醒，并给出中选品种采购建议。同时，对年度中选药品占比比值进行预判，实时提醒医疗机构，确保完成采购任务。

三是货款结算实时更新，实现结算账单可查询。打通监管平台与药品货款结算平台，实时更新药品货款结算完成情况，掌握回款周期。同时，每笔货款结算账单，医疗保障部门、医疗机构和配送企业均可线上查询。

四是运行情况智能分析，监测监管显高效。监管平台按照药理分类，整合药品的采购使用数据，结合医疗机构的历史采购情况进行综合分析，自动生成监测报表，迅速定位存在异常行为的医疗机构，线上发起约谈通知单。

（二）建立两个机制，多部门联动

一是部门配套政策联动。医疗保障部门制定差别化的药品医保支付标准和医保基金结存留用办法，卫生健康部门落实医疗机构中选药品采购和使用，市场监管部门做好中选药品质量监管，确保药品质量安全。

二是试点考核结果联动。医疗机构试点完成情况与医保结算协同，结存部分留用；与医保定点协议管理结合，对未按要求完成采购量的公立医疗机构，当年度医保考核不及格；与公立医院绩效考核、公立医院院长年薪、医生工资总额、公立基层医疗机构综合激励考核及单位评优评先挂钩。

（三）探索直接结算，多方面共赢

探索医保直接结算模式，将中选药品纳入福建省药品货款代付结算范围，由医疗保障部门与配送企业直接结算药品货款，保证了中选药品回款及时、高效，周期显著缩短，回款周期由原来的 3 个月左右减少到 27 天。

三、取得成效

（一）试点工作成效

药价更低，患者负担显著减轻。截至 2019 年年底，试点医疗机构积极使用 25 个中选药品，共计开出中选药品处方 312 余万张，参保人刷卡使用相关药品费用减少 1.4 亿元，人均费用下降 60.4%。

采购更省，医院协议执行良好。截至 2019 年年底，中选药品占同品种药品采购总数的 90.86%，试点医疗机构完成全市总标的量的 225.58%，节省采购资金 1.9 亿元。

周期更短，药企回款流程简化。一是回款流程简化，由医保经办机构直接向药品配送企业代为支付货款，缩短中间环节；二是回款全额结清，中选药品货款全部结算；三是回款周期提速，回款周期平均为 27 天，回款比例为 100%。

供应更快，药品供应充足及时。一是配送企业中选药品库存充足，可以支持发货天数平均为 54 天，25 个品种均未发生过供应短缺问题；二是保障药品能够及时快速供应，配送企业均能在 12 小时内响应订单，24 小时内将中选药品配送到医疗机构。

质量更好，药品使用安全放心。药监部门加大对中选药品的检查力度，省市药监部门对 25 个中选药品进行质量检查，均未发现质量不合格情况。

（二）各级部门肯定推广

受到国家肯定，“厦门经验”广泛宣传。2019 年 1 月 28 日，国务院副总理孙春兰作出重要批示：“厦门市落实国家药品集采试点会精神，准备扎实、政策导向鲜明、思路清晰、举措具体，请专项组广泛宣传推广厦门经验”。国家督导组来厦督导，认为试点准备工作独具厦门特色，可供其他试点城市学习，国家医疗保障局进行肯定推介，监管平台向全国推广。

全省跟进，政策扩散效应增强。在厦门市试点经验的基础上，2019 年 6 月 1 日，福建省启动全省跟进药品集中采购试点工作，厦门在会上作经验介绍。

案例四：龙岩探索“五个一”智慧医保便民服务模式

龙岩市整合全市医保信息系统资源，建设市级统筹医保服务平台，延伸监督管理触角，形成“五个一”智慧医保便民服务模式，减轻参保人员就医负担，取得了较好成效。

一、构建“一张网”体系

（一）部门管理“一张网”

改变原医保分模块、分类别、多部门管理的模式，统筹全市医疗保障工作，通过将原城镇职工医保、原城镇居民医保、原新农合三大医保参保对象纳入“一张网”管理，最终将 277.9 万条参保信息记录整体迁移到全市统一的医保信息系统和参保人员信息库中，形成参保数据信息资源“一张网”信息管理模式。

（二）信息并轨“一张网”

改变原各类医保信息系统割裂和信息碎片化状态，建立全市统一的医保信息系统和参保人员信息库，筛查整理，整体迁移，整合并轨职工医保、城镇居民、新农合参保人员等各类对象参保数据，形成参保数据信息资源多端口接入、“一张网”汇集的管理模式。

（三）监督审核“一张网”

改变以往依靠人工大量核查工作监督审核的传统模式，在全省率先利用智能化信息手段开展医保基金支出审核工作，引入全流程监控和智能审核系统，形成“事前提醒、事中监控、事后审核”的医疗服务行为监管机制。探索创新监管模式，在全省率先改造完成全省联网异地安全密码校验和系统三层架构，实现对全市763家定点零售药店的视频监管、图像抓拍管理与服务，并将其全部纳入省级联网定点服务，实现了全省参保人员在本地定点零售药店直接刷卡购药及安全保障。

二、集成“一卡通”就医

（一）统一就诊编号

改变以往一诊一编号、一人多诊号乱象，统一将就诊人身份证号码作为唯一就诊编号，实现一人一号就诊。参保患者就诊或住院时，由系统联网进行身份识别，获取病人身份证号码进行就诊。截至2019年年底，全市已办社保卡319万张。

（二）就医功能一卡汇集

改变原医疗机构“一院一卡”且互不相认的诊疗卡模式，以群众已持有的社保卡代替医疗机构临时就诊卡，取消了各医疗机构首次开通临时就诊的开卡费用，通过积极引导参保人员持社保卡就医，截至2019年年底，龙岩市住院持卡就诊率为100%。

（三）诊疗信息一卡共享

参保人员在各家医院就诊过程中产生的信息，均以社保卡号码为索引保存留痕，就诊时医生可直接打开患者健康档案进行诊疗，避免不必要的重复检查。实现一人一卡持卡通行，释放参保人员沉淀在“一院一卡”上的资金，有效减轻群众诊疗卡制卡费用和重复检查费用负担，让群众从“一人多卡”“重复检查”中解脱出来。

三、建立“一站式”结算

（一）建立“五位一体·一站式”结算系统

通过建立统一、规范的“一站式”结算模式，参保人员在定点医疗机构就医实现基本医疗保险、大病保险、医疗救助、生育保险和精准扶贫“一站式”即时结算。2019年全市“一站式”结算64.81万人次、窗口零星报销量同比降低33.99%。

（二）开通全省、跨省联网结算服务

开通全省、跨省异地就诊直接持卡结算服务，取消省内异地住院备案，有效解决参保患者报销“多头跑、来回跑”问题和异地就医人员报销周期长、垫资负担重、办理手续往返奔波劳累等难题，真正实现医保报销“一趟不用跑”。2019年跨省异地结算5623人次、结算报销金额7140.45万元。

四、推进“一平台”服务

（一）完善平台服务功能

推行市级政府平台网上便民服务，依托“e龙岩”和“龙岩医疗保障”微信公众号平台，设“医疗保障”热点服务专栏，在全省率先开通参保人员门诊特殊病种认定全流程掌上办理，集信息查询、业务办理等33项医保服务，实现医保信息查询功能全覆盖。

（二）融合线上线下业务

上线“医保药店移动支付系统”，开通电子社保卡医保结算码，在全国率先实现“电子社保卡”线下药店医保个人账户支付功能应用，参保人员可在官方应用上授权生成二维码，替代实体卡应用。在全国率先推出以药品为索引的线上找药服务，在定点零售药店分批投放自助售药机，确保24小时不间断提供售药服务，提高日常购药便捷性，解决夜间买药难题。2019年，龙岩市电子二维码支付75875笔，共计719.75万元，便民找药262条，自助售药机已布点6台。

五、实行“一窗口”前移

（一）医保服务窗口前移进驻行政服务中心

市、县两级医保窗口均进驻行政服务中心，重新梳理优化出31项办事规程，压缩办理时限至40%，承诺时限压缩在8个工作日，精简办事材料，打通部门间信息传递查询渠道，实现“信息多跑路、群众少跑腿”，确保参保人员可在行政服务中心“一窗口”办理所有医保业务。

（二）打造“微型”医保服务窗口

在二级及以上定点公立医疗机构建立驻点医保服务窗口，实现参保人员可直接在医保服务站办理异地转诊手续、门诊特殊病种审批登记、新生儿参保登记等简单医保业务，打造“微型”医保中心窗口，将医保业务端口前移。2019 年通过驻点服务站窗口，办理各类医保业务工作量约 32000 人次。

案例五：宁德推行医保基金全流程监管

2019 年以来，宁德市医疗保障局通过实践研究总结出一套医保基金全流程监管新模式，线上线下齐发力，努力构建定点医药机构“不敢骗、不能骗、不想骗”的监管体系，进一步提高医保基金使用管理的安全性、高效性。

一、创新情况

（一）线上智能监控促事前预警

宁德市医疗保障局通过实施在线实时监控、智能审核反馈、动态稽核规则等新手段，促进医保信息系统迭代升级，完善“预防性干预”事前预警功能。在所有定点药店建立智能监控平台，实现医保刷卡消费数据和现场实时影像同步在线监控；将全市定点医疗机构纳入医保稽核系统管理，实现医疗机构和诊疗行为大数据分析全覆盖；通过医保信息系统实时传送和结算功能，将参保人员在就诊、住院期间医疗审核环节发现的问题迅速反馈给医疗机构，及时纠正医疗机构医疗服务行为；动态调整智能稽核规则，建立健全事前监管数据库，进一步加强对药品耗材使用、医疗服务行为、医保基金使用等情况的数据整合、风险识别，让监控和预警分析更加精准、高效、科学。

（二）线下精准发力促事中监管

一方面，在全市二级以上公立医疗机构设立医保服务站，切实发挥窗口审查把关作用。在具体工作中注重把好“六道关”：一是把好收费关，重点审核医疗机构是否存在违规收费行为。二是把好诊疗关，重点审核医疗机构是否存在违规用药、重复检查等不合理诊疗行为。三是把好住院关，重点审核医疗机构是否存在恶意挂床、分解住院等行为。四是把好票据关，重点审核慢性病人员申请特殊门诊时所提供的医疗票据是否真实有效。五是把好编码关，重点审核医疗机构耗材编码对应，检查是否存在诊疗项目串换套用编码等行为。六是把好身份关，重点审核医疗机构是否存在留存、虚假、冒用参保人员社会保障卡等行为。

另一方面，积极主动联合市卫生健康、市场监管等部门共同参与医保基金监管工作，建立统一部署、共同检查、案件移交、联合惩处的联动机制，形成整体联合防控工作运行模式。2019 年，宁德市医疗保障、卫生健康、市场监管等多部门联合组织近 260 人次检查人员，运用数据支撑、联审稽查、交叉检查、后台抽查等多种形式，通过智能稽核系统线上稽核、药店视频监控、现场调阅病历、查看病房、电话回访、当面问询、约谈等多种手段共检查 86 家（次）定点医疗机构、137 家（次）定点药店。

（三）构建长效机制促事后规范

一是建立评级机制。将全市定点医药机构医保基金运行内部管控和日常监管情况，作为医保系统内部实施差别化监管的依据。根据医保服务规范程度逐一从高到低评定为 A、B、C 三类，并定期进行动态调整。评定为 A 类的，减少日常稽核检查频次；评定为 B 类的，保持正常的检查频次；评定为 C 类的，列入重点监管对象，增加检查频次。截至 2019 年 12 月，宁德市共确定 A 类定点医药机构 56 家，占比 9.69%；B 类 480 家，占比 83.04%；C 类 42 家，占比 7.27%。通过分类监管，促进医保定点医药机构诚信水平提升。

二是建立失信惩戒和医保“黑名单”制度。将检查中发现存在严重违规的医疗机构和个人列入“黑名单”，构建“不敢违、不能违”的约束机制。截至 2019 年 12 月，列入医保“黑名单”的医疗机构有 2 家，医务人员 2 名。

三是建立约谈机制。对打击欺诈骗保专项检查中发现存在违法违规行为的定点医药机构进行约谈，要求被约谈医药机构做出合法合规经营承诺。截至 2019 年 12 月，已集中约谈医药机构 355 家，单独约谈 7 家。

二、工作成效

（一）监管效率再提升

宁德市医疗保障局通过不断提升医保信息化系统建设，在监管领域形成了线上线下相互补充、协作的格局，线上发现线索，推动线下精准查处，线下稽查成果又及时梳理转换为线上规则，初步实现了从粗放监督向精准监督、从个体监督向群体监督、从个案监督向大数据监督的智能化、数字化监管转变，逐步建立起源头可溯、风险可控的医疗保障监管体系。

（二）基金安全有保障

2019年以来，宁德市医疗保障系统持续加大对定点医药机构监督稽核力度，与多部门横向联动，通过专项检查，共处理定点医疗机构64家，定点药店79家，查出追回违规金额3238.72万元，其中涉及2018年度1642.31万元，2019年度1596.41万元，有力震慑定点医药机构各类欺诈骗保行为，有效维护医保基金安全。通过充分发挥医保基金“指挥棒”作用，促进医疗机构加强管理、降低成本、提高效率，控制医疗服务中过度检查、过度诊疗、过度用药等行为，有效改善医患关系。

（三）警示教育起作用

在宁德市医疗保障局网站开辟打击欺诈骗保专栏，公布社会监督举报电话，通报21家定点医疗机构和10家定点药店的违规行为和处理情况，并被多家新闻媒体转载刊发，进一步引导定点医药机构提高对打击欺诈骗保重要性的认识，对全市医药机构产生了强有力的震慑。

江西省

工作综述

2018年11月14日，江西省医疗保障局正式组建运行。一年多来，省医疗保障局实施江西医保“1235”工程（即聚焦全面建立中国特色医疗保障制度这一条工作主线；坚决打赢医保扶贫攻坚战和打击欺诈骗保持久战两场硬仗；推进支付方式、药耗集采和定点医药机构监管三项改革；加快智慧医保、公平医保、阳光医保、满意医保和责任医保五项建设），全省医疗保障事业稳步开局。截至2019年12月，全省基本医疗保险（以下简称基本医保）参保4782.42万人，参保覆盖率稳定在95%。2019年全省基本医保基金（含生育保险）总收入588.9亿元、总支出522.45亿元，累计结存607.59亿元。

一、推动医保待遇政策落地

（一）落实居民医保政策

2019年江西省居民医保财政补助标准为每人每年520元。省医疗保障局通过加强与财政部门的沟通协调，截至2019年底，全省居民医保筹资293亿元，各级财政补助资金到位217亿元。

与此同时，在全省开展城乡居民普通门诊统筹工作，普通门诊就医不设起付线，政策范围内门诊医疗费用报销比例稳定在50%左右（其中一级及一级以下医疗机构为65%左右）。

（二）开展城乡居民“两病”门诊用药保障工作

按照国家医疗保障局的统一部署，2019年10月28日，省医疗保障局会同财政厅、卫生健康委、药监局印发《关于完善我省城乡居民高血压糖尿病门诊用药保障机制工作实施意见》，将城乡居民高血压、糖尿病（以下简称“两病”）门诊用药费用纳入医保基金支付，轻度“两病”患者在门诊就医的费用报销不设起付线，报销比例二级医疗机构稳定在50%左右，一级及一级以下医疗机构稳定在60%左右；属于门诊特殊慢性病范围的“两病”患者，继续执行原有政策，年度费用限额标准5000元。

11月26日，全省第一张“两病”用药处方在景德镇市珠山区竟成镇昌江村卫生室开出。2019年全省共有15.7万“两病”患者享受门诊用药报销待遇，基金支出2029万元。

（三）推进“两险”合并实施

为提高生育保险保障能力，2019年11月15日，省政府办公厅印发《江西省生育保险和职工基本医疗保险合并实施办法》，明确自2020年1月1日起全面实施。

二、推进医保精准扶贫

（一）制定医保扶贫政策

省医疗保障局先后出台《医疗保障扶贫三年行动实施方案（2018－2020年）的实施意见》《关于规范建档立卡贫困人口医疗待遇管理工作的通知》等文件，涵盖贫困人口信息核实、参保缴费、待遇享受、门诊住院、经办服务等全过程。

（二）推进贫困人口应保尽保

全省各级医疗保障部门与扶贫、民政、残联等相关部门对接，就建档立卡贫困人口、低保对象、特困人员、重度残疾等贫困人员与医疗保险系统信息进行逐一比对，对相关数据动态增减清洗和标识，确保贫困人口参保数据准确，人员身份标识无误；同时，对未在当地参保的贫困人口入学、参军、异地参保、参加职工医保等情况进行核实，确保建档立卡贫困家庭必到、贫困人口必访、参保信息必核。截至2019年底，全省284.1万农村建档立卡贫困人口和30万城镇贫困群众实现应保尽保。

（三）待遇向贫困人口适度倾斜

取消贫困人口在一、二级定点医疗机构住院起付线，将贫困人口大病保险起付线标准降低50%，支付比例提高5%，并全面取消大病保险封顶线；同时，提高医疗救助水平，确保年度救助限额内贫困人口政策范围内个人自付住院医疗费用医疗救助比例不低于70%。2019年全省贫困人口住院医疗费用政策框架内的报销比例为73.3%，再按商业补充保险等政策规定报销后的实际报销比例稳定在90%；贫困群众医疗费用“一站式”报销在县域范围内全面落地。

(四)开展重大疾病专项救治工作

开展贫困人口30种重大疾病救治工作，按照规定的诊疗路径采取单病种定额付费方式对贫困人口进行救治。2019年11月，省医疗保障局会同卫生健康委等部门印发《江西省儿童血液病、恶性肿瘤救治管理实施方案》，扩大专项救治病种，提升重大疾病保障水平，对儿童血液病、恶性肿瘤等10种大病专项救治，对贫困人口患食道癌等21种重大疾病专项救治。截至2019年底，全省累计专项救治大病患者88.3万例。

(五)做好巡视反馈问题整改工作

2019年3月，省医疗保障局会同卫生健康委印发《关于规范建档立卡贫困人口医疗待遇管理工作的通知》，规范了贫困人口的住院待遇管理，将贫困患者住院费用实际报销比例控制在90%适度水平；对中央专项巡视反馈的有关医疗保障领域的三项问题、六条整改措施和2019年江西省脱贫攻坚“夏季提升”整改攻势方案问题清单中涉及省医疗保障工作的10项问题、14条整改措施全部完成整改销号。

三、落地多项医药服务改革

(一)执行新版药品目录

2019年12月31日，江西省政府常务会议研究通过，全省于2020年起正式执行国家新版目录，并落实国家医疗保障局“应在三年过渡期内逐步消化”的部署要求，对244个原省级药品目录调增药品确定了调出步骤：第一年调出176个，完成调出比例为72.13%；第二年调出22个药品，完成调出比例为81.15%；第三年再调出46个药品，到2022年6月30日完成全部调出任务。

建立省内超出2019版《国家基本医疗保险、工伤保险和生育保险药品目录》的药品过渡期管理机制，加强对医保支付情况的专项监测，实行医保支付基金专项管理，确保医保基金安全平稳运行。用好过渡期政策，筛选全省过渡期需保留的药品，把政策的过渡期变为发展的“窗口期”，引导中医药产业发展。

(二)推进异地就医服务

推行全省异地就医备案一张表格申报，简化异地备案申办所需要的材料，取消原来就医报销结算异地备案所需提交的居住证、户籍、房产证等证明材料及盖章；进一步扩大异地就医定点覆盖范围，截至2019年12月，全省共有跨省异地定点医疗机构516家，全省98.59%的三级定点医院、75.80%的二级定点医院和33.76%的一级定点医院接入国家异地就医直接结算系统；畅通线上备案渠道，全面开通手机App、微信小程序等备案渠道，实现备案事项线上办理；全省参保人员跨省结算18.7万人次，直接结算医保基金25.33亿元；全省共结算外省参保人员1.43万人次，直接结算医保基金1.01亿元；省内异地直接结算92.56万人次，直接结算医保基金22.78亿元。

(三)执行谈判抗癌药政策

自2018年11月20日起，江西省将17种国家谈判抗癌药新增纳入全省医保药品目录乙类范围，执行基本医疗保险特殊药品管理。为保障患者用药，2019年4月，省医疗保障局会同卫生健康委印发《关于进一步做好谈判抗癌药政策落地执行的通知》，从改革医保支付方式、优化用药考核指标、完善医保信息系统、加强特药使用管理、加快资金结算拨付等五个方面明确具体措施，推动医院愿意采、愿意用。截至2019年底，抗癌药降价和落地工作全省受益群众达2.33万人次，药品费用总金额2.73亿元，医保基金支付1.95亿元，平均报销比例72.1%。

四、推进药品耗材集中带量采购

(一)药品带量采购

在跟进国家组织药品集中带量采购和使用试点扩围工作方面，2019年10月22日，省医疗保障局牵头建立由省直12个部门组成的省药品医用耗材集中采购联席会议制度，研究制定《江西省落实国家组织药品集中采购和使用试点工作实施方案》和《江西省药品带量采购和使用工作实施方案》，并于10月23日经第33次省政府常务会议审议通过，以省政府办公厅名义正式印发。

为确保药品降价减负政策尽早惠及群众，12月11日，省医疗保障局会同卫生健康委印发《关于执行国家组织药品集中采购和使用扩大区域范围中选结果的通知》；12月20日，全省公立医疗卫生机构正式执行中选结果。与2018年全省原采购价格相比，江西省25个中选药品价格平均降幅59%，按约定采购量计算，采购金额可由9.2亿元降至1.7

亿元，节约药品采购经费7.5亿元，资金结余率超80%。

（二）开展取消医用耗材加成工作

2019年12月18日，省医疗保障局会同卫生健康委、财政厅印发《关于全面取消公立医疗机构医用耗材加成的通知》，明确自12月25日零时起，全面取消全省范围内各级各类公立医疗机构医用耗材加成，所有允许单独向患者收费的医用耗材一律实行“零差率”销售；同时，按照《国务院办公厅关于印发治理高值医用耗材改革方案的通知》要求，组织开展省直公立医疗机构医用耗材加成调查工作，对医用耗材基础数据进行收集、汇总和整理，并对涉及医用耗材单独收费的手术、治疗和护理类医疗服务项目进行梳理，摸清加成总额和调整空间，为开展医用耗材专项调整工作打下基础。

（三）加强医疗服务价格项目管理

启动医疗服务价格项目管理制度改革，在广泛征求意见建议的基础上，省医疗保障局会同卫生健康委于2019年11月29日正式印发《江西省新增医疗服务价格项目管理暂行办法》，构建起江西省医疗服务价格管理的制度基础架构。

2019年8月，省医疗保障局组织召开专家论证会，对部分项目进行研究分析，并印发《关于“互联网＋”医疗服务项目价格有关事项的复函》和《关于手术机器人（达芬奇系统）医疗服务项目价格有关事项的通知》，批复了“互联网＋”诊查项目和达芬奇手术机器人等一批医疗服务项目。

为落实国家残疾人保障制度，省医疗保障局会同卫生健康委、财政厅、残联于2019年7月印发《关于明确和完善部分医疗康复项目支付政策的通知》，明确17项康复项目的价格政策并纳入医保支付范围。

五、打击欺诈骗保形成震慑

省医疗保障局把打击欺诈骗保、维护基金安全作为首要政治任务，保持打击欺诈骗保高压态势，保障全省医保基金安全和可持续发展。2018年，全省检查定点医药机构5714家，处理违规定点医药机构591家，追回医保基金4906.1万元。2019年，全省实地检查定点医药机构27195家，处理违规定点医药机构6044家，追回资金3.83亿元，追回资金占2018年基金支出比例为2.47%、列全国第3位，打击欺诈骗保专项治理成效综合排名全国第8位。

（一）对欺诈骗保行为“零容忍”

一是开展专项治理。针对定点医院虚构服务、定点药店串换项目等违规行为，江西省采取统筹地区自查、省级抽查复查等方式，实施严厉打击，推动基金监管纵深发展。

二是加大检查力度。省医疗保障局于2019年10月20日—11月20日，在全省开展了打击欺诈骗保专项治理“秋季攻坚”行动，通过实地检查、交叉检查、飞行检查等方式，对全省定点医药机构实现检查全覆盖。

三是建立举报机制。2019年4月26日，省医疗保障局会同财政厅制定印发《欺诈骗取医疗保障基金行为举报奖励暂行办法》，构建全方位、零距离的医疗保障社会化监督机制。

（二）坚持宣传警示与打击震慑

一是“走出去”宣传。省、市、县三级联动，全省各级医疗保障部门在2019年4月份开展为期一个月的“打击欺诈骗保 维护基金安全”集中宣传活动，增强定点医药机构和参保人员的法制意识。

二是“请进来”交流。邀请人大代表、政协委员、定点医疗机构负责人和参保群众代表走进省医疗保障局机关，面对面听取意见建议。

三是“常态化”曝光。回应群众关切，按照“每个县至少1例”的要求，各地查实247个骗保典型案件，在媒体公开曝光，强化守规自觉。

（三）建立长效机制，提升监管效能

一是推进智能化监管。省医疗保障局把医保信息化作为“头号工程”，全省加快构建全省统一的医疗保障智能监控信息系统，运用大数据等信息化手段，对医疗服务行为、经办内控稽核等进行智能预警。

二是构建一体化监管格局。为形成监管合力，省医疗保障局加强与卫生健康、药监、市场监管、公安等部门的协同合作，加强重大案件、专项治理活动的组织实施。

三是提升专业化监管能力。2019年2月28日，经省委编办批复，省医疗保障局率先在全国成立省医疗保障监测中心，通过加强专业监管队伍建设、落实执法人员持证上岗制度、举办医保基金监管培训班等方法提高监管工作质效。

六、医保信息化稳步开展

（一）启动医保信息平台建设

根据《国家医保局印发〈关于医疗保障信息化

工作的指导意见〉的通知》有关工作部署，江西省在2019年启动全省统一的医疗保障信息化平台建设工作，成为全国首批医保信息化试点省份之一，年内完成了医保信息平台可行性研究报告编制，并通过国家医疗保障局备案。同时，针对医保重点领域和关键环节，按照“统一业务标准、打造基础平台、强化协同共享、做好数据归集”的原则，采用“云+中台”和分布式技术架构，应用移动支付、大数据、人脸识别及区块链等新技术，规划设计涵盖4大类、7个子系统、15个模块、1138个功能菜单的应用系统。

（二）推进公共服务信息化建设

进入2019年后，江西省各级医疗保障部门利用“互联网+”和大数据技术，围绕医保报销、异地就医备案等服务事项开展不同业务领域、不同层级的应用服务。医保缴费状态查询、个人账户余额查询等15项高频服务事项接入江西省“赣服通”政务服务平台；开展医保移动支付和个人账户动账提醒功能测试工作；设立“赣服通”医保分厅页面调整和技术保障工作。

（三）加强网络安全处置能力

为强化现有系统风险防护能力，2019年8月1日，省医疗保障局与人社厅信息中心签订委托运维协议，为现有系统的平稳运行提供保障。同时，为应对省级多险合一系统社保业务分拆工作，搭建模拟环境开展联调测试，确保经办业务不受影响。

按照省委网信办要求，落实网络安全责任制，省医疗保障局于2019年10月15日印发《网络安全事件应急预案》《网络安全管理规定》《网络信息安全责任制》。

七、医保经办服务提质增效

江西省加强医保经办服务行风建设，转变工作作风，推进“一门、一窗、一线、一网、一站、一次”的“六个一”服务标准和“备案业务网上办、查询业务掌上办、大厅业务马上办、证明材料简化办”的“四个办”服务模式。在国家医疗保障局首次对全国32个省级统筹区行风建设评价中，经综合评定、体验式评价、群众满意度测评等专项评价，江西省得分94.27分，综合排名全国第6位。

（一）简政放权

全省医疗保障系统根据简政放权的要求，依托定点医疗机构专业优势，将部分审核备案业务下放给医院，让参保群众在就诊的同时就能完成相关医保业务的办理。

2019年6月18日，省医疗保障局印发《关于进一步完善异地就医经办服务工作的通知》，逐步实现“转诊转院备案、医保特药使用申报、医保特药终止登记备案、意外伤害医疗费用医保待遇备案和Ⅰ类门诊慢性病申请”五项服务审核备案前置下放。参保人员可以直接通过业务邮箱、微信小程序等线上渠道，以个人承诺的形式申请办理异地安置备案、异地急诊备案、异地安置变更登记备案、门诊特殊慢性病定点医院年度变更申请等四项服务，取消审批直接备案。同时，江西省还通过“赣服通”生活号实现了医保三大目录查询、定点医药机构查询、个人账户余额查询、医保参保缴费状态查询等查询类服务事项功能。

（二）放管结合

省医疗保障局于2019年9月30日、10月25日先后制定下发《加强全省医疗保障系统行风建设实施方案》和《推进全省医疗保障经办服务标准化建设工作的实施方案》，梳理政务服务事项、减少证明材料和手续、优化规范医疗保障服务流程，在全省范围实现服务事项在事项名称、设定依据、受理条件、办理材料、办理流程、办结时限和办事表单上的“七统一”，营造出事项最简、流程最优、材料最少、速度最快的“四最”医保经办服务环境。

结合审核备案职能下放，江西省将定点医疗机构承接的门诊慢性病、转诊转院、医保特药、外伤排外等下放审核工作成效（包括材料的齐全性和审核的合理性）纳入定点协议管理范围，要求各定点医疗机构将审核工作作为打击欺诈骗保专项治理行动自查自纠的主要内容，切实保障医保基金安全。

（三）优化服务

一是简化办理流程。严格按照省政府“六个一律取消”的要求开展减证便民工作，梳理对医保服务事项所需证明材料和申请表格，彻底清理无谓证明和重复表单，实现一表备案。

二是完善延时预约服务。根据省政府优化政务服务要求，自2019年1月起，全面提供延时和预约服务，实现医保大厅365天不打烊，落实“综合柜员制”，所有医保服务业务一窗受理、即时受理，超过70%的事项可以即时办结。

三是统一政务服务热线医保专席。2019年7月11日，省医疗保障局印发《关于推进医保咨询服务热线接入市政府 12345 热线平台工作的通知》,推进全省 11 个设区市接入当地政府"12345"政务平台,畅通医保政策咨询的渠道。

八、完善能力建设

(一)创新机构设置

创新设立省级医疗保障监测中心,构建起了省局机关和医保经办、医保监测、定价与采购的"1+3"工作架构。市、县两级医保部门机关和医保经办服务"1+1"工作架构全面到位,吉安市率先在全省设立市级医疗保障监测中心,形成设区市"1+2"工作架构。截至 2019 年底,全省设有医保经办机构 113 个,经办人员 3789 人,其中在编 2328 人,政府购买服务岗位 1461 人,支撑全省 4765 万参保群众医保经办服务。

(二)推进智库建设

2019 年 9 月 25 日,省医疗保障局与江西财经大学开展战略合作,在全国省级层面率先通过局校共建的方式成立医疗保障研究中心,并设立首个省级医疗保障基金监管研究基地。双方将围绕江西省医保制度建设、基金监管、医药服务价格形成机制和医保支付方式改革等重点工作,在科学研究、政策咨询、人才培养、学科建设等方面深化合作。同年,省医疗保障局还与省社科院、省中医药大学等科研院所开展了医保精准扶贫、医保政策统一、非过评药品带量采购、做实市级统筹、基金监管法制化等方面的研究,提升全省医疗保障工作专业化水平。

重要活动

2018 年

江西省医疗保障局挂牌成立。11 月 14 日上午,江西省医疗保障局举行挂牌仪式,省委常委、常务副省长毛伟明为新成立的医疗保障局揭牌。根据江西省机构改革方案,新组建的省医疗保障局整合省人社厅的城镇职工和城镇居民基本医保、生育保险职责及新型农村合作医疗职责,省发改委(省物价局)的药品和医疗服务价格管理职责,省民政厅的医疗救助职责等。省医疗保障局为省政府直属机构,梅亦任党组书记、局长。

2019 年

1. 省领导赴省医保中心走访调研。2 月 11 日,江西省委副书记、省长易炼红赴省医疗保险基金管理中心走访慰问。走访期间,易炼红考察了医保经办服务"放管服"改革和"减证便民"举措等情况。

2. 全省医疗保障工作座谈会在南昌召开。2 月 27 日,江西省召开全省医疗保障工作座谈会,传达学习贯彻全国医疗保障工作座谈会议精神,贯彻落实省委十四届七次全会和全省"两会"部署,交流情况、把握形势,研究部署医疗保障改革发展工作。江西省委常委、常务副省长毛伟明出席会议并讲话。会上,南昌市、萍乡市、新余市和上饶市分别就按病种分值付费、打击欺诈骗保、商保结合、医保扶贫作了专项工作发言。

3. 全国首个省级医疗保障监测中心设立。2 月 28 日,中共江西省委机构编制委员会办公室印发《关于设立江西省医疗保障监测中心的批复》,同意设立江西省医疗保障监测中心。江西在全国率先创新设立省级医疗保障监测中心,全面构建了省级层面局机关加医保经办、定价与采购、医保监测的"1+3"工作架构。

4. 启动"打击欺诈骗保 维护基金安全"宣传月活动。4 月 4 日,由省医疗保障局、南昌市人民政府联合举办的江西省"打击欺诈骗保 维护基金安全"集中宣传月启动仪式在南昌举行。省人大常委会副主任冯桃莲出席启动仪式,并宣布宣传月活动启动;南昌大学第一附属医院负责人代表全省医药机构宣读反对欺诈骗保倡议书。

5. 全省医疗保障工作会议在南昌召开。4 月 19 日—20 日,全省医疗保障工作暨全省医疗保障系统党风廉政建设和反腐败工作会议在南昌召开。会议邀请国家医疗保障局相关司领导作了"医保信息化建设""打击欺诈骗取医保行为""廉政建设和反腐败"专题讲座。省医疗保障局党组书记、局长梅亦对全省医疗保障系统党风廉政建设和反腐败工作作部署。

6. 全省首批“12345”政务热线医保专席上线。 6月26日，江西首批“12345”政务热线医保专席正式上线，将省本级和南昌市医保咨询服务接入南昌市政府“12345”热线平台。

7. 全省健康扶贫工作电视电话会议在南昌召开。 8月23日，省卫生健康委、医疗保障局和扶贫办在南昌联合召开2019年全省健康扶贫工作电视电话会。会议总结分析了全省健康扶贫工作进展情况以及面临的形势任务，并对下一步工作进行了部署。

8. 省医疗保障局与江西财经大学共建医保研究中心和医保基金监管研究基地。 9月25日，江西省医疗保障局和江西财经大学签署协议，共建江西财经大学医疗保障研究中心、江西省医疗保障基金监管研究基地。

典型案例

案例一：江西省全面落实国家组织药品集采和使用试点扩围工作

2018年11月，中央全面深化改革委员会第五次会议审议通过了《国家组织药品集中采购试点方案》。之后，国家选取4个直辖市和7个其他城市，组织开展“4＋7”药品带量采购和使用试点工作。

为贯彻落实好党中央、国务院和省委、省政府决策部署，江西省医疗保障局牵头起草了《江西省落实国家组织药品集中采购和使用试点工作实施方案》和《江西省药品带量采购和使用工作实施方案》。省政府常务会议审议通过后，文件于2019年11月13日以省政府办公厅名义印发。2019年12月20日，全省正式执行国家第一批试点扩围集采中选结果。

一、推动政策落地

为确保药品降价减负政策早日惠及群众，省医疗保障局全力推动国家集中采购中选结果在全省尽快落地实施。2019年12月11日，省医疗保障局等部门发布《关于执行国家组织药品集中采购和使用试点扩大区域范围中选结果的通知》；12月20日，全省公立医疗卫生机构正式执行中选结果，江西省成为全国第7个落地实施的省份。

二、创新制度设计

为强化顶层设计和工作引领，江西省制定出台了《江西省落实国家组织药品集中采购和使用试点工作实施方案》和《江西省药品带量采购和使用工作实施方案》，这是全国较早的省级药品集中带量采购规范性文件。在这两个方案中，省医疗保障局提出了由医保部门与药品供货企业直接结算、建立医保经办机构与医疗机构间结余留用激励措施等工作举措，符合药品集中采购制度改革的大方向。

三、强化组织保障

经省政府同意，省医疗保障局于2019年10月牵头成立了省药品医用耗材集中采购联席会议。联席会议由省医疗保障局、卫生健康委、发改委、科技厅、工信厅、财政厅、人社厅、商务厅、审计厅、市场监管局、药监局、国家统计局江西调查总队等12个部门组成。医保部门就落实医保基金预付、做好医保支付标准和采购价协同、鼓励中选药品使用、完善考核机制等作出具体规定；卫生健康部门就医疗卫生机构优先采购和使用中选药品、加强绩效考核等予以明确；财政部门就安排专项采购资金、医保部门直接与企业结算药款等给予支持；药监部门就保障中选药品质量加大抽查和监管力度做出安排；其他部门也结合各自职责明确了有关政策措施。

四、宣传改革政策

为凝聚社会共识、营造改革氛围，省医疗保障局采取召开新闻发布会、举办企业接待日活动、开展业务培训、微信公众号发布和印制海报等方式，加强对药品集中采购工作的宣讲和解读，使医疗机构、医药生产经营企业以及普通群众都能够及时掌握并理解药品集采和医疗保障工作的最新政策。

2019年12月20日，全省执行试点扩围中选结果后，与原平均采购价格比较，25个中选药品平均降幅 59.84%，最大降幅 97.64%；按照约定采购量计算，预计可节约资金 7.5 亿元，资金节余率达 81.5%。

五、确保工作进度

省医疗保障局依托省医药采购平台等信息化系统，加强对中选结果执行进度的动态监测，同时强化与联席会议成员单位的协调配合，加强对医疗机构、医药生产经营企业的督促指导。截至 2019 年 12 月 31 日，中选药品总体采购进度及采购比例符合预期；中选 25 个药品的 31 个品规均有网上采购记录，年度约定采购数量平均完成进度为 19.22%；国家 11 个试点城市中选药品的采购数量占相同通用名药品采购数量的 78%；省中选药品占相同通用名药品采购数量的比例为 79.42%。

案例二：上饶市积极开展扩大长期护理保险制度试点

按照 2019 年政府工作报告中提出的“扩大长期护理保险制度试点”要求，切实减轻重度失能人员家庭长期护理的事务性及经济负担，上饶市在前期城镇职工长期护理保险（以下简称长护险）试点工作的基础上，全面建立覆盖全民、筹资分担、保障适度的长护险制度。截至 2019 年 12 月底，全市长护险参保人员共计 696.31 万人，共有 16130 人享受长护险待遇，累计支出 9403.77 万元。

一、主要做法

（一）参保人员全覆盖

上饶市医疗保障局将全市职工医保和居民医保参保人全部纳入长护险覆盖范围；将其中因年老、失智、疾病、伤残导致生活不能自理、经过不少于 6 个月的治疗、需要长期护理的重度失能人员列为保障对象，重点保障基本生活照料和与基本生活密切相关的医疗护理等需求。

（二）筹资方式多元化

建立基金划转、财政补助、单位缴纳、个人缴费和社会捐助相结合的筹资机制。一是在基金划转上，由同级财政按照长护险应保人数从历年基本医保统筹基金结存划转。二是在单位缴费和财政补助上，城镇职工单位缴费部分由用人单位按规定缴纳；涉及财政补贴的单位和城乡居民由同级财政统筹安排资金予以补助。三是在个人缴费上，城镇职工个人缴费从基本医保个人账户代扣代缴，城乡居民在个人缴费部分建立门诊统筹时划转。2019 年全市筹资标准为每人每年 90 元，其中个人缴费 50 元，医保统筹基金划转 35 元，单位缴纳或财政补助 5 元。

（三）待遇标准分类别

根据护理需求，失能人员可自愿选择服务方式，并按相应标准享受待遇。一是居家自主照料，由失能人员配偶、子女、亲属等照料护理，按照每人每月 450 元的标准支付。二是居家上门护理，由定点护理服务机构护理人员上门提供照料护理服务的，按照每人每月 900 元的标准支付给护理服务机构。三是机构内护理，入住定点护理服务机构并由护理服务机构专业人员提供照料护理服务的，按照每人每月 1200 元的标准支付给机构。四是贫困人口亲情护理，已纳入扶贫对象的失能人员，可由其亲属经护理服务机构培训，在机构的管理、指导和监督下，以居家上门的方式为其家中失能人员进行护理，护理服务机构按不低于每人每月 800 元的标准向其亲属发放护理服务费。

（四）失能评定专业化

上饶市引进引入上海长护险失能评定标准并按本地疾病谱、失能人群结构、失能特征进行改造，上线《上饶市长期照护统一需求评估标准》作为全市失能评估标准。同时邀请上海的专家团队进行授课解读，来自全市各医疗机构、社区卫生服务中心等机构的 200 多名医疗、护理专业人员参加了培训。

（五）护理培训常态化

为切实解决失能人员家属照料知识不够、技能不足、操作不准的痛点，全市共组织十余次照料技能培训班，1200 余位失能人员家属及护理服务从业人员参训。

（六）护理服务标准化

结合全市调研情况和国内长期护理保险的提供服务情况，2019 年 3 月 28 日，市医疗保障局制定《上饶市长期护理保险服务项目清单》，项目分成生活照料、非治疗性护理和功能维护三个方面，共 38

个项目；服务套餐采用“10＋5”固定加自选的方式（固定项目共计10项，主要为重度失能人员提供基本的生活照料，自选项目为清单中剩余的28项，按照重度失能人员的实际情况，可选择5个护理项目），规范了护理服务标准，为失能人员提供必需的护理服务。

二、取得成效

（一）拉动就业、带动产业

一直以来，从事护理服务的人员数量较少、年龄结构偏大、文化程度偏低、业务能力不高等问题普遍存在，护理服务机构少、服务设施落后、居家护理服务市场空白等问题一直未能改善。上饶市的长护险试点工作有效促进了全市护理服务行业发展，增加了护理服务从业人员数量。

截至2019年底，全市共有定点护理服务机构45家，总投资规模超7亿、实际注册资本就业人数2095人。其中，在长护险试点后新成立的护理服务机构有30家，新增就业超728人。

（二）减轻医保基金负担

长护险使失能人员在家或社区就能享受到护理服务，这就意味着医疗机构的床位可以更多地留给需要住院治疗的患者，从而提高医疗资源配置效率，对医保基金也有减负效应。2019年，上饶市764例享受长护险待遇满一年的职工医保参保人员，对比其享受待遇前后一年的住院情况发现，享受待遇前一年住院次数合计981次，医保基金支出810万元；享受后一年住院次数合计620次，医保基金支出484万元，年人均住院次数由1.284下降到0.8115，下降36.8％，人均年医保基金支出由10603.62元下降到6333.87元，下降40.26％。

案例三：萍乡市多举措加强医保基金监管

一、改革背景

加强医保基金监管、对欺诈骗保行为进行高压震慑，是保障医保基金安全平稳运行、确保医保制度持续健康发展的重要环节。按照国家和江西省的统一部署，萍乡市医疗保障局聚焦“高布局、严打击、强监管”，聚力“六着力、六增强”，在2019年全力推进打击欺诈骗保专项行动。

二、主要做法及成效

（一）强调布局

一是上下联动增强推动力。萍乡市对医保基金监管工作高度重视，2019年2月，市委、市政府主要领导听取专题汇报并作出批示，要求必须科学布局、周密部署、重拳打击，将打击欺诈骗保工作作为重点民生实事进行督查，切实维护好群众利益。同年4月，市、县（区）都成立了打击欺诈骗保专项行动领导小组，制定专项行动方案，并同医疗保障、卫生健康、公安和市场监管等部门联动，对定点医药机构定期抽查、分类管理、动态排名，建立起常态化监管考核机制。

二是舆论带动增强引导力。萍乡市利用微信、微博等方式广泛宣传“打击欺诈骗保，守好亲人救命钱”的举措，增强守护医保基金安全的观念，曝光已查处的典型案例，以案说法，达到“曝光一例，震慑一方”的社会效应。为强化定点医药机构负责人和员工的培训教育，萍乡市将媒体曝光的医院、药店骗保行为以及欺诈骗保的法律后果等内容制作成宣传片，发放至所有定点医药机构，要求全体人员集中学习培训，在医院、药店、医师中形成“不敢骗、不想骗”的氛围。

（二）严厉打击

一是压实责任增强执行力。2019年萍乡市开展了专项行动及“回头看”工作，实地检查定点医疗机构686家，发现存在问题的131家；实地检查定点零售药店285家，发现存在问题的50家；责令限期整改定点医药机构181家，追回医保基金1275.94万元。重点抽查报销发票，通过发函、电话调查等形式对参保人员报销大额发票进行核实，2019年发现报销虚假发票案例2起，追回医保基金11万元。

二是严厉打击增强震慑力。全市从严查处相关案件，安源区人民大药房串换药品骗取医保基金4.9万元，区医疗保障局于2019年7月给予了涉案金额3倍罚款、解除协议的处理；上栗县鸡冠山乡卫生院挂床住院、过度治疗骗取医保基金11.44万元，县医疗保障局于2019年7月给予了涉案金额3倍罚款、暂停结算的处理。建立诚信体系，2019年萍乡市对全市 492 家定点医药机构实行诚信“百分制”考核，对低于 90 分的机构实施淘汰，对失信的单位及个人实施重点监控，对严重失信的单位实施“一票否决”且三年内不得评估准入。2018 年全市定点医药机构暂停结算 7 家、解除协议 1 家，取消 3 名医师医保定岗资格；2019 年全市定点医药机构暂停结算 14 家、解除协议 1 家。

（三）加强监管

一是创新手段增强掌控力。建设智能监控系统，市本级 140 家定点药店在 2018 年全部安装了医保监控一体机，药品的进、销、存全部实行条形码管理，相关数据与“萍乡市医保智能监管平台”数据校验无误后方可进入结算流程，从而杜绝串换药品、刷卡盗取基金等行为。升级监管平台功能，市、县一体将所有定点零售药店全部纳入智能监控系统，同时进一步升级“萍乡市医保智能监管平台”功能，对全市定点医疗机构进行延伸监控。

二是多方监督增强战斗力。创新专家评审方式，聘请医学、药学、财会等方面专业人士 100 余人组建医疗保险专家库；每年抽取 10%大额发票的病历文书，组织专家组进行讨论评审。通过专家评审，2018 年全市扣除定点医疗机构不合理费用 517.54 万元，2019 年扣除定点医疗机构不合理费用 1275.94 万元。创新社会监督方式，聘请人大代表、政协委员、市民代表、新闻工作者和医药行业管理者为社会监督员，全方位监督医保部门工作人员、参保单位和定点医药机构执行医保政策情况，有效规范机构和参保人员的诊疗就医行为。

山东省

工作综述

2018年10月26日挂牌成立的山东省医疗保障局，是整合人社、发改、民政、卫生健康等有关部门职能后新组建的省政府直属机构。新机构成立后，全省医疗保障工作在推进药品耗材招采、深化医疗服务价格和医保支付方式改革、加强医保基金监管等方面取得了新成效。2019年12月，国家医疗保障局对全国31个省（区、市）和新疆建设兵团开展了首次系统行风建设专项评价，山东省获第一名。截至2019年底，山东省基本医疗保险（以下简称基本医保）参保9569.56万人，参保率稳定在95%以上；其中，职工基本医疗保险（以下简称职工医保）参保2173.77万人，城乡居民基本医疗保险（以下简称居民医保）参保7395.78万人。2019年，全省基本医保基金（含生育保险）总收入1655.53亿元，支出1426.15亿元，累计结存1537.68亿元。

一、提高待遇保障水平

（一）提升居民医保筹资和待遇水平

2019年7月4日，省医疗保障局会同财政厅、税务局出台《关于做好2019年居民基本医疗保障工作的通知》，2019年全省居民医保政府补助标准由490元提高到不低于520元，个人缴费标准由220元提高到250元，大病保险筹资标准由66元提高到81元；同时，按照不高于人均可支配收入50%的原则，降低大病保险起付线，最低段报销比例由50%提高到60%，最高段报销比例达到75%。2019年全省居民医保政策范围内住院费用综合报销比例达到70%左右。

（二）完善医保制度体系

2019年10月24日，省政府办公厅印发《关于印发山东省全面推进生育保险和职工基本医疗保险合并实施方案的通知》，全省生育保险和职工医保合并实施。

根据省政府办公厅此前印发的《关于试行职工长期护理保险制度的意见》，长期护理保险试点工作在全省全面推开，平均报销比例达到75%左右。2019年全省共为5.7万余名失能人员支付7.36亿元。

（三）改革职工医保个人账户

2019年12月30日，省医疗保障局印发《关于规范完善职工医疗保险个人账户支付有关问题的通知》，适度调整职工医保个人账户支付范围：职工医保个人账户除可用于职工本人门诊消费、药店消费及医保统筹基金报销后需个人负担的费用外，还可用于支付近亲属（配偶、子女、本人的父母、配偶的父母，下同）参加居民医保、长期护理保险的个人缴费部分；经基本医保、大病保险、长期护理保险报销后按规定需个人负担的费用；本人和近亲属在定点零售药店购买药品等费用。

文件还规范了个人账户政策调整报备工作，要求各地新出台职工医保个人账户政策时要与省级政策保持一致，并须于发布前报省医疗保障局备案；职工医保个人账户除因跨统筹地区关系转移、异地安置、出国定居、死亡等情况外，不能随意提现或变相提现。

二、保障社会困难群体

（一）农村贫困唇腭裂患者医疗费用纳入医保

2018年12月28日，省卫生健康委员会联合医疗保障局等4部门出台《关于组织开展“微笑一生”农村贫困唇腭裂患者专项救治公益活动的通知》，将全省唇腭裂患者医疗费用纳入医保支付范围。2019年全省共为655名农村贫困唇腭裂患者支付医疗费用247万元。

（二）加强对脑瘫和孤独症儿童费用保障

2019年6月25日，省医疗保障局会同财政厅、残疾人联合会印发《关于进一步加强脑瘫等残疾儿童和孤独症儿童医疗保障工作的通知》，在全国率先将脑瘫等残疾儿童和孤独症儿童保障范围从0—

6 周岁扩大到了 0—17 周岁，将符合规定的医疗康复项目治疗费、必要的检查检验及药品等费用全部纳入医保门诊支付，并参照门诊慢性病管理；将符合条件的康复医疗机构及时纳入医保协议管理，让在最佳治疗期得到及时救治后的患儿能够继续进行康复。2019 年全省共为 24747 名脑瘫等残疾儿童和孤独症儿童支付医保费用 3.01 亿元，全省康复定点医疗机构达到 358 家。

（三）将严重精神病障碍患者纳入门诊慢病保障

2019 年 6 月 28 日，省医疗保障局会同财政厅印发《关于加强严重精神障碍患者医疗保障工作的通知》，将全省 44.3 万余名严重精神障碍患者全部纳入医保门诊慢性病保障范围，不设门诊慢性病起付线，年度医保统筹基金支付限额原则上不低于 1 万元；在二级及以下医保定点医疗机构治疗的，政策范围内门诊费用报销比例不低于 70%。2019 年省医保基金共为 17.48 万名严重精神障碍患者支付费用 11.91 亿元。

（四）"两病"患者门诊用药纳入医保

2019 年 10 月 30 日，省医疗保障局会同财政厅、卫生健康委、药监局联合印发《〈关于完善城乡居民高血压、糖尿病门诊用药保障机制的实施方案〉的通知》，完善城乡居民高血压、糖尿病（以下简称"两病"）门诊用药保障机制，将全省 1900 万名"两病"患者的门诊用药纳入医保，报销比例达到 50% 以上。

三、深化医保精准扶贫

（一）提高贫困人口参保率

2018 年 12 月 19 日，省医疗保障局印发《关于印发〈山东省打赢医疗保障扶贫攻坚战三年行动实施方案（2018—2020 年）〉的通知》，完善基本医保、大病保险和医疗救助扶贫政策，引导贫困人口参加居民医保，将低保对象、特困人员、重度残疾人纳入大病保险扶贫倾斜政策保障范围。截至 2019 年底，全省 323.2 万建档立卡贫困人口（含重度残疾人）、低保对象和特困人员参保率由 2018 年的 96.7% 提高到 2019 年的 99.2%，其中 2019 年年初确定的 239.7 万建档立卡贫困人口基本实现医保参保全覆盖。

（二）提高贫困人口大病保险待遇

2019 年 8 月 6 日，省医疗保障局联合财政厅印发《关于进一步提高贫困人口居民大病保险待遇水平的通知》，将贫困人口大病保险起付线由 6000 元降为 5000 元，分段报销比例各提高 10 个百分点，最高达到 85%，并取消封顶线。

四、医药供给侧改革和医保支付机制改革

（一）建立药品和医用耗材集中采购新机制

2019 年 8 月 2 日，省医疗保障局制定印发《关于加强药品和医用耗材集中采购工作的意见》，在全国率先推进医疗机构联合体带量采购。国家和省集中带量采购以外的药品、医用耗材，可由医疗机构联合体议价采购，鼓励实行带量采购。各市探索基金总额预算、医保支付标准与招标采购政策的配套衔接，通过医保支付政策调动医疗机构的积极性，引导形成合理价格。截至 2019 年底，全省 16 个市全部建立了药品耗材采购联合体并启动联合带量采购工作，济南市开展的 17 个药品和 15 种耗材联合采购分别平均降价 31.3% 和 58%。10 月 24 日，省政府办公厅印发《山东省落实国家组织药品集中采购和使用试点扩围工作实施方案的通知》，并于 12 月 1 日在全国率先落实国家组织药品集中采购和使用试点扩围工作要求，25 种药品平均降价 59%，每年至少节约药费 13 亿元。

（二）取消公立医疗机构耗材加成

2019 年 11 月 19 日，省政府办公厅印发《关于印发山东省取消公立医疗机构医用耗材加成调整医疗服务价格的指导意见的通知》，规定自 2019 年 12 月 10 日起，全面取消全省各级各类公立医疗机构医用耗材加成，所有允许单独向患者收费的医用耗材，以实际购进价格"零差率"销售；省医疗保障局同步发文取消驻济省（部）属公立医疗机构医用耗材加成，调整 524 项医疗服务项目价格。据抽样调查，人均医用耗材费用减少 1671 元，人均医疗总费用减少 802 元。2019 年全省共取消医用耗材加成 12.4 亿元，其中驻济省（部）属公立医疗机构取消医用耗材加成 2.24 亿元。

（三）扩大医疗服务项目

现行医疗服务价格管理政策，是由国家制定《全国医疗服务价格项目规范》、省级价格管理部门制定价格，各省份可新增医疗服务项目。2019 年，山东省医疗保障局会同卫生健康委，组织专家对驻济省（部）属公立医疗机构上报的新增项目进行评审论证，遴选出癌症基因检测、药香灸法、循经灸法、根骶推拿治疗等 88 项医疗服务价格项目。9 月

27日，省医疗保障局印发《关于新增部分医疗服务价格项目的通知》并公布实施；11月11日，省医疗保障局印发《关于完善“互联网+”医疗服务价格和医保支付政策的实施意见》，制定发布互联网复诊、远程病理会诊等7项“互联网+”医疗服务项目价格，并同步纳入医保支付范围。

五、推进医保支付方式改革

2019年6月，省医疗保障局会同省卫生健康委印发《关于在全省开展日间手术医保支付工作的通知》，在全国率先出台日间手术医保支付政策。推进按病种付费改革，全省按病种付费病种达到150种以上。2019年5月，根据国家医疗保障局等4部委联合印发的《关于印发按疾病诊断相关分组付费国家试点城市名单的通知》，青岛市被确定为按疾病诊断相关分组（DRG）付费国家试点城市。9月25日，省医疗保障局会同财政厅、卫生健康委印发《关于印发按疾病诊断相关分组付费省级试点城市名单的通知》。9月28日，在济南召开DRG付费省级试点工作启动会，济南、烟台等城市同步开展DRG付费省级试点工作。为支持医共体建设发展，12月6日，省医疗保障局会同省财政厅印发《关于开展紧密型县域医疗共同体居民医保基金总额付费试点工作的通知》。

六、提升医保经办服务水平

（一）经办服务建设

为贯彻落实省委、省政府关于实施流程再造和推进“一窗受理、一次办好”改革的部署要求，进一步提高医保经办服务精细度、便捷度、满意度，2019年8月26日，省医疗保障局制定印发《关于印发〈山东省统一医疗保障经办服务办事指南（试行）〉的通知》，按照申办材料最少、办事流程最简、办结时限最短、服务质量最优的“四个最”目标，对全省18类34项医保经办服务事项实施流程再造，在全国率先实现全省医保经办服务事项名称、申办材料、经办方式、办理流程、办结时限、服务标准“六统一”。10月，山东省在全国率先制定发布《医疗保障第1部分：标准体系》《医疗保障第2部分：术语》《医疗保障经办服务通则》《职工医疗保障经办服务规范》《城乡居民医疗保障经办服务规范》等5项省级地方标准。截至2019年底，全省医保经办服务事项申办材料整体精简32.3%、办事环节整体减少26.4%、办理时限整体压缩50%以上，80%的服务事项实现“网上办”“掌上办”。国家医疗保障局将山东省医保经办服务建设列为中国特色医疗保障制度培训班典型案例。

（二）推进异地就医结算

参保人在全省范围内就医购药实现刷医保卡“一卡通行”，2019年底全省刷卡联网医药机构达到5000家；扩大异地就医联网结算范围，2019年省内和跨省异地联网结算医疗机构由2018年的876家增加到2069家；统一了恶性肿瘤、冠心病等14种常见多发门诊慢性病病种，并试行省内联网结算。

（三）推进医保电子凭证和移动支付应用

作为全国医保电子凭证和移动支付工作7个试点省份之一，山东省医保电子凭证工作走在全国前列：2019年11月24日，全国医保电子凭证首发仪式在济南举行，国家医疗保障局副局长施子海颁发了全国首张医保电子凭证。截至2019年底，全省16个市实现医保电子凭证可签发，群众就医购药实现“扫码办”，山东就医结算进入“无卡时代”。

七、健全基金监管机制

（一）制定相关政策

2019年3月28日，省医疗保障局制定《山东省打击欺诈骗取医疗保障基金行为举报奖励实施细则（试行）》，引导群众参与医保基金监管。7月1日，印发《山东省医疗保障行政执法信息公示、全过程记录、重大行政执法决定法制审核办法》，统一行政执法文书，规范执法检查行为。11月6日，省政府办公厅出台《关于打击欺诈骗保维护医疗保障基金安全的意见》，建立起由10个部门参加的省医保基金监管工作联席会议。12月4日，制定《山东省医疗保障基金监督管理办法》，明确了总则、监管内容、预算管理、协议管理、稽查审核、行政监管、社会监督等监管规范。

（二）创新监管方式

2019年5月21日，青岛市、东营市、威海市和潍坊市被确定为国家“两试点一示范”城市，在智能监控、信用管理和监管方式创新方面开展试点。

（三）推进专项行动

山东省先后组织开展打击欺诈骗保专项治理、风暴行动、百日攻坚等系列专项行动。2018－2019

年，全省共检查定点医药机构 90872 家，实现对全省定点医药机构全覆盖，其中暂停或解除医保协议 5167 家、行政处罚 357 家，追回医保基金 5.22 亿元、行政罚款 1605.62 万元。

（四）监管成效明显

开展打击欺诈骗保系列活动使全省医保基金使用效益明显提高。2019 年山东省医保基金支出同比不增反降，减少支出 4.2 亿元，增幅下降 45.6%。职工医保和居民医保普通门诊人次同比下降 31.4%和 5.2%，全省共减少医保基金不合规支出 64.3 亿元。

八、推动定点医药机构制度建设

为推动定点医药机构建立现代管理制度，2019 年 10 月 23 日，山东省制定出台《关于改革完善医保定点医药机构协议管理的指导意见（试行）》，实施定点医药机构协议管理改革，探索实施“四纳入”“四退出”动态管理模式。其中“四纳入”指把新技术、新领域、新业态纳进来，把社会办医等新模式纳进来，把管理好、服务优、自律性强的医药机构纳进来，把按照区域性合理规划布局需要增加的医药机构纳进来；“四退出”指将管理差、技术水平低、服务质量不高、群众满意度差的退出去，将综合绩效评估排位靠后的退出去，将信用评价进入黑名单的退出去，将严重违法违规违反协议的退出去，推动定点医药机构协议管理工作科学化、规范化、制度化。

为适应新形势下医保管理要求，2019 年 12 月 27 日，省医疗保障局制定印发《山东省基本医疗保险定点医疗机构医疗服务协议（2019 版）》，协议共 86 条，从诊疗服务、药品和诊疗项目、医疗费用结算、医疗服务监管、信息系统、违约责任等方面，明确了医保经办机构和定点医疗机构的权利义务。

重要活动

2018 年

山东省医疗保障局挂牌成立。10 月 26 日，山东省医疗保障局正式挂牌成立，副省长孙继业为山东省医疗保障局揭牌。山东省医疗保障局整合了人社厅职工医保、居民医保和生育保险、发改委药品和医疗服务价格管理，民政厅医疗救助、卫生健康委药品和医用耗材招标采购等职责，为省政府直属正厅级机构。

2019 年

1. 全省医疗保障工作座谈会召开。3 月 25 日，山东省政府在省医疗保障局召开全省医疗保障工作座谈会，副省长孙继业出席会议并讲话。会议要求医疗保障部门从全局高度谋划和推进工作，充分发挥医保在新旧动能转换中的助推作用、在深化医改中的基础作用、在保障改善民生中的支撑作用；要以维护医保基金安全为重点，强化责任担当，狠抓工作落实，确保各项任务目标落地见效。

2. 全省医疗保障工作会议召开。3 月 26 日，省医疗保障局组建后的首次全省医疗保障工作暨“担当作为、狠抓落实”会议在济南召开。会议深入学习贯彻习近平总书记视察山东和关于医保工作的重要讲话、重要指示批示精神，全面落实国务院医疗保障工作座谈会、全国医疗保障工作会议、全省“担当作为、狠抓落实”工作动员大会和全省医疗保障工作座谈会部署要求，总结 2018 年全省医保工作，分析当前面临的形势要求，部署 2019 年目标任务。

3. 全国医保电子凭证首发仪式在济南举行。11 月 24 日，全国医保电子凭证首发仪式在济南举行，国家医疗保障局党组成员、副局长施子海为济南市民颁发全国首张医保电子凭证。医保电子凭证是全国医保线上业务唯一身份凭证，全国通用，可通过国家医保 App 等多种方式快捷激活，用于医保查询、报销支付等医保业务场景。

典型案例

案例一：山东省实现全省医保经办服务“六统一”

一、改革背景

长期以来，山东省医保经办实行以地方各自管理为主的管理体制，经办服务管理制度和模式各异，医保经办事项名称、申办材料、表单格式、经办方式、办理流程、办结时限、服务标准不统一，医保经办事项所需证明材料多、办理流程繁、办结时限长、信息化程度低。为统一和提升全省医保经办服务水平，省医疗保障局从医保经办服务领域的“痛点、难点、堵点”抓起，通过流程再造推动全省医保经办服务实现“六统一”。

二、经办服务实现“六统一”

2019 年 8 月 26 日，省医疗保障局制定印发《关于印发〈山东省统一医疗保障经办服务办事指南（试行）〉的通知》（以下简称《通知》），按照证明材料最少、办事流程最简、办理时限最短、服务质量最优的“四个最”改革目标，对全部 18 类 34 项医保经办服务事项进行梳理优化和流程再造，实现了六方面内容统一。

（一）统一事项名称

长期以来，全省医保经办服务事项的名称缺乏统一规范，同类事项名称五花八门，例如“门诊慢性病”在各地有“门诊大病”“门统”“门特”“门规”等多种叫法，群众在办理医保业务，特别是异地就医相关业务时常会被各种事项名称所困扰。为此，《通知》特别对 18 类 34 项具体服务事项的名称进行了统一。

（二）统一申办材料

通过流程再造，全省医保经办服务所有经办事项所需的申办材料整体精简了 32.3%，部分事项实现“刷脸办”或只凭身份证等身份证明即可办理。例如：通过“一网通办”系统注册的企业在办理参保登记事项时无需再提供单位成立批文等材料；新增协议定点医药机构的申办材料由原来的 13 种削减为 7 种，减幅达到 46%；对群众长期以来倍感不便的异地就医备案、生育保险待遇申领等工作实行承诺制；对不能或不便提供申办材料的，参保人员只需提供书面承诺即可办理。

（三）统一经办方式

为解决群众对医保经办事项不知道去哪里办、通过什么渠道办，以及用什么方式办的难题，省医疗保障局统一了全省医保经办服务方式，明确了目前条件下哪类事情到哪里办、通过什么渠道和方式办，并推动医保经办服务事项网上办、掌上办、就近办和异地办，对每一事项都提供了现场办理的服务大厅地址、网上办理的网址、手机 App 下载地址及微信公众号等；部分事项还提供了自助终端办理方式，让群众在家门口就可办理医保业务。

（四）统一经办流程

对经办流程简至目前最简，并配套制定流程图，全省医保经办服务事项的办事环节整体压缩 16.4%。例如：门诊慢性病备案以前需要经过“个人申请—医保部门审核—组织专家或指定医院审核—反馈医保部门复核确定”等流程，流程优化后，参保人员只需提供申办材料，由受理的医疗机构或医保部门进行确认后即可完成备案，环节缩减 60%；转外就医备案只需在转诊医院上传转诊信息即可办理，无需再到医保部门办理相关手续。

（五）统一办理时限

在全省各地医保经办人员力量和信息化系统承载力的最大限度内，省医疗保障局对全省医保经办服务办理时限一压再压，经办事项的办理时限整体压缩了 45.5%，比国家规定的时限压缩了 53.8%。例如：医保关系省内转移接续从国家法定时限的 45 个工作日压缩至 15 个工作日；医疗费报销、生育待遇申领均从国家法定时限的 30 个工作日压缩至 15 个工作日；34 项医保经办服务事项中有 21 项实现即时办结。

（六）统一服务标准

为了通过标准化实现经办服务事项的统一实施，2019 年 10 月 30 日，省医疗保障局在全国率先制定发布了《医疗保障第 1 部分：标准体系》《医疗保障第 2 部分：术语》《医疗保障经办服务通则》《职工医疗保障经办服务规范》《城乡居民医疗保障经办服务规范》等五项省级地方标准，对各经办事项的服务内容、办事流程、办理时限、申办材料和服务质量都提出明确要求；对全省医保经办服务的场所、窗口、便民设施和标志标识等配备设置，对服务人员的仪表仪态、服务用语、行为举止及工作纪律等进行了统一规范。

三、创新多种服务方式

（一）解决重点人群的重点问题

对于人民群众转诊转院、医保关系转移接续、门诊慢性病异地即时结算不便捷等“难点、堵点、痛点”问题，省医疗保障局推进高频民生事项的业务流程优化再造，重点解决跨地区流动人员、随迁老人、退役军人、双招双引优秀人才、高层次人才等群体的医保关系转移接续、医保待遇衔接、垫付资金压力大、报销周期长、办理手续繁琐等问题。

（二）实现线上线下同步查

对流程再造后的医保参保、就医住院、转移接续、转诊转院和报销结算等经办事项和待遇政策进行统一归集，并通过线上线下同步发布的方式，实现群众在任何时间地点都可查阅。群众除了在各地医保办事窗口获取各类事项的纸质文本外，还可通过移动终端随时随地轻松获取，只需扫二维码就了解办事流程、掌握待遇政策等信息。

（三）加速“网上办”“掌上办”

2019 年 9 月底，省、市两级医保服务事项移动终端功能开发完成，2019 年底省直和 16 市完成省统一开发的医疗保障基础版部署，80％以上的医保经办服务事项实现“网上办”和“掌上办”，最大限度让数据多跑路，让群众少跑腿、零跑腿。

（四）优化实体窗口服务

推行分类综合柜员制，将分设的专业窗口整合为综合窗口，实现全领域无差别“一窗受理、分类审批、一窗出件”。为便利群众办事，省医疗保障局推动服务网点合理布局，在青岛市、济南市等地开展试点，探索在街道和社区设置医保工作站。

推行自助办理、同城通办、委托代办等服务方式，并推行预约服务、上门服务、应急服务等便民措施，以及集中办、预约办、容缺办、就近办、帮办代办、联审联办和告知承诺等服务模式，提升经办服务的可及性和便捷性。

（五）完善“随时评”“随地评”

省医疗保障局建立并完善了经办服务监督考评机制和政务服务“好差评”制度，实现服务质量“可量化、可操作、可评估”；聘请第三方独立机构对各类医保经办服务事项进行综合评价，依据评价结果对各地医保经办机构进行综合排名，并向社会公布。

案例二：青岛市打造便捷高效长期护理保险管理服务模式

一、改革背景

2019 年底，青岛市 60 岁以上老龄人口达到 186.8 万人，老龄化率为 22.5％，全市约有失能失智老人 30 万人。为解决失能老人照护难题，青岛市于 2012 年就在全国率先建立了以医疗护理保障为主的长期护理保险制度。在总结前期试点经验的基础上，青岛市医疗保障部门于 2018 年对制度进行了创新完善，以多元化筹资为前提，以整合式照护服务为主线，构建了筹资渠道多元化、保障内容多层次、服务提供精准化、经办管理标准化、质量监控信息化的新型长保险。截至 2019 年底，制度覆盖全市 887.8 万名参保人，其中职工医保 401 万人，居民医保 486.7 万人。

二、主要做法

（一）制度设计全覆盖

青岛市长期护理保险覆盖全体参保人，主要保障重度失能失智人员，适当兼顾照护需求较高的中度失能人员。制度结合基金运行实际情况，坚持低水平起步的基本保障，参保职工在保障医疗护理基础上，叠加了生活照料等待遇；参保居民享受医疗护理待遇。

（二）筹资渠道多元化

职工长期护理保险所需资金通过医保统筹基金划拨、财政补贴和个人账户代扣等多渠道筹集，年筹资规模在 13 亿元左右，人均 332 元，其中统筹金占 65.9％、个人账户占 25.6％、财政补贴占 8.5％；居民长期护理保险资金按照不超过当年医保基金筹集总额10%的比例划转，年筹资规模约5亿元，人均108.7元。

（三）涵盖多种照护服务

青岛市长期护理保险保障内容包括健康管理和维持性治疗、长期护理、生活照料、功能维护（康复训练）、安宁疗护、临终关怀、精神慰藉等基本照护服务。针对失能人员需求多样化特点，要求同一家机构对需求进行统筹考虑和整体提供，解决服务碎片化问题。对轻中度失能失智人员和高龄衰弱老人，探索将保障关口前移，建立预防和延缓失能失智保障工作机制：通过实施赋能训练项目，使失能失智者能够维持一定的独立功能，延缓其失能失智发展进程，推迟进入依赖他人长期照护的时间节点，降低家庭、社会照护负担和经济压力；通过实行宣传、培训等项目提高公众认识、培训人才队伍，为工作开展营造良好氛围并提供人才支撑。

（四）资格准入实行等级评估

制定本地化失能失智人员照护需求等级评估标准、评估工具和评估流程。失能人员评估为三、四、五级可享受照护待遇。为科学界定患者是否享受长期护理保险待遇，确保基金使用的安全性和合理性，由第三方机构承担评估工作。

（五）护理服务精细化

针对不同人群多层次、多样化照护需求，设计不同的护理服务形式。针对失能人员，设计"专护""院护""家护"和"巡护"四种服务形式；针对重度失智人员，实行"失智专区"管理，设计"长期照护""短期照护"和"日间照护"三种服务形式。

（六）待遇支付差异化

职工长期护理保险主要支付"医疗"和"照护"两部分待遇，医疗费用根据实际情况按比例报销，护理机构实行床日包干结算办法，设定差异化包干结算标准；照护费用实行限额支付，与个人照护需求评估等级挂钩，三、四、五级照护费每月分别按660元、1050元、1500元的标准（含自负部分）实行限额支付；参保居民分别按450元、660元、1050元的标准实行限额支付。

（七）服务载体市场化

承担护理服务的机构必须具备医疗资质。青岛市医疗保障部门通过实行协议管理、市场竞争机制及强化日常监管等措施，在确保资金安全的同时促进服务质量提升。为提高经办管理绩效，青岛市长期护理保险还建立了市场化竞争机制，通过社商合作引入第三方机构社会化经办。

（八）监督管理信息化

青岛市医疗保障局通过信息公开实现对医疗机构和经办机构的动态管理，发挥信用体系约束作用，推动综合监管机制建设；市医疗保障局建立信息化智能监管机制，通过手机App，对谁照护、照护谁、在哪照护、照护什么和照护时间等进行全程监控。建立全流程网上办理经办机制，待遇申请、等级评估、费用审核与拨付等工作全部实现零跑腿。

（九）全链条规范制度

为更好地指导制度建设，市医疗保障局编制并实施了长期护理保险管理与服务地方标准体系，2019底青岛市颁布实施了《长期护理保险管理与服务总则》，对定点护理机构协议管理、服务考核、等级评估操作、信息系统管理、机构评鉴和护理员职业规范等方面作出规范。

三、发展成效

（一）形成以居家为主、机构为辅的照护格局

2019年青岛市长期护理保险支出资金4.2亿元，解决了2.27万名失能老人的照护问题，护理服务人员上门服务94万人次，照护服务时长共计187万小时，职工参保人员中重度失能失智人员基本实现应保尽保。在提供的照护服务中，居家照护服务占七成。

（二）优化医疗资源配置，提高医保基金使用绩效

据测算，青岛市长期护理保险每年所购买的服务量相当于购买二、三级医院住院服务量的14倍。全市享受长期护理保险待遇人员的医疗费支出整体呈下降趋势，人均医疗费用总额从2012年的8.4万元降至2019年的4.59万元，降幅达45%；个人自负费用由2012年的1.94万元将至2019年的0.63万元，降幅达67.5%。

（三）政策引导撬动市场资源，民营护理机构充分发展

通过政府引导、市场驱动，青岛市照护服务市场快速发展。截至2019年底，全市定点护理机构816家，其中民营机构占比87%，承担了95%以上的服务量；全市连锁化护理集团超过30家，其中护理机构约占总数的1/3，服务了全市2/3以上的失能失智人员。截至2019年底，青岛市定点护理机构共提供护理床位8903张，照护服务人员1.73万人（医师7106人，护士5333人，护理员4896人），基本满足全市失能失智老年人照护需求。

案例三：东营市东营区试点门诊慢性病服务延伸

一、改革背景

东营市东营区医疗保障局在调研中发现，辖区内大部分门诊慢性病患者都生活在农村，相当一部分人因经济压力和交通不便等因素无法长期坚持诊疗，导致原本可以享受慢性病待遇的患者无法享受正常的报销和诊疗服务。为彻底解决这一影响医保惠民政策落实的难题，2019 年 4 月，区医疗保障局以建档立卡贫困人口为切入点，开展门诊慢性病医保服务向基层村居延伸试点，让门诊慢性病患者在“家门口”即可享受到城市优质医疗资源和一级医疗机构的报销比例。

二、具体做法

（一）推动医保政策下沉

东营区医疗保障局打破门诊慢性病医保资格仅限一级以上医疗机构的限制，通过完善规范基层医疗机构门诊慢性病协议管理资格申请流程，将门诊慢性病医保服务延伸至村居（社区）医疗机构。截至 2019 年底，全区共有 8 个镇街卫生院（社区卫生服务中心）参与试点。

（二）推动诊疗服务下沉

探索将参与试点的镇街卫生院（社区卫生服务中心）纳入门诊慢性病定点范围，村级卫生室作为医保延伸服务点并入联网结算系统。截止到 2019 年底，全区共有 22 个医疗机构参与试点，参与试点的机构实行每月 3 日—7 日定期预约诊治同日常远程视频诊断相结合的诊疗方式，由东营区人民医院的医生根据诊断结果开具处方，患者持处方即可在镇街卫生院（社区卫生服务中心）买药取药、现场结算。

（三）推动药品配送下沉

统一一二级医疗卫生机构采购配送药品目录，由试点镇街医疗机构根据门诊慢性病患者药品使用统计情况，在省药品招采平台进行自行采购，并将所需药品配送至试点村居卫生室。

三、取得成效

试点工作推进后，全区约 70％的门诊慢性病患者被分流到基层医疗机构就诊。截至 2019 年底，全区共有 3147 人次通过延伸服务享受了就诊、取药和送药服务。

案例四：高密市推行慢病患者线上问诊续方线下配送药品

高密市为国家级慢性病综合防控示范区，全市常住人口 92 万。为解决慢病患者限期限量带药、签约机构过于集中、诊疗等候时间长、医院药品供应不足等问题，从 2019 年 8 月开始，高密市医疗保障局基于“互联网＋医保服务”工作理念，上线医保门诊慢性病服务管理网络平台，为慢病患者提供线上问诊续方、线下配送药品服务。

一、明确改革思路

2019 年，高密市共管理参保慢病人员 26310 人。市医疗保障局自 4 月开始论证慢病患者诊疗难题的有效解决办法，最终选择了关联定点医药机构电子处方，“药店见医院处方即为慢病患者结算、取药，直至打包配送”。这种购药方式能够减少慢病患者跑腿次数、减轻医疗机构服务压力，同时提升医保基金使用效能。

二、开发系统平台

基于互联网医院的线上医疗服务功能，高密市于 2019 年底开发了集慢性病服务、管理、结算、处方流转和监管于一体的互联网医保处方流转服务管理系统。该系统由两大板块组成，一是医保门诊慢病监管平台，旨在对医保慢病患者就医、取药和结算等环节进行全流程、全方位的跟踪和监管；二是医保门诊慢病处方流转结算平台，旨在为定点医药机构和慢病患者提供便捷安全的慢病处方流转与医保结算通道，满足慢病患者长处方院外取药、远程调方、远程复诊、远程续方、配送上门等需求。

三、明确各方职责

医疗保障部门负责开发特殊慢性病管理终端应用系统、确定定点零售药店、做好与慢病定点医疗机构结算工作、加强对定点医药机构的药款清算,以及定点零售药店服务行为的监管。

定点医疗机构负责开发医院端特殊慢性病电子处方管理系统、参与定点零售药店的选择并与其签订处方管理协议、按不同病种确定诊疗用药范围及剂量、每月一次与定点零售药店结算药品费用,并核查药店按处方售药情况、参与药店药品价格管理。

定点零售药店负责开发结算端电子处方管理系统以及配、售药系统,在保证药品质量的前提下做到及时供应,且销售价格不高于定点医疗机构,按处方提供药品并按基本医疗保险的规定结算药品费用。

四、实现多方共赢

医保门诊慢性病服务管理网络平台上线后,实现了四方共赢。一是全市参保患者跑腿次数减少三分之一;二是医保部门通过与定点零售药店协议明确患者所需药品的盈利水平,企业降低药品进购价格,节省医保基金支出;三是定点医疗机构在减轻工作压力的同时降低了流动资金占用率;四是定点零售药店利润空间增加。

河南省

工作综述

2018 年 11 月，河南省医疗保障局挂牌成立，为正厅级省政府直属机构。2018—2019 年，河南省各级医保部门坚持以人民为中心，以新发展理念为引领，以高质量发展为目标，推动全省医疗保障工作取得新成效。2019 年，全省参加基本医疗保险 10289.78 万人，参保率持续稳定在 96%以上，参加生育保险 765.30 万人。全省基本医疗保险基金（含生育保险）收入 1142.77 亿元，支出 1091.24 亿元。

一、完善医疗保障制度

（一）推进生育保险与职工基本医保合并实施

按照国家关于全面推进“两险”合并实施的统一部署，省医疗保障局印发《关于全面推进生育保险和职工基本医疗保险合并实施有关工作的通知》，推进“两险”参保登记、基金征缴和管理、医疗服务管理、经办和信息服务等实现全面统一。截至 2019 年底，全省各级医保部门已将“两险”合并实施工作贯彻落实到位。

（二）建立城乡居民高血压糖尿病门诊用药保障机制

按照国家部署，坚持量力而行、尽力而为、不重复保障和低水平起步的原则，于 2019 年 11 月制定《河南省完善城乡居民高血压糖尿病门诊用药保障机制实施方案》，就保障对象、药品范围、定点范围、保障水平、实施时间、政策衔接、就医服务、部门分工和监测考评机制等内容进行明确。省辖各市均已出台“两病”门诊用药保障实施细则，推动落实“两病”保障待遇。

（三）逐步提升医保待遇水平

提高居民大病保险保障水平，降低大病保险起付线至 1.1 万元，年度内报销封顶线为 40 万元。

二、医保助力精准脱贫

（一）健全工作机制

省医疗保障局成立医保扶贫工作领导小组，建立了局领导班子包片制度，加强调研指导，督促政策落实。各级医保部门狠抓落实，确保各项医保扶贫政策落地生根。

（二）实现贫困人口应保尽保

坚持精准扶贫，核准农村贫困人口参保情况，督促未参保人员及时参保并做好标识，推进新增贫困人口及时缴费参保。积极配合税务部门加大征缴力度，除服兵役、失联等特殊情况外，全省建档立卡贫困人口全部参加城乡居民基本医疗保险，实现应保尽保。

（三）实施大病保险倾斜政策

对农村贫困人口实行政策倾斜，降低大病保险起付线，取消年度封顶线，并提高医疗费用报销比例。

（四）加大医疗救助托底保障力度

对困难群众参加城乡居民基本医疗保险个人缴费部分实行分类资助；对 9 种慢性病及重特大疾病进行费用救助，对经三重制度综合保障报销后的个人负担费用按照不低于 70%的比例给予救助。

2019 年，全省农村贫困人口享受门诊重特大疾病和门诊慢性病待遇 680.51 万人次，医保支付 21.09 亿元；享受大病保险待遇 153.96 万人次，医保支付 19.99 亿元。

三、深化医保支付制度改革

（一）全面实施城乡居民医保基金总额预算管理

2019 年 8 月，省医疗保障局印发《关于全面开展城乡居民基本医疗保险基金总额预算管理的指导意见》，从合理确定总额控制指标、细化分解总额控制指标、完善费用结算、优化决算管理、健全考核评价体系、强化医疗服务监管等六个主要方面，对全省全面开展城乡居民基本医疗保险基金总额预算管理进行总体部署，统筹推进总额预算管理工作。

（二）持续推进DRG付费方式改革

指导安阳市做好疾病诊断相关分组（DRG）付费国家试点工作，省医保局主管领导三次带队到安阳开展调研，指导安阳市制定试点工作方案，加强人员培训，同时规范病案首页，讨论病案采集过程中疾病统一编码问题，并完成2017年1月至2019年12月共计78万份病历上报工作。

河南省以国家推进30个试点城市开展DRG付费为契机，积极推动全省DRG付费试点工作开展，确定开封、漯河、周口等地作为河南省试点，开始DRG付费试点各项准备工作。

（三）开展医保基金结算预付制工作

省医疗保障局指导各地做好基金结算预付制工作，郑州市实行按季度预付，开封市、洛阳市、商丘市、新乡长垣市实行按月预付。

四、加大医保基金监管力度

省医疗保障局把维护医保基金安全作为首要政治任务，初步形成了打击欺诈骗保高压态势。

（一）加强组织领导

成立河南省医疗保障基金监管工作领导小组，统筹组织协调全省基金监管工作。制定《河南省打击欺诈骗保专项治理工作方案》，细化工作重点，明确目标任务和责任分工。

（二）强化专项推动

按照工作方案要求，全省各定点医药机构、各级医保经办机构进行全面自查，梳理建立整改问题台账。各地医保行政部门在各定点医药机构、医保经办机构自查的基础上进行现场检查。省直和部分统筹地区借助第三方力量，运用信息化手段，提取定点医药机构相关医保数据，进行多维度的分析比对，提高分析监测及预警数据的实效性。

（三）推进监管工作纵深发展

对国家医疗保障局和省级其他部门的投诉举报线索进行分类，按属地原则转办、督办，做到件件有结果、事事有回音。根据省审计厅政策跟踪审计整改任务清单，按照要求转各地市逐件进行核实查处，并及时将案件办理情况上报相关部门。与省卫健委联合，开展打击欺诈骗保专项治理“攻坚行动”，2019年10月21日至11月3日，全省成立28个检查小组，在全省范围内开展交叉互查。集中公开曝光一批欺诈骗保典型案例，切实形成曝光一案、警示一片的社会效应。

（四）强化机制建设

建立健全举报奖励机制，出台《河南省欺诈骗取医疗保障基金行为举报奖励暂行办法实施细则（试行）》，发挥社会监督作用，激发人民群众维护基金安全的积极性。建立健全宣传引导机制，2019年4月，在全省范围内开展“打击欺诈骗保维护基金安全”集中宣传月活动，共制作宣传展板18150块，发放宣传彩页140多万张，营造了人人参与、主动维护医疗保障基金安全的良好氛围。

2019年，全省检查定点医药机构68166家，处理违规定点医药机构13960家，其中暂停医保服务1964家，解除服务协议140家，行政罚款321家，移交司法机关16家，移交涉案人员23人，拒付追缴医保基金81729.49万元。

五、推进医药招标采购工作

（一）加强组织领导和协调

建立河南省医药集中招标采购联席会议制度，完善河南省药品集中招标采购组织架构和工作体系，形成合力监管、高效运行的长效机制，加强对集中招标采购工作的组织领导和协调指导。

（二）确保抗癌药降税降价工作落地

积极协调有关部门研究出台一系列政策措施，将国家谈判抗癌药全部纳入河南省医保目录乙类药品范围，减轻癌症病人的医药费负担。将国家谈判抗癌药中适合门诊使用的品种纳入河南省重特大疾病医疗保障范围，解决抗癌药大额门诊费用报销问题。明确规定国家谈判药品和重特大疾病特定药品暂不纳入医疗机构“药占比”和医保总额控制考核范围，有效保障“救命药”的临床使用。

（三）落实国家组织药品集中采购工作

省医保局等八部门联合印发《河南省落实国家组织药品集中采购和使用试点扩围工作实施方案》，同时印发医保基金预付等相关配套文件。2019年12月31日，试点扩围工作在河南省顺利落地实施。

（四）开展药品和高值医用耗材价格联动工作

2019年7月，河南省全面开展了药品和高值医用耗材的价格联动工作，药品实行全国价格联动，耗材实行全省价格联动，均联动最低价，对15486个药品品规和11487个高值医用耗材产品实施价格申报和限价确认。

六、完善医疗服务价格管理

（一）建立和规范项目审批机制

省医疗保障局与省卫健委联合印发《关于进一步做好新增医疗服务价格项目管理工作的通知》，对新增项目界定、申报、受理、评审流程等进行规范和完善。同时，为有效防控廉政风险，实现审批阳光化，借鉴河南省医保药品目录评审经验，制定了《河南省新增医疗服务价格项目评审工作流程》，进一步规范评审程序。

（二）开展新增医疗服务价格项目评审

2015 年以来，河南省没有开展过新增医疗服务价格项目审批，大量医疗新技术不能及时转化为临床应用。为有效解决这一问题，2019 年，省医疗保障局深入调研、组织论证，最终确定了 48 个拟新增医疗服务价格项目，并同时确定了医保支付类别。

（三）开展取消公立医疗机构耗材加成及医疗服务价格调整工作

积极协调省卫健委，调研医疗机构医用耗材收入情况和医疗服务价格项目情况，并建立省级省管公立医疗机构调价模型。2019 年 11 月，省医疗保障局会同省卫健委印发了《关于公立医疗机构全面取消医用耗材加成调整医疗服务价格的指导意见》。

（四）制定“互联网＋”医疗服务价格政策

在河南省“互联网＋”医疗服务价格项目前期调研的基础上，2019 年 11 月，会同省卫健委印发了《关于完善“互联网＋”医疗服务价格和医保支付政策的通知》。

七、推进异地就医直接结算

（一）异地就医直接结算实现县级以上医疗机构全覆盖

截至 2019 年底，省内直接结算医疗机构 1008 家，跨省直接结算医疗机构 943 家。

（二）出台简化备案流程的实施方案

在将参保职工、居民全部纳入异地就医结算范围的基础上，实现外出农民工、外来就业创业人员全覆盖。

（三）建立预付金制度，提高资金结算效率

2019 年，全省异地就医直接结算患者 327.43 万人次，直接结算医保基金 280.81 亿元。

八、做好医疗保障服务管理

（一）推进“放管服”改革

完成省级医保部门的权责清单梳理，共确定权责清单事项 16 项，权力事项大幅缩减，群众满意度有所提升。

（二）加强行风建设

出台《河南省医疗保障系统行风建设实施方案》，强化服务意识，开展服务满意度调查，改进工作作风，提升服务对象满意度。优化“两定”协议管理办法和经办服务规程，提升经办服务水平。

（三）加强信息平台建设

推进全省医保信息系统的论证设计、立项工作，为建设全省统一的医保信息平台奠定基础。

（四）优化服务流程，简化经办手续

在基本医保、大病保险“一单式”结算的基础上，推进县域内医疗保障与医疗救助的“一站式”结算。

重要活动

2018 年

1. 河南省医疗保障局正式挂牌。11 月 26 日，河南省医疗保障局挂牌仪式举行，河南省副省长戴柏华与省医疗保障局党组书记、局长郑子健共同揭牌。省医疗保障局副局长孙晓灿、尹建、王峻峰和相关处室负责同志参加揭牌仪式。

2019 年

1. 河南省医疗保障工作座谈会召开。2 月 26 日，河南省医疗保障工作座谈会在郑州召开，河南省副省长戴柏华出席会议并讲话。会议传达学习全国医疗保障工作座谈会精神，分析研判河南省医疗保障工作形势，研究推进医疗保障工作高质量发展。

2. 打击欺诈骗保维护基金安全集中宣传月启动。4月4日，河南省医疗保障局举办全省开展打击欺诈骗保、维护基金安全集中宣传月启动仪式。宣传月期间，共展出宣传展板18150块，向定点医疗机构和群众发放宣传彩页140多万张，营造人人参与、主动维护医保基金安全的良好氛围。

3. 全省医疗保障扶贫工作座谈会召开。9月20日，全省医疗保障扶贫工作座谈会召开。会议总结分析了河南省医保扶贫工作开展情况，交流各地工作经验，并安排部署下一阶段医保扶贫重点工作。

4. 全省打击欺诈骗保专项治理攻坚行动动员部署大会召开。10月15日，省医疗保障局与省卫生健康委联合召开全省打击欺诈骗保专项治理攻坚行动动员部署大会，提出深入推进打击欺诈骗保专项治理工作，打赢治理欺诈骗保的攻坚战。

5. 全省医药价格和招标采购政策培训会召开。11月12日，全省医药价格和招标采购政策培训会召开，对国家和河南省医疗服务价格和招标采购政策、业务进行深入研讨和系统培训，研究部署下一阶段重点工作。

6. 全省医保支付方式改革培训会召开。12月17日—18日，全省医保支付方式改革培训会召开。会议对医保支付方式改革、协议管理等内容组织了培训，对目录管理进行了政策解读，相关统筹地区介绍了医保支付方式改革工作经验。

7. 省政府召开电视电话会议部署药品集采工作。12月19日，河南省人民政府召开电视电话会议，动员部署河南省落实“4＋7”扩围工作。省政府副省长戴柏华出席会议并讲话。省医疗保障局党组书记、局长郑子健等结合部门职能作表态发言。

典型案例

案例一：安阳市推进DRG付费改革

2019年5月，安阳市被确定为按疾病诊断相关分组(DRG)付费国家试点城市。市医保局坚持问题导向、效果导向，在制定政策、优化分组上下功夫，在精准付费、强化监管上求突破，稳步有序推进DRG付费改革。

一、改革背景

(一)医保基金可持续运行压力较大

安阳市职工医保参保人员老龄化现象严重，在职职工与退休人员之比为1.7∶1，医保基金收入规模小，人均统筹基金少。同时，由于市内三级医疗机构较多，且医疗机构规模不断扩大，医疗费用不断增加，次均住院费用居高不下。

(二)原有医保支付方式不科学

自2012年起，安阳市职工医保采用对单个医疗机构实行总额控制下按项目付费为主的支付方式，出现过度医疗现象。医保部门无法科学确定各定点医疗机构医保基金总额，且年末时容易出现推诿住院病人的现象。

二、主要做法

(一)聚焦付费，提高基金使用效率

一是针对定点医疗机构发生的常见、多发、轻症病例，按照“同城同病同价”原则，设置DRG基础组，为每个DRG基础组设置一个付费标准，引导分级诊疗，优化资源利用。二是根据医疗机构级别设置市三甲、市三级(非三甲)、市二级和县二级四个等级，按照“同级同病同价”原则，为不同级别医疗机构同个病组设置不同付费标准。三是医保、医疗机构可以根据耗材使用情况，将部分高值耗材从DRG中分离单独测算权重，按照使用数量加权计算付费标准，实现付费标准精准化管理。四是对全市DRG病组，根据年度基金运行情况，通过设置调节系数，按比例适当调整清算金额。五是建立“结余留用、合理超支分担”激励约束机制，加强对医疗费用管控，着力提升医保基金使用效能。

(二)聚力监管，增强基金监管实效

一是通过招标引入信息技术服务机构、会计师事务所、商业保险公司等第三方力量参与监管。成立医保基金第三方审核服务中心，提供DRG付费审核、基金运行风险预警、医保反欺诈监管等服务，保障医保基金安全合理使用。二是为防止转嫁住院费用，在医保基金结算清单中增加了住院期间院内门诊费用、住院期间院外费用、住院政策规定不纳入 DRG 病组支付标准的耗材费用、住院政策规定不纳入 DRG 病组支付标准的药品费用、住院政策规定不纳入 DRG 病组支付标准的医疗服务费用等五项内容，通过数据的全面采集，精准掌握医疗费用构成情况，并将相关数据纳入监控范围，明确将转嫁费用行为列为欺诈骗保行为，公布举报投诉渠道，鼓励社会各界积极参与、广泛监督。三是建立 DRG 智能监管审核系统，基于大数据挖掘和统计分析，通过知识库引擎审核结合人工审查，搜索抓取可能出现的高编、高靠、多编、低标准入院、转移住院费用等涉嫌违规行为，形成医疗违规行为监控—惩罚—整改的长效机制。

（三）聚心医疗，汇聚合力协同推进

一是多方合力推进。坚持 DRG 服务临床实际的改革理念，从政策制定到细化分组再到权重调整，整个工作过程都邀请医保、卫健及医疗机构专家参与，确保相关政策科学合理。二是开展先行付费。安阳市将 2019 年定点医疗机构医疗费用年终清算与 DRG 付费相结合，对市区内 13 家二级以上定点医疗机构 2019 年职工医保住院费用试行按 DRG 付费方式结算，不再对单个定点医疗机构进行医保总额控制。2019 年市区 13 家二级以上试点定点医疗机构按 DRG 付费结算率达到 92%。三是激发改革动力。坚持赋能医疗机构，充分调动医疗机构主动性和积极性，促使医疗机构加强成本控制和质量管理，建立绩效考核制度，规范医疗服务行为，提升医疗服务质量，提高运营效率。

三、主要成效

（一）解决职工医保“住院难”问题

2019 年试点医疗机构市直职工住院人次较 2018 年增长了 12.56%，没有出现往年医保患者住不上院、医疗机构推诿职工医保患者的现象。

（二）抑制医疗费用不合理快速增长

2019 年次均医疗费用 10965.19 元，较 2018 年下降了 115.24 元。

（三）有效维护基金可持续运行

通过改革医保基金支付方式，实现收支平衡，略有结余。2018—2019 年市直职工医保基金收入 103392.56 万元，支出 101586.4 万元，基金结存 1806.16 万元。

（四）提升试点医疗机构精细化管理水平

自 2019 年 5 月启动支付方式改革以来，各级医疗机构 DRG 付费方式意识不断增强，主动规范病案首页，强化成本控制，医疗机构的病案质量和控费意识有所提高。

案例二：郑州市依托社保卡实现“就医一卡通”

近年来，郑州市坚持问题导向，着力破解群众反映突出的医保民生难题，依托社会保障卡解决“一人多张诊疗卡”的难题，取得显著成效。市医保局自开展社保卡“就医一卡通”工作以来，积极探索医保在线支付、门诊特殊病种处方共享、三级医院线上电子转诊等服务内容，有效缓解了群众看病“三长一短”（即挂号时间长、候诊时间长、取药时间长、就诊时间短）难题。

一、率先开通社保卡就医一卡通及医保在线支付业务

参保患者在医院不用办理就诊卡，通过社保卡即可完成就诊建档、挂号、就诊、结算、查询等全流程就医服务，实现诊疗信息、结算信息实时共享，解决了“一人多张就诊卡”的困扰，实现“就医一卡通”。持卡人签发电子社保卡后，即可使用医保个人账户进行诊间结算，实现患者“移动就医”，大大缓解了定点医药机构“三长一短”难题。2017 年 4 月，郑州市在全国率先使用电子社保卡完成在线一键混合支付（包括医保个人账户和自费金额的在线支付）。2018 年 1 月，郑州市率先在河南省人民医院开通“就医一卡通及医保线上支付”业务。截至 2019 年底，已有 1000 余家药店和 20 家医院支持此项服务，累计在线支付近 220 万笔，金额共计 9000 万元，57 万余人持社保卡办理院内各项诊疗业务，将门诊就诊流程时间缩短了三分之一。

二、开展处方共享、在线挂号、视频问诊及送药到家服务

为了贯彻落实“放管服、最多跑一次”改革精神，郑州市医保部门结合“互联网＋医保＋社保卡”具体工作进展，选择郑州市中心医院和其周边9家定点药店作为试点，于2018年10月29日正式推出处方共享、在线挂号、视频问诊、线上结算、送药到家的综合服务。以处方共享为基本点，以在线挂号、视频问诊、送药到家为突破点，实现了定点医院和药店的互联互通、信息共享。截至2019年底，已将10家定点医药机构纳入处方共享平台。同时，郑州市将所有72个门诊特殊病种（包括32个门诊慢性病种和40个重特大疾病门诊病种）纳入处方共享平台，涉及药品近千种。

三、开发省、市、县三级线上电子转诊及住院结算服务

一是省、市、县三级转诊试点医院实现电子病历共享和在线转诊，医保患者在各级定点医院的电子病历、处方等数据，实现诊断结果，检查影像、化验、病例、处方等信息的电子化流转，提供转诊预约、视频问诊、会诊和省、市、县三级医院之间的双向转诊服务。二是通过三级转诊平台，可随时随地查阅及预约医生和病房，减少病人“看病在路上”的等待现象，参保人可在线办理住院登记、出院结算、日清单明细推送、检查结果及病历查询等业务。三是在线收集患者每天在院图片信息，利用人脸识别技术确保人、卡、床一一对应，实现多样化监控，降低医保基金支出。构建参保人就诊信息在定点医院之间的电子化流转机制，达到住院线上预约挂号、转诊、登记、明细推送、出院、结算的一体化服务，真正意义上实现“数据多跑路，病人少跑腿”。2019年12月，已实现市、县级医院二级双向转诊，其他功能将陆续上线运行。

案例三：三门峡市精准扶贫典型案例

三门峡市医疗保障局围绕参保、待遇、服务“三个精准”，全力推进责任、政策、工作“三个落实”，着力强保障、补短板、优服务，扎实推进医疗保障脱贫攻坚工作。

一、确保贫困人口医保应保尽保

一是及时精准标识。加强与其他部门沟通协作，完成贫困人员信息数据比对、筛查和身份标识，建立精准完善的贫困人口参保台账，逐一核实因特殊情况未参保和未在本地参保人员的参保情况，实行动态管理。二是落实参保资助。对特困人员救助供养对象参保缴费给予全额资助，对建档立卡贫困人口和农村低保对象给予30元定额资助，同时积极与财政部门对接，对无力缴纳医疗保险费的贫困人员实行财政代缴，实现参保资助全覆盖。2019年，全市24.8万困难群众参加城乡居民医保的个人缴费部分实现分类资助全覆盖。三是拓宽缴费渠道。积极推行银行代收和办税大厅窗口、微信、支付宝、河南税务App等多元化缴费渠道，方便贫困群众参保缴费。2019年，全市19.6万名建档立卡贫困人口（含未脱贫和脱贫不脱政策）全部参保，实现了全市贫困人口医保制度全覆盖。

二、确保贫困人口待遇应享尽享

一是落实农村贫困人口大病保险“一降一提高”政策，大病保险起付线由1.1万元降至0.55万元，个人负担的政策范围内医疗费用5500元－10万元（含10万元）部分报销比例由60％提高至85％，10万元以上的部分报销比例由70％提高至95％，取消农村贫困人口大病保险年度内报销封顶线。二是落实医疗救助待遇。将符合条件的农村贫困人口纳入医疗救助保障范围，年度救助限额内农村贫困人口政策范围内个人自付住院医疗费用救助比例不低于70％。三是落实门诊重慢病医保待遇，通过随时鉴定、上门鉴定、开展鉴定排查等方式，方便相关患者完成鉴定，享受相应待遇。2019年，全市2.7万贫困人口通过门诊重症慢性病鉴定并及时享受到相关医保待遇。2019年，全市贫困人口享受基本医疗保险待遇220454人次，累计报销医疗费用42858.59万元。

三、确保贫困人口医疗费用应报尽报

一是落实“一站式”即时结算。积极推进医疗救助“一站式”结算，及时做好城乡居民医保信息管理系统维护和贫困人口动态管理标识工作，实现贫

困人口在市域内医保定点医疗机构住院就医时，医疗费用实现基本医保、大病保险、医疗救助“一站式”直接结算。二是实施“联合办公”工作机制。加强与承办商业保险公司协作，共同在医保服务窗口为贫困人员提供大病保险政策咨询、异地就医医疗费用结算材料受理和待遇支付等联合办公“一站式”服务。三是简化异地就医转诊备案。一方面，优化异地就医转诊流程，参保困难群众至省内或省外异地就医的，实行定点医疗机构办理转诊转院备案“一站式”办结服务，方便快捷；另一方面，简化异地就医转诊备案手续，建立电话（传真）、微信备案制度，让信息多跑路，让群众少跑腿或不跑腿就能办理异地就医直接结算备案。

湖北省

工作综述

湖北省医疗保障局于2018年11月29日正式挂牌运行。至2019年底，全省医保工作呈现出重点任务有突破、各项工作齐发展的良好态势。全民医保体系趋于完善，医保基金运行基本平稳，医保待遇水平稳中有升，医疗救助托底保障能力和人民群众医保获得感不断增强。

一、参保及筹资

2018年，全省基本医保参保5586.16万人（职工参保1053.95万人、居民参保4532.21万人），参保率94.4%。职工、居民医保住院政策范围内报销比例分别为77.1%、63.2%，统筹基金累计结存预计分别可支付7.3个月、10个月。居民医保财政补助收入220.17亿元，同比增长3.34%。医疗救助支出17.1亿元（中央补助11.6亿元，省以下自筹5.5亿元），资助参保201.9万人，直接救助169.9万人次，同比增长43.9%。

截至2019年底，全省基本医保参保5562.59万人，参保率达95%，大病保险覆盖4398.53万人，生育保险参保577.70万人。基本医保（含生育保险）基金当期收入876.64亿元，当期支出784.02亿元，累计结存770.60亿元。

二、医保精准扶贫

（一）落实国家和省医保扶贫政策

2018年，全省553.94万建档立卡贫困人口全部纳入基本医保、大病保险、医疗救助保障范围。农村贫困人口大病保险起付线降低50%，支付比例提高5个百分点。运用省医疗救助增量资金4.65亿元，支持97个有建档立卡贫困人口的县（9个深度贫困县、28个一般贫困县、60个非贫困县）提高农村贫困人口医疗救助水平。县域内贫困人口就医报销全面实现“一站式服务、一票制结算”。2019年12月底，将扶贫部门认定的569.23万建档立卡农村贫困人口全部纳入基本医保、大病保险、医疗救助三重保障范围，实行“照单全收、应保尽保、不落一人”。

（二）切实抓好脱贫攻坚巡视反馈问题整改

针对中央脱贫攻坚巡视反馈的问题，2019年8月1日，省委省政府出台《关于进一步完善保障农村贫困人口基本医疗的若干措施》（鄂办发〔2019〕18号），完善了湖北省农村贫困人口基本医疗有保障政策，将贫困人口就医报销范围限定在“县域内、政策范围内”。文件实施后，贫困人口诊疗行为更加合理规范，贫困人口基本医疗保障水平未明显降低，城乡居民基本医保基金压力得到缓解，县级财政负担逐步减轻，总体实现了大病倾斜、救助做实、成本可控、服务便民的目标。

（三）升级改造医保智能监控系统

联通37个贫困县的医保精准扶贫监测系统全部建成使用，对医保扶贫政策执行情况实行全过程服务监督。整合城乡居民医保信息系统，全省6088个基层医疗机构医疗信息系统与医保信息系统实现应接尽接。

三、医保基金监管

（一）深入开展专项治理

通过自查自纠、交叉检查、复查复核等方式，共检查定点医疗机构25758家，处理5737家；检查定点药店15570家，处理3798家；处理参保人164人、经办机构4家；追回医保基金7.26亿元，曝光典型案例117起。在社会上形成了强大震慑和广泛警醒，基金安全可控性进一步增强。

（二）创新运用监管手段

为解决监管力量不足问题，通过购买服务方式引入会计师事务所、商保公司等第三方机构参与，组成106个检查小组，分6个片区对全省所有二级及以上定点医疗机构、部分连锁药店及经办机构进行现场抽查复查，共检查定点医疗机构960家、定点连锁药店100家、经办机构（含大病保险公司）52

家,查出涉嫌违规金额约 7 亿元。

(三)构建全方位监管机制

加强部门联动,成立以分管副省长为组长,公安、卫健、司法等 11 个部门参与的打击欺诈骗保专项治理领导小组,杨云彦副省长两次召开领导小组会议进行工作部署。省医疗保障局与省纪委监委建立医保基金监管协调联动和违纪违法线索移送机制,进一步增强了监管威慑力。鼓励社会监督,出台欺诈骗保举报奖励实施细则,兑付一批举报奖励;畅通电话、网络信访举报渠道,查实举报线索 60 件,国家交办线索查处率 100%,共追回或拒付医保基金 1218 万元,暂停协议 57 家,移交公安部门 1 家。推荐襄阳、孝感、荆门列为国家医保基金监管"两试点一示范"城市。联合武汉大学、中南财经大学、省中医药大学开展医保基金监管课题研究,探索建立科学高效监管机制。

四、药品招采改革

(一)落实国家组织药品集中采购试点扩围

拟定试点实施方案报经省政府常务会议审议通过。2019 年 12 月 16 日,国家试点扩围在湖北正式落地,医疗机构开始执行新价格。25 种中选药品价格与省级平台挂网价相比,平均降幅 61.26%,按首年约定总采购量计算,可节约采购金额 7.03 亿元,慢性病和重病患者获得感明显。

(二)自行组织省级药品带量采购

借鉴"4+7"试点和试点扩围经验,成立省药械联合采购办公室,推进建立湖北省药品集中带量采购新机制。委托武汉先行开展以非过评药品为重点的带量采购试点,首批议价成功 39 个药品,平均降价 31%,降价总金额约 8.45 亿元。国家医疗保障局胡静林局长为此专程来鄂调研,认为这对全国具有带动作用,并得到国务院领导同志的肯定。

(三)规范药品采购准入和挂网

开通上线"医药价格和招采网",完善药品采购准入和挂网价格动态调整机制,开通新版医保目录药品和基本药物采购准入通道,将 97 个国家谈判药品直接挂网,对招采目录药品实施全国最低价格联动调整,药品挂网价整体降幅 7%以上,降价总金额约 15 亿元。

五、完善医保药品目录

全面推进国家 40 种谈判药和 17 种谈判抗癌药落地实施。全省有 23 家二级以上公立医疗机构对 17 种谈判抗癌药中的 13 种进行了采购,有 3612 人次参保患者获得医保报销 1889.1 万元。做好国家医保药品目录调整工作,按要求遴选报送专家 1017 名,推荐湖北省 80 个药品纳入国家医保目录备选范围。

六、"两病"门诊用药保障

适应慢性病医保支付的重要政策创新,将报销政策与集中采购、支付标准、门诊长期处方等统筹起来,并与健康管理、健康教育、全科医生等综合配套措施相衔接。截至 2019 年底,全省 17 个统筹地区都已出台"两病"门诊用药保障实施办法,惠及全省约 1500 万患者。

七、大病保险保障情况

落实国务院政府工作报告部署,进一步提高城乡居民大病保险保障水平,减轻大病患者、困难群众医疗负担。将居民医保人均财政补助新增 30 元的一半用于大病保险,年增资 6.8 亿元。全省居民大病保险起付线统一为 1.2 万元,政策范围内累计医疗费用在起付线以上 3 万元(含)以下部分赔付标准提高到 60%。对贫困人口加大支付倾斜力度,将其大病保险起付线降为 5000 元,支付比例较一般城乡居民提高 5%,并取消封顶线。制定出台《城乡居民大病保险承办商业保险机构考核管理办法(试行)》,切实提高商保机构服务管理效能。

八、医疗服务价格改革

(一)优化调整医疗服务价格

全面取消全省所有公立医疗机构医用耗材加成,并利用取消耗材加成、降低药品费用、规范诊疗行为等腾出调整空间,同步有升有降地结构性调整医疗服务价格,重点提高诊疗、手术、康复、护理、中医等体现医务人员劳务价值的医疗服务价格,降低大型医疗设备检查治疗、检验价格,着力理顺医疗服务比价关系,控制医药费用不合理增长。

(二)完善医疗服务价格项目管理

确定 29 个新增和修订医疗服务价格试行项目,并按规定开展审核工作。推进放开医疗服务价格项目试行期价格,加强事中事后监管,增强医疗机构自主性。

(三)加强"互联网+医疗服务"价格管理

适应"互联网+医疗健康"发展,将"互联网+医疗服务"价格纳入现行医疗服务价格和医保支付政策体系统一管理,促进医疗服务降本增效和公平可及。

(四)建立诊疗项目动态调整机制

出台《湖北省基本医疗保险诊疗项目调整暂行办法》,针对医保诊疗项目调整周期长、医疗服务新技术难以及时纳入医保的问题,全面建立了诊疗项目动态定期调整工作机制。

九、医共体建设

在县域医共体建设中运用医保杠杆推进分级诊疗,促进医疗资源下沉,提升县域医疗服务能力。进一步完善"985""987""3810"政策,提高县域内医保报销比例,引导常见病、慢性病、多发病患者在基层首诊。将乡镇卫生院和村卫生室的一般诊疗费标准分别由 10 元/人次、5 元/人次,提高到 13 元/人次、8 元/人次,提高所增加的费用主要由医保基金承担,利用经济手段稳定基层医师队伍。按照"总额预付、结余留用"思路,对县域医共体实行医保总额付费等多种付费方式,制定相应考核办法,形成医共体内顺畅转诊机制。

十、异地结算服务

新增 186 家省级异地就医定点医疗机构,总数达到 446 家,超额完成国家目标任务。2019 年,省内异地就医结算 49.5 万人次、同比增长 37.65%,直接结算率 96.3%;跨省异地就医结算 14.0 万人次、同比增长 150.9%,直接结算率 91.45%,备案人次 36.76 万人次、同比增长 109.8%。

十一、医保经办体系建设

按照机构改革部署,2019 年 3 月底之前,省市县医保部门陆续挂牌成立,全省统一、上下对口、运行顺畅的医保管理服务体制全面建立。特别是力促省委编委发文批复,构建了省市县乡"四级贯通"的医保经办服务体系,采取"县管乡用"方式,由县(市、区)医保服务中心统一派员承担乡镇(街道)医保经办服务具体工作,实现服务下沉,打通"最后一公里"。市县共设医保服务中心 116 个,核定事业编制、公益性服务岗位及以钱养事岗位 5378 人,其中派往乡镇(街道)经办人员 1748 人,占比 32.3%。湖北省做法得到国务院领导批示,国家医疗保障局在全国推广。

十二、其他有关重点工作

生育保险和职工医保合并实施;推进医保支付方式改革,支持武汉市开展 DRG 付费国家试点;医疗救助托底保障能力进一步增强;荆门长期护理保险国家试点进一步深化;全面清算拨付医保历史未结算费用 2.2 亿元,化解一批尖锐矛盾;全力推进医保法治化、信息化建设。强化协议管理,全省 12785 家定点医疗机构、11537 家定点药店签订了服务协议,签约率达到 97.3%。及时受理群众信访,积极维护群众医保合法权益。

重要活动

2018 年

湖北省医疗保障局正式挂牌。11 月 29 日上午,湖北省医疗保障局挂牌武昌中北路海山金谷。副省长杨云彦出席挂牌仪式,并和省医疗保障局党组书记、局长晏蒲柳共同为湖北省医疗保障局揭牌。根据党中央、国务院批准的《湖北省机构改革方案》,将省人力资源和社会保障厅的城镇职工和城镇居民基本医疗保险、新型农村合作医疗、生育保险职责,省物价局的药品和医疗服务价格管理职责,省民政厅的医疗救助职责等整合,新组建省医疗保障局,作为省政府直属机构。

2019 年

1. 组织召开医药价格招采工作协调会。2 月 26 日上午,省医疗保障局组织召开医药价格招采工作协调会,局党组成员、副局长高忻,省卫健委、公共资源交易中心招标采购工作分管领导和相关处室负责人和工作人员与会。

2. 国内首个医保信用评价项目在汉启动。2月26日下午，国内首个医保信用评价项目试点在汉启动，湖北省医疗保障局与武汉大学、中国诚信信用管理股份有限公司共同参与项目启动，省医疗保障局相关负责人、中国诚信信用管理公司相关人士出席。

3. 召开全省医保扶贫工作会议。8月2日，省医疗保障局在武汉召开全省医保扶贫工作会议。会议的主要任务是深入贯彻习近平总书记关于医保扶贫的系列重要指示精神，全面落实党中央、国务院决策部署，对落实《省委办公厅省政府办公厅印发〈关于进一步完善保障农村贫困人口基本医疗的若干措施〉的通知》《省医疗保障局关于落实〈关于进一步完善保障农村贫困人口基本医疗的若干措施〉的指导意见》，进行部署和安排。

4. 湖北省打击欺诈骗保专项治理联合抽查复查启动会在荆州召开。10月12日，湖北省、荆州市纪委监委、公安、卫健、人社、药监、医保部门相关负责人，荆州、荆门、仙桃、天门、潜江医疗保障局分局及二级以上医疗机构主要负责人，武汉、襄阳、黄冈、孝感、咸宁、恩施医疗保障局片区检查组人员、第三方协作单位、保险机构共260余人参加会议。省医疗保障局党组成员、副局长杨汝俊，荆州市副市长孙玉秋出席。

典型案例

案例一：全面取消公立医疗机构医用耗材加成

国务院《深化医药卫生体制改革2019年重点工作任务》和《治理高值医用耗材改革方案》明确要求，2019年底前完成取消医用耗材加成改革任务。为此，湖北省医疗保障局积极行动，主要采取了以下措施。

一、明确目标，制定政策

2019年6月，会同省卫健委、省市场监管局印发《关于公立医疗机构取消医用耗材加成调整医疗服务价格的指导意见》（鄂医保发〔2019〕30号），按照“一取消、二调整、三确保、四实现”的工作目标，指导全省开展此项工作，明确省管价格公立医疗机构与武汉市公立医疗机构取消医用耗材加成同步调整，医疗服务价格政策同步实施。

二、测算论证，发布方案

开展武汉市区域内公立医疗机构财务资料的测算、论证工作。历时三个月，通过调查测算、专家论证、专题汇报等一系列程序，征求省管医院意见，经省人民政府同意，于2019年11月11日出台《省管价格公立医疗机构综合改革医疗服务价格调整方案》（鄂医保发〔2019〕70号），取消省管公立医疗机构医用耗材加成，同步调整1053项医疗服务价格。提高与耗材密切相关的、体现医务人员劳务价值、技术难度的医疗服务项目616项，降低CT、磁共振等大型设备检查和部分单纯依靠实验室诊断的化验项目437项。调整后的价格与深圳、南京、上海、广州等已调整医疗服务项目价格的省市比较，处于中等水平。

三、监督指导，全省同步

召开两次工作会，推进该项改革工作。监督指导各市州拟定取消耗材加成调整医疗服务价格的初步方案，要求市州对补偿率偏高，检验类项目价格、临床诊疗类项目调增幅度偏高等不符合“总量控制、有升有降、逐步到位”调价原则的相关问题进行修改。在全省医保部门的共同努力下，湖北省公立医疗机构于2019年11月30日前全面完成取消医用耗材加成改革任务，医用耗材一律实行零差率销售，同步优化调整医疗服务价格。这是湖北省继2017年7月破除“以药补医”机制后进一步深化医疗改革之举，医用耗材逐利机制退出历史舞台。

案例二：解决基层医疗服务价格历史遗留问题

2019年，按照省政府办公厅《关于进一步深化基层医疗卫生机构综合改革的意见》等文件精神，湖北省医疗保障局进一步完善基层医疗服务价格政策，监督指导市州在取消耗材加成的基础上，完成基层医疗服务价格调整工作。

一、印发文件，明确政策

2019年7月，会同省卫健委印发《关于基层医疗卫生机构医疗服务价格调整的指导意见》，指导全省开展此项工作，要求各地重点调整体现基层特色、有利于分级诊疗落实、价格矛盾较突出的医疗服务项目价格。

二、监督指导，稳步推进

召开两次工作会，指导市州开展该项改革工作。引入同济医学院专家团队，调研市州基层医疗服务价格问题，论证相关市州调价方案。会同省卫健委印发《关于调整基层医疗卫生机构一般诊疗费标准和医保支付政策的通知》，提高一般诊疗费和医保支付标准，2019年10月1日全省执行，保障村医队伍稳定。

三、统筹政策，如期完成

要求各地结合取消公立医疗机构医用耗材加成工作实际，统筹政策措施，参照公立医院医疗服务价格改革有关原则，合理设置基层医疗卫生机构与县级公立医院医疗服务价格差率。全省于2019年11月30日前完成了基层医疗卫生机构医疗服务价格调整工作，进一步理顺基层医疗服务比价关系。

案例三：荆门试点长期护理保险制度

2016年6月，荆门市被确定为国家长护保险制度试点城市。经过3年努力，初步形成了一个制度覆盖全民、一个标准使用全员、一个部门服务全程、一个网络贯彻全域的基本政策体系和经办服务机制，群众参保踊跃，制度运行平稳，社会反映良好。截至2019年4月，全市参保人数248万，正在享受待遇的有4563人。

一、主要做法

(一)创新制度设计，让长期护理保险接地气

坚持“制度可持续、群众可接受、财政可承受”原则，出台《荆门市长期护理保险办法(试行)》，搭建“五个三”制度框架。一是筹资“三家抬”。按照上年度居民人均可支配收入的0.4%筹资，通过个人缴费37.5%、医保补助25%、财政补贴37.5%“三家抬”筹集。二是护理“三方式”。提供居家护理、养老机构护理、医院护理三种服务方式，满足失能人员多样化护理需求。三是经办“三统一”。统一护理申请条件、失能评定办法、待遇支付方式。四是待遇“三层次”。按照居家护理、养老机构护理、医院护理，建立三个比例的差异化待遇支付标准。五是定点“三机制”。定点服务实行准入退出、倒逼激励、登记备案机制。

(二)健全服务体系，让长期护理保险有支撑

建立护理机构、从业队伍、护理标准、信息系统、经办机制“五化”服务体系。一是建立立体化护理服务机构。统筹市、县、乡、村四级护理机构发展，量身定制“补、减、免、贷”等优惠政策，扶持护理机构快速建设“长护专区”。二是建立专业化护理服务队伍。出台《关于加强长期护理服务从业人员队伍建设的意见》，采取“引进、培育、补贴、提待、奖励”等“组合拳”政策，推进护理服务职业化、专业化。三是建立规范化护理服务标准。编制长期护理“两规范、两标准”，满足失能人员多样化需求。四是建立智能化信息管理系统。研发信息系统，实现从参保到结算一体化服务。五是建立市场化经办服务机制。组建长期护理保险失能评定专家组，引入商业保险公司承办长期护理保险经办服务。

(三)突出落地见效,让长期护理保险稳推进

坚持以制度作为软实力,以服务作为硬支撑,稳步推进长期护理保险落地见效。一是抓关键,合力推进。市政府成立试点工作领导小组,市长担任组长,常务副市长任副组长,定期研究问题,督办考核。建立部门联席会议制度,形成会商、协作、办理“绿色通道”。二是广宣传,全域覆盖。多层级发动,全媒体宣讲,高密度培训,主动式应答,开展长期护理保险政策宣传发动。三是快征缴,同步到位。应由个人缴纳、财政补助、医保划拨的资金,市县同步征缴到位、补助到位、划拨到位。四是强经办,优化服务。打通转换通道,简化定点程序,快速提供服务。

二、主要成效

试点与群众期盼相契合,长期护理保险制度已成为荆门市民生保障的又一重要支点。

(一)社会保障再织新网,增强了参保群众获得感

参加长期护理保险,2017 年至 2019 年个人缴费 30 元,压力不大,却能让失能家庭从此告别“护理辛劳”“经济窘境”,“第六种社保”兜底民生、解困群众的认识和效应深入人心。

(二)应对老龄化效应初显,验证了制度功能有效性

分析失能人员年龄结构,2019 年 4 月,全市正在享受待遇的 4563 人中,60 岁以上老人为 3596 人,占比 78.8%,老年失能所需照料照护问题得到有效解决。统计失能人员护理服务方式,选择居家护理 4188 人,占全市正在享受待遇 4563 人的 91.8%,有效缓解了护理机构建设不足的问题。

(三)健康扶贫再添新力,筑牢了精准脱贫兜底线

贫困人口在享受“四位一体”保障基础上,再增加一道长期护理保险兜底线,加快了脱贫步伐。2018 年,荆门市为 18.9 万贫困人口资助缴费 657 万元,共有 184 名失能人员正在享受全年 2.8 万元的长护保险待遇。另有 316 人参加了护理服务员培训,上岗月工资达 3000 元左右,长护保险呈现助力健康脱贫、就业脱贫“双效应”。

(四)护理市场渐成规模,拉长了护理服务产业链

实施长期护理保险,推动护理服务业快速发展,促进医、养、护机构深度融合,一条以长护保险为纽带的产业链已现雏形。试点以来,市政府共筹集 3000 万元资金,打造出福寿居、千福园等护理服务示范机构,带动多家养护机构再投资,新增就业岗位近 4500 个。

(五)培训机构应运而生,促进了护理队伍正规化

实施长期护理保险,应运而生专门护理员培训机构,多渠道集聚专业护理人员,极大缓解了“人才难”“用工难”。截至 2019 年 4 月,全市各类培训机构累计培训护理服务人员 2.6 万人,初步形成了专业化护理员队伍。

案例四:咸宁探索医用耗材大数据谈判降价路径

2019 年 5 月,咸宁市医疗保障局从国家机构改革赋予医保部门“战略性购买”职能出发,探索大数据支撑,与医疗机构多方联动推进医用耗材价格下降,努力实现节约医保费用开支和降低群众医疗负担的目标。

一、药械“降温”迫在眉睫

2015 年,咸宁市卫生部门在湖北省率先建立全市医用耗材在线交易平台,将全市 27 家公立医疗机构医用耗材及检验试剂交易纳入网上平台“阳光采购”,并以两年一次招标采购的形式不断更新平台内医用耗材中标价格。然而,受困于医用耗材生产流通不规范、信息不对称等,弊端显现。

(一)原耗材招采模式易导致价格虚高

医用耗材准入审批相对简单、更新换代快、市场品种繁多、鱼龙混杂,仅凭专家库中抽选的数名医学专家无法对谈判产品有全面了解,确定的大部分中标产品也因价格过高无法被医疗机构认可接受。为降低价格,医疗机构还自行组织“二次议价”,在平台中标价基础上下探 15%至 40%不等。从数据上看,2018 年咸宁市医用耗材在线平台按照“中标价格”交易金额为 6.94 亿元,实际发生采购金

额仅为3.77亿元，价格虚高比例达45.67%。且各医疗机构自行“二次议价”导致同城不同价状况普遍出现，同样的医用耗材在不同医疗机构成交价格差幅甚至达到30%以上。

(二)多轮次收费加重企业经营负担

原医用耗材在线交易平台运作模式中，卫生部门委托第三方招投标公司负责招标采购及平台运营维护，招标代理费用由中标企业承担。在实际操作中，第三方招投标公司为获得最大利益，对平台上每笔发生交易收取0.9%“中标服务费”、对每个新增补品规收取200元新增备案费、对每家入库配送企业收取1000元配送备案费。近三年仅“中标服务费”一项就收取776.46万元，企业年均需承担相关费用300余万元。(2017年咸宁市医用耗材交易总额3.26亿元，企业承担“中标服务费”293.30万元；2018年交易总额3.77亿元，企业承担“中标服务费”339.30万；2019年上半年交易总额1.59亿元，企业承担“中标服务费”143.82万元)。多品种、多轮次的收费极大加重了医用耗材中标企业负担，生产企业又将收费加价转嫁到患者身上，实际增加了群众医疗负担。

(三)群众的医疗费用支出持续增大

以全市最大公立医疗机构咸宁市中心医院为例，2016—2018年医用耗材使用总费用分别是7099.17万元、7128.02万元、11128.33万元，呈逐年增长态势，这无疑会增加参保群众的医疗费用负担。

二、群策群力，破解难题

(一)鼓励申报企业价格自降，切实让利于民

咸宁市医疗保障局快速启动全市医用耗材新增备案工作。针对原有多轮次收费问题，立即向社会公告停止市级耗材平台所有收费，将原代理机构承担的大量维护工作由自身工作人员完成。要求申报企业将原来缴纳的各项费用折减到产品价格上，让利于民，鼓励新申报产品在湖北省高值医用耗材省市联动集中采购平台(以下简称省市联动平台)中标价格上自行降价10%。新增申报的732个品规产品，在省市联动平台中标价格上主动降价的达到592个，平均降幅8.68%。

(二)激发医疗机构降价主动，构建价格联动机制

咸宁市医用耗材新增备案工作，市医疗保障局充分发挥了医保总额预付(根据咸宁市内参保人数、年均接诊总人次数、次均接诊费用水平，测算咸宁市内年度统筹控制总额，实行总额控制、包干使用、超支分担的医保支付方式)、医用耗材零加成政策引导作用。以咸宁市中心医院为例，2019年市本级医保总额预付费用约为4907万，超出部分由医保支付七成、医院承担三成，医疗机构必须压缩医用耗材价格成本，才能将医疗总费用开支控制在合理区间，达到最佳运营模式。原市级平台中标价格普遍较高，中心医院“二次议价”降幅平均达到20%以上。市医疗保障局将原来各医疗机构医用耗材“二次议价”工作前置，由医疗机构专业人员完成前期压价议价、准入谈判后，将拟采购医用耗材品规、价格信息报医保部门备案。同时进一步完善全市耗材价格透明调节机制，全面掌握医用耗材在全市各医疗机构实际谈判交易价格，按照同品规产品就低不就高原则，实时调整平台限定价格，形成最低价实时更新的运行机制。

(三)充分运用大数据比对议价，推进备案价格下降

面对咸宁医用耗材市场总量小，价格谈判话语权不够的客观现状，主动借助第三方，对全国所有已公示的医用耗材中标价格进行采集整理，汇总了全国1000多个地市级及以上招标采购项目和30余万条医用耗材中标产品价格信息，形成大数据服务系统。并按照同厂家同注册证同规格原则，将申报产品企业最低报价、二次议价后医疗机构拟采购价逐一与第三方大数据系统进行价格比对，获取本次所有新增备案耗材的全国最低中标价，并以此为依据同企业进行谈判议价，促使中标价格明显下降。以心脏型脂肪酸结合蛋白(H－FABP)测定试剂盒为例，作为急性心肌梗塞的重要检测手段，企业申报最低价为4500元/盒，经大数据系统比价，发现该产品在2018年广东省佛山市医疗机构医用耗材及检验试剂集中采购中标价仅为2267元，经多轮谈判，该产品最后以系统内全国最低价2267元/盒的价格录入咸宁市医用耗材在线交易平台，降幅达49.62%。

经过多轮“组合拳”式谈判，咸宁市新增备案耗材价格较省市联动平台中标价格平均降幅达26.49%，最高降幅达到92%，且89个品规产品最终成交价格低于大数据系统内全国最低价格。

案例五：武汉试点 DRG 付费

2019 年 5 月 20 日，国家医疗保障局召开疾病诊断相关分组（DRG）付费国家试点工作启动视频会议，对 DRG 付费国家试点工作进行动员部署，明确将武汉市纳入国家试点城市。武汉市强化统筹协调，积极推进，取得初步成效。

一、主要工作

（一）强化组织

成立了由分管副市长为组长的 DRG 试点工作领导小组、37 名专家在内的专家组，共同推进试点工作。同时，武汉市医保中心成立了工作专班，制发了工作方案，负责各项工作落实。

（二）摸底调研

以实地调研与书面调研相结合的方式，对武汉市 57 家三级、16 家二级、16 家一级定点医疗机构病案信息管理情况开展调研，全面了解拟试点医疗机构基本信息、医保病人收治、信息系统建设、基金管理等情况。对基础调研获得的情况进行总结，进一步细化实施方案内容。

（三）专题培训

邀请 DRG 国家试点专家组专家，多批次对省、市级 DRG 培训专家，武汉市 DRG 付费试点专家组成员，全市医保经办机构及各试点医疗机构医保、病案、信息、质量管理工作人员和临床医生代表等共计 1100 余人次参加了专题培训。

（四）数据采测

积极沟通卫健部门，组织报送前三年相关数据 632 万余条。全面开展数据清理，及时向医疗机构进行反馈，并要求对不完善信息进行整改。对满足初步分组要求的医疗机构数据进行了第一轮数据分析和分组测算。

（五）申报项目

按照 DRG 付费试点对信息系统的相关要求，武汉市医疗保障局积极研究信息支持系统建设问题，制定了《武汉市医疗保险按疾病诊断相关分组（DRG）付费项目建设方案》，并积极联系沟通市领导小组成员单位政务服务和大数据管理局，该项目已通过立项审查，已进入招标采购程序。

（六）统一编码

按照《国家医疗保障局关于印发医疗保障定点医疗机构等信息业务编码规则和方法的通知》（医保发〔2019〕55 号）的要求，组织全市医保经办机构及定点医疗机构做好与医保版疾病诊断和手术操作分类及代码的对应工作，2020 年 1 月 1 日起正式启用。组织各业务和技术部门对国家即将下发的药品编码、医用材料编码以及医保结算清单等，开展需求研讨，结合实际提出编码改造方案。

二、前期效果

选定了基础条件较好、积极性较高的武汉大学中南医院、市中西医结合医院和市中心医院 3 家首批开展 DRG 付费试点，先后组织了 4 家信息技术公司对全市住院数据进行了测算，定期通报病案首页数据质量情况，并组织了多轮定点医疗机构病案首页质量管理培训。从模拟测算结果来看，与现行付费方式进行对比，两家试点医院分别较总额预算减少 1487.4 万元、1.11 亿元，一家医院略有上升。

湖南省

工作综述

2018—2019年，湖南省各级医保部门坚持以人民为中心的发展思想，坚持稳中求进的工作总基调，推动医疗保障领域各项政策措施落实到位。截至2019年底，全省城镇职工基本医疗保险（含生育保险，下同）参保930.62万人，其中在职职工631.62万人，退休人员299万人；全省城乡居民基本医疗保险参保5785.44万人。

一、机构改革顺利完成

2018年10月31日，湖南省医疗保障局正式挂牌成立，作为省政府直属副厅级机构。局机关内设7个处室，另设省医疗生育保险服务中心，为正处级公益一类事业单位。新组建的湖南省医疗保障局整合了人社部门的基本医疗保险、发改部门的医疗定价、民政部门的医疗救助、卫计部门的药品采购等相关职能职责，实现了机构的全面整合和医疗生育保险、医疗救助、医药价格和招标采购等职能的调整优化。主要职责包括：制定全省医疗保险、生育保险、医疗救助等医疗保障政策；制定全省统一的药品、医疗服务项目、医疗服务设施等收费政策和医保支付标准；制定定点医药机构协议；组织全省药品耗材带量采购；监督管理医疗保障基金；负责全省医保经办管理和信息化建设等。之后，湖南省各市、县医保部门相继成立，湖南医保事业开启新征程。

二、医保基金运行稳健

2019年，全省城镇职工基本医疗保险（含生育保险）基金总收入406.41亿元，总支出325.56亿元，累计结存585.76亿元。2019年，全省城乡居民基本医疗保险基金总收入437.22亿元，总支出427.87亿元，累计结存230.11亿元。

三、落实系列惠民医保政策

一是将2019年城乡居民基本医疗保险人均财政补助标准在2018年的基础上增加30元，达到每人每年520元，个人缴费提高到每人每年220元。全面落实困难群众参保资助政策，将建档立卡贫困人口、特困人员、低保对象、贫困残疾人等困难人群全部纳入城乡居民基本医疗和大病保险制度覆盖范围，实现贫困人口100%参保。

二是将普通门诊限额内报销比例统一提高到70%，统一降低43个特殊门诊准入门槛。这一政策惠及全省6000万城乡居民，解决了小病不住院、门诊有报销的诉求。

三是在2018年的基础上，2019年大病保险筹资标准提高15元/人，达到65元/人，起付线降低一半，并提高支付比例5个百分点。

四是将高血压糖尿病等慢性病门诊用药纳入城乡居民医疗保险保障范围，明确“两病”参保患者在协议基层医疗卫生机构就诊时，由签约家庭医生开具的符合用药范围规定的降血压、降血糖药品费用，不设起付线，限额内按照70%比例支付。

五是依规调整医保目录。及时将2018年36种国家谈判药品纳入湖南省医保目录乙类范围，积极推进国家谈判抗癌药物政策落地见效，自2018年11月1日起将17种抗癌药品纳入医保药品目录乙类范围，比国家医疗保障局要求提前了1个月，让全省癌症患者尽早得到了实惠。患者不仅可以住院报销，还可以凭责任医生开具的处方，在指定的药店购买药品、直接报销，进一步提高了城乡居民门诊和大病医疗保障水平。

四、推进药品集中带量采购及配套改革

2019年11月，湖南省政府第51次常务会议审议通过了药品集中带量采购及相关配套改革一揽子方案。从2019年12月开始，湖南在全国率先开展抗菌药物带量采购，同时全面落实国家“4＋7”带量采购和高值医用耗材治理。抗菌药物48个品种

118 个品规的价格平均降幅达 35%，最高降幅达 88%，全省抗菌药物年采购金额从 2018 年度的 52 亿元降到 40 亿元；国家药品集中采购和使用试点的 25 个药品原年度采购金额从 20 亿元降低至 12 亿元；全部公立医疗机构医用耗材“零差率”销售，高值医用耗材销售价格按采购价格执行，全省全年减少高值医用耗材费用支出达 3.7 亿元。

2019 年，各市州也纷纷探索医药集中采购新办法。郴州市 297 家县级及以上公立医疗卫生机构启动普通医用耗材和检验试剂阳光挂网采购，涵盖 49000 余个普通医用耗材和检验试剂产品，成交金额 4 亿多元，平均采购价格同比降低 20%左右，最高达 40%左右，全市每年可节约交易服务成本 2000 余万元。湘潭市组织开展了普通医用耗材和检验试剂新产品增补集中招标采购工作，集中招采的 1700 余个品规的价格比报价平均下调 31.06%，向患者让利 150 余万元。衡阳市引入第三方参与普通耗材和检测试剂的采购服务管理工作，对备案企业和产品进行集中议价谈判，普通医用耗材平均降幅 17.36%，检验试剂平均降幅 13.44%，单品降幅最大达到 80%。

五、积极推进多元复合型医保支付方式改革

一是开展 DRG 试点。湘潭市纳入 DRG 付费国家试点城市，2019 年，湘潭市 6 个统筹区、26 家医院启动 DRG 试点，形成了跨地市合作、专家远程评审、医保编码员纳入考核等具有湖南特色的试点经验。郴州市同步作为 DRG 付费湖南省试点城市，建立推动机制、打造专业团队、开发信息系统、制定有关支付政策，工作推进顺利。

二是扩大单病种付费范围。积极完善按病种付费工作，在原 106 个单病种付费的基础上，新增 54 个“诊断明确、技术成熟、并发症少、疗效确切”的病种实行按病种付费，并进一步完善了按病种付费标准。

三是探索完善支付管理制度。湖南省本级、怀化市推进日间手术试点，进一步扩大试点医院和病种。省本级确定 10 家试点医院、56 个试点病种，促进了日间手术开展更加规范、推进更加有序，较好地实现了减轻患者负担、节约医保资金、节省医疗资源的目的。省本级开展“预住院”管理试点，将患者在正式入院前 2 天内的检验检查费用及诊疗费用纳入住院费用进行医保结算，缩短平均住院日。永州市在基层医疗机构推行“8＋15＋100”门诊统筹和住院包干制度，参保患者在村卫生室诊疗仅自付 8 元/次，在乡镇卫生院诊疗仅自付 15 元/次，住院自付 100 元享受包干支付，提升了基层首诊率。

六、精准实施医疗保障扶贫，全面落实三项核心任务

一是确保“应保尽保”。落实贫困人口专项台账管理，逐人核准参保状态，实现贫困人口应保尽保，2019 年贫困人口参保率达到 100%。

二是增强三重保障梯次减负功能。统筹发挥基本医保、大病保险、医疗救助三重制度综合保障功能，2019 年三项保障住院医疗费用实际报销比例达到 74.8%，全省贫困人口综合保障报销比例达到 87.55%。

三是“一站式”结算专户资金到位率 100%。省医保部门开发了健康扶贫“一站式”结算大数据分析平台，并接入省脱贫攻坚“三个落实”动态管理系统，实现医疗保障扶贫考核实时提取数据，确保考核结果客观、真实。2019 年，全省健康扶贫“一站式”结算共计 246.07 万人次，结算医疗总费用 115.12 亿元，报销总金额 101.31 亿元。湖南省健康扶贫“一站式”结算工作得到了国务院扶贫办的高度评价。

七、打击欺诈骗保，推进基金监管

一是深入推进专项治理。2018—2019 年，全省共检查定点医药机构 41481 家，暂停医保服务协议 1582 家，解除协议 274 家，行政处罚 1263 家，移交司法机关处理 44 家，追回医保基金共计 63603.44 万元。

二是开展飞行检查。通过飞行检查，追回湘雅二医院违规资金并处罚金 3359 万元，督促中南大学、湘雅二医院分别对院领导进行了通报问责，对相关中层干部给予了警告、通报批评、扣罚绩效奖金等处理。

三是构建全方位监管机制。2019 年 9 月，出台《湖南省欺诈骗取医疗保障基金行为举报奖励实施细则(试行)》，规范畅通各级举报途径，通过相关媒体、机构门户网站等长期公布，对举报人给予最高 10 万元的奖励。长沙市医保、卫健、公安等职能部门成立全市医保联合监管执法队伍，创新实施“负面清单”“红黑榜”等制度，引入会计师事务所、信息公司等第三方力量监管，率先与公安局联合建立“反医疗欺诈大数据”实验室。湘潭市被遴选为国

家“两试点一示范”医保智能监控示范城市，积极探索医保大数据线上监管模式，精准实施智能监控。

八、加强医保经办能力建设

一是推进医保经办便民服务。按照“放管服”改革要求，将城乡居民省级协议医疗机构费用审核职能下放至市州、县市区，实现扁平化管理。省本级通过特殊病种门诊治疗药店延伸结算的方式，为相关患者提供便捷的购药服务。

二是优化跨省异地就医办事流程。各级医疗保障部门通过进一步深化“互联网＋政务服务”改革、积极推行集中办理登记备案、推进跨省异地就医结算业务协同管理，实现了跨省异地就医结算的“三提升”(即备案人次逐年上升显著，直接结算人次增长明显，联网医疗机构覆盖面不断扩大)，跨省异地就医办事流程更加便民高效。2019 年，全省跨省异地就医登记备案 16.82 万人次，较上年同比增长 152%，跨省异地就医直接结算 10.84 万人次，较上年同比增长 151%，585 家医疗机构接入国家跨省异地就医结算系统。

重要活动

2018 年

1. 湖南省医疗保障局挂牌成立。10 月 31 日上午，湖南省医疗保障局举行揭牌仪式。王运柏任湖南省医疗保障局党组书记、局长。湖南省人民政府副省长吴桂英出席揭牌仪式并讲话。

2. 湖南省政府领导调研医疗保障工作。12 月 4 日，湖南省人民政府副省长吴桂英到省医疗保障局和长沙市调研指导工作。在长沙市岳麓区医保经办服务窗口、省肿瘤医院、省医疗保障局经办服务窗口，专题调研健康扶贫“一站式”结算、异地就医直接结算、抗癌药物政策落实和医保控费等工作。

2019 年

1. 组织开展打击欺诈骗保集中宣传月活动。4 月，省医疗保障局在全省范围组织打击欺诈骗保集中宣传月活动。集中宣讲群众 286.73 万人次，报纸杂志、电视、网站刊发报道 785 条，微信自媒体、微博宣传 99595 次，在各种媒体曝光欺诈骗保典型案件 30 多起，集中高密度营造打击欺诈骗保社会氛围。

2. 湖南省领导许达哲调研医疗保障工作。7 月 4 日下午，湖南省委副书记、省长许达哲调研湖南省医疗保障工作，听取省医保局党组书记、局长王运柏的汇报并与干部职工座谈后发表了讲话。

3. 举办医疗保障局长业务培训班。9 月 18 日，省医疗保障局在长沙举办湖南省 2019 年医疗保障业务局长培训班，安排了待遇保障政策、医疗保障信息平台建设等 6 堂授课，330 余人参加培训。

4. 开展全省医保基金监管飞行检查。10 月—11 月，省医疗保障局组织开展了全省医保基金监管飞行检查。共组织各级医保稽查队伍、医院专家、第三方服务力量等共 477 人，组建 14 支检查队伍，检查医药机构 383 家。

5. 部署药品集中带量采购及配套改革相关工作。11 月 21 日，湖南省部署药品集中带量采购及配套改革相关工作，将全面落实国家药品集中采购，在全国率先开展抗菌药物专项集中带量采购，同时启动高值医用耗材治理。

典型案例

案例一：湖南以抗菌药物为突破口探索药品带量采购

湖南省医疗保障局组建后，确立了“以药品集中采购作为新阶段深化医药卫生体制改革突破口”的改革思路，于 2019 年 11 月启动了抗菌药物专项集中采购，把抗菌药物专项集中采购作为本省药品带量采购常态化运行的重要一步。在抗菌药物专项集中采购中，坚持市场机制和政府作用相结合，坚持以带量采购、招采合一、质量优先、确保用量、保证回款等为特点的采购模式。

一、主要做法

在方案制定阶段，省医疗保障局先后召开5次企业和医疗机构座谈会，2次征求联席会议各成员单位和社会意见，6次组织专家论证和反复修改完善。组织实施阶段，全规则公开，全流程透明，各阶段结果进行公示并接受企业申诉、投诉。

湖南省以既往年度累计采购金额占前80%的抗菌药物为主，结合抗菌药物临床使用规范、满足成人与儿童临床需求等因素，由专家遴选确定了本次抗菌药物带量采购目录，共包括48个品种118个品规。参加投标报名的企业共306家，申报产品1259个，经报名资质审核后，符合条件的企业235家、产品1145个。最终按程序参与投标报价的企业230家，符合规定的有效报价产品987个，报价率86.2%。

按专项采购规则和流程，经有序实行企业报价、价格确认、价格解密、价格纠偏后，拟中标产品154个(其中投标企业3家及以上的评审组为A组、拟中标98个；投标企业少于3家的为B组、拟中标56个)，按有效报价产品计算，中标率15.6%。其中湖南省内共8家企业45个产品参与投标，湖南省2家企业共7个产品中标，中标率15.55%，与总体中标率基本持平。

在全国最低挂网价基础上，154个拟中标产品平均降幅35%，其中A组平均降幅40%，B组平均降幅25%。按质量层次统计，市场上不存在第1质量层次抗菌药物，第2质量层次拟中标产品30个，平均降幅23%，第3质量层次拟中标产品8个，平均降幅31%，第4质量层次拟中标产品116个，平均降幅38%。

二、主要成效

(一)降价效果显著

在全国最低挂网价基础上，154个拟中标药品平均降幅为35%，最高降幅达到88%，最高降价金额595元，按2019年全省抗菌药物年采购数量测算，可年度节省药费支出15亿元。同时，将25个药品纳入价格纠偏范围，21个接受纠偏价格，最高纠偏金额327.4元，通过价格纠偏21个药品可年度再减少费用支出2亿元。

(二)市场竞争充分

专项采购中，个别药品有78家企业参与竞价，市场竞争较为充分。特别是拟中标结果公示后，在政策引导下，有企业主动提出进一步降价以期获取更多市场份额，充分体现了“带量采购，招采合一，量价挂钩，保量控量”的导向性作用。

(三)药品结构合理

专项采购实现了抗菌药物全覆盖，154个拟中标药品中，高质量层次38个占25%，基本药物58个占38%。同时，对未中标的过一致性评价药品、原研药品等，将实行价格联动管理，允许医疗机构有限采购，满足临床用药多层次需求。

案例二：岳阳市开展“两险”合并实施改革实践

2017—2018年，岳阳市作为全国首批生育保险和职工基本医疗保险合并实施改革试点城市之一，开展“两险”合并实施改革工作，通过深入调研、精心组织、层层推进，不断探索和总结经验，取得较好成效。

一、基本情况

按照《国务院办公厅关于印发生育保险和职工基本医疗保险合并实施试点方案的通知》(国办发〔2017〕6号)精神，岳阳市通过了组织调研、启动落实、宣传完善和总结评估四个阶段，遵循保留险种、保障待遇、统一管理和降低成本的总体思路，紧扣时间节点，狠抓贯彻落实。从2017年6月开始，通过一年的时间，全面完成了生育保险和职工基本医疗保险合并实施试点工作。

二、主要做法

(一)稳步实施，层层推进

岳阳市人民政府于2017年6月29日印发了《岳阳市生育保险和职工医疗保险合并实施试点方

案》，明确了改革实施步骤和工作目标，在一年内通过试点探索适应岳阳市经济发展水平、优化保险管理资源、促进建立两项保险合并实施的制度体系和运行机制，进一步完善社会保障体系，更好地保障参保人员待遇，提升社会保险综合效能。2017 年 7 月 1 日，岳阳市本级启动了生育保险和职工基本医疗保险合并实施，8 月份岳阳市各统筹区全面铺开改革工作，至 2018 年 6 月底，全面完成了改革试点工作任务。

（二）理清思路，逐条落实

岳阳市遵循保留险种、保障待遇、统一管理、降低成本的总体思路，实现了合并实施后“两险”经办降低成本、减少环节的效果。

一是统一基金管理。“两险”合并实施后，全市执行统一的医疗生育保险政策，进行统一的基金预决算和会计制度，实现基金统一征缴，并通过不同的待遇类别来区分两个险种基金的支出情况。二是完善医疗服务协议。增加生育医疗服务内容，与基本医疗保险实行统一的定点医疗服务管理，执行统一的药品、诊疗项目和服务设施范围，实现生育医疗费用定点医院即时结算。三是优化经办信息服务。生育保险经办管理统一由职工基本医疗保险经办机构负责，生育保险信息系统与基本医疗保险信息系统是同一系统的同一操作平台。

三、主要成效

（一）统一参保登记，扩大了参保覆盖范围

截至 2018 年 6 月 30 日，岳阳市参加职工基本医疗保险的职工 36.9 万人，全部同步参加生育保险，在职职工缴费费率为基本医疗保险费率与生育保险费率之和，按 9.5％的比例缴纳，其中单位缴纳 7.5％，个人缴纳 2％。无雇工的个体工商户及各类灵活就业人员共计 5.8 万人全部纳入生育保险范围，由本人自愿选择按 9％或 6％两档缴纳职工基本医疗保险，不缴纳生育保险费，仍享受生育医疗待遇。另外，结合城乡居民医保整合，完善了城乡居民参加生育保险的相关政策。全市城镇居民参保 480.98 万人，不缴纳生育保险费但享受定额报销待遇。由此，岳阳市实现了全体城镇劳动就业人口的全覆盖，体现了社会公平，更加有利于社会经济和人口发展。

（二）统一管理和服务，方便了参保单位和群众

一是统一基金征缴和管理，强化了基金共济能力。凡是参加基本医疗保险的单位，其在职职工同步参加生育保险并缴纳相关费用，两种保险基金统一征缴，统一管理，降低了管理运行成本，提高了基金共济能力。二是统一医疗服务管理，提升了管理效率。进一步优化了生育付费方式，两项保险按照统一规则直接报销，减少了不必要的区别审核，提高了管理效率。三是统一经办和信息服务，优化了经办流程。截至 2018 年 6 月 30 日，全市 72 家定点医院全部实现生育医疗服务、基本医疗服务直接联网结算。

（三）确保生育待遇不降低，实现了改革平稳过渡

在“两险”合并实施改革过程中，通过进一步完善生育保险的待遇享受种类，明确了待遇支付条件及方式，确保参保职工的生育待遇不降低。同时，通过解读相关政策，大力宣传“两险”合并实施的重要意义，消除了部分参保职工的顾虑，为改革顺利推进营造了良好的舆论氛围，实现改革平稳过渡。

案例三：长沙市医保病种分值总额控制付费改革实践

长沙市贯彻落实国家医改目标任务要求，于 2016 年 1 月在全省率先启动医保总额控制付费方式改革，建立以病种分值为核心，以“总量控制、额度分配、月度预拨、年度决算”为结算办法的医疗保险总额控制体系，明晰医院分级功能，强化医疗审核监管，创新医疗保险共建模式，实现降低参保人员医疗费用负担、提高基金使用效率、提升医疗服务质量的目的。

一、主要做法

（一）总额控制

按照“以收定支、收支平衡、略有结余、公开透明”的方针，年初以年度职工医保和城乡居民医保基金预算总收入为总量，提取 5％—10％的风险储备金后，按上年度基金支出科目所占基金总支出的比例，包括特殊病种门诊费、住院单病种费、异地医疗费用等进行额度分配，确定当年的总控基金支出额。

(二)病种赋值

根据各病种之间所需基金支出平均值的比例关系,得出相应的病种分值,不分医院级别,一个病种对应一个分值,一个分值对应一个医保结算价格,实现同城同病同价格,以此作为医保和医疗机构结算的支付依据。同时,对病种分值进行动态调整,长沙市从 2016 年 1 月的 805 个病种优化为 2019 年 1 月的 708 个病种(含 22 个分期付费病种、25 个按病组赋分),恶性肿瘤非手术按治疗方式付费。

针对大型公立三级医院医疗技术水平较高、医疗设备先进、收治重症和疑难杂症患者较多、医疗费用相对较高的实际情况,设置了四个合理的补偿措施,确保医院合理的医疗收益。一是难度系数,对某病种在三级医院基金支出当月平均达 1.5 倍以上的病例,可酌情给予 1.5 的难度系数;二是无对照病种,对并发症和综合征较多、费用较高的无对照病种病例,可根据其实际医疗费用情况比照基准病种核定病种分值;三是单列病例,对病情复杂、治疗难度大、基金支出高的病例可申报单列病例,实施按项目付费;四是动态调整,在医疗保险运行实际情况出现变化,影响分值及难度系数的科学性和合理性时,经医疗保险专家委员会审定,将酌情调整。

(三)按月预付

每月初,根据上一年度月均基金支出情况,预拨当月的医疗费用。医保支付从"结算式"转向"预算式",从"后付制"转向"预付制",有利于医疗机构资金周转,也改变了病人先出院后结算的支付模式。2018 年长沙市基金预拨额占医保费用实际发生额的 82.26%。

(四)质量考核

根据湖南省有关规定,长沙市从总控指标中选取了再入院率、次均住院医疗费用增长率及实际报销比例这三个考核指标。考核指标与年度病种分值总分挂钩,直接关系医疗机构的年度决算金额,促使医疗机构提升服务质量,合理控制医疗费用,降低参保人员自付金额。

(五)年终决算

年终根据当年统筹基金收入情况和门诊特定项目、驻外及转外人员医疗费用的超支或剩余情况,以及各医院全年收治的危重病例、长期住院病人以及特殊材料的使用情况,结合服务协议履行情况,进行决算调整。

二、主要成效

经过三年的探索,长沙市改革医保付费方式,改变付费标准和结算办法,有效发挥了医保的支付、引导、监督和调节作用,实现了医保、医院、患者的三方共赢,取得了"两升一降"的效应。

一是医保支撑能力提升。实行总控前,长沙市职工医保基金已连续四年出现 2 个多亿的当期缺口。实行总控后,2016 年、2017 年当期结余分别为 4.76 亿元和 2.77 亿元,医保基金运行步入良性轨道。

二是医疗服务质量提升。在病种分值总额控制付费模式下,合理治疗可以获得比实际成本相对多的分配,过度治疗只能获得比实际成本相对少的分配,轻症入院、小病大治、过度医疗等不合理医疗行为得到有效遏制,医疗服务质量得到有效提升。同时,收治病种越难,得分越高,基金支付额也越高,反之则越低,促使上级医院主动减少普通患者的收治量,转而增收重病患者,普通患者得以向下级医院流动,促进分级诊疗格局的形成。如 2018 年,三级医院收治的颈椎病等常见病种患者人次较 2015 年下降了 38%。

三是医疗费用增幅下降。2018 年增幅较 2015 年相比,住院人次下降了 29%,医疗费用下降了 21%,参保人员自付费用下降 22%。

案例四:宜章县推行医保扶贫"一站式"结算

郴州市宜章县是湖南省罗霄山片区扶贫攻坚县。为减轻农村贫困人口看病就医经济负担,简化就医报销手续,2017 年 9 月,郴州市医保部门积极探索、创新模式,以宜章县为突破口,在湖南省率先构建"一站式"结算信息平台,变"群众跑腿"为"信息跑路",打通了医保扶贫政策落地"最后一公里",实现了健康扶贫"一揽子政策保障、一张卡看病就医、一站式即时结算、一张单明示待遇",有效解决了农村贫困患者垫资跑腿难题。

一、主要做法

（一）整合政策，实现一个系统运行

宜章县成立工作领导小组，协调推进“一站式”平台建设。由医保部门牵头，依托城乡居民医保信息系统及结算平台，整合人社、卫健、扶贫、民政、保险公司等各方的数据、政策、资金和资源，开发“一站式”结算系统，将贫困人口的家庭属性和个人身份属性在系统内进行标识，实现了身份属性与政策享受的对应。在县内医疗机构和城乡居民医保中心设置“一站式”结算窗口，开辟了贫困户就医登记、缴费、结算的快捷通道。

（二）应报尽报，做到一张表明了

将基本医疗保险、大病保险、医疗救助等政策转化为参数，在一个信息系统内进行设置，做到应报尽报。同时将参保人的每次就医费用和累计住院费用医保补偿等形成“一站式”补偿单和明白表，各项补偿一目了然，直观显示出各项政策补偿金额和累计报销等相关信息，让老百姓一次性享受各项补偿政策，有效解决了以往很多贫困户搞不清每一项具体政策补了多少、免了多少的现象。

（三）资金汇集，构建一张安全防控网

由城乡居民医保中心开设“一站式”结算专户，各相关部门预拨2个月的周转金汇入结算专户，形成资金池。定点医院先行垫付一个月的报账款，各部门按月据实拨付报销资金至结算专户，医保部门再按月汇总下拨资金，做到月清月结，确保了资金拨付精准到位和运行高效。为保障资金安全，各定点医疗机构及医保中心结算窗口配备图像采集设备高拍仪，实时采集患者入院、出院时的头像及领款人、代办人信息，自动识别差异数据，有效避免虚报冒领医保基金的问题。

二、主要成效

（一）保障水平提升

“一站式”结算平台运行以来，较好发挥了综合保障作用，有效杜绝了错报、漏报、人情报的现象发生，贫困户完全享受到了所有政策。2017年启动以来，截至2019年12月底，全县农村贫困人口累计住院就诊82380人次，总医疗费用31066万元，总报销金额27500万元，平均综合报销比例达到88.52%。

（二）办事效率提升

实行“一站式”结算，简化了报销流程，压缩了办结时限，极大提高了工作效率。患者住院时只需出示身份证，在“一站式”平台认证后，即可免缴住院费办理住院手续，出院结算时只需支付个人自付部分即可，整个结算过程不到一分钟。同时，通过开设结算专户，部门资金统一归集，集中分拨，降低了各部门的行政成本。

（三）群众获得感和满意度提升

通过明白表，贫困群众能够知晓自己享受的政策、具体金额以及与非贫困户的对比情况，贫困患者在县内定点医疗机构享受“先诊疗、后付费”政策，依托“一站式”结算平台，实现了报销“最多跑一次”，获得感和满意度大大提升。

广 东 省

工作综述

2018 年 10 月 25 日，广东省医疗保障局正式挂牌，将省人社厅的基本医疗保险（以下简称基本医保）、生育保险、药品招标采购等职责，省发展改革委的药品和医疗服务价格管理职责，省民政厅的医疗救助职责进行整合，统筹推进医疗保障制度各项改革。截至 2019 年底，广东省基本医保参保 1.078 亿人，其中参加职工基本医疗保险（以下简称职工医保）4375.73 万人，参加城乡居民基本医疗保险（以下简称居民医保）6407.74 万人。2019 年全省基本医保基金（含生育保险）收入 2177.72 亿元，支出 1764.36 亿元，累计结存 3329.04 亿元；全省生育保险参保人数 3669.36 万人。

一、推动医保待遇政策落地

（一）提高居民医保筹资水平

2019 年广东省居民医保各级财政补助资金提高到每人每年 520 元，个人缴费达到每人每年 250 元。

（二）提高医保待遇水平

2019 年全省职工医保和居民医保政策范围内报销比例继续稳定在 87%和 76%。大病保险起付线降低到上一年度城乡居民人均可支配收入的 50%，政策范围内支付比例提高至不低于 60%，并适当向困难群体倾斜，对困难群体下调大病保险起付线、提高报销比例、不设年度最高支付限额。

（三）加强高血压、糖尿病门诊用药保障

2019 年 11 月 20 日，省医疗保障局印发《广东省医疗保障局关于加快推进城乡居民高血压糖尿病门诊用药保障工作的通知》，在全省建立门诊特定病种的基础上，运用医保待遇、招采、支付和完善管理服务等方式，拓展慢性病用药购药渠道，明确门诊用药范围和支付标准，减轻患者门诊用药费用负担。

二、推进职工医保和生育保险合并实施

2019 年 11 月 18 日，省医疗保障局牵头制定并以省政府名义印发《广东省人民政府办公厅关于印发广东省全面推进生育保险和职工基本医疗保险合并实施方案的通知》，提出在 2019 年底前两项保险合并实施，实现生育保险和职工医保统一参保登记、统一基金征管、统一监督管理、统一经办服务、统一保障政策、统一风险管控。

三、开展医疗保障精准扶贫

省医疗保障局通过加强与扶贫、民政、残联等部门的联动，落实贫困人员参保资金补助，开设参保“绿色通道”，确保符合条件的贫困人员应保尽保。全面实现医疗救助市级统筹，各地级以上市统一医疗救助政策。取消特困人员、低保对象、建档立卡贫困人员医疗救助起付线，困难人员政策范围内住院医疗费用救助比例不低于 80%。对经三重制度保障后政策范围内个人负担仍然较重的困难群众，给予倾斜救助，进一步减轻困难群众负担。

实现基本医保、大病保险、医疗救助异地就医“一站式”结算，低保对象、特困供养人员、建档立卡等贫困人员备案后在异地定点医疗机构住院就医，出院结算时可直接享受医保报销和医疗救助报销。

四、推进医疗服务价格改革

2019 年 9 月，省医疗保障局出台《广东省医疗保障局新增医疗服务价格项目管理办法》，对新增医疗服务价格项目审核进行全流程规范，明确了新增项目的概念、规范了新增项目的管理权限、简化了新增项目的审核程序、放开了新增项目的试行价格。12 月，省医疗保障局起草《关于建立公立医疗机构医疗服务价格动态调整机制的指导意见（征求意见稿）》，按“实时监测、触发启动、调查测算、达标调价、定期评估、动态调整”的思路建立动态调价机制，并对各市医疗服务价格补偿调价政策效果进行了评估。

五、推进医保基金监管体系建设

(一)推动全系统健全监管体系

省医疗保障局推动全系统不断健全医疗保障违法行为举报查处机制、完善医保智能监控系统、加强医疗保障经办稽核管理。根据国家和省医疗保障局工作要求,省内18个市完成了医保智能监控审核系统建设,并通过购买第三方服务强化基金监管力量;其中佛山等7个市医疗保障局联合财政部门出台了举报奖励制度,佛山市还出台了行政处罚案件办理暂行规定,广州市等6市探索通过建立医保医师库强化信用管理,广州市等2市探索实施医保"黑名单"制度。

(二)加强打击欺诈骗保舆论宣传

按国家医疗保障局统一部署,全省在2019年4月开展"打击欺诈骗保 维护基金安全"集中宣传月活动,4月20日省医疗保障局组织广州等十余个市医保部门,会同省、市卫生健康、人社、公安、税务、药监等部门举办现场宣传活动,推动各市开展生活化、日常化、多样化的主题宣传,初步构建起"不敢骗、不能骗、不想骗"的社会共识。

(三)开展打击欺诈骗保专项检查

2019年全省共检查定点医药机构35268家,处理违规机构3240家,追回或拒付基金8216.81万元;处理违规参保人35例(其中移交司法机关6人),追回基金91.79万元。

六、做好医保药品保障工作

2019年12月,广东省制定出台《广东省基本医疗保险、工伤保险和生育保险药品目录(2019年版)》,在将国家目录药品全部纳入报销范围的基础上完善中药饮片、治疗性医院制剂管理,建立动态调整机制,进一步优化广东省药品目录。

七、规范全省按病种分值付费工作

2019年9月,省医疗保障局印发《广东省基本医疗保险按病种分值付费工作指南》(以下简称《指南》),首次全面梳理按病种分值付费理论和实践经验,指导各市开展按病种分值付费工作,为全国支付方式改革提供实践样本。《指南》下发8512种参考病种目录,参考基层病种从500种扩大到831种,指导地市合理调整病种、分值和医院系数,调节医疗服务行为,引导医疗资源合理配置。

八、推进药品集团采购工作

推进以市为单位自主选择省、广州市和深圳市平台开展药品集团采购工作。为促进三个平台有序健康发展,省医疗保障局2019年8月组织第三方评估机构对三个平台进行阶段性评估。2018年全省医疗机构通过采购平台采购药品总金额978.11亿元,节约采购费用58.77亿元;2019年全省药品集团采购总金额920.66亿元,节约采购费用109.4亿元。

同时,省医疗保障局指导广州市和深圳市分别于2019年3月和4月试点国家组织药品集中采购和使用工作。截至2019年底,两试点城市采购中选品种共7.3亿元,达到约定采购量的195%,25个中选品种与广东省价格对比平均降幅58.74%,累计节约药品采购费用约9.2亿元。

九、指导长期护理保险试点工作

广州市作为全国首批、省内唯一的长期护理保险制度试点城市,于2017年8月开始试点实施长期护理保险制度。省医疗保障局挂牌成立后,指导广州市结合试点实际,进一步修改完善长期护理保险制度。截至2019年12月底,广州市长期护理保险已覆盖803.12万名城镇职工参保人员,累计共有13252人享受长护险待遇,基金累计支付3.31亿元,符合规定的长期护理费用基金支付率为82.15%,总体支付率为71.23%。

十、支持引导医联体建设

2019年7月,省医疗保障局印发《广东省医疗保障局关于确定阳西县作为广东省紧密型县域医共体医保支付方式综合改革试点的通知》,出台支持家庭医生签约服务、医保报销延伸到村等6项政策措施,并设立1个医共体负面清单,形成了支持紧密型县域医共体建设的政策体系。

十一、开展医保标准化信息化建设

(一)开展医保电子凭证和移动支付建设

2019年10月31日,省医疗保障局印发《广东省医保电子凭证和移动支付建设方案》,并选取广州、深圳等7个地市作为第一批试点工作地市,开展医保电子凭证和移动支付建设工作。

（二）推进医保信息业务编码动态维护

省医疗保障局分别于 2019 年 7 月—10 月研究制定《广东省医疗保障局政务信息化规划（2019—2021 年）》《广东省医疗保障数据集成服务项目立项方案》和《广东省医疗保障信息平台建设项目立项方案》。7 月 22 日，省医疗保障局印发《广东省医疗保障局个人所得税大病医疗专项附加扣除信息共享工作实施方案》，部署实施全国个人所得税大病医疗专项附加扣除信息共享工作。

（三）开展行风建设工作

为解决医保服务办事中痛点难点堵点问题、加强医保系统行风建设，省医疗保障局成立了以党组书记、局长为组长，各党组成员、副局长为副组长，各处室负责人为成员的加强全省医疗保障领域行风建设领导小组，统一领导全省医保领域行风建设工作。针对涉及医保领域的 11 个堵点痛点问题，明确工作牵头处室及落实化解任务的业务处室，对问题进行研究，逐一清查；会同省社保局明确问题疏解完成的判定标准、工作措施、时间节点。通过减证便民、优化办事流程，提高服务效率，落实疏解任务，实现在申领生育保险待遇时取消单位垫付职工生育保险津贴凭证等证明材料，改为书面告知承诺；取消基本医保关系转出、转入提交的社会保障卡原件和复印件、户口簿原件和复印件等证明材料；优化医保异地报销办事流程，进一步规范转院办理医保报销手续；优化门诊特定病种认定流程；将异地就医零星报销经办时限由 60 个工作日缩减为 30 个自然日；扩大异地就医结算范围；持续优化系统性能，减少异地就医结算系统报错等，提供医保经办服务治理。

十二、实施阶段性降费率政策

为贯彻国家和省关于稳就业工作的决策部署，广东省符合条件的地市实施阶段性降费率政策支持稳就业工作，2019 年全省减轻企业医保缴费负担 170.75 亿元。

十三、推进省直机关事业单位医疗保障改革

2019 年 10 月 17 日，广东省印发《广东省人民政府关于印发省直机关事业单位医疗保障制度改革实施方案的通知》，构建起“基本医保＋补充保险＋大病保险”的省直单位医保制度。2020 年 1 月 1 日起，省直和广州市机关事业单位融入全民医疗保障体系，广东省公费医疗制度正式结束。

十四、探索粤港澳大湾区医保制度衔接

省医疗保障局指导珠海市开展“常住横琴的澳门居民参加珠海基本医疗保险”试点；支持深圳建设先行示范区改革；为深圳市提出有关构建以促进健康为导向的多层次医疗保障体系、现代医保监管治理体系、以价值为导向的药品供应保障体系等六大改革政策措施。

重要活动

2018 年

广东省医疗保障局挂牌成立。10 月 25 日，广东省医疗保障局挂牌成立，为省政府直属正厅级机构。新机构整合了省人社厅的职工医保、居民医保和生育保险职责，省发改委的药品和医疗服务价格管理职责，省民政厅的医疗救助职责，省卫生健康委的药品和医用耗材招标采购职责，将医保相关职能集于一体。副省长张光军参加揭牌仪式。肖学任广东省医疗保障局党组书记、局长。

2019 年

1. 省政府领导到省医疗保障局调研。4 月 16 日，广东省省长马兴瑞到广东省医疗保障局调研，听取了省医疗保障局关于机构改革、预算经费执行、医保基金运行、医疗保障制度体系建设和重点领域改革等情况的汇报，要求省医疗保障局认真落实党中央、国务院和省委、省政府的部署要求，坚持问题导向，找准工作着力点，多做打基础、利长远的事，切实解决困扰百姓的堵点、难点问题。

2. 首次全省医疗保障工作会议在广州召开。4 月 25 日，机构改革中新组建的医疗保障系统召开了

第一次全省性会议——广东省医疗保障工作会议在广州市召开。会议传达了韩正副总理在全国医疗保障工作座谈会和在国家医保局调研时的讲话精神，以及全国医疗保障工作会议精神。全面总结机构改革以来全省医疗保障工作，研究部署下一阶段医疗保障重点改革任务。广州、韶关、惠州、湛江等市医疗保障局就“医保支付方式改革”“医疗保障一站式结算”“医疗救助惠民服务”和“加强医保基金监管”等主题作交流发言。

3. 紧密型县域医共体医保支付方式综合改革试点正式启动。8月6日，广东省紧密型县域医共体医保支付方式综合改革试点启动会在阳江市阳西县召开。阳西县作为广东省第一个紧密型县域医共体医保支付方式综合改革试点单位，将全力推进紧密型县域医共体医保支付方式综合改革试点工作，努力形成规范、可复制、可推广的县域紧密型医共体“阳西模式”。

4. 全省医疗保障系统重点工作推进会召开。9月10日，全省医疗保障系统重点工作推进会在广州召开。会议传达了国家医疗保障局关于2019年度医保扩面征缴、国家组织药品集中采购和使用试点（“4＋7”试点）扩围、门诊慢性病用药保障等重点工作的最新要求，总结分析全省2019年医疗保障重点工作开展情况，部署推进医保征缴、“4＋7”试点扩围、门诊慢性病用药保障等重点工作。

5. 基本医保、大病保险、医疗救助实现省内异地就医“一站式”结算。9月20日零时起，广东省全面实现基本医保、大病保险、医疗救助省内异地就医“一站式”结算，全省正式启用异地就医医疗救助“一站式”结算及省内住院月结申报新流程。

6. 开展打击欺诈骗保专项治理省级现场检查。10月21日，省医疗保障局联合社保局，组织各市医保部门、医保中心和第三方机构，对全省21个地市的医疗机构启动为期两周的交叉检查。活动期间全省共抽查78家定点医疗机构，查出涉嫌违法违规金额2592.13万元。

7. 落实国家组织药品集中采购和使用试点扩围工作。11月29日，广东省启动国家组织药品集中采购和使用试点扩围中选品种网上交易。25个品种的中选价与全省2018年同品种最低采购价相比平均降幅为56％，与“4＋7”试点城市广州、深圳价格相比，平均降幅25％。

典型案例

案例一：广东以绩效为导向完善支持县域医共体建设的医保政策

一、改革背景

根据《国务院办公厅关于进一步深化基本医疗保险支付方式改革的指导意见》（国办发〔2017〕55号）提出的“探索对纵向合作的医疗联合体等分工协作模式实行医保总额付费，合理引导双向转诊的要求”，广东省委、省政府于2019年以建设县域医共体为突破口加快推进全省医联体建设，广东省医疗保障局大力支持医联体、医共体建设，于7月选取阳西县作为首个省级紧密型县域医共体医保支付方式综合改革试点单位，进一步完善支持医共体建设医保政策体系，发挥医保支付杠杆作用，撬动医共体内“责、权、利”协同改革。

二、主要做法

（一）出台“6＋1”组合政策

2019年7月，省医疗保障局为支持和规范医共体建设，专门制定省级试点工作方案，出台了涵盖医保支付方式和结算方式改革、支持家庭医生签约服务、基层病种同分值同支付、医保报销延伸到村、规范双向和异地转诊就医机制和以医共体为单位针对议价品种自行议价等六大政策，同时创新性设立了一项医共体负面清单，在形成支持紧密型县域医共体建设政策体系的同时，鼓励阳西县医共体放开手脚大胆尝试。

（二）制订医保监管指标

为保证医共体建设落地效果，广东省制订了参保人在县域内住院比例逐年提升、县域医疗费用增长控制在10％以下、参保人自费率不超过10％、合理设立重复住院率、确定家庭医生提供基本医疗服务内容和参保人基本满意等六个主要医保监管指标。

（三）重视绩效评估

为形成绩效评估与政策调整的循环管理，省医疗保障局委托中山大学专家团队开展省级试点绩效评估工作。专家团队通过现场问卷调查、一对一访谈、座谈和现有数据收集评价等多种方式开展省级试点绩效评估工作，形成绩效评估报告，通过深入分析存在的问题，提出针对性的政策建议，对进一步完善全省支持紧密型县域医共体建设的医保政策体系提供重要支持。

三、主要成效

（一）构建以健康为中心的新型医疗服务体系

紧密型县域医共体建设调整了县级医院和镇卫生院的诊疗服务功能定位，优化了医疗卫生资源在县、镇、村三级医疗网络的合理配置，重点提升了县级医院的重大疾病诊疗能力，提高了乡镇卫生院基本医疗服务能力。通过错位布局，优势互补，阳西县初步构建以健康为中心的新型整合型医疗服务体系。

（二）医共体综合医疗服务能力全面提升

医共体建设让阳西县参保人在县域内住院比例明显提升。据统计，2019 年参保人在县域内住院率占 57.4%，较 2018 年同期增长 5.2%。同时，阳西县医共体的基本医疗服务质量也得到了提升，测评总得分为 3.3 分（满分 4 分）。

（三）县域内异地就医人数首次出现减少

据测算，2019 年下半年阳西县县域内参保人异地就医较 2018 年同期下降 6.2%。

（四）群众满意度不断提升

2019 年全县家庭医生签约率达到 40%，较 2018 年增长 8.6%；重点人群家庭医生签约率达到 66.4%，比 2018 年增长 1.7%。现场调查发现，群众能就近就地享受更多优质医疗服务，群众对医共体医疗服务评价为满意或非常满意的人数占比超过 67.5%。

案例二：广东省实施医保精准扶贫促进社会和谐稳定

社会保障制度是保障人民生活、调节社会分配、实现社会公平和促进共享改革发展成果的一项基本制度。省医疗保障局成立后，将医疗保障精准扶贫作为全局工作的重中之重，连续印发《关于印发广东省医疗保障扶贫三年行动实施方案（2018—2020 年）的通知》《关于进一步加强医疗救助“一站式”结算工作的通知》等政策，部署在全省全面推进医疗保障扶贫工作，立足现行制度，打好三重保障组合拳，着力解决因病致贫、因病返贫问题。

一、确保贫困人员应保尽保

（一）落实参保补贴政策

广东省全面落实贫困人员参加居民医保的个人缴费财政补贴政策，贫困人员个人应缴纳的居民医保费政府给予全额补贴。资助标准从 2013 年的 50 元/人年，逐年提高到 2019 年的 250 元/人年。

（二）扩大资助参保对象

全省资助参保对象从低保对象、特困供养人员扩大到建档立卡贫困人员和低收入救助对象。2019 年，全省共计支出医疗救助资金 6.96 亿元用于资助困难人员参加基本医保，资助参保人数 305 万人。

（三）允许中途参保

针对贫困人员的实际困难，全省开设参保“绿色通道”，允许贫困人员中途参保，确保困难群体实现应保尽保。

二、建立大病精准扶贫政策体系

（一）建立完善分段支付机制

全省按医疗费用高低分段设置支付比例，医疗费用越高、支付比例越高，向大病、重病患者倾斜。

（二）实行大病保险倾斜性支付政策

强化精准扶贫，向困难群体倾斜，对困难群体降低大病保险起付标准，同时提高报销比例，不设年度最高支付限额，解决各类困难群体的保障需求，切实提高贫困人口受益水平。其中，特困供养人员起付标准下调不低于 80%，报销比例达到 80% 以上；建档立卡贫困人员、最低生活保障对象起付标准下调不低于 70%，报销比例达到 70%以上。

（三）落实大病保险提标要求

要求各地 2019 年新增财政补助一半用于提高大病保险保障能力，即人均筹资标准增加 15 元，同步提高大病保险筹资和待遇水平。

三、发挥医疗救助托底保障功能

广东省连续8年将提高医疗救助水平列入省政府和各地政府十件民生实事内容，2019年全省共支出医疗救助资金26.5亿元用于门诊和住院救助，救助困难群众321万人次。

(一)提高住院救助比例

进一步提高困难人员等医疗救助比例和救助标准，政策范围内住院医疗救助比例提高到80%。

(二)降低救助门槛

取消低保对象、特困供养人员、建档立卡贫困人员医疗救助起付线，免收住院押金。

(三)开展门诊救助

对因患慢性病需要长期服药或者患重特大疾病需要长期门诊治疗，导致自负费用较高的低保对象、特困供养人员等救助对象开展门诊救助，救助比例参照住院救助标准。

(四)增强医疗救助托底保障

开展重点医疗救助对象“二次救助”，对经基本医疗保险、大病保险和医疗救助报销后，贫困人口个人负担的总医疗费用仍然过重影响基本生活的贫困人口，给予“二次救助”。将因重特大疾病造成灾难性支出的家庭纳入支出型医疗救助对象范围，提高救助水平。

案例三：东莞市打造惠民高效分级诊疗模式

为优化医疗卫生资源配置，缓解群众“看病难、看病贵”问题，东莞市医疗保障部门积极参与分级诊疗制度建设，2008年在全国率先完成社区门诊医保资源的优化整合，并在多年的改革发展中不断完善社区门诊统筹制度，形成了“基层首诊、双向转诊、急慢分治、上下联动”的分级诊疗模式。截至2019年底，全市社区卫生服务机构月均门诊人次超过100万，切实让广大群众享受到了优质、价廉、安全、便捷的医疗服务。

一、改革背景

过去很长一段时间，东莞市医疗卫生服务的人才、技术和设备主要集中在市、镇两级医院，导致大医院人满为患、社区门诊利用率低、群众就医不便等现象频繁产生，医疗服务体系布局不完善、资源配置不合理、优质医疗资源有限等问题较为突出。对此，东莞市积极贯彻落实国家新医改提出的“保基本、强基层”发展理念，以推进全民医保改革为契机，充分发挥医保基金的战略性购买作用，紧扣“三医联动”改革的关键环节，建设起具有东莞特色的社区门诊医保服务，实现了医疗资源服务效益最大化。

二、主要做法

(一)率先建立社区门诊统筹医保制度

自2008年起，东莞市在实施城乡一体基本医保的基础上，建立社区门诊统筹医疗保障制度，明确3%的基本医保总缴费中有1%用于门诊统筹；充分利用社卫机构分布广、管理规范、公益性突出等有利条件，将全市符合条件的社卫机构纳入医保定点医疗机构范围，为全市参保人提供门诊医疗服务。通过多年的降费减负，按2019年东莞市基本医保2.1%的费率计算，2019年全市参保职工个人仅需承担24.48元/月，即可享受住院和门诊双统筹的医疗保障待遇。

(二)率先实施“社区首诊、逐级转诊”制度

东莞市创新社区门诊医疗保障就医管理，参保人按属地就近原则确定参保地村(社区)对应的一家定点社卫机构为社区门诊就医点，享受社区门诊统筹待遇；对工作地或居住地不在就医点服务范围内的参保人，可申请增加一家定点社卫机构作为辅助就医点。通过实施定点就医，提升社卫机构的吸引力，促使社卫机构与参保人建立相对稳定的服务关系，引导卫生资源下沉到基层。为进一步促进基层医疗服务融合式发展，2018年起，东莞市对按规定签订家庭医生服务协议的参保人报销比例增加5个百分点至75%。

(三)率先实行差异化医保待遇支付政策

在医保待遇政策上，东莞市拉开社卫机构与各级医院的医保待遇水平，参保人按规定到社区门诊就医的，社区首诊报销比例70%(已签订家庭医生服务协议的提高至75%)，不设起付线、报销限额(包括单次、年度)和报销次数。如病情需要，可通

过社区门诊转诊至医院门诊就医，支付比例根据转入医院的级别分别降低 10%－20%。通过实行差异化待遇支付政策，引导群众形成逐级就医的新型就医习惯。

（四）充分发挥医保基金的引导和配置作用

东莞市医疗保障部门协调财政、卫生健康部门共同制定了医保付费办法和激励规则，门诊费用实施激励性按人头付费方式。在保证参保人获得合理基本医疗的基础上，划分一部分定额结存给社卫机构作为经费补充，激发社卫机构自主控费积极性。在此机制下，社卫机构更注重疾病预防，主动开展慢性病管理、预防保健、健康宣教等公共服务。2018 年，东莞市综合考虑参保人年龄结构、就医流向对门诊医疗费用的影响，增设人口负担系数，对按人头付费标准进行优化，医疗服务体系不断完善。

三、主要成效

（一）发挥医保基础作用，进一步“保基本”

实施门诊统筹是东莞市医保制度改革最大的亮点之一，将基本医保范围扩展到社区门诊，实行门诊医保与社卫机构捆绑运作，促进了“政府办、政府管”的社卫机构的发展。全市通过打造 15 分钟社卫服务圈、实施社卫机构药品零差价、部分费用减免等系列惠民措施，引导参保人就近到社卫机构就医。同时，社卫机构普遍提供的基本医疗服务，既提高医保基金的使用效率，又使更多参保人获得门诊基本医疗服务。

（二）发挥基金配置作用，进一步“强基层”

东莞市充分发挥医保支付体系的作用，引导医保基金投放方向实现历史性调整，从过去基本投向大医院逐步向镇街医院和社卫机构合理分配；推动建成新的社区卫生服务网络，改变原来各镇街独自经办、委托商业保险机构经办的局面。经过多年努力，东莞市医保基金在基层医疗机构与三级医院的支付金额占比，由社卫机构服务体系和门诊统筹建立前（2007 年）的 32：68，变为 2014 年的 59：41，实现了根本性转折。到 2019 年，该市基层医疗机构与各定点医院的基金支付金额占比进一步提升至 63：37，社卫机构不断发展，服务能力不断提高，社区门诊统筹制度稳定实施。

（三）发挥就医引导作用，进一步“惠民生”

2019 年东莞市参保人在社区首诊共 1360 万人次（为 2009 年的 2.5 倍），发生医疗总费用 11.5 亿元，医保基金支付 7.9 亿元；其中转诊到医院门诊共 454 万人次，医疗总费用 15.8 亿元，医保基金支付 5.8 亿元。

2019 年东莞市首诊就医点就诊率从 2009 年启动初期的 0.9 次/人年提高到了 2.2 次/人年。从 2019 年参保人在全市各级医疗机构门诊统筹结算人次看，社区卫生服务机构为 73.9%，一、二级医院为 15.6%，三级医院为 10.5%，大多数参保人已养成社区首诊的就医习惯，就医行为合理有序、医疗资源配置科学、医保基金高效利用的就医格局基本形成。

案例四：深圳市医保公共服务实现“就近办、网上办、异地办”

一、改革背景

为贯彻落实党中央、国务院关于推进基层整合审批服务的重大决策部署，深圳市在 2019 年着力打造“一站式服务”“一门式办理”医保公共服务，为用人单位、群众及医药机构提供优质高效的医保公共服务办事体验，助力营商环境不断优化。通过全力推进医保公共服务改革，深圳市全面做实“就近办、网上办、自助办”先行示范，在提高经办效率的同时，极大方便了办事群众。

二、主要做法

（一）全面进驻行政服务大厅

从 2019 年 6 月开始，医疗费用报销、生育费用报销、异地就医备案等 19 项医保经办业务全面进驻深圳市各区及街道行政服务大厅。截至 2019 年底，医保业务已进全市驻区政务服务大厅 6 个、街道政务服务大厅 74 个，服务网点和经办窗口从机构改革前的 33 个和 48 个分别增加到 86 个和 517 个，实现医保服务街道全覆盖。

（二）全面优化再造业务流程

深圳市依托证照共享，实现系统自动比对数据，减少纸质材料的提供；业务申请表格全面简化；推行“承诺制”简化常办业务的申请材料；缴费托收等 12 项业务可刷脸自动填充申请信息或推送电子证照“无感智办”。经过流程再造，全市医保政务服务最终精简办事材料 44 项，减少办事环节 38 个，19

项经过“瘦身”的医保业务以标准化方式顺利进驻基层政务大厅。

（三）全面推进异地就医直接结算

深圳市于2019年9月实现异地就医的基本医保、重特大疾病补充医疗保险、医疗救助住院费用“一站式”直接结算，并积极推进基层定点医疗机构接入异地就医平台，解决异地就医结算民生痛点问题：一方面，通过拓宽异地就医备案渠道，大幅精简备案证明材料，实现异地就医备案网上“秒批”；另一方面，扩大异地就医直接结算医疗机构覆盖范围。

三、取得成效

（一）便利群众“就近办”

深圳市医疗保障公共服务覆盖全市各街道后，群众“就近办”的体验感大幅提升，改革前往返一些社保窗口需要2小时，改革后在“家门口”就能办理，免去来回奔波之苦，也大大减少排队时间。

（二）拓宽线上渠道“网上办”

实现官网、微信公众号、小程序（i深圳、粤省事）等多种渠道办理医保业务。异地就医备案、新增定点医药机构行政确认、用人单位申领生育津贴等重点业务实现全流程网办。截至2019年底，29项权责清单事项全部实现网办，其中“秒批”12项；55项医保业务进驻“i深圳”，其中无感智办12项；异地就医备案实现网办秒批、即时备案。

（三）异地费用报销“异地办”

在实现“一门集中、就近办理”的基础上，深圳市进一步拓展医保服务群众的触角，将“窗口”开到省外，在北京、上海、武汉等10个城市购买商业保险公司专业服务在省外开展异地就医现金报销受理业务，为异地安置退休、异地长期居住、常驻异地工作和异地转诊的深圳参保人异地就医发生的无法直接刷卡结算的医疗费用，提供异地收取报销材料服务，让群众“少跑腿”。截至2019年底，全市省外网点共受理报销业务4400多人次，涉及医疗费用3000多万元。

广西壮族自治区

工作综述

2018 年 11 月 15 日，广西壮族自治区医疗保障局挂牌成立，为广西壮族自治区政府直属机构，机构规格为副厅级。截至 2019 年底，自治区本级、14 个设区市级、所有县级的医保行政部门全部组建完毕。广西各级医保部门认真贯彻国家和自治区对广西医疗保障事业的决策部署，重点抓落实，各项工作取得成效。截至 2019 年 12 月底，广西参加基本医疗保险 5207.15 万人，参加生育保险 405.93 万人，基本实现参保全覆盖。2019 年，全区基本医疗保险基金总收入 621.93 亿元，总支出 547.23 亿元。全区生育保险总收入 16.3 亿元，总支出 14.53 亿元。职工医疗保险统筹基金、生育保险基金、城乡居民医疗保险基金累计结存可支付月数分别为 18 个月、12 个月、14 个月。

一、推进药品和耗材招标采购制度改革

一是开展省际药品集团采购。针对因量价分离、只招不采、药款结算周期长导致的药价虚高问题，自治区医保局在借鉴国家医保局组织的“4＋7”集中采购做法基础上，将全区医疗机构分散的药品采购量集中起来形成团购规模效应，探索了带量采购、以量换价、招采合一、加快结算等办法降低虚高药价。在 2019 年 8 月广西组织的第一批药品集团采购中，共计 23 个品种 59 个品规最终中选，平均降幅 41.56%，单品种最大降幅 87.62%，并于 2019 年 12 月在广西落地实施。二是创新药品集团采购服务与监管手段，建立“广西药品集团采购服务平台”，已实现国家和自治区组织药品、耗材集中带量采购，从竞价、议价谈判到采购合同签订、交易货款结算、交易流程监管的全流程线上服务。三是出台调整完善全区医疗卫生机构药品集中采购和配备使用政策，推动国家试点扩围药品集采和使用在广西落地，组织开展进口药品和抗癌药品降税降价，减轻群众医药费用负担。四是开展高值医用耗材治理。自治区医保局会同卫生健康委公布了自治区高值医用耗材阳光采购目录（心血管介入类），开展医用耗材阳光采购；出台广西取消医用耗材加成政策，2019 年 12 月底全区所有公立医疗机构已全部取消医用耗材加成，实现“零差率”销售。

二、全区同步推进医保支付方式改革

自治区医保局按照“统一编码、统一分组、统一点数、分步实施”的原则，全区同步推进 DRG 付费改革。一是制定改革三年工作方案，明确 2019 年各统筹地区启动 DRG 付费改革工作，2020 年各统筹地区三级定点医疗机构实现 DRG 付费，2021 年逐步覆盖二级定点医疗机构和符合条件的一级定点医疗机构。二是自治区层面成立了 DRG 付费改革工作小组，组建了专家库，以区内三甲医院作为 DRG 付费改革的先行者，引领各级医院参与实施。三是在 2019 年 10 月起，逐步对 2016—2018 年城镇职工基本医保、城乡居民基本医保的住院病案数据进行整理和规范。四是在 2019 年 4 月至 2019 年 11 月，组织 DRG 付费改革业务培训三期，全区医保部门、医疗机构分管领导和业务人员共 830 人参训。实施医保支付方式改革后，以柳州 DRG 付费试点为例，职工医保平均个人负担从改革前的 24.82% 降低到 19.84%。

三、医保助力脱贫攻坚

自治区医保局以问题为导向，出台了《关于进一步加强医保扶贫工作若干措施》等文件，明确了 13 条具体工作措施，做到精准施策。一是在精准识别上做实功，共清除 42.17 万条身份证号异常、姓名异常、建档立卡人员数据库和参保数据库数据不一致信息。截至 2019 年底，全区 636 万建档立卡贫困人口中符合参保条件的实现 100% 参保。二是以“一站式”直接结算为支撑，以“村医通”结算为保障，确保建档立卡贫困人口就医待遇落实到位。截至 2019 年底，全区县域内定点医疗机构 100% 实现

"一站式"直接结算功能,超过4350个村实现"村医通"医保结算。三是优化服务流程,解决贫困人口慢性病患者办卡不便的问题。实施先享受待遇后备案制度,通过集中宣传、集中办卡、进村办、上门办等活动,下沉服务,全面筛查,使符合条件者享受相关待遇。截至2019年底,全区建档立卡贫困人口办理门诊特殊慢性病卡人数达51.68万人。

四、大力推进生育保险和职工基本医疗保险合并实施

经广西壮族自治区人民政府同意,自治区医保局会同财政厅、卫生健康委、税务局于2019年12月联合制定了《广西壮族自治区生育保险和职工基本医疗保险合并实施方案》,要求2019年底前完成两项保险合并实施的各项工作,2020年1月1日起正式实施,实现参保同步登记、基金合并运行、征缴管理一致、监督管理统一、经办服务一体化,进一步增强基金抗风险能力,保障医疗保险基金安全平稳运行。

五、增强医疗救助托底保障功能

为减轻城乡困难群众的医疗负担,自治区医保局会同财政厅、民政厅于2019年10月出台《关于完善城乡困难群众医疗救助制度的通知》,调整和提高了救助对象医疗救助报销比例和年度累计救助最高限额,最高救助额度从3万元提高到6万元。同时在原有重特大疾病救助病种的基础上,进一步扩大重特大疾病医疗救助病种范围。此次政策调整后,将广西所有恶性肿瘤以及重型和中间型地中海贫血等几十种重特大疾病均纳入了重特大疾病救助范围,还将事实无人抚养儿童作为与特困对象、孤儿同等类别列入救助对象范围予以保障,确保了各类城乡困难群众能够得到有效救助,进一步增强了医疗救助的托底保障功能。

六、建立高血压、糖尿病门诊用药专项保障机制

2019年10月,自治区医保局会同财政厅、卫生健康委、药监局联合下发《关于完善广西城乡居民高血压糖尿病门诊用药保障机制的通知》,进一步完善城乡居民高血压糖尿病门诊用药保障工作。一是扩大"两病"用药保障群体,在原有高血压病(高危组)、糖尿病的基础上,将高血压病(非高危组)纳入保障范围。二是对于参保患者发生的药品费用,在一级及以下定点医疗机构就诊时基金支付85%,在二级定点医疗机构就诊时基金支付70%。三是降低基金起付标准,高血压病(高危组)、糖尿病患者在定点医疗机构门诊看病的基金起付标准,由以前的每人每月20元降为每人每月10元。四是实行长处方制度,患者可根据医师处方管理规定和病情需要,一次开具12周以内的相关药品,减少了患者跑腿和就诊次数并节约相关成本费用,提高了患者就医便捷度。

七、创新制定肿瘤日间治疗保障政策

2019年7月,自治区医保局会同卫生健康委出台了《广西医疗机构肿瘤日间治疗管理暂行规定》,以日间医疗服务为切入点,有效解决恶性肿瘤患者住院难、个人医疗费用负担重问题。以肺癌为例,按常规肿瘤治疗方式,在普通病房化疗平均住院日为14.1天,而通过日间治疗的方式,在日间病房化疗平均住院日降为1天,平均费用从24217元降为6338元。患者白天到医院化疗,当晚就能回家静养,有助于患者得到家人在精神、心理、饮食等方面的照顾,不仅解决了"一床难求"问题,也大大减轻了患者的治疗费用负担。

八、支持"互联网+医疗"健康发展

2019年8月,自治区医保局出台《关于将部分远程医疗服务项目纳入基本医疗保险基金支付范围的通知》,明确将远程门诊、远程心电图诊断、远程病理诊断、远程影像诊断等医疗服务项目纳入广西基本医疗保险支付范围,此项政策落地,使医疗资源欠丰富地区的群众就近享受便捷、优质、低负担的就医服务,推动分级诊疗解决基层和边远地区医疗资源不足,提高群众看病就医的满意度。据统计,2019年全区参保患者约19.43万人次在基层医疗机构进行远程医疗服务。

九、强化门诊特殊慢性病医疗保障

2019年10月,自治区医保局出台《关于调整基本医疗保险门诊特殊慢性病医疗服务项目的通知》,将冠心病、糖尿病、各种恶性肿瘤等门诊特殊慢性病必需的门诊用药检查、定期复查等医疗服务项目纳入医保支付范围,进一步满足了门诊特殊慢性病参保患者的医疗需求,加大了对门诊慢性病参

保患者的医疗保障力度，切实减轻全区 140 万名慢性病参保患者医疗费用负担。例如冠心病新增了门诊常规的 14 项检查项目，每人次可节约慢性病参保患者自付医疗费用 380 元。各种恶性肿瘤新增了常规的 12 项检查项目，每人次可节约慢性病参保患者自付医疗费用约 870 元。

十、调整新增医疗服务项目价格管理方式

一是 2019 年 7 月发布《自治区医疗保障局关于公立医疗机构新增医疗服务项目价格管理有关问题的通知》，鼓励创新的医疗技术及时进入临床使用；并印发文件，建立广西医疗服务价格动态调整机制。二是针对群众反映较多的门诊诊查费收取不规范的问题，2019 年 10 月出台《关于规范我区公立医疗机构门诊诊查收费有关问题的通知》，明确对门诊过程中需要检查的患者，拿到检查结果后继续由同一医生查看并提出治疗方案的，不得再次收取门诊诊查费。

十一、开展打击欺诈骗保专项行动

2019 年，全区所有市、县实现了“打击欺诈骗保，维护基金安全”集中宣传全覆盖、举报渠道全覆盖、奖励标准全统一、工作方案全统一的“两覆盖，两统一”。通过采取飞行检查、现场交叉检查、“百日攻坚”等专项行动，全区共查处定点医药机构 2695 家，其中暂停服务协议 435 家，终止服务协议 49 家，行政处罚 9 家，移交司法机关处理 6 家，拒付违规使用医保基金 1.9 亿余元，各医疗机构自查上报违规金额 1.02 亿余元，共挽回医疗保障基金损失 2.92 亿余元。

十二、创新异地就医直接结算工作机制

全区建成“横到边、纵到底”的异地就医结算网络。截至 2019 年 12 月底，共有 11221 家定点医药机构接入全区异地就医结算平台，开通异地就医直接结算服务，符合条件的 1836 家定点医疗机构全部开通跨省住院直接结算服务，接入结算平台。全区构建异地就医直接结算服务“一张网”，实现自治区—市—县—乡（镇）—村（社区）五级异地就医直接结算“一卡通”，打通了异地就医直接结算“最后一公里”。

自治区内异地就医直接结算服务覆盖五大项目和三类人群，区外实现了城镇职工和城乡居民基本医疗保险跨省异地就医直接结算。截至 2019 年底，广西参保群众累计在自治区内异地就医直接结算 1479 万人次，直接结算金额 162 亿元。同时，简化手续，实行经办材料承诺制、容缺制，实现“网上办、掌上办、马上办”。

重要活动

2018 年

广西壮族自治区医疗保障局挂牌成立。2018 年 11 月 15 日，广西壮族自治区医疗保障局挂牌。自治区副主席黄俊华、自治区政府办公厅副秘书长唐宁、自治区医保局局长王忠平等参加了挂牌仪式。自治区医保局整合人力资源社会保障厅的城镇职工和城乡居民基本医疗保险、生育保险职责，发展改革委员会的药品和医疗服务价格管理职责，民政厅的医疗救助职责，作为自治区政府直属机构，机构规格为副厅级。

2019 年

1. 启动“打击欺诈骗保维护基金安全”集中宣传月活动。4 月 13 日上午，自治区医疗保障局会同南宁市政府在南宁市民族广场举办 2019 年打击欺诈骗保维护基金安全集中宣传月活动启动仪式。

2. 召开自治区药品集团采购工作小组第一次会议。6 月 12 日下午，自治区药品集团采购工作小组第一次会议在南宁召开，自治区政府办公厅副秘书长唐宁任组长，各成员单位联络员共 23 人列席了会议。会议研究布置了推进全区药品集团采购工作事宜。

3. 开展广西药品集团采购（第一批）竞价、议价谈判工作。8 月 31 日至 9 月 1 日，在纪检监察部门

的全程监督及公证机关的公证下，自治区药品集团采购工作小组办公室组织开展了广西药品集团采购(第一批)竞价、议价谈判工作。23个议价成功药品较广西原采购价格平均降幅41.56%，年可减少群众用药负担4.65亿元，减少医保基金支出3.26亿元。

4. 协助国家医疗保障局开展飞行检查。9月1日至7日，自治区医疗保障局协助国家医疗保障局在广西开展飞行检查，现场检查了广西壮族自治区人民医院、广西中医药大学第一附属医院。针对国家医保局飞检组查处的问题组织专家讨论，并向自治区人民政府汇报国家医保局飞检组检查情况。

5. 开展打击欺诈骗保“百日攻坚”专项行动。10月11日起，自治区医疗保障局联合卫生健康委、中医药管理局在全区范围内组织开展为期100天的全区打击欺诈骗保、整治医疗乱象“百日攻坚”专项行动。

6. 开展广西医药价格和招标采购业务能力素质提升培训。10月28日至11月1日，自治区医保局在中国药科大学举办全区医药价格和招标采购业务能力素质提升培训班。自治区医保局副局长彭晓燕出席开班仪式并讲话。

7. 召开打击欺诈骗保百日攻坚警示会。11月1日，自治区医保局召开打击欺诈骗保百日攻坚警示会，集体约谈33家三级医院主要负责人，推动各定点医疗机构积极开展自查自纠工作。

典型案例

案例一：广西药品招采改革打出“组合拳”

药品销售环节多，回扣风盛行，导致药价虚高、群众用药负担重的问题是一个社会痛点。广西坚持问题导向、目标导向，以改革破解药品招采存在的症结，打出一套“组合拳”，在促进药品价格回归合理方面取得了明显成效。

一、实行招标药品品种价格联动

自治区医保局联合卫生健康委印发《关于进一步调整完善医疗卫生机构药品集中采购和配备使用政策的通知》，明确对2015年广西新一轮药品招标采购入围产品目录内的品种，以生产企业提供并承诺确认的全国最低价格的三个省份公布执行的有效药品入围价平均值作为基准，实施价格上下联动，价格联动调整每年度实施一次。入围品种实施价格联动后，相关信息在自治区药品采购平台上公布，医疗卫生机构不允许进行二次议价。同时，对2016年12月1日入围至2018年8月31日止，在广西没有交易记录的招标品种取消入围资格。2019年10月，公布了2015年广西药品招标采购进入价格联动范围的第一批药品，明确于2019年12月1日起执行联动基准价。本批次进行价格联动的品种共计1509个，单品最高降幅达77.65%，平均降幅12.34%，按2018年度采购量测算，预计节约采购资金5.47亿元。药品价格联动机制的建立，解决了以往药品价格管理缺少抓手、药品价格形成“市场失灵”等问题，强化了市场的约束调节作用，较好地扼制了药品价格无序上涨的势头。

二、全区推进重点药品品种带量采购

针对使用量大、占用医保基金多、临床接受度高的糖尿病、心脑血管用药，在全国率先组织全区定点医疗机构承诺集中用量，实施了第一批药品集团采购竞价议价谈判，在降低药价方面取得显著成效。经谈判，23个通用药品竞价议价成功，中选价格较广西现行采购价格平均降幅41.56%，单品种降幅最大的是治疗糖尿病的常用药二甲双胍，降幅87.62%。第一批药品集团采购竞价议价结果，按医疗卫生机构2018年实际采购量计算，预计可减少群众用药负担4.65亿元，减少医保基金支出3.26亿元。例如：患者年服用二甲双胍费用将由原来的1521.32元降至376.68元，年减少用药负担1144.64元；年服用阿德福韦酯费用将由原来的1919.9元降至525.6元，年减少用药负担1394.3元。组织药品集团采购，既改变了高昂药价的市场格局，也促进了医药产业的健康发展。大多数企业对“以价换量”有充足的信心，广西第一批药品集团

采购企业反响热烈，共有 283 家报名参与，符合竞价条件的 182 家。

三、推进国家“4＋7”药品集采扩围落地

按照国家的统一部署，组织全区定点医疗机构积极参加国家“4＋7”药品集中采购试点扩围，全区医疗机构承诺采购量位居全国第六。经过扩围竞价，集中采购的 25 个通用名药品，平均降价 59%，降幅超过 90%的共有 4 个，单品种最大降幅的是恩替卡韦，每片价格由 12.10 元降至 0.2746 元，降幅 97.73%。国家组织药品集中采购试点扩围在广西实施后，按医疗卫生机构 2018 年实际采购量计算，预计可减少群众用药负担 7.18 亿元，减少医保基金支出 5.03 亿元。患者个人用药负担也将明显减轻。如乙肝患者，年服用恩替卡韦费用将由原来的 4307 元降至 97.2 元，年减少用药负担 4209.8 元；血液病患者，年服用伊马替尼费用由 30840 元降至 13992 元，年减少用药负担 16848 元。“4＋7”涉及的药品基本都是过去售价昂贵的品种，高昂的用药费用给很多患者家庭带来了巨大的经济负担，甚至因病致贫。“4＋7”药品扩围落地，给患者带来了福音。同时，可以减少药品购销过程中的灰色空间，解决了过往企业“二次公关”、医院“二次议价”、药品集中采购中标结果形同虚设等问题。

四、药品供应保障全过程监管

对供应不稳定的短缺药品，多次约谈相关生产企业和配送企业。将药品集团采购工作纳入定点医疗机构协议管理内容，明确将药品集团采购作为年度执行协议考核的重要指标，对积极参与药品集团采购、高标准完成采购量申报、按时按量完成采购任务的医疗机构，在评定先进、核定质量保证金、总额预算管理等方面给予优先支持。

自治区医保局、财政厅搭建了新的第三方非盈利药品集团采购服务平台，参与药品集团采购的医疗机构、药品生产企业、药品配送企业等各方均通过该平台实施交易、开具电子发票、及时结算。医院医保共享数据、实时监管，有效解决了既往药品集中采购过程中只“招”不“采”、货款结算拖延、配送监管缺位等一系列问题，发挥了政府搭平台、促对接、保供应、强监管的作用。

案例二：打造医保精细管理与支付改革的柳州模式

柳州市创新实施医保精细管理和医保付费改革，打造以按疾病诊断相关分组点数法（DRGs－点数法）付费为主的多元复合式医保付费机制。

一、科学建立柳州版本的住院病组付费分组体系

通过建立科学严谨的疾病分组与付费技术规范，实现了 DRG 分组体系“本地化”和 DRG 信息系统分组自动化。参照国际通行标准，根据疾病诊断编码（ICD－10）将疾病分为 25 个主要诊断分类（MDC）。根据年龄、疾病诊断、合并症、并发症、治疗方式、病症严重程度、转归和资源消耗等因素，结合历史大数据结果分析，先后与定点医疗机构进行了 5 轮沟通反馈，充分采纳了临床专家意见，最终形成了符合柳州临床实际、结果稳定、适用于柳州当地的分组方案。同时，为保证病组的合理性，入组病例又分为高倍率病例、低倍率病例和正常病例。2019 年度新增 7 个按疗效价值付费病种和 6 个单病种，优化调整按疗效价值付费病种管理办法，最终形成 955 个疾病诊断相关病组为主，17 个按疗效价值付费病种、129 个单病种为补充的住院付费体系。

二、精准确定 DRG 病组点数，逐步实现同城同病同价支付

根据上年度全市普通住院消费数据和分组结果，计算出每个病组的平均成本，确定出每个病组的基准点数，设定相同等级医疗机构同一点数调整系数，使得各等级医疗机构的病例点数值更趋于合理。2019 年 7 月，对儿科病组、肺结核病组高倍率补偿界值参数进行调整，并完成对 22 个病组重新进行费率权重计算。2019 年 12 月，建立基础病组，将 37 个病组采取全市统一点数调整系数，有力推动分级诊疗，促进基层医疗机构健康有序发展。

三、探索实施特殊疾病点数法付费，完善DRG付费实施细则

进一步规范、明确按价值付费、按床日点数付费、肿瘤日间治疗付费、药物临床试验(GCP)付费等一系列特殊DRG付费方式，不断完善、健全DRG付费管理办法。率先在全国创新实施中医按价值付费，对使用中医技术和中医优势病种，在确保疗效前提下，无论采取西医手术还是中医传统治疗方案，均纳入同一病组打包付费，赋予DRG中医特色。2019年，全市共开展470多例共17个病种按价值付费，减少患者支出90万元，医疗机构结余奖励220万元，节约医保基金260万元。将恶性肿瘤晚期、急性脑血管病康复治疗按床日计算点数支付，解决了医疗机构推诿危重病人的问题。将肿瘤日间放疗、化疗纳入DRGs—点数法付费，确保了肿瘤日间治疗政策顺利落地。将药物临床试验病例纳入DRGs—点数法付费，填补了药物临床试验病人合理享受医保待遇的空白。

四、建立健全长效治理机制

建立激励式付费机制，激发医疗机构主动降低医疗成本的积极性，达到减轻群众和医保基金负担的目的。2018职工医保年度参与DRGs—点数付费的三、二、一级医疗机构平均结余率分别为：10%、18%、21%。其中结余盈利最高的市人民医院从改革前三年平均分担基金亏损1400多万实现扭亏盈利达3800多万元。医院利用盈利资金，进行了绩效分配改革，极大调动了医务人员的工作积极性。建立平等协商沟通机制，分别成立由政府各部门联合组成的DRG决策委员会、由全市参与改革的医院专家组成的DRG专家委员会，畅通协商渠道，有效缓解改革矛盾，形成了全面支持改革的良好氛围。率先在全国实现DRG付费改革全覆盖，全市89%的开展住院服务的一、二、三级(含社会办医)医疗机构和大部分基层医疗机构全部加入付费改革。建立多方参与的协商谈判机制。在重大决策调整过程中，让参与改革的利益相关群体共同协商谈判，颠覆了医保付费标准仅由行政部门决定的做法，率先在全国实现基本医疗保险制度全覆盖(职工医保、城乡居民医保，含大额保险、大病保险、附加保险)。截至2019年底，全市按DRGs—点数法付费统筹基金结算占比73%以上，占普通住院统筹基金95%以上。

五、强化医疗行为全程监管，保障医疗服务质量

柳州市进一步扩大监控范围，提升监控能力，通过建立“智能审核—病案质量管理—入院标准管控—专家委员会评审—医疗服务质量分析评价考核—结余率和自费率约束机制—违规惩罚机制”等一套DRG综合监管体系，对医疗行为进行全程监管，有效防范医疗机构轻症入院、转移住院等问题，有效规范医疗服务行为，保障医疗服务质量。率先在全国启用病案首页智能审核监控系统，实现病案信息智能校验，提高病案编码效率，防控人为套高结算病案编码，医疗机构首轮病案首页填报错误率从系统上线前的41%降低到25%以下，实现医疗行为事前提示、事中及事后监控，指导医疗机构“合理检查、合理用药、合理治疗、合理收费”，有效减少事后监控假阳性率。

六、实施成效

2019年，全市三级定点医疗机构职工医保平均住院费用近五年来首次出现负增长，彻底扭转了改革前医保基金连续三年收不抵支的局面，统筹基金实现以收定支，略有结余。据2019年数据显示，全市三级定点医院职工医保住院人均费用为10140元，较全区同级医疗机构少2346.6元，较全国职工医保平均住院费用少1041元；均次住院费用较实施按疾病相关诊断分组(DRG)付费改革前仅增长0.6%，远远低于国家年增长不超过10%的要求；个人负担率连续两年下降，从改革前的24.82%降至19.84%。个人均次负担住院费用从2501.86元下降到2011.78元，降幅20%，每年直接减少群众负担8000多万元，有效缓解群众“看病难、看病贵”问题；2019年职工医保年终清算后，统筹基金可支撑月数大于10个月，超过国家医保基金结余安全线1个月。

案例三：百色市聚焦精准扶贫确保政策落地惠民

2019 年 3 月挂牌运行的百色市医保局，主动担起脱贫攻坚实现“基本医疗有保障”的主体责任，把“核心是精准，关键在落实，确保可持续”的要求贯穿落实到医保扶贫工作全过程，做到靶心瞄得准、问题对策用得实，确保各项扶贫政策精准落地，贫困人口看得起病。

一、以强化服务促精准施策，确保医保扶贫政策落实到位

（一）强化医保数据比对监测

统筹全市医保部门加大医保扶贫大数据管理力度，通过自治区医保信息系统参保查询平台，定期或不定期开展数据比对，对全市贫困人员参保、就医报销和特殊门慢卡办理等数据进行动态监测。2019 年，全市共筛查比对发现疑似未参保信息 200 余条、疑似报销比例未达标信息 300 余条，形成工作问题清单并及时核实和整改，做到“参保精准、施策精准、缴费精准、待遇精准、数据精准、核查精准、预警精准”七个精准，有效确保医保扶贫政策精准落地。2019 年底，百色市建档立卡贫困人口 1034156 人，符合条件的建档立卡贫困人口应参保 1033905 人，已参保 1033905 人，参保率达 100%。2019 年，全市建档立卡贫困人口（未脱贫户、2 年继续扶持期内的脱贫户）住院实际报销比例、门诊特殊慢性病医疗费用报销均达 90% 和 80%。

（二）强化医保扶贫综合服务能力

按照“服务到位”的工作思路，强化“先享受待遇后备案”制度，优化门慢病卡办理流程，联合卫生健康部门遍访贫困户，筛查门诊特殊慢性病患者，截至 2019 年底累计办理 72475 张门诊特殊慢性病卡。同时，加大医保信息系统建设，市域内基本医保、大病保险实现“一站式”结算，提升综合服务能力。

（三）强化督导促落实

2019 年开展“强基础补短板”“提质量清问题”等督导活动 10 多次，通过进村入户发现各项医保政策存在的风险点，并及时分析、研究和整改，解决各项医保扶贫政策落实中的问题和难点。

二、以多样化的宣传提升政策知晓率，唱响医保扶贫“好声音”

一是创新实施“九个一”宣传活动，切实提升政策知晓率。通过“设立一个宣传橱窗、建立一个微信公众号、发送一条短信、借助一个集中宣传月、印制一套宣传折页、公布一个政策咨询电话、印制一本《医保政策问答手册》、组建一支宣讲队伍、举办一场培训会”等方式加大医保扶贫政策宣传。二是以多平台为载体，讲好医保扶贫“小故事”，服务社会“大家庭”。拍摄《医保政策帮助这家贫困户重燃生活希望》等微视频，在微信公众号和各级经办服务大厅、医院结算窗口屏幕播放；在《右江日报》、人民网等各类媒体刊发百色市医保扶贫工作一系列宣传报道 50 余篇（则），讲好医保扶贫故事。三是从少数民族聚居的实际出发，开展形式多样的特色宣传活动。组织民间艺人将医保政策编辑成通俗易懂的快板、小品、山歌，用不同语言深入乡村田间地头开展宣传，把“生病找谁看、大病怎么转、药品在哪买、报销怎么办”等群众最关心的问题编成言简意赅、通俗易懂的宣传资料，让群众看得懂、听得明白、记得容易，在提升政策知晓率的同时，又增进了各民族之间的感情。

海南省

工作综述

2018年10月，海南省委批准组建海南省医疗保障局，11月6日正式挂牌。在省委、省政府的领导和国家医疗保障局的指导下，顺利完成职能融合、人员整合、工作磨合，推动全省医疗保障事业实现新发展。截至2019年底，全省基本医保参保920.64万人，基本医保(含生育保险)基金当期收入152.89亿元，当期支出117.57亿元，累计结存199.93亿元。

一、机构组建及制度整合

省医疗保障局组建后，通过选调、军转干部安置、“聚四方之才”招录等方式，及时配备充实具有相应专业知识、符合岗位条件的人员。坚持“先立规矩后办事”。从省医保局挂牌至2019年，研究制定了局党建工作系列制度和工作规则、会议议事规则、办文办会、财务管理和内部审计办法等30多项内部制度，不断完善内控体系。

在此基础上，奋力争创改革实践范例，2019年海南省政府印发《海南省基本医疗保险基金统收统支管理暂行办法》，省医疗保障局联合省财政厅、省卫生健康委员会、国家税务总局海南省税务局印发《关于贯彻落实〈海南省城乡居民基本医疗保险暂行办法〉的通知》，在全国率先实施医保省级统筹统收统支和城乡政策统一。一是统一城乡居民基本医疗保险制度，把城镇居民基本医保和新农合两项制度并轨运行。两项制度整合后，进一步扩大了参保范围，取得海南省居住证均可参保，享受同等待遇。二是推动医保基金实现省级统收统支。

二、加强具有海南特点的多层次医保制度体系建设

为增进群众医疗保障福祉，加强多层次医保制度体系建设。一是加强人才医疗保障工作。主动服务海南自贸区港建设，围绕“百万人才进海南”的目标，2019年9月海南省委办公厅、省政府办公厅联合印发《海南省人才医疗保障实施办法》，有针对性地解除来琼、在琼创新创业人才医疗保障的后顾之忧。二是提高普惠制医疗保障水平。加大财政对居民医保的投入，2019年财政补助提高30元，达到520元/人。推进职工基本医保与生育保险合并实施。2019年，出台城乡居民基本医疗保险普通门诊统筹办法，建立城乡统一的慢性特殊疾病门诊管理制度，解决原城镇居民基本医疗保险无普通门诊统筹、原新农合进口药不能报销以及原城镇居民与原新农合门诊慢性特殊疾病病种不统一等问题。如期将高血压、糖尿病纳入门诊保障机制，并切实加强困难群众医疗救助工作。三是实施城乡统一的大病保险制度。将全省城乡居民大病保险筹资标准提升至每人每年70元，基础报销比例由50%提至60%，年最高支付限额提至30万元。省医疗保障局联合银保监等部门推出城乡居民大病补充高额医疗保险，每人每年保费25元，可享受最高达100万元的报销额度。

三、加强基金监管，打击欺诈骗保

省医疗保障局高度重视基金监管工作，采取多项举措打击欺诈骗保。

(一)坚持把打击欺诈骗保作为首要政治任务

2019年3月，出台《2019－2021年海南省深入开展打击欺诈骗取医疗保障基金行动方案》，通过专项治理行动、飞行检查、市县交叉检查、智能监控、审计监测、医疗控费、支付方式改革等手段，在全面加强基金监管的同时，从严从快重拳打击欺诈骗保违法行为。2018年医保局组建至2019年底，全省共检查定点医疗机构2467家，实现定点医疗机构全覆盖，审核扣款1413.36万元，追回医保基金202.13万元，行政罚款223.51万元，处理定点医疗机构511家，暂停定点医疗机构资格11家、取消2家、行政处罚5家。

（二）加大曝光力度，形成震慑态势

2019 年，海口、澄迈、万宁、陵水、三亚、昌江、临高等 7 个市县主动在新闻媒体上曝光欺诈骗保案件 58 例。海口市医疗保障局举办大型现场打击欺诈骗保宣传咨询活动。三亚市医保局举行宣传月启动仪式暨定点医疗机构警示教育大会。文昌、澄迈等市县医保局制作印有打击欺诈骗保教育内容的文化衫、雨伞、购物袋无偿发放给市民。

（三）发动群众监督，营造社会氛围

2019 年 10 月，省医保局联合省财政厅出台《海南省欺诈骗取医疗保障基金行为举报奖励暂行办法实施细则》，对查实的举报线索给予奖励，2019 年共处理举报线索 13 条。

四、精准实施医保扶贫

省医疗保障局强化医疗保障扶贫政治责任，精准实施医保扶贫，力治因病致贫返贫顽疾。

（一）加强组织领导和责任落实

省医保局组建伊始即成立扶贫工作领导小组及办公室，全省按片区压实局机关各处室医保扶贫督导推进责任。

（二）制定方案，明确政策

2018 年出台医疗保障扶贫三年行动实施方案，制定 2019 年专项行动工作方案，落实“基本医疗有保障”具体要求，明确脱贫攻坚医疗保障若干政策界线。

（三）加强协调，形成合力

省医保局积极与扶贫办、卫健委等部门协同配合，建立信息交换和数据共享机制，加快解决医保扶贫领域突出问题。与 795 家医疗机构签订“一站式”结算协议，并协调承保公司从 2019 年 9 月起取消建档立卡贫困人口大病保险封顶线。

（四）着力实现应保尽保，应助尽助

各市县医保局和医保经办机构群策群力，加强贫困人口参保台账管理和待遇政策执行，确保农村建档立卡贫困人口参保率达到 100%，各项报销比例均达到要求，实现应保尽保、应助尽助和保障制度全面落实，为全省特别是 5 个贫困市县脱贫摘帽工作做出积极贡献。

五、药品集采与“三医联动”

省医疗保障局以药品集中招采为突破口，力推“三医联动”改革，主要措施如下。

（一）抓好药品集中招采工作

主动申请加入国家“4＋7”药品集中招采，融入国家组织的药品集中带量采购和使用试点，国家组织第一批 25 个中选药品在海南省平均降价幅度 51.8%，高血压、乙肝、抗病毒等药品降幅超过 90%，倒逼在省里挂网的药品平均降幅 23.69%，最高降幅 97.5%。

（二）推动新版医保药品目录落地

积极推进 2019 年版国家基本医保药品目录落地实施，确保全省基本医疗保险、工伤保险和生育保险统一执行目录内的西药、中成药、中药饮片和国家谈判药品，并将目录内药品纳入集中采购范围，及时更新信息系统药品代码数据库，确保参保人享受相应待遇。

（三）加强医疗服务价格管理

2019 年，省医保局会同省卫健委研究出台 18 项中医治未病新增项目医疗服务价格政策，研究互联网诊疗、远程会诊、远程监测三类 7 个“互联网＋”医疗服务项目价格政策。开展高值医用耗材治理，妥善做好取消公立医疗机构医用耗材加成、同步调整部分医疗服务价格工作。提高低于全国价格平均水平的 963 项医疗服务价格，调整医疗机构申请新开展的医疗服务价格 377 项。

（四）创新药品耗材挂网工作

2019 年，省医保局出台《海南省实施以医保支付结算价为基础的药品（医用耗材）限价阳光采购规则（试行）》，实施承诺制直接挂网、极简审批、价格智能监测、“双随机、一公开”查验、“蓝、黄、红牌”制度等，深化医药采购平台“放管服”改革。

（五）不断完善分级诊疗制度

支持家庭医生签约服务，健全定点医疗机构的医保差异化支付政策，制定医疗费用“分级”定价，引导群众有序合理就医，促进小病不进城、常见病不出县、大病不出岛。

（六）促进医保、卫健协同融合发展

2019 年，省医疗保障局联合省卫健委出台和推动实施《关于建立医保卫健协调融合工作机制的意见》，多次对“三医联动”改革的 10 多项重点工作进行研究磋商。配合省医改办，开展世行贷款支持海南重构以健康为中心的医疗卫生服务体系相关项目建设中有关医疗保障内容的前期论证。

六、深化支付方式改革

以深化支付方式改革为抓手，提高医保基金使用效益。一是2019年启动儋州市DRG付费国家试点。建立总额预算管理政策框架，初步设计并建立DRG支付配套工作机制，做好数据采集、评估及标准升级，指导试点医疗机构业务培训及信息系统配套改造，开展第三方服务项目招投标工作。二是指导三亚市开展按区域参保人头总额付费工作。2019年，三亚市人均医保费用在连续多年增长后首次出现下降而且降幅较大，通过改变医院盈利模式，变项目收费为成本，促使医院主动控费。三是研究优化按床日付费、按病种付费管理等具体办法。

七、跨省异地就医直接结算

为贯彻落实习近平总书记在庆祝海南建省办经济特区30周年大会上的重要讲话精神，以及《中共中央国务院关于支持海南全面深化改革开放的指导意见》中关于“深度推进跨省异地就医住院医疗费用直接结算”的要求，省医疗保障局大力推进直接结算，解决跨省异地就医难题。一是于2018年11月出台了《关于深度推进跨省异地就医住院医疗费直接结算的通知》，这政策文件实现了灵活就业人员和离休人员跨省异地就医住院医疗费用直接结算。二是取消了异地就医备案就医地盖章和经办机构审批程序，推行网上自助办理，并在全国第一个接入国家平台，全省6.8万人在国家平台备案，全省异地就医定点医疗机构90家，做到地域、人群、备案范围、三级医院和市县医院、异地就医监管五个全覆盖。

经国家医保局推荐，《攻坚克难推进跨省异地就医便捷服务——海南省跨省异地就医直接结算实例》作为海南唯一案例，2019年入选中组部组织编写的“贯彻落实习近平新时代中国特色社会主义思想、在改革发展稳定中攻坚克难的生动案例”。

八、其他相关工作

(一)信息系统建设

大力推动全国首批医保信息化建设试点，从系统化、大数据、智能化着手，以标准化为手段，以方便群众为出发点，加快推动建设对接国家平台、全省统一、全岛一体化，高效、兼容、便捷、安全的医保信息系统，为医保事业改革发展提供有力支撑。建成海南省医保信息平台一期工程。

(二)医保宣传

及时召开新闻发布会，就医保基金全省统收统支和人才医疗保障等做好政策解读和宣传。2019年7月1日，海南省医疗保障局微信公众号启用，成为对外发声的主阵地。围绕重大医保改革、医保政策和人民群众关注的热点焦点问题，精心组织专题宣传活动，海南各类媒体报道医保相关信息60多篇。海南日报刊登全省医保工作亮点的头版通讯被国家医疗保障局推送到其门户网站。

重要活动

2019年

1. 成功举办全省高值医用耗材和体外诊断检验试剂集中挂网阳光采购培训班。8月28日上午，经省医疗保障局精心谋划，专门在海口组织了全省高值耗材和体外诊断检验试剂集中挂网阳光采购培训班，来自全省各市县医保局、各级医疗机构的400多位药招领域同仁参加培训。省医保局党组成员、副局长张霄峰出席培训并作开班动员讲话。

2. 省政府领导到省医保局指导工作。10月9日上午，王路副省长一行莅临省医保局指导工作，听取了省医保局组建以来重点工作情况和第四季度重点工作安排等汇报，并给予了充分肯定。王路副省长指出，省医保局组建近一年来，克服了人手少、任务重、时间紧等诸多困难，在医保改革发展方面做了大量工作，取得了良好成效，得到省委省政府的肯定和社会各界的认可。

3. 组织召开落实高血压糖尿病门诊用药保障工作会议。10月31日上午，省医疗保障局组织省财政厅、卫健委、药监局、社保局等相关部门召开落实“两病”门诊用药保障工作会议。省医疗保障局党组书记、局长蔡仁杰，省卫健委党组成员、副主任陈少仕，省社保局党组成员、副局长何先英出席会议。会议由省医疗保障局党组成员、副局长吴正一主持。

典型案例

三亚市：创新“区域医保总额预付＋紧密型医联体”模式

为解决好基层群众看病难、看病贵问题，海南省医疗保障局大力推动医保支付方式改革，在全国首推“区域医保总额预付＋紧密型医联体”医改新模式，推动医疗卫生工作重心下移、医疗卫生资源下沉，获得“第一届海南省改革和制度创新奖”二等奖。

一、主要做法

（一）组建区政府参与的紧密型医联体

以5家市级医院为龙头对应三亚市5个行政区，通过自愿组合的方式，由牵头医院与区政府签订协议，组建区域性紧密型医联体。将区域内参保人群的医疗、预防、保健任务委托给牵头医院包干负责。同时，将区域内全部公立医疗卫生机构（含村卫生室）交给牵头医院实行医保基金、人、财、物、绩效“五统一”管理，组建5个纵向合作、横向竞争、分片包干的区域性紧密型医联体，18家基层卫生院（社区卫生服务中心）、145家村卫生室（社区卫生服务站）全部纳入医联体内，实现了三亚市区域“全覆盖”。

（二）实施按区域参保人头医保基金总额预付医联体模式

三亚市实现了区域而非医院的医保总额打包预付，将区域内城乡居民基本医疗保险当年筹资总额提取15％风险调剂金后纳入医联体总预算。将其转换成参保人头费，按区域实际参保人数测算各医联体预付基金，按季度分别交由各医联体牵头医院包干使用，结余留用、超支不补、风险调剂，做到医保基金打包提前预付给医联体牵头医院统筹管理。

（三）引入紧密型医联体市场竞争机制

建立患者医保费用“盯紧”所属医联体制度，患者在所属医联体外就诊产生的医保费用仍由患者所属医联体承担，患者所属区域医联体有权对就诊医院医疗行为进行审核，并拒付不合理的医疗费用。该措施促进各医院规范医疗行为，强化临床路径管理，提供优质的医疗服务。

（四）建立统一信息平台和仲裁调解服务保障机制

建立连接医联体内外的信息共享平台保障机制，医联体内实现诊疗信息互联互通、电子健康档案电子病历的连续记录和检查、检验、影像信息共享，有效提升了医疗服务效率。建立医联体仲裁调解服务保障机制，对于医联体之间产生的医保费用结算问题，启动仲裁调解机制。

二、主要成效

（一）彰显社会效益

实现了行政区域、区级政府、公立医疗机构3个“全覆盖”。通过医联体牵头医院对医联体内医疗资源有效分配和下沉，使得群众在家门口即可享受三级医院专家医疗服务，有效缓解“看病难、看病贵”问题，也是落实分级诊疗制度的体现。

（二）彰显经济效益

拨付全年预拨基金1.22亿元，牵头医院审核医保费用20.5万笔，拒付不合理费用328.9万元，各项工作有序运行。一方面，预付医保基金有效化解历来医保部门拖欠医疗机构医保资金时间过长所导致的医疗机构运营困难问题；另一方面，医疗机构人员参与审核医保费用，更加专业、严格，既保证医保资金有效使用，又倒逼医疗行为更加规范。

重庆市

工作综述

重庆市医疗保障局于2018年10月24日正式挂牌成立，为市政府直属的正厅级机构。机构组建后，其他相关部门的划转职能和84名工作人员在较短时间全部到位，并设立综合、业务等11个工作组，确保了工作不掉线、不脱节、不断档。截至2019年底，全市基本医疗保险参保3272.07万人，其中职工基本医疗保险参保720.63万人，城乡居民基本医疗保险参保2551.44万人，参保率持续稳定在95%以上；生育保险参保人数466.95万人。全市基本医疗保险基金总收入522.03亿元，总支出461.39亿元，累计结存444.81亿元。

一、医保待遇保障

（一）加强制度衔接

市医疗保障局通过加强与市民政、扶贫等部门的协同联动，强化基本医保、大病保险、医疗救助及相关保障的制度衔接，运用信息化手段推动部门间数据共享共用，实现基本医保、大病保险、医疗救助、扶贫资金等保障体系的“一站式”结算。

（二）普惠性提高大病保险保障水平

2019年城乡居民医保人均财政补助标准新增30元，一半用于提高大病保险保障能力。2019年按上一年度重庆市居民人均可支配收入的50%降低大病保险起付线标准。对于参保人员在一个自然年度内发生的、符合重庆市大病保险报销的自付费用超过起付标准以上的部分，报销比例提高至60%。

（三）“两病”门诊用药纳入医保报销

市医疗保障局会同市财政局、卫生健康委、药监局印发《关于完善城乡居民高血压糖尿病门诊用药保障机制的通知》，依托二级及以下基层医疗机构，锁定人群、锁定用药，统筹完善配套措施，把高血压、糖尿病（“两病”）门诊用药纳入医保报销，在全国范围内率先实现“两病”用药保障机制落地。

（四）国家新版医保药品目录有序落地

市医疗保障局会同市人力资源社会保障局联合印发《关于实施国家基本医疗保险、工伤保险和生育保险药品目录（2019年版）的通知》，将从2020年1月1日起，在重庆市全面执行2019年版国家医保药品目录及公布的118个国家谈判药品，对原有的增补纳入医保报销的地方药品，从2020年起在3年内逐步消化完毕。

二、医疗保障脱贫攻坚

市医疗保障局挂牌后即成立了医保扶贫工作组，并印发《重庆市医疗保障扶贫三年行动实施方案（2018—2020年）》。建立农村建档立卡贫困人口医疗保障动态监测机制和市、区县两级参保台账，全市农村建档立卡贫困人口城乡居民医疗保险参保率达到100%。深入实施资助参保，参加一档城乡居民医保的，对重点救助对象个人缴纳部分全额资助，其他救助对象按当年参保标准的70%资助；对自愿参加二档城乡居民医保或城镇职工医保的，统一按当年城乡居民医保一档标准资助；对未纳入资助参保对象的建档立卡贫困人口，个人缴费部分按贫困程度由区县分类定额资助。落实倾斜性政策，农村建档立卡贫困人口在区域内区县级医院就医，在城乡居民大病保险按50%、60%两档报销基础上，再提高5个百分点。做实医疗救助托底，对所有普通疾病和26类重病自付费用给予不低于60%的医疗救助；将区域内区县级医疗机构住院倾斜报销政策扩大到城乡低保人员、特困人员、孤儿和已纳入医疗救助中的城乡1—2级重度残疾人。

三、抗癌药政策落地

自2018年11月20日起，将17种国家谈判抗癌药品纳入重庆市基本医疗保险、工伤保险和生育保险药品目录管理，比国家要求提前10天落地执行。全面推进重庆市抗癌药专项集中采购工作，

292 个品规药品实现降价，平均降幅 20.48%，最高降幅 69.39%，重庆市年药品费用减少 1.25 亿元。

四、“4+7”带量采购政策落地

及时开展全市公立医院 2017 年药品医保用量摸底统计，全程参与国家采购谈判，协调相关部门推进重庆市落地工作。推动由重庆市政府办公厅、市卫生健康委、药监局、财政局等多部门组成落实国家组织药品集中采购和使用试点工作小组。对标对表国家要求，结合重庆市实际制定《重庆市落实国家组织药品集中采购和使用试点工作实施方案》，并顺利实施。25 个中选药品累计采购量占约定采购量的比例平均达到 364%，在 1 年采购周期内提前 8 个月完成计划采购任务，年节省医保基金 4.9 亿元。重庆市医疗保障局医药价格招采机构“一处一中心”设置到位，各区县招采职能划转及部门设置稳步推进。

五、高值医用耗材治理

按照国家医疗保障局治理高值医用耗材的改革方案要求，制定重庆市实施方案，启动高值医用耗材治理工作。重庆市医疗保障局会同相关部门印发《关于全面取消公立医疗机构医用耗材加成同步调整医疗服务项目价格的通知》，自 2019 年 12 月 22 日 0 时起，全市 1365 家公立医疗机构全面取消医用耗材加成，同步执行 1842 项医疗服务项目价格调整，价格平均调增 25.6%，实现总体运行平稳。

六、医保支付方式改革

建立以总额预算付费为主，单病种结算、按人头付费和精神类疾病按床日付费、择期手术术前门诊检查费用报销等相结合的复合型医保付费方式。建立医保基金支出预算人大审议、市级分解、区县分配管理模式和“年初预算、按月结算、年中调整、年终清算”工作机制。对部分临床路径清晰、并发症较少的 100 个病种实施按病种“包干付费”。实施精神类疾病住院按床日付费制度，减轻精神病人就医负担。选择重庆医科大学附属第一医院等 15 家医院的 30 个病种开展择期手术术前门诊检查费用医保报销试点。制定《重庆市按疾病诊断相关分组付费试点实施方案》，DRG 付费制度改革试点医院、试点区县和第三方承办服务方确定工作等有序启动。出台《重庆市医疗共同体医疗保险总额预算下的总额控制管理办法（试行）》，在潼南区、忠县、彭水县试点。印发《重庆市三级医院日间手术试点工作方案》，在重庆医科大学附属第一医院、附属第二医院、附属儿童医院，重庆三峡中心医院和重庆市涪陵中心医院等 5 家医院试点。

七、医疗保障基金监管

根据重庆市政府办公厅印发的《关于进一步加强医疗保障基金监管严厉打击欺诈骗保行为的通知》，制定《重庆市欺诈骗取医疗保障基金行为投诉举报奖励实施细则》。加强日常监管，突出横向联动、市区上下联动、内外互补联动、医院交叉联动，开展打击欺诈骗保专项整治和“百日攻坚”。强化异地就医核查，将外省市来渝就医管理与本市人员同要求、同监管，实现异地就医住院费用与本市人员同系统智能审核和监控，跨省异地就医现场核查率达到 20%。广泛发动社会力量，聘请社会监督员 906 名。公开招标会计师事务所、商业保险公司对市内外就医费用较高的病案进行核查。联合多部门成立专项行动领导小组，制定工作方案，召开专题会议。利用电视、手机、网站、微信、横幅、海报、宣传折页等多渠道，向全社会公开举报投诉电话，局领导带队分片区开展重点督查，形成打击欺诈骗保压倒性态势。

2019 年，重庆市共检查定点医药机构 29026 家，现场检查覆盖率达 100%。暂停医保服务 1520 家，解除定点协议 537 家，行政处罚 407 家，移交司法机关 148 件，协议处理 8730 家，追回医保基金本金 18267.71 万元（含行政处罚本金 1542.06 万元），处违法违约金 31930.24 万元，媒体公开通报 593 例。其中，对南岸区某医院骗取医保基金违法行为及时移交司法机关处理，追回医保基金 1429 万元，处罚金额 7146 万元，联合市纪委监委从专项治理、总额指标分配、医用耗材集中采购等五方面在该区开展“以案四改”（以案改治理、以案改监管、以案改制度、以案改作风）试点。

八、跨省异地就医直接结算

重庆在城乡参保人员、全市所有区县和全市三级医疗机构全覆盖基础上，积极扩容，接入全国异地住院结算平台定点医疗机构达到 745 家（三级医疗机构 52 家、二级医疗机构 360 家、一级医疗机构 333 家，接入占比分别为 100%、62%、18%），提前超额完成任务。加大宣传力度，日常宣传与集中宣传、现场宣传、专题宣传有机结合，建立沟通联络和问题反馈机制。优化备案流程，拓宽备案渠道，完善经办规程，取消就医地盖章等程序，全市异地就医窗口备案实现“全渝通办”，异地住院基本医疗保险、职工大额医保、城乡居民大病保险等费用“一单制”一次性结算。区域联动，按照国家部署，联合云贵川藏启动西南片区5省跨省门诊直接结算。截至2019年底，重庆市参保人异地备案14.77万人次，外省市参保人备案到重庆市23.2万人次；重庆市参保人市外就医直接结算13.85万人次，基金支付13.62亿元；外省市参保人到重庆市就医直接结算14.89万人次，基金支付16.06亿元。

九、医保信息化建设

作为全国医保信息化建设试点地区，重庆市率先完成医保信息平台可研报告并通过国家医疗保障局备案。“智慧医保”纳入全市新型智慧城市建设方案，推动重庆市政府与国家医疗保障局共建国家智慧医保实验室，以“智慧医保、智享健康”为主题参展2019年重庆“智博会”。“重庆医保”微信公众号用户关注人数超20万，OA办公平台顺利建成。

十、长期护理保险试点

重庆作为全国长期护理保险制度首批15个试点城市之一，按照“先职工、后居民，先试点、后推开”原则，积极推进试点工作。重庆市医疗保障局成立后，相继出台《重庆市长期护理保险实施细则（试行）》等一系列试点配套文件，并于2018年12月在大渡口、巴南、垫江、石柱等4个区县启动试点。截至2019年底，4个试点区县共有50.2万人参保，预拨保费2271万元，1109人申请失能评定，1003人通过重度失能评定，评定通过人员从次月起每月享受最高1550元的护理补助。

重要活动

2018年

重庆市医疗保障局挂牌成立。 10月24日，重庆市医疗保障局正式挂牌，重庆市副市长屈谦出席挂牌仪式，局领导班子成员及全体干部职工参加。

2019年

1. 与西南政法大学签订战略合作协议。 5月31日，市医疗保障局与西南政法大学协商签订战略合作协议，双方决定在加强医保法律法规体系建设和治理体系建设方面进行合作。

2. 审议同意《医保信息平台建设工程可行性研究报告》。 8月8日，市医疗保障局网信领导小组第2次会议审议同意《重庆市医疗保障局医保信息平台建设工程可行性研究报告》，研究报告率先在国家医疗保障局完成备案，重庆市成为全国第一个完成医保信息化建设可研工作的试点省市。

3. 参加第二届中国智能产业博览会。 8月26日，市医疗保障局参加第二届中国智能产业博览会，展示医保信息化建设的发展成果和技术理念。重庆市副市长屈谦等领导莅临指导。

4. 与重庆大学签订合作协议。 8月27日，市医疗保障局与重庆大学签订合作协议，双方决定在科研合作、咨询服务、人才培养等方面推动战略合作向纵深发展。

5. 设立国内首家儿童医疗保障创新研究示范基地。 9月11日，重庆市儿童医院设立国内首家儿童医疗保障创新研究示范基地，为重庆市儿童医疗保障制度建设、体制机制改革、管理与服务模式创新、理论体系构建等提供决策与专业技术支撑，为医疗保障及相关领域专家学者搭建政策与学术交流平台，实现在制度、机制和能力建设上为全市乃至全国提供可借鉴、可复制、可推广的经验，解决儿童看病难、看病贵、看病不放心等问题。

6. 重庆市智慧医疗保障研究中心揭牌。 11月1日，重庆市智慧医疗保障研究中心在重庆大学揭牌，推动建立智慧医保“产学研用”合作新模式。中心围绕医保公共服务、精准管理等领域，结合大数据、人工智能、区块链等前沿技术，开展前瞻性、战略性、全局性研究。

典型案例

取消医用耗材加成同步调整医疗服务项目价格

2019 年 12 月 17 日，市医疗保障局会同市卫生健康委、财政局、人力资源社会保障局联合印发《关于全面取消公立医疗机构医用耗材加成同步调整医疗服务项目价格的通知》，自 2019 年 12 月 22 日 0 时起，全市 1365 家公立医疗机构全面取消医用耗材加成，同步执行 1842 项医疗服务项目价格调整。自改革启动以来，各医疗机构运行平稳，改革政策顺利实施，各方反映良好。

一、主要做法

（一）科学制定取消医用耗材加成同步调整医疗服务价格方案

明确思路，确定目标。按照“腾空间、调结构、保衔接”的基本思路和“总量控制，基本平衡；规范行为，优化调整；分级定价，体现差异；综合配套，政策联动；服务群众，注重实效”的基本原则，确定“一取消、一调增、三结合、三实现”的工作总目标。

精确测算、反复推演。调查收集重庆市共 1100 余家公立医疗卫生机构 2017 年至 2018 年医用耗材加成收入、手术治疗类等医疗服务项目开展频次和医疗服务收入等数据信息 5300 余万条，为科学合理制定医疗服务价格调整方案提供数据基础。据测算，全市公立医疗机构因全面取消耗材加成而减少的收入总金额为 5.16 亿元，通过调整手术治疗类医疗服务项目价格，实现对全市公立医疗机构补偿基本平衡。抽取全市公立医疗机构住院病历和费用清单共计 28272 份，涉及 1398 项手术项目，对具体病案改革前后的平均医疗费用、平均医保报销费用、平均自付费用变化情况进行分析。

多方论证、程序公正。在充分借鉴学习外省市改革经验基础上，分组分批召开了三次共 50 余名临床专家参加的价格调整专家论证会，多次会商市级相关部门并达成一致意见，提请重庆市发展改革委召开价格调整听证会，进一步征求 32 名社会各界听证代表意见。改革方案经合法性审查通过和风险评估备案，同时书面抄报市人大、市政协。

关注民生、确保稳妥。对部分项目，如涉及特殊群体、明显高于外省市价格、单次绝对增幅较大的医疗服务项目，按照专家论证会以及听证会建议，并参考周边省市平均价格采取价格不动、限价或封顶限价等具体处理。同时，将部分原自费医疗服务项目纳入医保报销范围，减少患者费用负担。

（二）多措并举确保改革方案平稳落地实施

一是配套医保报销政策。加强价格政策与医保政策的相互衔接、配套联动，价格调整的医疗服务项目按规定纳入医保支付范围，调整完善部分医疗服务项目医保报销方式，医保支付政策与价格调整同步实施。本次调整的 1842 项医疗服务项目中，1605 项为医保报销项目，237 项为自费项目。为切实减轻患者特别是肿瘤手术等重病患者自付费用负担，将开腹恶性肿瘤特殊治疗等 87 项医疗服务项目新增纳入医保报销。

二是抓好政策培训解读。开展为期一周的重庆市取消医用耗材加成调整医疗服务价格专项培训，对包括全市层面、区县层面和纳入改革范围的医疗机构内部三个层面进行培训，横向到边、纵向到底，共完成培训 12 万余人次，实现医疗机构一线操作人员、全体医护人员、管理后勤人员全覆盖，做到人人熟悉政策，人人熟悉操作。

三是做好政策宣传引导。制定了统一的政策解读和改革问答提纲，确保全市宣传改革口径的统一化、标准化。加强日常舆情监测，对发现的苗头性问题及时处置、及时上报，对群众反映属实的问题，积极妥善予以解决；对恶意的谣言和歪曲及时澄清并予以惩戒。

二、取得成效

（一）建立公立医院运行新机制

在巩固前期破除公立医院“以药补医”改革成果的基础上，进一步破除公立医院“以耗补医”机制，调整了公立医院收入结构，将公立医院补偿由服务收费、医用耗材加成收入和政府补助三个渠道改为服务收费和政府补助两个渠道。公立医院因取消医用耗材加成而减少的合理收入，主要通过调整医疗服务价格进行补偿。取消医用耗材加成从价格形成机制上切断了市场供应商与医疗机构的利益链条，促进医疗机构更加关注于医用耗材的合理使用和医疗费用成本控制，为发挥政府医疗服务战略购买作用，推进集中带量采购，奠定了坚实的政策基础。

（二）医疗机构收入增减总额保持基本平衡

自2019年12月22日0时起，重庆市公立医疗机构全部取消医用耗材加成，实行零差率销售，同步执行价格调整后的1842项医疗服务项目价格。调整项目包括手术类1743项，介入治疗类62项，中医手术类37项，价格调整平均增幅为25.6%，其中一级手术40项，价格增幅为10%；二级手术181项，价格增幅为15%；三级手术590项，价格增幅为25%；四级手术1031项，价格增幅为35%。同时，为落实党中央、国务院关于支持中医和儿科医疗卫生事业发展的要求，对涉及中医和儿科类项目价格给予适度政策倾斜。

（三）实现了“一取消、一调增、三结合、三实现”的工作总目标

本次改革全面取消公立医疗机构医用耗材加成，调整手术治疗类、介入治疗类及中医骨伤、肛肠类等医疗服务项目价格，与疏导医疗服务价格矛盾、高值耗材集中带量采购、推进按疾病诊断相关分组付费（DRG）试点等支付方式改革相结合，实现了公立医疗机构发展可持续、医保基金可承受、群众负担总体不增加。

四 川 省

工作综述

2018—2019年，四川省各级医疗保障部门深入贯彻党的十九大提出的“兜底线、织密网、建机制”要求，加快建立健全全省医保制度体系，坚定不移推进医保领域重大改革，持续化解医保服务堵点难点问题，各项工作实现稳健起步、有序推进、落地见效。截至2019年底，全省基本医保参保8616.86万人，参保率稳定在98%以上。

一、机构改革

（一）纵向完成机构改革任务

四川省、市、县逐级整合划转职能、单位、人员，设立了全新独立的医疗保障工作部门。省医疗保障局为省政府正厅级直属机构，机关设9个处(室)，下辖四川省医疗保障事务中心、四川省药械招标采购服务中心、四川省医疗保险异地结算中心3个正处级直属单位，另加主管省医疗保险研究会，形成了机关出政策、直属单位抓经办、医保研究会搞研究的“三位一体”工作格局。市、县两级医疗保障局分别为正处级、正科级政府组成部门。

（二）横向建立部门协同机制

省医疗保障局会同省卫生健康、人社、税务、公安、药监、退役军人事务等部门，合力推进征缴移交、减税降费、打击骗保、DRG付费、药品集采等重大工作，在横向上建立多部门参与的联席会议制度和常态化联系工作机制。

（三）对外拓展交流合作

坚持四向拓展、全域开放，与重庆、云南、贵州、西藏等周边地区建立就医、招采联动机制，与西藏自治区医疗保障局签署药械采购战略合作框架协议，形成辐射西南地区的医保合作联盟雏形。

二、完善医保政策制度体系

坚持尽力而为、量力而行，在基金可承担、制度可持续的基础上，不断提高参保群众实际医疗保障水平。

（一）落实贫困人口医疗保障

四川省、市、县三级医保部门分别成立脱贫攻坚领导小组，建立健全工作机制，全面压实医保扶贫政治责任。一是印发四川省《医疗保障扶贫三年行动实施方案》《关于进一步做好贫困人口大病保险工作的通知》《关于坚决完成医疗保障脱贫攻坚硬任务的实施意见》等文件，完善帮扶政策和措施，提高医疗保障扶贫精准性。二是发挥基本医保主体作用、大病保险补充作用、医疗救助托底作用，将全省600余万建档立卡贫困人口全部纳入三重制度保障范围，实行财政代缴基本医疗保险费，2019年支出资金16.1亿元，确保参保率达到100%。三是执行医保倾斜支付政策，贫困人口大病保险起付线降低50%、报销比例提高5%，县内住院政策范围内医疗费用个人自付比例控制在可承受范围内，2019年建档立卡贫困人口享受大病保险报销政策83.7万人次，县域内政策范围内住院费用报销比例达到90%以上，县域外住院费用救助比例达到70%，有效防止了“因病致贫、因病返贫”问题发生。四是在全国率先开展深度贫困县贫困严重精神障碍患者专项救助行动，对住院治疗的严重精神障碍发生的医疗、生活费用给予特别专项救助，进一步提升医保扶贫的精准性。五是同步做好对医保扶贫质效的巩固提升，2019年落实“两不愁三保障”回头看大排查工作部署，开展脱贫攻坚成效考核发现问题的整改，坚决纠正“零自付”等问题，全省医保扶贫领域4类8485个问题全部整改销号。六是精准实施医保扶贫数据调度核对，2019年共完善数据24256条、修正数据14058条，全省医保业务系统数据与全国扶贫开发信息系统数据做到“账账相符、账实相符”。

（二）健全基本医保制度体系

全面完成城乡居民医保制度整合，实现覆盖范围、筹资政策、保障待遇、医保目录、定点管理、基金管理“六个统一”，消除了医疗保障上的城乡二元差别。落实居民医保人均财政补助标准提高30元要求(其中一半用于大病保险),2019年达到每人每年不低于250元。在全省统一降低大病保险起付线,报销比例提高至60%以上。出台完善城镇职工医保个人账户使用有关政策文件,拓宽个人账户使用范围,同一统筹区实现家庭共济。在内江市试点开展生育保险和职工医保合并实施,之后在全省全面推开。在成都推进长期护理保险国家试点,成都市成人失能综合评估规范在全国率先获批失能评定地方标准,截至2019年底已有2.64万人享受待遇。

(三)强化特殊群体制度保障

一是针对癌症患者,将17种国家谈判抗癌药纳入医保支付范围,组织开展抗癌药专项采购,按月联动全国最低价格,并完善国家谈判药品支付管理政策,推行单行支付管理,统一提高医保报销比例和最高支付限额,创新推出医院、药店“双通道”供药模式。二是针对“两病”患者,完善城乡居民高血压、糖尿病门诊用药保障机制,原则上不设起付线,且报销比例不低于50%,同时患高血压、糖尿病人员最高支付限额合并计算。针对退役士兵,督导各地落实医保关系接续政策,对退役军人事务部门初审通过人员及时进行核查,截至2019年底全省核查比例达到95%,超过预定进度。三是针对罕见病患者,将肝豆状核变性等3种罕见病纳入门诊特殊疾病管理,待遇水平原则上不低于住院报销比例。四是针对长宁地震受灾群众,出台《长宁地震灾后医疗保障七项措施》,支持阶段性超出定点医院范围、超出药品诊疗目录、超出总额预算管理等收救因灾受伤人员,确保受伤群众及时得到救治。

三、加强医保基金监管

坚持把医保基金监管作为首要任务,加快构建医保部门牵头、相关部门联动、社会广泛参与的共治格局,全省打击欺诈骗保高压态势基本形成,医保基金运行安全稳定性有所提高。

(一)切实加强综合联动监管

将既有的以查处为核心的监管机制,调整完善为融法制、经济、行政、信用等手段为一体的综合监管机制。从2018年起,联合公安、卫健、药监等部门在全省部署开展打击欺诈骗保三年行动。与公安部门增强司法打击力度,与卫健部门实现违规信息共享、检查结果互认、违规处理互通。2018年以查处民营医院骗保行为、贫困人口过度医疗、医保基金管理使用违规行为、血液透析真实性等问题为重点,组织开展4次联合调查和交叉检查,并在年底前开展了专项行动回头看,全年全省共检查协议机构2.12万家,暂停医保服务协议598家,解除服务协议137家,移交公安机关案件11件,查办案件数量和金额位居全国前列。2019年共检查定点医疗机构5.7万余家,处理2.3万余家,暂停协议2968家,解除协议324家,移交司法107家,收回基金及违规违约金5.1亿元。

(二)发动社会力量参与

出台《四川省打击欺诈骗取医保基金举报奖励办法》,在省本级和21个市(州)设立举报投诉电话,畅通社会公众参与基金监督的渠道和路径。2019年共收到有效举报投诉线索150条,全部按时办结。开展集中宣传月活动,累计召开宣讲会9359场,参与人次达到1336万,21个市(州)分别曝光1018例典型违规案件,对欺诈骗保行为产生震慑作用。

(三)创新监管方式方法

组织开展飞行检查和突击检查,探索将大数据分析应用于违规行为和违规费用查处,组织会计师事务所对医药机构开展审计检查。成都、德阳、泸州、广安纳入基金监管“两试点一示范”国家试点,探索创新基金监管方式、信用体系建设、医保智能监控,均取得积极进展。成都初步建成全过程智能监管体系,德阳出台《协议医师诚信管理暂行办法》《记分管理细则》,泸州创新提出“3+5”监管模式,广安将基金监管纳入市委巡察内容同步组织实施。

四、抓好医保重大改革

发挥医保职能作用,以定价、招采、支付为抓手,助推“三医联动”,为全省医药卫生事业发展提供医保支持。

(一)加强医保目录和医药服务价格管理

印发2018年版全省基本医疗保险、工伤保险和生育保险药品目录,进一步扩大医保用药范围。会同相关部门全面实施公立医院取消医用耗材加成改革,同步建立补偿新机制,调整医疗服务价格。省管公立医院全部取消耗材加成,同步调整医疗服务项目价格1489项。制订41项新增医疗服务项目试行价格,促进医疗新技术从研发进入临床使用。出台《关于完善我省“互联网+”医疗服务价格和医保支付政策的实施意见》,发布首批4项“互联网+”医疗服务项目试行价格及医保支付政策。调整计划生育免费技术服务例平包干结算标准，为全面实施“二孩”政策提供支持。

（二）实施药械招采改革

一是2019年4月1日在成都开展“4＋7”国家组织药品集采和使用试点。通过制定完善配套政策体系，实际完成采购总量的172.64%，降价金额达到4.3亿元，并推动近200个非中选药品实现梯度降价。12月9日召开全省落实国家组织药品集采和使用试点扩围会议，将试点在全省全面推开，全省预计将节约采购资金16亿元。二是协同推进抗癌药品降税降价和专项采购工作。2018年9月底在全国率先完成抗癌药降税降价工作，提前3个月完成国家医疗保障局、国家卫生健康委规定的目标任务。从2018年11月1日起，将17种国家谈判抗癌药品纳入全省医保报销范围，成为最早报销的省份之一，并坚持“快速挂网、动态调整、最大让利”原则，按照全国最低价格每月动态调整抗癌药挂网限价，先后带动107家企业369个抗癌药主动降价，平均降幅15.18%，最大降幅77.94%。2019年全省17种抗癌药报销3.13万人次，药品总费用3.62亿元，报销金额2.25亿元，总体报销比例62%，减轻了癌症患者用药负担。三是按照国务院办公厅《治理高值医用耗材改革方案》要求，会同相关部门研究制定《四川省治理医用耗材改革实施方案》，重点从完善价格形成机制、规范医疗服务行为、健全监督管理机制、完善配套政策等四个方面着力，推动理顺高值医用耗材价格体系，降低高值医用耗材虚高价格，控制高值医用耗材不合理使用，净化市场环境和医疗服务执业环境。此外，2019年四川省与西藏签署药品采购战略合作协议，为构建西南地区药械招采联盟奠定基础。

（三）深化医保支付方式改革

一是全面启动支付方式改革，报请省政府办公厅印发《四川省关于进一步深化基本医疗保险支付方式改革的实施方案》，2018年首批选择成都、南充、攀枝花、眉山等4个城市开展不同付费方式改革试点。二是联合发改、卫健等部门下发通知，积极推进按病种付费工作，截至2019年底，省本级和21个市（州）实行按病种付费的病种数量均在100个以上。三是稳步推进DRG试点，攀枝花成为DRG付费国家试点城市，全省9个DRG试点统筹区（含省本级）严格执行统一的国家技术规范、分组方案和信息业务编码标准，有效控制了医疗费用不合理增长。四是联合省财政、卫健等部门印发了《关于加强基本医疗保险预算管理发挥医疗保险基金控费作用的意见》，健全医保经办机构与医疗机构之间的集体协商机制，进一步加强医保基金预算管理和总额控制，提高总额控制指标的科学性、合理性。五是探索医共体医保付费机制，选取德阳市罗江区、雅安市石棉县作为推进医共体建设医保支付方式改革工作联系点，建立省、市、县三级联动和定期沟通机制，研究针对医共体的“一个总额”付费管理模式。六是指导雅安市石棉县结合落实城乡居民医保高血压、糖尿病门诊用药政策，在现有家庭医生签约服务包基础上，探索开展家庭医生签约医保服务包等工作。

（四）支持医药机构和医药产业发展

一是选取四川大学华西口腔医院作为医保领域“放管服”改革试点，重点在加快新技术应用和转化、缩短急需耗材增补挂网周期、放开目录外医疗服务项目价格等领域进行探索，助推争创国家口腔医学中心。二是成都市成立国际医疗消费中心保障战略联盟，围绕服务医药健康产业发展大局，探索医疗保障高质量发展新路径。三是2019年在全省选取5家医疗机构，试点将日间手术术前7天、择期手术术前14天门诊检查和化验费纳入住院费支付范围，初步实现了缩短住院和手术等待时间、降低患者医疗费用负担的效果。四是探索支持医药产业做大做强，2019年5月30日，省医疗保障局与资阳签订《共建“中国牙谷”智慧医疗健康生态战略合作备忘录》，从畅通招标采购通道、优先接入异地就医平台等渠道，支持建设全链条口腔装备材料产业基地；与成都市高新区签订《共建成都高新区生物医药产业生态圈战略合作备忘录》，通过争创国家区域药械采购服务中心等途径，推动建立全国领先的生物医药产业聚集地和医疗中心。

五、着眼解决痛点难点问题

聚焦群众操心事、烦心事、揪心事，推动经办体系和服务平台优化升级，增强医保服务可及性便捷度，提高和改善群众的医保体验感。

（一）做好改革期间经办业务衔接

一是有序承接原由民政部门承担的医疗救助职能。二是推进医保费征管职责划转改革，全省机关事业单位职工和城乡居民医保费移交税务部门征收。三是部署开展虚假参保、虚假缴费问题排查整治，全面清理重复参保。四是完善定点医药机构协议管理机制，支持社会办医发展。

（二）提升医保信息化服务水平

一是将信息化建设作为全省医保系统“一号工程”全力推进，坚定将全省一体、省规省建作为建设模式重点突破，2019年底完成项目立项，工作进度居全国前列。提前完成国家医疗保障局贯标任务，四川省《贯标实操100问》被国家医疗保障局推广至全国系统。二是协调人社部门继续向医保系统开放“金保”网络，开发退役军人核查系统、重复参保核查系统，并对省级药招平台进行升级改造。三是推出集参保缴费、就医购药、查询支付等功能于一体的四川医保手机App，引入人脸识别等新技术，让群众动动手指头就能享受到全方位医保服务。

（三）拓展异地就医结算服务

一是全面开通职工医保个人账户异地门诊和药店购药直接结算服务，解决个人账户异地不能使用问题。二是修订全省异地就医管理办法。持续扩大异地就医联网结算范围，截至2019年底开通跨省住院异地直接结算医院1721家、省内住院异地直接结算医院2352家、省内门诊特殊疾病直接结算医院837家。三是按照简化备案纳入一批、补充证明再纳入一批、便捷服务帮助一批的“三个一批”要求，将外出农民工、外来就业创业人员及时纳入异地就医直接结算范围。四是2019年联合重庆、云南、贵州、西藏开展西南片区门诊费用跨省直接结算试点，成为全国第二个开通跨省个人账户普通门诊费用和药店购药费用直接结算的地区。

重要活动

2018年

四川省医疗保障局正式挂牌成立。11月9日，四川省医疗保障局正式挂牌成立，吴琦任四川省医疗保障局党组书记、局长。四川省人民政府副省长王一宏出席揭牌仪式并讲话。

2019年

1. 召开首次全省医疗保障工作会议。2月27日—28日，四川省医疗保障局在成都召开全省医疗保障工作会议，全面总结2018年工作，研究部署2019年重点任务。四川省人民政府副省长王一宏出席会议并讲话，吴琦作工作报告。

2. 四川省医疗保险研究会召开第二届二次常务理事会暨会员代表大会。4月25日，机构改革后由四川省医疗保障局主管的四川省医疗保险研究会在成都召开第二届二次常务理事会暨会员代表大会，审议省医保研究会2018年工作报告，通过新修订的省医保研究会章程，同意增补29家会员单位入会。四川省医疗保障局党组书记、局长吴琦出席会议并讲话。

3. 四川省医疗保障局与资阳市合作共建“中国牙谷”。5月30日，四川省医疗保障局与资阳市政府在资阳签署共建中国牙谷智慧医疗健康生态战略合作备忘录。从畅通招标采购通道、优先接入异地就医平台、引导社会资本参与、优先纳入医疗支付等渠道加快支持中国牙谷建设，为资阳市口腔装备材料产业健康持续发展以及中国牙谷高质量运营赋予全方位多元化的医疗保障功能。

4. 四川省医疗保障局与成都市高新区合作共建生物医药产业生态圈。7月1日，四川省医疗保障局与成都高新区管委会在成都天府国际生物城签署共建成都高新区生物医药产业生态圈战略合作备忘录。加快生物医药产业生态圈建设，发展具有国际竞争力和区域带动力的现代生物医药产业体系，打造世界知名、全国领先的生物医药产业聚焦地和医疗中心，助力四川经济高质量发展和医药健康事业再上新台阶。

5. 四川省医疗保障局召开医疗保险运行分析工作培训会。10月17日—18日，四川省医疗保障局在成都召开全省医疗保险运行分析工作培训会，全面分析全省2018年度基本医疗保险运行情况，深入推进医疗保险运行分析和基金预警防控工作。四川省医疗保障局党组书记、局长吴琦出席会议并作指示。

6. 四川省医疗保障局与西藏自治区医疗保障局签署药械采购战略合作框架协议。10月21日，四川省医疗保障局与西藏自治区医疗保障局签署药械采购战略合作框架协议，深化在药械招采队伍建设、信息开发等方面的合作，共同开展平台数据维护，实现药械采购数据资源共享互通，推动川藏两地药械采购工作多层次、宽领域、全方位合作。

7. 四川省医疗保障局举办医药服务管理培训暨 DRG 付费试点工作现场会。 10 月 23 日—25 日，四川省医疗保障局在攀枝花市举办全省医疗保障系统医药服务管理培训暨 DRG 付费试点工作现场会，四川省医疗保障局党组书记、局长吴琦出席会议并讲话。会议总结部署医药服务管理工作，开展付费方式改革培训，深入解读 2019 年版国家医保药品目录管理政策，并组织现场观摩攀枝花市试点情况。

8. 西南五省(市、自治区)正式开通跨省门诊费用直接结算。 12 月 23 日，西南片区跨省门诊费用直接结算签约暨启动仪式在四川成都隆重举行。国家医疗保障局副局长李滔，四川省人民政府副省长王一宏出席仪式。四川、重庆、贵州、云南、西藏 5 省(市、自治区)医保局共同签署《西南片区跨省门诊费用直接结算合作框架协议》，西南片区跨省门诊费用直接结算系统上线运行，标志着西南片区跨省门诊费用直接结算正式开展，为西南片区 2 亿群众异地就医带来直接便利。

典型案例

案例一：医保扶贫助力全省脱贫攻坚取得胜利

四川医保扶贫工作紧紧围绕精准扶贫总体规划，聚焦“两不愁三保障”突出问题，抓牢医保脱贫攻坚硬任务落实，开展问题整改和回头看大排查，推动医保扶贫实打实干、取得实效，保障贫困人口基本医疗有保障。

一、工作背景

四川省是全国扶贫任务最重的省份之一，贫困量大、面宽、程度深。截至 2013 年底，全省有贫困县 88 个、贫困村 11501 个、贫困人口 625 万人，贫困发生率 9.6%。其中，深度贫困县 45 个、贫困村 3993 个、贫困人口 116 万人，贫困发生率 25.4%。凉山州是全国“三区三州”深度贫困地区和 14 个集中连片特困地区之一，也是四川省脱贫攻坚“四大片区”重要组成部分，所辖的 17 个县市中有 11 个都是民族聚居的深度贫困县，贫困发生率高达 30.1%，是影响全省乃至全国夺取脱贫攻坚胜利的控制性因素。

二、主要做法及成效

(一)聚焦三项制度，落实医保扶贫硬任务

一是全面实现应保尽保。落实国家医疗保障局等四部门《关于坚决完成医疗保障脱贫攻坚硬任务的指导意见》(医保发〔2019〕57 号)，牵头会同财政、卫生健康、扶贫等部门研究制定四川省贯彻实施意见，加强与扶贫部门工作衔接，做好动态监测，确保贫困人口全部享受个人参保费财政代缴政策，实现应保尽保。截至 2019 年底，全省所有建档立卡贫困人口参加城乡居民基本医保享受财政代缴政策，支出资金 16.1 亿元。

二是加大大病保险保障力度。严格落实贫困人口大病保险倾斜支付政策，对贫困人口降低大病保险起付线 50%、提高支付比例 5 个百分点，取消贫困人口大病保险封顶线。截至 2019 年底，全省建档立卡贫困人口享受大病保险报销政策 83.7 万人次，县域内政策范围内住院费用报销比例达 90%。

三是发挥医疗救助托底功能。对贫困人口在定点医疗机构发生的政策范围内住院医疗费用，按规定在年度救助限额内按 70%比例给予救助。加大对深度贫困地区医疗救助投入力度，积极争取中央补助资金 4 亿元专项用于提高深度贫困地区农村贫困人口医疗保障水平。截至 2019 年底，共向贫困人口提供直接医疗救助 134.7 万人次，支出超 10 亿元。

(二)三记重拳确保政策执行到位

一是扎实开展问题整改工作。2019 年以来，国家医疗保障局、国家审计署、省委巡视组等分别反馈了四川省部分地方存在过度保障、保障不足、管理不规范等3类9项问题，要求限期整改。四川省医疗保障局按照有关文件要求，及时出台《关于国家2018年脱贫攻坚成效考核发现问题整改实施方案》《四川省医疗保障局关于坚决纠正医疗保障扶贫“零支付”问题的紧急通知》等系列文件，指导有关地区逐一逐项抓实整改，督导各地举一反三，坚决防范问题“死灰复燃”，实现所有问题全部整改到位。

二是狠抓回头看大排查工作。按照四川省委、省政府关于“两不愁三保障”回头看大排查总体部署，对大排查反映出的医疗保障问题逐一核实，分析成因，制定整改方案，深入市（州）抓实问题整改，并对深度贫困县“基本医疗有保障”等问题整改情况进行暗访。2019年年底前，全省涉及医保扶贫问题全部整改到位。

三是推进医保监管工作。利用四川省医保智能监控（审核）系统及异地就医智能监管审核平台，加强对贫困人口住院识别和医疗服务行为的日常监管，严防医疗机构借医保扶贫优惠政策诱导贫困人员住院，以及冒名住院、挂床住院等违规现象发生；加大对贫困人口住院情况抽查力度，建立信息共享和案件移送机制，加强部门协调配合，维护基金安全。

（三）三个机制让贫困人口得实惠

一是筑牢“三落实”工作机制。制定《四川省医疗保障扶贫三年行动实施方案（2018—2020年）》，省医疗保障局成立局脱贫攻坚领导小组，建立局主要领导亲自抓、分管局领导具体抓、业务处室抓落实的工作机制，指导各地全力推进医保扶贫工作，确保了责任落实、政策落实、工作落实，相关政策都惠及贫困人口。

二是优化经办服务便民机制。建立医保扶贫“一站式服务、一窗口办理、一单制结算”即时经办服务机制，设立“一站式”综合服务窗口，贫困患者在出院时只需支付自负医疗费用。

三是履行定点责任帮扶机制。定期召开专题会议研究定点帮扶工作，四川省医疗保障局领导轮流到昭觉县解放乡瓦子村开展帮扶；将定点扶贫工作纳入党支部书记年度述职和考核内容，不定期组织专项督查；择优选派2名县级干部驻村帮扶。

2019年，全省医疗保障脱贫攻坚获得国家组织的第三方评价得分100分。经过基本医保、大病保险、医疗救助综合保障梯次减负，全省贫困人口住院实际保障水平有所提高，医保扶贫助力全省脱贫攻坚取得胜利。

案例二：内江市率先开展“两险”合并实施试点

2017年7月，四川省内江市作为全国12个试点城市之一，率先实施生育保险和城镇职工基本医疗保险合并实施改革（以下简称“两险”合并实施）。

一、主要做法

（一）加强领导，确保推进有力

一是建立协调机构。内江市成立了“生育保险和城镇职工基本医疗保险合并实施试点工作领导小组”，细化任务分工和相关部门的职能职责，定期研究试点工作情况，解决问题，整体协调推进。二是完善工作方案。在确保基金运行安全和制度可持续的基础上，制定出台了《内江市生育保险和城镇职工基本医疗保险合并实施试点方案》，并经市政府常务会议审议通过后印发实施。三是严格考核机制。将“两险”合并实施试点工作纳入对各县（市、区）和相关部门的年度目标绩效考核和全面深化改革重点任务考核，确保全市范围内“两险”合并实施试点工作顺利推进。

（二）优化经办，提升服务效率

一是统一参保范围。凡随用人单位参加职工基本医疗保险的在职职工同步参加生育保险。二是统一基金征缴。将生育保险基金并入职工医疗保险基金统一征收。将原职工基本医疗保险用人单位缴费费率（8%）和原生育保险费率（0.3%）合并，规定用人单位按本单位上年度职工工资总额的8.3%缴纳职工基本医疗保险，既规范统一了缴费基数，又确保了及时征缴到位。三是统一协议管理。实行统一定点医疗服务管理，将生育保险参保人员医疗服务纳入定点医疗机构服务协议，与基本医疗保险实行同一标准准入、同一标准监管、同一标准处罚。四是统一结算流程。参保女职工在市内定点医疗机构生育，出院即时结算生育医疗费。

生育津贴由经办机构支付给用人单位，简化了流程、缩短了时限。

(三)规范保障，落实待遇标准

一是规范生育津贴待遇发放。会同财政部门协商明确口径，纠正了机关事业单位参保人员“工资、生育津贴重复享受”现象。二是兑现生育奖励假津贴。生育津贴发放天数在试点前 98 天产假、15 天剖宫产假的基础上，增加了生育奖励假 60 天。参保女职工生育津贴实际发放达到了人均 168 天、3.03 万元，待遇较试点前提高了 59.67%。三是规范生育医疗费标准。将生育产前检查费 800 元并入生育医疗费中，在参保女职工生育出院时一并实行限额结算。支付标准为：三级医疗机构剖宫产 5800 元、顺产 3800 元；二级医疗机构剖宫产 4600 元、顺产 3000 元；一级及以下医疗机构剖宫产 3100 元、顺产 2100 元；剖宫产术实施全麻的增加 400 元；多胞胎每多产一孩增加 300 元。

二、工作成效

“两险”合并实施后，坚持“不降低参保人员待遇，不增加用人单位负担”，未提高生育保险费率，参保职工生育保险待遇实现应享尽享，制度的可持续性明显增强。

(一)生育保险覆盖面扩大，实现应保尽保

通过两险合并实施、合并缴费，基本做到了生育保险应保尽保，有效杜绝了过去部分用人单位选择性参保的现象，提高了参保单位及时缴费的自觉性，促进了扩面征缴，增加了基金收入。

(二)管理服务效能提升，方便参保对象

生育保险人员参保与职工医疗保险统一征收，生育医疗费出院“一站式”结算，生育津贴申领“只跑一次”，极大地方便了参保人员。

(三)基金共济能力增强，达到统筹目的

在“并账管理、单独核算”的基础上，通过两险基金统筹支付，保证了生育保险待遇的正常发放，维护了参保人员权益，提高了基金统筹共济能力，体现了“两险合并”实施的明显成效。

(四)参保人员满意度提高，体现社会效应

“两险合并”实施试点工作未提高缴费费率、未增加用人单位负担、提高了生育保险待遇发放水平、优化了管理经办流程、确保了待遇发放及时性，社会反响良好，参保人员的满意度有所提升，为后期在全省全面推开奠定了良好基础。

案例三：阿坝州探索支持民族医药发展

四川省阿坝州根据国家和本省关于支持中医药发展的相关政策和部署，结合本地藏医药工作实际，在完善中医药价格和医保政策上下功夫，支持藏药发展。

一、工作背景

阿坝州藏医院、阿坝县藏医院、若尔盖县藏医院、红原县藏医院等 4 家州内藏医院的 380 种藏药院内制剂为高原藏区患者提供了优质的医药服务，为藏区群众身体健康作出了贡献。近 10 年来，阿坝州藏药制剂价格常年没有调整，生产藏药制剂的原药材、人员工资、生产设备、药品生产流程等均发生了很大变化，原制剂价格已远低于生产成本，对藏药制剂的生产、发展产生了一定的制约影响。

二、主要做法及成效

(一)完善流程，将符合条件的藏药制剂纳入医保支付范围

按照四川省关于中医药、民族药的有关规定，阿坝州对州内协议管理医疗机构申报、食品药品监督管理部门批准的治疗性医院制剂，可在充分听取专家意见的基础上，纳入基本医疗保险用药范围，并按乙类药品管理。经食品药品监督管理部门批准，州内其他定点医疗机构调剂使用已纳入本州基本医疗保险报销范围的制剂品种，报经当地医疗保险经办机构确认备案后，可纳入基本医疗保险报销。

(二)协商谈判，建立藏药制剂医保支付价格形成机制

阿坝州积极开展院内制剂医保支付标准协商谈判工作，建立药品医保支付标准协商谈判机制。2018 年，州医疗保障局与阿坝州藏医院签订《关于协商谈判阿坝州藏医院部分院内藏药制剂医保支付价格的协议》，明确阿坝州藏医院 116 种院内制剂的支付价格。指导阿坝县、若尔盖县、红原县进一

步开展院内制剂医保支付价格谈判。

(三)加强管理,统一藏药制剂医疗保险支付编码

一是纳入阿坝州基本医疗保险用药范围的院内制剂经申报省医疗保障经办机构赋码后,建立全州藏药院内制剂目录编码库,各相关医疗机构严格按照全省统一编码开展院内制剂对码工作。二是指导涉及藏药院内制剂生产的医疗机构,及时在国家医保局医疗保障信息业务编码标准数据库动态维护平台上,按照医疗保障编码宣贯工作要求,开展药品编码维护。

通过藏药制剂价格、医保支付标准等的管理,2018 年以来,阿坝州藏药产业稳步发展,藏药制剂通过医保支付解决了高原藏区高血压、糖尿病、胃病等疾病患者的病痛。以阿坝州藏医院为例,2018 年至 2019 年其生产的藏药制剂为医院带来 1062.67 万元的收入。其中,2018 年医保支付价格调整之后,阿坝州藏医院藏药制剂收入较 2017 年增加 10%左右。

未来,阿坝州将以民族医药管理改革为突破口,建立民族医药诊疗项目纳入医保支付常态化机制,持续完善藏药制剂医保支付价格协商谈判机制,探索中、藏、羌医疾病按病种付费方式改革。加快形成对民族药品、诊疗项目、疾病诊断等民族医疗服务纳入医保管理的进程,让民族医药造福参保群众。

案例四:自贡市“开门办医保”提升为民服务能力

自贡市医疗保障局围绕医疗保障部门是服务民生的窗口这一定位,以让群众“最多跑一次”为标准,常态化开展“服务质量提升月”和回头看等工作,以“互联网+医疗保障”建设为支撑,深化作风建设,提升服务质量和水平。

一、“三个一”服务

(一)一窗口办结

自贡市医保服务大厅全面推行“综合柜员制”业务经办服务模式,打破了科室、岗位分工的界限,通过增加窗口柜员业务权限、减少经办环节、简化办事手续,实现医保业务“一窗受理、一站服务、一次办结”,避免了办事群众在一个窗口排长队、重复排队和不同业务窗口之间转换等问题。综合柜员制窗口全部执行“前台综合受理、后台分类审批、综合窗口出件”业务办理流程,医保业务经办高效便捷。

(二)一站式服务

以落实“首问责任制”为切入点,变被动服务为主动服务,从“便我”向“便民”转变,群众在任一综合窗口办理业务提交资料后,通过窗口经办人员在前后台间传递,办事群众只需在窗口等待业务办理完成,通过“一条龙”办理方式实现“小窗口”做优“大服务”。

(三)一看就明白

让群众“一听就知道、一问就清楚、一看就明白”,是自贡市医疗保障局一直以来在医保服务、管理和经办中坚持的原则。全面梳理完善医保窗口各项经办业务,按照国家、省、市对经办业务“一事一卡”的要求,梳理出医保窗口 46 类业务“主题式”服务清单,将群众关心、常办、疑惑的事项一一明确告知。让医保“告知卡”变“明白卡”。同时,建立传统媒体、新媒体立体宣传阵列,通过微信公众平台、政务服务网站、网上大厅、LED 电子显示屏、印发《办事指南》《一次性告知卡》等途径,将通俗易懂的医保服务事项、政策动态信息等多渠道向社会公布,确保老百姓一看就明白,不出门就可以查询和办理相关业务。

二、“三化”建设促医保工作提质增效

(一)管理规范化

进一步规范窗口服务管理,在控制服务质量上抓长效机制,服务大厅敞开式办公,所有业务经办公开、公正、透明。一是建立多层次管理体系。窗口明确两名大厅负责人员互为 AB 岗位,轮班负责窗口管理服务,并确定中心 1 名班子成员负责分管窗口服务质量提升工作,服务管理组织上有保障。实行中心领导带班制度,将“领导进大厅”作为服务管理工作重点,每月中心领导轮流在大厅带班,现场解决群众反馈的各类问题,监督窗口服务质量。二是建立值班巡查机制。充分发挥后台工作人员力量,每日安排 1 名精业务懂管理的工作人员前台值守,负责引导、解释、指导参保人员办理业务,协调处理特殊事项,确保随时有

人接待办事群众，诉求随时有人响应。三是建立好差评制度。把评价服务质量的权利完全交给广大服务对象，进一步推动窗口工作人员增强服务意识，转变工作作风，夯实服务责任。四是狠抓综合业务培训。“综合柜员制”的推行要求经办人员具有“一岗多能”的业务处理能力，自贡市医疗保障局克服业务窗口人员少、业务专业性强的困难，除了定期组织集中业务培训外，平时在保证完成工作任务的情况下，在窗口开展“一帮一”业务培训，确保每个工作人员能从容应对遇到的各类疑难杂件。五是强化窗口制度建设。全面落实首问负责制、限时办结制、一次性告知制等窗口服务管理制度，按照市政府服务中心窗口标准化、规范化工作要求，规范窗口工作人员服务行为。

（二）服务人性化

一是借助自贡市政务服务中心窗口，按照综合柜员制合理配置了便民服务区、等候休息区、经办服务区、自助查询区等功能服务区域，标识清晰、整洁明亮、舒适美观，为群众提供良好办事环境。二是“服务送上门，有事帮着办”。对于前往大厅办理业务不方便的群众，只需将其业务办理所需资料邮寄至市、县（区）医疗保障局窗口即可，医保窗口设有专人负责办结，并将办结资料免费邮寄回参保群众手中。异地就医联网结算出现异常时可打全国公布的业务咨询服务电话，由专人负责处理，群众办事实现“零跑腿”。三是开辟“绿色服务通道”。医保窗口服务坚持以人为本，大厅专门开通老弱病残孕以及军人、农民工业务办理绿色窗口，为特殊和困难群体提供贴心的医保经办绿色通道服务。

（三）平台多元化

利用现代信息化手段提升服务水平和简化办事程序，通过融合两大平台、两大系统，推进“互联网＋医疗保障”，为不同层次、不同年龄、不同需求的参保人员提供全方位医保优质服务。推广“四川医保”App 平台。自贡市作为老工业城市，有近 2 万参保人员退休后到异地居住，参保人员通过“四川医保”App 平台在互联网上实现异地安置业务办理，解决了参保人员往返居住地和参保地办事的难题，还能在定点医院用移动支付方式结算就医费用，缩短了参保人员医院结算的排队时间。同时，广泛宣传“智慧自贡医保”微信公众号平台，参保人员可通过公众号查询个人医保信息、参保缴费信息、个人账户收支信息、手工报销进度、个人就诊信息，办理医保卡冻结等。

案例五：成都市创新医保协议精细化管理

2016 年以来，成都市按照国务院和四川省政府要求，坚持“先行先试、革旧立新、宽进严管、逐步实现”的工作思路，以医保协议管理为抓手，紧紧围绕协议管理准入、履约、退出三道关口，探索定点医药机构协议精细化管理机制，助推医保治理体系和治理能力现代化。

一、主要做法

（一）设置评估申请“绿灯”，畅通“入口关”

制定了涵盖基础管理、服务能力、信息建设三类、25 项指标、100 分值的现场评估量表。组织医保管理、信息技术、医疗质控等多方专家，并邀请人大代表、政协委员、参保人员等社会监督代表，共同开展评估。严格执行办理程序，对评估工作实施标准化管理，经办服务效能进一步提升。

（二）设置协议服务“黄灯”，强化“履约关”

严格遴选管理指标，将行政监管内容全面融入协议文本，多方反复修改意见，形成动态更新的“3＋1＋N”（3 类医药机构，1 个主协议，N 个补充协议）协议文本构架。细化协议内容，将医保服务细分为住院、门特等 18 个类别进行管理。联合市纪委监委等 11 个部门，建立打击欺诈骗保联席会议制度。深入推进省、市、县三级联动，实行监管双向委托、处理结果互认和同步执行。

（三）设置违规处理“红灯”，严把“出口关”

将“两定”机构违约责任由轻到重分为约谈、限期整改、暂停支付、拒付费用、要求支付违约金、中止协议、解除协议等七个层级。同时，将中止协议时间分为中止协议 1 个月、2 个月、4 个月、6 个月四个梯度分量管理。将国家医疗保障局规定的 13 种解除协议情形全部纳入管理，管理“红线”增加至 53 条。建立医保医师基础信息库，制定医保医师服务准则，对医保医师违规行为实行 1 分、2 分、3 分、4 分、6 分、12 分的六档医疗保险记分管理。

二、主要成效

(一)构建全量数据场景,“三全”治理体系基本形成

初步形成了医保监管全生命周期、全社会参与、全智能治理的“三全”工作体系。打破数据来源单一、滞后的坚冰,协议管理覆盖职工医保、居民医保、生育保险、长期照护保险、医疗救助和异地就医,实现了由人工监管向智能监管,事后审查向事前预防、事中监控、事后追责,自体监督向自体和异体监督相结合的转变。

(二)畅通定点准入渠道,便民服务更加快捷

对依法设立的各类医药机构,不分公立民营、规模大小,只要医保基础管理、信息系统建设、医疗服务能力三要素达到定点条件,均可自愿申请纳入医保定点。将医药机构申请医保定点协议管理等6项医保业务,纳入四川政务服务网统一管理。同时,推动医保业务网上经办、掌上经办。

(三)细化医保服务协议管理,医保生态日趋清净

简化定点申请、受理等协议管理重要节点,借助取消定点医药机构资格行政审查契机,推进存量医药机构基础信息管理、信息系统建设、财务与购销存管理,向前后两端延伸协议管理范围,强化全程管理理念,建立起协议管理标准化机制,避免医药机构恶性竞争,促进医药机构不断提升服务质量,打造公平的市场竞争环境。

(四)依托信息化管理,提升医保现代治理水平

依托在线监管系统技术支撑,创新医保监管方式,推进日常巡查、专项检查、大数据分析定向检查、举报投诉稽查、部门联合检查、社会监督检查、第三方专项审计和省市医保联动监管,构建多维度协议监管体系,形成了具有成都特色的监管方法。实现了协议管理由注重结算向注重监管转变,推进医保和医药服务高质量协同发展。

贵州省

工作综述

2018 年 11 月，贵州省医疗保障局挂牌成立，是贵州省人民政府直属机构，设办公室、规划财务和法规处、待遇保障处、医药服务管理处、医药价格和招标采购处、基金监管处、人事处（机关党委办公室）7 个处室。2019 年，省医疗保障局围绕脱贫攻坚工作大局，实现医疗保障制度运行平稳、基金安全可持续、待遇稳步提升。截至 2019 年底，全省职工医疗保险参保 462.04 万人，城乡居民医疗保险参保 3724.71 万人，职工生育保险参保 349.61 万人。基本医保（含生育保险）基金当期收入 530.34 亿元，当期支出 427.29 亿元，累计结存 445.07 亿元。

一、医保扶贫

2019 年，省医疗保障局大力推进医保扶贫工作。确保核准有效身份信息的建档立卡贫困人口全部参保。建立健全各级攻坚机制，定期精准比对数据，进村入户核实核准相关信息，对确因参军、入学、外出务工等不在当地参保，以及死亡、服刑等合理原因未参保的个案，在“合理化原因未参保人员信息管理平台”中详细记录相关信息。落实定额资助标准，对新认定建档立卡贫困人口实行动态参保，实现建档立卡贫困人口动态应保尽保。

2019 年 5 月 28 日，经省政府同意，协调省卫健委、财政厅、民政厅、扶贫办等部门，出台《贵州省医保扶贫实施方案》，将 医保扶贫规范到基本医保、大病保险、医疗救助三重制度框架下实施综合保障。实施县域内定点医疗机构“一站式、一单清”等便民措施，为建档立卡贫困人口提供高效便捷服务。统一宣传口径，通过多种方式、多种渠道宣传解读医保扶贫政策。

截至 2019 年底，全省建档立卡贫困人口参保 782.89 万人，其中在贫困人口认定地参加城乡居民医保的 772.52 万人，大学生随校参保、外出务工异地参保或参加其他医保的 10.37 万人。除因死亡、参军、服刑等合理化原因未参保的 0.34 万人外，当期建档立卡贫困人口实现动态应保尽保。全省建档立卡贫困人口享受三重保障待遇的共计 2041.28 万人次，补偿资金共计 79.57 亿元，其中住院保障 170.39 万人次，补偿资金 68.04 亿元。

2019 年，省医保扶贫工作在全国大会上作 3 次交流发言。其中，在国务院扶贫办、国家卫健委、国家医疗保障局联合召开的全国健康扶贫电视电话会议上，贵州代表全国医保系统作典型经验交流发言。

二、医保基金监管

2019 年，省医疗保障局采取多项举措加强医保基金监管。一是在全省范围内开展为期 8 个月的打击欺诈骗保专项治理、交叉检查和“回头看”行动，在全国较早探索对大型公立医院开展飞行检查，从严查处违规行为，持续保持打击欺诈骗保高压态势。二是联合省财政厅出台《贵州省欺诈骗取医疗保障基金行为举报奖励实施细则（试行）》，并通过门户网站、微信公众号、报刊等媒体对外公布，畅通举报投诉渠道，营造全民参与监督氛围。三是开展打击欺诈骗保宣传活动，全省各地共发放宣传折页 10 万余份、张贴宣传海报近 4 万份。

截至 2019 年底，全省共检查定点医药机构 31774 个，基本实现全覆盖。其中检查定点医疗机构 21737 个，处理 5951 个；检查定点药店 10037 家，处理 2282 家，追回资金共计 2.28 亿元。

三、基本医保和大病保险制度

2019 年，省医疗保障局着力完善统一的城乡居民基本医保和大病保险制度。按照国家“六统一”要求，出台《关于统一城乡居民基本医疗保险制度的意见》，将城镇居民医保和新农合整合为城乡居民医保，在覆盖范围、参保缴费、保障待遇、医保目录、定点医疗机构管理和基金管理等 6 个方面实现城乡统一。提高大病保险筹资标准，在 2018 年基础上增加15元。同时,提高并统一待遇保障水平,对贫困人口实行倾斜政策,起付线在普通居民基础上降低50%,报销比例提高5个百分点,取消大病保险封顶线。提升统筹层次,从参保缴费、待遇政策、基金管理、经办服务管理、信息系统建设等方面做实市(州)级统筹,提升基金共济和抗风险能力。按照国家和省有关要求,各级医保部门、税务部门通力合作,城乡居民医保征管职责划转顺利,工作衔接有序。

四、“两病”门诊用药保障

2019年,省医疗保障局按照国家和省有关要求,联合省卫健委、财政厅、药监局等部门,出台城乡居民“两病”门诊用药保障政策,将城乡居民高血压、糖尿病患者门诊使用规定药品费用纳入基金支付,并统一全省城乡居民高血压、糖尿病患者门诊支付标准。支付标准为:一级及以下医疗机构70%;二级医疗机构60%;三级医疗机构50%。不设起付线。参保年度内高血压支付限额为800元,糖尿病支付限额为1200元,同时合并高血压和糖尿病的支付限额为2000元。乙类药品个人先行自付比例为10%,减轻城乡居民高血压、糖尿病患者费用负担。

五、药品和医疗器械招标采购

2019年,省医疗保障局落实国家组织药品集中采购和使用试点扩大区域范围工作,推进“4+7”试点中选结果在贵州省落地,25个中选品种实现平台采购,97个国家谈判药品直接挂网采购。通过向医疗机构预付每月药款、医疗机构30天内回款企业的方式,让改革红利惠及贵州百姓。探索高值耗材带量集中采购,全省选取冠脉支架和人工晶体等医用耗材启动试点工作。开展通过一致性评价药品申报工作,完成第一批217个过评药品的审核。对在省药品集中采购目录未中标或未参与过全省药品集中采购的136个药品开展网上议价,成功议价124个产品,其中51个产品价格低于全国最低价。对省级短缺药品清单内的24个药品实行直接挂网,对群众反映强烈、价格虚高的药品开展2轮专项核查整治。引导药企降低药品价格,81家生产企业的126个药品中标价格大幅调整,平均降幅达20%,最高降幅达78%。

六、医保支付方式改革

2019年,省医疗保障局推行以按病种付费为主的多元复合式支付方式改革,扩大按病种付费的病种数量,全省实现100个按病种付费结算工作。鼓励探索日间手术治疗病种纳入支付改革试点。推进按疾病诊断相关分组(DRG)付费国家试点和省级试点工作,对试点城市开展多轮次政策培训。探索推进中医支付方式改革,联合省中医药管理局在遵义市启动中医药适宜技术和优势病种支付方式改革试点。

七、医疗服务价格管理

2019年,省医疗保障局完善医疗服务价格管理。一是印发《贵州省新增医疗服务价格项目的通知》,加强和规范新增医疗服务价格项目管理,引导医疗机构合理使用医疗新技术、新方法。二是规范全省医疗服务行为,针对部分收费项目,组织专家论证,制定《关于规范我省公立医院部分医疗服务项目有关问题的通知》,促进医疗资源合理配置、医保资金合理使用。三是按照《贵州省政府定价目录》《贵州省机构改革方案》规定的价格管理权限,制定《贵州省公立医疗机构病房床位价格管理办法》,规范公立医疗机构病床收费管理,维护参保患者和医疗机构的合法权益。四是推进医疗服务价格改革,取消所有公立医疗机构医用耗材加成,通过提高医疗服务价格,提升医疗服务质量。

八、异地就医直接结算

2019年,贵州省探索推进区域一体化地区门诊费用直接结算。12月,与重庆、四川、云南、西藏4省(市、区),联合启动西南片区跨省门诊费用直接结算,省本级铁路和电力系统参保人员作为西南片区跨省门诊费用直接结算试点;落实“三个一批”(指跨省异地就医住院费用直接结算范围:简化备案纳入一批、补充证明纳入一批、便捷服务帮助一批)要求,推进医保领域“放管服”改革,简化备案手续,实现退休人员异地安置、异地长期居住、常驻异地工作、异地转诊、外出农民工和外来就业创业人员等跨省就医人群线上线下“双渠道”备案,为参保群众提供便捷的异地就医服务。截至年底,贵州省与全国所有省份400个统筹地区实现跨省异地就医直接结算,全省参保人员跨省异地就医直接结算10.80万人次,结算金额22.20亿元;外省参保人员在贵州跨省异地就医直接结算1.70万人次,结算金额2.40亿元。

九、医保药品目录落地实施

2019 年,省医疗保障局对贵州省现行城乡居民信息系统使用的药品目录,进行比对梳理整合、专家评审,形成《贵州省基本医疗保险、工伤保险和生育保险药品目录(2019 年版)》,包括 3268 个药品。将 79 个特殊药品全部纳入“五定”管理,开通特殊药品药店,把特殊药品在定点医院联网结算方式延伸到特药药店,同时通过贵州医保 App 等,开通市级医院特殊药品省内异地购药和远程购药服务,为参保患者提供便捷服务。截至 2019 年底,全省有 15610 人次享受医保报销,报销金额 0.71 亿元。

十、医保经办体系建设

2019 年,省医疗保障局加强医保经办体系建设,整合组建省卫生项目管理办公室(省医疗保障事务中心),成立省医保基金运行服务中心、省医疗保障异地结算中心。全省 9 个市州、88 个县完成医保经办职责划转,省、市、县、乡 4 级医保经办服务网络初步建成;按照“统一名称、统一资料、统一流程”的标准,统一全省政务服务事项,共 12 个大项 40 个子项,明确办事依据、办事时限、办理流程等。同时,根据“六个凡是”,取消营业执照、城乡居民定点医院费用结算所需提供的医疗费用发票原件等 72 项证明材料。

重要活动

2018 年

贵州省医疗保障局挂牌成立。 11 月 20 日,省人民政府副省长卢雍政与省医疗保障局党组书记、局长宋宇峰出席贵州省医疗保障局揭牌仪式。

2019 年

1. 全省医疗保障工作会议召开。 **3 月 25 日**,省医疗保障局召开全省医疗保障工作会议,省医疗保障局党组书记、局长宋宇峰参加会议,传达医疗保障座谈会议、全国医疗保障工作会议和省领导有关批示精神,总结上年全省医疗保障工作,安排部署下阶段全省医疗保障工作。

2.“两不愁三保障”工作推进会召开。 5 月 16 日,省医疗保障局在安顺市紫云自治县召开全省医疗保障系统解决“两不愁三保障”突出问题工作推进会。省医疗保障局党组书记、局长宋宇峰参加会议,传达学习党中央、国务院和省委、省政府有关指示精神,部署推进当前和今后一个时期全省医疗保障扶贫工作。

典型案例

案例一:全省实行居民“两病”门诊用药保障政策

把高血压、糖尿病(以下简称“两病”)门诊用药纳入医保报销,是国家部署。省医疗保障局积极行动,加快工作节奏,做好完善“两病”门诊用药专项保障机制各项准备工作,减轻“两病”患者的用药负担。

一、主要做法

(一)积极做好前期准备

一是梳理了各统筹地区已有的慢性病特殊疾病门诊待遇、普通门诊待遇对“两病”患者的保障标准等有关规定。二是收集基础数据,摸底目标保障人群规模,测算基金需求。以 2018 年全年的统计数据为基数,全省城乡居民参保 3733.38 万人,已纳入慢病保障的“两病”参保人员 27.14 万人。根据省卫健委提供的“两病”患病率、治疗率数据,预估贵州省有高血压就诊人群 141 万人、糖尿病 55 万人,“两病”目标人群总数为 196 万人,并初步测算将目标人群纳入保障后“两病”保障全年基金支出情况。三是多次组织召开工作协调会议研究“两病”保障工作;多次组织局内外、省市州有关部门和各级医疗机构“两病”专家召开专题工作会,听取专家意见,研讨贯彻落实措施,明确分工安排,确保贵州省按照国家要求及时出台配套方案,尽早落地见效。

(二)研究起草配套文件

根据前期工作准备情况,起草配套政策文件,从省级层面统一规定了“两病”专项保障的对象范围、用药范围、保障标准等政策,对经办服务管理、政策衔接、费用结算等进行了细化要求。结合贵州省实际,对完善支付标准、保障药品供应和使用、完善长期处方制度和规范管理服务等配套措施也提出了要求。一是确保各统筹地区在省级文件下发后可以快速推进实施,确保参保人员在年内享受待遇。二是以落实“两病”保障为契机,重新界定和规范“两病”纳入专项保障和慢性病门诊保障的标准。三是研判政策设计对基金运行安全和可持续性的影响,充分考虑新政策与现有待遇的顺利衔接,本着保基本、可持续的原则,按照“两病”参保人员的病情发展程度进行分层管理,确保不降低参保人员待遇水平,确保制度的科学性、可持续性。

二、工作成效

城乡居民参保人员使用“两病”用药专项待遇规定范围的药品费用纳入统筹基金支付。支付比例一级及以下医疗机构为70%;二级医疗机构为60%;三级医疗机构为50%。不设起付线。参保年度内高血压支付限额为800元,糖尿病支付限额为1200元,同时合并高血压和糖尿病的支付限额为2000元。乙类药品个人先行自付比例为10%。

为“两病”参保人享受用药专项待遇提供便利举措。包括简化办理程序、费用即时结算、完善“两病”门诊用药长期处方制度等。

完善配套措施。一方面,切实保障药品供应和使用,对在“两病”用药目录内但药品通用名未纳入贵州省药品集中采购目录的药品优先挂网采购;另一方面,通过完善医保定点服务协议,将“两病”门诊用药保障服务纳入协议管理,为“两病”参保人员提供优质服务。

案例二:黔南州开展高值医用耗材带量采购

由于高值医用耗材生产、流通、使用等环节多、链条长,一些高值医用耗材经过层层加价,最后到患者手中时价格通常已大幅上涨,价格虚高问题突出,已成为“看病贵”重要因素之一,群众反映强烈,社会关注度高。根据《国务院办公厅关于印发治理高值医用耗材改革方案的通知》(国办发〔2019〕37号),黔南州于2019年12月率先在全省开展了骨科创伤类、关节类、脊柱类耗材带量采购,价格同比下降62.2%、65.3%、70.5%,预计每年节约医保基金6200万元。

一、创新措施

(一)科学论证确定最高价

一是印发《黔南州医疗保障局关于部分高值医用耗材使用情况摸底调查的通知》,全口径统计全州二级以上医疗机构2018年以来使用高值医用耗材的数量、购入单价、购入总金额、生产厂家、供货公司等,然后将使用量较大、价格较高的耗材作为开展集中带量采购的目标。二是分别将同类型的产品和同一生产企业的产品与华中、华南、西北等地区的销售价格进行比较,通过多方调查掌握市场行情。三是将州内医疗机构购入价格与其他地区的销售价格进行汇总分析,测算出中位数价,在此基础上先“砍一刀”再作为最高价。假如某产品在国内售价4000元至8000元之间,其中位数价位为6000元,在此砍掉20%的价格水分,最终以4800元作为各参选企业的最高限价。

(二)精心设计遴选最低价

一是发布遴选公告。严格按照国家药品监督管理部门标准和“信用中国”监管要求,公平、公正、公开面向社会发布遴选公告,凡是符合条件的国内外生产销售企业均可报名参加。二是审查企业资格。由市监部门对参选企业的资质、产品进行资格审查,符合条件的进入品牌遴选环节。三是组建专家库。由全州二级以上医疗机构选派政治素质高、临床经验丰富、公道正派的临床医师组建专家库。遴选时按照85%比例现场抽签确定专家,每位专家必须单独对产品进行选择,严禁交流探讨、恶意串通。四是入围企业竞价。对专家遴选出的品牌进行票数统计，得票最高的前 9 名入围“竞价”环节。设置两轮竞价，第一轮竞价按照“9 进 5”方式，取降幅最大前 5 名进入第二轮竞价，第二轮按照“5 进 3”方式，降幅最大前 3 名最终获得配送资格。

(三)严禁招而不采、采而不用

一是将耗材的使用情况纳入定点医疗机构医保服务协议内容，要求全州各级公立医疗机构必须与中标生产厂家或生产厂家授权的配送企业集中签订《采购合同》，在采购同类耗材时，必须按照中标目录确定的生产厂家、规格型号和价格统一采购，严禁二次议价，实行“零加成”销售。二是对获得配送资格的企业进行提醒谈话，要求企业必须按照中标的规格配送，必须按照约定的价格销售，严格杜绝“以次充好”、配送质量伪劣产品和降低售后服务质量，对违反规定的进行约谈，严重的取消配送资格。三是每季度调查医疗机构耗材使用情况，对出现“上有政策、下有对策”的医院提出预警，督促整改，确保“招得来”“采得稳”“用得好”。

二、创新成效

(一)群众就医负担减轻

通过招采组合拳挤干耗材价格水分，规范配送端和使用端行为后，参保群众凡是在黔南任何一家定点医疗机构治疗，均可享受同等降幅，并享受医保报销待遇。如中标的“颈椎前路钛板”遴选前在医院售价 9600 元，城乡居民参保患者如在三级医院通过医保报销，需支付 4608 元。通过带量采购，售价仅为 1620 元，经医保报销后，只需自付 552.37 元，有效减轻了患者经济负担。患者是建档立卡贫困户的，享受“三重医疗保障”政策，个人仅需付 194.06 元。

(二)医院耗材占比降低

2017 年以来，公立医院为完成“耗材占比降到 20%以内”的目标任务，寻求通过自行采购、直接向供应商要价让利、缩减供应商渠道等各种方法来降低耗材采购价格，以减少耗材占比。但由医院各自单打独斗，无法形成合力撬动企业大降价，收效甚微。黔南州采取带量采购、以量换价的方式，获得了最大降幅，有力助推了医院降低耗材占比，让医院能够更加注重医疗业务水平的发展。

(三)优秀企业市场更广阔

带量采购的目的是挤出耗材价格中虚高的销售渠道费用，生产企业承担的价格降幅正是集中在销售渠道的费用。在两次高值医用耗材带量采购中，有 10 家企业以最大降幅，在国内外 76 家企业中脱颖而出成为中标企业。参选企业采取公平的竞争手段让利于社会的同时，也为自身争取到稳定市场份额，还可节省以往的市场开发经费和灰色支出。一家医疗器械有限公司贵州负责人表示，集中带量采购对于耗材生产企业的好处是显而易见的，为具有核心竞争力产品的高值医用耗材生产厂家创造了一个公平竞争的机会，有效杜绝了以往暗箱操作的高危风险。

(四)节约医保基金支出

医用耗材价格虚高在加重群众看病就医负担的同时，也加剧了医保基金的支出压力。据统计，2019 年全州二级以上医疗机构使用骨科创伤类、关节类、脊柱类的耗材价格总费用分别为 4823 万元、2297 万元和 2411 万元。通过集中带量采购后，曾经“千金难买”的耗材，如今“折价过半”，不仅群众负担减轻，医保基金支出压力也得到有效缓解。以一块原价 9000 元的胫骨钢板为例，集采前，医保基金按 80%的比例报销，需报销支付 7200 元；集采后，按照降幅 70%计算，现价 2700 元，医保基金只需报销支付 2160 元，一块即可节约医保基金 5040 元。以上骨科创伤、关节、脊柱三类耗材价格平均降幅 62.2%、65.3%、70.5%，预计每年可节约医保基金 6200 万元左右。

案例三：六盘水市 DRG 付费改革试点

2019 年以来，六盘水市按照国家和贵州省 DRG 付费改革试点要求，积极探索改革工作新路径、新举措，推进医疗费用和医疗质量“双控制”。至 2019 年底，六盘水市城乡居民基本医保按项目付费金额 68763.39 万元，DRG 实际付费 67422.93 万元，与按项目付费相比医保基金支出减少 1340.46

万元，全市平均入组率达98.9%，发生病组数674，病组使用率97.12%。

一、明确职责，强化机构促保障

压实党政牵头主体责任。将DRG付费改革作为市委改革的专题，适时调度。市委市政府主要领导批示过问，市政府分管领导亲自“操刀”，亲自安排部署、现场督促、解决困难。市人大市政协开展DRG付费改革工作专题调研，有力推动改革进程。

优化部门协同联动机制。医保部门与卫健部门联合下发DRG付费国家试点工作任务清单，联合印发病案、信息等工作标准及运行通知等。根据医保部门、医疗机构、经办机构各自特点和工作主体任务，开展一系列有针对性的宣传培训。通过培训进一步统一思想，提高服务能力。

调动医院主动改革积极性。医疗机构进一步强化诊疗行为规范、医疗成本核算工作，主动进行硬件改造、软件提升，加强院内宣传培训，为有序推进DRG付费改革提供保障。

二、夯实基础，狠抓落实补短板

医疗机构信息化程度、病案质量和临床路径是DRG付费改革的三大核心，也是短板。一是补齐信息化短板，制定信息化标准并督促落实，全市采取一个中心分组器，各医疗机构安装前置服务器的布置方式，提高中心分组器使用效率。二是补齐病案质量短板，医院对照标准，对病案开展以电子病历为核心、以编码和首页质量控制为重点的病例梳理规范工作，提高了病案首页数据填写质量，强化了编码人才队伍建设。三是补齐临床路径短板，统一试点医疗机构临床路径表单制作标准及格式、表单修改标准及流程、质量控制基本识别方式。在此基础上，每月定期对执行情况进行抽查，让进入临床路径的人次占比达到60%，完成临床路径的人次占比达到50%以上的目标。

三、创新机制，规范管理撬杠杆

规范服务制度。通过购买第三方服务，依托现有政府职能部门监管、商业保险公司经办的运行模式，将驻院代表的经办、审核职能转化为DRG付费考核指导职能。2019年，在市级考核中，共查处低标准入院病例、编码错误导致入组错误病例、分解住院等问题206处，扣减应拨付费用88.5万元。

规范服务需求。推动分级诊疗，合理配置医疗资源，指引病人合理分流，进一步满足群众对优质医疗服务的需求，激励医疗机构进一步强化内部管理、提升服务质量，变“要我控费”为“我要控费”。

规范服务内容。按照“临床过程相似和资源消耗相近”原则，将急性住院病例分类和分组，根据DRG组别制定医保费用支付标准，引导各医院减少不必要的治疗和服务项目，缩短住院天数，达到优化医疗资源、控制医保费用的目的。2019年，二级医疗机构服务量、收入增速分别达24.11%、39.91%，均显著快于三级医疗机构的10.24%、21.97%，出现合理接诊趋势。

四、实际付费，精准排查攻难点

精准评估攻克分组难点。完成CHS分组器开发，同时对全市二级以上公立医疗机构历史三年65.5万份病历数据进行反复评估、测算，ADRG与CHS－DRG完全一致，实际发生病组数共580个，病组使用率达93.85%，入组率达95.74%，RIV值二三级医院分别为0.72和0.73。

精准测算攻克指标难点。成立DRG基金测算分析专班，在国家医保DRG付费技术指导组专家组的指导下，在基金总控的基础上对费率、权重进行测算，对比以往权重和费率，保证CHS－DRG权重及费率科学合理。

精准服务攻克接受难点。采取精准服务，积极解决医院面临的困难和问题，自全面开展DRG付费试运行工作开始，六盘水市医疗保障局对开展试运行情况进行实时监测分析，对发现的未入组病历、入歧义组病历及已入组但编码错误病历进行逐一分析、整改。

云 南 省

工作综述

2018 年 11 月 26 日，云南省医疗保障局挂牌成立。2019 年，省医疗保障局在打击欺诈骗保专项治理行动中，综合指标排名全国第五，追回基金单项指标排名全国第二。截至 2019 年底，云南省基本医疗保险(以下简称基本医保)参保 4533.42 万人，其中职工基本医疗保险(以下简称职工医保)参保 527.96 万人，城乡居民基本医疗保险(以下简称居民医保)参保 4005.46 万人。2019 年，全省基本医保基金(含生育保险)总收入 652.8 亿元，支出 565.86 亿元，累计结存 619.58 亿元。职工医保政策范围内住院费用报销比例达到 88.8%，居民医保政策范围内住院费用报销比例达到 71.3%。

一、完善制度政策体系

针对全省医保政策碎片化、制度不统一、待遇不平衡、保障有短板等问题，省医疗保障局挂牌成立后，不断健全完善统一的居民医保制度和大病保险制度。

(一)明确居民医保缴费标准

2019 年 7 月，省医疗保障局会同财政厅印发《关于做好 2019 年云南省城乡居民基本医疗保障工作的通知》，明确 2019 年居民医保个人缴费标准从 220 元提高到 250 元，筹资总额从 2018 年的每人每年 710 元提高到每人每年 770 元。

(二)推动“两险”合并实施

2019 年 7 月，省医疗保障局会同人社厅、财政厅、卫生健康委印发《云南省全面推进生育保险和职工基本医疗保险合并实施方案的通知》，全省全面启动生育保险和职工医保合并实施工作。

(三)完善“两病”用药保障机制

2019 年 10 月，省医疗保障局会同财政厅、卫生健康委、药监局印发《云南省贯彻落实国家医疗保障局 财政部 国家卫生健康委 国家药监局完善城乡居民高血压糖尿病门诊用药保障机制指导意见实施方案》，完善城乡居民高血压、糖尿病(以下简称“两病”)门诊的保障对象、实施主体和报销比例等。

(四)健全完善医疗救助制度

自 2018 年 7 月 1 日起，云南省将低保对象等符合条件的救助对象的定额资助参保标准，从每人每年 70 元提高到每人每年 120 元；将低收入家庭中的未成年人纳入资助参保范围，每人每年定额资助 120 元。2018 年全省累计支出医疗救助资金 23.73 亿元，救助 835.43 万人；2019 年全省累计支出医疗救助资金 28.17 亿元，救助 1023.1 万人。

二、落实医保待遇水平

(一)落实国家谈判抗癌药支付政策

2019 年 1 月，省医疗保障局会同卫生健康委、人社厅印发《关于转发做好 17 种国家医保谈判抗癌药品执行落实工作的通知》，落实抗癌药医保支付政策。截至 2019 年 12 月底，全省 31 个国家谈判抗癌药医保报销 3.77 万人次，总费用 32106.53 万元，医保基金报销 20269.76 万元，报销比例达到 63% 以上。

(二)制定“两病”门诊用药医保支付标准

2019 年 10 月，省医疗保障局印发《关于公布城乡居民高血压糖尿病门诊用药范围(试行)的通知》，制定完成“两病”门诊用药范围内 65 个药品的医保支付标准。

三、助力扶贫攻坚

在助力脱贫攻坚工作上，2019 年 1 月，省医疗保障局会同财政厅、扶贫办、民政厅印发《关于转发国家医疗保障扶贫三年行动实施方案(2018—2020 年)的通知》，将农村贫困人口纳入基本医保、大病保险和医疗救助保障范围，大病保险起付线降低 50%，报销比例提高 5 个百分点，支付比例达到 50%以上。同时，清扫医保扶贫短板弱项，通过应保尽保落实、政策稳定落实、待遇保障落实、问题整改落实、问题清零落实“五个落实”，基本解决动态调整贫困人口系统标识不精准、县域外“一站式”直接结算不通畅、慢病卡办理时间长、转诊转院“一刀切”等突出问题。

2019年云南省建档立卡贫困人口实现基本医保、大病保险和医疗救助全覆盖，享受住院待遇184.02万人次、享受门诊待遇2404.05万人次（含28种特慢病门诊待遇）；发生住院医疗费用79.62亿元，报销71.13亿元，住院实际报销比例达到89.34%。2019年云南省医保扶贫的第三方评价成绩为100分，省级行业（部门）扶贫成效考核中被评为“好”。

四、推进支付方式改革

云南省通过推进多元复合型付费方式改革，控制医疗费用不合理增长。

（一）开展DRG付费试点改革

截至2019年12月底，省本级、玉溪市等8个统筹区开展按疾病诊断相关分组（DRG）付费改革；2019年，昆明市成为国家DRG付费试点城市，当年试点成效全国排名第7，进度为优秀。

（二）推动县域内医共体打包付费改革

2019年4月，省医疗保障局会同财政厅、卫生健康委、人社厅，在全国率先印发《关于开展县域内城乡居民医疗保障资金按人头打包付费试点工作的指导意见》；12月，四部门研究制定《云南省城乡居民医疗保险打包付费基金考核实施方案》，围绕医共体职责履行、费用控制、医疗资源下沉情况、医疗服务质量、服务对象满意度等考核重点，设置了两类12项共35个具体考核内容，建立量效并重的考核办法和指标体系，控制医疗费用不合理增长，提高医保基金使用效率。截至2019年底，禄丰县、彝良县、马关县等23个县（市、区）已启动打包付费改革，取得初步成效。

五、推进药品耗材集中采购

全省通过带量采购、量价挂钩，挤掉药品耗材价格水分，减轻患者医药费用负担。

（一）推进药品采购改革

2018年，云南省加快推进公立医院药品分类采购，同步开展抗癌药专项集中采购、第二轮低价药品挂网采购，完成省内公立医院药品集中采购工作，中标价格平均降幅24.69%。2019年，全省首批25个药品中选价格与原挂网价相比，平均降幅64.04%，最高降幅98.38%，预计每年可节约采购资金近7亿元。

（二）推动医用耗材改革

2019年12月，省医疗保障局会同工信厅、财政厅、人社厅、卫生健康委、市场监管局、药监局印发《关于印发云南省治理高值医用耗材改革若干政策措施的通知》，要求不断完善价格形成机制，规范高值医用耗材管理。

六、深化医疗服务价格调整

（一）启动新一轮省级公立医院医疗服务价格调整

2019年3月，在对全省县级及以上公立医院医疗服务项目全面调研的基础上，云南省遴选出昆明地区省级公立医院1300余项价格矛盾突出、比价关系不合理，代表性强、体现技术劳务价值的医疗服务项目纳入价格调整范围，启动省级公立医院新一轮医疗服务价格调整工作。同时，指导全省各州市开展新一轮医疗服务价格调整。

（二）推进新增医疗服务项目定价

在对全省各级公立医疗机构新增医疗服务项目开展情况、执行价格、成本和其他省市（四川、重庆、贵州、广西、青海、内蒙古）定价等进行全面调查的基础上，经过专家论证、公开征求意见、合法性审查、集体审议等程序，云南省于2019年拟定《关于公布肺癌相关自身抗体检测等医疗服务项目价格和纳入医保支付范围的通知》。

（三）实行“零差率”销售

全省公立医疗机构全面取消医用耗材加成。2019年10月，省医疗保障局会同财政厅、卫生健康委印发《云南省公立医疗机构取消医用耗材加成改革实施方案》，同步调整医疗服务价格。截至2019年12月31日24时，全省各级各类公立医疗机构（包括基层医疗机构）全面取消医用耗材加成，实行“零差率”销售。

七、健全医保基金监管机制

省医疗保障局自组建以来至2019年底，全省共检查定点医药机构41698家次（含村卫生室），处理11705家次，暂停医保服务363家，解除服务协议、关闭支付系统104家，行政处罚33家，追回医保基金4.64亿元；查处违规参保人134例，曝光典型案例120件。2018年打击欺诈骗保专项治理综合排名全国第5位,2019年全国排名第10位。

(一)开展定点医药机构专项治理

2018年10月,全省开展以定点医疗机构自查自纠为重点的医保基金专项治理,截至2018年底,全省查处违规定点医药机构2235家,追回医保基金8200万元。2019年3月,省医疗保障局印发《关于开展定点医药机构专项治理工作的通知》,全面开展打击欺诈骗保专项行动。全年全省专项治理期间共检查定点医药机构31097家(含村卫生室),处理定点医药机构9470家,暂停医保服务363家,解除服务协议关闭支付系统104家,实施行政处罚33家;查处参保人违规6255例,追回医保基金3.74亿元,主动曝光典型案例120例。

(二)开展飞行检查

云南省于2019年配合国家医疗保障局飞行检查组对昆明医科大学第一附属医院和宣威求实医院进行了检查。同年,省医疗保障局组织的飞行检查组对曲靖市罗平县人民医院、楚雄经开医院、楚雄万和医院进行了检查。

(三)核查扶贫违规行为

2019年6月,省医疗保障局印发《关于扶贫领域医疗费用全免核查的通知》,明确列出扶贫领域医疗费用的负面清单,加强扶贫领域医疗费用监管,严控不合理费用的发生。2019年,全省共核查扶贫领域违规行为70.7万例,追回医疗费用3449.42万元。

(四)推进监管方式创新

指导昆明市积极推进医保第三方机构参与医保基金监管。2019年5月,昆明市被国家医疗保障局确定为"国家医保基金监管方式创新试点"地区之一。

(五)实施举报奖励

2019年4月,省医保局会同省财政厅印发《关于印发云南省欺诈骗取医疗保障基金行为举报奖励实施细则(试行)的通知》,对奖励的条件、标准、程序和监督管理进行了明确。2019年全省兑现举报奖励6.46万元。

八、完善医保三大目录

围绕全省生物医药和大健康产业发展,省医疗保障局在2018年完成新一轮医保药品目录调整,将36种谈判药及其仿制药、17种抗癌药一并纳入医保支付范围,并在国家2017版医保药品目录的基础上增补310个药品,其中包括新增加民族药11个、限工伤保险基金支付药品4个、限生育保险基金支付药品4个、省内企业生产品种152个。2018年全年全省参保人员可使用的医保药品达到2898个,较2010年版医保药品目录增加了457个,增幅达18.7%。同年,云南省将肢体残疾康复、精神残疾康复等20种医疗康复项目和154项新增医疗服务项目纳入基本医保报销范围,全年共计维护基本医保、工伤保险和生育保险医用耗材9686项,全省统一使用。2019年以省政府名义成功推荐15个省内生产的重点名优药品进入国家2019版医保药品目录。

九、推动医保公共管理服务建设

(一)推进标准化、信息化建设

完善"医保助手"App服务功能并启动建设省级税务征缴信息系统平台,医保"事前提醒、事中控制、事后审核"智能监控系统部署完成。2019年6月,启动全省医保信息化建设工作,构建以"智慧医保"平台为基础、15个应用子系统为支撑的医保信息网络,编制完成符合全省特点和要求的《云南医疗保障信息平台建设工程初步设计方案》,并通过国家医保局备案审核及批复。组建省医疗保障基金运行监测评估中心,承担医保信息系统的建设、运行、维护,基金运行监测、分析评估等职能。

(二)推进跨省异地就医全覆盖

截至2019年12月,全省异地就医累计结算2784.94万人次,结算医疗费用271.33亿元,基金支付204.34亿元;定点医药机构覆盖范围扩大到9569家,其中医疗机构1974家,零售药店7595家;国家异地就医结算平台中云南省定点医院达到1794家,跨省异地就医直接结算实现县域全覆盖,就医需求延伸到乡镇卫生院。2019年12月23日,西南片区5省(市、自治区)跨省异地就医门诊直接结算正式开展,实现省本级、昆明市等7个州(市)与西南片区四川省、重庆市、贵州省和西藏自治区的联网直接结算。

(三)深化医保领域"放管服"改革

在2019年国家医疗保障局组织开展医疗保障系统行风建设专项评价中,云南省医保行风建设综合评定、群众满意度测评两项均排名全国第11位。

一是推进医保政务服务"一网通办"。按照"五级十二同"一网通办标准优化政务服务办理流程,参照《云南省政务服务事项“一网通办”标准化梳理工作指南》，2019年共梳理医保系统政务服务事项30项，其中“一网通办”事项28项，占比93.6%。作为云南省“一部手机办事通”App首批上线部门，省医疗保障局在该App上线医保政务服务事项10项（包括查询事项7项，2019年累计查询超400万人次；办理事项3项，2019年累计办理超过9.53万人次），占全部公共服务事项30项的33%。在这10项政务服务事项中，医保个人权益信息查询、新生儿医保参保登记、医保电子参保证明、异地就医登记备案等事项长期位居热门事项行列。

二是取消特殊病慢性病门诊选点限制。为方便慢性病、特殊病参保人员就医，省医疗保障局于2019年12月印发《关于取消省本级城镇职工基本医疗保险门诊超量开药限制和放开省本级城镇职工特殊病慢性病门诊选点就医规定的通知》，取消了特殊病、慢性病参保人员选择两家定点医疗机构就诊就医的限制，减少参保单位经办人员和参保人的跑腿负担。

三是规范医保费用拨付时限。为确保支付费用及时结算，省医保局进一步规范医保费用对账、结算、审核、拨付办结时限，通过网上对账、网上经办等方式，将原先对账时间由每月1至10日，压缩到每月1至5日。缩短医保费用结算拨付周期，规范医保报销材料，缩短资金拨付时间，确保当月将定点医药机构上月发生的本地就医合规费用拨付到位，省内异地及跨省异地就医合规费用在对账次月末拨付到位。截至2019年底，全省17个统筹区2019年医保费用除涉嫌违规待查的以外，均已全部拨付到位。

重要活动

2018年

1. 云南省医疗保障局挂牌成立。11月26日，云南省医疗保障局挂牌成立。省人民政府副省长李玛琳代表省人民政府出席挂牌仪式，为省医疗保障局揭牌并致辞。黄宏伟任云南省医疗保障局党组书记、局长。

2. 全省打击欺诈骗保专项行动“回头看”工作部署视频会召开。12月12日，省医疗保障局、公安厅、卫生健康委、药监局召开全省打击欺诈骗取医疗保障基金专项行动“回头看”工作部署视频会，通报全省打击欺诈骗取医保基金专项行动开展情况。

2019年

1. 全省医疗保障工作座谈会召开。4月9日，全省医疗保障工作座谈会在云南省阜外心血管病医院召开。副省长李玛琳出席会议并讲话，会议安排部署了2019年全省医疗保障工作。

2. 全省医疗保障工作会议召开。4月10日，全省医疗保障工作会议在昆明召开。会议总结了2018年全省医疗保障系统工作，对2019年工作进行安排部署。

3. 全省医保信息化建设工作正式启动。6月27日，全省医疗保障信息化建设工作启动会议在昆明召开，会议提出要综合运用互联网+、大数据、人工智能等现代思维和先进技术，建设全省统一的医疗保障信息平台，力争在2021年底前建成线上线下融合的全省“互联网+大数据”的医疗保障信息化格局。此次会议的召开，标志全省医保信息化建设工作正式启动。

4. 县域内居民医保打包付费改革暨医共体建设现场推进会召开。9月20日，云南省县域内城乡居民医保资金打包付费改革暨医共体建设现场推进会在大理白族自治州祥云县召开，会议充分肯定了云县、峨山、祥云等试点县县域内医保资金打包付费改革和医共体建设工作成效，并对打包付费改革工作进行全面安排部署。

5. 全省所有公立医疗机构全部实行医用耗材“零加成”。10月21日，省医疗保障局会同财政厅、卫生健康委印发《云南省取消公立医疗机构医用耗材加成改革实施方案》，截至2019年12月31日24时，全省各级各类公立医疗机构全面取消医用耗材加成，实行“零差率”销售。

典型案例

案例一：全省推进县域内居民医保资金打包付费改革

一、改革背景

深化医保支付方式改革既是医保管理和深化医改的重要内容，也是调节医疗服务行为、引导医疗资源配置的重要杠杆。省医疗保障局为贯彻落实《云南省人民政府办公厅关于推进基本医疗保险支付方式改革的实施意见》精神，联合财政厅、卫生健康委、人社厅于 2019 年 4 月在全国率先制定印发《开展县域内城乡居民医疗保障资金按人头打包付费试点工作的指导意见》。9 月 20 日，以省政府名义在大理州祥云县召开医保资金打包付费改革暨医共体建设现场推进会，进一步明确了推进改革的目标任务和关键重点。为贯彻落实省政府"坚决防止一包了之"的改革风险防控要求，省医疗保障局于 12 月牵头研究制定《云南省城乡居民医疗保险打包付费基金考核实施方案》，围绕医共体职责履行、费用控制、医疗资源下沉情况、医疗服务质量、服务对象满意度等考核重点，设置两个大类十二项共 35 个具体考核内容，建立量效并重的考核办法和指标体系。

二、改革成效

截至 2019 年底，全省已有 10 个州市根据省级指导意见，结合本地实际制定出台了县域内医共体打包付费改革工作方案；禄丰县、彝良县、马关县等 23 个县(市、区)已启动打包付费改革和医共体建设；玉溪市和临沧市计划于 2020 年以市为单位全面实施打包付费改革；河口县、宾川县、镇沅县等 10 余县拟于 2021 年出台改革具体措施。前期开展试点的祥云县、峨山县、云县、腾冲市和会泽县等通过不断总结和摸索，依托信息化初步建立了医共体责任共担、利益共享机制，医疗资源实现下沉并高效利用，基金使用效率提高，医疗服务行为得到规范，分级诊疗制度得到落实。

(一)基金快速增长势头得到遏制

各地医保基金在预算较上年度增长的前提下，医共体内医疗机构资金支出保持平稳。2019 年云县居民医保基金支出 2.12 亿元，较上年同期微增 0.03 亿元，增幅仅为 1.4%；施甸县居民医保基金支出 2.34 亿元，较上年同期增长 0.06 亿元，增幅 2.6%；会泽县医保基金支出 5.7 亿元，较上年同期减少 0.72 亿元，降幅 11.3%。

(二)基层医疗服务能力逐步提升

2019 年会泽县人民医院、县中医医院医共体，累计下派卫生技术人员 28 人到各基层医疗卫生机构，进一步提升乡镇卫生院医疗卫生服务能力，促进县乡医疗卫生协调发展。腾冲市推行专家带教制度，2019 年市人民医院牵头医共体专家组带领成员单位开展腹腔镜下胆囊切除术、腹腔镜阑尾切除术、腹腔镜宫外孕手术、腹腔镜卵巢囊肿切除术、宫腔镜检查治疗、腹腔镜子宫肌瘤切除术共计 60 余台次；市中医院牵头医共体整合专家力量，通过在基层卫生院设立专家、名医工作站(室)，将优秀医生下沉到基层开展诊疗，提升基层医疗机构服务能力。祥云县医共体建立人才流动机制，通过总医院下派管理人员、职业技术人员至分院工作，分院选派人员到总医院轮岗培训等，提升基层服务能力及学科建设水平。2019 年全县共组织培训 31 场，下派专家达 50 多人，分院选派至总院轮岗培训 80 余人，基层卫生院可治疗病种较改革前增加约 19%。

(三)医共体管理水平提高

祥云县建设"县域远程会诊、心电诊断、影像诊断、检查检验、消毒供应、健康管理"六大远程中心，实现"乡检查、县诊断"的医疗服务模式；云县建立医共体信息融合平台，全县 12 个乡(镇)卫生院、194 个村(社区)卫生室统一使用电子病历、电子医嘱、县乡村处方，县乡村三级医疗信息有效共享；会泽县通过网络预约就诊、双向转诊、远程会诊、远程影像、远程检验、远程心电等信息化服务功能，提升医共体服务效能和管理效能；临沧市在"云县模式"基础上，县域医共体探索实现人员调配、财务管理、设备管理、药品管理和业务管理"五统一"。

（四）分级诊疗制度逐步落实

2019 年，会泽县乡镇卫生院及村卫生室的普通门诊就医 112.9 万人次，较上年同期增加 7.6 万人次，增长 7.2%；祥云县乡镇卫生院及村卫生室普通门诊就医 160.2 万人次，较上年同期增加 9.7 万人次，增长 6.4%；施甸县乡镇卫生院及村卫生室普通门诊就医 113.5 万人次，较上年同期增加 4.7 万人次，增长 4.4%。

（五）治防转变初见成效

医保基金打包支付给医共体后，“结余留用、超支自负”的原则有效激励医共体医疗机构由原来“做大收入”转向“合理控费”，将更多精力和资金用于疾病预防、健康管理，主动做实家庭医生签约制度，落实慢特病门诊待遇，推动医疗卫生服务模式从“治已病”向“治未病”转变。

2019 年，云县居民医保住院 58752 人次，较上年同期减少 8674 人次，住院人次下降 12.86%；腾冲市居民医保住院 108978 人次，较上年同期减少 4418 人次，住院人次下降 4.05%；施甸县居民医保住院 62485 人次，较上年同期减少 420 人次，住院人次下降 0.67%。

案例二：脱贫攻坚战彰显云南医保力量

自 2018 年组建以来，省医疗保障局始终把脱贫攻坚作为首要政治任务，聚焦“基本医疗有保障”，保持政策连续性和稳定性，推动医保扶贫各项政策措施落实落地，待遇精准兑现。截至 2019 年底，全省因病致贫返贫人员累计减少 28.4 万户 112.68 万人，全省贫困发生率降至 1.32%。

一、强化政治担当，确保责任落实到位

在办公地点尚未确定、人员还未完全转隶到位的情况下，省医疗保障局第一时间成立由主要负责同志任组长的脱贫攻坚领导小组，履行政治责任，强化组织领导。2019 年召开党组会、领导小组会和专题会等共计 39 次，系统全面学习领会习近平总书记关于扶贫工作的重要论述和党中央、国务院及省委、省政府脱贫攻坚决策部署，研究部署重点工作任务。建立局党组成员分片包干联系机制，全面压实脱贫攻坚责任，2019 年主要负责同志先后 14 次带队深入 15 个州市 34 个县、乡、村（社区），查找医保扶贫工作在待遇落实和报销结算等方面的问题与不足，指导帮助各地解决问题。

二、精准动态管理，确保参保应保尽保

省医疗保障局与税务、卫生健康和财政部门协调联动，建立省、市、县三级局长抓扶贫工作机制，从县级医疗保障部门抓起，强化与扶贫部门的协作和数据实时比对、动态更新机制，建立健全专项台账，加强医疗服务提供、医疗待遇保障和医保经办服务的衔接。

对新增建档立卡贫困人口实行随时登记参保、“一站式”服务，做到摸清参保底数到人、核准参保状态到人、台账精确管理到人、数据同步更新到人，每月 10 日前完成信息比对和贫困人口参保清册的更新，15 日前完成医保信息系统建档立卡贫困人口数据更新。严格落实资助参保政策到人，对建档立卡贫困人口按照每人每年 180 元标准定额资助，对特困人员给予全额补贴，并将低保对象定额资助参保标准从每人每年 70 元提高到 120 元。2019 年全省建档立卡贫困人口实现基本医保、大病保险和医疗救助全覆盖。

三、保持政策稳定，确保待遇及时兑现

省医疗保障部门贯彻落实习近平总书记提出的“对明显超出标准的，要予以纠正；对没有明显超标的，要保持政策的稳定性、连续性，少‘翻烧饼’”。坚持“基本医疗有保障”现行标准，2019 年将居民医保人均筹资标准由 710 元提高到 770 元，大病保险提高到不低于 65 元，建立城乡居民“两病”门诊用药保障机制，加大对“三区三州”支持力度。同时，落实各级巡视整改要求，2019 年连续开展“春季攻势”“夏季攻势”“冬季攻势”，纠正个别地方过度保障、保障不足等重点难点问题。通过综合施策，全省医疗保障扶贫政策保持连续稳定。

2019 年全省建档立卡贫困人口享受住院待遇 184.02 万人次、享受门诊待遇 2404.05 万人次；发生住院医疗费用 79.62 亿元，报销 71.13 亿元，住院实际报销比例达到 89.34%，与周边省份基本一致。

全省包括贫困人口在内的高血压患者就诊 4.29 万人次，报销医疗费用 82.45 万元；糖尿病患者就诊 7500 人次，报销医疗费用 25.55 万元。全省 129 个县(市、区)县域内定点医疗机构全面实施“先诊疗后付费”和“一站式、一单式”即时结报，迪庆州在全省率先实现医疗救助州级统筹和州域内“一站式”结算，解决群众跑腿垫资难题。

四、改革支付方式，确保基金安全平稳

按照国家医改总体部署，2019 年云南省支持全省 42 个县医共体建设。在医疗费用增长较快、当期居民医保基金出现收不抵支、贫困面较大且人口较多的祥云县、峨山县、云县、腾冲市、会泽县等 20 余个县(市、区)开展医保基金打包付费改革，减少过度诊疗、降低患者负担，提高基金效率。推进多元复合型付费方式改革。2019 年省本级、玉溪市、丽江市、红河州等 8 个统筹区、138 家医院开展按疾病诊断相关分组(DRG)付费改革。全省开展扶贫领域医疗费用全面核查，列出过度医疗负面清单，落实监管职责，全面加强医疗费审核、稽核，对涉及建档立卡贫困人口的医疗费 100%核查，实现 100%监管到位。2019 年全省定点医疗机构专项治理实现全覆盖，全省共检查定点医药机构 31097 家(含村卫生室)，追回医保基金 3.74 亿元。

案例三：红河州严厉打击欺诈骗保，维护基金安全

按照全省打击欺诈骗保专项行动部署，红河州医疗保障部门于 2018 年 11 月联合当地卫生健康和药监部门，在全州范围内开展定点医疗机构专项治理“回头看”工作，落实“严查、严打、严控”要求，深入打击各类欺诈骗保行为，全力维护医保基金安全。

一、加强组织领导，形成打击合力

为确保全方位，无死角打击欺诈骗保，红河州维护医保基金安全从建设一支高效专业队伍入手：2018 年 11 月底，全州十三个县市抽调骨干组成多部门联合专项行动小组，为多点集中行动提供人员保障。2019 年 1 月，成立医疗保险基金监管科，保证队伍的规范性、专业性；4 月，为确保专项行动的统一性，制定《红河州医疗保障局关于开展 2019 年打击欺诈骗保专项行动月工作方案》，成立州打击欺诈骗保专项整治行动领导小组，加强组织领导和协调工作，步调一致开展行动。

二、完善监管措施，提升监管水平

欺诈骗保行为具有很强的专业性、隐蔽性和团伙性。为此，红河州医疗保障部门多措并举：一是引入第三方监管力量，解决监管手段单一的问题；二是落实“零容忍”与“一票否决”制度，加强协议管理、完善细化协议内容，健全定点医药机构退出机制；三是畅通投诉举报渠道，在相关媒体和定点医药机构醒目位置公布打击欺诈骗保专项行动举报投诉电话，引导广大人民群众参与医保监督。

三、加大执法力度，开展专项行动

州医疗保障局聚焦医保领域违法违规和欺诈骗保行为，以定点医药机构及参保人员为主要检查对象，以住院和门诊服务、药店购药服务时发生的欺诈骗保行为作为主要检查内容，实现定点医药机构年度检查 100%全覆盖，移交线索和群众举报线索 100%全复查。2019 年，全州共稽核定点医疗机构 1781 家次，查出违规医疗机构 765 家次，查出违规金额 3748.09 万元，拒付追回金额 3325.07 万元；稽核定点零售药店 812 家次，查出违规 96 家次，违规金额 229.83 万元，拒付追回金额 227.83 万；案件移送司法机关处理 3 件、行政立案 4 件，已完成行政处罚案件 4 件，罚款金额 929.78 万元；暂停医保结算 18 家，解除定点服务协议 8 家。

四、加强信息共享，组织联动查处

2018 年 11 月至 2019 年 12 月底，州医疗保障部门与卫生健康、药监部门组织全州十三个县市专项行动小组，对检查情况进行全面梳理和清查，针对日常监管重点和举报线索，深度挖掘、排查漏洞，共检查定点医疗机构 226 家、定点零售药店 452 家，其中 104 家机构存在违法违规行为，追回医保基金 319.60 万元；查处编造虚假外伤证明 2 人，追回资金 6.92 万元，案件司法移交 3 件。

五、应用“互联网+”实现全程智能监控

红河州医疗保障部门利用智能监控手段，在开展大数据分析基础上，研判定点医疗机构是否存在邀约住院、虚假住院的违规行为。一方面，建立预警工作机制，对所有纳入预警的定点医疗机构实施常态化检查；另一方面，通过明察暗访等方式，对锁定存在邀约住院、虚假住院的嫌疑对象开展稽查和突击检查，形成震慑态势。通过利用智能监控手段，红河州实现了医疗费用单据100%全覆盖自动审核，医保报销单据的智能化、标准化、电子化审核；通过进一步完善事前、事中预警审核信息系统，州医疗保障部门对定点医药机构的医疗费用实行事前提醒、事中监控、事后审核的全程实时智能监管。

案例四：大理州祥云县深化县域内居民医保资金打包付费及医共体建设

祥云县委县政府把促进全民健康与全民小康作为祥云医疗卫生体制改革发展的努力方向和重大课题，自2017年10月起，全县以紧密型县域医共体建设为契机，探索医保打包付费试点工作，落实分级诊疗制度，让更多优质医疗卫生资源惠及祥云县及周边县市近100万居民。

一、主要做法

（一）强化改革顶层设计

祥云县坚持“大卫生、大健康”的发展理念，把紧密型医共体建设和医保支付方式改革纳入全县全面深化改革同部署同要求同考核，统筹推进三医联动改革。2019年8月，以县政府主要领导为组长的建设紧密型县域医共体工作领导小组成立。全县研究出台《祥云县建立完善分级诊疗制度实施方案》《祥云县建设紧密型县域医疗卫生共同体工作方案》《祥云县公立医院人事制度改革工作方案》《祥云县县域医疗服务共同体城乡居民医疗保险打包付费基金管理办法（试行）》等28个改革配套文件。建立了“县人民医院为龙头，县中医医院、县妇计中心、县疾控中心协同，乡镇卫生院为枢纽，村卫生室为基础”的县、乡、村三级医疗服务体系，以促进医保患者合理流向为目标，推动县域医共体打包付费改革实施。

（二）改革运行管理模式

一是建设“814”紧密型医共体。在医共体内建立“分工协作、发展激励、资源共享、人才流动、双向转诊、培训指导、慢病管理、大健康管理”8个机制，通过实行“行政管理、人力资源、医疗业务、财务、绩效考核、资源配置、集中采购、信息化、医保预付、健康服务”10项统一管理，不断建立完善医共体管理体制，整合优化县域医疗卫生资源，促进医共体内各医疗单位人、财、物高度集中统一，形成利益共享、权责共担的紧密型管理机制。与此同时，通过保持“机构和人员性质、机构功能定位、财政投入保障机制、部门监管职责”4项不变，明确各级各部门和各级医疗机构在医共体建设中的职责分工与功能定位，进一步强化政策保障，加强内外监督。

二是实现医疗卫生资源共享。从2018年6月开始，县医共体依托县域信息大数据平台，逐步建立了“县域远程会诊、心电诊断、影像诊断、检查检验、消毒供应、健康管理”6大远程共享中心，截至2019年底各共享中心出具远程诊断报告34755份，为基层医疗卫生机构提供一体化服务。2019年，县医共体按照“双向流动、县管乡用、乡管村用”的原则，实行县级公立医院人员编制备案管理，医共体内人员统筹调剂分配和使用，总医院下派管理人员、职业技术人员至分院工作，分院选派人员到总医院轮岗、培训等，实现医疗资源共享，基层服务能力提质增效。

三是落实分级诊疗制度。2018年5月，祥云县制定下发《祥云县县级公立医院管理委员会关于同意祥云县县域医疗服务共同体章程的批复》，章程中明确了医共体内医疗卫生机构功能定位和服务清单，严格落实疑难危重病例由分院向县级医院上转，康复期及慢病病例由县级医院向分院下转的双向转诊机制和急慢救治机制。为引导患者“因病适医”在基层首诊，实施基层报销倾斜政策，在乡村两级门急诊报销比例确定为50%的基础上，将中草药诊疗报销比例再提高5%，乡村两级报销支出预算占医共体打包资金的25%以上，并随着服务能力的提升不断增加资金占比。通过总院与分院实施共建慢性病门诊、设立专家工作室、共建病房等方式，将稳定期的糖尿病、高血压、脑卒中、慢阻肺等病人的康复期治疗，以及日常随访管理工作下沉到乡镇卫生院。医共体总院的药品保障、医保管理和医疗业务等管理中心优先确保各分院慢性病常见病药品供应、医保报销及人员培训指导等工作。

(三)健全医疗保障机制

一是坚持政策导向，改革医保支付方式。祥云县按"以收定支、总额打包、超支自负、结余留用"的原则，实行"年初包干、按月预拨、年终清算"的方式，将当年筹集基金总额提取大病保险基金、家庭医生签约服务费后的 95.5%作为医共体预算资金总额打包给医共体，明确打包付费范围、预算总额、结算方法、支付方式、清算流程和考核办法，推动医保打包付费科学化、精细化管理。

二是健全医保管理体系，确保基金安全。县医共体打包付费的医保基金按照"县级监管、牵头单位具体实施"的分级管理模式，县级负责履行监管职能，牵头单位负责建立相关管理机制、考核制度并实施日常和定期考核；医共体医保管理办公室负责成员单位医保管理工作的监管和指导，定期基金申报、按时审核、及时拨付，定期业务监管、定期分析、定期培训，确保基金安全。

(四)推进防治模式转变

祥云县医共体认真贯彻落实健康中国战略，2019 年 12 月筹备建立健康管理中心，与公共卫生部门协作建立医防结合的全生命周期健康管理体系，医疗机构主动实施疾病早预防、早发现和早控制，转变过去"以病养医"的医疗模式，促进县域各医疗机构从治病向防病转变，提高群众健康素养及健康水平。县医共体成立慢性病管理中心，设置慢病管理师，对高血压、糖尿病、脑卒中、慢阻肺、冠心病等慢性病建立了健康宣教、预防、治疗、随访于一体的防治结合模式。

二、工作成效

(一)医疗机构获发展，医保基金得控制

一是通过紧密型医共体建设，县、乡医疗机构实现共同发展。2019 年 11 月，祥云县医共体总院顺利通过云南省县级公立医院晋级三级医院评审复核，11 家分院全部通过云南省乡镇卫生院服务能力提升验收，达到一级甲等卫生院标准。

二是通过医共体医保打包付费，医保基金不合理增长得到有效控制。2018 年全县医保基金结存 179 万元，2019 年结存 641.15 余万元，达到"以收定支、收支平衡、略有结余"的目标。

(二)服务能力双提升，技术收入两提高

一是县乡医疗机构服务水平和能力双提升。通过落实双向转诊机制和急慢救治机制，2019 年县医共体总院年下转分院人次从 2018 年的 90 人次增至 322 人次，有效推动分级诊疗政策落地；建立县外转诊患者均通过医共体牵头单位审批制度，有效控制了县域患者外转率，2019 年全年县外转诊率同比下降 35.66%，县外转诊医疗费同比下降 13%；总院和分院医疗服务能力显著提升，乡村两级门诊及住院人次同比增长 6.50%。

二是县乡医务人员技术水平和收入双提高。通过医共体内统一医疗业务管理、统一技术规范、统一培训、统一考核及远程指导业务等，总院及分院医务人员技术水平持续提高；通过医共体内财务统一核算管理，落实"两个允许"，改革了医共体内薪酬制度，医务人员收入较改革前提高 5%。

(三)基层看病减负担，群众就医享实惠

一是减轻了基层群众看病负担。紧密型医共体建成后，通过互联互通资源共享、专家下沉长期帮扶、远程会诊、病种下沉、慢病下沉等措施提升了基层服务能力，2018 年基层卫生院可治疗病种较改革前增加约 19%；2019 年医保基金县域内就医支出占全年基金总支出的 79%、实际补偿比保持在 70%左右，患者满意度达 96%。

二是规范了基层诊疗行为。通过医共体的监管、指导、培训，全县乡村两级抗菌素和激素使用不合理、输液率过高、处方不合格等情况得到扭转，基层诊疗行为逐步规范。与 2018 年相比，2019 年基层分院抗菌素使用率下降 9%、处方合格率提升 12%、输液率下降 15%，极大地减少了医保基金的浪费。

三是群众就医更加便捷实惠。县域医共体方便了基层群众在家门口就近就便享受医疗资源，基本形成了"小病不出村、常见病不出乡、大病不出县"的分级诊疗格局，基层患者看病负担减轻，就诊更加便捷。

西藏自治区

工作综述

西藏自治区医疗保障局于2018年11月组建，并于2019年1月正式挂牌，是西藏自治区人民政府直属机构（副厅级），内设6个机构（正处级）；局所属参公事业单位2个，分别是自治区医疗保障服务中心和自治区药品采购服务管理中心。西藏自治区医疗保障局挂牌成立后，各地（市）、县（区）陆续完成医疗保障部门组建、人员划转、职能承接等机构改革任务，改革期间实现了队伍不乱、工作不断、服务不降。截至2019年底，全区基本医疗保险参保347.08万人，职工基本医疗保险参保47.73万人，城乡居民基本医疗保险参保299.35万人；生育保险参保34.33万人。

一、制度整合

全力推进城乡居民基本医疗保险制度整合。以《国务院关于整合城乡居民基本医疗保险制度的实施意见》（国发〔2016〕3号）为政策依据，2018年11月8日，西藏自治区人民政府办公厅印发《关于进一步做好城乡居民基本医疗保险制度整合工作的通知》，按照统一覆盖范围、统一筹资政策、统一保障待遇、统一医保目录、统一定点管理、统一基金管理要求，将农牧区医保制度与城镇居民基本医疗保险制度整合为统一的城乡居民基本医疗保险制度，并实行地（市）级统筹管理。该制度将于2020年1月1日起正式实施。

二、生育保险和职工医疗保险合并实施

积极开展生育保险和职工基本医疗保险合并实施。按照《国务院办公厅关于全面推进生育保险和职工医疗保险合并实施的意见》（国办发〔2019〕10号）精神，对西藏自治区两项制度合并实施可行性和实现路径进行了充分研究，就如何实现基金征缴和管理、医疗服务管理、统一经办和信息服务等内容进行了协商探讨，并起草了《关于贯彻落实〈国务院办公厅关于全面推进生育保险和职工基本医疗保险合并实施的意见〉的通知》。按照该通知的要求，自治区实现了生育保险与职工医疗保险的合并实施。

三、医保药品目录

为把更多救命救急的好药，特别是群众关注度高的重大疾病、慢性病、罕见病及儿童用药等纳入自治区医保药品目录范围，西藏医保及时做好将国家谈判抗癌药纳入自治区医保报销范围的落实工作。明确全区把国家谈判的17种抗癌药全部纳入自治区药品目录的乙类药品支付范围，并严格执行国家规定的医保支付标准和限定支付范围。落实抗癌药品全部实行直接挂网采购，自治区采购平台涉及的14个抗癌药品通过价格调整，最大降幅为30.37%，最小降幅为3%，平均降幅5.99%，使自治区患者尽快用上了降价后的抗癌药品。

落实发布2019版《国家基本医疗保险、工伤保险和生育保险药品目录》，本着应纳尽纳的原则，将103种藏药增补纳入西藏自治区药品目录。完成国家医保97种谈判药品落地工作，把更多救命救急的好药纳入医保。为进一步方便自治区城镇职工基本医疗保险参保人员就医用药，及时调整优化城镇职工基本医疗保险门诊特殊疾病治疗期限和用药时间。

四、“两病”门诊用药保障

自治区医疗保障局联合自治区财政厅、卫生健康委、药监局印发《关于完善城乡居民高血压糖尿病门诊用药保障机制的实施意见》，进一步明确保障对象、用药范围、保障标准，增强基本医保门诊保障能力，减轻参保人员门诊用药费用负担。根据实施意见精神，自2019年12月起，城乡居民参保人员在定点医疗机构发生的“两病”（即高血压、糖尿病）

门诊政策范围内的药品费用(乙类药品个人先行自付 10%),统筹基金支付比例为一级及以下医疗机构 70%,二级医疗机构 65%,三级医疗机构 60%。且不设起付线,参保年度内高血压支付限额为每人每年 800 元,糖尿病支付限额为每人每年 1200 元,同时患高血压和糖尿病的合并支付限额为每人每年 2000 元。

五、医疗救助

着力加强基本医保、大病保险和医疗救助政策的有效衔接。以机构改革职能整合为契机,立足基本医保、大病保险和医疗救助现行制度功能,联合自治区财政、银保监等部门建立大病保险预保机制,实现基本医疗保险和大病保险“无缝衔接”。聚焦西藏自治区医疗救助资金结余过多、救助功能发挥不充分等问题,印发《关于进一步完善城乡医疗救助制度的通知》,重点从扩大救助覆盖面、简化救助流程、加大资助参保、建立防止因病致贫返贫机制、放宽目录限制、实行地市统筹、打造“一站式”服务等方面入手,调整和完善原医疗救助政策,以盘活用足救助资金,加强其托底保障功能。

六、待遇保障

城乡居民基本医疗保险财政补助标准提高至年人均 555 元。农牧民大病保险起付线由住院和门诊特殊病医疗费 60000 元降低至个人自付费用 5000 元,封顶线由每人每年 7 万元提高至每人每年 14 万元。城镇职工基本医疗保险年度最高支付限额提高到 60 万元、门诊特殊病种增加到 34 个大类 49 个病种。明确把 118 种国家谈判药全部纳入自治区药品目录乙类药品支付范围。

七、药品耗材招标采购

积极落实国家组织药品集中采购和使用试点扩围工作部署,出台印发《西藏自治区关于推进国家组织药品集中采购和使用试点扩围工作的实施意见》,实现 25 个中选药品价格与全国同质同价。经初步统计,中选药品价格与联盟地区比较,平均降幅 59%。同时有序推进第二批国家组织联盟地区 32 个药品带量集中采购工作。针对群众反映的“医疗服务领域费用高”等问题,与四川省医疗保障部门签订战略合作协议,实现采购数据互联互通和资源共享,开展新形势下药品集中带量采购,发挥更大区域范围的市场规模效应,解决了自治区药品价格高、配送难等实际问题。

八、医疗服务价格改革

以助推医药卫生体制改革为切入点,及时出台并实施《西藏自治区取消公立医疗机构医用耗材加成调整医疗服务价格的指导意见》,实现全区公立医疗机构医用耗材“零差率”销售。提高诊疗、手术、康复、护理、藏医药等体现医务人员技术劳动价值的 115 个项目价格,降低大型设备、影像超声、检查检验等 90 个项目价格,同时对 15 个特需服务及其他市场竞争比较充分、个性化需求较强的医疗服务项目实行市场调节价。在全区范围确定 40 个监测点,完善区、市、县三级联动监管机制,有效监测公立医疗机构医疗费用以及药品、医用耗材价格等关联信息。

九、医疗保障基金监管

(一)组织专项治理行动

制定专项治理行动实施方案,聘请第三方机构和组织专业力量在全区范围开展打击欺诈骗保专项整治和“飞行检查”,持续保持巩固基金监管高压态势。截至 2019 年年底,全区累计检查定点医药机构 1972 家,暂停医保服务协议 43 家,解除医保服务协议 6 家,行政罚款 11 家,对 816 家定点医药机构下达整改通知书,处理违法违规参保人员 3 人,主动曝光案件 4 起,行政处罚 78.65 万元,追回资金共计 1056.23 万元。

(二)建立健全基金监管长效制度

联合自治区财政部门出台《西藏自治区欺诈骗取医疗保障基金行为举报奖励办法实施细则(试行)》,促进形成部门协同、群众参与、社会监督的良好态势。制定举报线索查处工作制度,提升行政执法人员依法办案能力,提高举报人对举报处理的满意度。

(三)舆论宣传

全区各地(市)举行“打击欺诈骗保 维护基金安全”集中宣传月启动仪式,组织开展医疗保障基金监管法律法规集中宣传活动。利用“西藏医疗保障”微信公众号播放打击欺诈骗保动漫宣传片,深入社区、定点医药机构、农牧区进行点对点的双语宣传,切实增强定点医药机构和参保人员法制意识,推动形成自觉维护医保基金安全的良好氛围。

十、医保信息化建设

加快推进西藏自治区医保信息化平台建设;信息化项目可行性研究报告和初步设计方案均已获国家医疗保障局正式批复。在林芝启动“智慧医保”试点,城乡居民医保信息系统在林芝完成上线测试运行。

十一、跨省异地就医直接结算

2019 年初实现西藏自治区基本医疗保险参保人员在全区各定点医疗机构和定点零售药店就医购药直接结算。为进一步简化跨省异地就医备案手续,印发《关于进一步做好西藏自治区跨省异地就医备案工作有关事宜的通知》。积极落实“放管服”要求,以便民利民为原则,简化异地就医相关证明。采取在定点医院设立大病保险“一站式”结算窗口、定期巡查接单等报销方式,缩短群众报销周期。签订《西南片区跨省门诊费用直接结算合作框架协议》,以便更好为群众提供优质、高效、便捷的医疗保障服务。

十二、党的建设

西藏自治区医疗保障部门自组建以来,始终坚持以政治建设为统领,严格落实“一岗双责”职责,强化理论学习,狠抓政治纪律和政治规矩,教育引导党员干部切实增强“四个意识”、坚定“四个自信”、做到“两个维护”,确保在政治立场、政治方向、政治原则、政治道路上同以习近平同志为核心的党中央保持高度一致。主动接受监督,研究部署党风廉政建设工作,坚决贯彻落实中央八项规定及实施细则和自治区党委实施办法,营造风清气正的良好政治生态。扎实推进“不忘初心、牢记使命”主题教育。加强党建基础工作,制定出台党组工作规则、党组“三重一大”决策制度实施办法、廉政风险防控机制建设等党建制度,启动医疗保障领域行风建设专项整治。

重要活动

2019 年

1. 西藏自治区医疗保障局举行挂牌仪式。1 月 7 日,西藏自治区医疗保障局正式挂牌成立。西藏自治区副主席孟晓林、自治区党委组织部副部长南培等领导及自治区医疗保障局领导班子成员、全体干部职工,自治区人社厅、发改委、卫生健康委、民政厅等有关部门负责同志参加了挂牌仪式。仪式上,自治区副主席孟晓林、自治区党委组织部副部长南培分别与自治区医疗保障局党政主要负责同志揭开自治区医疗保障局汉藏文牌。

2. 全区医疗保障工作座谈会召开。5 月 24 日,全区医疗保障工作座谈会在拉萨召开。自治区医疗保障局党组书记、副局长泽丽主持座谈会。全区七市(地)医疗保障局主要负责同志、办公室负责同志和自治区医疗保障局各部门负责同志参加会议。泽丽在主持会议时要求全区医疗保障系统,一要讲政治,牢固树立“四个意识”、增强“四个自信”、做到“两个维护”;二要有担当,敢于迎难而上,加快推进各级医疗保障机构组建和队伍建设,破除阻碍改革发展的思想和体制障碍;三要抓落实,建立集“决策部署、任务分解、节点控制、考核评价、问责追究”为一体的落实机制,让各项工作在循环积累中落地见效。会议要求,全区医疗保障部门要主动融入新时代、顺应新形势、把握新方位、明确新要求,打好基础开好局,推动医保制度体系更加完善,推动医保政策红利充分释放,推动经办服务工作提效升级,推动自身队伍建设迸发活力。

3. 举办驻区外机构基本医疗保险经办业务培训班。7 月 1 日至 7 日,为加强西藏自治区驻区外机构医保经办人员业务能力,准确掌握并正确执行医保政策,提升经办服务水平,保障参保人员合法权益,结合“不忘初心,牢记使命”主题教育,举办西藏自治区驻区外机构基本医疗保险经办业务培训。自治区驻北京、上海、西安、成都离退休人员服务处和成都、郑州、开封、咸阳、西安、兰州、双流、北京 8 个干休所及西藏民族大学附属医院、西藏基本医疗保险驻成都、西安服务中心的共计 27 人参加培训。培训内容涉及异地就医社保卡运用、异地就医结算、基金监管、大病赔付流程、信息系统实际操作等业务知识。培训采取了集中授课、现场跟班学习及座谈交流相结合的方式进行。

4. 自治区政府领导赴自治区医疗保障局开展调研。8 月 6 日，西藏自治区副主席罗梅赴自治区医疗保障局就“不忘初心、牢记使命”主题教育、医保经办服务、医保部门组建以来重点工作开展情况等进行调研，并主持召开座谈会。罗梅在调研和座谈时强调，医疗保障部门要提高政治站位，增强做好医疗保障工作的责任感和使命感；要坚守为民初心，在“为民服务解难题”方面做好文章、下足功夫，重点要完善医保制度体系、深化重点领域改革、打通服务群众“最后一公里”、精准助力脱贫攻坚；要着力补齐短板，切实推动医疗保障事业高质量发展，重点要高标准推进医保信息化建设、重长远强化医保基金监管、高质量加强人才队伍建设。

典型案例

全力推进医疗保障脱贫攻坚

西藏自治区医疗保障局结合工作实际，以重点解决“两不愁三保障”为目标，聚焦医疗保障领域改革重点任务，全力做好自治区建档立卡贫困人口、特困人员等农牧区贫困人口医疗保障扶贫工作，狠抓政策落实、工作落实、责任落实，着力解决自治区贫困人口因病致贫、因病返贫问题。

一、工作背景

西藏自治区是全国唯一的省级集中连片特殊贫困地区，也是脱贫攻坚之初全国贫困发生率最高、贫困程度最深、扶贫成本最高、脱贫难度最大的深度贫困地区，如期完成脱贫攻坚目标任务，对全国打赢脱贫攻坚战具有重要意义。

二、主要做法

（一）实现贫困人口应保尽保

联合相关部门不断加强数据比对，摸清底数，完善身份标识和专项台账，统筹推进数据的归口管理，并做好动态监测，加强运行分析，确保数据准确。联合自治区财政、扶贫等部门出台《西藏自治区医疗保障扶贫工作实施方案(2019—2020 年)》。

（二）落实贫困人口参保财政补助政策

明确对参加城乡居民基本医疗保险的贫困人员，每人每年个人缴费部分由财政给予补助。同时，将建档立卡贫困户作为医疗救助对象，对特困人员参保缴费给予全额补助，对建档立卡贫困户参保缴费给予定额补助。

（三）提升贫困人口大病保险和医疗救助保障水平

实现农牧民贫困人口大病保险起付线降低 50%、支付比例提高 5%的目标。医疗救助政策向贫困人口倾斜，普通和重特大医疗救助限额分别较原有规定提高 4 万元和 5 万元，达到每年 10 万元和 20 万元。

（四）“先诊疗后付费”政策覆盖所有县区

明确对贫困人员实行先诊疗后付费制度，全区 74 个县(区)均实现了县域内农牧区贫困住院患者“先诊疗后付费”政策，覆盖率达到 98.5%。

三、工作成效

2019 年，全区医疗保障部门狠抓政策落实、工作落实、责任落实，全力做好自治区建档立卡贫困人口、特困人员等农牧区贫困人口医疗保障扶贫工作，将贫困人口全部纳入基本医保、大病保险、医疗救助等制度覆盖范围，贫困人口参保率达到 100%。对重特大疾病亟待解决的个案不受封顶线限制，充分利用社会救助协调工作机制，根据救助对象困难程度等因素一事一议、专题研究、限时解决。

陕西省

工作综述

根据省委机构改革统一部署，2018 年 11 月 13 日，陕西省医疗保障局正式挂牌成立。新局为省政府直属正厅级机构，整合了过去分散在人社、卫生健康、发改和民政四部门的医疗保障职能，推动各市实施统一的筹资标准、缴费时间、待遇水平和医保目录。截至 2019 年底，陕西省基本医疗保险（以下简称基本医保）参保 3960.85 万人，其中职工基本医疗保险（以下简称职工医保）参保 712.87 万人，城乡居民基本医疗保险（以下简称居民医保）参保 3247.98 万人。2019 年全省职工医保（含生育保险）基金收入 322.96 亿元，支出 257.86 亿元；居民医保基金收入 257.13 亿元，支出 247.53 亿元。

一、推进医疗保障制度改革

（一）统一居民医保制度

2018 年，陕西省居民医保财政补助提高到人均 500 元，高于国家标准 10 元；新增部分中有 20 元用于提高大病保险保障能力。2019 年 4 月 28 日，常务副省长梁桂主持召开专题会议，对整合城镇居民基本医疗保险和新型农村合作医疗（以下简称新农合）工作进行统筹安排。省医疗保障局建立各市（区）工作联系和信息反馈机制，定期督导整合进展；会同审计部门开展医保基金审计，针对问题切实整改；明确居民医保参保原则并统一缴费标准。陕西省于 2019 年底完成居民医保制度的整合统一。

（二）深化医保支付方式改革

截至 2018 年底，全省 12 个统筹地区均出台了支付方式改革相关文件，并选择 100 个以上的病种推进按病种付费改革。2019 年，陕西省推进以总额控制为基础、以按病种付费为主的多元复合式医保支付方式改革，省医疗保障局指导各市（区）完善医保预算管理，明确将总额控制纳入医保协议管理，按病种付费实际结算量不低于 100 种。

同时，省医疗保障局协调相关部门成立省按疾病诊断相关分组（DRG）付费试点工作指导组，指导西安市做好国家 DRG 付费试点工作，明确宝鸡市、铜川市、延安市、榆林市和汉中市为陕西省 DRG 付费试点城市；DRG 试点数量占到全省基金统筹区的 50%。

（三）推进药品耗材招采改革

2018 年，陕西省完成 13 大类高值耗材阳光采购，平均降幅达到 18.37%；率先将医用耗材纳入“两票制”实施范围，压缩城市公立医院耗材配送企业至 15 家；启动普通医用耗材阳光采购工作；牵头组建由 15 个省份参与的高值医用耗材省际采购联盟，实现数据共建共享；对进口抗癌药品进行联合议价，平均降幅 11.3%，每年可节约采购资金 0.91 亿元。

2019 年 5 月，省医疗保障局牵头组建涵盖 14 个省份的省际招采联盟，推动联盟内数据共建共享，为联合议价采购奠定基础；支持西安市做好国家“4＋7”药品集中带量采购和使用试点工作，西安市“4＋7”试点的 25 个中选品种的 40 个品规发生采购，中选品种采购数量 9083.87 万（片/粒/支），采购金额 1.31 亿元，分别占同通用名药品采购的 87.58%和 58.67%，中选价平均降幅 52%，最高降幅达 90%以上，节约资金约 3.36 亿元；推进“4＋7”试点扩围工作，自 2019 年 12 月 10 日起在全省全面执行联盟地区（陕西）25 个中选药品价格，每年可节省医药费用 2.59 亿元；明确公立医院第二批药品集中采购目录，规范新批准上市药品挂网采购，将 97 个谈判药品在省级药品集中采购平台直接挂网，开展高值医用耗材动态调整，启动普通医用耗材阳光采购，规范药品和医用耗材采购工作。

（四）深化医疗服务价格改革

2018 年，陕西省选择部分城市公立医院作为监测样本单位，开展医疗服务价格动态监测评估；新增修订项目价格 91 项，新增修订特殊卫生材料库 9 类耗材，明确 50 项县级公立医院医疗可执行项目。

2019 年，陕西省制定取消公立医疗机构医用耗材加成同步调整医疗服务价格方案，明确全省可收费医用耗材销售价格按采购价格执行。同时，调整医用耗材使用量较大的手术、治疗类项目价格及其他体现医务人员技术劳务价值的项目价格共 908 项（占现行医疗服务项目总数的 17.92%），修订部分医疗服务项目价格，建立健全医疗服务项目价格动态调整机制，理顺和优化医疗服务比价关系。

根据各市（区）医疗保障局、省属省管公立医疗机构开展互联网复诊及远程会诊情况，借鉴外省做法，2019 年 12 月 18 日，下发《陕西省医疗保障局关于"互联网＋"医疗服务价格和医保支付政策有关问题的通知》，实现优质医疗资源跨区域流动、满足群众就医需求。

（五）推动生育保险和职工医保合并实施

2019 年 7 月 8 日，省医疗保障局、财政厅、人社厅、卫生健康委、税务局联合印发《陕西省生育保险和职工基本医疗保险合并实施方案》，明确生育津贴支付期限按照国务院《女职工劳动保护特别规定》执行，女职工享受的生育津贴按照职工所在用人单位上年度职工月平均工资计发；个人自付的医疗费用可由本人或其亲属职工基本医疗保险个人账户支付。

二、发挥医保职能作用

（一）开展打击欺诈骗保专项行动

2018—2019 年，省医疗保障部门贯彻落实习近平总书记关于加强医保基金管理的重要批示精神，将加强基金监管作为全省医保系统首要政治任务，强化定点医药机构管理，推进医保智能监控系统建设，开展打击欺诈骗取医疗保障基金专项行动，开展集中宣传月活动，出台举报奖励实施细则，组建监管专家库，参加和承接国家飞行检查，组织省内交叉检查，严厉打击欺诈骗保行为。

截至 2018 年底，全省共计检查定点医药机构 7795 家、参保人员 19266 人次，约谈限期整改 956 家、通报批评 381 家、暂停医保结算 363 家、解除定点协议 47 家，追回医保资金 526.59 万元、为患者追回资金 90.47 万元。

2019 年全省共检查定点医药机构 34530 家，实现所有定点医药机构检查全覆盖；核查举报线索，办结率 100%；处理违规定点医药机构 5694 家，其中暂停医保服务 892 家、解除医保协议 133 家、移交司法机关 5 家，共追回医保基金 2.48 亿元。

（二）助力打赢脱贫攻坚战

2018 年，陕西省财政拨付 1.387 亿元，补贴 308.24 万贫困人口参保。健全保障机制，推行县域内一站式结算，确保贫困人口住院合规医疗费用报销比例不低于 80%。2018 年陕西省共计救治贫困人口患者 33.16 万人，医保报销 17.14 亿元、大病保险报销 1.48 亿元、医疗救助报销 2.52 亿元、补充医疗保障和政府兜底 6998 万元。

2019 年，为做好医保扶贫工作，省医疗保障局成立医保扶贫工作领导小组，选调 9 名业务骨干专职扶贫（占全局编制的 21.95%），制定全省医保扶贫实施方案，实施基本医保、大病保险和医疗救助三重保障，推动实现建档立卡贫困人口保障全覆盖。

4 月 26 日，省医疗保障局、财政厅、扶贫办印发《陕西省医疗保障扶贫行动实施方案》，督促指导全省各级有关部门紧紧围绕医保扶贫实施方案，抓好抓实落细医疗保障扶贫工作，统筹各项医保制度，综合保障、梯次减负，确保将农村建档立卡贫困人口纳入基本医保、大病保险和医疗救助制度范围。

6 月 12 日，全省建立了医保扶贫专项调度制度，印发《关于加强医疗保障扶贫工作调度的通知》，按季度及时报送调度数据，专人负责国家医疗保障局电子模块填报，做到摸准贫困人口参保情况到人、监测医疗保障扶贫工作进展到县。

7 月 15 日，省医疗保障局印发《关于规范门诊特殊疾病管理有关问题的通知》，规范了慢性病认定流程、内容和要求等，要求各县（区）慢性病申报每年不得少于 4 次，督促各市抓好慢性病相关政策的落实，让信息多跑路、群众少跑腿。

7 月 22 日，省医疗保障局会同财政厅、扶贫办印发《关于调整医保扶贫部分政策标准的通知》，及时调整医保扶贫三项政策。12 月 2 日，省医疗保障局联合民政厅、财政厅、扶贫办、税务局印发《关于做好新增建档立卡贫困人口和"边缘户"医疗保障工作的通知》，允许新增建档立卡贫困人口随时参保并及时享受待遇。

2019 年，各项医保扶贫政策惠及贫困人口就医 742 万人次，帮助减轻负担 53.8 亿元。

（三）将部分救命救急药纳入医保支付

2019 年 1 月 3 日，省医疗保障局下发《转发〈国家医疗保障局办公室 人力资源社会保障部办公厅 国家卫生健康委办公厅关于做好 17 种国家医保谈判抗癌药的执行落实工作的通知〉的通知》，提出对定点医疗机构临床使用国家谈判药品的不占医院总额预算额度和定额标准，卫生健康部门将国家谈判药品实行单独核算，暂不纳入医疗机构药占比考核。

全面执行国家2019年版药品目录，将148种常规药品和97种国家谈判及续约成功药品纳入医保支付范围。

2019年10月，省医疗保障局、财政厅、卫生健康委、药监局联合印发《关于做好城乡居民高血压糖尿病门诊用药保障工作的通知》，明确了城乡居民高血压、糖尿病保障范围是二级以下协议定点医疗机构，保障方式有普通门诊和门诊慢病两种方式，要求政策范围内基金支付比例应达到50%以上。

(四)实现跨省异地就医直接结算

2018年，陕西省不断完善异地就医政策，简化异地就医备案手续，加大异地就医政策宣传和业务培训力度，将农民工和创业创新人员纳入异地就医范围，跨省结算量居全国第八位。全年全省异地定点医疗机构扩大至369家，全年实现跨省异地就医42497人次，异地就医直接结算总费用9.64亿元，医保基金支付6.17亿元。

2019年，陕西省重点提升异地就医服务效能，取消需就医地提供的各种证明，推动宝鸡市成为国家首批(14个)全国统一跨省异地就医备案服务试点城市。推动异地就医定点医疗机构范围不断扩大，实现全省市、区、县全覆盖，三级定点医疗机构接入率86.36%。2019年全省跨省异地就医定点医疗机构达到615家，全年跨省异地就医直接结算91942人次，结算费用20.68亿元，医保基金支付13.23亿元。

(五)完善大病保险及落实减税降费

2018年，陕西省大病保险人均筹资不低于40元。

2019年，陕西省城乡居民大病保险实行省级指导、市级统筹、分级管理，不断加强城乡居民大病保险制度建设。各市(区)实行政策体系、筹资标准、待遇水平、承办机构、资金管理、实施方案和基金核算"六统一"；规范招标与合同管理，强化风险管控，提高大病保险管理和保障水平。2019年陕西省统筹区大病保险人均筹资标准不低于55元。按照《中国银保监会办公厅关于做好2019年银行保险业服务乡村振兴和助力脱贫攻坚工作的通知》(银保监办发〔2019〕38号)，继续免征保险保障金。

根据国家降低社会保险费率的相关要求，自2019年1月1日起调整全省职工医保和生育保险缴费基数，2019年全年为用人单位和参保人员分别减负9.42亿元与2.75亿元。

三、提升医保服务能力

(一)保护企业合法权益

2019年3月22日，陕西省落实国家组织药品集中采购和使用试点工作领导小组下发的《关于4+7药品集中采购和使用试点期内配送问题的通知》，打破原有固化的药品流通体系，明确国家"4+7"试点的25个中选品种配送不受现行政策限制，由药品生产企业自主选择与配送能力强、信誉度好的药品配送企业建立配送关系。

(二)与服务对象多元交流

通过建立调查研究、沟通座谈、来电来函、电子信箱、官方网站、微信公众号等沟通渠道，加强与药品生产企业、定点医药机构等服务对象交流，在全国医保系统率先建立服务对象座谈制度和来电来函规范处理制度。

2019年7月12日，陕西省就国家谈判药(特药)落地召开服务对象座谈会，回应会上服务对象代表提出的合理诉求，去除非必要特药申报材料8项，新增定点医院19家，精简特药审核环节，增加门诊、医保支付适用范围。

(三)提升综合服务能力

2018年以来，陕西省积极推进"放管服"改革，不断做好"减证便民"工作，主动探索"互联网+医保经办"服务，将异地就医自助备案、手工(零星)报销材料预审、门诊特殊治疗首次备案、异地转诊转院、定点协议材料审核、个人权益信息查询等事项推送至互联网端和移动终端，让参保群众"指上办、不跑路"；精简手工(零星)报销材料，缩短报销时限；实现异地就医备案、门诊慢特病待遇认定、基本医保关系转出、医药机构定点资格申请等八项经办事项"一网通办"，手工(零星)材料报销、参保登记业务、参保人员转移接续手续办理等六项通办任务"最多跑一次"；加快部分退役士兵医保接续核查工作，截至2019年底核查完成率99.43%。

结合国家医疗保障信息化建设部署和本省实际，全面启动医保信息化建设工作。2019年8月22日，省医疗保障局组织召开全省医保信息化建设座谈会，抽调具有医保业务基础和网络建设经验的同志，按照国家医保信息化建设的统一要求，扎实推进信息化建设。9 月 25 日－10 月 19 日，通过竞争性磋商，招标选择设计团队、开展充分调研，完成《陕西省医疗保障信息平台可行性研究报告》并报送国家医疗保障局及省发改委备案通过。11 月 13 日，成立省医保网络安全和信息化领导小组，局党组书记、局长邢可利任组长，全面领导和组织全省医保信息化建设工作。12 月 5 日，下发《陕西省医疗保障局关于做好医疗保障信息业务编码标准信息维护工作的通知》，全面启动医保信息业务标准编码维护工作。12 月 23 日，召开全省医疗保障信息业务编码标准培训会议，扎实推进全省医疗保障标准化工作。

（四）加强医保定点协议管理

结合基金监管、特药落地、“4＋7”试点、价格监测等重点工作，省医疗保障部门完善协议内容，推动各项政策落地执行。

加强对定点医药机构履行协议情况的监督检查，对查实违规的机构严格依照协议进行处罚，对违反协议骗取医保基金的行为保持高压态势。

要求全省定点医疗机构对医保费用结算情况进行自查，调动一切积极因素筹集资金，严格按照医保协议结清应付账目，缩短回款时限，从机制上杜绝欠费问题。

重要活动

2018 年

陕西省医疗保障局挂牌成立。11 月 13 日，陕西省医疗保障局正式挂牌成立。省委常委、省政府常务副省长梁桂出席挂牌仪式并为新局揭牌。新机构整合了省人社厅的职工医保、居民医保和生育保险职责，省发改委的药品和医疗服务价格管理职责，省民政厅的医疗救助职责，省卫生健康委的药品和医用耗材招标采购职责，将医保相关职能集于一体。邢可利任局党组书记、局长。

2019 年

1. 全省医疗保障工作会议召开。3 月 27 日，省医疗保障局在延安市召开全省医疗保障工作会议。会议全面贯彻党的十九大和十九届二中、三中全会以及省委十三届四次全会精神，认真落实国务院医疗保障工作座谈会、全国医疗保障工作会议要求，全面总结全省 2018 年医疗保障工作，部署 2019 年医疗保障工作任务。局党组书记、局长邢可利作工作报告。

2. 全省医保基金监管工作会议召开。4 月 9 日，省医疗保障局召开省、市、县三级参加的医保基金监管工作会议，对全省开展打击欺诈骗保专项整治工作进行全面部署；联合卫生健康、公安、财政、市场监管和药监等部门下发《陕西省打击欺诈骗取医疗保障基金专项治理行动方案》，建立了陕西省打击欺诈骗取医保基金专项治理领导小组。

3. 启动维护基金安全集中宣传月。4 月 11 日，省医疗保障局和西安市政府联合举行“打击欺诈骗保 维护基金安全”集中宣传月启动仪式，局党组书记、局长邢可利宣布活动正式启动，领导小组各成员单位参加。随后，各市先后举办启动仪式，全面开启集中宣传月活动。

4. 签订省际招采联盟合作协议书。5 月 30 日－31 日，省医疗保障局协调组织 14 个省（区）召开重新确认后的第一次省际招采联盟省（区）工作协调会，签订《省际招采联盟省（区）药品、医用耗材数据共建共享合作协议书》，为联盟集中带量采购奠定基础。

5. 省领导调研机构改革工作情况。6 月 25 日，陕西省委书记胡和平赴省医疗保障局调研机构改革工作进展情况，与工作人员交流，询问职工医保和居民医保的异地结算等情况，强调要认真落实中央政策，加强规范管理，不断提高医疗保障水平。

典型案例

案例一：西安市“六项保障”推进药品集采改革

国家组织药品集中采购和使用试点工作（以下简称“4＋7”试点工作），是党中央、国务院减轻人民群众医药费用负担，理顺价格形成机制、规范市场流通秩序，提升医药服务可及性，推动医药行业转型升级的重大改革举措。按照国家医疗保障局的统一部署，西安市作为首批4＋7试点城市，于2019年3月25日零时启动试点工作，经过9个月的实践，形成了较为完整的集采工作协同机制和配套政策体系，有序推动招采制度改革。

一、改革背景

2019年1月1日，国务院办公厅下发《国家组织药品集中采购和使用试点方案》（国办发〔2019〕2号），明确了国家组织药品集中采购和使用试点的总体思路和原则，并选择了4个直辖市和西安等7个副省级城市共11个城市作为试点地区形成采购联盟，跨区域实施中选药品集中带量采购工作（简称“4＋7”试点），拉开了药品集中采购和使用体制机制改革的序幕。

二、主要做法

（一）执行集采政策，保障中选品种落地

西安市严格落实基金预付政策，做好医保支付标准与采购价的协同，鼓励医疗机构优先选用中选产品。改变原有“三统一”（统一采购、统一价格、统一配送管理）制度模式，坚持由生产企业选择配送企业的相关政策，保障集采中选药品及时配送。

（二）分配采购任务量，保障医疗机构使用

以西安市2017年实际用量的70％为基数，将西安地区年度采购量分为国家任务量、准备采购量和增加采购量三个批次稳步落实全年采购任务。中选药品实际采购量达到国家约定采购量的21倍，西安市成为第一个启动增加采购量的试点城市。加强与医疗机构、医药企业沟通联络，开发建设医药价格和招标采购工作系统，建立药品集采工作市级部门、区县价格招采、药品生产和配送企业等工作群，分属性和层级建立医疗机构联络群，定期召开专题会和座谈会，做到个性问题随时解决，共性和难点问题及时研判、有效处理，切实保障医疗机构集采中选药品的临床使用。

（三）网签电子合同，保障三方权利义务

以法律形式固化集采任务量，保障医疗机构、配送企业和生产企业三方权利义务，确保集采任务完成。在陕西省药械集中采购平台大力支持下，西安市拟定了集采药品购销三方协议，截至2019年12月31日，集采药品共5206份采购合同全部实行网签。

（四）强化监测预警，保障集采药品供应

西安市密切关注中选药品采购量变化情况，定期进行大数据分析，及时发现和预警采购量增长较快、中选药品短缺等情况。针对部分中选药品出现配送不及时、不到位的情况，一方面，联系医药企业统筹调运相关药品；另一方面，指导相关医疗机构合理报送采购计划，按周、月分批次采购，确保西安地区中选药品供应。

（五）开展联合检查，跟进任务落实

市医疗保障局加强部门协同，会同卫生健康、人社及市场监管等部门，采取联合检查、专项检查等方式，及时纠正医疗机构采购和使用未中选药品比例偏大、临床用药一刀切、采购管理不规范等问题，保障“4＋7”试点工作平稳有序推进。

（六）政策延伸保障，确保按时回款

为确保医疗机构按时回款，西安市出台了预付周转金政策，并制定了周转金拨付工作流程，采取资金预拨、年末对账的方式，规定将周转金政策扩大至参与“4＋7”试点工作驻西安地区部队和民营医疗机构。对完成国家任务量继续采购的，周转金仍按上述规定拨付。

三、取得成效

（一）降低患者负担

通过招采合一、量价挂钩，截至2019年12月

31 日,西安地区各公立医疗机构采购中选药品总数量 7500 万(片/粒/支),已达本地区国家下达任务量的 21 倍,可节省患者费用约 2.59 亿元,群众医药负担持续减轻。

(二)提升仿制药质量

试点政策规定参与国家组织药品集中采购的仿制药必须通过与原研药、参比制剂等优质药品的一致性评价。西安地区 15 家仿制药生产企业均因未过评无缘"4+7"试点,这也引起了药企重视,纷纷加大仿制药的竞争,促进仿制药集约化、规模化生产。

(三)优化招采效能

随着集采工作不断深入,相应的工作机制和配套政策体系也在不断完善。西安市于 2019 年共研究出台了 8 个相关的配套政策和 5 个工作方案,以集采品种为核心的新流通秩序逐步建立,并向非集采药品延伸。

为确保优先使用中选药品,西安市公立医疗机构普遍在 HIS 系统对中选药品作了标注提醒,并形成了配套的使用考核、财务管理、医保支付结算和周转金申请等工作机制,集采品种优先使用机制基本形成。

案例二:汉中市以信用为基础构建医保基金监管长效机制

一、改革背景

随着我国基本医保制度逐步实现全民覆盖,医保收支平衡面临现实风险,欺诈骗保问题和过度医疗行为普发频发,基金监管形势较为严峻,构建医保基金监管信用体系势在必行。

2019 年 5 月,国家医疗保障局办公室印发《关于开展医保基金监管"两试点一示范"工作的通知》,明确将陕西省汉中市纳入国家医保信用体系建设试点,汉中市启动以信用为基础的医保基金监管机制改革。

二、具体做法

为切实推进试点工作,促进医保主体不断规范自身行为,维护基金安全平稳运行,汉中市主要从四个层次入手建设以信用为基础的医保基金监管长效机制。

(一)强化组织保障

汉中市被确定为医保信用体系建设国家级试点城市后,为加强对试点工作的统筹协调,市医疗保障局联合卫生健康、市场监管等部门成立工作领导小组,同时根据工作职能,组建专家支持组、项目实施组、技术保障组,外聘社会监督员、引入第三方经办团队,协同稳步推进试点工作。

(二)构建指标体系

信用指标是构建医保信用体系的基石。在指标构建方面,汉中市基于医保政策、法律法规,以及参考国家医疗保障局推荐的医疗机构 A 类指标,经过大量数据分析,立足全市医保数据实际情况,采纳行业专家建议,征求信用主体意见,借鉴第三方经办经验,最终形成了具有汉中特色的信用评价指标:针对定点零售药店采用了 5 大类、15 项、33 条细目;针对定点医疗机构采用了 6 大类、18 项、46 条细目;医保医师采用积分管理办法,筛选 30 条违规细则。

(三)信用先行、强效监管

根据国家和省级医疗保障部门对医保基金监管的相关规定,汉中市整合制定了一套符合当地实际的医保信用制度及操作指引,通过制度确保基金监管工作有据可循。

为提升管理效率,汉中市明确将机构的信用情况划分为 A、B、C、D 四个等级,评分从高到低对应等级从高到低,不同主体对应不同评分范围。

针对 A 类医药机构,提高医保基金预算比例,降低日常检查频次,除根据投诉举报、大数据筛查、专项检查部署进行监督检查外,不另行对其开展检查;通过各级医疗保障官方网站及其他媒体向社会宣传守信定点机构。对评定为"A 级"的定点医疗机构,年度总额控制指标在预算基础上增长 5%,年度医保考核款全额支付;对评定为"A 级"的定点零售药店按月全额支付基金实际发生额。

针对 B 类,采取日常检查和专项检查相结合的方式开展监督检查,对评定为"B 级"的定点医疗机构按医疗机构年度总额控制指标月平均医保费用的 95%拨付医保费用;对评定为"B 级"的定点零售药店按月支付基金实际发生额的 98%。

针对 C 类,降低医保基金预算比例,采取日常检查、定期检查和专项检查相结合的方式开展监督检查，加强医保服务定点管理。对评定为“C级”的定点医疗机构年度总额控制指标在预算基础上降低5%，年度医保考核款按90%支付；对评定为“C级”的定点零售药店按月支付基金实际发生额的96%。

针对D类，列入重点监管对象，加大监管频次，强化定点零售药店医保人员管理。对评定为“D级”的定点医疗机构年度总控指标在预算基础上降低10%，年度医保考核款按80%支付，年度结算超出总控部分不予补偿；对评定为“D级”的定点医零售药店按月支付基金实际发生额的95%。

（四）科技助力，智能支撑

汉中市医保基金监管信用体系管理平台设有信用主体档案、用户画像管理、基金运行监测、信用事件档案、信用指标管理和信用评价管理等10个模块，进一步划分为主体信息管理、医保协议管理、红黑名单等31个管理区，实现对信用主体的多方位有效管理。

三、取得成效

（一）信用公示突破

2019年，汉中市共检查定点医药机构3556家，处理501家，追回基金1253.68万元，行政处罚122.87万元，查处参保人员违法违规9人次，追回22.89万元；并将以上处罚结果应用于信用评价，累计暂停医保服务34家。信用评价结果全部推送至全市信用管理平台予以公示。

（二）落实奖惩突破

一是针对定点医药机构落实信用奖惩。市医疗保障局以2019年度定点机构信用报告评级、稽核检查以及社会信用等为依据，落实奖惩。针对A类医药机构，提高医保基金预算比例；针对B类，维持不变；针对C类，降低医保基金预算比例。

二是针对医保医师落实信用奖惩。市医疗保障局以西乡县医保医师为重点考核对象，结合其他区县医保医师典型案例，以信用积分管理办法为主要考核依据，2019年共对23名医保医师进行警告、约谈，暂停医保医师、护士医保服务资格16人。

（三）监管范围突破

将定点医疗机构、定点零售药店和医保医师等相关利益方纳入监管范围，实现监管对象多方位覆盖。

（四）考评机制突破

2019年12月27日，汉中市医保信用管理平台药店版率先在全国运行上线，对159家定点药店实行医保信用等级评价，对其中评定为“C级”的3家定点药店进行约谈，并按协议约定扣减费用拨付。充分彰显了医保信用管理的威慑力。

（五）医保基金精细化管理突破

根据医疗机构信用等级分配、结算医保基金。对评定为“A级”的837家定点医药机构，年度总额控制指标在预算基础上增长5%，共计增加基金支出1450.5万元。

（六）“信用医保”意识提升突破

汉中市通过召集重点机构多次开展医保信用专项沟通会，从根本上提高了监管对象对“信用医保”的认识。同时采取多渠道扩大宣传，通过市医疗保障局网站、官方微信公众号等推送信息，扩大医保信用体系建设工作的知晓率。

案例三：咸阳市完善统一的城乡居民基本医保制度

一、改革背景

为进一步深化医药卫生体制改革，保障城乡居民公平享有基本医保权益，国务院出台《关于整合城乡居民基本医疗保险制度的意见》（国发〔2016〕3号），陕西省医疗保障局印发《关于统一完善城乡居民基本医疗保险制度建设的指导意见》，并做出了一系列工作部署。咸阳市于2019年5月15日召开居民医保制度整合工作推进会，制定并下发了《咸阳市人民政府办公室进一步整合完善城乡居民基本医疗保险制度工作方案》，通过加强组织领导、专题研究部署、强化责任担当，全市居民医保制度改革工作全面提速、有序推进，确保在2019年底实现整合。

二、主要做法

（一）出台居民医保政策

2019年11月，经市政府第四十四次常务会议审议通过，咸阳市在全省范围内率先出台了《咸阳市城乡居民基本医疗保险制度管理办法》和《咸阳市城乡居民基本医疗保险市级统筹的实施意见》，实现了全市居民医保以统一覆盖范围、筹资政策、保障待遇、医保目录、定点管理、基金监管为基本内容的“六统一”管理制度。

（二）统一城乡居民信息系统

咸阳市深化信息融合，统一全市居民医保信息系统，于 2019 年 11 月完成了医保经办机构和定点医疗机构信息系统的升级改造、接口联通和信息共享，加快推进城乡居民社会保障卡的制作和发放。截至 2019 年底，市、县、镇、村四级定点医疗机构全部实现医疗保障“一站式”即时结算服务。

（三）加快推进经办机构整合

2019 年 11 月初，咸阳市编办下发《关于秦都等县市区整合医疗保障经办机构的批复》，按照“一个机构、一个系统、一个模式”，对各县、市、区城镇居民和新农合两个医保经办机构进行全面整合。经过市政府的专题部署和推进落实，截至 2019 年底，各县、市、区任命了机构法人，整合了经办业务，居民医保各项业务上线运行良好，医保经办机构整合工作全面完成。

（四）做实做细市级统筹管理

为做实做细市级统筹和基金规范管理，市医疗保障部门按照《咸阳市关于城乡居民基本医疗保险市级统筹的实施意见》要求，建立“统一政策、属地管理、统一预算、分级负责、统一核算、分别建账和风险共担”的管理模式，设立市居民医保财政专户和支出户，实现居民医保基金市级统收统支和统一管理。同时，严格执行基金预决算管理制度、财务制度和会计制度，健全风险运行机制，防范基金运行风险，提高基金使用效率。

（五）构建三级医保经办服务网

为解决基层医保经办服务能力不足的问题，市医疗保障部门于 2019 年 10 月印发《关于落实基层医保经办服务职责的通知》，通过落实镇、村两级医疗保障的服务机构、工作人员和工作职责，全面提升医保服务水平，打造市、县、镇、村四级联动和统一的医保经办服务管理体系。截至 2019 年底，全市成立镇、村两级医保经办服务机构 2274 个，配备专/兼职经办人员 2571 名，开展基层业务培训 62 期，完成基层办理医保经办业务 16 项，实现基层医保经办服务全覆盖目标。

（六）全面完成城乡居民应保尽保任务

为配合税务部门及时启动年度医保个人参保费征缴工作，市医疗保障局与税务局联合制定下发《2020 年城乡居民基本医疗保险征缴工作方案》《关于开展 2020 年城乡居民医保征缴宣传工作的通知》等文件，通过加强部门协作、广泛开展宣传、开通缴费窗口渠道、优化参保缴费流程，全市于 2019 年底全面完成下年度参保任务，全市居民医保参保人数达到 360.5 万人。同时，做好参保数据的有效治理，完成城乡居民参保数据治理 6.28 万条，确保参保群众医保待遇不受影响。

三、主要成效

一是构建全市统一的居民医保制度，健全三重保障体系。通过整合城乡居民医保制度，全市统一了居民医保政策，逐步建立完善居民医保、大病保险和医疗救助的三重保障体系。

二是提高居民医保统筹层次，增强基金抗风险能力。实行居民医保市级统筹，充分发挥医保基金的共济作用，提高医保基金的使用效率、保障能力和抗风险能力。

三是消除居民医保待遇差别，促进社会公平正义。消除了城乡制度分设、管理分割、资源分散等障碍后，咸阳全市城乡居民不再受身份限制，享受统一的参保缴费和待遇政策，公平享有基本医疗保障权益，建立起更加公平、更可持续的基本医疗保障制度。

案例四：商洛市居民医保“六统一”和市级统筹一步到位

商洛市在 2019 年全面整合城镇居民基本医保制度和新型农村合作医疗制度，并于 2020 年 1 月 1 日零时起正式实施。在制度整合的同时实现市级统筹，全市居民医保基金共济能力和抗风险能力显著提升，制度可持续性进一步增强。

一、改革背景

2019 年 3 月 27 日—28 日，陕西省医疗保障局在延安市召开全省医疗保障工作会议和全省统一居民医保制度建设推进会，要求各地市于 2019 年 6 月底前完成城乡居民基本医疗保险制度整合工作方案，并在7月20日前报省医疗保障局备案。4月22日，省政府召开关于加快整合全省城乡居民基本医疗保险制度有关问题专题会议并印发了会议纪要，要求加快推进居民医保制度整合。

商洛市医疗保障局迅速成立“制度整合工作专班”，在认真学习上级文件精神、深入县区开展专题调研、摸清全市医保经办情况的基础上，制定《商洛市整合城乡居民基本医疗保险制度工作方案（讨论稿）》，并多次送县区及市直相关部门征求意见，累计收集意见建议41条，采纳19条。2019年7月31日，经市长办公会议研究通过，市政府办公室印发《商洛市整合城乡居民基本医疗保险制度工作方案》（以下简称《工作方案》），全市制度整合工作进入实质性推进阶段。

二、制度“六统一”，全面实施市级统筹

（一）明确时限要求、责任分工

根据《工作方案》，市医疗保障局在10月底前制定具体实施办法并升级改造经办信息系统，市审计局对2019年以前城镇居民医保和新农合基金进行审计，市财政局负责清理原基金财政专户，各县、区政府负责县、区新农合基金亏空填平等工作。严格的时间要求和明确的责任分工确保了制度整合工作如期实现。

（二）实施市级统筹

为建立全市统一的居民医保制度，商洛市于2019年11月11日印发《商洛市城乡居民基本医疗保险实施办法（试行）》（以下简称《实施办法》），要求全市居民医保实行参保缴费、待遇标准、医保目录、定点协议、信息系统、经办服务“六统一”。根据《实施办法》，全市医保基金实行全市统筹，市级统一设立医保基金财政专户，各县区不再设立医保基金财政专户，基金收入全部缴入国库；基金使用实行分级审核，按月上报、逐月拨付、分县记账。

（三）统一参保缴费

在覆盖范围方面，全市居民医保在地域上覆盖了所有县区、镇办、村组；人员上覆盖了原城镇居民和农村居民，取消了以家庭为单位参保，实行按自然人参保，达到全覆盖 要求。

在筹资标准方面，2020年度全市居民医保参保实行个人缴费和财政补助办法，筹资标准为每人770元，其中个人缴纳250元，财政补助520元。

在贫困人口参保缴费方面，2019年全市贫困人口参保资助全部落实到位，特困人员、贫困重度残疾人个人参保缴费100%资助，建档立卡贫困人口参保个人缴费资助不低于50%。

（四）统一待遇标准

在医保待遇基本制度框架建设上，商洛市医疗保障局、财政局、卫生健康委于2019年11月18日联合印发《商洛市城乡居民基本医疗保障待遇清单和门诊慢特病统筹办法的通知》，市医疗保障局先后出台《城乡居民高血压糖尿病门诊用药保障办法的通知》《关于调整终末期肾脏病透析医保付费方式的通知》《加强城乡居民医保特殊药品支付管理工作的通知》《关于进一步做好城乡居民大病保险工作的通知》等一系列待遇政策，明确了基本医保、大病保险、医疗救助的起付线、支付范围、报销标准和最高限额，以及慢特病及特殊药品支付等待遇保障事项清单，调整统一了门诊22种重大特殊疾病的待遇保障，提高了透析患者报销金额，并将96种抗癌药物纳入医保基金支付范围。

截至2019年底，全市城乡居民政策范围内住院费用平均报销比例达到67.48%；符合规定的门诊统筹、门诊“两病”、门诊慢特病费用报销到位。

（五）统一医保目录

在目录范围方面，商洛市执行全省统一的药品目录、诊疗项目目录和医疗服务设施范围目录。

（六）统一定点管理要求

按照“放、管、服”改革要求，商洛市取消了定点医药机构行政许可，全面实行协议管理，将乡村基层医药机构纳入协议管理，并实行市级统筹、分县区经办核算、“收支两条线”管理。

为了进一步细化管理内容，市医疗保障局于12月23日印发了《商洛市城乡居民基本医疗保障定点医药服务机构管理办法》及其操作规程，明确了定额标准、结算方式、异地就医管理、药品和高值耗材使用等方面的管理要求和操作规范。同时，建立定点医药机构考核评估机制，为优化服务、提高效率、保障结算奠定了基础。

案例五：韩城市推进特殊药品规范化管理

一、改革背景

为贯彻落实党中央、国务院“把更多救命救急的好药纳入医保目录”的决策部署，国家及省医疗保障局要求各地市要切实保证参保患者尽早“买得到、用得上、可报销”国家医保新纳入的谈判药品。韩城市结合工作实际，从减轻参保患者大病医药负担出发，于 2019 年全面加强特殊药品的规范管理，使参保患者买得到、用得起“救命药”，经济负担大大减轻。

二、主要做法

（一）落实改革要求，规范特药管理

2019 年 8 月，韩城市医疗保障局为加强基本医保特殊药品的使用管理，切实减轻参保患者用药负担，结合上级相关政策文件，制定并印发《韩城市基本医疗保险特殊药品管理办法的通知》，对特药管理实行“一审三定”的管理模式。

“一审”为审核备案，即参保患者使用特殊药品实行“事前审查、实名备案”管理制度。“三定”为定医疗机构、定零售药店和定责任医师：市医疗保障局要求，特药定点医疗机构必须在相应病种诊治中具有一定权威性，且具有完备的冷链设备和配备执业药师参与特药用药管理；零售药店需具备符合特殊药品零售资格和仓储要求，且具有“供、销、存”一体配送能力的零售药店；在责任医师的确定上，要求特药定点医疗机构确定本单位有相应专业副高级及以上职称的临床医师为特殊药品管理责任医师，并报市医保经办机构备案。

（二）扩大特药范围，明确特药支付比例

2019 年，韩城市按照相关文件要求，进一步扩大特殊药品范围，由原来的 43 种增加至 56 种，同时明确各类特药报销支付比例、细化和完善国家谈判药品分类管理支付政策。

（三）调整特药政策，减轻参保患者负担

办理特殊药品使用备案手续的参保患者，在市特药定点医疗机构门诊、定点零售药店购买使用特殊药品产生的费用，职工医保不设置起付线、不设置先行自付比例，对使用特殊药品治疗产生的合规费用按照 70％比例予以报销；居民医保不设置起付线，参保患者按先行自付 30％比例后，剩余部分按 60％比例予以报销，参保居民特殊药品门诊报销和住院医疗费用报销不超过基本医保报销限额。

（四）简化办事程序，实现网上直接结算

省内办理异地就医备案的参保患者，在就医地特药定点医疗机构住院期间使用特殊药品产生的费用，按规定负担个人自付部分后，剩余部分进入基本医保统筹基金，按住院医疗费用结算规定报销（就医地和参保地在省级异地就医结算系统中增加了特药标识并设置相应比例对应后，可实现网上直接结算）。

三、取得成效

（一）减轻参保患者特药费用负担

通过规范特药管理，全市将更多、更好的药品纳入医保报销，切实减轻参保患者用药负担。2019 年韩城市职工医保特药备案 31 人次，报销 55 人次，特药总费用 55.18 万元，基金支付 38.63 万元，人均报销 7023.64 元；居民医保特药备案 27 人次，报销 12 人次，特药总费用 9.82 万元，基金支付 5.47 万元，人均报销 4558 元。

（二）方便群众异地就医特药结算

通过实行省内、省外全国联网定点医疗机构双向就医“直通车”报销，就医地和参保地在省级异地就医结算系统中增加了特药标识并设置相应比例对应后，可实现网上直接结算。

甘肃省

工作综述

甘肃省医疗保障局于2018年11月1日挂牌成立，为省政府直属机构，副厅级建制。金中杰任党组书记、局长。省医疗保障局机关设7个处(室)，人员编制51人。省医疗保障局下设省医疗保障服务中心、信息中心2个事业单位。截至2019年3月，全省14个市州86个县市区医疗保障局均挂牌成立。省各级医保局挂牌成立以来，加快推进职能整合移交，及时制定完善机构运行和医保各项制度。截至2019年12月底，全省基本医疗保险参保2572.94万人，参保率97.18%，其中城乡居民筹资标准达到人均740元，大病保险人均统筹资金达到90元，医疗保障覆盖面和保障水平进一步提升。

一、落实医保扶贫硬任务

甘肃省各级医保部门围绕建档立卡贫困人口全员参保、全员资助、按政策报销、按标准救助，以及“一站式”结报等重点难点问题，通过县级自查、省市核查、省级暗访等措施，逐村逐户、逐人逐项摸排，全力推进医保扶贫冲刺清零，31个拟退出贫困县医疗保障指标全部达到退出验收标准。

(一)落细应参尽参，确保不落一人

全省各级医保部门把建档立卡贫困人口应参尽参、不落一人作为医保扶贫的底线任务。一是摸清底数，动态管理。定期对扶贫大数据平台、税务参保征缴系统和医保系统中的数据进行比对，及时掌握全省建档立卡贫困人口动态变化情况，先后实施三轮参保清零行动，实时将新增建档立卡贫困人口纳入医保。二是逐户摸排，建立台账。县、乡、村三级将建档立卡贫困人口参保缴费、参保资助、医保待遇享受等纳入台账管理，并将本地参保、异地参保、无法参保以及参加职工医疗保险人员分类统计，确保不因特殊情况遗漏一人。三是强化协作，冲刺清零。建立工作调度机制，采取“一把手”挂帅、日调度、日通报、约谈进度迟缓县区等措施，督促指导各地加快参保缴费工作进度。建立部门协作机制，会同省税务局，积极发动市县医保、税务部门和乡镇干部紧密对接参保动员、保费收缴、银行入账、税务登记、系统录入等环节，专人值守、随时处理参保缴费各类问题。截至2019年12月底，全省扶贫系统中建档立卡贫困人口574.95万人(本地参保564.85万人，异地参保9.8万人)，除无法参保的3055人外全部参保，并按标准落实资助政策。

(二)治理过度保障，厘清医保界线

一是落实基本医保公平普惠政策。14市州全部恢复建档立卡贫困人口住院医疗费用起付标准；规范门诊慢特病认定、报销管理办法；明确政策范围内医疗费用，不允许突破基本医保目录范围。除由省财政资金提升建档立卡贫困人口住院报销5%的政策外，全体参保人员享受同等基本医保待遇政策。截至2019年12月底，全省建档立卡贫困人口住院125.01万人次，发生医疗费用总额618869.96万元，政策范围内医疗费用577185.01万元。二是落实大病保险合理倾斜政策。充分发挥大病保险实行省级统筹优势，严格按照要求，将建档立卡贫困人口大病保险起付线全省统一调整为2500元，为普通群众5000元的50%；将分段补偿比例均调整为比普通群众提高5个百分点。三是落实医疗救助托底政策。将医疗救助政策调整为对农村贫困人口政策范围内住院医疗费用经基本医疗保险、大病保险报销后的个人自付部分，按照年度救助限额内不低于70%的标准进行医疗救助，“两州一县”和特殊困难的，提高至75%。通过对过度保障的持续治理，2018年全省城乡居民基本医疗保险当期决算赤字2.8亿元，2019年当期决算结余5.87亿元。

二、平稳推进医保政策调整落实

(一)强化基金运行评估分析

省医疗保障局定期开展基金运行分析，对重点指标存在异常的市州加大通报和检查力度，督促并指导相关市州及时采取有效措施；对金昌、张掖等基金收支问题突出的地区，专门组织专家团队赴实地开展“解剖麻雀式”蹲点调研，指导问题整改。

（二）推进全省城乡居民基本医疗保险市级统筹

在 2018 年初已实现城乡居民基本医疗保险合并运行的基础上，于 2019 年底全面实施城乡居民基本医疗保险市级统筹，落实覆盖范围、筹资政策、保障待遇、医保目录、定点管理、基金管理“六统一”要求，提高基金统筹层次和基金容量。突出公平普惠、综合保障，简化归并、统一规范城乡居民基本医疗保险起付标准、支付比例、最高支付限额及基本医保支付范围等政策。

（三）推进“两险”合并实施

2019 年 10 月 25 日，甘肃省政府办公厅印发《甘肃省生育保险和职工基本医疗保险合并实施方案》，明确保留险种、保障待遇、统一管理、降低成本的总体思路，提出统一参保登记、统一基金征缴和管理、统一医疗服务管理、统一经办和信息服务、确保待遇不变、确保制度可持续等 6 项主要政策。“两险”合并实施方案于 12 月 1 日起在甘肃省全面实施。

三、提升信息化支撑能力

（一）建立完善五个系统

完成城乡居民医保结算管理系统、A＋＋社保基金财务系统、药品集中采购平台、医用耗材阳光采购平台和中药饮片采购平台等 5 个系统的接收，确保全省脱贫攻坚任务的圆满完成、药品采购和城乡居民就医结算不受影响。

（二）升级改造城乡居民医保信息系统

通过升级改造城乡居民医保信息系统，对接基本医保与大病保险信息系统、省民政厅救助信息系统，实现基本医保、大病保险、医疗救助三个系统信息共享。

（三）推进定点医疗机构“一站式”结算

对定点医疗机构 HIS 接口进行改造，全省 2162 家定点医疗机构实现“一站式”结算。

（四）推动村卫生室即时结报

向村卫生室配发用于医保访问的 PSAM 卡 7190 张、刷卡器 3134 台，协调信息企业对全省村卫生室结算网络进行排查，保障网络畅通。组织技术力量对临夏州所有村卫生室逐村核查，现场解决问题，全力保障村卫生室即时结报。

（五）完成异地就医备案系统的部署应用

异地就医备案系统完成部署后，为通过手机端 App、微信公众号、网站进行异地就医备案，实现跨省、省内异地就医和直接结算打下良好基础。

四、医保基金监管持续加压

（一）严管态势基本形成

全省医保部门加大打击力度，对“两定”机构现场检查实现全覆盖，深入开展打击欺诈骗保集中宣传月活动，主动曝光欺诈骗保典型案例。2019 年 4 月至 11 月，对基金风险高、住院率增长快的 10 个市州、30 个县区进行了重点检查，对 7 个市州、26 个县区医保部门以及承办大病保险业务的三家商业保险公司进行约谈。2019 年，全省医保系统共查处“两定”机构 2355 家，追罚金额合计 1.28 亿元，解除协议 173 家，暂停协议 603 家，行政罚款 87 家，约谈和责令整改等 1751 家，移交司法机关 2 家，有效遏制了欺诈骗保势头。

（二）长效机制逐步建立

省医疗保障局联合卫生健康、市场监管、财政、税务、公安等部门，建立部门联席会议制度，强化联合监管。先后印发《甘肃省严防欺诈骗取医疗保障基金行为实施方案》《甘肃省欺诈骗取医疗保障基金行为举报奖励实施办法》等文件和《甘肃省定点医药机构服务协议（范本）》，协调财政部门建立基金监管罚没财政账户，推动基金监管工作逐步走向制度化、规范化、科学化。同时，推进张掖市开展国家监管方式创新试点，在天水市、武威市实施第三方监管省级试点，规范“两定机构”协议管理，加强基金监管队伍培训，强化社会各界对群众“救命钱”的敬畏感和戒惧感，形成了基金监管的良好工作局面。

五、稳步推进支付方式改革

在全省继续推行按人头、按病种、总额预付等相结合的复合式付费方式，控制医疗费用不合理增长。与此同时，扎实推进庆阳市为 DRG 付费国家试点城市，组成 DRG 付费省级工作组及省级专家队伍，对全省医保服务相关工作人员及三级以上定点医疗机构 DRG 付费改革进行基础知识培训，选派业务骨干积极参与国家医保局医保版 DRG 数据分析工作，为推进甘肃省 DRG 付费试点工作创造良好条件。

六、开展目录调整工作

配合国家医保局开展医保药品目录调整工作，

将有地方标准的中药饮片和民族药品调整纳入医保支付范围，优化药品结构，提升重大疾病保障能力。成立甘肃省医保药品目录调整工作领导小组，研究确定三年消化方案，确定2022年6月底前全部完成消化。将有地方标准的44个中药饮片和27个民族药品经专家评审、报经国家审核备案后纳入甘肃省医保支付范围。

七、积极开展药品招标采购

（一）启动国家组织药品集中带量采购工作

印发《甘肃省落实国家组织药品集中带量采购和使用工作实施方案》，并出台配套措施。自2019年12月20日起，甘肃省公立医疗机构正式执行国家组织药品集中带量采购中选结果。此次联盟地区25个中选药品中，中选价格与2018年同品种最低采购价相比，平均降幅59%，最高降幅96%。同时，实行两定机构“双通道”管理和使用谈判药品“绿色通道”，确保国家谈判药品与常规准入药品同步实施，保障群众尽快用上谈判药品。

（二）组织开展短缺药品和涨价药品采购应急磋商和市场撮合工作

为解决部分药品出现供应短缺或价格涨幅过大造成医疗机构采购困难的问题，组织医院联合体与企业直接谈判并达成协议，保证在一段时期内稳定价格并保障供应。共137个药品采购成功，其中53个降价，平均降幅14%；38个涨价，平均涨幅34%；其余46个价格持平。通过此次采购，在确保供应的基础上，前期涨价的药品价格有所回落，对短缺断供的药品接受合理上涨，成交药品的供应形势趋于稳定，达到了预期的效果。

（三）推进阳光挂网采购

完善13大类高值医用耗材阳光采购参考价形成规则和企业及产品准入规则，高值医用耗材共有挂网企业1071家，挂网产品48670个。截至2019年12月31日，采购金额54.65亿元，节约资金3.3亿元。此外，完成了体外诊断试剂阳光挂网工作，挂网企业559家，挂网产品20125个，采购金额为1.74亿元。

（四）开展中药饮片谈判采购

甘肃省中药饮片谈判采购开全国先河，共有57家中药饮片和6家配方颗粒生产企业入围，23个道地药品纳入采购目录。截至2019年12月31日，县以上使用中药饮片的医疗机构全部参与网上采购，成交金额5583.48万元。

八、“两病”门诊用药保障机制初步建立

2019年11月，省医保局、财政厅、卫生健康委、药监局四部门联合下发《关于完善城乡居民高血压糖尿病门诊用药保障机制的实施意见》，以完善城乡居民基本医疗保险参保人员“两病”门诊用药保障为切入点，探索完善门诊慢性病用药保障机制。12月，省医疗保障局印发《甘肃省城乡居民高血压糖尿病门诊用药医保支付标准的通知》，“两病”门诊用药报销政策与药品支付标准同步实施，参保人员在门诊使用“两病”用药后，医保以支付标准作为结算基准，依据统筹地区相关政策按规定报销。

九、推进医保“放管服”改革和行风建设

（一）规范经办管理，推进行风建设

着力优化规范全省医疗保障经办服务管理，扎实推进全省医保系统行风建设，按期完成近6万家参保单位344万参保职工、2500多万城乡居民基本医疗保险费核定、征缴以及基本医疗保险待遇支付工作。

（二）推进三重保障“一站式”结算和异地直接结算

推进全省医保信息系统建设，改进医保经办方式，提升经办服务能力，实现了全省定点医疗机构基本医保、大病保险、医疗救助三重保障“一站式”结算和省内外异地就医直接结算。每个县至少有1家定点医疗机构纳入全国异地就医直接结算平台，并建立了异地就医网上备案平台，全面实现省内、省外异地就医直接结算，着力解决异地就医垫资大、跑路多、报销周期长等问题。截至2019年12月31日，全省接入国家异地就医直接结算平台的定点医疗机构总数328家，其中二级以上定点医疗机构301家，占总数的91.77%。2019年，作为参保地，全省完成跨省异地就医结算45369人次，医疗总费用99089.7万元，医保基金支付61180.52万元。作为就医地，全省完成跨省异地就医结算6383人次，医疗总费用8151.3万元，医保基金支付6063.8万元。省内职工异地就医结算35126人次，医疗总费用51974.84万元，医保基金支付32258.12万元。

重要活动

2018 年

甘肃省医疗保障局挂牌成立。11 月 1 日，甘肃省医疗保障局挂牌成立，时任副省长李斌、省医保局局长金中杰共同揭牌，省医保局全体干部职工参加揭牌仪式。金中杰任甘肃省医疗保障局党组书记、局长。

2019 年

1. 甘肃省政府领导何伟赴省医疗保障局调研。3 月 5 日，甘肃省副省长何伟赴省医疗保障局机关调研并与机关干部座谈，详细了解省医疗保障局组建以来各项工作衔接运转情况。

2. 召开全省医保扶贫问题整改工作推进会暨医保扶贫政策调整培训会。3 月 10 日，全省医保扶贫问题整改工作推进会暨医保扶贫政策调整培训会在兰州召开，扎实推动中央脱贫攻坚专项巡视反馈问题整改工作。省医疗保障局党组书记、局长金中杰出席会议并与各市州医疗保障局主要负责同志签订《甘肃省 2019 年度医疗保障脱贫攻坚责任书》。

3. 召开全省医疗保障工作会议。4 月 29 日，首次全省医疗保障工作会议暨医保扶贫和基金监管工作推进会议在兰州召开。甘肃省副省长何伟、省政府副秘书长石培文出席，省医疗保障局局长金中杰主持会议并作全省医疗保障工作报告。

4. 省委第三巡视组巡视省医疗保障局。8 月 13 日，甘肃省委第三巡视组巡视省医疗保障局工作动员会召开。省委第三巡视组组长李美华作动员讲话，省委巡视工作领导小组成员、省委巡视办主任王立泰就做好巡视工作提出要求，省医保局党组书记、局长金中杰主持会议并作表态发言。

5. 省医保局召开全省医保领域集中整治漠视侵害群众利益突出问题工作部署视频会议。11 月 27 日，省医保局会同卫健委、市场监管局、公共资源交易局召开全省视频会议，安排部署全省医保领域漠视侵害群众利益突出问题集中整治工作。省医保局党组书记、局长金中杰出席会议并讲话，党组成员、副局长冯连宝主持会议。

典型案例

案例一：狠抓四个关键优化医保经办服务

甘肃省医疗保障局始终坚持以人民为中心的发展思想，从制度建设、放管服改革、信息化支撑、典型经验推广等四个关键环节入手，着力优化规范全省医疗保障经办服务管理，提升服务效能，扎实推进行业作风建设。

一、“搭架子、立规矩”，狠抓制度建设促服务

省医疗保障局将制度建设作为规范服务管理、完善行风建设长效机制的基础，提前谋划、深入推进。

（一）搭建行风建设基本制度框架

2019 年 9 月，省医疗保障局印发《加强全省医疗保障系统行风建设工作方案》，成立省医疗保障系统行风建设领导工作小组，指导各市州及时出台实施方案，明确目标任务和责任分工，确保行风建设工作落实到位。

（二）引入第三方科研力量参与评估

省医疗保障局委托兰州大学公共卫生学院开展“医疗保障系统行风建设状况第三方评估及优化策略”课题研究，对全省 16 个统筹区医保经办服务进行全覆盖评估，注重体验式、满意度评价，为每个统筹区开具“对症处方”，推动全省医保经办服务标准化、规范化建设。

二、"理事项,减流程",狠抓"放管服"促服务

省医疗保障局深入贯彻落实国家和省委省政府关于"放管服"改革的各项决策部署,着力在精简医保报销证明材料、规范办事流程、简化办事程序、压缩办事时间等方面下功夫,有效提升经办服务便捷度和群众满意度。

(一)全面梳理医疗保障政务服务事项

省医疗保障局按照有关政策法规和医保局"三定方案",对16个统筹区325项政务服务事项的政策依据、办理流程、办理方式及办理时限等,进行全面梳理、深入分析、反复论证,科学制定医疗保障服务事项清单(试行),共10大项28小项。同时,取消不必要的证明材料和程序,明确每个服务事项的办理流程、办理方式、办理时限,着力推进医保经办服务精简高效。

(二)推行业务办理权限下放试点工作

为方便群众就近办理,兰州市先期将参保人员异地就医备案结算等4项业务办理权限下放至县区经办机构,将参保人员申请使用特殊药品备案业务下放至定点医疗机构,并同步完善内控制度、建立重点环节风险防控机制,方便了群众就医购药,得到广大参保群众的普遍认可。

三、"建系统、变方式",狠抓信息化建设促服务

省医疗保障局始终将推进全省医保信息系统建设,改进医保经办方式作为提升新时代医疗保障经办服务能力的有效途径。

(一)做好各系统对接

在加快推进全省统一的医保信息平台建设的同时,积极与卫生健康、人社、民政等部门沟通协调,全力做好原有医保信息系统的承接、维护工作,推动基本医保、大病保险、医疗救助和扶贫信息系统的对接和数据共享,改造全省定点医疗机构HIS接口,全面实现省域内"一站式"即时结报、跨省异地就医直接结算和村卫生室即时结算。

(二)开展"六办"服务措施

按照国家医疗保障局工作要求,积极探索开展"六办"服务措施,即经办服务"不见面办"、特事急事"及时办"、长期门诊用药"便民办"、部分业务"延期办"、经办大厅"放心办"、强化责任"全力办",并总结梳理经验做法,推动形成常态化医保经办方式。

四、"树典型、立标杆",狠抓示范引领促服务

省医疗保障局积极选树、推广各地好的经验做法,发挥先进典型的引领示范作用,营造医保系统"创先争优"氛围。

(一)推广典型经验

认真组织各地总结凝练行风建设方面的好做法,通过印发工作简报、安排部分市州在全省医疗保障工作会议上做经验交流等方式,推广典型经验,发挥其引领示范效应。如兰州市针对政务服务大厅办事人员多、群众等待时间长的现状,坚持"马上办、承诺办、限时办、帮你办"的原则,按照"即收即办、当日办结、限时办结、代办服务"四个类别制定清单,累计办理上述"四办四清单"事项540多万件,其中即收即办和当日办结的占79.1%,群众满意度达98%以上。张掖市按照"减材料、减环节、减时间"要求,以"最多跑一次"为目标,推广"前台综合受理、后台分类审批、统一窗口出件"的综合柜员制管理,实现"一门引导、一窗受理、一站服务、一次办结"的集成服务。其他市州也结合自身实际,推出一些便民服务亮点,获得群众的好评。

(二)选树服务标杆

在强化医保政策法规及业务知识培训的基础上,开展岗位练兵、创先争优、服务明星评选等活动,打造一线窗口"服务文明岗",着力培养业务精、技能强、能力优的业务骨干和经办服务标杆,以骨干和标杆带动所有经办人员提升业务素质和工作水平,展现医保部门的新形象、新作为。

案例二:平凉市坚持"四个到位"严打欺诈骗保

平凉市医保部门组建以来,按照国家和省医保局统一部署要求,精心筹划,统筹安排,做到"四个到位",严打欺诈骗保行为,基金监管取得初步成效。

一、安排部署到位

2019年3月,平凉市医疗保障局印发《平凉市打击欺诈骗取医保基金专项整治行动实施方案》,建立联席会议制度,统一谋划、靠前指挥、主动部署，打出了一手抓当前、一手谋长远，一手抓专项打击、一手抓源头治理的打击欺诈骗保组合拳。各县区按照市医保局部署迅速行动，2019 年 3 月至 2019 年 5 月，以各县区为主体召开专项会议 20 多次，凝聚各级共识，确保医保基金监管工作整体推进。市医保局每月召开班子成员会听取汇报，研判形势，及时向市政府分管领导汇报工作。

二、宣传发动到位

2019 年 4 月，全市各级医保部门同步启动“打击欺诈骗保维护基金安全”集中宣传月活动，综合运用传统媒体和新媒体，多渠道宣传发动打击欺诈骗保专项治理工作，引导发动群众积极参与。同时，印制 5 万余张宣传海报，下发到各乡镇定点医药机构进行张贴宣传。及时公布医保部门“打击欺诈骗保”举报电话，设立举报邮箱，建立了人民群众举报奖励制度，对提供有价值线索的举报人给予奖励。

三、线索查处到位

为确保专项行动打出声威、打出实效，逐级建立“建册立账、挂单销号”的线索摸排新模式，对发现的各类问题线索，集中建立统一台账，实行清单式管理、挂牌式督办。充分发动群众，积极检举、揭发、举报欺诈骗保行为，提供有效线索。2019 年 7 月，联合卫健、市场监管和公安部门对定点医药机构开展明察暗访，对 7 县(市、区)民营医院开展了现场督查，利用市卫健部门反馈的情况，按照件件实查有回音的要求，对举报线索深挖细查，跟踪到底，坚决严厉打击欺诈骗保行为，先后对 9 家医疗机构 28 条违规线索进行了核实查处，追回违规基金 2.49 万元，违约金 8.5 万元。

四、精准打击到位

逐级传导责任和压力，采取班子成员牵头包县区、各县区领导包乡镇的方式，沉下身子实现定点医药机构全覆盖现场检查。抽调精干力量组成执法办案专门队伍，深挖线索，打好主动仗。同时，充分运用经办数据台账监测信息，加强对重点定点医院、大型连锁药店、门诊慢特病参保人员医药费用支出等情况进行分析摸排，各县(区、市)都出台了门诊慢特病管理的规定办法，为精准打击提供依据。在专项治理中，采取飞行检查、明察暗访、委托第三方检查等方式，不分时段、不发通知、不打招呼，直接到住院部、直接进病房、直接到经办窗口，即时开展现场检查，针对医疗机构反应较大的情况，反复讲法律、讲政策、讲危害、讲后果，正确引导，约谈警示，倒逼医疗机构自觉担负好基金管理控费责任。

2019 年，全年共现场检查定点医药机构 1500 多家(次)，县(区、市)对两定机构平均检查达到两次以上，市局现场抽查比例达到 20%以上，第三方抽查病历 1.3 万份，共约谈定点医药机构 158 户次，暂停医保服务 19 家，解除医保服务 21 家(其中定点医院 2 家)，追回违规基金 941.63 万元，行政罚款 142.05 万元，查处冒名顶替 7 人次，移送司法机关 2 人，持续发挥日常检查的监管警示和震慑作用。截至 2019 年底，全市处罚和追回医保基金共计 6834.19 万元，其中基金本金 6100.59 万元，处罚金额 733.6 万元，有效维护了基金安全。

青海省

工作综述

2018年11月28日，青海省医疗保障局挂牌成立，整合了省人社厅的医疗保险及生育保险职能、省发改委的药品和医疗服务价格管理职能、省民政厅的医疗救助职能、省卫健委的药品医用耗材招采及平台建设职能。2018—2019年，青海省医保部门在扩面征缴、基金监管、推进异地就医直接结算、动态调整医疗服务价格、规范药品耗材招采、深化医保领域重点改革等方面，均取得了新进展新成效。截至2019年底，全省参加职工和城乡居民医疗保险人数为557.92万人，参保率达到95%。其中，参加职工医保103.75万人、城乡居民医保454.17万人，参加生育保险61.82万人。

一、强化医保基金预算管理

加强基金征缴和支出管理，硬化预算约束，全省医疗保险基金运行安全平稳。2018年实现医疗保险和生育保险基金收入115.94亿元，支出84.5亿元。2019年医疗保险和生育保险基金收入125.76亿元，基金支出93.35亿元，基金累计结存可支付月数稳定在国家规定的6—9个月范围以内。

优化城乡居民医保筹资结构。继续提高人均筹资标准，在增加财政补助标准的同时，适当加大个人缴费占比。到2019年，全省城乡居民医保筹资标准达到858元，其中财政补助596元、个人缴费262元，财政补助与个人缴费比例达到2.27∶1，人均筹资标准在西部地区居于前列。

二、开展打击欺诈骗保专项行动

2019年4月，在全省范围开展“了解医保政策，打击欺诈骗保”主题宣传月活动，建立打击欺诈骗保部门联席会议制度和举报奖励机制，建立500万元奖励资金，聘请890余名社会义务监督员。

2018—2019年，全省查处违法违规定点医药机构1977家，挽回基金损失1123.47万元，向社会公开曝光104家违法违规医药机构。启动全省医保智能监控系统，对3762家定点医疗机构的28.79万张医保住院结算单据进行初步审核，对发现的2.25万张违规单据及时移交各市州医保部门和省级定点医疗机构整改，涉及金额787.47万元。

此外，积极配合国家医疗保障局飞行检查，查处10家公立医院违规或疑似违规金额7968.51万元，有效防止了医保基金“跑冒滴漏”，遏制了基金支出过快增长的势头。

三、医保助力脱贫攻坚

充分发挥医保职能作用，扎实推进医保扶贫工作，实现全省“清零”目标。

（一）加强组织领导

成立医保扶贫工作领导小组，明确责任分工，建立绝对贫困“清零”工作专班，组成4个督导组深入各地指导开展工作，分兵把守，压茬推进；建立沟通协调机制，医保、扶贫、民政、财政等部门定期会商，实行“月协调”“周对接”“日通报”工作机制，互通信息、动态管理，实现贫困人口应保尽保。

（二）完善医保扶贫政策

出台《青海省医疗保障扶贫三年行动实施方案（2018—2020）》，筑牢基本医疗保险、大病保险和医疗救助三条保障线，强化三重制度综合保障梯次减免功能。全省53.9万名建档立卡贫困人口100%参加医保、100%享受医保待遇。

（三）改进医疗救助

协同省财政厅修订完善医疗救助基金管理办法，实现基本医保、大病保险和医疗救助“一站式服务、一窗口办理、一单制结算”，有效解决了困难群众看病就医“跑腿垫资”问题。

四、调整医保待遇

（一）稳步提升保障能力

一是加大财政投入。全省城乡居民大病保险人均筹资提高20元，达到80元。在做实市州级统筹的基础上，在全国范围内率先实施城乡居民基本医疗保险省级统筹，全省医疗保障能力进一步增强。二是“两险”合并实施。印发《青海省生育保险和职工基本医疗保险合并实施方案》，省、市州同步制定实施细则，“两险”合并实施全面落地，有效解决生育保险基金入不敷出的局面。三是实施“两病”门诊用药保障机制。出台《关于完善城乡居民高血压糖尿病门诊用药保障机制实施方案》和支付标准，将全省 72 万高血压、糖尿病患者门诊用药纳入保障范围，医保基金最高支付限额分别为 400 元和 600 元，同时患有“两病”的支付限额为 1000 元。四是针对高血压、糖尿病等门诊慢性病患者开药处方限量问题，为方便群众看病就医，为门诊慢性病参保患者提供 60 天的处方用药。五是印发《关于调整全省城乡居民基本医疗保险“三个目录”个人自付比例有关政策的通知》，将城乡居民基本医保乙类药品目录、诊疗项目、医用耗材项目各段个人自付比例下调 5%，将血制品和吸氧费个人自付比例下调 10%，适当提高实际报销比例，有效减轻群众就医负担。

(二)科学调整医保目录

2019 年 11 月，印发《青海省基本医疗保险、工伤保险和生育保险药品目录(2019 版)》，较 2017 版药品目录相比增加 258 种。同时，将 114 种国家谈判药品纳入医保药品乙类目录，目录内药品总数达到 2991 个，参保群众的用药保障得到进一步增强。

(三)实施儿童白血病“基本医保＋”专项救助行动

为切实解决儿童白血病家庭医疗费用负担，2019 年 8 月，青海省医疗保障局开展“基本医保＋大病保险＋医疗救助＋公益补充保险＋慈善救助”儿童白血病专项救助行动，在不增加医保基金支出的前提下，引入社会慈善资金，为全省 100 多万 14 岁以下少年儿童购买专项保险，在全省范围内实现儿童白血病基本免费治疗。2019 年 8 月至 2019 年 12 月，共有 70 名(次)儿童白血病患者享受专项救助，累计报销医疗费用 115.83 万元，其中慈善救助兜底基金报付 29.2 万元，综合报付比例达到 90%。

(四)推进国家谈判抗癌药落地

及时将 2018 年 36 种国家谈判药品和 17 种抗癌药品纳入医保范围，在医院和定点零售药店开通购买使用“双通道”，加强医保结算管理，密切关注药品供应，有效减轻了参保患者用药负担。2019 年 1 月至 12 月，全省共有 2.12 万人次享受国家谈判药抗癌药政策待遇，医保基金支付 3569.29 万元。

(五)推进中藏医药进医保

省医疗保障局联合省委统战部等部门召开全省落实中藏医药服务民生工作座谈会，面对面听取 14 家中藏药生产企业、38 家中藏医院的意见建议。加强与国家医疗保障局对接，及时从青海省生产的 109 种藏药中推荐 50 个品种申请纳入国家医保目录，成功入选 3 个品种，累计将 77 种藏药列入全省医保目录，将 569 种藏医院自制制剂和 235 种藏医疗法纳入医保报销范围。

五、深化医保改革，助推三医联动

(一)药品集中招采改革

青海省积极加入国家组织药品集中采购和使用扩围，中选药品 25 个品种，采购价最高降幅 98.52%，平均降幅 75.82%；学习借鉴国家试点经验，在全国首次针对临床用量大、采购金额高的基础输液和国家重点监控药品探索省级集中招采，基础输液采购价最高降幅 80.7%，平均降幅 55.4%，20 种重点监控药品采购价最高降幅 76.88%，平均降幅 28.2%。以上三类集中招采药品采购价格平均降幅 48.78%，一个采购周期内可节约采购资金 1.9 亿元。同时，对药品集中采购和使用工作分别从落实约定采购量、建立医保支付标准与中选价格协同机制、完善医保支付方式、建立激励约束机制、加强非中选药品采购管理等 8 个方面进行了细化，组织基层和全省二级以上公立医疗机构负责药品采购和使用的管理人员学习有关政策并参加操作培训，强化医务人员对政策的理解和认同，确保中选药品落地上架。

(二)取消公立医院医疗耗材加成

2019 年 12 月，省医疗保障局联合卫生健康、财政、市场监管部门印发《关于推进青海省公立医疗机构取消医用耗材加成调整部分医疗服务项目价格的通知》，全面取消全省公立医疗机构医用耗材加成，实行“零差率”销售，将取消医用耗材加成形成的 4200 余万元减收费用，由医保、财政和医院按照 8∶1∶1 的标准实行补偿，同步提高 509 项医疗服务价格。

(三)推进医保支付方式改革

一是完善医保付费总额控制制度，引入激励约束机制，引导医院加强成本核算和费用管控，努力控制不合理医疗费用增长。二是积极推进按病种付费改革，制定出台按病种付费办法和日间手术按病种付费办法，170 种疾病实行按病种付费，将 45 种疾病列入日间手术管理和医保支付范围，减轻群众就医负担。三是稳步推进西宁市 DRG 付费改革国家试点，制定工作方案，完善配套措施，组建专家团队，按国家确定的时间节点有序推进。四是支持西宁市第一医疗集团开展综合医改，实施“打包”付费总额 1.19 亿元，比上年增长 12.26%，高出全省平均增长水平 3.36 个百分点。

六、解决群众看病就医的操心事烦心事

(一)异地就医结算实现全覆盖

一是与全国 30 个省份的 2.7 万家定点医院全面开通跨省异地就医直接结算业务，将省内 1087 家定点医疗机构纳入全国异地就医直接结算网络。二是与上海市医疗保障局签订《关于进一步加强上海青海两地医保工作合作的框架协议》，深化两地在医保领域的交流合作；并与北京市、广东省医疗保障局沟通协调，就青海省参保人员赴对方就医及医保报付等达成初步合作意向。三是进一步简化异地就医备案手续流程，为外出务工人员等特殊人群开通“绿色通道”，极大方便了参保群众异地就医需求。2018—2019 年，全省办理异地就医备案手续 8.84 万人，完成跨省异地就医刷卡直接结算 4.38 万人次，医保基金支付 7.10 亿元。四是针对离休干部异地安置就医现金结算问题，梳理和简化经办流程，研制开发离休干部异地就医专用软件，实现全省离休干部异地就医网上刷卡直接结算。

(二)简化“两定”机构准入程序

针对医保定点医药机构申请准入程序复杂、时间跨度大、群众跑腿多等问题，省医疗保障局印发《关于开展全省医疗保障定点医药机构准入评价工作的通知》，在全省范围内对新准入的定点医药机构实行医保定点互认制度，进一步规范准入程序，减轻医药机构和医保经办机构负担。2018—2019 年，共准入“两定”医药机构 681 家，其中互认 183 家，开启了医药机构“一处评价准入、他处备案纳入”的简化程序，提高了办事效率，受到广泛欢迎。

(三)便捷职工就医结算

一是取消职工住院结算单制度。2019 年 5 月，针对住院手续复杂、反复跑腿问题，青海省通过加强管理、简化流程，取消干部职工住院领取结算单和单位审批盖章，实行职工持卡直接住院结算。二是进一步简化职工门诊特慢病业务流程。2019 年 7 月起，取消以往 15 个工作日资料审核期限，实行即来即办、即时享受待遇，将省级职工门诊特殊病慢性病就诊医疗机构由 2018 年的 96 家扩大到 2019 年的 329 家。

重要活动

2018 年

1. 青海省医疗保障局挂牌成立。11 月 28 日上午，青海省医疗保障局挂牌仪式在西宁市民主街 5 号举行。青海省委常委、统战部部长公保扎西，省委常委、常务副省长王予波出席仪式并揭牌，省政府副秘书长王述友主持挂牌仪式。吕刚任青海省医疗保障局党组书记、局长。

2. 青海省医疗保障局与两家商业保险公司签订经办服务合同。12 月 28 日，省医疗保障局分别与中国人民财产保险公司青海分公司、中国人寿保险青海分公司签订 2019－2021 年经办全省城乡居民医保服务合同。合同将原由商保公司承担的城乡居民基本医疗保险、大病医疗保险经办服务扩大到基本医疗保险、大病医疗保险和医疗救助为一体的全方位医疗保障经办服务。

2019 年

1. 省政府领导考察调研医疗保障工作。2 月 11 日，青海省常务副省长王予波到青海省医疗保障局考察调研医疗保障工作，省政府副秘书长苏全仁陪同考察调研。期间，王予波查看了省医保经办大厅运行情况，主持召开座谈会，听取省医疗保障局组建以来的工作情况汇报，充分肯定了省医疗保障局组建以来的工作，并对 2019 年全省医疗保障工作

提出要求。

2. 落实藏医药服务民生工作座谈会召开。6月13日，青海省委统战部、省医疗保障局、省工商联联合召开落实藏医药服务民生工作座谈会，省卫健委、工信厅、药监局及全省37家藏（蒙）医院和12家藏药企业代表参加座谈会。省委常委、统战部部长公保扎西出席会议并讲话。

3. 儿童白血病“基本医保＋”专项救助行动签约仪式举行。8月22日，省医疗保障局在青海大学附属医院举行儿童白血病“基本医保＋”专项救助行动签约仪式，与北京新阳光慈善基金会、中国人民财产保险股份有限公司和中国人寿保险股份有限公司青海省分公司、青海大学附属医院、省妇女儿童医院等五家单位签订合作协议。省委常委、省总工会主席马吉孝出席仪式并讲话，省医疗保障局局长吕刚就青海省儿童白血病的基本情况、救助行动的主要内容作介绍。

4. 省领导调研医疗保障工作。9月5日，省委常委、副省长严金海调研青海省医疗保障工作，先后赴西宁市和省医疗保障局视察经办大厅运行情况，并主持召开医保工作座谈会，听取省医疗保障局工作情况汇报和有关处室负责同志及定点医疗机构、参保人员代表发言。

5. 签订《关于进一步加强上海青海两地医保工作合作框架协议》。11月14日，省医疗保障局局长吕刚、副局长武小健赴上海市医疗保障局，与上海市医疗保障局局长夏科家、副局长罗惠民座谈交流，并签订《关于进一步加强上海青海两地医保工作合作框架协议》，明确上海市将在异地就医、人员培训、信息化建设以及药品集中采购等方面支持青海医保改革工作。

6. 举办医保改革专题培训班。2019年11月12日至16日，省医疗保障局组织全省、市州、县区医疗保障局长及业务骨干和医疗机构有关同志197人，到福建省三明市举办青海省医保改革专题培训班，并与三明市人民政府签订了三明市支持青海医保改革的框架协议。

7. 省政府领导调研医疗保障工作。11月27日，青海省副省长匡湧一行赴省医疗保障局调研指导工作，实地察看省医保经办大厅运行情况，听取省医疗保障局党组工作汇报，并对医保工作提出具体要求。

典型案例

案例一：用心用情用力推进医保扶贫

2019年，青海省医疗保障局认真落实党中央和省委省政府决策部署，压实压紧责任，切实发挥医疗保障在脱贫攻坚及贫困人口“清零”工作中的兜底作用，通过深入调研，加强顶层设计，采取有力措施，提升经办服务能力等，切实减轻贫困人口就医负担，防止“因病返贫、因病致贫”，全面完成了医疗保障脱贫攻坚绝对贫困“清零”任务，为2020年打赢脱贫攻坚、决胜全面建成小康社会打下了坚实基础。

一、加强顶层设计，走稳“最先一公里”

着眼医保扶贫保基本、可持续和防止待遇“悬崖效应”，联合相关部门制定青海省医疗保障扶贫三年行动实施方案，率先在全国建立“渐退式”医保扶贫长效机制，探索医保扶贫与乡村振兴战略的有效衔接。通过区分人群、区分脱贫攻坚期内外，分类设置待遇，建立动态调整机制等政策措施，有效避免医保脱贫攻坚中出现待遇“悬崖效应”，减少非贫困人口待遇攀比，节约了医保基金支出，跑稳青海省医保扶贫“最先一公里”。

二、采取有力措施，协同化解“中梗阻”

主动加强与扶贫、民政等部门的沟通协调，将数据对接由原来的“月对接”调整为“周对接”，确保了贫困对象靶向精准。一是以扶贫部门数据为依据，100％核查比对参保状态。对全省核查出的8601个问题数据，在建立省级工作台账的基础上，由党组成员带队成立4个工作组，深入市州、县扶贫工作第一线，细化分解到市州、县，现场办公、蹲点督战，形成省、市州、县问题数据台账完全统一。二是组织各地医保部门在与扶贫部门核准人员信息的基础上，对标剩余问题数据，延伸到户、聚焦到人逐一核查，确保不漏一户、不缺一人。三是建立医保扶贫工作微信群，抓住数据动态调整关键环节，对贫困人员参保每日比对情况进行“日通报”，随时督促各地医保部门抓好医保扶贫政策落实。四是加强工作调研，及时发现医保扶贫工作中存在的问题和不足，对于全省核查出的2.6万个未参保人员和3.31万名住院费用报销比例达不到90%的人员，及时报请省政府常务会研究后，采取切实有力措施，使之全部参加医保，补报贫困人员医疗费6400万元。经全省医保部门合力攻坚，确保了2019年53.9万贫困人口100%参保、住院患者100%享受待遇，住院医疗费用经基本医保、大病保险、医疗救助后实际报销比例达90%。

三、优化经办服务，跑好“最后一公里”

一是为贫困人口全年开通参保缴费“绿色通道”，确保贫困人口随时随地参保。二是加大医保信息系统建设，拓展医疗救助定点医疗机构范围，率先在全国全面实现基本医疗保险、大病保险和医疗救助“一站式服务、一窗口办理、一单制结算”，方便贫困人口看病就医。三是优化异地就医直接结算流程，简化备案手续，扩大异地就医直接结算覆盖范围，在全国31个省份的2.7万家定点医院开通异地就医直接结算业务，将省内1087家定点医疗机构纳入全国异地就医直接结算网络，包括贫困人口在内的全省600余万名各族群众到省外看病就医，告别了“跑腿、垫资”历史，极大地方便各族群众看病就医。四是针对基层医保经办机构不健全、部分工作人员业务不熟悉等问题，研究制定了全省统一规范的特殊参保人群医保系统录入操作手册，明确参保操作流程，确保了贫困人口信息录入准确、待遇核对支付精准。

案例二：推进中藏药进医保药品目录

为认真贯彻落实习近平总书记对中医药工作的重要指示和全国中医药大会及全省中藏医药发展大会精神，支持青海省藏医药事业和藏医药机构的发展，2019年4月26日，刘宁省长亲自带队赴国家医疗保障局就藏医药进医保等工作进行协调对接。省医保局主动作为，狠抓工作落实，及时跟进衔接，使青海省生产的藏药进国家医保目录的品种达28种，占国家民族药品目录的30.1%，同时青海省生产的77种藏药进省级目录，占藏药生产总数的70.6%。藏医药进医保有效服务了青海省少数民族群众看病就医需求，极大地支持了藏医药产业的发展，促进了民族团结进步事业。

一、深入调研，研究支持藏医药事业发展的思路对策

为扎实做好医保支持全省中藏医药事业发展，自2019年初起，省医保局先后多次赴中藏医疗机构、藏药企业开展实地调研，了解藏药事业发展瓶颈、存在问题，探讨解决问题的思路对策，加大医保政策的支持力度。6月13日，省医保局联合省委统战部、省工商联组织全省14家藏药企业和38家藏（蒙）医院负责人，召开践行初心使命、落实藏医药服务民生工作座谈会，面对面听取促进中藏医药事业发展的意见建议、对策举措。

二、争取支持，推进藏药进国家医保药品目录

紧盯国家医保目录调整动态，先后推荐570名青海省医药专业人员纳入国家专家库，组织180名医药专家开展国家目录药品遴选和咨询工作，最大限度地争取将青海省更多药品特别是藏药纳入国家药品目录。与此同时，加强与国家医疗保障局对接，争取国家药品目录调整政策对青海省的倾斜，从青海生产的109种藏药中推荐50个品种向国家申请纳入医保目录，成功将青海省生产的“六味明目丸”“六味安消丸”“安神丸”等3种藏药纳入国家药品目录，使青海省生产的藏药进国家医保目录的品种达28种，占国家民族药品目录的30.1%。

三、主动作为，加大民族药品目录调整力度

中藏医药是中华文明的瑰宝，具有价格适中、疗效明显等特点，深受青海省藏区群众喜爱。加之，青海省是藏医药文化的发源地，藏医药事业发展迅猛。为此，省医保局积极争取国家医疗保障局药目调整工作支持，将青海列为允许增补民族药的六个省份之一，第一时间成立由医保、卫健等部门组成的民族药调整工作领导小组，研究制定《民族药品调整工作方案》，组织藏医药临床专家进行评审论证，将 55 种藏药纳入青海医保药品目录，报经国家医疗保障局审核同意后，在全国率先发布《青海省基本医疗保险、工伤保险和生育保险药品目录(2019 版)》。至此，青海省生产的 77 种藏药纳入国家和青海医保药品目录，占生产总数的 70.6%。

四、加快进程，推进藏药自制制剂和诊疗技术纳入医保

结合中藏医药事业发展的需要和群众用药习惯，先后将省内中藏医院生产的 600 种自制制剂和 235 种藏医疗法纳入医保支付范围，有效满足了群众用药需求。特别是新冠疫情发生后，省医保局第一时间赶赴中藏医疗机构调研，现场办公、特事特办，及时将省藏医院、省中医院、海西州蒙藏医院生产的增强免疫力、防治感冒、预防肺炎的 10 种自制制剂纳入医保范围，优先支持湖北武汉及全国重点疫区，为疫情防控贡献青海力量。

青海积极推进藏医药进医保，一定程度上解决了少数民族群众看病远、看病贵的问题，促进了中医药事业发展，增进了民族团结。

宁夏回族自治区

工作综述

2018年11月12日，宁夏回族自治区医疗保障局挂牌成立。在全区各级医保部门的共同努力下，全系统实现了保运转、保民生、保稳定的有序衔接，新时代宁夏医疗保障事业全面启程。截至2019年底，全区基本医保参保633.74万人，基本医保(含生育保险)基金当期收入117.33亿元，当期支出91.59亿元，累计结存130.15亿元。

一、推进机构改革

宁夏回族自治区医疗保障局核定行政编制33名，内设办公室、待遇保障处、医药服务管理处、医药价格和招标采购处、医疗保障基金监管处、机关党委(人事处)等6个。下设自治区医疗保障经办服务中心、机关服务中心、医疗保障监控信息中心3个事业单位。及时完成机关人员转隶，确保人员迅速到岗，第一时间做到机关正常运转。

二、完善制度体系

(一)进一步完善全区统一的城乡居民医保制度

将城乡居民参保缴费和待遇标准由“一制三档”调整为“一制一档”，成为推进公共服务均等化和医保治理现代化的一次制度上的重大突破。将2020年城乡居民个人缴费标准确定为280元，筹资能力提高，筹资结构优化，奠定了制度可持续发展的基础。将全区城乡居民大病保险人均筹资标准提高至52元(新增15元)，报销比例提高至60%以上，农村贫困人口起付标准仍为3000元。

(二)全面启动生育保险和职工基本医疗保险合并实施，同步实施生育保险自治区级统筹

出台降低社会保险费率政策，统一按全口径城镇单位就业人员平均工资核定医疗保险、生育保险缴费基数上下限，2019年全年为用人单位减负3.77亿元、参保人员减负1.95亿元，合计5.72亿元。

(三)完善高血压、糖尿病门诊用药保障机制

制定完成131个“两病”门诊用药药品的医保支付标准，政策范围内支付比例达到50%－75%，建立不超过12周用药量的门诊用药长处方制度，减少群众购药次数。全面落实抗癌药医保支付政策。2019年，国家17种谈判抗癌药有3372人次使用，医保基金支付3736.97万元。

(四)待遇保障水平稳步提高

承接医疗救助职能，2019年全年下达医疗救助资金5.63亿元。全区基本医疗保险参保633.74万人，参保率稳定在95%以上。城镇职工医保住院政策范围内报销比例达81.31%，城乡居民医保住院政策范围内报销比例达70.19%，参保率和待遇保障水平符合国家医改要求。

三、助力脱贫攻坚

(一)坚持和落实三重保障

2018年，印发《宁夏回族自治区医疗保障扶贫三年行动方案(2018－2020年)》，将全区农村贫困人口全部纳入基本医保、大病保险和医疗救助三重制度保障范围。紧扣“基本医疗有保障”目标任务，治理过度保障，各地自行制定的各类医疗保障脱贫政策于2019年底全部清理。

(二)坚持和落实应保尽保

紧盯贫困人口信息排查、缴费核定、督促参保、规范台账等环节。全区先后20余次进行未参保人员信息比对、“点对点”促进应保尽保，精准判定不属于医疗保险参保范围人员，确保动态参保率100%。

(三)坚持精准资助参保

对农村建档立卡贫困人员和特困供养人员参加城乡居民基本医疗保险分别给予定额资助和全额补助。在自治区内按规定转院的农村贫困人口住院医疗费用享受连续计算起付线政策，确保待遇兑现到位。

2019年全区共有76.92万名建档立卡贫困人口享受个人缴费补助资金，人均补助177元，共支出

参保资助资金 1.37 亿元。贫困患者住院通过医保脱贫“一站式”结算 13.58 万人次，支付各项医疗费用 7.6 亿元，实际报销比例达 86.16%。

四、医保领域重点改革

（一）推动药品（医用耗材）招采平台建设

先后赴陕西、重庆、福建和上海学习药品（医用耗材）招采平台建设、集中采购和医保基金支付等方面的成功经验，推动宁夏药械招标和采购平台整合工作。将宁夏药品（医用耗材）采购平台与招标平台合并，由自治区公共资源交易管理局统一管理。建立了药品（医用耗材）集中采购工作联席会议制度，推进医药招标采购平台整合升级，实现了“招采合一”“管办分离”。

（二）推进医保支付方式改革

拨付 1000 万元专项资金支持银川市、石嘴山市、中卫市开展医保支付方式改革，全面推进按病种分值付费改革。选取三甲医院开展 DRG 付费试点，启动县域内医共体医保资金打包付费改革试点，指导盐池、永宁、平罗等 6 个试点县区按照“总额管理、结余留用”原则，制定医疗健康集团医保支付方案，提高基金使用效率。

（三）完善医保药品目录

将 17 种 32 个品规国家抗癌谈判药品和其他 36 个国家谈判药品全部纳入宁夏基本医疗保险药品目录，同时明确该类谈判药与在医保目录内的 103 种抗癌药的使用，不纳入各地医保总额控制范围。鼓励定点医疗机构积极申购抗癌药品，并明确不得以“药占比”等为由影响抗癌药的使用，从而消除医生用药顾虑，确保患者用药需求。2019 年出台宁夏回族自治区《基本医疗保险、工伤保险和生育保险药品目录》，严格贯彻落实国家新版目录要求，分批将挤占资源、浪费资金的“神药”“僵尸药”调出目录，将国家谈判确定的 97 个药品全部纳入目录管理。同时采取分类管理、明确报销水平等措施，确保群众尽快用上谈判药品。

（四）全面取消公立医疗机构医用耗材加成

公立医疗机构医用耗材实行“零差率”销售，联动调整医疗服务价格。此项改革共涉及全区 69 家公立医疗机构、涉及取消医用耗材加成 8036 万元，需调整价格项目累计 2080 项，平均补偿率超过 100%，群众就医总体负担未增加。制定三甲医院新增开展的 106 项医疗服务价格，鼓励新技术新业务在临床的运用。组织开展三甲医院医疗服务价格动态调整工作，调整涉及的项目共 112 项，其中调高价格的项目 91 项，平均涨幅为 46.77%，调低价格的项目 21 项，平均降幅 26.92%。

（五）开展国家组织药品集中采购和使用工作

2019 年国家集中带量采购第一批 25 个药品，与宁夏 2018 年采购价相比，中选价平均降幅 63.36%，预计全区一年可节省药费 1.75 亿元。这项工作得到了自治区公共资源管理局、财政厅、卫健委、药监局等联席会议成员单位的大力支持，为政策迅速落地提供了有力保障，让患者获得了实实在在的改革红利。

五、深化医保基金监管

按照国家医疗保障局的统一部署，开展打击欺诈骗保专项治理工作。医保部门在严格履行医保基金管理主体责任的同时，引入第三方力量，组建专业化团队，扎实开展全区自检自查、本级复查复检和飞行检查，组织完成国家医疗保障局“飞行检查”迎检、主检任务，对查处的问题严肃整改落实。

会同卫健委、公安厅和食药局等部门开展打击欺诈骗取医保基金“回头看”专项行动，持续保持打击欺诈骗保高压态势。2019 年，各市、县（区）现场检查定点医药机构 6382 家，实现了全区定点医疗机构检查全覆盖。区本级现场抽查复查定点医药机构 640 家，抽查复查比例 10.02%。截至 2019 年底，共处理违法违规定点医药机构 1018 家，参保个人 191 人次，涉及医保违规资金 5000 余万元，其中行政罚款 715.61 万元。

六、提升医保服务水平

（一）开展全区医保信息化平台建设

按照“标准全国统一，数据两级集中，平台省级部署，网络全面覆盖”的信息化建设模式，成立全区医保信息化建设领导小组，组建工作专班推进此项工作。

（二）推进医疗保障系统行风建设

不断优化服务方式，促进窗口单位转变作风，提升行风建设效能。国家医疗保障局开展了行风建设评议，宁夏总排名第 16 位。将医保关系转移接续等 10 项纳入“不见面”办理；顺利交接医保扶贫“一站式”结算；利用“我的宁夏”App，推动“掌上办”“指尖办”。

（三）推进跨省异地就医直接结算

将全区一级以上定点医疗机构纳入异地就医直接结算范围，率先完成国家目标任务。银川市被确定为全国首批开通跨省异地就医小程序备案的试点城市，异地就医工作被自治区作为“放管服”改革典型经验上报全国推广。

重要活动

2018 年

宁夏回族自治区医疗保障局正式挂牌。11 月 12 日，宁夏回族自治区医疗保障局正式挂牌，自治区党委常委、自治区常务副主席张超超出席挂牌仪式。自治区医疗保障局的成立标志着宁夏医疗保障事业迈入新的历史起点，将有利于宁夏医疗保障事业的发展。

2019 年

1. 宁夏医疗保障工作会议在银川召开。3 月 19 日，宁夏医疗保障工作会议在银川召开，这是全区各级医疗保障部门组建以来召开的第一次全区医疗保障工作会议。会议全面回顾了自治区既往医疗保障工作，分析了宁夏医疗保障局成立以来面临的形势，研究部署了全区医疗保障工作任务，动员全区医保系统主动作为、狠抓落实，奋力开创自治区医疗保障工作新局面。

2. 举办“打击欺诈骗保、维护基金安全”集中宣传月活动。4 月 12 日上午，由自治区医疗保障局和银川市人民政府联合主办，银川市医疗保障局等部门承办的“打击欺诈骗保、维护基金安全”集中宣传月活动，在银川市民大厅广场举行启动仪式，自治区人民政府领导同志和打击欺诈骗保各成员单位有关负责人出席。

3. 自治区政府领导到自治区医疗保障局调研指导工作。4 月 18 日，宁夏回族自治区人民政府副主席杨培君一行莅临自治区医疗保障局调研指导工作，听取了局长刘秀丽关于全区医疗保障工作汇报，班子成员分别就医保扶贫、基金监管、信息化建设、医药服务管理等方面的情况作了汇报。杨培君对医疗保障局组建以来的工作给予充分肯定，并对今后的工作提出了意见和建议。

典型案例

案例一：跨省异地就医结算讲实效

2018 年，宁夏全区跨省就医定点医疗机构增至 97 家，顺利通过了国务院大督查目标考核。2019 年，自治区将包括一级医院在内的 913 家定点医疗机构全部纳入跨省异地就医直接结算范围。截至 2019 年 11 月底，全区累计完成跨省异地就医结算 43826 人次，统筹基金支付 5.76 亿元。

一、统筹推进任务落实

自治区党委、政府将跨省异地就医直接结算工作列为重要民生工程来抓，采取多项措施推进跨省就医直接结算，为参保群众提供便捷服务。

（一）做实本区制度政策和管理统一

在实现医保基金省级统筹基础上，提前实现参保征缴、待遇标准、基金管理、经办服务、协议管理、信息系统“六统一”，为实施跨省异地就医直接结算奠定制度基础。

（二）建立纵向贯通、横向联动的协同机制

全面做好与国家医疗保障局、自治区本级部门之间、市县（区）之间的对接，实现纵向贯通，横向联动。建立了全区跨省异地就医经办机构工作群、医疗机构工作群，为实现任务上传下达、问题下情直通建立了信息支持通道，确保第一时间发现问题和解决问题。

（三）关注重点人群，着眼于长期发展

明确将外出农民工和外来就业创业人员全部纳入跨省异地就医直接结算范围，并写进地方党委政府工作报告。自治区医疗保障局会同自治区政府督查室，将跨省异地就医直接结算列为解决影响长期发展的突出问题抓好督导。按照“放管服”改革精神，着力推进“三个一批”（简化备案纳入一批、补充证明纳入一批、便捷服务帮助一批）落实到位。

二、全力抓好流程优化

自治区医疗保障局将创新和完善结算流程作为提升服务效率和质量的关键环节，通过多项措施优化结算流程。

（一）提升信息化水平

建成了基于“社保云”平台的跨省异地就医结算系统，并在短时间内实现与国家平台对接，整体接入国家异地就医结算系统，跨省异地就医医疗机构占区内异地就医医疗机构总数的67%，住院医疗费用全部实现直接结算。

（二）确保资金拨付到位

加强与国家医疗保障局、自治区财政厅的沟通配合，准确核实确定预付金和清算资金，及时传送有关资料，确保预付金和清算资金及时足额拨付到位，全区2019年上半年预付金和清算资金拨付率均为100%。

（三）加强调查研究

全区5个统筹区开展交叉调研，各统筹区对异地就医政策落实及重点工作进展进行调研督查。同时，组织相关人员赴福建开展交叉调研，对照先进经验找差距、补短板、强弱项，完善本区的跨省就医结算工作。

三、扎实做优备案服务

按照高起点、高标准、全兼容的标准，不断优化备案方式，推进各项目标任务落实。

（一）优化备案系统

对备案人员数据标准和格式进行精准比对，动态调整和管理异地备案人员数据库，统一转外就医人员在省会城市备案指向，解决备案指向不明带来的困扰。

（二）简化备案手续

梳理异地备案材料清单，精简备案材料，率先开展“承诺制”备案，社保卡制发实现“立等可取”，手工报销周期缩短到20个工作日内。

（三）拓展备案渠道

经办窗口、网上人社12333、网站、微信、电话等线上线下均可提供备案服务。对赴外工作的农民工办理备案，改事前审查制为承诺补充制，解决群众备案难题。

四、不断加大宣传力度

着力解决群众“堵点”“痛点”问题，扩大媒体宣传效应，让更多群众知晓政策。

（一）多级联动宣传

在全国首家召开省级新闻发布会，集中开展2018年、2019年跨省异地就医集中宣传月活动。通过自治区、市县（区）、乡镇、移民村多级联动，扩大宣传覆盖面。

（二）多种方式宣传

创新宣传方式，利用12333咨询服务、各类媒体，全面落实“五进”活动。在劳务经纪人培训会、“春风行动”招聘会和医疗机构、车站等开展政策解答和集中宣传活动，将外出农民工和外来就业创业人员作为宣传的重点对象。据统计，全区共组织集中宣传活动近200场次，发放宣传海报、折页、政策手册超过30万份。新华网、宁夏日报、宁夏电视台等区内外媒体进行全方位报道。

案例二：银川智能监管为政策落地保驾护航

为强化基金监管力度，提高工作效率，银川市引进智能监管平台技术，打造以医保政策为依据，以智能审核为核心，集监督标准化、智能化、精细化为一体的银川市医保综合服务平台。将监管系统延伸至协议医疗机构前端，实现了医疗机构医生服务站事前提醒、医疗机构结算事中审核，建立起银川市医保全方位、闭合式的智能监管体系。

一、对标一流，打造医保综合服务平台

2017 年 1 月，银川市引进全国领先、具有自主知识产权的医保监管系统，打造医保综合服务平台。其核心业务包括：医保智能监管、医疗质量控制、第三方支付评审服务、异地就医转诊平台等一系列符合中国医保服务行为监管需求的管理工具、技术工具及临床支持工具。

医保综合服务平台，实现了包括自动化审核、结果在线反馈、自动扣费、决策支持、诊间实时审核等功能。同时，可以根据当地医保特点和政策要求进一步深化方案，推进医保监控体系不断完善。

通过医保综合服务平台，医保经办机构的工作人员可以通过程序设定的医保政策要求、报销规则及临床规则，在住院、普通门诊、门诊大病等不同就医方式下，迅速准确地自动分拣出可能涉及违规的数据信息进行筛查。针对需要核实的信息，经办机构和医疗机构可以通过在线智能平台进行反馈及审核，并按核实结果由人工辅助对违规行为进行扣费。该程序的启用简化了经办机构和医疗机构的工作流程，缩短了工作时间，提高了工作效率。

二、智能审核的优势与初步成效

智能审核是银川市医保综合服务平台的核心技术。自 2017 年 1 月引入智能审核系统，截至 2019 年底，共查实违规行为 82856 例，其中政策类违规 75386 例、临床行为违规 7470 例，追回医保基金 600 余万元。智能审核彰显多方面优势。

（一）信息化提升协议管理效率

将协议管理植入信息化系统，取代了人工查阅病历耗时耗力且不易发现违规行为的问题。协议管理中的病案查阅比例由原来的 50%以下提升到了 100%，实现了医疗机构的违规行为 100%得以核实。

（二）智能化助力监管无死角

通过将每一项政策的监管内容、考核内容推送到智能审核规则中，可以助推政策规定及协议管理相关内容的全面落实。特别是将各种医保限制支付条件加载到智能审核规则中，有利于保证政策规范、协议管理全方位无死角地落实到位，实现监督的精细化、智能化、全面化。

（三）政策落实延伸到医疗科室

智能审核系统可随时将新出台的医保政策以规则的形式植入到审核系统内，做到政策落实与政策执行时间无误差的完整对接。同时，智能审核系统可以将违规信息直接推送至医疗机构相关科室，起到医保政策宣传进科室、违规苗头防范在科室、医保政策落实在科室的作用。

三、智能诊间审核上线

为进一步强化审核手段，弥补事后审核的缺陷，银川市于 2018 年 12 月开始完善医保智能审核系统诊间审核功能。该功能将审核服务从事后审核延伸至医护人员工作站，在诊间进行事前提示和实时审核，实现了对医师医疗行为的“实时提醒，马上反馈”，助推医保基金安全使用。

智能审核系统诊间审核功能 2019 年先后在宁夏医科大学总医院、宁夏回族自治区第四人民医院等协议医疗机构完成了测试、试运行工作，2019 年下半年全面推广，彰显以下主要功能。

（一）限定支付药品、耗材、诊疗项目事前提醒

实现医嘱及处方的实时审核。当医生开具医嘱及处方、护士录入医嘱明细执行（含有费用信息）时，可调用审核引擎进行审核，对违规使用药品、耗材、诊疗项目情况提供提示信息。

（二）合理用药、超说明书用药事前提醒

当医生开具医嘱及处方、护士录入医嘱明细执行（含有费用信息）时，可调用审核引擎对用药配伍禁忌、超量开药、禁忌症使用药品、超说明书用药等情况提供提示信息。

（三）医院收费结算事中监控

医院收费单据在结算交易时进行实时审核，并将审核结果实时反馈至医院收费工作站提示，医院确认结算后，审核结果将存储至审核结果数据库。全面推广智能审核系统诊间审核程序可以自动、适时地为医生提供助诊功能，不仅规范了医生的医疗行为，更有效地提高了医疗服务水平和服务质量。

案例三：海原县医保扶贫“一个不少”

2019 年，宁夏海原县医疗保障局将医疗保障扶贫作为首要任务，充分发挥基本医保、大病保险、医疗救助三重制度综合保障功能，确保贫困人口看得起病。

一、落实贫困人口资助参保政策

海原县医疗保障局把建档立卡贫困人口参加基本医保作为医保脱贫攻坚的基础性工作，加强与扶贫、民政等部门的信息沟通和信息共享，建立动态调节机制，精准落实资助参保政策，确保农村建档立卡贫困人口全部参加基本医保。海原县西安镇薛套村建档立卡贫困户王茂东全家 8 口人，按照当地居民医保筹资标准，全家共要缴纳一千多元医保费，这成为王茂东的一大负担。正当他发愁时，海原县医疗保障局按照国家和当地政府的政策，核准他家每人只需缴纳 30 元参保费，其余由政府差额补助代缴，王茂东立即到就近的银行缴费点把全家人医保费缴了。对农村建档立卡贫困人口、低保人员、重度残疾人群等困难群体参加城乡居民基本医保个人缴费部分，区分不同情况，政府给予全额或部分补助，帮助其参保。

截至 2019 年 7 月底，自治区医保信息系统共接收扶贫部门推送海原县建档立卡人员信息 109111 人，参加海原县基本医保 109007 人，除 104 人不应纳入参保范围（其中：死亡 85 人、参军 14 人、服刑 5 人）外，实现了建档立卡人口医疗保险 100％覆盖。

二、“一站式”服务方便群众就医

海原县医保经办服务中心设有信息查询、征缴核定、待遇审核、医疗救助、财务登记、大病保险等 6 个为民服务窗口，提供“一站式”服务。为进一步提高服务质量，县医疗保障局实施“三减一提升”（即减环节、减材料、减时限和提升满意度）。推行异地业务“不用跑”、无谓证明材料“不用交”，重复表格信息“不用填”，持续推进服务优化和作风转变。完善了首问责任制、限时办结制、服务承诺制和责任追究制等各项工作制度，明确了岗位职责，规范服务流程，简化办事程序，改进服务方式。打造“公开、透明、阳光、便捷、高效”的经办服务模式。推进“互联网＋”行动，促进互联网与医疗保障的融合和创新，将信息系统延伸到基层，推动更多事项网上办理，让数据多跑路，让群众少跑路、不跑路。

三、发挥综合保障作用

县医疗保障局对建档立卡贫困患者实行倾斜政策，降低大病保险报销起付线，提高大病保险政策范围内费用报销比例。将贫困患者全部纳入医疗救助范围，提高重特大疾病贫困患者年度救助限额等，并实行“一站式”结算。与此同时，落实“先诊疗后付费”政策，保障农村贫困患者看得上病、看得起病。加快推进跨省异地就医直接结算，有效缓解农村贫困患者看病难、看病贵的问题。

新疆维吾尔自治区

工作综述

新疆维吾尔自治区医疗保障局于 2018 年 11 月 29 日挂牌成立，2019 年各地（州、市）医疗保障局相继挂牌成立。2019 年，全区基本医疗保险参保 2038.09 万人，其中城镇职工基本医保参保 462.01 万人，城乡居民基本医保参保 1576.08 万人。全区基本医疗保险基金总体运行平稳，职工基本医保基金收入 279.97 亿元，支出 216.63 亿元，累计结存 447.12 亿元；城乡居民基本医疗保险基金收入 130.32 亿元，支出 125.18 亿元，累计结存 87.13 亿元。

一、全民参保计划

根据国家医疗保障局《关于做好 2019 年基本医疗保险参保和征缴工作的通知》要求，开展基本医疗保险应参保人数调查，指导督促各地州摸清参保底数，明确参保任务，压实工作责任。2019 年 4 月 1 日，城乡居民医疗保险费征收职责划转税务部门后，与税务部门建立工作协调机制，及时改造完善信息系统，保障各族群众参保缴费和待遇享受不受影响。2019 年，全区基本医疗保险参保率稳定在 95%以上。

二、城乡居民大病保险制度

2019 年 7 月 1 日，会同自治区财政厅联合印发《关于做好 2019 年城乡居民基本医疗保障工作的通知》，全区 2019 年城乡居民基本医疗保险人均财政补助标准新增 30 元，新增财政补助一半用于提高大病保险保障能力，个人缴费同步新增 30 元。城乡居民基本医疗保险人均筹资达到 770 元以上（财政补助 520 元、个人缴费 250 元）。加大大病保险保障能力，降低大病保险起付线，大病保险政策范围内报销比例从 50%提高到 60%。

三、生育保险和职工基本医疗保险合并实施

（一）统一两项保险政策

2019 年 7 月 25 日，自治区人民政府办公厅《关于印发全面推进生育保险和职工基本医疗保险合并实施方案的通知》，对国家意见进行了细化，突出了对各地实施的指导性，更具有操作性。一是参加职工基本医疗保险的在职职工、灵活就业人员同步参加生育保险。二是生育保险基金并入职工医保基金，统一征缴，统筹层次一致。按照用人单位参加生育保险和职工基本医疗保险的缴费比例之和确定新的用人单位职工基本医疗保险费率，个人不缴纳生育保险费。三是将生育保险费用结算平台并入职工医保结算平台，确保及时准确反映生育待遇享受人数、基金运行、待遇支付等情况。四是统一医疗服务管理。两项保险合并实施后实行统一的定点医疗服务管理，将生育医疗服务有关要求和指标纳入医疗服务管理。五是确保职工生育期间的生育保险待遇不变，所需资金从职工基本医疗保险基金中支付。

（二）统一组织实施

确定了全区两项保险合并实施的步骤，分为准备阶段、启动阶段和总结评估阶段，确保 2019 年底前完成两项保险合并实施工作。一是各地州市按照自治区实施方案，结合本地实际，制定生育保险和职工医保合并实施的具体方案、经办操作规程，进行医疗保险征缴信息系统优化升级，完善生育定点机构协议管理，开展两项保险合并实施政策和经办操作培训，确保合并实施前后制度顺畅衔接、保障参保人生育保险待遇按时足额给付。二是将两项保险基金进行合并征缴，执行合并后的职工基本医疗保险缴费费率。各地在 2019 年 11 月底前完成实施方案，12 月底前完成了合并征缴两项保险基金并全部上线实施。

2019 年，新疆 15 个统筹地区（含区本级）全部完成了两险合并实施工作，统一了参保登记、基金征缴、医疗服务管理、经办信息系统，提高了经办管理效率。生育保险和职工基本医疗保险合并实施后，生育保险的保障项目和待遇水平没有改变，但

扩大了生育保险受益人群、提高了生育待遇的保障能力、解除了生育职工的后顾之忧。

四、"两病"门诊用药保障

2019 年 10 月 17 日，会同自治区财政厅、药监局、卫生健康委联合印发《关于完善城乡居民高血压糖尿病门诊用药保障机制的实施方案》；11 月 28 日，自治区医疗保障局印发《关于做好自治区城乡居民高血压糖尿病门诊用药保障工作的通知》，明确保障对象、用药范围、保障水平、政策衔接和任务时间节点，将国家基本医保用药目录范围内的高血压、糖尿病("两病")门诊用药统一纳入医保支付范围，明确"两病"用药政策范围内报销比例不低于 50%。制定"两病"门诊用药保障工作经办规程，为各地"两病"用药经办工作提供规范。2019 年 12 月底，新疆 15 个统筹地区(含区本级)完成了信息系统测试并上线运行。

五、医保目录动态调整

根据参保群众和临床治疗对提高保障水平的需求，同时充分考虑医保基金承受能力，组织专家进行论证和测算，将部分诊疗项目纳入基本医保支付范围。会同自治区卫生健康委、财政厅等单位联合印发《关于将 10 项结核病诊疗项目纳入基本医疗保险支付范围的通知》《关于将经皮穿刺椎间盘髓核消融术等 9 项诊疗项目纳入基本医疗保险支付范围的通知》，进一步提高基本医疗保障水平，减轻个人医疗费用负担。

六、医疗保障基金监管

(一)完善协议管理制度

对定点医药机构违规收费、摆放非医疗物品、刷医保卡消费等行为做出明确约束性规定。加强医保基金监管智库建设，充分发挥各领域专家作用，提升监管专业化水平。2019 年 4 月 26 日，会同自治区财政厅联合印发《自治区打击欺诈骗保行为举报奖励暂行办法》，畅通举报渠道，扩大线索来源。集中开展"打击欺诈骗保 维护基金安全"宣传月活动，印制宣传材料 103 万册，开展集中宣讲 3300 余场次。

(二)巩固打击欺诈骗保高压态势

坚持零容忍、出重拳、狠打击，综合运用举报核查、日常巡查、交叉抽查、智能监控等方式开展全面检查，建立定期调度机制，实现对定点医药机构现场检查全覆盖。以迎接国家飞行检查为契机，强化对公立医疗机构的全面核查。坚持兵地联动、部门协同，加强联合执法，推动一案多查、一案多处，增强打击效果。依托现代信息技术手段，在全区 14 个地(州、市)全面开展医保智能监控工作。

2019 年，全区共检查定点医药机构 9790 家，检查覆盖率 100%，暂停医保服务 1067 家、解除定点服务协议 446 家、行政罚款 168 家、移交司法机关 32 家，约谈告诫、限期整改等处理 3636 家，处罚和追回医保资金 11526.5 万元，依据举报奖励办法核实处理欺诈骗保案件 55 件、通过媒体点名通报欺诈骗保典型案例 577 起；共查处参保人员 184 人，约谈 179 人次、暂停医保结算 80 人次、移交司法机关 2 人次，追回医保资金 161.8 万元。

七、医疗保障助力脱贫攻坚

(一)推进建档立卡贫困人口医疗保障全覆盖

将建档立卡贫困人口等贫困人员作为重点，定期比对，动态核实，精准锁定对象、精准推进参保、精准资助参保，符合参保条件的贫困人口参保率达到 100%。对特困人员全额资助，对低保对象、建档立卡贫困人口定额资助，地州范围内统一定额资助标准、不免除个人缴费义务。同时，会同自治区财政、税务部门完善资助方式，2020 年度贫困人口参保个人缴费资助将不再实行先缴后补，按贫困人口参保人数、资助标准，由财政统一划拨医保基金。

(二)提高医疗保障水平

巩固完善大病保险倾斜支付政策，对贫困人口降低起付线 50%、提高报销比例 5 个百分点、取消封顶线。2019 年，全区建档立卡贫困人口发生住院医疗费用 35.12 亿元，其中基本医疗保险支付 24.02 亿元，大病保险支付 2.21 亿元，建档立卡贫困人口基本医保、大病保险实际报销比例达到 74.69%。自治区财政 2019 年继续安排 3 亿元补助资金为南疆四地州 22 个深度贫困县 162.75 万深度贫困人口投保补充医疗保险，并实现补充医疗保险与基本医疗保险、大病保险、医疗救助"一单式"结算。

(三)强化医疗救助托底保障能力

将农村建档立卡贫困人口纳入医疗救助范围，分类分档细化救助方案，确保年度救助限额内贫困人口政策范围内个人自付住院医疗费用救助比例不低于70%,南疆四地州救助比例不低于80%。截至2019年12月底,医疗救助实施门诊和住院救助73.76万人次。增强医疗救助托底保障功能,明确医疗救助对象范围和条件,把建档立卡贫困人口纳入医疗救助范围。2019年自治区安排医疗救助补助资金24.83亿元(其中南疆四地州20.59亿元)。

八、医保支付方式改革

乌鲁木齐市被确定为按疾病诊断相关分组(DRG)付费试点城市后,及时成立DRG付费试点工作领导小组,组织起草试点工作实施方案,按时间节点要求将乌鲁木齐市二级以上定点医疗机构住院结算数据采集上报国家医疗保障局。2019年8月17日,会同自治区财政厅、卫生健康委,兵团医疗保障局、财政局、卫生健康委联合印发《新疆维吾尔自治区 新疆生产建设兵团按疾病诊断相关分组(DRG)付费试点工作实施方案》,并于8月29日召开会议进行动员部署。2019年12月下旬,国家医疗保障局技术指导组来疆举办了试点工作培训会。重点推行按病种付费,完善按人头付费、按床日付费等支付方式。开展城乡居民基本医疗保险购买家庭医生签约服务,采取按人头付费方式,将普通门诊诊察费、肌肉注射费、静脉输液费等纳入家庭医生签约有偿服务包,推进医疗服务下沉,为城乡居民提供多样化、个性化服务。

九、药品集中采购和使用试点扩围

2019年12月4日,会同自治区财政厅、卫生健康委等11部门联合印发《关于印发〈自治区全面贯彻落实国家组织药品集中采购和使用试点扩围工作实施方案〉的通知》;12月20日正式启动实施扩围工作。国家组织药品集中采购25个中选品种价格与自治区药品采购平台原价格相比,平均降幅达68%,全区中选药品约定采购金额1.65亿元,预计2020年患者和医保基金将减少支出3.51亿元。

十、药品价格监测机制

建立药品价格监测报告制度,在全区确定50个监测点,对部分国家基本药物、专利药品、独家生产药品、市场销售量较大药品及其他社会关注度较高的药品,按月开展价格监测工作,研究分析药品短缺、价格波动原因,形成监测分析报告。2019年9月17日,会同自治区卫生健康委、发改委联合印发《关于修订〈新疆维吾尔自治区医疗服务价格规范(2017版)〉部分内容的通知》,解决了原文件表述不规范、医疗机构难执行的堵点问题。完善医疗服务价格评审机制,先后两次召开有关部门及价格、临床专家参加的评审会议,确定了“人工智能辅助治疗技术”医疗服务项目的收费政策,填补了自治区人工智能辅助治疗技术手术操作的空白。

十一、医疗保障公共服务

根据自治区党委深化改革工作部署和任务分工,组织编制了《自治区医疗保障部门政务服务事项清单和服务指南》,优化医保登记、异地就医等29项服务事项办理流程,减证便民,提高服务效率。积极推行医疗保险申报业务网上经办、预约服务,“让数据多跑路、群众少跑腿”。加快推广电话、App等多种异地就医备案方式,自治区区本级作为国家医疗保障局首次试点地区,于2019年12月19日接入国家异地就医备案小程序。加强医保定点医药机构管理,定点零售药店在10月底前全部下架非医疗物品。确定15家定点零售药店提供慢性病药品和特药谈判药品服务,将慢性病药品一次处方用药量按病种放宽至2个月,更加便利慢性病患者购药。

十二、跨省异地就医直接结算

继续扩大纳入国家跨省异地就医结算平台的医疗机构数量,印发《关于切实做好异地就医住院费用直接结算工作的通知》《关于切实落实异地就医各项政策要求的通知》,对14个统筹区的14个市、28个县、56个乡镇以互学互帮互纠的方式开展交叉调研。编印《异地就医直接结算文件汇编》《跨省异地就医直接结算备案登记办理指南》等材料,开展异地就医直接结算业务培训600余人次,依托各级医保经办机构、定点医药机构、乡镇和街道社区等组织向参保人员广泛宣传,提高异地就医直接结算政策的知晓率。

2019年,新疆开通跨省异地住院费用直接结算医疗机构1511家;疆内参保人员备案6.85万人,外出务工人员备案2.44万人,外省参保人员备案到新疆3.03万人,外来就业创业人员备案0.7万人。除西藏外,与全国30个省(区、市)均发生跨省异地就医直接结算业务。新疆通过国家平台在疆外就医住院结算4.2万人次,结算费用8.71亿元,医保基金支付 6.39 亿元；疆内异地就医住院、门诊、药店购药结算 324.46 万人次，结算费用 53.82 亿元，医保基金支付 32.57 亿元。

十三、医保信息化建设

按照国家医疗保障局建设全国统一的医保信息平台的部署要求，认真组织编制《自治区医疗保障信息平台建设工程可行性研究报告》，经向国家医疗保障局备案通过，自治区发改委已批准立项，目前正在开展初步设计和概算编制项目招标工作。财政部、国家医疗保障局拨付 2019 年医疗服务与保障能力提升补助资金 9219 万元。加强与自治区一体化在线政务服务平台的对接，推进医保政务服务事项“一网通办”。

重要活动

2018 年

新疆维吾尔自治区医疗保障局挂牌成立。 11 月 29 日，新疆维吾尔自治区医疗保障局作为自治区人民政府直属机构（正厅级）正式挂牌，自治区党委常委、组织部部长纪峥，自治区副主席芒力克·斯依提为自治区医疗保障局揭牌，自治区医疗保障局领导班子成员和全体干部职工参加揭牌仪式。

2019 年

1. 自治区政府领导到自治区医疗保障局调研。 1 月 25 日，新疆维吾尔自治区副主席芒力克·斯依提一行到自治区医疗保障局调研指导工作，自治区医疗保障局党组书记、副局长盛焉江作了自治区医疗保障局组建以来工作情况汇报，芒力克·斯依提对医疗保障局组建初期相关工作给予了肯定，并对下一步工作提出了具体要求。

2. 开展“打击欺诈骗保 维护基金安全”集中宣传月活动。 4 月 1 日，新疆维吾尔自治区医疗保障局在乌鲁木齐市举行“打击欺诈骗保 维护基金安全”集中宣传月活动启动仪式，重点治理定点医疗机构分解收费、超标准收费、重复收费、套用项目收费、不合理诊疗及其他违法违规行为；定点零售药店使用社保卡套现和销售营养品、保健品、化妆品、生活用品等行为；参保人员伪造虚假病历票据报销、冒名就医、使用社保卡套取药品倒买倒卖等行为。

3. 召开 2019 年自治区医疗保障工作会议。 4 月 26 日，新疆维吾尔自治区人民政府以电视电话会议形式召开 2019 年自治区医疗保障工作会议。自治区副主席芒力克·斯依提出席会议并讲话，自治区医疗保障局党组书记、副局长盛焉江做工作报告，部分地州医疗保障局负责同志及协议定点医疗机构、零售药店代表发言。芒力克·斯依提对 2018 年医疗保障工作取得的成绩给予了肯定，并从持续开展欺诈骗保专项治理行动、完善医保扶贫政策、完善职工和城乡居民医保政策、继续深化医保支付方式改革、提升医保经办管理服务水平、推进药品招标采购试点工作等方面对 2019 年医疗保障工作提出要求。

典型案例

案例一：“两病”门诊用药纳入医保报销

一、改革背景

新疆紧跟中央决策部署，围绕如何保障高血压、糖尿病（下称“两病”）患者门诊用药，提高门诊用药保障水平，着力在政策衔接、患者登记、药品供应、基层服务和政策宣传上下功夫，确保“两病”门诊用药保障机制落实、落细、落到位，不断提升人民群众获得感、幸福感、安全感。

二、主要做法

（一）畅通“两病”政策衔接

一是深入研究政策。组织学习全国“两病”门诊用药保障机制电视电话会议精神，及时召开高血压、糖尿病用药保障机制业务推进会，研究普通门诊统筹、门诊特殊慢性病与“两病”用药保障机制的衔接，破解难点、疏通堵点。

二是详细制定方案。印发“两病”门诊用药保障机制实施方案，明确保障对象、用药范围、保障水平、政策衔接和任务时间节点。将国家基本医保用药目录范围内的高血压、糖尿病门诊用药统一纳入医保支付范围，明确“两病”用药政策范围内报销比例不低于50%。

三是规范工作规程。制定“两病”门诊用药保障工作经办规程，为各地“两病”用药经办工作提供规范。

（二）提高“两病”覆盖范围

一是构建联动排查机制。建立地、县、乡、村四级联动机制，组织县市、乡镇、村队全面排查上报城乡居民疑似高血压、糖尿病患者，排查人员信息分别推送至就诊医疗机构。充分运用全民健康体检结果，下派医务人员到乡镇、社区（村）对符合“两病”条件人员进行集中确认，建立档案并录入系统，提高认定效率。

二是明确鉴定评审。由医院直接调取病历开展鉴定评审，合格的直接录入系统，对无病历的，组织人员到所在地县人民医院、乡镇卫生院做检查鉴定，鉴定结果反馈至乡镇、村队，确保患者及时享受待遇。

三是把握政策要求。对2019年以来住院期间确诊为糖尿病、高血压的参保居民信息进行筛查比对，将未纳入“两病”或慢性病保障范围的人员名单推送至各县（市）进行核查，对符合门诊特殊慢性病的经审批后纳入慢性病保障范围，符合“两病”登记条件的及时纳入“两病”保障范围，提高“两病”覆盖范围。

（三）保障“两病”备药用药

一是制定村卫生室常用药品配备指导清单。明确配备药品品种不低于80种，各地根据实际情况原则上药品可上浮不超过20%，解决基层药品配备少的问题，确保不出村有药用。

二是明确药品采购、配送及用药指导主体。各地县级卫生健康行政部门或县域紧密型医共体总院负责对村卫生室药品的配备、使用等进行集中采购、统一配送和用药指导。

三是规范采购及指导用药规程。积极推进集中招标采购，扩大采购范围，将苯磺酸氨氯地平片、辛伐他汀片、硝酸甘油片、盐酸二甲双胍等高血压、糖尿病常用药品纳入供药范围。降低购药成本，指导各地优先选用目录内甲类药品、国家基本药品、通过一致性评价的品种、集中采购中选品种，减轻患者用药负担。

四是实施长处方管理制度。完善高血压、糖尿病门诊用药的长期处方制度，定点医疗机构根据患者实际情况，将处方用药量从2个月放宽至3个月，让“两病”患者少跑腿。

（四）提高“两病”服务水平

一是开展线上系统应用培训。召开药品目录和“两病”用药政策解读视频会议，指导全区做好新目录切换和用药保障工作。统一开发医疗保障信息系统，对基层医疗保障部门、医疗机构经办人员、信息人员进行系统操作培训，确保工作人员熟练操作业务，所有定点医疗机构、村卫生室均能正常开展“两病”费用结算业务。

二是强化业务指导。通过视频培训、现场提问、模拟经办、开展大讨论等形式，解决工作人员业务经办过程中遇到的难题，进一步提高经办人员的服务能力和效率。

三是加强宣传引导。各地在医保经办大厅、基层医疗卫生机构开设宣传专栏，印制《城乡居民基本医疗保险政策宣传单》《医保扶贫政策明白册》，结合“民族团结一家亲”结对帮扶、走访活动，将政策宣传至千家万户，提高参保群众知晓率。

四是抓好督导。将“两病”门诊用药保障机制纳入健康扶贫工作督促督导范围，推进“两病”患者登记、确认及待遇享受工作，对县、乡、村三级医疗机构“两病”录入、待遇结算系统进行抽查，对存在的问题及时协调解决，推动“两病”结算系统使用率不断提升。

三、主要成效

将国家基本医保用药目录范围内的高血压糖尿病门诊用药统一纳入医保支付范围，“两病”用药政策范围内报销比例不低于50%。截至2019年12月底，新疆15个统筹地区（含区本级）完成了信息系统测试并上线运行。

案例二：哈密开展医保支付药品及医用耗材费用试点

一、改革背景

开展药品及医用耗材集中采购和使用试点是党中央、国务院作出的一项重大决策部署，新疆维吾尔自治区高度重视并作出安排部署，要求哈密市开展医保支付药品及医用耗材费用试点工作。

二、主要做法

（一）高度重视建机制

哈密市医疗保障局挂牌成立后，及时向市委、市政府汇报医保支付药品及医用耗材集中采购和使用试点工作，市委将其列入哈密市深化改革的重点工作，市政府专门成立领导小组，分管领导多次主持召开会议，专题听取工作进展情况，关键环节亲自督办协调，并将医保支付药品及医用耗材费用试点工作纳入市委、市政府督查内容。

（二）深入调研定方案

结合哈密实际，制定《哈密市医保基金支付药品费用试点工作实施方案》《哈密市医用耗材及检验试剂带量采购工作方案》，明确以市为单位，组建医疗机构药品集中谈判、招标采购联合体，统一药品、医用耗材及检验试剂目录，明确在保障基层用药的情况下，对药品目录及医用耗材、检验试剂进行整合、遴选，明确建立药品目录、医用耗材及检验试剂动态调整机制，对价格低、品质优的药品、医用耗材品种及时纳入谈判、招标目录。并合理设计谈判招标采购流程，做到公正、公平、公开，确保医保支付药品带量谈判及医用耗材带量招标采购达到预期效果。

（三）突出重点抓谈判

经过汇总筛选，将 3572 个品规的药品列入谈判目录，并与自治区招标采购平台的药品价格、品种进行比对，充分掌握谈判的主动权。对 182 种用量大、金额高、可替代的药品，与 363 家生产厂家面对面进行谈判，经过三轮报价，药品价格最高降幅为 93%。对于降价幅度小于 10%、并可替代的 39 种辅助药品在全市范围内停止使用。对降幅小、用量相对不多的 3390 种药品通过两次网上议价谈判，最终确定议价结果。

（四）多措并举求突破

在总结医保支付药品带量谈判经验的基础上，2019 年 8 月，哈密市医疗保障局又探索实施医保支付耗材费用工作。通过筛选、开标议价、网上公示等方式，对 9069 种医用耗材及检验试剂实施带量招标采购医保统一支付，并将 8559 个品规的中标医用耗材及检验试剂品种在哈密市各定点医疗机构落地实施。

（五）统筹配送重质量

为加强药品配送管理，提高药品配送服务质量。规定药品配送商资格必须达 50 种以上配送药品，并遴选出 10 家药品配送企业，药品生产商不受药品品种的限制。为明确各方的权利和义务，又制定细化《哈密市医保支付药品费用三方协议》（下称《协议》），全市各级定点医疗机构分别与医疗保障部门及药品配送企业签订三方协议并认真履行协议。

（六）医保支付见实效

各定点医疗机构根据药品、医用耗材及检验试剂配送商价格降幅情况，将药品、医用耗材及检验试剂款按《协议》约定支付到医保部门设立的专项医保账户。医保部门收到药品款、医用耗材及检验试剂款后，将 95% 支付给药品、医用耗材及检验试剂配送商，剩余 5% 根据药品、医用耗材及检验试剂配送商服务质量再予以支付。与此同时，哈密市医疗保障局还依据各定点医疗机构全年使用药品、医用耗材及检验试剂的情况，拟定《开展医保支付药品及医用耗材费用节约医保基金分配方案》，经市政府同意，将医保支付药品、医用耗材及检验试剂款结余部分用于增加定点医疗机构医保基金总额，以进一步提高定点医疗机构自我管理的积极性。

三、取得成效

哈密市实施医保支付药品带量谈判及医用耗材带量招标采购试点工作以来，有 1244 种药品实施降价，平均降幅为 18.21%，节约医保基金约 4500 万元；有 7605 种医用耗材及检验试剂实施降价，平均降幅为 15.61%，节约医保基金约 3000 万元。通过试点工作，有力推动了药品及医用耗材价格回归合理水平，进一步降低了定点医疗机构运行成本，提高了医保基金的使用效率，有效减轻了群众就医负担，群众看病就医的获得感、幸福感得到明显提升。

新疆生产建设兵团

工作综述

2019年3月18日，依据《兵团党委办公厅 兵团办公厅关于印发〈新疆生产建设兵团医疗保障局职能配置、内设机构和人员编制规定〉的通知》，正式组建兵团医疗保障局，作为兵团正厅级行政工作部门，设行政编制18名，其中厅级领导职数3名，处级领导职数6名。兵团医疗保障局内设一处、二处，均为正处级。

一、基本医疗保险

截至2019年底，全兵团基本医疗保险参保总人数达255.03万人，其中城镇职工基本医疗保险参保143.04万人；城乡居民基本医疗保险参保111.99万人。全年基本医疗保险基金收入62.27亿元，支出58.46亿元，其中城镇职工基本医疗保险基金收入53.09亿元，支出50.26亿元，累计结存48.42亿元；城镇居民基本医疗保险基金收入9.18亿元，支出8.20亿元，累计结存11.60亿元。2019年兵团将居民医保财政补助标准由每人每年490元提高至520元，居民个人缴费同步提高至每人每年250元(其中成年居民每人每年300元，学生儿童每人每年200元)。

二、“两病”门诊用药保障

2019年11月14日，印发《关于兵团落实居民高血压糖尿病门诊用药保障机制的实施方案》和《关于做好兵团居民高血压糖尿病门诊用药保障工作的通知》，进一步明确保障对象、用药范围，合理确定支付标准，减轻了经一级以上医疗机构诊断为患高血压、糖尿病(“两病”)的参保患者的医疗费用负担，同时对“两病”确诊标准进行了规范，对保障药品供应和合理使用提出了相关要求。高血压患者门诊用药年度内统筹基金最高支付限额原则上设定为300元左右，糖尿病患者门诊用药年度内统筹基金最高支付限额原则上设定为400元左右。

三、生育保险和职工基本医疗保险合并实施

2019年8月16日，兵团办公厅印发《全面推进生育保险和职工基本医疗保险合并实施方案》，确定兵团医保15个统筹区(含兵直统筹区)在2019年年底全部完成两项保险合并实施工作。9月11日，兵团医疗保障局联合兵团财政局印发《兵团生育保险和职工基本医疗保险合并实施细则》，要求两项保险实现参保同步登记、基金合并运行、征缴管理一致、监督管理统一和经办服务一体化。2019年，兵团生育保险参保人数70.72万人，生育津贴待遇支出1.96亿元。

四、药品集中采购

成立兵团药品集中采购和使用试点领导小组。2019年12月20日出台《兵团落实国家组织药品集中采购和使用试点工作实施方案》，对兵团药品集中采购和使用试点工作的总体要求、实施范围、工作任务、实施步骤、保障措施进行了细化安排。同时出台《兵团医疗保障局关于完善兵团落实国家药品集中采购和使用试点工作医保配套措施的通知》，落实医保基金预付政策，探索医保支付标准与采购价协同，建立预留金制度、激励约束机制，加强药品采购使用和监管。

五、医保目录动态调整

2019年12月27日，会同新疆维吾尔自治区医疗保障局、兵地人力资源和社会保障部门联合印发《关于执行〈国家基本医疗保险、工伤保险和生育保险药品目录〉的通知》，自2020年1月1日起，新疆维吾尔自治区、兵团基本医疗保险、工伤保险和生育保险全面执行新版国家药品目录。指导协调兵团各级各类定点医疗机构及时调整信息系统并做好目录匹配工作，确保参保人员待遇不受影响。同时，2019年国家谈判成功的97种药品同步纳入新

疆维吾尔自治区和兵团基本医疗保险、工伤保险和生育保险支付范围，按乙类药品支付，限定支付范围按国家规定执行。积极组织调出第一批重点监控药品，做好其他自行增补品种的消化工作，及时将国家谈判成功药品全部纳入医保支付范围，确保参保患者买得到、用得上、能报销。

六、医保助力脱贫攻坚

2019 年，兵团居民大病保险人均筹资标准在 30 元的基础上新增 35 元，达到每人每年 65 元。印发《关于做好 2019 年兵团居民基本医疗保障工作的通知》，规定兵团居民大病保险起付线以上 0—5 万元(含 5 万元)的医疗费用政策范围内报销比例由原来的 50%调整为 60%，贫困人口较其他居民大病保险起付线降低 50%，即贫困人口居民大病保险起付线，由年度内个人自付合规医疗费用达到 0.9 万元调整为 0.75 万元，进一步减轻了大病患者、困难群众的医疗负担。2019 年度实际筹集职工大病保险资金 6893 万元、居民大病保险资金 7417 万元；职工大病保险医疗费用支出 7576 万元、居民大病保险医疗费用支出 4457 万元。

制定印发《关于完善医疗救助制度切实做好医疗救助工作的通知》，要求切实落实参保补贴政策，对特困供养人员、最低生活保障家庭成员、建档立卡贫困人口、低收入家庭 60 周岁以上的老年人、重度残疾的学生儿童和丧失劳动能力的重度残疾人参加兵团居民基本医疗保险的个人缴费部分进行补贴，保障其获得基本医疗保险服务，其中，对特困供养人员给予全额补助，对其他贫困人口给予定额补助。对贫困人口在定点医疗机构住院发生的政策范围内的医疗费用，经基本医疗保险、大病保险及各类补充医疗保险、商业保险等报销后个人负担的合规医疗费用，在年度限额内按不低于 70%的比例给予救助。截至 2019 年底，兵团建档立卡贫困人口基本医疗保险参保率已达到 100%，贫困人口居民基本医疗保险政策范围内住院费用基金支付比例达 79%。

七、医保基金监管

2019 年，兵团医保系统开展专项治理活动 3 次，组织飞行检查 12 次，实现 15 个统筹区监督检查全覆盖。3 月 22 日，印发《关于开展“打击欺诈骗保维护基金安全”集中宣传月活动的通知》，进一步加强医保基金监管，坚决打击欺诈骗保行为，强化定点医药机构参保人员尊法、守法意识。8 月 6 日，印发《兵团打击欺诈骗取医疗保障基金行为举报奖励暂行办法》。截至 2019 年 12 月 31 日，兵团各级医疗保障部门对全兵团 2833 家“两定”机构进行检查，追回医保资金 2473.54 万元，处理违规“两定”机构 1343 家，暂停结算 586 家，解除协议 103 家，移送司法机关处理 6 家，曝光典型案例 28 例。

八、医保信息化建设

2019 年 4 月 29 日，向兵团办公厅电子政务领导小组办公室、兵团信息技术服务中心提交建立兵团医疗保障门户网站的申请报告；6 月 8 日，兵团医疗保障局门户网站正式上线。10 月 28 日，国家医疗保障局复函同意《新疆生产建设兵团医疗保障信息化项目可行性研究报告》备案。

九、跨省异地就医直接结算

简化异地就医登记备案程序，异地备案变更时限由 1 年缩短为 3 个月，手工报销时限缩短到不超过 30 个工作日。截至 2019 年 12 月，已有 334 家医疗机构接入国家异地就医结算系统，基本实现了每个团场有一家医疗机构纳入跨省异地就医定点医疗机构范围。2019 年度，兵团跨省异地就医直接结算 4.97 万人次，基金支付 5.83 亿元。

重要活动

2019 年

1. 兵团医疗保障局正式成立。2019 年 3 月 18 日，依据《兵团党委办公厅兵团办公厅关于印发〈新疆生产建设兵团医疗保障局职能配置、内设机构和人员编制规定〉的通知》，正式组建成立兵团医疗保障局，作为兵团正厅级行政工作部门，设行政编制 18 名，其中厅级领导职数 3 名，处级领导职数 6 名。

2. 联合举办“打击欺诈骗保维护基金安全”集中宣传月启动仪式。4 月 1 日，兵团医疗保障局与新疆维吾尔自治区医疗保障局联合举行“打击欺诈骗保维护基金安全”集中宣传月启动仪式。宣传月期间，通过多种形式开展对医保政策法规、打击欺诈骗保典型案例以及监督举报投诉渠道的宣传。

3. 联合召开 DRG 付费试点工作动员部署暨培训会。8 月 29 日，兵团医疗保障局会同新疆维吾尔自治区医疗保障局、乌鲁木齐市医疗保障局联合召开按疾病诊断相关分组（DRG）付费试点工作动员部署暨培训会，对试点统筹地区医疗保障系统、试点医疗机构的参会人员进行政策解读，对试点工作进行了安排部署。

4. 举办医疗保障制度培训班。10 月 30 日，兵团医疗保障局举办医疗保障制度培训班，各师市医疗保障局局长参加培训。培训中，各师市医疗保障局就本师市医疗保障面临的新形势、新问题作了交流发言，兵团医疗保障局沈金新局长就做好机构改革和职能衔接工作、打赢医保扶贫攻坚战、加强医保基金风险防控、落实各项重点改革任务等作了安排部署。

5. 联合举办落实国家组织药品集中采购和使用试点扩围工作培训会。12 月 6 日，兵团医疗保障局会同新疆维吾尔自治区医疗保障局联合举办落实国家组织药品集中采购和使用试点扩围工作培训会，及时对各师市医疗保障系统、定点医疗机构、医药企业的参会人员进行政策解读和实务培训。

6. 联合举办 CHS－DRG 付费试点城市培训暨新疆 DRG 付费培训会。12 月 23 日，兵团医疗保障局会同新疆维吾尔自治区医疗保障局联合举办国家医疗保障 DRG（CHS－DRG）付费试点城市培训暨新疆 DRG 付费培训会，推动兵地 DRG 付费制度融合发展。会议就 DRG 付费制度设计与实施、DGR 实施流程、DRG 付费与医院管理等方面向与会人员作了介绍，全疆医疗保障系统、二级以上医疗机构约 220 人参加了培训。

法规政策、重要文件

一、中共中央、国务院文件

2018 年

国务院办公厅关于印发深化医药卫生体制改革2018年下半年重点工作任务的通知

（国办发〔2018〕83 号）

各省、自治区、直辖市人民政府，国务院有关部门：

《深化医药卫生体制改革 2018 年下半年重点工作任务》已经国务院同意，现印发给你们，请结合实际，认真组织实施。

国务院办公厅

2018 年 8 月 20 日

深化医药卫生体制改革 2018 年下半年重点工作任务

2018 年是全面贯彻党的十九大精神的开局之年，是改革开放 40 周年，是决胜全面建成小康社会、实施“十三五”规划承上启下的关键一年。深化医药卫生体制改革工作要以习近平新时代中国特色社会主义思想为指导，全面贯彻党的十九大和十九届二中、三中全会精神，认真落实党中央、国务院关于实施健康中国战略和深化医药卫生体制改革的决策部署，加强党的领导，以人民健康为中心，牢固树立大卫生、大健康理念，坚持保基本、强基层、建机制，坚持医疗、医保、医药三医联动，聚焦解决看病难、看病贵等重点难点问题，勇于突破政策障碍和利益藩篱，集中力量打攻坚战，抓落实、见成效，努力实现人民群众得实惠、医务人员受鼓舞、投入保障可持续、健康事业得发展。

一、有序推进分级诊疗制度建设

1. 进一步规范医疗联合体建设和发展，完善医疗联合体建设和分级诊疗考核，落实牵头医院责任，调动牵头医院积极性，加强行业监管。鼓励社会办医疗机构及康复、护理等机构参与医疗联合体建设。（国家卫生健康委、国家医保局、国家中医药局、中国残联负责，排在第一位的为牵头部门，下同）

2. 完善医保支付、人事管理、服务价格、财政投入等配套措施，促进医疗联合体建设和远程医疗服务。（国家卫生健康委、财政部、人力资源社会保障部、国家医保局、国家中医药局负责）

3. 及时总结地方经验，指导各地完善不同级别医疗机构医疗服务价格、医保支付等政策，拉开报销比例，引导合理就医。（国家医保局、国家卫生健康委负责）加强健康教育和科普宣传，引导群众树立科学就医观念。（国家卫生健康委负责）

4. 推进家庭医生签约服务，完善激励机制，落实保障政策，加强考核评价，优先做好重点人群签约服务，做实做细服务。（国家卫生健康委、财政部、人力资源社会保障部、国家医保局、国家中医药局、中国残联负责）

5. 探索和推动疾控机构、县级妇幼保健机构体制机制创新，深化基层医疗卫生机构综合改革，落实财政保障政策，落实“允许医疗卫生机构突破现行事业单位工资调控水平，允许医疗服务收入扣除成本并按规定提取各项基金后主要用于人员奖励”（“两个允许”）的要求。根据不同医疗卫生机构实际情况，有针对性地完善薪酬分配政策，推动医务人员薪酬达到合理水平。（财政部、人力资源社会保障部、国家卫生健康委分别负责，分别负责为各部门按职责分别牵头，下同）

6. 完善医疗卫生县乡一体化、乡村一体化管理，推动县域综合改革。可对基层医务人员实行县管乡用。（国家卫生健康委、财政部、人力资源社会保障部、农业农村部、国家中医药局分别负责）

7. 开展优质服务基层行活动，加强基层医疗卫生机构标准化建设，进一步完善基层医疗卫生机构质量管理体制机制。（国家卫生健康委、国家发展

改革委、财政部、国家中医药局负责）

二、建立健全现代医院管理制度

8. 深化医疗服务价格改革。研究出台具体措施，推动各地按照“腾空间、调结构、保衔接”的思路，加快建立以成本和收入结构变化为基础、及时灵活的价格动态调整机制，通过规范诊疗行为，降低药品、医用耗材等费用腾出空间，优化调整医疗服务价格，重点优化调整体现医务人员技术劳务价值的价格，降低大型医用设备检查治疗和检验等价格。加快审核新增医疗服务价格项目。允许地方采取适当方式有效体现药事服务价值。（国家医保局、国家卫生健康委、国家中医药局负责）

9. 落实全国医疗卫生服务体系规划，合理确定公立医院单体规模。（国家卫生健康委、国家发展改革委、财政部、国家中医药局负责）落实政府对符合区域卫生规划的公立医院投入政策和对中医医院投入倾斜政策。（财政部、国家发展改革委、国家卫生健康委、国家中医药局负责）

10. 研究制定财政投入与公立医院发展相适应的办法。（财政部、国家卫生健康委、国家中医药局等部门负责）

11. 及时总结公立医院薪酬制度改革试点经验，推动建立符合行业特点的薪酬制度。（人力资源社会保障部、财政部、国家卫生健康委、国家中医药局负责）

12. 开展建立健全现代医院管理制度试点。及时总结推广医院科学化、精细化、信息化管理经验做法。（国家卫生健康委、国家中医药局负责）推进医院章程制定，到 2018 年底，各省份选择辖区内 20%的二级、三级公立医院和 10%的社会力量举办的非营利性医院开展制定章程的试点工作。建立健全公立医院全面预算管理、成本管理、财务报告、信息公开以及内部和第三方审计机制。所有三级医院全面落实总会计师制度。（国家卫生健康委、财政部、国家中医药局负责）

13. 加强公立医院党的建设和行业党建工作指导。（国家卫生健康委、中央组织部、教育部、国家中医药局负责）

14. 推动国有企业办医疗机构改革。（国务院国资委、国家卫生健康委负责）推进军队医院参与驻地城市公立医院综合改革，构建军民深度融合医疗服务体系。（中央军委后勤保障部卫生局、国家卫生健康委负责）

15. 继续开展公立医院综合改革效果评价考核，根据考核结果分配补助资金。（国家卫生健康委、财政部分别负责）

三、加快完善全民医保制度

16. 制定完善中国特色医疗保障制度改革方案。（国家医保局、财政部、国家卫生健康委、银保监会负责）

17. 提高基本医保和大病保险保障水平，居民基本医保人均财政补助标准再增加 40 元，一半用于大病保险。同步提高个人缴费标准。（财政部、税务总局、国家医保局分别负责，银保监会参与）扩大职工医疗互助覆盖面，促进医疗互助健康发展。（全国总工会负责）

18. 深化医保支付方式改革。在全国全面推开按病种付费改革，统筹基本医保和大病保险，逐步扩大按病种付费的病种数量。开展按疾病诊断相关分组（DRGs）付费试点。促进医保支付、医疗服务价格、药品流通、人事薪酬等政策衔接。（国家医保局、财政部、人力资源社会保障部、国家卫生健康委、国家中医药局负责）

19. 全面落实异地就医结算政策，扩大定点机构覆盖面。（国家医保局、财政部、国家卫生健康委、国家中医药局负责）

20. 强化医保对医疗行为的监管，采取措施着力解决“挂床”住院、骗保等问题，科学控制医疗费用不合理增长。（国家医保局、财政部、国家卫生健康委、国家中医药局负责）

21. 发展商业健康保险。（银保监会负责）完善以政府购买服务方式引导具有资质的商业保险机构等社会力量参与基本医保的经办服务。（国家医保局、银保监会负责）

22. 探索建立长期护理保险制度。（国家医保局负责）

四、大力推进药品供应保障制度建设

23. 调整国家基本药物目录，制定完善国家基本药物制度的指导性文件，推动优先使用基本药物。（国家卫生健康委、财政部、国家医保局、国家药监局负责）

24. 配合抗癌药降税政策，推进各省（自治区、直辖市）开展医保目录内抗癌药集中采购，对医保目录外的独家抗癌药推进医保准入谈判。开展国家药品集中采购试点，明显降低药品价格。有序加快境外已上市新药在境内上市审批。（国家医保局、国家卫生健康委、国家药监局负责）

25．将鼓励仿制的药品目录内的重点化学药品、生物药品关键共性技术研究列入国家相关科技计划2018年度项目。（科技部、国家卫生健康委负责）

26．制定治理高值医用耗材和过度医疗检查的改革方案。（国家医保局、国家卫生健康委负责）制定医疗器械编码规则，探索实施高值医用耗材注册、采购、使用等环节规范编码的衔接应用。（国家药监局、国家卫生健康委、国家医保局负责）推进医疗器械国产化，促进创新产品应用推广。（工业和信息化部、国家发展改革委、国家卫生健康委、国家药监局负责）

27．加强全国短缺药品供应保障监测预警，建立短缺药品及原料药停产备案制度，合理确定储备规模，完善储备管理办法，建立储备目录的动态调整机制。建设国家、省两级短缺药品多源信息采集和供应业务协同应用平台。将短缺药供应保障能力提升项目列入支持重点。继续实施临床必需、用量小、市场供应短缺药品定点生产试点工作，组织开展小品种药（短缺药）集中生产基地建设。（工业和信息化部、国家卫生健康委、国务院国资委、国家药监局分别负责）

28．制定零售药店分类分级管理的指导性文件，支持零售药店连锁发展，允许门诊患者自主选择在医疗机构或零售药店购药。（商务部、国家卫生健康委、国家医保局、国家药监局负责）

五、切实加强综合监管制度建设

29．建立完善医疗卫生行业综合监管的协调机制和督察机制。（国家卫生健康委、市场监管总局、国家医保局、国家中医药局、国家药监局等部门负责）

30．建立健全医疗卫生行业信用机制、综合监管结果协同运用机制和黑名单制度。（国家卫生健康委、国家发展改革委、财政部、人力资源社会保障部、市场监管总局、国家医保局、国家中医药局、国家药监局等部门负责）

31．建立健全各级各类医疗卫生机构管理制度。全面开展各级各类公立医疗卫生机构绩效考核，原则上按年度进行，考核结果向同级政府报告，与医疗卫生机构财政补助、薪酬总体水平、负责人晋升和奖惩等挂钩，并以适当方式向社会公开。综合医改试点省份选择1—2个地市开展公立医疗卫生机构绩效考核试点，对考核结果进行排名。（国家卫生健康委、财政部、人力资源社会保障部、国家中医药局等部门负责）

32．加强综合监管体制机制改革创新，对全国10％的卫生健康领域被监督单位开展国家监督抽查。在全国推广实施医疗卫生机构传染病防治分类监督综合评价。加强中医药监督执法。（国家卫生健康委、国家医保局、国家中医药局、国家药监局负责）

33．推动对涉医违法犯罪行为开展联合惩戒。（国家卫生健康委、市场监管总局、国家医保局、国家中医药局、国家药监局分别负责）

六、建立优质高效的医疗卫生服务体系

34．围绕区域重点疾病，以学科建设为抓手，在全国建立若干高水平的区域医疗中心和专科联盟，促进优质医疗资源均衡布局。（国家发展改革委、国家卫生健康委、国家中医药局负责）

35．完善国民健康政策，普及健康知识，开展健康促进，完善健康保障，增强个人健康责任意识，努力让群众不得病、少得病、延长健康寿命。（国家卫生健康委、教育部、财政部、体育总局等部门负责）

36．研究提出整合型服务体系框架和政策措施，促进预防、治疗、康复服务相结合。（国家卫生健康委、国家中医药局负责）

37．人均基本公共卫生服务经费补助标准提高至55元，新增经费主要用于基本公共卫生服务项目的提质扩面。（财政部、国家卫生健康委、国家中医药局负责）优化国家基本公共卫生服务项目，提高服务质量。（国家卫生健康委、财政部负责）

38．构建慢性病防治结合工作机制，加强慢性病防治机构和队伍能力建设，推动医疗机构提供健康处方。（国家卫生健康委负责）

39．推进实施全民健康保障工程建设规划，加强县级医院以及妇幼健康、疾病预防控制等医疗卫生机构建设，提升疑难病症诊治能力。（国家发展改革委、国家卫生健康委、国家中医药局负责）

40．制定加强疾病预防控制体系建设的指导性文件，改革完善疾病预防控制网络。（国家卫生健

康委、国家发展改革委、财政部、人力资源社会保障部、海关总署负责)着手调整卫生防疫津贴。(人力资源社会保障部、财政部、国家卫生健康委、海关总署负责)

41. 实施中医药传承创新工程,开展中医药诊疗技术重点攻关和成果转化,布局建设一批区域中医(专科)诊疗中心和中西医临床协作试点,提高中医药疑难疾病诊治能力和水平,深入实施基层中医药服务能力提升工程“十三五”行动计划,推动基层中医馆、国医馆建设提档升级。(国家中医药局、国家发展改革委、财政部负责)

42. 深入实施健康扶贫,继续做好大病专项救治,实施地方病、传染病综合防治和健康促进攻坚行动,采取有效保障措施减轻贫困人口就医负担。(国家卫生健康委、国务院扶贫办、财政部、国家医保局负责)

43. 制定促进 3 岁以下婴幼儿照护服务发展的指导性文件。(国家卫生健康委负责)

44. 制定医养结合机构服务和管理指南。开展安宁疗护试点。(国家卫生健康委、国家发展改革委、民政部、国家中医药局负责)

45. 实施新一轮改善医疗服务行动计划。(国家卫生健康委、国家中医药局负责)

七、统筹推进相关领域改革

46. 制定健康产业发展行动纲要,推进健康产业分类,研究建立健康产业统计体系和核算制度,开展健康服务业核算。(国家发展改革委、国家卫生健康委、国家统计局、国家中医药局分别负责)

47. 促进社会办医加快发展。优化社会办医疗机构跨部门审批工作。允许公立医院与民营医院合作,通过医疗联合体、分级诊疗等形式带动支持社会办医发展。制定促进诊所发展的指导性文件,修订诊所基本标准,在部分城市开展诊所建设试点。(国家发展改革委、国家卫生健康委分别负责,财政部、银保监会、国家中医药局参与)开展中医诊所备案。(国家中医药局负责)

48. 积极稳妥推进医师多点执业,完善备案制,加快推动医疗责任险发展,同步完善监管机制。引导和规范护士多点执业、“互联网+”护理服务等新模式新业态探索发展。(国家卫生健康委、国家发展改革委、人力资源社会保障部、银保监会、国家中医药局负责)

49. 促进“互联网+医疗健康”发展。推进智慧医院和全民健康信息平台建设,加快推动医疗机构之间实现诊疗信息共享。(国家卫生健康委、国家发展改革委、国家中医药局负责)制定远程医疗服务管理规范。(国家卫生健康委负责)健全互联网诊疗收费政策,进一步完善医保支付政策,逐步将符合条件的互联网诊疗服务纳入医保支付范围。(国家医保局、国家卫生健康委、国家中医药局负责)大力推广分时段预约诊疗、智能导医分诊、候诊提醒、检验检查结果查询、诊间结算、移动支付等线上服务。推动重点地区医疗健康领域公共信息资源对外开放。开展智慧健康养老服务试点示范项目。推进健康医疗大数据中心与产业园建设国家试点。(国家卫生健康委、国家发展改革委、工业和信息化部、国家中医药局负责)

50. 医教协同深化医学教育改革。落实和完善卫生人才培养规划和相关政策,健全住院医师规范化培训和继续教育制度。(国家卫生健康委、教育部、人力资源社会保障部、国家中医药局负责)推进全科医生培养与使用激励机制改革,加强全科医生、儿科医生队伍建设,扩大全科医生特岗计划实施范围,继续开展县乡村卫生人员能力提升培训,全面推开乡村全科执业助理医师资格考试,开展中医医术确有专长人员医师资格考核,深化卫生职称改革。(国家卫生健康委、教育部、财政部、人力资源社会保障部、海关总署、国家中医药局负责)继续实施农村订单定向医学生免费培养工作,加强全科医学师资培训。(教育部、财政部、人力资源社会保障部、国家卫生健康委、国家中医药局负责)

各地区、各有关部门要高度重视深化医改工作,加强组织领导。国务院医改领导小组秘书处要加强医改工作监测,定期通报各省(自治区、直辖市)医改重点任务进展。推动卫生与健康事业发展改革与管理的考核工作,综合医改试点省份要选择部分地市进行探索,考核结果作为政府考核的重要内容。加强宣传引导,充分发挥试点地区先行先试作用,及时总结推广地方经验。

2019 年

国务院办公厅关于印发国家组织药品集中采购和使用试点方案的通知

（国办发〔2019〕2 号）

各省、自治区、直辖市人民政府，国务院各部委、各直属机构：

《国家组织药品集中采购和使用试点方案》（以下简称《方案》）已经国务院同意，现印发给你们，请认真贯彻执行。

各试点城市要按照《方案》要求，结合实际制定实施方案和配套政策，加强组织领导，层层压实责任，做好宣传引导和风险防范，确保落实试点各项任务。相关省份要密切跟踪试点落实情况，积极创造条件，给予试点城市支持，并加强指导、监督和考核。

各有关部门和单位要按照分工要求，进一步分解细化涉及本部门本单位的工作，抓紧制定具体措施，明确进度安排，逐项推进落实。涉及多个部门的工作，牵头部门要加强协调，相关部门要密切配合。要增强全局观念，加强沟通协作，做到有布置、有督查、有结果。国家组织药品集中采购和使用试点工作小组办公室要会同相关部门做好监测分析、定期通报、督促检查、总结评估等工作，对进度缓慢、成效不明显的试点地区要开展重点督查，重大问题及时向国务院报告。

国务院办公厅

2019 年 1 月 1 日

国家组织药品集中采购和使用试点方案

根据党中央、国务院部署，为深化医药卫生体制改革，完善药品价格形成机制，开展国家组织药品集中采购和使用试点，制定本方案。

一、总体要求

（一）目标任务。选择北京、天津、上海、重庆和沈阳、大连、厦门、广州、深圳、成都、西安 11 个城市，从通过质量和疗效一致性评价（含按化学药品新注册分类批准上市，简称一致性评价，下同）的仿制药对应的通用名药品中遴选试点品种，国家组织药品集中采购和使用试点，实现药价明显降低，减轻患者药费负担；降低企业交易成本，净化流通环境，改善行业生态；引导医疗机构规范用药，支持公立医院改革；探索完善药品集中采购机制和以市场为主导的药品价格形成机制。

（二）总体思路。按照国家组织、联盟采购、平台操作的总体思路，即国家拟定基本政策、范围和要求，组织试点地区形成联盟，以联盟地区公立医疗机构为集中采购主体，探索跨区域联盟集中带量采购。在总结评估试点工作的基础上，逐步扩大集中采购的覆盖范围，引导社会形成长期稳定预期。

（三）基本原则。一是坚持以人民为中心，保障临床用药需求，切实减轻患者负担，确保药品质量及供应。二是坚持依法合规，严格执行相关政策规定，确保专项采购工作程序规范、公开透明，全程接受各方监督。三是坚持市场机制和政府作用相结合，既尊重以市场为主导的药品价格形成机制，又更好发挥政府搭平台、促对接、保供应、强监管作用。四是坚持平稳过渡、妥当衔接，处理好试点工作与现有采购政策关系。

二、集中采购范围及形式

（一）参加企业。经国家药品监督管理部门批准、在中国大陆地区上市的集中采购范围内药品的生产企业（进口药品全国总代理视为生产企业），均可参加。

（二）药品范围。从通过一致性评价的仿制药对应的通用名药品中遴选试点品种。

（三）入围标准。包括质量入围标准和供应入围标准。质量入围标准主要考虑药品临床疗效、不良反应、批次稳定性等，原则上以通过一致性评价为依据。供应入围标准主要考虑企业的生产能力、供应稳定性等，能够确保供应试点地区采购量的企业可以入围。入围标准的具体指标由联合采购办公室负责拟定。

（四）集中采购形式。根据每种药品入围的生产企业数量分别采取相应的集中采购方式：入围生产企业在 3 家及以上的，采取招标采购的方式；入围生产企业为 2 家的，采取议价采购的方式；入围生产企业只有 1 家的，采取谈判采购的方式。

三、具体措施

（一）带量采购，以量换价。在试点地区公立医疗机构报送的采购量基础上，按照试点地区所有公立医疗机构年度药品总用量的 60%—70%估算采购总量，进行带量采购，量价挂钩、以量换价，形成药品集中采购价格，试点城市公立医疗机构或其代表根据上述采购价格与生产企业签订带量购销合同。剩余用量，各公立医疗机构仍可采购省级药品集中采购的其他价格适宜的挂网品种。

（二）招采合一，保证使用。通过招标、议价、谈判等不同形式确定的集中采购品种，试点地区公立医疗机构应优先使用，确保 1 年内完成合同用量。

（三）确保质量，保障供应。要严格执行质量入围标准和供应入围标准，有效防止不顾质量的唯低价中标，加强对中选药品生产、流通、使用的全链条质量监管。在此前提下，建立对入围企业产品质量和供应能力的调查、评估、考核、监测体系。生产企业自主选定有配送能力、信誉度好的经营企业配送集中采购品种，并按照购销合同建立生产企业应急储备、库存和停产报告制度。出现不按合同供货、不能保障质量和供应等情况时，要相应采取赔偿、惩戒、退出、备选和应急保障措施，确保药品质量和供应。

（四）保证回款，降低交易成本。医疗机构作为药款结算第一责任人，应按合同规定与企业及时结算，降低企业交易成本。严查医疗机构不按时结算药款问题。医保基金在总额预算的基础上，按不低于采购金额的 30%提前预付给医疗机构。有条件的城市可试点医保直接结算。

四、政策衔接，三医联动

（一）探索试点城市医保支付标准与采购价协同。对于集中采购的药品，在医保目录范围内的以集中采购价格作为医保支付标准，原则上对同一通用名下的原研药、参比制剂、通过一致性评价的仿制药，医保基金按相同的支付标准进行结算。患者使用价格高于支付标准的药品，超出支付标准的部分由患者自付，如患者使用的药品价格与中选药品集中采购价格差异较大，可渐进调整支付标准，在 2—3 年内调整到位，并制定配套政策措施；患者使用价格低于支付标准的药品，按实际价格支付。在保障质量和供应的基础上，引导医疗机构和患者形成合理的用药习惯。

（二）通过机制转化，促进医疗机构改革。通过试点逐渐挤干药价水分，改善用药结构，降低医疗机构的药占比，为公立医院改革腾出空间。要深化医保支付方式改革，建立医保经办机构与医疗机构间“结余留用、合理超支分担”的激励和风险分担机制，推动医疗机构使用中选的价格适宜的药品，降低公立医疗机构运行成本。公立医疗机构医疗服务收支形成结余的，可按照“两个允许”（允许医疗卫生机构突破现行事业单位工资调控水平，允许医疗服务收入扣除成本并按规定提取各项基金后主要用于人员奖励）的要求，统筹用于人员薪酬支出。

（三）压实医疗机构责任，确保用量。鼓励使用集中采购中选的药品，将中选药品使用情况纳入医疗机构和医务人员绩效考核，各有关部门和医疗机构不得以费用控制、药占比、医疗机构用药品种规格数量要求等为由影响中选药品的合理使用与供应保障。对不按规定采购、使用药品的医疗机构，在医保总额指标、对公立医院改革的奖补资金、医疗机构等级评审、医保定点资格、医疗机构负责人目标责任考核中予以惩戒。对不按规定使用药品的医务人员，按照《处方管理办法》和《医院处方点评管理规范（试行）》相应条款严肃处理。要进一步完善药品临床应用指南，加强医疗机构药品使用监测，严格处方审核和处方点评，加强医师和药师宣传培训，组织开展药品临床综合评价，促进科学合理用药，保障患者用药安全。

（四）明确部门职责，做好政策衔接。为确保国家组织药品集中采购和使用试点达到降药价、促改革的目的，医保、医疗、医药主管部门要各司其职，协调联动。国家医保局承担制定试点方案、相关政策和监督实施的职责，指导各地医保部门做好医保支付、结算和总额预算管理等工作；各级卫生健康部门负责对医疗机构落实中选药品使用情况进行指导和监督，监测预警药品短缺信息，指导公立医院改革等；国家药监局负责对通过一致性评价的品种和药品生产企业相关资质进行认定，各省级药监部门要强化对中选药品质量的监督检查，督促生产企业落实停产报告措施。

五、组织形式

（一）成立试点工作小组及办公室。由国务院办公厅、国家医保局、国家卫生健康委、国家药监局组成国家组织药品集中采购和使用试点工作小组（以下简称试点工作小组），领导试点工作，研究重大事项，部署落实重点任务。试点工作小组办公室设在国家医保局，由国家医保局、国家卫生健康委、国家药监局、联合采购办公室选派人员参加，具体负责组织开展试点，协调部门之间以及部门与地方之间相关工作，加强宣传引导和政策解读。

（二）成立联合采购办公室。在试点工作小组及其办公室领导下，成立联合采购办公室，代表联盟地区开展集中采购。联合采购办公室由试点城市各派 1 名代表组成，主任人选由试点地区推举确定，各试点地区代表作为副主任，负责代表试点地区公立医疗机构实施集中采购，组织并督促执行集中采购的结果。由上海市医药集中招标采购事务管理所承担联合采购办公室日常工作并负责具体实施。联合采购办公室下设监督组、专家组、集中采购小组。

1. 监督组。负责对药品集中采购工作进行监督，及时受理、处理相关检举和投诉。

2. 专家组。组织若干领域专家（包含全国性学术组织推荐的专家、香港医院管理局专家和试点地区推荐的相关专家）成立专家组，负责提供相关政策、临床使用、采购操作等技术咨询。

3. 集中采购小组。负责集中采购具体实施工作，由联合采购办公室对集中采购小组成员进行培训，并签订廉洁、保密承诺书和利益回避声明等。

六、工作安排

联合采购办公室汇总试点地区公立医疗机构的药品用量信息，结合试点方案及试点实际情况，进一步完善实施方案，起草并发布集中采购公告，开展药品集中采购具体工作，公布采购结果，督促试点地区执行集中采购的结果并加强监督检查。试点地区在省级采购平台上按照集中采购价格完成挂网，集中采购主体按集中采购价格与企业签订带量购销合同并实施采购，于 2019 年初开始执行集中采购结果，周期为 1 年。试点工作小组办公室对集中采购和使用全过程进行指导监督。联合采购办公室和试点地区如遇重大问题，及时向试点工作小组办公室报告。

国务院办公厅关于全面推进生育保险和职工基本医疗保险合并实施的意见

（国办发〔2019〕10 号）

各省、自治区、直辖市人民政府，国务院各部委、各直属机构：

全面推进生育保险和职工基本医疗保险（以下统称两项保险）合并实施，是保障职工社会保险待遇、增强基金共济能力、提升经办服务水平的重要举措。根据《中华人民共和国社会保险法》有关规定，经国务院同意，现就两项保险合并实施提出以下意见。

一、指导思想

以习近平新时代中国特色社会主义思想为指导，全面贯彻党的十九大和十九届二中、三中全会精神，认真落实党中央、国务院决策部署，统筹推进“五位一体”总体布局和协调推进“四个全面”战略布局，坚持以人民为中心，牢固树立新发展理念，遵循保留险种、保障待遇、统一管理、降低成本的总体思路，推进两项保险合并实施，实现参保同步登记、基金合并运行、征缴管理一致、监督管理统一、经办服务一体化。通过整合两项保险基金及管理资源，强化基金共济能力，提升管理综合效能，降低管理运行成本，建立适应我国经济发展水平、优化保险管理资源、实现两项保险长期稳定可持续发展的制度体系和运行机制。

二、主要政策

（一）统一参保登记。参加职工基本医疗保险的在职职工同步参加生育保险。实施过程中要完善参保范围，结合全民参保登记计划摸清底数，促进实现应保尽保。

（二）统一基金征缴和管理。生育保险基金并入职工基本医疗保险基金，统一征缴，统筹层次一致。按照用人单位参加生育保险和职工基本医疗保险的缴费比例之和确定新的用人单位职工基本医疗保险费率，个人不缴纳生育保险费。同时，根据职工基本医疗保险基金支出情况和生育待遇的需求，按照收支平衡的原则，建立费率确定和调整机制。

职工基本医疗保险基金严格执行社会保险基金财务制度，不再单列生育保险基金收入，在职工基本医疗保险统筹基金待遇支出中设置生育待遇支出项目。探索建立健全基金风险预警机制，坚持基金运行情况公开，加强内部控制，强化基金行政监督和社会监督，确保基金安全运行。

（三）统一医疗服务管理。两项保险合并实施后实行统一定点医疗服务管理。医疗保险经办机构与定点医疗机构签订相关医疗服务协议时，要将生育医疗服务有关要求和指标增加到协议内容中，并充分利用协议管理，强化对生育医疗服务的监控。执行基本医疗保险、工伤保险、生育保险药品目录以及基本医疗保险诊疗项目和医疗服务设施范围。

促进生育医疗服务行为规范。将生育医疗费用纳入医保支付方式改革范围，推动住院分娩等医疗费用按病种、产前检查按人头等方式付费。生育医疗费用原则上实行医疗保险经办机构与定点医疗机构直接结算。充分利用医保智能监控系统，强化监控和审核，控制生育医疗费用不合理增长。

（四）统一经办和信息服务。两项保险合并实施后，要统一经办管理，规范经办流程。经办管理统一由基本医疗保险经办机构负责，经费列入同级财政预算。充分利用医疗保险信息系统平台，实行信息系统一体化运行。原有生育保险医疗费用结算平台可暂时保留，待条件成熟后并入医疗保险结算平台。完善统计信息系统，确保及时全面准确反映生育保险基金运行、待遇享受人员、待遇支付等方面情况。

（五）确保职工生育期间的生育保险待遇不变。生育保险待遇包括《中华人民共和国社会保险法》规定的生育医疗费用和生育津贴，所需资金从职工基本医疗保险基金中支付。生育津贴支付期限按照《女职工劳动保护特别规定》等法律法规规定的产假期限执行。

（六）确保制度可持续。各地要通过整合两项保险基金增强基金统筹共济能力；研判当前和今后人口形势对生育保险支出的影响，增强风险防范意识和制度保障能力；按照“尽力而为、量力而行”的原则，坚持从实际出发，从保障基本权益做起，合理引导预期；跟踪分析合并实施后基金运行情况和支出结构，完善生育保险监测指标；根据生育保险支出需求，建立费率动态调整机制，防范风险转嫁，实现制度可持续发展。

三、保障措施

（一）加强组织领导。两项保险合并实施是党中央、国务院作出的一项重要部署，也是推动建立更加公平更可持续社会保障制度的重要内容。各省（自治区、直辖市）要高度重视，加强领导，有序推进相关工作。国家医保局、财政部、国家卫生健康委要会同有关方面加强工作指导，及时研究解决工作中遇到的困难和问题，重要情况及时报告国务院。

（二）精心组织实施。各地要高度重视两项保险合并实施工作，按照本意见要求，根据当地生育保险和职工基本医疗保险参保人群差异、基金支付能力、待遇保障水平等因素进行综合分析和研究，周密组织实施，确保参保人员相关待遇不降低、基金收支平衡，保证平稳过渡。各省（自治区、直辖市）要加强工作部署，督促指导各统筹地区加快落实，2019年底前实现两项保险合并实施。

（三）加强政策宣传。各统筹地区要坚持正确的舆论导向，准确解读相关政策，大力宣传两项保险合并实施的重要意义，让社会公众充分了解合并实施不会影响参保人员享受相关待遇，且有利于提高基金共济能力、减轻用人单位事务性负担、提高管理效率，为推动两项保险合并实施创造良好的社会氛围。

国务院办公厅

2019年3月6日

国务院办公厅关于印发降低社会保险费率综合方案的通知

（国办发〔2019〕13 号）

各省、自治区、直辖市人民政府，国务院各部委、各直属机构：

《降低社会保险费率综合方案》已经国务院同意，现印发给你们，请认真贯彻执行。

降低社会保险费率，是减轻企业负担、优化营商环境、完善社会保险制度的重要举措。各地区各有关部门要以习近平新时代中国特色社会主义思想为指导，全面贯彻党的十九大和十九届二中、三中全会精神，坚持稳中求进工作总基调，坚持新发展理念，统筹考虑降低社会保险费率、完善社会保险制度、稳步推进社会保险费征收体制改革，密切协调配合，抓好工作落实，确保企业特别是小微企业社会保险缴费负担有实质性下降，确保职工各项社会保险待遇不受影响、按时足额支付。

国务院办公厅

2019 年 4 月 1 日

降低社会保险费率综合方案

为贯彻落实党中央、国务院决策部署，降低社会保险（以下简称社保）费率，完善社保制度，稳步推进社保费征收体制改革，制定本方案。

一、降低养老保险单位缴费比例

自 2019 年 5 月 1 日起，降低城镇职工基本养老保险（包括企业和机关事业单位基本养老保险，以下简称养老保险）单位缴费比例。各省、自治区、直辖市及新疆生产建设兵团（以下统称省）养老保险单位缴费比例高于 16%的，可降至 16%；目前低于 16%的，要研究提出过渡办法。各省具体调整或过渡方案于 2019 年 4 月 15 日前报人力资源社会保障部、财政部备案。

二、继续阶段性降低失业保险、工伤保险费率

自 2019 年 5 月 1 日起，实施失业保险总费率 1%的省，延长阶段性降低失业保险费率的期限至 2020 年 4 月 30 日。自 2019 年 5 月 1 日起，延长阶段性降低工伤保险费率的期限至 2020 年 4 月 30 日，工伤保险基金累计结余可支付月数在 18 至 23 个月的统筹地区可以现行费率为基础下调 20%，累计结余可支付月数在 24 个月以上的统筹地区可以现行费率为基础下调 50%。

三、调整社保缴费基数政策

调整就业人员平均工资计算口径。各省应以本省城镇非私营单位就业人员平均工资和城镇私营单位就业人员平均工资加权计算的全口径城镇单位就业人员平均工资，核定社保个人缴费基数上下限，合理降低部分参保人员和企业的社保缴费基数。调整就业人员平均工资计算口径后，各省要制定基本养老金计发办法的过渡措施，确保退休人员待遇水平平稳衔接。

完善个体工商户和灵活就业人员缴费基数政策。个体工商户和灵活就业人员参加企业职工基本养老保险，可以在本省全口径城镇单位就业人员平均工资的 60%至 300%之间选择适当的缴费基数。

四、加快推进养老保险省级统筹

各省要结合降低养老保险单位缴费比例、调整社保缴费基数政策等措施，加快推进企业职工基本养老保险省级统筹，逐步统一养老保险参保缴费、单位及个人缴费基数核定办法等政策，2020 年底前实现企业职工基本养老保险基金省级统收统支。

五、提高养老保险基金中央调剂比例

加大企业职工基本养老保险基金中央调剂力

度,2019 年基金中央调剂比例提高至 3.5%,进一步均衡各省之间养老保险基金负担,确保企业离退休人员基本养老金按时足额发放。

六、稳步推进社保费征收体制改革

企业职工基本养老保险和企业职工其他险种缴费,原则上暂按现行征收体制继续征收,稳定缴费方式,“成熟一省、移交一省”;机关事业单位社保费和城乡居民社保费征管职责如期划转。人力资源社会保障、税务、财政、医保部门要抓紧推进信息共享平台建设等各项工作,切实加强信息共享,确保征收工作有序衔接。妥善处理好企业历史欠费问题,在征收体制改革过程中不得自行对企业历史欠费进行集中清缴,不得采取任何增加小微企业实际缴费负担的做法,避免造成企业生产经营困难。同时,合理调整 2019 年社保基金收入预算。

七、建立工作协调机制

国务院建立工作协调机制,统筹协调降低社保费率和社保费征收体制改革相关工作。县级以上地方政府要建立由政府负责人牵头,人力资源社会保障、财政、税务、医保等部门参加的工作协调机制,统筹协调降低社保费率以及征收体制改革过渡期间的工作衔接,提出具体安排,确保各项工作顺利进行。

八、认真做好组织落实工作

各地区各有关部门要加强领导,精心组织实施。人力资源社会保障部、财政部、税务总局、国家医保局要加强指导和监督检查,及时研究解决工作中遇到的问题,确保各项政策措施落到实处。

国务院办公厅关于印发治理高值医用耗材改革方案的通知

（国办发〔2019〕37 号）

各省、自治区、直辖市人民政府，国务院各部委、各直属机构：

《治理高值医用耗材改革方案》已经国务院同意，现印发给你们，请结合实际，认真组织实施。

国务院办公厅

2019 年 7 月 19 日

治理高值医用耗材改革方案

高值医用耗材是指直接作用于人体、对安全性有严格要求、临床使用量大、价格相对较高、群众费用负担重的医用耗材。近年来，我国高值医用耗材行业得到较快发展，水平不断提升，技术明显进步，在满足人民群众健康需求、促进健康产业发展等方面发挥了积极作用，但同时也出现了价格虚高、过度使用等群众反映强烈、社会关注度高的突出问题。为全面深入治理高值医用耗材，规范医疗服务行为，控制医疗费用不合理增长，维护人民群众健康权益，按照党中央、国务院决策部署，现就治理高值医用耗材制定如下改革方案。

一、总体要求

以习近平新时代中国特色社会主义思想为指导，全面贯彻党的十九大和十九届二中、三中全会精神，牢固树立以人民为中心的思想，通过优化制度、完善政策、创新方式，理顺高值医用耗材价格体系，完善高值医用耗材全流程监督管理，净化高值医用耗材市场环境和医疗服务执业环境，支持具有自主知识产权的国产高值医用耗材提升核心竞争力，推动形成高值医用耗材质量可靠、流通快捷、价格合理、使用规范的治理格局，促进行业健康有序发展、人民群众医疗费用负担进一步减轻。

二、完善价格形成机制，降低高值医用耗材虚高价格

（一）统一编码体系和信息平台。加强高值医用耗材规范化管理，明确治理范围，将单价和资源消耗占比相对较高的高值医用耗材作为重点治理对象。制定医疗器械唯一标识系统规则。逐步统一全国医保高值医用耗材分类与编码，探索实施高值医用耗材注册、采购、使用等环节规范编码的衔接应用。建立高值医用耗材价格监测和集中采购管理平台，加强统计分析，做好与医保支付审核平台的互联互通。建立部门间高值医用耗材价格信息共享和联动机制，强化购销价格信息监测。

（二）实行医保准入和目录动态调整。建立高值医用耗材基本医保准入制度，实行高值医用耗材目录管理，健全目录动态调整机制，及时增补必要的新技术产品，退出不再适合临床使用的产品。逐步实施高值医用耗材医保准入价格谈判，实现“以量换价”。建立高值医用耗材产品企业报告制度，企业对拟纳入医保的产品需按规定要求提交相关价格、市场销量、卫生经济学评估、不良事件监测等报告，作为医保准入评审的必要依据。建立高值医用耗材医保评估管理体系和标准体系。

（三）完善分类集中采购办法。按照带量采购、量价挂钩、促进市场竞争等原则探索高值医用耗材分类集中采购。所有公立医疗机构采购高值医用耗材须在采购平台上公开交易、阳光采购。对于临床用量较大、采购金额较高、临床使用较成熟、多家企业生产的高值医用耗材，按类别探索集中采购，鼓励医疗机构联合开展带量谈判采购，积极探索跨省联盟采购。对已通过医保准入并明确医保支付标准、价格相对稳定的高值医用耗材，实行直接挂网采购。加强对医疗机构高值医用耗材实际采购量的监管。

（四）取消医用耗材加成。取消公立医疗机构医用耗材加成，2019年底前实现全部公立医疗机构医用耗材“零差率”销售，高值医用耗材销售价格按采购价格执行。公立医疗机构因取消医用耗材加成而减少的合理收入，主要通过调整医疗服务价格、财政适当补助、做好同医保支付衔接等方式妥善解决。公立医疗机构要通过分类集中采购、加强成本核算、规范合理使用等方式降低成本，实现良性平稳运行。

（五）制定医保支付政策。结合医保基金支付能力、患者承受能力、分类集中采购情况、高值医用耗材实际市场交易价格等因素，充分考虑公立医疗机构正常运行，研究制定医保支付政策；科学制定高值医用耗材医保支付标准，并建立动态调整机制。已通过医保准入谈判的，按谈判价格确定医保支付标准。对类别相同、功能相近的高值医用耗材，探索制定统一的医保支付标准。医保基金和患者按医保支付标准分别支付高值医用耗材费用，引导医疗机构主动降低采购价格。

三、规范医疗服务行为，严控高值医用耗材不合理使用

（六）严格医疗卫生行业管理责任落实。完善重点科室、重点病种的临床诊疗规范和指南，严格临床路径管理，提高临床诊疗规范化水平。加强涉及高值医用耗材的手术管理，规范临床技术指导行为。使用单位将高值医用耗材规范使用纳入医务人员规范化培训和继续教育内容，严格按产品说明书、技术操作规范等要求使用。探索推进医疗机构相关从业人员职业体系和专业化队伍建设。完善高值医用耗材临床应用管理，并将其纳入公立医疗机构绩效考核评价体系。加大医疗质量抽查力度，开展重点领域专项治理行动，从严查处各级各类医疗机构高值医用耗材临床使用违规行为，建立完善相关信用评价体系。

（七）完善医疗机构自我管理。建立高值医用耗材院内准入遴选机制，严禁科室自行采购。明确高值医用耗材管理科室，岗位责任落实到人。完善高值医用耗材使用院内点评机制和异常使用预警机制，开展对医务人员单一品牌高值医用耗材使用、单台手术高值医用耗材用量情况监测分析，对出现异常使用情况的要及时约谈相关医务人员，监测分析结果与其绩效考核挂钩。

（八）加强医保定点医疗机构服务行为管理。将高值医用耗材使用情况纳入定点医疗机构医保服务协议内容，加强对医保医生管理，对违反医保服务协议的，通过约谈、警示、通报批评、责令限期整改以及暂停或解除协议等方式进行处理。完善医保智能审核信息系统建设，加强高值医用耗材大数据分析，对高值医用耗材使用频次高和费用大的医疗机构和医务人员进行重点监控、重点稽核、定期通报并向社会公开。建立定点医疗机构、医务人员“黑名单”制度，完善医保定点医疗机构信用评价体系。

四、健全监督管理机制，严肃查处违法违规行为

（九）完善质量管理。严格规范高值医用耗材上市前注册审批流程，加强新产品医保管理与注册审批的有效衔接。提高医疗器械注册技术要求，推动高值医用耗材标准逐步与国际接轨。及时公开相关审批信息，强化社会监督。建立产品信息追溯体系和生产企业产品质量终身负责制。加强高值医用耗材全生命周期质量管理，完善研发、审批、规范应用政策。鼓励高值医用耗材创新发展，支持医用耗材研发生产，加快高新技术型高值医用耗材注册审批，推进市场公平竞争。加大对生产企业的抽检、飞行检查、生产环节检查力度。建立医疗机构医用耗材残次率报告系统，按照《医疗器械不良事件监测和再评价管理办法》开展医疗器械不良事件监测和再评价工作。

（十）强化流通管理。提升高值医用耗材流通领域规模化、专业化、信息化水平。公立医疗机构要建立高值医用耗材配送遴选机制，促进市场合理竞争。规范购销合同管理，医疗机构要严格依据合同完成回款。鼓励各地结合实际通过“两票制”等方式减少高值医用耗材流通环节，推动购销行为公开透明。将高值医用耗材相关企业及其从业人员诚信经营和执业情况纳入信用管理体系，加强对失信行为的记录、公示和预警，强化履约管理。

（十一）加强公立医疗机构党风廉政建设。充分发挥公立医疗机构党组织的领导作用，严格落实“一岗双责”，切实加强党风廉政建设和反腐败工作。公立医疗机构党组织要将预防和惩治高值医用耗材管理使用中的腐败问题作为全面从严治党的重要内容，承担主体责任，建立健全对高风险科

室、岗位及人员严格监督管理的工作制度。公立医疗机构纪检监察机构履行监督执纪问责职责，加强对党员干部和医务人员严格遵守党纪国法情况的监督检查，严肃查处高值医用耗材领域不正之风和腐败问题。

（十二）部门联动加大违纪违法行为查处力度。建立多部门联合惩戒机制，严厉打击商业贿赂、垄断和不正当竞争、伪造和虚开发票、企业变相捐赠等行为。各级纪检监察机关加大审查调查工作力度，严肃查处高值医用耗材领域涉嫌贪污贿赂、失职渎职等违纪违法行为。坚持受贿行贿一起查，需要追究刑事责任和应由司法机关管辖的案件，依法移送司法机关。要加大涉及高值医用耗材典型案例的通报力度，形成震慑。

五、完善配套政策，促进行业健康发展

（十三）加大财政投入力度。明确政府办医主体责任，落实政府对符合区域卫生规划的公立医疗机构基本建设、设备购置、学科建设、人才培养、突发公共卫生事件处置的经费保障，以及对符合国家规定的离退休人员费用及政策性亏损补贴等的投入政策，确保公立医疗机构良性运行。

（十四）合理调整医疗服务价格。按照总量控制、结构调整、有升有降、逐步到位的原则，以及腾空间、调结构、保衔接的路径，合理调整医疗服务价格，重点提高体现技术劳务价值的医疗服务价格，做好医保与价格政策的衔接配合。建立医疗服务价格动态调整机制，逐步理顺比价关系，促进提高医疗服务收入在医疗总收入中的比例，为理顺高值医用耗材价格创造有利条件。

（十五）深化医保支付方式改革。加快推进按病种付费、按疾病诊断相关分组付费（DRGs）等支付方式改革，建立“结余留用、合理超支分担”的激励和风险分担机制，促进医疗机构将高值医用耗材使用内化为运行成本，主动控制高值医用耗材使用。坚持控制医疗费用与规范医疗服务质量并重，结合临床路径管理，合理制订按病种付费方案，扩大按病种付费的覆盖范围。

（十六）加快建立符合行业特点的薪酬制度。落实“允许医疗卫生机构突破现行事业单位工资调控水平，允许医疗服务收入扣除成本并按规定提取各项基金后主要用于人员奖励”的要求，完善薪酬分配政策，调动医务人员参与治理高值医用耗材改革的积极性。

六、坚持三医联动，强化组织实施

（十七）提高认识，加强领导。治理高值医用耗材是深化医药卫生体制改革的一项重点任务，涉及面广，社会各界广泛关注，各地各有关部门要充分认识这项工作的重要意义，切实加强领导，落实责任，坚持问题导向，分类施策，疏堵并举，确保改革平稳有序推进。

（十八）明确责任，分工协同。各地各有关部门要切实增强改革定力，明确责任分工，密切协同配合，确保治理高值医用耗材各项改革措施落地生效。鼓励地方结合实际，重点围绕分类集中采购、强化流通管理、规范公立医疗机构服务等方面，探索有效做法和模式，及时总结推广。

（十九）加强宣传，合理引导。各地各有关部门要及时准确解读政策，加强宣传引导，及时回应社会关切，合理引导社会预期，努力营造改革的良好氛围。

附件:重点任务分工

重点任务	负责单位	完成时限
完善价格形成机制,降低高值医用耗材虚高价格		
加强高值医用耗材规范化管理,明确治理范围,将单价和资源消耗占比相对较高的高值医用耗材作为重点治理对象。	国家卫生健康委、国家医保局(排在第一位的部门为牵头部门,下同)	2019年底前完成第一批重点治理清单
制定医疗器械唯一标识系统规则。	国家药监局、国家卫生健康委、国家医保局	2020年底前
逐步统一全国医保高值医用耗材分类与编码,探索实施高值医用耗材注册、采购、使用等环节规范编码衔接应用。	国家医保局、国家药监局、国家卫生健康委	2020年底前
建立高值医用耗材价格监测和集中采购管理平台,加强统计分析,做好与医保支付审核平台的互联互通。建立部门间高值医用耗材价格信息共享和联动机制,强化购销价格信息监测。	国家医保局、海关总署、国家药监局	2020年底前启动,持续推进
建立高值医用耗材基本医保准入制度,实行高值医用耗材目录管理,健全目录动态调整机制。	国家医保局、财政部	2020年6月底前出台准入管理办法
完善分类集中采购办法。对于临床用量较大、采购金额较高、临床使用较成熟、多家企业生产的高值医用耗材,按类别探索集中采购,鼓励医疗机构联合开展带量谈判采购,积极探索跨省联盟采购。	国家医保局	2019年下半年启动,持续完善集中采购办法
取消医用耗材加成。	国家医保局、国家卫生健康委、财政部	2019年底前
制定医保支付政策。	国家医保局、财政部、国家卫生健康委	持续推进
规范医疗服务行为,严控高值医用耗材不合理使用		
严格医疗卫生行业管理责任落实。加强涉及高值医用耗材的手术管理,规范临床技术指导行为。完善高值医用耗材临床应用管理,并将其纳入公立医疗机构绩效考核评价体系。	国家卫生健康委	2019年底前
完善医疗机构自我管理。建立高值医用耗材院内准入遴选机制。完善高值医用耗材使用院内点评机制和异常使用预警机制。	国家卫生健康委	2019年底前
加强医保定点医疗机构服务行为管理。	国家医保局	持续推进
健全监督管理机制,严肃查处违法违规行为		
完善质量管理。严格规范高值医用耗材上市前注册审批流程,加强新产品医保管理与注册审批的有效衔接。建立产品信息追溯体系和生产企业产品质量终身负责制。建立医疗机构医用耗材残次率报告系统,按照《医疗器械不良事件监测和再评价管理办法》开展医疗器械不良事件监测和再评价工作。	国家药监局、国家卫生健康委、国家发展改革委、国家医保局	2019年底前
强化流通管理。鼓励各地结合实际通过“两票制”等方式减少高值医用耗材流通环节,推动购销行为公开透明。将高值医用耗材相关企业及其从业人员诚信经营和执业情况纳入信用管理体系,加强对失信行为的记录、公示和预警,强化履约管理。	国家卫生健康委、市场监管总局、国家发展改革委、工业和信息化部分别负责(分别负责为各部门按职责分别牵头,下同)	2020年底前
加强公立医疗机构党风廉政建设。	国家卫生健康委	持续推进
部门联动加大违纪违法行为查处力度。建立多部门联合惩戒机制,严厉打击商业贿赂、垄断和不正当竞争、伪造和虚开发票、企业变相捐赠等行为。	国家卫生健康委、国家医保局、国家药监局、市场监管总局分别负责,中央纪委国家监委机关、最高人民法院、最高人民检察院参与	持续推进
完善配套政策,促进行业健康发展		

续表

重点任务	负责单位	完成时限
加大财政投入力度。	财政部、国家卫生健康委	持续推进
合理调整医疗服务价格。	国家医保局、财政部、国家卫生健康委	持续推进
深化医保支付方式改革。	国家医保局、国家卫生健康委、财政部	持续推进
加快建立符合行业特点的薪酬制度。	人力资源社会保障部、国家卫生健康委、财政部	持续推进

二、部门规章及规范性文件

2018 年

国家医保局 财政部 人力资源社会保障部 国家卫生健康委 关于做好 2018 年城乡居民基本医疗保险工作的通知

（医保发〔2018〕2 号）

各省、自治区、直辖市及新疆生产建设兵团医保局（办）、财政厅（局）、人力资源社会保障厅（局）、卫生计生委：

城乡居民基本医疗保险（以下简称城乡居民医保）是全民医保制度的重要内容，对保障城乡居民公平享有基本医保权益、助力打赢脱贫攻坚战和为全面建成小康社会奠定健康基础具有重要意义。党的十九大提出，要完善统一的城乡居民医疗保险制度。为深入贯彻落实党的十九大精神，进一步加强制度整合，理顺管理体制，提升服务效能，现就做好 2018 年城乡居民医保工作通知如下：

一、提高城乡居民医保筹资标准

2018 年城乡居民医保财政补助和个人缴费标准同步提高。各级财政人均补助标准在 2017 年基础上新增 40 元，达到每人每年不低于 490 元。其中，中央财政对基数部分的补助标准不变，对新增部分按照西部地区 80%和中部地区 60%的比例安排补助，对东部地区各省份分别按一定比例补助。省级财政要加大对深度贫困地区倾斜力度，进一步完善省级及以下财政分担办法，地方各级财政要按照规定足额安排本级财政补助资金并及时拨付到位。2018 年城乡居民医保人均个人缴费标准同步新增 40 元，达到每人每年 220 元。各统筹地区要科学合理确定具体筹资标准并划分政府和个人分担比例。年人均财政补助和个人缴费水平已达到国家规定的最低标准的地区，在确保各项待遇落实的前提下，可根据实际合理确定 2018 年筹资标准。

二、推进统一的城乡居民医保制度建立

各地要按照党中央、国务院的要求，抓紧推进整合工作，2019 年全国范围内统一的城乡居民医保制度全面启动实施。未出台整合方案和尚未启动运行的地区要抓紧出台方案并尽快启动实施；已启动运行的要实现制度深度融合，提高运行质量，增强保障功能。

整合过程中，要结合全民参保计划，巩固城乡居民医保覆盖面，确保稳定连续参保，实现应保尽保，避免重复参保。完善新生儿、大学生以及已取得居住证的常住人口等特殊人群参保登记及缴费办法，确保及时参保，杜绝发生参保空档期。要注意对特殊问题、特殊政策进行妥善处理，稳定待遇预期，防止福利化倾向。

三、完善门诊统筹保障机制

全面推进和完善城乡居民医保门诊统筹，通过互助共济增强门诊保障能力。尚未实行门诊保障的地区，要加快推进建立门诊统筹。实行个人（家庭）账户的，要逐步向门诊统筹平稳过渡。

完善协议管理，将医保定点协议管理和家庭医生签约服务有机结合，依托基层医疗机构，发挥“守门人”作用。探索门诊统筹按人头付费，明确按人头付费的基本医疗服务包范围，通过与医疗机构平等协商谈判确定按人头付费标准。针对门诊统筹特点逐步完善考核评价指标体系，将考核结果与费用结算挂钩，确保服务质量。

四、做好贫困人口医疗保障工作

立足现有制度，采取综合措施，提高贫困人口医疗保障水平。全面落实资助困难人员参保政策，确保将特困人员、低保对象、重度残疾人、建档立卡贫困人口等困难人员纳入城乡居民医保和城乡居民大病保险（以下简称大病保险），实现应保尽保。2018 年城乡居民医保人均新增财政补助中的一半

(人均20元)用于大病保险,重点聚焦深度贫困地区和因病因残致贫返贫等特殊贫困人口,完善大病保险对贫困人口降低起付线、提高支付比例和封顶线等倾斜支付政策。加强医疗救助托底保障能力,在基本医保、大病保险基础上,进一步提高贫困人口受益水平。优化贫困人口就医结算服务,推广基本医保、大病保险、医疗救助和其他保障措施"一站式"结算,减轻贫困人口跑腿垫资负担。

五、改进管理服务

巩固完善市级统筹,有条件的地区可探索省级统筹,实现一市或一省范围内就医报销无异地,提高城乡居民医疗服务利用公平性。整合优化城乡经办资源配置,加强基层服务平台建设,尽快实行一体化管理运行,为参保群众提供便捷服务。巩固完善异地就医住院费用直接结算工作,妥善解决农民工和"双创"人员异地就医问题,为城乡居民规范转外就医提供方便快捷服务,减少跑腿垫资。

深化支付方式改革,统筹基本医保和大病保险,逐步扩大按病种付费的病种数量,全面推行以按病种付费为主的多元复合式医保支付方式。完善医保服务协议管理,将监管重点从医疗费用控制转向医疗费用和医疗质量双控制。不断完善医保信息系统,全面推开医保智能监控工作。统筹考虑参保人员个人费用负担与基金支出,加强对总体医疗费用控制。

增强风险防范意识,加强基金运行分析。要进一步完善基金收支预算管理,建立健全风险预警、评估、化解机制及预案,确保基金安全,不出现系统性风险。进一步规范大病保险委托承办管理,健全大病保险收支结余和政策性亏损的动态调整机制,落实基金监管责任。完善大病保险统计分析,加强运行监督管理,督促承办机构加强费用管控,确保基金合理高效使用。

六、加强组织保障和宣传引导

城乡居民医保和大病保险工作涉及群众切身利益,关乎社会稳定。各地要高度重视,按照党的十九大要求,坚持以人民为中心的发展思想,强化"四个意识",对照党中央、国务院明确的改革任务,分解工作任务,明确职责,确保落实。各级医疗保障部门、财政部门、人力资源社会保障部门、卫生计生部门要加强宣传引导和舆情监测,合理引导预期,做好风险应对。与有关部门做好城乡居民医保个人缴费宣传动员和征收工作的配合衔接,确保按时足额征收,巩固参保覆盖面。在机构改革期间,要保证工作的延续性,确保群众待遇不断档。遇到重大问题要及时报告。

国家医保局
财政部
人力资源社会保障部
国家卫生健康委
2018年7月6日

国家医保局 国家卫生健康委
关于开展抗癌药省级专项集中采购工作的通知

（医保发〔2018〕4 号）

各省、自治区、直辖市及新疆生产建设兵团医保局（办）、卫生计生委、人力资源社会保障厅（局）：

为贯彻落实国务院对抗癌药专项降价的决策部署，保障癌症临床用药需求，切实减轻患者费用负担，在国家对抗癌药降税的基础上，实现抗癌药终端销售价格明显下降，现决定在全国开展省级抗癌药专项集中采购工作。具体内容通知如下：

一、目标任务和基本原则

工作目标。实施以抗癌药为重点的重大疾病药品专项集中采购工作，通过集中带量采购，降低用药价格，在降税基础上进一步实现降价效应，满足群众用药需求。

主要任务。2018 年 8 月底前，各省份出台抗癌药省级专项集中采购实施方案；2018 年 9 月底前，全面启动专项采购工作；2018 年年底前，专项集中采购工作完成，挂网、采购、使用监测和终端售价等全部到位，患者受益。

基本原则。一是坚持“以人民为中心”，保障癌症临床用药需求，切实减轻患者负担，确保药品供应稳定。二是坚持依法公开，按照相关法律法规和政策文件规定，专项采购工作程序公开透明，全程接受各方监督。三是坚持市场机制和政府作用相结合，充分发挥市场在价格发现中的决定性作用，更好地发挥政府的政策引导作用。

二、专项集中采购覆盖范围

本次专项集中采购工作要以国务院关税税则委员会《关于降低药品进口关税的公告》（税委会公告〔2018〕2 号）和财政部、海关总署、税务总局、国家药品监督管理局《关于抗癌药品增值税政策的通知》（财税〔2018〕47 号）涉及的品种为主要依据，基本覆盖降税范围内的抗癌药。与此同时，各地可根据药品使用量、使用金额和临床需要等因素，适当扩大范围。2015 年国家药品价格谈判和 2017 年国家医保目录准入谈判涉及的药品，支付标准调整由国家医疗保障局专项安排。2018 年国家医保目录谈判准入的抗癌药，各地按照国家统一规定的支付标准实行挂网采购。

三、按规定做好集中采购

按照《国务院办公厅关于完善公立医院药品集中采购工作的指导意见》（国办发〔2015〕7 号）的要求，做好专项采购工作。

（一）明确责任主体。本次专项采购工作要以省（区、市）为单位组织开展，明确医疗机构是集中采购的主体，落实招采合一、带量采购、量价挂钩、以量换价等措施。鼓励省际跨区域联合采购。

（二）落实药品分类采购措施。根据本地实际，对属于不同采购类别的药品分别采取不同的措施。属于招标采购的品种，坚持双信封招标制度；属于通过质量一致性评价的仿制药，原则上与原研药按相同规则招标采购。

（三）规范配送和结算管理。落实药品生产企业是供应配送责任主体的要求，对配送不及时的或拒绝提供偏远地区配送服务的企业，要完善退出、处罚和纠正机制。医院要严格按照协议约定的时间支付货款。

（四）坚持公开透明。要充分发挥省级药品集中采购平台的作用，提高交易透明度，全面推进信息公开，确保药品采购各环节在阳光下运行，将降价效果传导到终端。集中采购工作要自觉接受人大、政协和社会各界监督。

（五）有机衔接，平稳实施。要妥善规划设计好本次专项采购与原有集中采购工作在政策、措施、中标品种、执行期限等方面的衔接，确保平稳实施。

采购周期原则上为1年。

四、多措并举，做好协调联动

专项采购工作要统筹协调，实现招标、挂网、签约、采购和支付等环节的政策联动，确保政策及时落地。

（一）及时落实各项集中采购措施。省级采购平台要将本次专项采购的品种、企业和价格等信息及时挂网，推动专项采购的药品进入医疗机构。省级药品集中采购机构及时组织医疗机构和药品生产企业签订协议，医疗机构根据协议规范采购。

（二）加强抗癌药品使用监测和药学服务。各级卫生健康部门要组织开展抗癌药品使用监测，重点监测癌症患者临床用药品种、药品使用量及价格等信息。提升癌症患者临床药学服务能力，推广癌症临床用药指南，严格落实药师处方审核与调剂、临床用药指导、规范用药等工作。

（三）做好医保结算衔接。对于专项采购的中标产品，医保部门要做好医保结算的同步调整。同时，通过实行有利于促进抗癌药品价格进一步向合理区间调整的医保结算政策，引导抗癌药整体价格合理下调。

五、精心组织实施，确保年内完成任务

各省医疗保障、卫生计生等部门，要在当地政府的组织领导下，切实贯彻落实好此次国务院专项任务部署，按照工作职责，各司其职，做好全流程、各环节的工作。药品集中采购主管部门要落实牵头责任，尽快明确任务要求，制定实施方案、工作计划，确保进度，抓好落实；采购实施机构要负责及时挂网公开并组织医疗机构签约；卫生计生部门要做好抗癌药品的使用监测，各级医疗卫生机构要畅通进院渠道并按新的价格采购和销售；医保部门要及时更新医保结算系统，确保群众报销政策落地；药品生产企业要预判价格调整后的供求关系，保证药品供应。各相关方要加强政策解读，合理引导舆论预期，妥善回应社会关切，营造良好社会氛围。

各省份药品集中采购主管部门要在今年8月底前向国家医疗保障局、国家卫生健康委报送专项集中采购实施方案和工作推进计划，今年年底前报执行落实情况。工作过程中，遇到重大事项要及时报告。

国家医疗保障局
国家卫生健康委员会
2018年7月17日

国家医保局 财政部 人力资源社会保障部 国家卫生健康委关于切实做好当前跨省异地就医住院费用直接结算工作的通知

（医保发〔2018〕6 号）

各省、自治区、直辖市和新疆生产建设兵团医保局(办)、财政厅(局)、人力资源社会保障厅(局)、卫生计生委：

2018 年政府工作报告将“扩大跨省异地就医直接结算范围，把基层医院和外出农民工、外来就业创业人员等全部纳入”列入年度重点任务。为积极扩大跨省异地就医直接结算范围，更好完善国家异地就医管理和费用结算相关信息系统，切实做好机构改革期间跨省异地就医直接结算各项工作，现就有关事项通知如下：

一、高度重视，确保机构改革期间工作平稳推进

各地要高度重视跨省异地就医住院费用直接结算工作，加强调度和督办，特别是在机构改革期间，要做到工作不断、队伍不散、思想不乱、力度不减，确保各项任务如期完成。要加强部门协作，建立协作机制，已经成立医疗保障部门的，要加强与相关部门通力合作，坚持优化协同高效原则，实现各项工作无缝衔接，保证各项要求落到实处。尚未成立医疗保障部门的，按照“先立后破、不立不破”原则，各地原承担跨省异地就医管理与经办职能相关部门要继续做好跨省异地就医直接结算工作，确保国家异地就医结算信息系统(基本医保异地就医结算信息系统或新农合跨省就医结算信息系统，下同)平稳运行，切实保障群众权益。

二、突出重点，推进异地就医工作取得新进展

(一)进一步扩大定点医疗机构覆盖范围。今年政府工作报告明确要求实现基层医院全覆盖。要按照需求导向、合理分布原则，确保每个县区至少有 1 家跨省定点医疗机构，实现县级行政区全覆盖。2017 年全年跨省住院患者超过 500 人次的定点医疗机构，要于 2018 年底前全部接入国家异地就医结算信息系统。各地要全面梳理未纳入国家异地就医结算信息系统的空白县区和定点医疗机构名单，建立工作台账(见附件 1、2、3)，倒排时间，确保如期完成。

(二)加快实现外出农民工和外来就业创业人员全覆盖。要针对两类人员工作特点和就医需求，梳理政策障碍，简化备案及转诊流程，形成问题清单，明确整改时限，切实解决两类人员跨省异地就医直接结算的堵点、难点问题。要加强宣传解释，优化经办服务，探索缴费期集中备案、网上备案及转诊、APP 备案及转诊、线上查询等灵活多样的备案及转诊服务，提升备案人员持卡率。要规范劳动用工管理，促进有固定劳动合同的两类人员参加当地职工基本医疗保险，更好保障两类人员医保待遇。

(三)进一步规范备案及转诊手续，优化备案及转诊服务。建立完善合理的跨省转诊就医机制，与分级诊疗制度推进相结合，引导参保人员有序就医。切实落实原有跨省异地就医有关文件要求，进一步梳理业务流程，精简备案及转诊手续，扩充备案及转诊渠道，为参保(合)人员提供窗口、网站、电话传真、手机 APP 等多种服务渠道。同步规范、简化跨省手工报销备案管理，10 月底前一并取消所有需就医地提供的各种证明盖章。同时，9 月 30 日前各省级人力资源社会保障部门或医疗保障部门要将本省全部定点医疗机构名称、等级等相关信息(见附件 4)上传至国家异地就医结算信息系统，便于参保(合)地经办机构查询。

(四)加强基金结算管理，确保跨省异地就医资金按时足额拨付。各地要严格落实相关文件要求，

充分发挥预付金作用，按时足额拨付预付金和清算资金，及时与定点医疗机构结算跨省异地就医费用。

（五）认真落实就医地管理责任。就医地要按相关文件要求，将异地就医人员一视同仁纳入本地统一管理。要加强审核、稽核，充分利用智能监控系统作用，进一步规范跨省异地就医诊疗行为。要根据本省就医结算分布，科学设置跨省异地就医住院的现场核查率，适时开展联审互查工作。

（六）继续推进“一站式”结算。加强部门协调，推进数据共享，加快推进基本医保、大病保险及城乡医疗救助等跨省异地就医“一站式”结算，进一步减轻参保（合）人员跨省就医垫支、跑腿负担。

（七）切实做好各项基础工作。参保地经办机构要严格将备案人员信息实时上传至国家异地就医结算信息系统，并及时清理已注销或死亡的备案人员信息。就医地经办机构要确保各项医疗费用明细信息及时、完整、准确地上传至国家异地就医结算信息系统。

（八）加强宣传培训，提高跨省异地就医各项政策的知晓度。集中宣传与日常宣传相结合，现场宣传与网络宣传相补充，借助政务平台、微信公众号等现代传播媒介，以宣传片、动漫、海报等多种形式为载体，加大宣传力度，推动宣传活动长期化，不断提升便民、利民能力。加强对经办机构、联网定点医疗机构、大企业人事部门等培训，保证各项政策、规范落实。

三、加强督导调度，确保各项工作落到实处

（一）层层压实责任，确保任务完成。机构改革完成前，各省级医疗保障、人力资源社会保障、卫生计生等部门要做好辖区内跨省异地就医的组织、推动工作。要细化目标任务，层层分解、压实责任，建立督导台账，逐级考核，确保各项任务按时高质量完成。

（二）落实跨省异地就医相关服务。各统筹地区相关部门要按照重点任务要求，认真梳理问题清单，根据实际工作进展，倒排时间，集中攻关，做好每一个符合条件的异地就医参保人员备案、结算等相关服务。

（三）进一步规范跨省定点医疗机构院内业务流程。跨省定点医疗机构要设置异地结算（结报）窗口和咨询服务窗口，扩大异地就医直接结算政策知晓度，方便患者办理备案及转诊手续。进一步加强院内人员培训和政策宣传，建立院内、所属地和省外医保和新农合经办机构等多部门的沟通联络机制，及时解决异地就医结算（结报）服务可能出现的问题，提高服务效率。

（四）其他要求。9 月 5 日前，各省级医疗保障、人力资源社会保障及卫生计生等部门以传真和电子邮件的方式分别报送 2018 年异地就医工作进展报告及工作台账完成情况。从 9 月 5 日开始，每月 5 日前报送工作台账完成情况。

附件：1. 跨省异地就医直接结算工作台账（略）
2. 县级行政区全覆盖统计情况（略）
3. 有床位的定点医疗机构情况（略）
4. 各省全部定点医疗机构信息统计（略）

国家医疗保障局
财政部
人力资源社会保障部
国家卫生健康委
2018 年 8 月 4 日

国家医疗保障局关于将 17 种抗癌药纳入国家基本医疗保险、工伤保险和生育保险药品目录乙类范围的通知

（医保发〔2018〕17 号）

各省、自治区、直辖市、新疆生产建设兵团医保局（办）、人力资源社会保障厅（局），卫生计生委：

党中央、国务院高度重视减轻人民群众用药负担问题，习近平总书记多次强调让改革发展成果更多更公平惠及全体人民。李克强总理就抗癌药降价问题多次作出重要批示，并召开国务院常务会议进行部署。为落实好国家抗癌药税收政策调整工作部署，切实降低患者用药负担，经商人力资源社会保障部、国家卫生健康委等部门，现将有关事项通知如下：

一、通过谈判将抗癌药纳入医保支付范围是落实党中央、国务院要求的重要举措，各地要统一思想，提高认识，确保把好事办好。特别是在机构改革期间，要加强统筹协调，按规定时限落实，让群众尽早得到实惠。

二、我局组织专家按程序与部分抗癌药品进行谈判，将阿扎胞苷等 17 种药品（以下统称“谈判药品”）纳入《国家基本医疗保险、工伤保险和生育保险药品目录（2017 年版）》（以下简称药品目录）乙类范围，并确定了医保支付标准（名单附后）。各省（区、市）医疗保险主管部门不得将谈判药品调出目录，也不得调整限定支付范围。目前未实现城乡居民医保整合的统筹地区，也要按规定及时将这些药品纳入新型农村合作医疗支付范围。

三、附表“医保支付标准”一栏规定的支付标准包括基本医保基金和参保人员共同支付的全部费用，基本医保基金和参保人员分担比例由各统筹地区确定。规定的支付标准有效期截至 2020 年 11 月 30 日，有效期满后按照医保支付标准有关规定进行调整。有效期内，如有通用名称药物（仿制药）上市，我局将根据仿制药价格水平调整该药品的支付标准并另行通知。如出现药品市场实际价格明显低于现行支付标准的，我局将与企业协商重新制定支付标准并另行通知。

四、各省（区、市）药品集中采购机构要在 2018 年 10 月底前将谈判药品按支付标准在省级药品集中采购平台上公开挂网。医保经办部门要及时更新信息系统，确保 11 月底前开始执行。

五、各统筹地区要采取有效措施保障谈判药品的供应和合理使用。因谈判药品纳入药品目录等政策原因导致医疗机构 2018 年实际发生费用超出总额控制指标的，年底清算时要给予合理补偿，并在制定 2019 年总额控制指标时综合考虑谈判药品合理使用的因素。同时，要严格执行谈判药品限定支付范围，加强使用管理，对费用高、用量大的药品要进行重点监控和分析，确保医保基金安全。执行中遇有重大问题，要及时反馈我局。

附件：阿扎胞苷等 17 种抗癌药名单（略）

国家医疗保障局

2018 年 9 月 30 日

国家医保局 财政部 国务院扶贫办关于印发《医疗保障扶贫三年行动实施方案(2018－2020 年)》的通知

（医保发〔2018〕18 号）

各省、自治区、直辖市及新疆生产建设兵团医保局(办)、民政厅(局)、财政厅(局)、人力资源社会保障厅(局)、卫生计生委、扶贫办：

为认真贯彻落实习近平总书记关于脱贫攻坚的重要指示精神和《中共中央　国务院关于打赢脱贫攻坚战三年行动的指导意见》，扎实做好 2018－2020 年医疗保障扶贫工作，国家医保局、财政部、国务院扶贫办联合制定了《医疗保障扶贫三年行动实施方案(2018－2020 年)》。现印发你们，请认真组织实施。

附件：医疗保障扶贫三年行动实施方案(2018－2020 年)

国家医保局

财政部

国务院扶贫办

2018 年 9 月 30 日

附件：医疗保障扶贫三年行动实施方案（2018－2020 年）

党的十八大以来，医疗保障立足现有制度，采取综合措施，着力提高农村贫困人口医疗保障水平，在缓解贫困人口因病致贫因病返贫方面发挥了重要作用。党的十九大明确把精准脱贫作为决胜全面建成小康社会的三大攻坚战之一，作出新的部署。为进一步做好建档立卡贫困人口、特困人员等农村贫困人口医疗保障工作，完善医疗保障扶贫顶层设计，进一步明确细化扶贫政策，推动工作有效落实，特制定本实施方案。

一、总体要求

(一)指导思想

全面贯彻党的十九大和十九届二中、三中全会精神，以习近平新时代中国特色社会主义思想为指导，认真贯彻落实习近平总书记关于脱贫攻坚的重要指示精神，坚持精准扶贫精准脱贫基本方略，坚持脱贫攻坚目标和现行扶贫标准，将打赢脱贫攻坚战作为当前和今后三年的首要任务，重点聚焦“三区三州”等深度贫困地区和因病致贫返贫等特殊贫困人口，立足当前、着眼长远，精准施策、综合保障，实现参保缴费有资助、待遇支付有倾斜、基本保障有边界、管理服务更高效、就医结算更便捷，充分发挥基本医保、大病保险、医疗救助各项制度作用，切实提高农村贫困人口医疗保障受益水平，为实现 2020 年我国现行标准下农村贫困人口脱贫提供坚强保障。

(二)任务目标

到 2020 年，农村贫困人口全部纳入基本医保、大病保险、医疗救助范围，医疗保障受益水平明显提高，基本医疗保障更加有力。

——实现农村贫困人口制度全覆盖，基本医保、大病保险、医疗救助覆盖率分别达到 100%。

——基本医保待遇政策全面落实，保障水平整体提升，城乡差距逐步均衡。

——大病保险加大倾斜力度，农村贫困人口大病保险起付线降低 50%、支付比例提高 5 个百分点、逐步提高并取消封顶线。

——医疗救助托底保障能力进一步增强，确保年度救助限额内农村贫困人口政策范围内个人自付住院医疗费用救助比例不低于 70%，对特殊困难的进一步加大倾斜救助力度。

——促进定点医疗机构严格控制医疗服务成本，减轻农村贫困人口目录外个人费用负担。

——医疗保障经办管理服务不断优化，医疗费用结算更加便捷。

（三）基本原则

坚持现有制度，加强综合保障。立足基本医保、大病保险、医疗救助现有制度功能，坚持普惠政策与特惠措施相结合，统筹医疗保障扶贫整体设计，合理统筹使用资金和服务资源，充分发挥综合保障合力。

坚持基本保障，明确责任边界。严格执行基本医疗保障支付范围和标准，加强医疗费用管控、提高资金使用效率，尽力而为、量力而行，千方百计保基本、始终做到可持续，防止不切实际过高承诺、过度保障，避免造成基金不可持续和出现待遇“悬崖效应”。

坚持精准扶贫，确保扶贫实效。精准识别扶贫对象，精准使用扶贫资金，精准实施扶贫政策，加强贫困人口精细化管理，掌握贫困底数，细化扶贫措施，明确扶贫目标，落实各级责任，夯实扶贫效果。

坚持协同配合，形成保障合力。发挥机构改革优势，加强制度政策协同；加强医疗保障扶贫与医疗扶贫衔接，协同解决深度贫困地区医疗资源不足问题，提高贫困人口医疗服务利用可及性；坚持社会保障与家庭尽责相结合，既加大外部帮扶，又引导增强自我健康意识，落实家庭照护责任。

二、重点措施

（一）完善可持续筹资政策，实现贫困人口应保尽保

1. 稳步提高城乡居民医保筹资水平和医疗救助政府补助水平。合理提高城乡居民医保政府补助标准和个人缴费标准。省级财政要加大对深度贫困地区倾斜力度，按照规定足额安排补助资金并及时拨付到位。加大对城乡医疗救助的投入，2018年起中央财政连续三年通过医疗救助资金渠道安排补助资金，用于提高深度贫困地区农村贫困人口医疗保障水平，加强医疗救助托底保障。

2. 将农村建档立卡贫困人口作为医疗救助对象，实现农村贫困人口基本医保、大病保险和医疗救助全覆盖，其中对特困人员参保缴费给予全额补贴、对农村建档立卡贫困人口给予定额补贴，逐步将资助参保资金统一通过医疗救助渠道解决。

3. 结合全民参保计划的推进，探索建立适合农村贫困人口特点的参保办法，提升经办服务能力，做好身份标识、组织参保和信息采集等工作，加强信息共享和数据比对，配合有关部门做好农村贫困人口参保缴费工作，确保已核准有效身份信息的农村贫困人口全部参保，实现应保尽保。

（二）实施综合保障措施，提高贫困人口待遇水平

4. 公平普惠提高城乡居民医保待遇。全面推进城乡居民医保制度整合，均衡城乡保障待遇，稳定住院保障水平。进一步完善城乡居民医保门诊统筹，逐步提高门诊保障水平，扩大门诊保障范围，减轻患者门诊医疗费用负担。

5. 加大大病保险倾斜支付力度。2018 年城乡居民医保人均新增财政补助 40 元的一半（20 元）用于大病保险。大病保险支付比例达到 50%以上。在此基础上，重点聚焦深度贫困地区和特殊贫困人口，巩固完善大病保险倾斜支付政策。对包括农村贫困人口在内的困难群众降低起付线 50%、提高报销比例 5 个百分点，逐步提高并取消封顶线。

6. 加大医疗救助托底保障力度。完善重特大疾病医疗救助政策，分类分档细化农村贫困人口救助方案，确保年度救助限额内农村贫困人口政策范围内个人自付住院医疗费用救助比例不低于 70%；有条件的地区，可在确保医疗救助资金运行平稳情况下，合理提高年度救助限额。在此基础上，对个人及家庭自付医疗费用负担仍然较重的，进一步加大救助力度，并适当拓展救助范围。

（三）使用适宜技术，促进就医公平可及

7. 落实基本医疗保障范围规定。全面执行国家基本医保药品目录，将国家医保目录谈判准入药品纳入医保支付范围。落实国家对诊疗项目目录和医疗康复项目的管理要求。

8. 引导落实分级诊疗制度。结合分级诊疗制度建设，将符合规定的家庭医生签约服务费纳入医保支付范围，引导参保人员优先到基层首诊。对于按规定转诊的贫困患者，住院费用可连续计算起付线，省域内就医结算执行所在统筹地区同等支付政策。鼓励有条件的地区将互联网诊疗服务纳入医保支付范围。

（四）优化基层公共服务，全面推进费用直接结算

9. 提高深度贫困地区基层医保经办管理服务能力，指定专门窗口和专人负责政策宣传并帮助贫困人口兑现政策，解决群众政策不知情、就医报销

难等问题。

10. 全面推进贫困人口医疗费用直接结算。结合城乡居民医保制度整合，推进城乡居民医保、大病保险、医疗救助信息共享和服务衔接，实现农村贫困人口市(地)域范围内“一站式服务、一窗口办理、一单制结算”，减少农村贫困人口跑腿垫资。

11. 做好跨地区就医结算服务。对异地安置和异地转诊的农村贫困人口，医保经办机构要优先做好异地就医登记备案和就医结算等服务，切实做好贫困地区外出就业创业人员异地就医备案工作。2018 年率先实现深度贫困地区每个县有一家医院纳入全国跨省异地就医直接结算系统，加快实现深度贫困地区乡镇医院纳入全国跨省异地就医直接结算系统。

(五)加强医疗服务管理，控制医疗费用不合理增长

12. 完善支付方式改革，探索建立区域内医疗卫生资源总量、医疗费用总量与经济发展水平、医保基金支付能力相适应的调控机制。深度贫困地区要更加注重医疗费用成本控制，提供使用适宜的基本医疗服务，切实降低农村贫困人口医疗费用总体负担。

13. 完善定点医药机构服务协议管理，健全定点服务考核评价体系，将考核结果与医保基金支出挂钩。全面开展医保智能监控，不断完善医保信息系统，提高医保基金使用效率。

三、保障措施

(一)加强组织领导

各级医疗保障部门要把打赢脱贫攻坚战作为重大政治任务，坚持中央统筹、省负总责、市县抓落实的工作机制，强化一把手负总责的领导责任制，明确责任、尽锐出战、狠抓实效。要将医疗保障扶贫工作纳入年度重点任务推进，积极会同扶贫、民政等部门明确农村贫困人口的具体范围，结合实际制订扶贫三年行动具体实施方案，建立医疗保障扶贫工作沟通联系机制，确保各项扶贫政策落实落地。

(二)坚持现行制度基本标准，狠抓贯彻落实

各地要充分认识医疗保障扶贫任务的重要性、艰巨性和长期性，将思想和认识统一到中央的决策部署上来，既要狠抓落实确保扶贫任务全面完成，也要高度重视防范出现不切实际过高承诺、过度保障、不可持续的问题。坚持基本医疗保障标准，充分发挥现有医疗保障制度功能；贯彻落实精准方略，创新医疗保障扶贫机制；坚持严格管理，确保基金长期平稳可持续。对出现的苗头性、倾向性问题，要采取有效措施，及时规范整改，并做好衔接和平稳过渡。各地在现有医保制度之外自行开展的新的医疗保障扶贫措施探索，要在 2020 年底前转为在基本医保、大病保险和医疗救助三重保障框架下进行。

(三)建立专项工作调度机制

做好农村贫困人口身份标识，建立贫困人口专项管理台账。统筹基本医保、大病保险、医疗救助三项制度，加强农村贫困人口参保缴费、患病就医、待遇保障、费用结算等情况监测。建立医疗保障扶贫专项工作调度机制，按市、省、国家 3 级定期汇总报送数据，加强医疗保障扶贫工作督导检查。

(四)深入开展医疗保障扶贫作风专项治理

将作风建设贯穿医疗保障扶贫全过程，重点解决贯彻中央脱贫攻坚决策部署不坚决、扶贫责任落实不到位、政策措施不精准、资金管理使用不规范、工作作风不扎实、考核评估不严格等问题。防止形式主义、官僚主义，加强工作实效，切实减轻基层工作负担。

(五)加强典型宣传和风险防范

深入宣传习近平总书记关于扶贫工作的重要论述和党中央关于精准扶贫精准脱贫的重大决策部署，宣传医疗保障扶贫成就和典型事迹，营造良好的舆论氛围。加强医疗保障扶贫政策风险评估，建立重大事件应急处置机制，加强对脱贫攻坚的舆情监测，合理引导社会舆论。

国家医疗保障局办公室 人力资源社会保障部办公厅 国家卫生健康委办公厅关于做好前期国家谈判抗癌药品医保支付标准和采购价格调整的通知

（医保办发〔2018〕4 号）

各省、自治区、直辖市及新疆生产建设兵团医保局（办）、人力资源社会保障厅（局）、卫生计生委：

按照国务院常务会议“督促推动抗癌药加快降价”的要求，近期国家有关部门与 2015 年国家药品价格谈判及 2017 年医保药品目录准入谈判中的抗癌药品（以下简称前期国家谈判抗癌药品）的相关企业进行了协商，根据税收政策变动情况重新确定了前期国家谈判抗癌药品的医保支付标准和采购价格。为加快降税政策向终端价格的传导，现就有关事项通知如下：

一、各地医疗保障、人力资源社会保障、卫生计生部门要坚决贯彻落实党中央、国务院关于减轻人民群众医药费用负担的工作部署，高度重视抗癌药调税降价工作，尽快执行前期国家谈判抗癌药品本次调整后的价格，实现让利于民，让患者用上质量更高、价格更低的药品。

二、各省（自治区、直辖市）药品集中采购部门要通过公告等方式，督促前期国家谈判抗癌药品企业及时提出调价申请，9 月底前在本地区省级药品集中采购平台上将新价格公开挂网。

三、各地医疗保障、人力资源社会保障、卫生计生部门要根据价格调整情况，及时更新本地区社会保险（医疗保障）信息系统。要同步加强医保支付管理，完善保障政策，进一步减轻患者经济负担。

四、本次调整只针对前期国家谈判抗癌药品的医保支付标准或采购价格（含配送费用），不涉及其他医保支付或采购、使用方面的政策。

五、各地医疗保障、人力资源社会保障、卫生计生部门要加强协作、密切配合，共同做好前期国家谈判抗癌药品价格调整工作。遇有重大问题应及时报告国家医疗保障局（医疗组）。

附件：前期国家谈判抗癌药品调税降价情况（略）

国家医疗保障局办公室
人力资源社会保障部办公厅
国家卫生健康委员会办公厅
2018 年 7 月 31 日

国家医疗保障局办公室 人力资源社会保障部办公厅 国家卫生健康委办公厅关于做好17种国家医保谈判抗癌药执行落实工作的通知

（医保办发〔2018〕20号）

各省、自治区、直辖市及新疆生产建设兵团医保局、人力资源社会保障厅（局）、卫生健康委：

为贯彻国务院领导有关批示精神，做好《国家医疗保障局关于将17种抗癌药纳入国家基本医疗保险、工伤保险和生育保险药品目录乙类范围的通知》（医保发〔2018〕17号，以下简称17号文件）落实工作，保障谈判药品的正常供应，切实保证患者尽早买得到、用得上、可报销国家医保准入新纳入的谈判抗癌药品，现就有关问题通知如下。

一、高度重视谈判药品的落地工作

国家医疗保障局会同有关部门开展抗癌药医保准入专项谈判，将阿扎胞苷等17种抗癌药（以下简称"谈判药品"）纳入医保药品目录乙类范围并同步确定医保支付标准，是坚决落实国务院"督促推动抗癌药加快降价"决策部署的重要举措。各地要深刻领会党中央、国务院对减轻患者用药负担的决心，统一思想，提高认识，按要求做好谈判药品的落地工作，切实保障参保人员用药权益。

二、做好挂网采购和支付工作

各省（区、市）药品集中采购部门要按照17号文件要求，在规定时限内将谈判药品按医保支付标准在省级药品集中采购平台上公开挂网。医疗机构要根据临床需求及时采购并合理使用。各统筹地区医保经办机构要抓紧调整信息系统，制定谈判药品结算管理办法，确保11月底前按规定支付谈判药品费用。各地应严格执行17号文确定的支付标准和限定支付范围，不得以任何形式与相关药品企业进行再次谈判。

三、完善相关管理政策

各地医保、人力资源社会保障和卫生健康部门要采取措施，做好谈判药品的供应保障工作。医保部门开展2018年医疗机构年底费用清算时，谈判药品费用不纳入总额控制范围，对合理使用谈判药品的费用要按规定单独核算保障；在制定2019年总额控制指标时，统筹考虑谈判药品合理使用等因素，及时调整基金支付额度，保障医疗机构药品供应和患者用药需求。卫生健康部门要进一步健全完善肿瘤诊疗规范和抗肿瘤药物临床应用指南，指导医疗机构按照肿瘤治疗规范和诊疗能力配备必需药品、优化用药结构，充分发挥临床药师作用，进一步强化合理用药考核，促进抗肿瘤药物在临床规范合理使用。人力资源社会保障部门要综合考虑谈判药品的适应证与使用政策等，保障工伤医疗合理用药需求。

各地医保、人力资源社会保障、卫生健康等部门要根据职责对谈判药品执行情况提出具体要求，加强指导和调度，不得以费用总控、"药占比"和医疗机构基本用药目录等为由影响谈判药品的供应与合理用药需求。各地要及时报告相关工作进展情况及存在问题，对进展缓慢、没有按照规定时限执行政策的省份，国家医疗保障局将适时督促通报。

国家医疗保障局办公室
人力资源社会保障部办公厅
国家卫生健康委办公厅
2018年11月21日

国家医疗保障局办公室
关于当前加强医保协议管理确保基金安全有关工作的通知

（医保办发〔2018〕21 号）

各省、自治区、直辖市、新疆生产建设兵团医疗保障局：

基本医疗保险经办机构根据管理服务的需要，与定点医药机构签订服务协议并进行协议管理，是规范定点机构医药服务行为、维护参保人员基本权益、确保医保基金安全的根本管理措施和主要抓手。各级医疗保障管理部门要充分认识协议管理的重要作用，在定点申请、协议履行、费用审核、评估考核等各环节中严格把关、加强监管，对违反协议约定骗取医保基金的行为保持高压、重拳出击。现就做好当前协议管理有关工作部署如下。

一、完善协议内容，健全退出机制

各统筹地区医保经办机构要参照《人力资源社会保障部办公厅关于印发基本医疗保险定点医药机构协议管理经办规程的通知》（人社厅发〔2016〕139 号）、《关于印发基本医疗保险定点医疗机构医疗服务协议范本（2016 版）的通知》（人社险中心函〔2016〕136 号）等文件，进一步完善和细化协议内容，重点对限期整改、暂停结算、暂停协议、解除协议等处理措施，明确对应的违约行为。

定点医疗机构发生以下违约行为的，一律解除服务协议：1. 通过伪造医疗文书、财务票据或凭证等方式，虚构医疗服务“假住院、假就诊”骗取医保基金的；2. 为非定点医疗机构、暂停协议医疗机构提供医疗费用结算的；3. 协议有效期内累计 3 次被暂停协议或暂停协议期间未按时限要求整改或整改不到位的；4. 被吊销《医疗机构执业许可证》或《营业执照》的；5. 拒绝、阻挠或不配合经办机构开展必要监督检查的；6. 其他造成严重后果或重大影响的违约行为。

定点零售药店发生以下违约行为的，一律解除服务协议：1. 伪造虚假凭证或串通参保人员兑换现金骗取基金的；2. 为非定点零售药店或其他机构提供费用结算的；3. 将医保目录范围之外的项目按照目录内项目申报医保结算的；4. 协议有效期内累计 3 次被暂停协议或暂停协议期间未按时限要求整改或整改不到位的；5. 被吊销《药品经营许可证》或《营业执照》的；6. 拒绝、阻挠或不配合经办机构开展必要监督检查的；7. 其他造成严重后果或重大影响的违约行为。

被解除服务协议的定点医药机构，3 年内不得申请医保定点。

二、加强协议管理，加大查处力度

（一）各统筹地区医保经办机构要按照医保行政部门公布的条件，及时受理医药机构申请，通过专家评估、社保信息系统核查、函询相关部门意见等多种形式对医药机构申报材料和信息进行审核。对于医药机构受到卫生健康、药监、物价、市场监管等部门行政处罚的，在评估中要予以充分考虑，情节严重的不予定点。评估过程接受社会监督，结果进行社会公示，对接到的相关投诉举报要认真调查核实，未经核实的，不得与相关医药机构签订服务协议。

（二）各统筹地区医保经办机构对定点医药机构申报的费用要建立规范的初审、复审两级审核机制。逐步实现通过医保信息系统对定点医药机构申报的费用进行 100%全覆盖初审，初审发现的疑似违规费用应当通过调阅病历、现场核查等方式进行核实。对初审通过的费用采取随机抽查方式进行复审，其中住院费用的抽查比例不低于总量的 5%。审核查实的违规费用，可按照抽查比例放大后拒付。

（三）各统筹地区医保经办机构要加强对定点医药机构履行协议情况的监督检查，构建现场检查与非现场检查、自查与抽查、人工检查与智能监控、事先告知与突击检查相结合、相补充、多维度、全覆盖的检查模式。监督检查重点为医药机构是否具有诱导参保人员住院、盗刷和冒用参保人员社会保障卡、伪造医疗文书或票据、协助参保人员套取医保基金、虚记或多记医疗服务费用等行为。

对定点医疗机构应采取日常检查、专项检查和年终检查的方式。日常检查:各地根据实际情况确定检查频率和检查程序,原则上每家医疗机构每年至少进行 2 次实地检查。专项检查:结合医保大数据分析、费用审核等发现的集中问题,经办机构应统一制定检查方案,开展专项行动,进行重点检查,原则上每年不少于 4 次。年终检查:结合年底清算,通过相关信息系统筛查有异常指标的医疗机构,发放书面核查书,由被检查医疗机构提交相关材料,审核不通过的,开展实地核查。

对零售药店应采取日常检查、专项检查等方式,探索建立核查药品进销存系统、远程视频监控等信息化监控方法,并针对可能存在问题的重点机构加大突击检查频次和范围。

(四)对查实违规的定点医药机构,要严格按照协议约定进行处罚。对查实具有骗取医保基金等违规行为的医师,视情节严重程度给予停止 1~5 年医保结算资格的处理,并将违规行为通报卫生健康行政部门。对具有骗取医保基金或倒卖药品等违规行为的参保人,可给予暂停医保直接结算等处理。涉嫌违反法律或行政法规的,经办机构应提请行政部门进行行政处罚或由行政部门移送司法机关依法追究刑事责任。

三、强化监管责任,依法严肃问责

各级医保基金监管部门要加强行政监督,规范医保经办行为,督促经办机构建立内控机制,依法依规严厉查处各种违法违规行为。要加强监督检查,通过组织开展联审互查、“双随机一公开”抽查等方式,督促统筹地区经办机构加强和规范协议管理。要畅通举报投诉渠道,鼓励社会监督,促进社会各方举报欺诈骗取医疗保障基金行为。要组织开展综合监管,加强与公安、卫生健康、药监等部门的协调配合,形成监管合力。要加强监管能力建设,积极引入会计师事务所、商业保险公司等第三方力量参与监管,不断提高工作人员业务素质和工作能力。要加快推进诚信体系建设,建设基金监管长效机制。根据工作需要,国家医保局每年确定重点内容,组织开展跨省联审互查和抽查复查。

国家医疗保障局办公室
2018 年 11 月 28 日

国家医疗保障局办公室 财政部办公厅关于印发《欺诈骗取医疗保障基金行为举报奖励暂行办法》的通知

（医保办发〔2018〕22 号）

各省、自治区、直辖市及新疆生产建设兵团医保局、财政厅（局）：

为切实保障医疗保障基金安全，鼓励社会各界举报欺诈骗取医疗保障基金行为，加大对欺诈骗保行为的打击力度，国家医疗保障局办公室、财政部办公厅制定了《欺诈骗取医疗保障基金行为举报奖励暂行办法》，现印发给你们，请结合实际贯彻执行。

附件：《欺诈骗取医疗保障基金行为举报奖励暂行办法》

国家医疗保障局办公室

财政部办公厅

2018 年 11 月 27 日

附件：欺诈骗取医疗保障基金行为举报奖励暂行办法

第一条 为鼓励举报、严厉打击欺诈骗取医疗保障基金行为，切实保证医疗保障基金安全，根据《中华人民共和国社会保险法》等法律法规，制定本办法。

第二条 公民、法人或其他社会组织（以下简称举报人）对医疗保障经办机构工作人员，定点医疗机构、定点零售药店及其工作人员，以及参保人员等涉嫌欺诈骗取医疗保障基金行为进行举报，提供相关线索，经查证属实，应予奖励的，适用本办法。

鼓励各统筹地区医疗保障部门聘请社会监督员对欺诈骗取医疗保障基金行为进行监督举报。

举报人为医疗保障行政部门、监督管理机构、经办机构及其工作人员的，不适用本办法。

本办法所称的医疗保障基金是指由医疗保障部门管理的职工基本医疗保险、城乡居民基本医疗保险、医疗救助、生育保险以及城乡居民大病保险等补充医疗保险等专项基金。

第三条 统筹地区医疗保障部门负责涉及本统筹地区医疗保障基金欺诈骗取行为的举报奖励工作。

上级医疗保障部门受理的跨地区举报，由两个或以上统筹地区医疗保障部门分别调查处理的，相应统筹地区医疗保障部门分别就涉及本统筹区域内医疗保障基金的举报查实部分进行奖励。

第四条 本办法所称的欺诈骗取医疗保障基金行为主要包括：

（一）涉及定点医疗机构及其工作人员的欺诈骗保行为

1. 虚构医药服务，伪造医疗文书和票据，骗取医疗保障基金的；

2. 为参保人员提供虚假发票的；

3. 将应由个人负担的医疗费用记入医疗保障基金支付范围的；

4. 为不属于医疗保障范围的人员办理医疗保障待遇的；

5. 为非定点医药机构提供刷卡记账服务的；

6. 挂名住院的；

7. 串换药品、耗材、物品、诊疗项目等骗取医疗保障基金支出的。

8. 定点医疗机构及其工作人员的其他欺诈骗保行为。

（二）涉及定点零售药店及其工作人员的欺诈骗保行为

1. 盗刷医疗保障身份凭证，为参保人员套取现金或购买营养保健品、化妆品、生活用品等非医疗物品的；

2. 为参保人员串换药品、耗材、物品等骗取医疗保障基金支出的；

3. 为非定点医药机构提供刷卡记账服务的；

4. 为参保人员虚开发票、提供虚假发票的；

5. 定点零售药店及其工作人员其他欺诈骗保行为。

（三）涉及参保人员的欺诈骗保行为

1. 伪造假医疗服务票据，骗取医疗保障基金的；

2. 将本人的医疗保障凭证转借他人就医或持他人医疗保障凭证冒名就医的；

3. 非法使用医疗保障身份凭证，套取药品耗材等，倒买倒卖非法牟利的；

4. 涉及参保人员的其他欺诈骗保行为。

（四）涉及医疗保障经办机构工作人员的欺诈骗保行为

1. 为不属于医疗保障范围的人员办理医疗保障待遇手续的；

2. 违反规定支付医疗保障费用的；

3. 涉及经办机构工作人员的其他欺诈骗保行为。

（五）其他欺诈骗取医疗保障基金的行为

第五条 国家医保局、省（自治区、直辖市）及统筹地区医疗保障部门应当向社会公布本级举报电话。同时扩充网站、邮件、电子邮箱、APP 等举报渠道，也可统筹利用当地公共服务信息平台，方便举报人举报。

第六条 举报人可通过开通的任何一种举报渠道进行举报，也可以同时通过多种渠道进行举报。

举报人可以直接向统筹地区医疗保障部门进行举报，也可以向上一级医疗保障部门或者国家医疗保障局进行举报。

第七条 举报人可实名举报，也可匿名举报。

本办法所称的实名举报，是指举报人提供真实身份证明以及真实有效联系方式的检举、揭发行为。

匿名举报，是指举报人不提供其真实身份的举报行为。如举报人希望获得举报奖励，可以提供其他能够辨别其身份的信息及有效联系方式，使医疗保障部门事后能够确认其身份，兑现举报奖励。

第八条 医疗保障部门对符合受理范围的举报案件，应在接到举报后 15 个工作日内提出是否立案调查的意见。

对不属于受理范围的实名举报案件，应自接到举报后 15 个工作日内告知举报人不予受理的意见，并说明原因。

第九条 对属于受理范围的举报案件，医疗保障部门应当自受理之日起 30 个工作日内办理完毕。情况复杂的，经单位负责人批准后，可以延长至 3 个月内办结。特别重大案件，经单位集体研究后，可以适当延长，但原则上不超过 6 个月。

第十条 举报人举报事项同时符合下列条件的，给予奖励：

（一）举报情况经查证属实，造成医疗保障基金损失或因举报避免医疗保障基金损失；

（二）举报人提供的主要事实、证据事先未被医疗保障行政部门掌握；

（三）举报人选择愿意得到举报奖励。

第十一条 举报人为定点医疗机构、定点零售药店内部人员或原内部人员的，可适当提高奖励标准。

举报人为定点医疗机构、定点零售药店竞争机构及其工作人员，并提供可靠线索的，可适当提高奖励标准。

第十二条 统筹地区医疗保障部门设立举报奖励资金，纳入同级政府预算。

第十三条 举报奖励坚持精神奖励与物质奖励相结合。

统筹地区医疗保障部门可按查实欺诈骗保金额的一定比例，对符合条件的举报人予以奖励，最高额度不超过 10 万元，举报奖励资金，原则上应当采用非现金方式支付。

欺诈骗保行为不涉及货值金额或者罚没款金额，但举报内容属实的，可视情形给予资金奖励。

第十四条 两个或两个以上举报人对同一事实进行举报的，按举报时间以第一举报人为奖励对象；联名举报的，按一个举报人奖励额度进行奖励，奖金由举报人协商分配。

第十五条 统筹地区医疗保障部门应开辟便捷的兑付渠道，便于举报人领取举报奖金。

第十六条 统筹地区医疗保障部门支付举报奖金时，应当严格审核，防止骗取冒领。

第十七条 各级医疗保障部门应当依法保护举报人合法权益，不得泄露举报人相关信息。因泄露举报人相关信息损害举报人利益的，按相关规定处理。

第十八条 严禁虚假举报。举报人故意捏造事实诬告他人，或者弄虚作假骗取奖励，依法承担相应责任。

第十九条 省级和统筹地区医疗保障和财政部门可依据本办法，制定实施细则，对奖励的决定、标准、审批、发放程序等作出具体规定。

第二十条 本办法由国家医疗保障局、财政部负责解释，自印发之日起执行。

2019 年

国家医疗保障局
印发《关于医疗保障信息化工作的指导意见》的通知

（医保发〔2019〕1 号）

各省、自治区、直辖市医疗保障局，新疆生产建设兵团人力资源社会保障局：

为加快推进医保信息化建设，我局研究起草了《关于医疗保障信息化工作的指导意见》，现印发给你们，请结合实际认真贯彻落实。

国家医疗保障局 2019 年 1 月 4 日附件关于医疗保障信息化工作的指导意见为深入贯彻落实党中央、国务院关于医疗保障和信息化工作部署，全面贯彻《“十三五”国家信息化规划》，顺应网络安全和信息化发展趋势，加强全国医疗保障信息化顶层设计和总体规划，指导地方推进信息化建设，加快形成自上而下医疗保障信息化“一盘棋”格局，发挥信息化对医疗保障事业的支撑作用，制定本指导意见。

一、指导思想

以习近平新时代中国特色社会主义思想为指导，全面贯彻党的十九大和十九届二中、三中全会精神，坚持和加强党的全面领导，坚持以人民为中心的发展思想，坚持新发展理念，紧紧围绕统筹推进“五位一体”总体布局和“四个全面”战略布局，适应新时代医疗保障事业改革发展需要，聚焦医疗保障工作的重要领域和关键环节，统筹规划、统一标准，全面开展全国一体化医疗保障信息平台建设，指导地方医疗保障信息系统建设，不断提升医疗保障公共服务水平，为新时代医疗保障事业高质量发展提供强有力的信息化支撑，推动实现医疗保障治理体系和治理能力现代化。

二、基本原则

（一）坚持顶层设计，统筹规划

牢固树立“统筹规划、体系建设”理念，从医疗保障事业发展全局的战略高度谋划信息化工作顶层设计，加强信息化工作的统一领导和集约建设，实现医保管理标准化、智能化、科学化。

（二）坚持标准先行，夯实基础

根据医疗保障工作实际，编制使用医疗保障领域全国统一的药品、医疗服务项目、耗材等业务编码标准和网络、安全、数据交换、运行维护等技术标准，形成全国统一、各地互认的“通用语言”，为推进医保信息互联互通、数据共建共享打下坚实基础。

（三）坚持协同共享，整合利用

研究解决医疗保障信息化建设存在的系统缺位、标准缺失、资源不均、信息孤岛、安全不足等问题，破除部门壁垒和地方分割，建设标准统一、网络互联、数据共享、交互协同的信息系统，深度开发利用数据资源，提高医保大数据应用能力。

（四）坚持底线思维，安全可靠

严格按照相关法律法规要求，落实网络安全等级保护制度，强化医疗保障信息化基础设施和安全保障体系建设，提高信息安全防护能力和个人隐私保护力度，增强安全动态防御、态势感知及应急处置能力，确保医疗保障网络安全。

三、建设规划

（一）系统建设目标

到“十三五”期末，初步建成标准统一、数据汇聚、规范协同的“内部管理、业务管理、生产经办、数据分析”四类系统组成的国家医疗保障信息化支撑体系，有效支撑全国医疗保障部门规范、高效、科学履职，支撑构建更加公平、可持续的医疗保障体系，在纵横一体、软硬协同的基础上，实现医疗保障信息化六大目标。

1. 规范高效“大经办”。按照统一平台支撑和统一标准规制，构建统一的医保业务基础管理信息化支撑体系，形成全国医疗保障业务经办系统一体化应用格局。

2. 便捷可及“大服务”。按照国务院“放管服”要求，构建统一的医保公共服务信息化支撑体系，统一公共服务入口和工作门户，提供标准化医保业务服务、价格与采购服务、政策服务、知识服务、档案服务、消息服务、数据服务等公共服务，推进公共服务“线上一网通、线下一门办”改革。

3. 智能精准“大治理”。构建医保智能监管和宏观决策支持信息化支撑体系，全面支持医保智能监控、基金监管、内部控制、目录管理、价格管理、信用管理、运行监测、宏观决策等业务工作，助力提高医保现代化治理能力，增强医保基金使用安全性、规范性和有效性。

4. 融合共享“大协作”。依托国家医保标准化体系和集约化平台，构建横向与政务部门、纵向与各地医保部门的信息共享通道，逐步推动医保公共数据资源和服务资源开放共享，实现信息共享和业务协同，促进医保与医疗、医药“三医联动”。

5. 在线可用“大数据”。构建国家医保基础信息库和大数据库，建立健全全国统一的医保数据交互管理机制，逐步实现医保大数据的聚合贯通、深度挖掘及在线应用，提升医保一体化经办、便捷化服务、智能化监管和科学化决策能力。

6. 安全可靠“大支撑”。建立国家医疗保障数据中心，建设国家医疗保障基础设施和应用支撑云平台，提升计算、网络、存储、安全和运维等方面的支撑能力，为数据共享、业务协同、资源整合和服务开放提供安全可靠的技术保障。

（二）系统建设标准

按照《国务院关于印发深化标准化工作改革方案的通知》（国发〔2015〕13 号）、《国务院办公厅关于印发国家标准化体系建设发展规划（2016－2020年）的通知》（国办发〔2015〕89 号）的总体要求，适时发布国家医疗保障信息化“技术标准、业务标准、业务规范”。各地应遵循标准先行的原则，以国家标准为基础开展地方信息系统建设。

（三）国家平台建设内容

围绕构建“内部管理、业务管理、生产经办、数据分析”四类系统，打造医疗保障现代化支撑平台。

1. 内部管理类系统

内部统一门户系统。为医疗保障信息平台各子系统提供统一登录入口，通过单点登录关联相关业务子系统，提供统一内部工作台、消息、邮件等服务。

内部控制系统。构建涵盖事前提醒、事中记录、事后可查的风控管理体系，预防和发现经办人员在履行职责、行使职权过程中发生的不作为、慢作为、乱作为行为，提高廉政风险识别、防控能力。

2. 业务管理类系统

基础信息管理系统。实现全国医保基础信息的标准化和统一管理，确保参保人员、参保单位、定点医药机构基础信息的统一性、准确性和唯一性，支持跨地区、跨层级、跨部门的信息共享与业务协同。

信用评价管理系统。实现对参保人员、参保单位、定点医药机构及其工作人员、药品生产和流通企业等医疗保障参与主体的信用评价统一管理，融入国家征信体系，推动培育诚信医疗服务管理体系。

医药价格管理系统。与药品和医用耗材招采管理系统联动，实现全国医药服务价格的监测和分析等应用，依托该系统建立健全国家医药价格、医疗服务成本、药品成本监测制度，以及医药价格合理化形成机制、医保目录准入谈判机制、医保目录和支付标准动态管理机制等。

支付方式管理系统。实现对全国医保支付方式统一采集、监测、评估、建模、推广，为建立健全符合我国医疗服务特点的医保支付体系提供支撑。

3. 生产经办类系统

业务基础管理系统。建立统一的参保、待遇、支付、个人账户及跨省异地就医等日常业务经办标准，规范业务经办流程，以业务为驱动，汇聚医保业务数据和医保经办过程信息，实现医保服务的均等化、规范化。

公共服务系统。通过整合、汇集地方公共服务应用，建立面向全国统一的医保公共服务入口，“让信息多跑路、让百姓少跑腿”，为人民群众提供更加高效、便捷、贴身的个性化、智能化医保公共服务。

药品和医用耗材招采管理系统。实现全国联动的药品耗材招采、配送、监管，满足统一编码、统一模式、统一监管、属地管理的需求。

跨省异地就医管理系统。实现地区间信息互通共享，加强参保人员就医身份识别认定和医保基金核查管理，为跨地区就医人群和异地医疗机构提供便捷高效的备案管理、即时结算和资金清分服务。

4. 数据分析类系统

基金运行及审计监管系统。基于医保数据和规则库，分析医保基金运行和制度实施情况，对医保基金合规性、效益性、真实性进行内部审计和监管。

运行监测系统。基于各系统运行数据，通过实时统计监测和系统辅助分析，对医疗保障制度运行、基金平衡、资源配置、经办工作、公共服务等业务情况进行全方位展示。

智能监管系统。基于医保大数据，利用医保规则、医学知识和数据分析模型对医保业务全过程进行智能监管。

宏观决策大数据应用系统。建立数据分析模型，基于全国医保大数据和经济社会发展环境数据进行深度分析推演等，为国家、地方宏观决策提供支持。

（四）地方平台建设模式和内容

各地依据全国统一的技术标准、业务标准、业务规范和国家医疗保障平台建设要求，按“统一建设、协同建设、分别自建”三种方式构建本地医疗保障信息支撑平台及信息系统。

1. 国家统一建设，共同使用：医药价格管理系统、支付方式管理系统、运行监测系统。

2. 国家统一标准，协同建设，地方增量扩建，需要调用国家系统服务：基础信息管理系统、跨省异地就医管理系统、信用评价管理系统、业务基础管理系统、公共服务系统、智能监管系统、药品和医用耗材招采管理系统。

3. 国家统一标准，地方分别自建，允许地方增量扩建，不需调用国家系统服务：基金运行及审计监管系统、内部控制系统、宏观决策大数据应用系统。

四、建设步骤

（一）第一阶段，推动国家医疗保障局医疗保障信息平台建设立项。

国家医疗保障局明确全国医疗保障信息系统顶层设计、总体架构、建设内容与要求、国家与地方建设边界、配套的业务与系统建设标准和规范，完成《国家医疗保障局医疗保障信息平台建设工程》立项工作。

（二）第二阶段，完成国家医疗保障局医疗保障信息平台建设，推动地方信息系统建设。

国家医疗保障局加快实施局本级医疗保障信息平台系统建设，适时印发相关系统建设标准、规范和指南，下发全国统一的应用系统和服务组件。各地根据国家医疗保障局信息化建设要求及标准规范，拟定地方医疗保障信息化建设方案，加快推进医疗保障信息化项目立项和系统建设工作。

（三）第三阶段，地方完成信息系统建设，全国统一的医疗保障信息系统有序运行。

完成地方医疗保障信息平台系统建设，接入和使用全国统一的应用系统和服务组件，实现全国医疗保障业务平稳运行。

五、建设要求

（一）加强领导，落实责任

各级医保部门要成立网络安全和信息化领导小组，做好信息化建设的统筹规划和实施推进，及时协调解决医保信息化建设中的重大问题。各级医保部门要结合本地实际情况，建立健全相关规章制度，推进落实信息化建设的各项工作任务。

（二）统筹协调，平稳过渡

要加强组织协调，按照“不立不破”的原则，协同人社、卫健和民政等部门，依托现有信息系统做好各项服务保障，在地方医疗保障信息系统建成并平稳运行前的过渡期间，要确保医疗保障各项业务不受影响。

（三）打造队伍，交流共享

要加强人才队伍建设，优化技术人员的技术和业务知识结构，建立一支政治过硬、业务精湛、作风优良的信息化人才队伍，为医保信息化建设长远发展奠定坚实的人才基础。要加强医疗保障信息化经验交流和成果共享，建立定期会商机制，共同研究解决信息化建设中的共性问题。

（四）科学论证，精心实施

要加强系统建设方案的研究论证，确保系统建设方案科学合理、实用可行。各地应将信息系统建设和运行维护资金纳入政府预算及项目管理，积极协调有关部门多渠道筹集资金，加大投入力度，加快医保信息化基础设施建设，同时要加强项目质量管理，抓好项目实施。

（五）加强防护，确保安全

要按照《中华人民共和国网络安全法》和关键信息基础设施保护有关法律法规的要求，摸清网络安全现状，加强网络安全的规划和管理，强化网络安全意识，建立动态的、系统的、全员参与的网络安全保障体系，提升医疗保障领域网络安全整体防护能力。

国家医疗保障局

2019 年 1 月 4 日

国家医疗保障局
关于做好 2019 年医疗保障基金监管工作的通知

（医保发〔2019〕14 号）

各省、自治区、直辖市及新疆生产建设兵团医疗保障局：

为贯彻落实党中央、国务院决策部署，加强医疗保障基金监管，坚决打击欺诈骗保行为，切实保障基金安全，现就做好 2019 年医疗保障基金监管工作通知如下：

一、加大打击力度，巩固高压态势

（一）监督检查全覆盖。完善工作机制，巩固基金监管高压态势。各统筹地区要整合各方资源，集中专门力量，创新工作方式，逐一排查辖区内定点医药机构违约违规违法行为，实现定点医药机构现场检查全覆盖。要综合运用智能监控、突击检查、专家审查等方式，将医疗保障基金支付全部纳入事后审查范围，并加快向事中拦截和事前提醒延伸。省级医保部门要加强整体谋划、统筹协调和督促检查，及时对统筹地区定点医药机构进行抽查，抽查比例不低于 10%。

（二）开展专项治理。在全面检查的基础上，2019 年开展打击欺诈骗保专项治理。各省份要在 2018 年打击欺诈骗保专项行动工作基础上，结合地方实际，针对薄弱环节，确定 1－2 个专项治理重点，集中力量予以严厉打击。3 月底前，研究制订全省统一的专项治理工作方案，并报国家医疗保障局备案；4—8 月，各统筹地区开展专项治理自查工作；9—10 月，省级医保部门开展抽查复查，并于 11 月底前向国家医疗保障局报送专项治理工作总结。

（三）开展飞行检查。国家医疗保障局将建立飞行检查工作机制，逐步完善飞行检查工作流程和操作规范，不定期通过飞行检查督促指导地方工作。各省级医保部门接到飞行检查通知后，要严肃工作纪律，积极主动配合检查，并按要求完成飞行检查后续查处工作。

（四）突出打击重点。针对不同监管对象多发、高发的违规行为特点，聚焦重点，分类打击，对应施策。针对定点医疗机构，要进一步按照其服务特点确定监管重点，二级及以上公立医疗机构，重点查处分解收费、超标准收费、重复收费、套用项目收费、不合理诊疗及其他违法违规行为；基层医疗机构，重点查处挂床住院、串换药品、耗材和诊疗项目等行为；社会办医疗机构，重点查处诱导参保人员住院，虚构医疗服务、伪造医疗文书票据、挂床住院、盗刷社保卡等行为。针对定点零售药店，重点查处聚敛盗刷社保卡、诱导参保人员购买化妆品、生活用品等行为。针对参保人员，重点查处伪造虚假票据报销、冒名就医、使用社保卡套现或套取药品、耗材倒买倒卖等行为。针对医保经办机构（包括承办基本医保和大病保险的商保机构），要加强监督检查，重点查处内审制度不健全、基金稽核不全面、履约检查不到位、违规办理医保待遇、违规支付医保费用以及内部人员“监守自盗”“内外勾结”等行为。

二、完善举报制度，规范线索查办

（一）落实举报奖励措施。各地要按照《欺诈骗取医疗保障基金行为举报奖励暂行办法》（医保办发〔2018〕22 号）要求，会同相关部门，制订出台举报奖励具体实施细则。明确实施奖励的具体标准，申领、审批、发放流程等有关内容，确保群众易理解、易操作、易兑现。依法保护举报人合法权益，不得泄露举报人相关信息。

（二）规范举报处理流程。要制定具体办法，规范举报线索受理、交办、查处、反馈等工作流程和工作机制，明确受理和查处标准，及时向举报人反馈线索受理及查处情况，不断提高举报人对举报处理的满意度。各级医保部门经研判后要对有价值线索逐一建立台账，认真核查，甄别真伪，限时办结，按要求报告。省级医疗保障部门是国家医疗保障局交办线索查处工作的第一责任人,要认真组织开展交办线索的查处工作,确保件件有结果。要加强对统筹地区查办线索的督促指导,压实查处责任,加大抽查复查力度。

三、推进智能监控,提升监管实效

(一)全面开展智能监控工作。各省级医保部门要全面梳理辖区内智能监控信息系统建设情况,加强督促指导,依据全国统一的技术标准、业务标准、业务规范和国家医疗保障信息平台建设需求,构建本地区医疗保障智能监控信息系统,力争2019年底前部分信息化建设试点地区实现医疗保障智能监控系统上线试运行。

(二)提升智能监控质量和效率。不断总结经验教训,根据欺诈骗保行为特点变化,完善监控规则、细化监控指标和智能监控知识库,促进智能监控提质增效。积极推广互联网+视频监控,稳步推进在部分医药机构主要入口、收费结算窗口等重点区域安装视频探头,实现诊疗数据和服务影像的实时对比、同步在线监控,更好收集和锁定违法违规证据,提升监管效能。探索推进人脸识别等新技术手段,实现监管关口前移。

(三)开展智能监控示范点建设。2019年,国家医疗保障局将开展智能监控示范点建设工作,选择若干积极性高、信息化基础较好的地区开展智能监控示范点建设,并对示范点给予相应支持。各地也要以此为抓手,充分发挥示范点示范带动效应,推动全国智能监控工作取得新突破。

(四)确保信息安全。智能监控涉及数据挖掘、归集和使用,涉及与信息技术机构、商业保险机构等第三方单位合作,合作过程中要依法依规签订保密协议,明确保密责任,加强权限管理。各统筹地区要全面开展信息安全体检,堵塞数据风险漏洞,切实保障参保人员信息安全。

四、完善监管体系,提高行政监管能力

(一)推动行政监管体系建设。各地要结合机构改革,建立健全行政执法监管体系。要做好事权职责划分,明确省、市、县各级行政监管职权范围。要理顺行政监管与经办机构协议管理的关系,促进行政监管和经办管理相对独立又相互补充,形成合力。要充实行政监管队伍,保障必要的行政执法力量和执法手段。规范医疗保障执法办案程序,健全医疗保障行政执法信息公示、全过程记录、法制审核规则、集体审议规则等工作制度,提高违法案件查办实效。

(二)开展监管方式创新试点。积极引入信息技术服务机构、会计师事务所、商业保险机构等第三方力量,参与基金监管工作。2019年,国家医疗保障局将选择若干积极性高、有一定工作基础的地区开展监管方式创新试点。

(三)全面开展业务培训。统筹制定基金监管培训计划,2019年对基金监管队伍开展一次轮训,重点培训基金监管法律法规、违法违规典型案例、查处方式方法等,以案说法,以案教学,快速提高监管队伍业务能力。国家医疗保障局负责省级监管队伍培训,省级医保部门负责本省监管干部培训。

五、规范经办稽核,强化协议管理

(一)规范协议内容。严格落实《关于当前加强医保协议管理确保基金安全有关工作的通知》(医保办发〔2018〕21号)文件要求,细化协议内容,明确违约行为及对应处理措施。各地要针对不同类型、不同性质定点医药机构,细化服务协议条款,增强协议管理的针对性和有效性。

(二)加强协议管理。采取现场检查与非现场检查、人工检查与智能监控、事先告知与突击检查相结合的检查方式,全方位开展对定点医药机构履行协议情况的检查稽核。严格费用审核,规范初审、复审两级审核机制,通过智能监控等手段,实现医疗费用100%初审。采取随机、重点抽查等方式复审,住院费用抽查复审比例不低于5%。

(三)完善内控机制。加强经办机构内控制度建设,规范基金会计制度和财务制度,坚决堵塞风险漏洞。各省级医保部门要制定检查方案,对辖区内经办机构全面开展内控检查,重点检查经办机构内部管理是否规范、各项制度是否健全、岗位职责是否交叉,对违约定点医药机构是否按协议处理到位。

六、推进综合监管,促进部门联动

(一)建立工作机制。各地要加强协调沟通,积极争取卫生健康、公安、市场监管、审计、财政、纪检监察等部门支持,建立健全综合监管协调机制,统筹推进医疗保障基金监管的协调指导和重大案件查处等工作。

（二）形成监管合力。加强信息交流，建立“一案多查”“一案多处”制度。对疑似违规违法案件，要积极商请公安、卫生健康、市场监管和纪检监察等部门参与查处；对查实的违规违法线索，要及时通报辖区内相关部门，按规定吊销执业资格或追究党纪政纪责任。涉嫌犯罪的，及时移送司法机关。

七、推进诚信体系建设，促进行业自律

（一）开展基金监管诚信体系建设试点。选择不同类型地区开展医疗保障基金监管诚信体系建设试点。重点探索诚信体系建设相关标准、规范和指标体系，相关信息采集、评分和运用等内容。通过试点，探索医保监管诚信体系建设路径，为推广普及奠定基础。

（二）探索建立医保“黑名单”制度。结合诚信体系建设试点，探索建立严重违规定点医药机构、医保医师和参保人员“黑名单”制度。探索完善“黑名单”向社会公开的方式方法。积极推动将医疗保障领域欺诈骗保行为纳入国家信用管理体系，建立失信惩戒制度，发挥联合惩戒威慑力。

（三）推进行业自律。鼓励并促进公立医疗机构、非公立医疗机构、零售药店、医师等行业协会开展行业规范和自律建设，制定自律公约，促进行业自我规范和自我约束，参与诚信体系建设，提升行业诚信水平。

八、加强法制建设，完善制度机制

（一）加快基金监管法制建设。坚持科学立法，推进依法行政。系统梳理医疗保障基金监管相关法律法规，加快推动基金监管法制建设，将已经成熟有效可行的基金监管措施通过立法程序上升为相应法律法规。

（二）统筹推进医保相关改革。推进待遇清单管理改革、医保支付制度改革、个人账户改革等重大改革，优化基金监管制度环境，引导定点医药机构主动规范医疗保障服务行为，防范参保人员套取个人账户资金。

九、加大宣传力度，强化舆论引导

（一）开展打击欺诈骗保集中宣传月活动。2019 年 4 月为全国打击欺诈骗保集中宣传月。各地要采取多种措施，集中宣传解读医疗保障基金监管法律法规与政策规定，强化定点医药机构和参保人员法制意识，自觉维护医疗保障基金安全。统一印制并广泛张贴打击欺诈骗保宣传海报，发放宣传折页，播放统一制作的动漫宣传片等，运用群众喜闻乐见的宣传形式，加强舆论引导和正面宣传。

（二）建立案情报告制度。各地对已查处的涉案金额 50 万元以上，或移交公安机关，或可能引起舆论关注的重大案件，须于案件办结或移交公安机关后一周内，将有关情况报国家医疗保障局，报告需包括发现过程，违约违规违法事实，处理结果及处理依据等。

（三）曝光典型案件。各地要积极主动曝光已查实的典型欺诈骗保案件，形成震慑作用。通过新闻发布会、媒体通气会等形式，发布打击欺诈骗保成果及典型案件。主动邀请新闻媒体参与飞行检查、明察暗访等活动，引导媒体形成良性互动。

十、加强组织领导，健全激励问责机制

各地要充分认识基金监管工作的重要性、紧迫性和艰巨性，将维护基金安全作为当前医疗保障工作的首要任务，严明政治纪律，强化责任担当，创造性开展工作，确保 2019 年各项任务圆满完成。各地要实行基金监管“一把手”负责制。主要负责同志要亲自抓，加强部署调度，协调解决基金监管中的重点、难点问题，确保监管工作顺利开展。要建立激励问责机制，对各项任务完成好的部门和个人给予表扬；对工作落实不力的要给予通报批评；对涉嫌失职渎职的，依法依规严肃追责。

国家医疗保障局

2019 年 2 月 20 日

国家医疗保障局
关于开展医疗保障信息化建设试点工作的通知

（医保发〔2019〕22 号）

各省、自治区、直辖市及新疆生产建设兵团医疗保障局：

为加强医疗保障信息化建设，高标准建设全国统一、高效、兼容、便捷的信息系统，根据国家医疗保障局《关于医疗保障信息化工作的指导意见》（医保发〔2019〕1 号）和信息化建设工作总体部署，结合各地申报材料，经研究，确定天津、河北、吉林、上海、江苏、浙江、安徽、福建、江西、湖南、广东、海南、重庆、四川、贵州、甘肃 16 个省（直辖市）为医疗保障信息化建设试点地区。现将有关事项通知如下：

一、总体目标

以国家医疗保障局信息化顶层设计为统领，探索建立全国统一、互联互通的医疗保障信息平台，形成“标准全国统一、数据两级集中、平台三级部署、网络全面覆盖”的医疗保障信息化体系。2019 年底前，试点地区完成医疗保障业务网络与国家医疗保障网络的联通对接，逐步实现 4 项信息业务编码标准的落地使用。2020 年底前，试点地区基本完成省级医疗保障信息平台建设并与国家平台对接运行，实现 15 项信息业务编码标准落地使用。通过试点工作，探索形成医疗保障信息化建设可行路径，为全面推进全国医疗保障信息平台建设积累经验。

二、主要任务

（一）夯实医疗保障信息化试点工作基础

1. 完善医疗保障基础数据。对医疗保障信息资源生产、处理、传输等数据进行梳理，全面核实参保人员、参保单位、定点医药机构等信息，提升基础数据的准确性、完整性和规范性。指导各统筹区将医疗保障基础数据向省级集中，为开展试点工作提供数据支撑。

2. 健全信息化建设基础设施。在确保现有医疗保障业务正常开展前提下，加强信息化基础设施建设，实现纵向与国家医疗保障局和各统筹区医疗保障部门互联互通，横向与人社、卫健、公安、税务及定点医药机构等部门单位匹配对接，为加快推进医疗保障信息平台建设提供基础网络保障。

3. 协助做好国家医疗保障信息平台需求分析。选派 1—2 名业务骨干到国家医保局协助完善国家医疗保障信息化建设顶层设计，参与细化 14 项业务子系统需求分析，编制信息平台建设技术规范等。

（二）推进医疗保障信息业务编码标准平稳落地

4. 做好信息业务编码标准落地使用。依托现有医保信息系统，做好医疗服务项目、疾病诊断和手术操作、药品、医用耗材 4 项信息业务编码标准的贯标落实。完成医疗保障历史数据的清洗和业务编码标准的平稳转换。加快推进其他 11 项信息业务编码标准的落地使用。

5. 组织信息业务编码标准动态维护。组建省级信息业务编码标准维护小组，配合国家标准维护组做好动态维护工作。按照编码标准动态维护要求，做好本地区编码数据的采集、上报、更新及新修订编码标准的实施。及时反馈重点难点问题。组织参加业务编码标准维护培训。

（三）启动实施本地区医疗保障信息平台建设

6. 统筹规划医疗保障信息化试点工作。围绕国家医疗保障信息化建设总体目标，统筹规划本地区信息化建设工作，做好总体设计，将所属地市级信息化建设纳入省级试点规划内容，不得以区县为单位开展信息化建设，有条件的试点地区可探索建设全省统一的医疗保障信息平台。整合各方资源，落实政策、人员、资金等条件，夯实试点工作基础。

7. 启动本地区医疗保障信息平台建设工作。国家医疗保障局将适时下发地方医疗保障信息平台建设指南和建设标准规范。各试点地区按照指导意见要求，全面梳理本地区医疗保障信息平台建设需求，根据建设指南和标准规范，制订试点地区信息平台建设方案，报国家医疗保障局备案后尽快启动立项、建设工作。

8. 研发测试本地区医疗保障信息平台。按照医疗保障信息化建设规范要求，研发全国医疗保障信息平台中应由本地联建或自建的业务系统，在全国统一应用支撑平台上，按期开展与国家信息平台接口互联、数据互通、组件调用等工作。协同做好国家信息平台相关软件联调测试，及时反馈重点难点问题。

(四)稳步推进全国医疗保障信息平台应用推广

9. 做好医疗保障信息平台的平稳过渡。积极推进新旧信息平台的对接切换，确保系统切换、数据迁移期间医疗保障业务正常开展。尽快全面接入并使用全国统一的应用系统和服务组件，做好本地信息平台与国家信息平台的对接融合。

10. 做好编码标准在全国医疗保障信息平台中的测试使用。国家医保局将 15 项信息业务编码标准逐步导入全国医疗保障信息平台，各试点地区要确保试点地区之间信息平台互联互通和编码标准统一规范，初步形成全国统一的医疗保障信息化标准化体系。做好新建信息平台和编码标准的常态化运行维护。

11. 推广医疗保障信息化建设试点成果。总结梳理试点工作成功经验，发挥辐射示范作用，逐步扩大试点范围并在全国普及，最终建成全国统一、互联互通的医疗保障信息平台。

三、有关要求

(一)加强组织领导。医疗保障信息化建设事关医疗保障重大改革和事业发展，各试点地区要高度重视，周密部署，精心组织，推进试点工作稳妥实施。国家医疗保障局网信领导小组负责统筹协调重大问题。各试点地区医疗保障局要结合实际建立相应领导机制，把试点工作纳入重要议事日程，妥善处理矛盾问题，落实人员和资金，积极开展督促检查，确保组织到位、责任到位、保障到位。

(二)严格执行标准。试点工作核心是按照国家要求推进平台建设和标准落地。各试点地区要打牢试点工作基础，不断提升医疗保障信息数据质量，确保信息数据准确完整；要严格执行国家医疗保障局下发的建设要求、技术规范、业务流程、编码标准等，做到各地建设平台与国家建设平台标准一致、流程一致、接口一致、管理一致，确保全国互联互通；要积极开展信息业务编码标准落地使用，做好编码标准在医疗机构端口的切换和映射，确保各类信息数据全国互认。

(三)建立工作机制。开展医疗保障信息化试点对推动全国医疗保障信息化建设有着重要的引领和示范作用。各试点地区要按照时间节点要求，制定本地区试点工作路线图，狠抓落实，扎实推进本地信息平台建设工作。建立联络员制度，密切与国家医疗保障局沟通联络，加强试点省市及各统筹区之间的交流协调，及时推广经验做法。

(四)强化保密责任。各试点地区要压实保密责任，强化风险防范，构建多层次医疗保障信息化基础设施和网络安全保障体系，加强对涉密政策方案、群众健康数据、系统底层代码的管控，防止数据失泄密。在项目实施过程中，要坚持阳光操作、公开运行，确保不发生问题。

非试点地区可参照本通知要求做好本地区医保信息化建设工作。

国家医疗保障局

2019 年 3 月 14 日

国家医保局 财政部
关于做好2019年城乡居民基本医疗保障工作的通知

（医保发〔2019〕30号）

各省、自治区、直辖市及新疆生产建设兵团医疗保障局、财政厅（局）：

为贯彻党的十九大关于“完善统一的城乡居民基本医疗保险制度（以下简称“城乡居民医保”）和大病保险制度”的决策部署，落实2019年《政府工作报告》任务要求，进一步做好城乡居民基本医疗保障工作，现就有关工作通知如下：

一、提高城乡居民医保和大病保险筹资标准

2019年城乡居民医保人均财政补助标准新增30元，达到每人每年不低于520元，新增财政补助一半用于提高大病保险保障能力（在2018年人均筹资标准上增加15元）；个人缴费同步新增30元，达到每人每年250元。中央财政按《国务院办公厅关于印发医疗卫生领域中央与地方财政事权和支出责任划分改革方案的通知》（国办发〔2018〕67号）规定，对各省、自治区、直辖市、计划单列市实行分档补助。省级财政要加大对深度贫困地区倾斜力度，完善省级及以下财政分担办法。地方各级财政要按规定足额安排财政补助资金，按规定及时拨付到位。按照《国务院关于实施支持农业转移人口市民化若干财政政策的通知》（国发〔2016〕44号）要求，对持居住证参保的，个人按当地居民相同标准缴费，各级财政按当地居民相同标准给予补助。各级医疗保障部门要有序推进城乡居民医疗保险费征管职责划转前后的工作衔接，确保年度筹资量化指标落实到位。

二、稳步提升待遇保障水平

各地要用好城乡居民医保年度筹资新增资金，确保基本医保待遇保障到位。巩固提高政策范围内住院费用报销比例，建立健全城乡居民医保门诊费用统筹及支付机制，重点保障群众负担较重的多发病、慢性病。把高血压、糖尿病等门诊用药纳入医保报销，具体方案另行制定。实行个人（家庭）账户的，应于2020年底前取消，向门诊统筹平稳过渡；已取消个人（家庭）账户的，不得恢复或变相设置。

提高大病保险保障功能。降低并统一大病保险起付线，原则上按上一年度居民人均可支配收入的50%确定，低于该比例的，可不做调整；政策范围内报销比例由50%提高至60%；加大大病保险对贫困人口的支付倾斜力度，贫困人口起付线降低50%，支付比例提高5个百分点，全面取消建档立卡贫困人口大病保险封顶线，进一步减轻大病患者、困难群众医疗负担。

三、全面建立统一的城乡居民医保制度

城镇居民基本医疗保险和新型农村合作医疗制度尚未完全整合统一的地区，要按照党中央、国务院部署要求，于2019年底前实现两项制度并轨运行向统一的城乡居民医保制度过渡。制度统一过程中，要巩固城乡居民医保覆盖面，确保参保率不低于现有水平，参保连续稳定，做到应保尽保；完善新生儿、儿童、学生以及农民工等人群参保登记及缴费办法，避免重复参保；已有其他医疗保障制度安排的，不纳入城乡居民医保覆盖范围；妥善处理特殊问题、特殊政策，做好制度统一前后政策衔接，稳定待遇预期，防止泛福利化倾向。

各地要聚焦城乡居民医疗保障发展不协调不充分问题，结合医疗保障相关职能整合，在确保覆盖范围、筹资政策、保障待遇、医保目录、定点管理、基金管理“六统一”的基础上，统一经办服务和信息系统，进一步提高运行质量和效率，确保统一的城乡居民医保制度全面建立，实现制度更加完善、保障更加公平、基金更可持续、管理更加规范、服务更加高效的基本目标。

四、完善规范大病保险政策和管理

各省、自治区、直辖市要结合全面建立统一的城乡居民医保制度，统一规范大病保险筹资及待遇保障政策，推动统筹地区之间待遇保障标准和支付水平衔接平衡、大体一致。要根据《政府工作报告》及本通知提出的大病保险筹资和待遇政策调整任务，于 2019 年 8 月底前协商调整大病保险承办委托合同，于 2019 年底前按最新筹资标准完成拨付，确保政策、资金、服务落实到位。

要优化大病保险经办管理服务。大病保险原则上委托商业保险机构承办，各级医疗保障部门要完善对商业保险机构的考核机制，建立健全以保障水平和参保人满意度为核心的考核评估体系，督促商业保险机构提高服务管理效能，在规范诊疗行为、控制医疗费用、引导合理就医等方面发挥应有作用。通过平等协商完善风险分担机制，因医保政策调整导致商业保险机构亏损的，由医保基金和商业保险机构合理分担，具体比例在合同中约定。加强医保经办机构与商业保险机构之间的信息共享，明确数据使用权限，规范运行数据统计，商业保险机构定期向医疗保障部门报送大病保险数据，配合开展运行监测分析。

五、切实落实医疗保障精准扶贫硬任务

2019 年是打赢脱贫攻坚战的关键之年。各地要切实肩负起医保扶贫重大政治任务，组织再动员再部署，按照《医疗保障扶贫三年行动实施方案（2018—2020 年）》要求，狠抓政策落地见效。要确保贫困人口应保尽保，强化部门信息共享，加强动态管理，着力解决流动贫困人口断保、漏保问题。要聚焦深度贫困地区、特殊贫困群体和“两不愁、三保障”中医疗保障薄弱环节，充分发挥基本医保、大病保险、医疗救助三重保障功能，用好中央财政提高深度贫困地区农村贫困人口医疗保障水平补助资金，提升资金使用效益，增强医疗救助托底保障功能。要健全医保扶贫管理机制，统筹推进医保扶贫数据归口管理，加强医保扶贫运行分析。要严格按照现有支付范围和既定标准保障到位，不盲目提高标准、吊高胃口，准确掌握各类兜底保障形式，结合待遇调整和新增资金投入，平稳纳入现行制度框架，防止“福利陷阱”和“待遇悬崖”问题。同时，要着眼促进乡村振兴战略实施，建立防范和化解因病致贫、因病返贫的长效机制。

六、全面做实地市级统筹

各地要巩固提升统筹层次，做实城乡居民医保地市级统筹。实现地市级基金统收统支，全面推动地市级统筹调剂向基金统收统支过渡，提高运行效率和抗风险能力；实行“省管县”财政体制的地区，医疗保障部门和财政部门要加强协同配合，完善拨付办法。实现政策制度统一，提升筹资、待遇等政策制度决策层级，确保地市级统筹区内保障范围统一、缴费政策统一、待遇水平统一；推进医疗救助管理层次与城乡居民医保统筹层次衔接，增强各类人群待遇公平性协调性。实现医疗服务协议管理统一，地市级统筹区内统一确定定点医疗机构和定点零售药店，促进医药卫生资源互补共享，推动定点医药机构加强管理、提高质量和改善服务。实现经办服务统一，规范统筹区内经办管理服务流程，健全市、县、街道经办管理服务网络，鼓励有条件的地区探索统筹区内经办机构垂直管理体制。实现信息系统统一，按照全国统一医保信息平台和业务标准的要求，高标准推进地市级统筹区内统一联网、直接结算，确保数据可交换、可监控。鼓励有条件的省、自治区、直辖市按照“分级管理、责任分担、统筹调剂、预算考核”的总体思路探索制定省级统筹方案，报国家医疗保障局和财政部备案后实施。

七、持续改进医保管理服务

各地要严格落实医保基金监管责任，通过督查全覆盖、专项治理、飞行检查等方式，保持打击欺诈骗保高压态势。健全监督举报、智能监控、诚信管理、责任追究等监管机制，提升行政监督和经办管理能力，构建基金监管长效机制。加强医保基础管理工作，完善制度和基金运行统计分析，健全风险预警与化解机制，确保基金安全平稳运行。

要以便民利民为第一原则优化医疗保障公共服务。整合城乡医保经办资源，大力推进基本医保、大病保险、医疗救助“一站式服务、一窗口办理、一单制结算”。着力深化“放管服”改革，简化定点医药机构协议签订程序，加强事中事后监督，切实做好基金结算、清算工作，确保资金及时足额拨付。

要巩固完善异地就医直接结算和医保关系转移接续工作。以流动人口和随迁老人为重点，优化异地就医备案流程，加快推广电话、网络备案方式，使异地就医患者在更多定点医院持卡看病、即时结算。加强就医地管理，将跨省异地就医全面纳入就

医地协议管理和智能监控范围。

八、加强组织保障

城乡居民基本医疗保障制度健全完善、治理水平稳步提升，关系亿万参保群众的切身利益和健康福祉。各地要高度重视，切实加强领导，健全工作机制，严格按照统一部署，将城乡居民医疗保障工作纳入改善民生重点任务，压茬推进落实落细，确保有关政策调整、待遇支付、管理服务于2019年9月底前落地见效。各级医疗保障部门要会同财政部门，加强统筹协调，建立部门之间信息沟通和协同推进机制，增强工作的系统性、整体性、协同性。要做好城乡居民医疗保障特别是财政补助政策解读和服务宣传，及时回应社会关切，合理引导社会预期；要提前做好重要事项风险评估，制定舆论引导和应对预案；遇到重大情况，及时逐级报告国家医疗保障局、财政部。

国家医保局

财政部

2019年4月26日

国家医保局 财政部 关于切实做好 2019 年跨省异地就医住院费用直接结算工作的通知

（医保发〔2019〕33 号）

各省、自治区、直辖市及新疆生产建设兵团医疗保障局，财政厅（局）：

2016 年国家异地就医结算系统上线以来，总体运行平稳，结算人次、结算资金稳步上升，系统故障率持续下降，越来越多群众享受到直接结算便利，取得了阶段性成效，但在政策机制、管理措施、定点范围、服务手段、信息系统等方面仍存在不少问题和障碍，亟需加大力度，逐步妥善解决。2019 年《政府工作报告》明确要求，抓紧落实和完善跨省异地就医直接结算政策，尽快使异地就医患者在所有定点医院能持卡看病、即时结算，切实便利流动人口和随迁老人。为贯彻落实 2019 年《政府工作报告》部署要求，做好 2019 年跨省异地就医直接结算工作，现就有关事项通知如下：

一、加强宣传培训，提高政策流程知晓度

（一）加强宣传。丰富日常宣传内容，制作形式多样、群众可及易懂、喜闻乐见的宣传资料，积极通过电视、报纸、广播、网络、APP 等媒介宣传解读政策流程。继续开展进社区、进农村、进医院、进用人单位、进车站“五进”集中宣传活动，方便流动人员和随迁老人知晓政策和办理流程。适时开展抽样调查，及时了解群众需求和政策宣传效果，有针对性开展专题宣传。

（二）开展培训。根据机构改革及相关工作进展，针对新政策、新要求，以及新工作人员、新定点医疗机构，系统设计、精心组织业务培训。针对不同培训内容和培训对象，采取走出去、请进来、蹲点经办、经验交流等多种方式，确保培训的及时性和有效性，切实提高培训效果。

二、建立工作台账，稳步扩大跨省定点医院覆盖范围

（一）明确目标任务。2019 年底前，力争将全国 85％以上三级定点医院、50％以上二级定点医院、10％以上其他定点医院接入国家异地就医结算系统，基本满足跨省异地就医住院参保人员直接结算需求。随着统一的国家医疗保障信息平台建设，2020 年底前，基本实现符合条件的跨省异地就医患者在所有定点医院住院能直接结算。

（二）建立扩围台账。各统筹地区医保部门要全面梳理本地定点医院具体情况，对于尚未接入国家异地就医结算系统的定点医院，要根据定点医院接入意愿和参保人员就医需求，结合统一的国家医疗保障信息平台建设安排，逐一建立工作台账，明确接入国家异地就医结算系统时限，稳步扩大跨省定点医院覆盖范围。省级医保部门组织统筹地区填写《全国基本医保定点医院接入工作台账》（附表 1），6 月 30 日前以传真和电子邮件方式上报国家医保局。

（三）规范定点管理。各统筹地区医保部门要全面梳理在确定跨省定点医疗机构方面是否存在歧视性规定，将不同投资主体、经营性质的医保定点医疗机构按规定一视同仁纳入跨省定点医疗机构覆盖范围，享受同样的医保政策、管理和服务。对主动要求接入系统的定点医疗机构，按当地政策和时限要求，经过系统改造后接入国家异地就医结算系统。

（四）做好信息维护。省级医保部门负责指导各统筹地区按要求做好国家异地就医结算系统中全部定点医疗机构信息动态维护工作，确保及时、完整、真实、有效。

三、规范便捷服务，不断提高跨省异地就医备案效率

（一）开展便捷备案服务。鼓励省级医保部门探索建立统一的省级备案渠道，提高备案工作效率。鼓励各统筹地区学习推广部分地区备案工作“零跑腿”“不见面”做法经验，为本地参保人员提供至少一种有效、便捷的备案渠道，如电话、网络、APP等。省级医保部门负责组织填写《全国备案管理便捷服务工作台账》（附表2），并于6月30日前以传真和电子邮件的方式上报国家医保局。

（二）探索简化备案管理。省级医保部门要以流动人口和随迁老人需求为重点，结合本地实际情况，探索进一步简化备案类型、备案条件、申报材料，优化简化备案程序。鼓励全省统一异地住院备案政策。

（三）加快制度整合。尚未整合城乡居民医保制度的省份要加快推进城镇居民医保与新农合制度整合，尽快实施统一的跨省异地就医管理服务制度。仍利用国家新农合跨省就医结算信息系统的地区，要简化新农合申报材料，优化转诊流程，切实方便群众就医。

四、明确时限，确保结算资金按时足额拨付

（一）按时拨付结算资金。省级医保部门要做好与国家异地就医结算系统日对账工作，做到数据相符。跨省定点医疗机构申报的跨省异地就医直接结算费用，经就医地医保经办机构审核无误并申请国家统一清算的，原则上要在下期清算签章之日前完成与定点医疗机构的结算。遇有特殊情况，省级医保部门要及时向国家医保局报备。鼓励就医地使用预付金先行与定点医疗机构结算，再发起跨省清算申请，在确保定点医疗机构及时回款的基础上，尽可能缩短回款周期。

（二）按时拨付预付和清算资金。参保地省级医保部门和财政部门要在《人力资源社会保障部 财政部关于做好基本医疗保险跨省异地就医住院医疗费用直接结算工作的通知》（人社部发〔2016〕120号）规定资金拨付条件和办理时限要求的基础上，进一步优化资金归集和拨付流程，提高资金拨付办理效率，原则上要将当期清算资金于下期清算签章之日前拨付到就医地省级财政专户。遇有特殊情况，省级医保部门要及时上报国家医保局。各级医保、财政部门要通力协作，进一步简化优化审批程序，加强信息共享，确保及时向上归集异地就医预付和清算资金，做好账目管理，确保账账相符、账款相符。

（三）规范预付金管理。规范年度预付金管理，每年1月底前，国家医保局根据上年第四季度结算资金月平均值的两倍核定年度预付金金额。规范紧急调增流程，每期国家统一清算签章时，当期清算资金占预付金比例超过90%的，就医地省级医保部门可以启动预付金紧急调增流程，调增金额上限为当期月度清算资金两倍与年度预付金之差，经国家医保局审核确认后，参保地省级医保部门和财政部门需于规定时限内拨付到位。

（四）提高回款效率。尚未整合城乡居民医保制度省份的医保部门要进一步简化定点医疗机构申请回款材料清单。费用审核以省级异地就医结算信息系统为准。要按照协议要求按时拨付新农合跨省异地就医结算资金。

五、完善结算系统，保障各项业务平稳高效运行

（一）建立全国协同机制。优化国家异地就医结算系统业务协同管理模块，探索建立问题协同处理工作机制、全国费用核查机制和跨统筹地区参保信息比对核查机制。省级医保部门要组织本省所辖各统筹地区按要求协同处理异地结算政策、业务、财务、信息等方面的问题。

（二）提升系统监管功能。升级完善就医地智能监控系统，结合打击欺诈骗保工作要求，将跨省异地就医人员一视同仁纳入当地医保监管范围，实现费用审查全覆盖。积极推进国家、省级平台开展跨省异地就医直接结算费用的智能监控工作。

（三）继续推进“一站式”结算。加强部门协调，推进数据共享，加快推进基本医保、大病保险及城乡医疗救助等跨省异地就医住院费用“一站式”结算。省级医保部门要对重点救助对象和建档立卡贫困人员做好身份标识，建立贫困人口专项管理台账，做好数据跟踪和结算服务。

六、积极稳妥有序，探索推进跨省门诊费用直接结算工作

长三角地区要稳妥有序地全面推开跨省门诊费用直接结算工作，完善政策规范，开展跟踪评估，妥善解决工作推进过程中出现的困难和问题。京

津冀等有条件的区域可以探索开展跨省异地就医门诊费用直接结算试点工作。

七、加强组织领导，不断提高群众获得感

（一）加强组织领导。各级医保部门要充分认识跨省异地就医直接结算工作的重要性、艰巨性和长期性，进一步提高认识，加强领导，明确责任。要将此项工作列入工作重点，坚持目标导向与问题导向，加强工作调度，切实打通政策落地“最后一公里”，确保各项政策要求落实到位。

（二）切实转变作风。各统筹地区医保经办机构要贯彻以人民为中心的服务理念，急群众所急，想群众所想，真心耐心细心做好各项服务，以人民群众是否满意为标准，及时妥善解决群众异地就医过程中出现的各种问题。各统筹地区咨询电话如有变更，要在第一时间逐级上报国家医保局备案，国家医保局定期权威发布时予以更新。要推行“首问负责制”和“一次性告知制”，加强咨询服务，主动热情回应群众关心的备案、结算等政策和流程问题。

特此通知。

附件：1. 全国基本医保定点医院接入工作台账（略）

2. 全国备案管理便捷服务工作台账（略）

国家医保局

财政部

2019 年 5 月 20 日

国家医保局 财政部 国家卫生健康委 国家中医药局关于印发按疾病诊断相关分组付费国家试点城市名单的通知

（医保发〔2019〕34号）

有关省、自治区、直辖市医疗保障局、财政厅（局）、卫生健康委、中医药局，新疆生产建设兵团医疗保障局、财政局、卫生健康委：

为深化医保支付方式改革，加快推动疾病诊断相关分组（DRG）付费国家试点工作，国家DRG付费国家试点工作组根据前期各省（区、市）申报参加DRG付费国家试点的情况，确定了30个城市作为DRG付费国家试点城市（名单见附件1）。现将有关事项通知如下：

一、提高政治站位，明确任务目标

医保支付方式改革是以习近平新时代中国特色社会主义思想为指导，全面贯彻落实党的十九大和十九届二中、三中全会精神的重大举措，也是健全医保支付机制和利益调控机制的重要抓手。以探索建立DRG付费体系为突破口，实行按病种付费为主的多元复合支付方式，有助于医保支付方式改革向纵深推进。各试点地区医保、财政、卫生健康、中医药管理部门要进一步提高政治站位，始终坚持以人民为中心的发展理念，以保障参保人员权益为出发点，进一步完善政策，规范医疗服务行为，提高医保基金使用效率，以提升医保科学化、精细化、信息化管理服务水平为目标，精心组织试点工作，确保试点工作取得实效。

二、加强组织领导，形成推进工作合力

DRG付费是一项系统性工程，各试点城市及所在省份要切实加强领导，建立健全推动DRG付费国家试点的工作机制，形成工作合力，确保试点工作扎实推进。各省级医保部门要会同财政、卫生健康、中医药管理部门成立试点工作指导组，同步建立专家团队，加强部门间协同配合，明确责任分工，形成指导试点城市开展工作的合力。各试点城市要在政府的统一领导下，成立由医保、财政、卫生健康、中医药管理等部门组成的试点领导机构，由医保、医疗机构和专家组成的技术团队，全面落实试点任务和要求，保障试点工作有序开展、取得实效。各试点城市要充分调动医疗机构的积极性，指导参与试点的医疗机构健全工作机制，明确试点任务，推进各项工作落实。深圳市、三明市、克拉玛依市以及各省（区、市）应用DRG的医疗机构作为观察点单位。

三、明确重点任务，确保按期完成试点

各试点城市及所在省份要在国家DRG付费试点工作组的统一领导下，按照“顶层设计、模拟测试、实际付费”三步走的思路，确保完成各阶段的工作任务，确保2020年模拟运行，2021年启动实际付费。

一是健全DRG付费的信息系统。各试点城市要在统一使用国家制定的疾病诊断、手术操作、药品、医用耗材和医疗服务项目编码的基础上，根据DRG付费的要求，完善医保付费信息系统，处理好与试点医疗机构的数据接口，确保试点医疗机构与医保支付系统的顺畅对接。

二是制定用于医保支付的DRG分组。各试点城市要按照国家制定的DRG分组技术规范的要求，在核心DRG（A－DRG）的基础上，根据当地实际，制定地方DRG分组体系和费率权重测算等技术标准，实现医保支付使用的DRG分组框架全国基本统一。

三是统一DRG医保信息采集。各试点城市要按照国家试点工作组的要求和医保信息采集标准，组织医保经办机构和医疗机构上报前三年基本数

据。在模拟测试阶段，按照国家统一的医保信息采集标准采集医疗机构相关数据，并统一报送。

四是不断完善医保支付政策和经办管理流程。各试点城市及所在省份要按照国家 DRG 付费工作组的要求，参与和配合医保支付政策和经办管理流程的制定工作，并根据当时实际进一步完善医保支付政策、经办管理流程和定点管理协议，不断健全 DRG 支付体系。

五是加强对医保定点医疗机构的管理。要指导参与 DRG 试点的医疗机构完善内部医疗管理制度，强化医疗行为、病案编码、服务质量等方面的监管，健全以保证质量、控制成本、规范诊疗、提高医务人员积极性为核心的管理机制，充分发挥医保支付的激励约束作用。

各试点城市在开展 DRG 试点的同时，要进一步完善医保总额预算管理制度，对不能采用 DRG 结算的病例，进一步推进依据大数据的按病种付费、按床日付费和按人头付费工作，建立多元复合医保支付体系。

四、健全试点工作机制，确保试点取得成效

开展 DRG 付费国家试点涉及多个部门，需要试点医疗机构的广泛参与，需要专家的密切配合。在 DRG 付费国家试点工作组的统一领导下，要健全完善的工作机制，确保试点取得成效。

一是建立逐级培训工作机制。国家将组织开展对省级、试点城市医保部门的骨干人员和核心专家进行培训。各省（区、市）和试点城市负责对相关部门其他人员、医疗机构人员、地方有关专家的培训。要切实做到参加 DRG 付费国家试点工作的所有人员都培训到位。

二是建立定期评估工作机制。按照 DRG 付费国家试点工作安排和时间节点，对各地试点工作开展情况进行评估。定期形成 DRG 效果评价报告，给出下一步工作的意见和建议。做好模拟运行、实际付费等阶段性评估工作，严格把关，稳妥推进。各地要开展日常质量控制工作，负责对 DRG 分组等进行大数据统计分析，开展动态维护。

三是建立定期报告工作机制。及时总结交流试点城市的经验做法，逐级上报。实行重要政策文件、技术规范报送制度。实行 DRG 付费国家试点简报制度。每年通过经验交流会、现场会、专题培训班等形式，推广好经验好做法。

四是建立沟通协调工作机制。试点城市及所在省份医保、财政、卫生健康、中医药管理等部门加强沟通协调，及时研究处理试点中存在的问题，采取针对性措施；与 DRG 付费国家试点工作组建立密切交流机制，形成合力，共同谋划、推进工作。

为加强与各试点城市及所在省份的联系，请各省级医保部门指定 1 名联络员，试点城市指定 1 名医保部门联络员和 1 名医疗机构联络员。请于 2019 年 5 月 29 日前将联络员回执（附件 2）报送至国家医保局医药服务管理司。

附件：1. DRG 付费国家试点城市名单
　　2. 试点联络员回执（略）

国家医保局
财政部
国家卫生健康委员会
国家中医药局
2019 年 5 月 21 日

附件 1：DRG 付费国家试点城市名单

省（区、市）试点城市：北京市、天津市、河北省邯郸市、山西省临汾市、内蒙古自治区乌海市、辽宁省沈阳市、吉林省吉林市、黑龙江省哈尔滨市、上海市、江苏省无锡市、浙江省金华市、安徽省合肥市、福建省南平市、江西省上饶市、山东省青岛市、河南省安阳市、湖北省武汉市、湖南省湘潭市、广东省佛山市、广西壮族自治区梧州市、海南省儋州市、重庆市、四川省攀枝花市、贵州省六盘水市、云南省昆明市、陕西省西安市、甘肃省庆阳市、青海省西宁市、新疆维吾尔自治区乌鲁木齐市、新疆生产建设兵团乌鲁木齐市（兵团直属、十一师、十二师）

国家医疗保障局
关于印发医疗保障标准化工作指导意见的通知

（医保发〔2019〕39号）

各省、自治区、直辖市及新疆生产建设兵团医疗保障局：

为加快推进医疗保障标准化建设，我局研究起草了《医疗保障标准化工作指导意见》，现印发给你们，请结合实际认真贯彻落实。

国家医疗保障局

2019年6月20日

医疗保障标准化工作指导意见

为深入贯彻实施国家标准化战略，加快形成全国统一的医疗保障标准化体系，根据《国务院关于印发深化标准化工作改革方案的通知》（国发〔2015〕13号）和《国家标准化体系建设发展规划（2016－2020年）》等文件要求，结合医疗保障改革发展需求，制定本指导意见。

一、充分认识医疗保障标准化工作的重要性和紧迫性

标准化是现代社会的基本要素，体现了党的治国理念和执政方略。习近平总书记指出，中国将积极实施标准化战略，以标准助力创新发展、协调发展、绿色发展、开放发展、共享发展。医疗保障是关系人民群众健康福祉的重大民生工程，其标准化工作将会影响到医疗保障制度的完善。我国医疗保障制度建立运行20多年，尚未形成统一的标准化体系，难以适应医疗保障治理现代化要求。各地要充分认识医疗保障标准化工作的重要性和紧迫性，进一步统一思想、明确目标，运用科学手段，采取有效措施，扎实推进医疗保障标准化工作。

二、准确把握医疗保障标准化工作的总体要求

（一）指导思想

以习近平新时代中国特色社会主义思想为指导，全面贯彻党的十九大和十九届二中、三中全会精神，坚持以人民为中心的发展思想，积极适应医疗保障改革发展需要，统一规划、统一分类、统一发布、统一管理，制定各项医疗保障标准，推动标准实施，形成全国统一的医疗保障标准化体系，为新时代医疗保障高质量发展提供支撑。

（二）基本原则

1. 坚持顶层设计、统筹规划。围绕医疗保障治理现代化建设目标，发挥国家医疗保障局在政策指引、体系建设、组织协调等方面的主导作用，统筹推进全国医疗保障标准化工作。

2. 坚持科学权威、以人为本。参照国际、国家和行业已有标准，广泛征询意见，凝聚各界共识，科学制定标准。以规范管理和提升服务为出发点，增强标准的适用性和可及性。

3. 坚持需求导向、急用先立。根据医疗保障改革发展需要，突出重点，急用先立，分批制定实施各类医疗保障标准。以全国医疗保障信息化建设为支撑，逐步形成全国统一的标准规范。

4. 坚持试点先行、平稳推进。根据标准化建设需要，在信息化试点地区率先贯彻医疗保障标准，加强动态维护，不断完善修订，促进标准平稳落地，确保群众就医结算不受影响。

（三）主要目标

建立国家医疗保障局主导、相关部门认同、各地协同推进的标准化工作机制，形成与医疗保障改革发展相适应的标准化体系。到2020年，在全国统一医疗保障信息系统建设基础上，逐步实现疾病诊断和手术操作等15项信息业务编码标准的落地使

用。"十四五"期间，形成全国医疗保障标准清单，启动部分医疗保障标准的研究制定和试用完善。

三、建立健全新时期医疗保障标准化体系

（一）完善标准化工作基础

1. 开展基础研究。坚持目标导向和问题导向，在国家标准化战略框架下加强医疗保障标准化基础研究，为医疗保障标准化体系建设提供理论依据和实践支撑。开展对国外医疗保障标准化和相关行业标准化的比较研究，提升标准化工作质量，促进医疗保障标准与其他行业标准衔接。

2. 建立工作机制。建立上下联动、系统合力、职责分明的医疗保障标准化工作机制。国家医疗保障局归口管理，集系统之力组织各类标准的研究制定，开展动态维护和完善修订等工作。地方医疗保障部门按照国家统一安排，积极参与标准制定，贯彻实施各项标准，根据实际需求和区域特点制定地方标准。

（二）加强重点领域标准化工作

1. 基础共性标准。建立全国统一的医疗保障基础共性标准，形成全国医疗保障系统共建共享、相关部门单位衔接交换的"通用语言"。包括医疗保障信息业务编码标准、统一标识、档案管理规范等，以及医疗保障信息化建设涉及的网络安全、数据交换、运行维护等技术标准。

2. 管理工作规范。完善覆盖医疗保障基金管理、业务经办管理、医药价格和招标采购管理等工作规范。包括审核结算支付、转移接续、异地结算、支付方式管理等基金管理和经办业务规范，经办机构建设、经办人员行为等经办体系建设规范，医疗服务项目与价格以及药品、医用耗材的招标采购管理规范等。

3. 公共服务标准。优化快捷高效、方便实用的医疗保障公共服务标准。包括基本医疗保险参保登记、信息披露、个人信息查询等公共服务规范，医疗保障经办部门与定点医药机构等第三方机构的协议管理规范，长期护理保险失能评估标准、服务项目标准等。

4. 评价监督标准。建立医疗保障绩效考核和服务评价标准。包括对参保人、参保单位、定点医药机构及其工作人员的信用评价标准，以及医疗保障基金运行监控管理规范、医药服务价格监测规范等。

（三）做好标准贯彻实施

1. 组织试点使用。按照先试点完善、再推广普及的方式，稳妥推进各类医疗保障标准的贯彻实施。前期重点开展医保疾病诊断和手术操作、医疗服务项目、药品、医用耗材 4 项信息业务编码标准的测试使用，及时总结经验做法，为其余 11 项信息业务编码标准的全面实施提供可行经验和示范引领。

2. 加强动态维护。组建动态维护小组，搭建动态维护平台，开展医疗保障标准动态维护。做好国家和省级动态维护工作的协调联动，加强维护小组与相关业务部门的沟通协作，提升标准维护效率。组建各类标准咨询专家团队，协助解决重点难点问题。

3. 促进标准化与信息化融合。利用标准化强化对信息化建设的基础支撑，发挥信息化对标准化工作的提升引领。将信息化贯穿标准化工作全程，提升数据收集、分析和整理效率。利用信息化平台开展事件管理，实行全程留痕。

4. 做好标准实施的监督评价。建立医疗保障标准实施监督机制，形成科学合理的考核指标和评估办法。建立标准激励约束和优化改进机制，实施跟踪调查和检查评估，形成制定标准、贯彻实施、监督评估、完善修订等良性循环，提升医疗保障标准化工作实效。

四、强化医疗保障标准化工作保障措施

（一）加强组织领导

各级医疗保障部门要加强医疗保障标准化工作的组织领导和统筹协调，建立相应工作机制，夯实工作力量，将标准化工作摆上重要议事日程，科学合理制定工作规划，周密组织实施标准化工作。

（二）汇聚各方力量

建立高水平医疗保障标准化智库，吸纳相关领域专家参与，加强标准化理论研究，提升标准化工作水平。建立与相关部门、高等院校、社会团体等部门单位的协作机制，充分发挥专家作用，为标准的制定贯彻提供支撑。

（三）加强业务培训

加大医疗保障标准培训力度，编制培训教材，创新培训方式，提高标准培训效率。着重提高标准化从业人员素质，优化知识结构，培养造就一支专业扎实、经验丰富的标准化人才队伍。

（四）加强宣传引导

通过各种宣传媒介，全方位、多角度宣传解读医疗保障标准及实施成果，提升标准的影响力和公信力。指导相关机构准确掌握标准内容、理解标准要求，提高标准化实施水平。在医疗保障系统内普及推广标准，营造学标准、懂标准、用标准的浓厚氛围。

附件：医保疾病诊断和手术操作、药品、医疗服务项目、医用耗材四项信息业务编码规则和方法

一、医保疾病诊断和手术操作编码规则和方法

（一）疾病诊断编码规则

ICD－10 医保版编码的前 3 位为“类目”，由 1 位大写英文字母加 2 位阿拉伯数字表示疾病大类；第 4 位为“亚目”，用 1 位阿拉伯数字表示疾病大类的细分；第 5、6 位为“延拓的区分码（条目）”，用 2 位阿拉伯数字表示临床疾病诊断名称。疾病诊断编码主要结构见图 1。

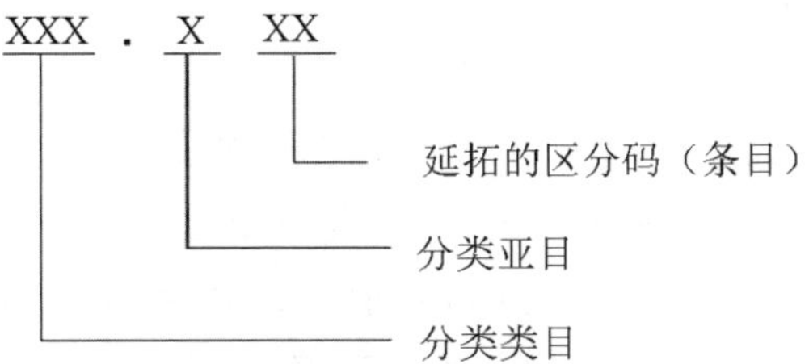

图 1　疾病诊断编码主要结构

（二）手术操作编码规则

ICD－9－CM3 医保版编码全部由阿拉伯数字组成，前 2 位为“类目”，代表手术章节；第 3 位为“亚目”，代表手术大类；第 4 位为“细目”，代表手术大类的细分；第 5、6 位为“延拓的区分码（条目）”，代表具体手术操作名称。手术操作编码结构见图 2。

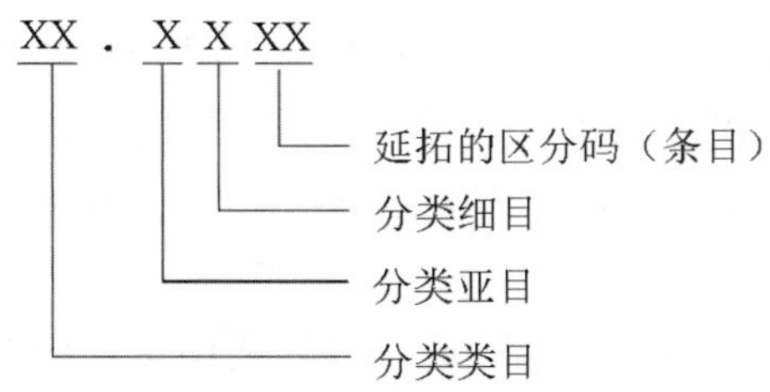

图 2　手术操作编码主要结构

（三）中医诊断编码规则

中医诊断编码使用“95 国标”，包含中医病名和中医证候名编码，均为由阿拉伯数字和大写英文字母组成的 6 位码。中医病名和证候名编码结构见图 3。

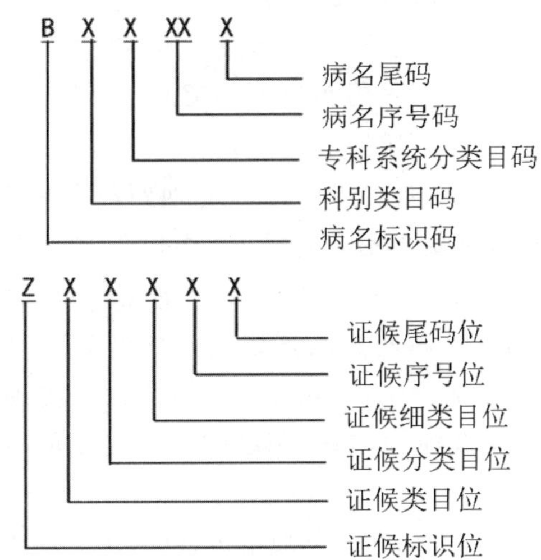

图 3　中医病名和证候编码结构

二、医保药品编码规则和方法

（一）西药编码规则

西药编码分 6 个部分共 23 位，通过大写英文字母和阿拉伯数字按特定顺序排列表示。其中，第 1 部分是西药药品识别码，第 2 部分是西药药品类别码，第 3 部分是西药药品名称码，第 4 部分是西药药品剂型码，第 5 部分是西药药品规格包装码，第 6 部分是西药药品企业码。西药编码结构见图 4。

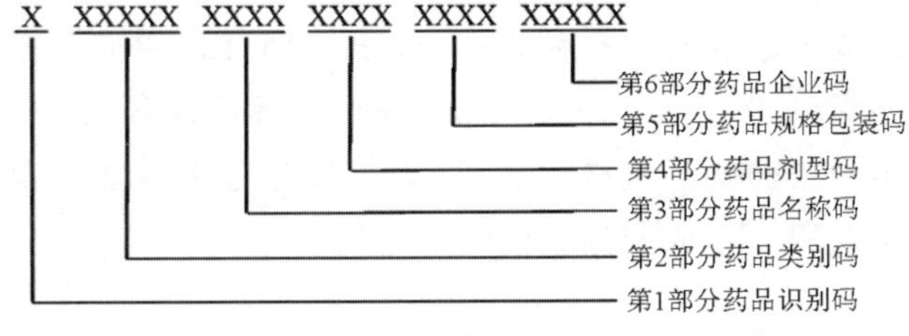

图 4　西药编码结构

第 1 部分：西药药品识别码，用 1 位大写英文字母“X”表示。

第 2 部分：西药药品类别码，对西药自然属性进行分类的代码，采用层次代码结构。根据药品活性物质治疗解剖系统、治疗用途及药理学作用划分，分为 4 个层级，共 5 位。其中第 1 层器官/解剖系统分类采用 1 位大写英文字母表示，第 2 层药理学/治

疗学分类采用 2 位阿拉伯数字表示，第 3、4 层化学/药理学/治疗学分类分别采用 1 位大写英文字母表示。

第 3 部分：西药药品名称码，西药药品名称采用中文通用名称（不含剂型），原则上不包含命名中的盐基、酸根部分。西药药品名称码由药品名称拼音首字母码和药品名称码两部分组成，共 4 位。其中药品名称首字母码用 1 位大写英文字母表示，药品名称码用 3 位阿拉伯数字表示。

第 4 部分：西药药品剂型码，西药药品剂型除个别使用《国家基本医疗保险、工伤保险和生育保险药品目录》（2017 年版）中规定的剂型外，均为药品注册的剂型。西药药品剂型码由剂型类别码和药品剂型码 2 部分组成，共 4 位。其中剂型类别码用 1 位大写英文字母表示，药品剂型码用 3 位阿拉伯数字表示。

第 5 部分：西药药品规格包装码，药品规格为药品注册批件的规格，药品包装为药品补充申请批件的包装。西药药品规格包装码由规格码和包装码 2 部分组成，共 4 位。其中，规格码用 2 位阿拉伯数字或大写英文字母表示，包装码用 2 位阿拉伯数字或大写英文字母表示。

第 6 部分：西药药品企业码，药品企业为药品注册批件的生产单位或公司名称。西药药品企业码为国家药品监督管理部门药品本位码中的 5 位药品企业代码。

（二）中成药编码

中成药编码分 5 个部分共 20 位，通过大写英文字母和阿拉伯数字按特定顺序排列表示。其中，第 1 部分是中成药药品识别码，第 2 部分是中成药药品类别码，第 3 部分是中成药药品名称码，第 4 部分是中成药药品规格包装码，第 5 部分是中成药药品企业码。中成药编码的结构见图 5。

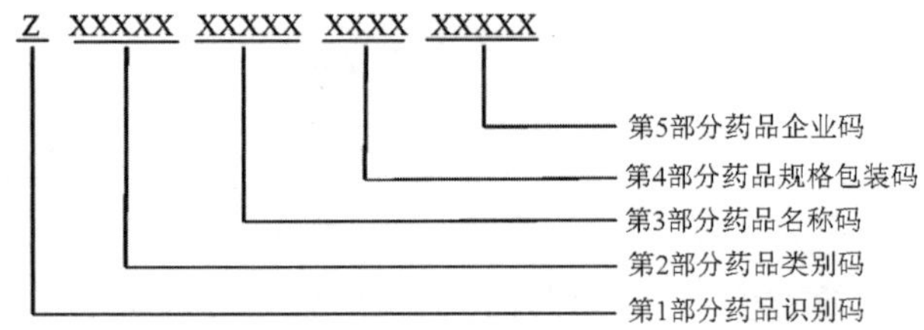

图 5　中成药编码结构

第 1 部分：中成药药品识别码，用 1 位大写英文字母“Z”表示。

第 2 部分：中成药药品类别码，根据中成药功能主治划分，采用层次分类结构，分 4 个层级，共 5 位。其中，第 1 层功能主治采用 1 位大写英文字母表示，第 2 层功能主治分类采用 2 位阿拉伯数字表示，第 3 层功能主治分类采用 1 位大写英文字母表示，第 4 层功能主治分类采用 1 位大写英文字母表示。

第 3 部分：中成药药品名称码，中成药药品名称采用中文通用名称（含剂型）。中成药药品名称码由药品名称首字母码和药品名称码 2 部分组成，共 5 位。药品名称首字母码用 1 位大写英文字母表示，药品名称码用 4 位阿拉伯数字表示。由于中成药药品名称中包含品种剂型，故不再对中成药剂型另行赋码。

第 4 部分：中成药药品规格包装码，药品规格为药品注册批件的规格，药品包装为药品补充申请批件的包装。中成药药品规格包装码由规格码和包装码 2 部分组成，共 4 位。其中规格码用 2 位阿拉伯数字或大写英文字母表示，包装码用 2 位阿拉伯数字或大写英文字母表示。

第 5 部分：中成药药品企业码，药品企业为药品注册批件的生产单位或公司名称。中成药药品企业码为国家药品监督管理部门药品本位码中的 5 位药品企业代码。

三、医疗服务项目编码规则和方法

医疗服务项目编码分 4 个部分共 15 位，通过阿拉伯数字按特定顺序排列表示。其中，第 1 部分为行政区划编码，第 2 部分为基础编码，第 3 部分为项目分解编码，第 4 部分为项目加收编码。医疗服务项目编码结构见图 6。

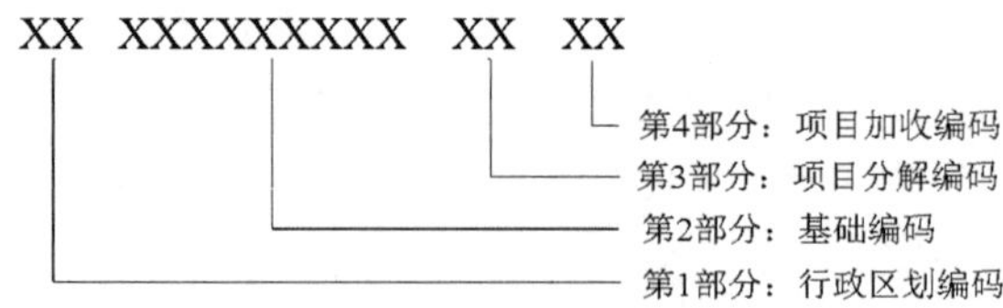

图 6　医疗服务项目编码结构

第 1 部分：行政区划编码，采用国家标准行政区划代码前两位编码，用“00”表示国家统一的医疗服务项目，用“11”“12”等表示相关省份的临时医疗服务项目。

第 2 部分：基础编码，采用《全国医疗服务价格项目规范（试行 2001 年版）》（2007 年修订）版编码，用 9 位阿拉伯数字表示。

第 3 部分:项目分解编码,按照医疗服务项目内涵规定可分解的非收费项目的识别码,用 2 位阿拉伯数字表示。

第 4 部分:项目加收编码,对医疗服务项目补充收费的附加标识码,用 2 位阿拉伯数字表示。

四、医保医用耗材编码规则和方法

医保医用耗材编码分 5 个部分共 20 位,通过大写英文字母和阿拉伯数字按特定顺序排列表示。其中第 1 部分是耗材标识码,第 2 部分是分类码,第 3 部分是通用名码,第 4 部分是产品特征码,第 5 部分是生产企业码。医保医用耗材编码结构见图 7。

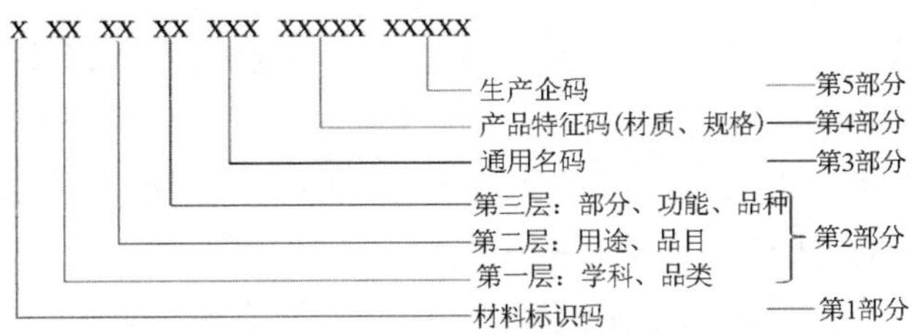

图 7 医保医用耗材编码结构

第 1 部分:耗材标识码,用 1 位大写英文字母“C”表示。

第 2 部分:分类码,根据医用耗材学科、用途、部位、功能划分,用 6 位阿拉伯数字表示。

第 3 部分:通用名码,创建全国统一的医保医用耗材通用名码,用 3 位阿拉伯数字表示。

第 4 部分:产品特征码,根据耗材材质、规格等特征赋予的代码,用 5 位阿拉伯数字表示。

第 5 部分:生产企业码,依据医疗器械注册证或备案凭证为耗材生产企业赋予的唯一代码,用 5 位阿拉伯数字表示。

国家医保局 人力资源社会保障部
关于印发《国家基本医疗保险、工伤保险
和生育保险药品目录》的通知

（医保发〔2019〕46 号）

各省、自治区、直辖市及新疆生产建设兵团医疗保障局、人力资源社会保障厅（局）：

按照党中央、国务院决策部署，为进一步提高参保人员用药保障水平，规范医疗保险、工伤保险和生育保险用药管理，根据《中华人民共和国社会保险法》及相关文件要求，按照《2019 年国家医保药品目录调整工作方案》，国家医疗保障局、人力资源社会保障部组织专家调整制定了《国家基本医疗保险、工伤保险和生育保险药品目录》（以下简称《药品目录》）。

《药品目录》是基本医疗保险、工伤保险和生育保险基金支付药品费用的标准。《药品目录》分为凡例、西药、中成药、协议期内谈判药品、中药饮片五部分。凡例是对《药品目录》的编排格式、名称剂型规范、限定支付范围等内容的解释和说明；西药部分包括了化学药品和生物制品；中成药部分包含了中成药和民族药；协议期内谈判药品部分包括了尚处于谈判协议有效期内的药品；中药饮片部分包括基金予以支付的饮片范围以及地方不得调整纳入基金支付的饮片范围。为提高医保基金的使用效益，《药品目录》对部分药品的医保支付范围进行了限定。

现将《药品目录》印发给你们，请遵照执行，并就有关事宜通知如下：

一、严格支付管理

各省级医疗保障部门和人力资源社会保障部门要加强指导、做好统筹协调，逐步推进省域范围内医疗保险、工伤保险和生育保险药品管理政策趋向统一。对有通过一致性评价仿制药的目录新准入药品，以及有仿制药的协议到期谈判药品，医疗保障部门原则上按照通过一致性评价的仿制药价格水平对原研药和通过一致性评价仿制药制定统一的支付标准。

各统筹地区医疗保障部门应在省级医疗保障部门的指导下，根据医保基金的负担能力和管理要求，制定《药品目录》甲乙类药品相应的支付办法。对规定有限定支付范围的药品，要制定审核支付细则，并加强临床依据的核查。

参照国家卫生健康委办公厅、国家中医药局办公室印发的《关于印发第一批国家重点监控合理用药药品目录（化药和生物制品）的通知》（国卫办医函〔2019〕558 号）的要求，由具有相应资质的医师开具的中成药处方和中药饮片处方，基金方可按规定支付。各统筹地区要建立医保协议医师制度，加强对医师开具处方资格的核定管理。

二、明确地方权限

各地应严格执行《药品目录》，不得自行制定目录或用变通的方法增加目录内药品，也不得自行调整目录内药品的限定支付范围。对于原省级药品目录内按规定调增的乙类药品，应在 3 年内逐步消化。消化过程中，各省应优先将纳入国家重点监控范围的药品调整出支付范围。

对于经国家有关部门批准上市的民族药品，可由各省级医疗保障部门牵头，会同人力资源社会保障部门根据当地的基金负担能力及用药需求，经相应的专家评审程序纳入本省（区、市）基金支付范围。各省调整民族药品的情况应报国家医疗保障局备案后向社会公开。

《药品目录》中的中药饮片是从有国家标准的中药饮片中经专家评审产生的。对于其它有国家或地方标准的中药饮片，可由各省级医疗保障部门牵头，会同人力资源社会保障部门根据当地的基金

负担能力及用药需求，经相应的专家评审程序纳入本省（区、市）基金支付范围，但不得增加目录中规定的不予支付的饮片。

对于经省级药品监督管理部门批准的治疗性医院制剂，可由省级医疗保障部门牵头，会同人力资源社会保障部门根据当地的基金负担能力及用药需求，经相应的专家评审程序，制定纳入本省（区、市）基金支付范围的医院制剂目录，并按照有关规定限于特定医疗机构使用。

《药品目录》中的中药饮片，各省（区、市）调整的民族药品、中药饮片和医院制剂的支付管理办法由省级医疗保障部门自行制定。

三、做好落地实施

各省级医疗保障部门要及时按规定将《药品目录》内药品纳入当地药品集中采购范围，并根据辖区内医疗机构和零售药店药品使用情况，及时更新完善信息系统药品数据库，建立完善全国统一的药品数据库，实现西药、中成药、中药饮片、医院制剂的编码统一管理。

各统筹地区要结合《药品目录》管理规定以及相关部门制定的处方管理办法、临床技术操作规范、临床诊疗指南和药物临床应用指导原则等，完善智能监控系统，将定点医药机构执行使用《药品目录》情况纳入定点服务协议管理和考核范围。

四、谈判准入药品

国家医疗保障局将对经专家评审确定的拟谈判药品按相关程序进行谈判，达成协议的纳入医保基金支付范围，具体名单及相关要求另行发布。

各地在《药品目录》组织落实过程中，遇有重大问题应及时分别向国家医疗保障局、人力资源社会保障部报告。本目录自 2020 年 1 月 1 日起正式实施，《人力资源社会保障部关于印发国家基本医疗保险、工伤保险和生育保险药品目录（2017 年版）的通知》（人社部发〔2017〕15 号）同时废止。

附件：国家基本医疗保险、工伤保险和生育保险药品目录（略）

国家医保局

人力资源社会保障部

2019 年 8 月 19 日

国家医疗保障局
关于完善“互联网＋”医疗服务价格和医保支付政策的指导意见

（医保发〔2019〕47号）

各省、自治区、直辖市及新疆生产建设兵团医疗保障局：

为贯彻落实国务院办公厅《关于促进“互联网＋医疗健康”发展的意见》（国办发〔2018〕26号）和《关于印发深化医药卫生体制改革2019年重点工作任务的通知》（国办发〔2019〕28号）精神，完善“互联网＋”医疗服务的价格和支付政策，现提出以下意见。

一、总体要求

（一）指导思想

以习近平新时代中国特色社会主义思想为指导，以人民健康为中心，适应“互联网＋医疗健康”发展，合理确定并动态调整价格、医保支付政策，支持“互联网＋”在实现优质医疗资源跨区域流动、促进医疗服务降本增效和公平可及、改善患者就医体验、重构医疗市场竞争关系等方面发挥积极作用。

（二）基本原则

一是深化“放管服”。坚持市场形成、政府调节、社会共治相结合，建立开放灵活、多方参与的价格形成机制，激发医疗市场活力与引导提供适宜服务并重。

二是分类管理。适应“互联网＋”的运行发展规律，针对不同的服务主体、对象和内容，制定有操作性的价格和支付政策。

三是鼓励创新。对于依托“互联网＋”显著改善成本效率，以及更好满足多层次医疗需求的新技术、新模式，给予更宽松的发展空间。

四是协调发展。线上、线下医疗服务实行公平的价格和支付政策，促进线上、线下协调发展。

（三）主要思路

“互联网＋”医疗服务是各级各类医疗机构，在依法合规的前提下，将线下已有医疗服务通过线上开展、延伸。“互联网＋”医疗服务价格，纳入现行医疗服务价格的政策体系统一管理。符合条件的“互联网＋”医疗服务，按照线上线下公平的原则配套医保支付政策，并根据服务特点完善协议管理、结算流程和有关指标。积极适应“互联网＋”等新业态发展，提升医疗服务价格监测监管信息化、智能化水平，引导重构医疗市场竞争关系，探索新技术条件下开放多元的医疗服务价格新机制。

二、完善“互联网＋”医疗服务价格项目管理

（一）项目政策按医疗机构经营性质分类管理

非营利性医疗机构依法合规开展的“互联网＋”医疗服务，医疗保障部门主要按项目管理，未经批准的医疗服务价格项目不得向患者收费。营利性医疗机构提供依法合规开展的“互联网＋”医疗服务，可自行设立医疗服务价格项目。互联网医院按其登记注册的所有制形式和经营性质适用相应的价格项目政策。

（二）项目准入以省为主实行分级管理

医疗服务价格项目实行以省为主，国家、省和市三级管理。

国家医疗保障局负责规范立项原则、项目名称、服务内涵、计价单元、计价说明、编码规则等，指导各省级医疗保障部门做好医疗服务价格项目工作。各省级医疗保障部门负责根据医疗技术发展和本地区实际，设立适用本地区的医疗服务价格项目。医疗机构将已有线下项目通过线上开展，申请立项收费的，由地市级医疗保障部门受理，符合准入条件的，提交省级医疗保障部门集中审核决策。

（三）明确项目准入应符合的基本条件

设立“互联网＋”医疗服务价格项目，应同时符合以下基本条件：一是应属于卫生行业主管部门准许以“互联网＋”方式开展、临床路径清晰、技术规

范明确的服务；二是应面向患者提供直接服务；三是服务过程应以互联网等媒介远程完成；四是服务应可以实现线下相同项目的功能；五是服务应对诊断、治疗疾病具有实质性效果。不得以变换表述方式、拆分服务内涵、增加非医疗步骤等方式或名义增设项目。

（四）明确不作为医疗服务价格项目的情形。

仅发生于医疗机构与医疗机构之间、医疗机构与其他机构之间，不直接面向患者的服务；医疗机构向患者提供不属于诊疗活动的服务；以及非医务人员提供的服务，不作为医疗服务价格项目，包括但不限于远程手术指导、远程查房、医学咨询、教育培训、科研随访、数据处理、医学鉴定、健康咨询、健康管理、便民服务等。

三、健全“互联网＋”医疗服务价格形成机制

（一）价格政策按公立非公立实行分类管理

公立医疗机构提供“互联网＋”医疗服务，主要实行政府调节，由医疗保障部门对项目收费标准的上限给予指导，公立医疗机构按不超过医疗保障部门所公布价格的标准收取服务费用；满足个性化、高层次需求为主的“互联网＋”医疗服务，以及向国外、境外提供的“互联网＋”医疗服务，落实特需医疗规模控制的要求和市场调节价政策。价格实行市场调节的，公立医疗机构综合考虑服务成本、患者需求等因素，自主确定收费标准和浮动范围并书面告知当地医疗保障部门。

非公立医疗机构提供“互联网＋”医疗服务，价格实行市场调节。

（二）收费方式应体现跨区域服务的特征

公立医疗机构提供“互联网＋”医疗服务，价格包括了一个项目的完整费用，并按照属地化原则，由公立医疗机构或其所在地区的省级医疗保障部门制定。医疗保障部门和医疗机构不得因服务对象、服务区域不同制定不公平的价格标准。

患者接受“互联网＋”医疗服务，按服务受邀方执行的项目价格付费。“互联网＋”医疗服务涉及邀请方、受邀方及技术支持方等多个主体或涉及同一主体不同部门的，各方自行协商确定分配关系。

（三）医保部门制定调整价格实行省级管理

省级医疗保障部门负责制定调整公立医疗机构提供的“互联网＋”医疗服务价格。新开展的“互联网＋”医疗服务，价格可由省级医疗保障部门制定或与医疗机构协议确定试行价格。医疗机构申请立项时，应按省级医疗保障部门的规定，同步提交价格建议、成本测算结果、经济性评估报告、与线下同类项目的比较分析等资料。试行期满（一般不超过两年），在评估服务效果和成本收入等情况的基础上，进一步明确价格政策。

（四）制定调整价格应保持线上线下合理比价

省级医疗保障部门制定调整“互联网＋”医疗服务价格，应保持线上线下同类服务合理比价：一是线上线下服务价格应与服务效用相匹配，保持合理的比价关系和价格水平，体现激励服务与防止滥用并重；二是线上线下服务价格应与经济性改善程度相匹配，使线上服务可以比传统就医方式更有利于节约患者的整体费用；三是线上线下服务价格应与必要成本的差异相匹配，体现医疗服务的共性成本和“互联网＋”的额外成本。

（五）针对各类服务特点细化价格政策

一是公立医疗机构提供检查检验服务，委托第三方出具结论的，收费按委托方线下检查检验服务项目的价格执行，不按远程诊断单独立项，不重复收费；二是公立医疗机构开展互联网复诊，由不同级别医务人员提供服务，均按普通门诊诊察类项目价格收费；三是公立医疗机构依托“互联网＋”提供家庭医生服务，按照服务包签约内容和标准提供服务和结算费用，不因服务方式变化另收或加收费用。

（六）充分保障患者合理合法的价格权益

各类主体提供“互联网＋”医疗服务，收费应以知情同意、合法合规为前提，遵循公平、合法和诚实信用的原则，在政策允许的范围内，合理制定和调整价格，并以明确清晰的方式公示。各地区医疗保障部门要加强基金监管力度，对于医疗机构存在强制服务、分解服务、以不公平价格提供服务、虚报价格等失信行为的，采取约谈告诫、要求整改等方式予以约束，涉嫌违法违规的，应及时将相关问题线索移交检查执法部门。

四、明确“互联网＋”医疗服务的医保支付政策

（一）确定医保支付范围

定点医疗机构提供的“互联网＋”医疗服务，与医保支付范围内的线下医疗服务内容相同，且执行相应公立医疗机构收费价格的，经相应备案程序后纳入医保支付范围并按规定支付。属于全新内容

的“互联网＋”并执行政府调节价格的基本医疗服务，由各省级医疗保障部门按照规定，综合考虑临床价值、价格水平、医保支付能力等因素，确定是否纳入医保支付范围。

（二）完善医保协议管理

各级医疗保障部门要根据“互联网＋”医疗服务的特点，合理确定总额控制指标，完善定点医疗机构服务协议，调整医保信息系统，优化结算流程，同时加强医疗服务监管，支持定点医疗机构依托“互联网＋”提供规范、便捷、优质、高效的医疗服务。对于定点医疗机构存在价格失信、欺诈骗保等行为的，纳入协议违约范围，按规定进行处理。

五、强化组织实施

（一）抓好贯彻落实和疏导矛盾

各省（区、市）医疗保障部门要根据本意见要求，及时梳理调整“互联网＋”医疗服务价格和医保支付政策，规范价格项目，疏导积累的价格矛盾，做好价格和支付政策有效衔接。涉及卫生健康和市场监管等部门职责的，应充分听取意见建议，做好沟通配合工作，及时移交问题线索。

（二）加强价格监测和跟踪评估

各省（区、市）医疗保障部门要以公立医疗机构为重点，加强医疗服务价格日常监测监管，及时报告工作中出现的新情况、新问题。对线下项目服务形式改变后，费用出现较大波动的情况，要及时开展调查，动态调整或指导公立医疗机构及时调整价格。

（三）做好政策解读和舆论引导

结合“互联网＋”医疗服务的新规律、新特点，及时准确解读价格和支付政策，合理引导社会预期，积极回应社会关切，争取社会各界的理解和支持。凝聚各方共识，引导医务人员积极参与，为改革创造良好环境，确保改革顺利推进。

国家医疗保障局

2019 年 8 月 17 日

国家医疗保障局
关于加强医疗保障系统行风建设的通知

（医保发〔2019〕50 号）

各省、自治区、直辖市及新疆生产建设兵团医疗保障局：

为贯彻落实党中央、国务院的决策部署，按照中央纪委国家监委在“不忘初心、牢记使命”主题教育中专项整治漠视侵害群众利益问题的有关要求，开展好医疗保障领域行风问题专项整治，着力解决社会反映强烈的医疗保障系统行风问题，通过提供优质、便捷、高效的医疗保障服务不断增强人民群众的获得感、幸福感、安全感，国家医疗保障局决定在全国医疗保障系统进一步加强行风建设。现就有关事项通知如下：

一、总体要求

（一）指导思想

以习近平新时代中国特色社会主义思想为指导，坚持以人民为中心的发展思想，按照深化“放管服”改革决策部署，结合开展“不忘初心、牢记使命”主题教育，推动医疗保障工作理念、制度、作风全方位深层次变革，构建科学合理、规范高效、公开公正的运行和监管体系，打造忠诚担当、服务为民、作风优良、清正廉洁的医疗保障工作队伍，建立健全长效机制，持续推进医疗保障系统行风建设，不断增强人民群众的获得感、幸福感、安全感。

（二）基本原则

坚持思想引领。提高政治站位，把加强行风建设当作践行习近平总书记以人民为中心发展思想、深化“放管服”改革的重要举措，深刻领会加强医疗保障系统行风建设的重要意义，紧扣“不忘初心、牢记使命”主题教育，持续推进行风建设。

坚持问题导向。针对当前医疗保障政务服务存在的备案种类多、所需证明材料多、办事流程不够简化规范、手工报销手续繁琐且时间周期长、医保费用拨付不及时、咨询渠道不畅通、服务能力有待提升、工作作风有待加强等问题，认真摸底排查，立行立改，切实提升服务质量。

坚持便民高效。大力简化办事环节和手续，优化服务流程，公开标准和时限，完善服务内容，拓宽服务渠道，创新服务方式，提高服务质量，最大限度减少服务对象排队时间和跑腿次数，显著提高群众满意度。

坚持标本兼治。树立行风建设永远在路上的思想，切实转变作风，强化服务意识，提升服务能力和水平，建立完善行风建设工作体系和长效机制，形成全国医疗保障系统共同推进、共促行风建设的良好格局，保持常态，久久为功，打造群众满意的医疗保障服务。

（三）工作目标

2019 年，开展好医疗保障领域行风建设专项整治，形成全系统干部人人重视行风、处处体现行风的良好局面；全面梳理医疗保障政务服务事项清单，精简证明材料，规范办事流程，简化办事程序，压缩办事时间，加快制定标准化工作规程，探索实施“好差评”制度，让群众办事更加透明高效、舒心顺心。

2020 年，实现市（地）域范围内基本医疗保险、大病保险、医疗救助“一站式服务、一窗口办理、一单制结算”；依托全国统一的医疗保障信息系统建设，实现各级医疗保障服务事项“马上办、网上办、就近办、一次办”，让数据多跑路、群众少跑腿；基本建成与国家治理体系和治理能力现代化相适应的医疗保障系统行风建设工作机制，全面实施“好差评”制度，医疗保障系统干部队伍能力素质明显提升，服务作风显著改善，人民群众满意度不断提高。

二、主要任务

（一）深入开展行风教育。各级医疗保障部门要提高宗旨意识，强化使命担当，结合“不忘初心、牢记使命”主题教育，深入开展行风学习教育，把行风建设工作与业务工作统一研究部署、统一组织实施、统一监督检查，采取多种形式，对照部门职责和岗位职责，找准服务差距，不断增强做好医疗保障工作、为民服务的思想自觉和行动自觉。

（二）全面梳理清理政务服务事项。各级医疗保障部门要根据法律法规规定，结合编制权力清单、规范政务服务行为等相关工作，参照《医疗保障部门政务服务事项清单》（见附件1）的格式和事项，对本辖区内医疗保障政务服务事项进行全面梳理，严格按照“放管服”要求进行优化精简，制定本地区医疗保障政务服务事项清单，并报上一级医疗保障部门备案。各省、自治区、直辖市（以下简称省）最终形成全省政务服务事项清单，并明确省、市、县三级办理层级。

（三）减少证明材料和手续。各级医疗保障部门要按照中央“六个一律取消”要求，持续开展“减证便民”工作，对办理政务服务事项所需证明材料和手续进行全面清理，从源头上彻底清除无谓证明。可通过部门内部、系统内部或与其他部门信息共享获取相关信息的，不得要求办理人提供证明材料。法律行政法规设定的证明事项按法律行政法规的要求办理；规章和规范性文件设定的证明事项，对可直接取消的，要作出决定，立即停止执行；对应当取消但立即取消存在困难的，应充分论证，广泛征求社会公众和各界意见，并明确该事项取消期限。

（四）优化规范医疗保障服务流程。各级医疗保障部门要进一步优化经办流程，通过整合服务环节、压缩办理时间等措施，为服务对象提供高效、便捷的医疗保障服务。强化多部门沟通联系，推进部门间数据共享，实现一网通办、一站式联办、一体化服务。对所有政务服务事项都要逐项编制办事指南，列明设定依据、受理条件、办事材料、办理流程、办理时限、办理地点、咨询方式、监督投诉方式等内容，细化到每个环节，并利用多种渠道向社会公开。

（五）积极创新政务服务方式。加快全国统一的医疗保障信息系统建设，积极推进“互联网＋医保”，将医疗保障各项政务服务事项推送到互联网端和移动终端，实现“网上办”“掌上办”。推进线上线下深度融合，推动政务服务整体联动、全流程在线，做到线上线下一套服务标准、一个办理平台，实现“聚合办”。积极推广预约服务、上门服务、应急服务，畅通优先服务绿色通道。积极推进流动就业人员基本医疗保险关系转移接续网上办理。拓宽异地就医备案渠道，提高异地就医直接结算率。推进医疗电子票据的使用，逐步实现手工（零星）医疗费用报销网上办理。

（六）全力打造优质服务窗口。加强窗口规范化建设，完善基础设施设备，科学设置功能服务区，合理配置叫号机、自助办理设备等便捷化设施，为群众提供良好办事环境。强化窗口制度建设，认真落实窗口服务规范、工作纪律、文明用语、服务禁语。推广综合柜员制，实现前台一窗受理，后台分办联办，减少群众重复排队。落实一次性告知制、首问负责制，避免群众来回跑腿。缩短服务半径，推进经办窗口前移，推动服务业务下沉，推广同城通办。落实服务大厅带班值班制度，推行场景监控、现场评价，畅通咨询、投诉举报渠道，提高窗口服务满意度。

（七）加快实施“好差评”制度。加快制定和完善全国医疗保障服务“好差评”相关政策制度，做好落实、监督、评价及总结等工作，尽快推进“好差评”工作运转。鼓励各省先行探索建立医疗保障服务“好差评”制度，强化评价结果运用。适时组织第三方机构开展医疗保障系统行风满意度评估，做到工作目标向群众公开，办事流程向群众承诺，工作绩效由群众评价。

三、组织实施

（一）加强组织领导。国家医疗保障局成立加强行风建设工作领导小组，由局主要负责同志担任组长，下设领导小组办公室，负责统筹指导推进全国医疗保障系统行风建设有关工作。各级医疗保障部门要把加强行风建设摆在更加突出的位置，主要负责同志对行风建设负主体责任，统筹行政、经办力量成立工作专班，健全工作机制，明确职责分工，切实加强对行风工作的组织领导，结合实际制定加强行风建设工作方案，排出时间表、路线图。

（二）强化监督评价。国家医疗保障局将建立健全“定期调度、分析研判、约谈通报、奖优罚劣”的行风建设落实机制，加大明察暗访和曝光力度，每年对各地行风建设开展情况集中组织明察暗访，及时向全系统通报结果，通过门户网站等渠道实名曝光负面典型。各省要建立健全服务质量监督机制，开展社会满意度评价，加大调研暗访力度，主动接受社会监督，及时发现行风建设中存在的短板和问题。完善问题整改、问责追责工作机制，不断提升服务质量。

（三）加强经办服务体系建设。各地要建立与医疗保障制度相适应的经办服务体系，完善经办机构保障机制，加快整合城乡医疗保障经办服务体系，积极探索与医疗保障统筹层次相适应的经办服务体系。各省、地市级经办机构要做好本区域内医疗保障经办服务指导工作，明确各级医疗保障经办服务职责。做好机构改革期间医疗保障经办服务工作，做到思想不乱、队伍不散、工作不断、干劲不松。

（四）抓好队伍建设。不断加大对全系统干部职工的培训力度，组织开展多种形式的岗位练兵活动，以比促练、以练促用，培养一批业务精、技能强、能力优的业务骨干。关心一线窗口人员工作生活，加强正向激励，医疗保障系统评比表彰活动向一线窗口单位和人员倾斜。结合“好差评”制度实施，组织开展创先争优活动。

（五）严肃执纪问责。严格执行廉政纪律和财经纪律，加强内控制度建设，坚决纠治政务服务中“吃拿卡要”、办事效率低等问题，逐一排查经办机构的形式主义、官僚主义问题并督促整改落实，依规依纪依法严肃追责问责。同时，做好与本级纪委监委机关的汇报沟通工作，及时移送违法违纪问题线索。

（六）做好宣传引导。要正确把握舆论导向，合理引导社会预期，切实保障行风建设工作顺利实施。积极回应社会关切，对社会反映的医疗保障服务中存在的突出问题和舆情，及时妥善处理。组织开展广泛宣传，及时总结各地加强行风建设的有效做法，形成一批可复制、可推广的典型经验，打造医疗保障系统行风建设品牌。

（七）明确时间进度。各省应于今年9月底前向国家医疗保障局报送本省加强医疗保障系统行风建设的工作方案；10月底前，完成本省医疗保障部门政务服务事项梳理清理工作，将全省事项清单报送国家医疗保障局备案；10月底前，对照《全国医疗保障系统行风建设自查表》（见附件2）完成自查，并报送行风建设工作进展情况报告，国家医疗保障局将在11月底前对各地行风建设专项整治开展情况进行专项检查，作出评估。国家医疗保障局每年将以适当方式调度评价各省行风建设情况，并视情况通报评价结果。各省在行风建设工作中遇到重大情况，要及时向国家医疗保障局加强行风建设工作领导小组办公室报告。

附件：1. 医疗保障部门政务服务事项清单（略）
2. 全国医疗保障系统行风建设自查表（略）

国家医疗保障局
2019年9月5日

国家医保局 财政部 国家卫生健康委 国家药监局关于完善城乡居民高血压糖尿病门诊用药保障机制的指导意见

（医保发〔2019〕54 号）

各省、自治区、直辖市及新疆生产建设兵团医保局、财政厅(局)、卫生健康委、药监局：

为进一步减轻城乡居民高血压、糖尿病（以下简称“两病”）患者医疗费用负担，现就完善“两病”患者门诊用药保障提出指导意见如下：

一、指导思想

以习近平新时代中国特色社会主义思想为指导，全面贯彻落实党的十九大和十九届二中、三中全会精神，按照“保基本、可持续、惠民生、推改革”的总体要求，以城乡居民基本医疗保险“两病”患者门诊用药保障为切入点，坚持“既尽力而为、又量力而行”原则，探索完善门诊慢性病用药保障机制，增强基本医保门诊保障能力，减轻患者门诊用药费用负担，不断提升人民群众获得感、幸福感、安全感。

二、锁定范围，明确保障内容

（一）明确保障对象。参加城乡居民基本医疗保险（以下简称“居民医保”）并采取药物治疗的“两病”患者。

（二）明确用药范围。对“两病”患者门诊降血压或降血糖的药物，要按最新版国家基本医疗保险药品目录所列品种，优先选用目录甲类药品，优先选用国家基本药物，优先选用通过一致性评价的品种，优先选用集中招标采购中选药品。

（三）明确保障水平。以二级及以下定点基层医疗机构为依托，对“两病”参保患者门诊发生的降血压、降血糖药品费用由统筹基金支付，政策范围内支付比例要达到50%以上。各省（区、市）要在摸清“两病”门诊用药人数、用药数量和金额等实际情况的基础上合理设定支付政策。

（四）做好政策衔接。要做好与现有门诊保障政策的衔接，确保群众待遇水平不降低，对降血压和降血糖以外的其他药品费用等，或已纳入门诊慢性病或特殊疾病保障范围“两病”患者的待遇，继续按现行政策执行。要避免重复报销、重复享受待遇。要做好与住院保障的衔接，进一步规范入院标准，推动合理诊疗和科学施治。

三、配套改革，确保患者受益

（一）完善支付标准，合理确定支付政策。对“两病”用药按通用名合理确定医保支付标准并动态调整。积极推进药品集中带量采购工作，以量换价、招采合一，对列入带量采购范围内的药品，根据集中采购中标价格确定同通用名药品的支付标准。根据“两病”参保患者就医和用药分布，鼓励开展按人头、按病种付费。

（二）保障药品供应和使用。各有关部门要确保药品质量和供应，医疗机构要优先使用集中采购中选药品，不得以费用控制、药占比、医疗机构用药品种规格数量要求、药事委员会审定等为由影响中选药品的供应保障与合理使用。有条件的地方可探索第三方配送机制。完善“两病”门诊用药长期处方制度，保障患者用药需求，但要避免重复开药。

（三）规范管理服务。完善医保定点服务协议，将“两病”门诊用药保障服务纳入协议管理。坚持预防为主、防治结合，落实基层医疗机构和全科医师责任，加强“两病”患者健康教育和健康管理，提高群众防治疾病健康意识。

四、加强领导，做好组织实施

（一）压实责任，确保待遇落实。各省（区、市）要高度重视“两病”门诊用药保障工作，加强统筹协调，本文件印发后一个月内出台本省实施方案，指导督促统筹地区于 2019 年 11 月起开始实施，确保群众年内享受待遇。

（二）细化分工，加强协同配合。医疗保障行政部门要积极会同相关部门做好“两病”患者门诊用药保障工作，加强指导，密切跟踪工作进展。财政部门要积极参与“两病”用药保障有关工作，按规定保障所需工作经费。卫生健康部门要做好“两病”患者的健康管理，加强医疗服务行为监管，进一步健全完善“两病”用药指南和规范，规范诊疗行为，确保集中带量采购药品合理使用。药品监督管理等部门负责做好“两病”用药一致性评价审评和生产、流通、配送等环节的监督管理。

（三）加强监管，用好管好基金。要健全监督举报、智能监控、信用管理等机制，严厉打击欺诈骗保行为，加强对虚假住院、挂床住院等违规行为的监管，引导住院率回归合理水平。各部门要各尽其责，密切配合，通力协作，及时研究解决新情况新问题，总结推广经验做法，不断完善“两病”门诊用药保障机制建设。

国家医疗保障局

财政部

国家卫生健康委

国家药监局

2019 年 9 月 16 日

国家医疗保障局关于印发医疗保障定点医疗机构等信息业务编码规则和方法的通知

（医保发〔2019〕55 号）

各省、自治区、直辖市及新疆生产建设兵团医疗保障局：

为加快推进统一的医保信息业务编码标准，形成全国“通用语言”，根据《国家医疗保障局关于印发医疗保障标准化工作指导意见的通知》（医保发〔2019〕39 号）有关要求，我局研究制定了医疗保障定点医疗机构等信息业务编码规则和方法，现印发给你们，请认真贯彻落实，并通过我局官网“医保业务编码标准动态维护”窗口，做好业务编码的信息维护工作。

附件：1. 医疗保障定点医疗机构等 10 项信息业务编码规则和方法

2. 医疗保障基金结算清单（略）

国家医疗保障局

2019 年 9 月 23 日

附件 1：医疗保障定点医疗机构等 10 项信息业务编码规则和方法

一、定点医疗机构编码规则和方法

定点医疗机构编码分 3 个部分共 12 位，通过大写英文字母和阿拉伯数字按特定顺序排列表示。其中，第 1 部分是定点医疗机构标识码，第 2 部分是行政区划代码，第 3 部分是定点医疗机构顺序码。定点医疗机构编码结构见图 1：

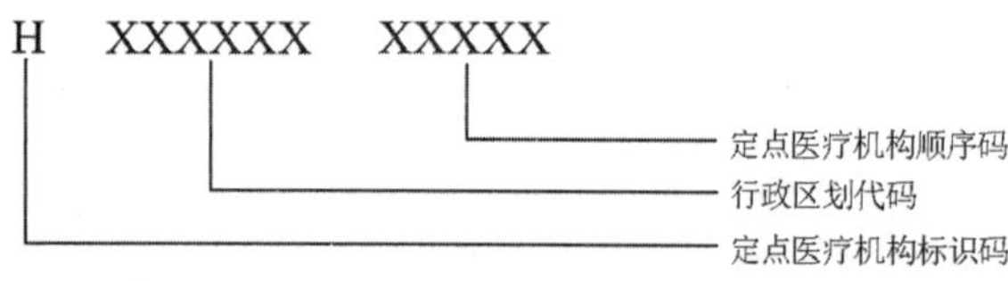

图 1 定点医疗机构编码结构

第 1 部分：定点医疗机构标识码，用 1 位大写英文字母“H”表示。

第 2 部分：行政区划代码，采用《中华人民共和国行政区划代码》（GB/T2260），用 6 位阿拉伯数字表示。其中，前两位代码表示省级行政区（省、自治区、直辖市），中间两位代码表示市级行政区（市、地区、自治州、盟），后两位代码表示县级行政区（县、自治县、县级市、旗、自治旗、市辖区、林区、特区）。

第 3 部分：定点医疗机构顺序码，对同一市级行政区（市、地区、自治州、盟）下的定点医疗机构赋予的顺序码，用 5 位阿拉伯数字表示。

二、医保医师编码规则和方法

医保医师编码分 3 部分共 13 位，通过大写英文字母和阿拉伯数字按特定顺序排列表示。其中，第 1 部分是医保医师标识码，第 2 部分是行政区划代码，第 3 部分是医保医师顺序码。医保医师编码结构见图 2：

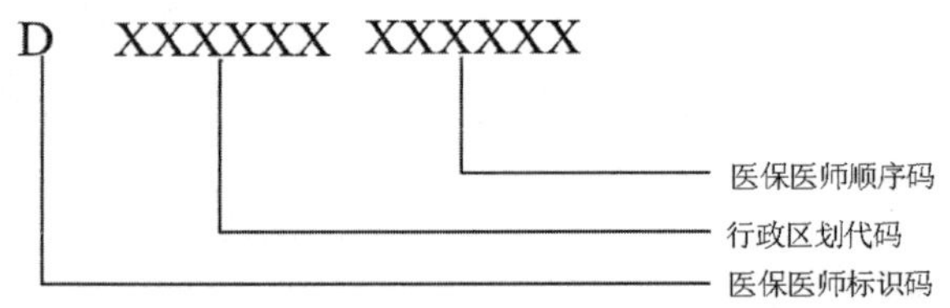

图 2 医保医师编码结构

第 1 部分：医保医师标识码，用 1 位大写英文字母“D”表示。

第 2 部分：行政区划代码，采用《中华人民共和国行政区划代码》（GB/T2260），用 6 位阿拉伯数字表示。其中，前两位代码表示省级行政区（省、自治区、直辖市），中间两位代码表示市级行政区（市、地区、自治州、盟），后两位代码表示县级行政区（县、自治县、县级市、旗、自治旗、市辖区、林区、特区）。

第 3 部分：医保医师顺序码，对同一市级行政区（市、地区、自治州、盟）下的医保医师赋予的顺序码，用 6 位阿拉伯数字表示。

三、医保护士编码规则和方法

医保护士编码分 3 个部分共 13 位，通过大写英文字母和阿拉伯数字按特定顺序排列表示。其中，第 1 部分是医保护士标识码，第 2 部分是行政区划代码，第 3 部分是医保护士顺序码。医保护士编码结构见图 3：

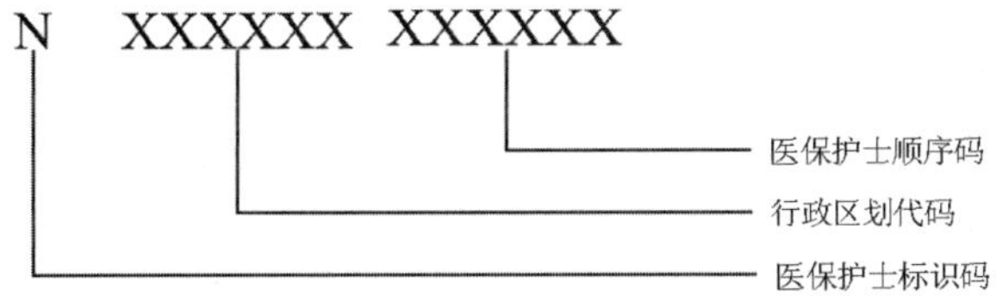

图 3 医保护士编码结构

第 1 部分：医保护士标识码，用 1 位大写英文字母“N”表示。

第 2 部分：行政区划代码，采用《中华人民共和国行政区划代码》（GB/T2260），用 6 位阿拉伯数字表示。其中，前两位代码表示省级行政区（省、自治区、直辖市），中间两位代码表示市级行政区（市、地区、自治州、盟），后两位代码表示县级行政区（县、自治县、县级市、旗、自治旗、市辖区、林区、特区）。

第 3 部分：医保护士顺序码，对同一市级行政区（市、地区、自治州、盟）下的医保护士赋予的顺序码，用 6 位阿拉伯数字表示。

四、定点零售药店编码规则和方法

定点零售药店编码分 3 个部分共 12 位，通过大写英文字母和阿拉伯数字按特定顺序排列表示。其中，第 1 部分是定点零售药店标识码，第 2 部分是行政区划代码，第 3 部分是定点零售药店顺序码。定点零售药店编码结构见图 4：

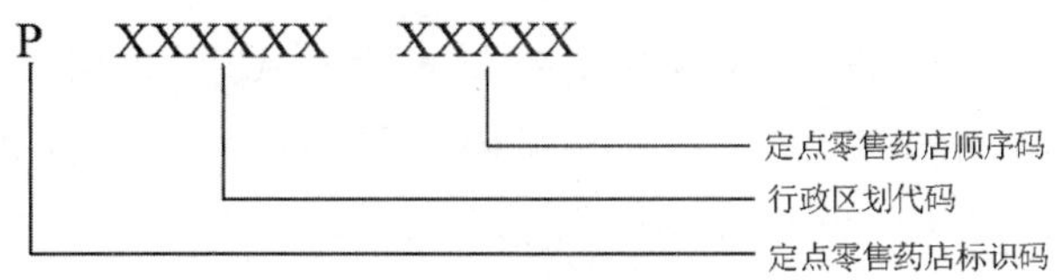

图 4 定点零售药店编码结构

第 1 部分：定点零售药店标识码，用 1 位大写英文字母“P”表示。

第 2 部分：行政区划代码，采用《中华人民共和国行政区划代码》（GB/T2260），用 6 位阿拉伯数字表示。其中，前两位代码表示省级行政区（省、自治区、直辖市），中间两位代码表示市级行政区（市、地区、自治州、盟），后两位代码表示县级行政区（县、自治县、县级市、旗、自治旗、市辖区、林区、特区）。

第 3 部分：定点零售药店顺序码，对同一市级行政区（市、地区、自治州、盟）下的定点零售药店赋予的顺序码，用 5 位阿拉伯数字表示。

五、医保药师编码规则和方法

医保药师编码分 3 个部分共 13 位，通过大写英文字母和阿拉伯数字按特定顺序排列表示。其中，第 1 部分是医保药师标识码，第 2 部分是行政区划代码，第 3 部分是医保药师顺序码。医保药师编码结构见图 5：

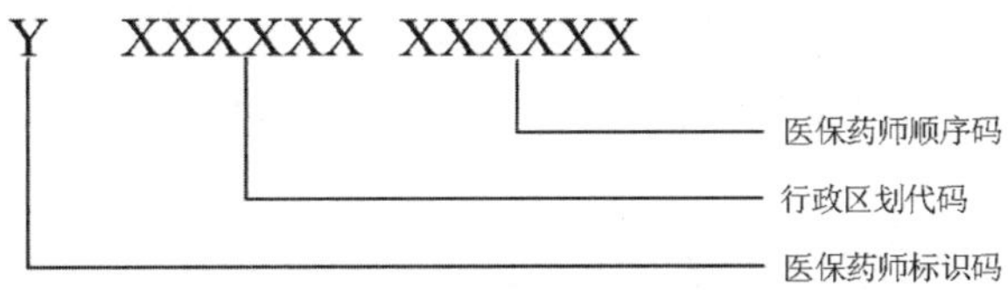

图 5 医保药师编码结构

第 1 部分：医保药师标识码，用 1 位大写英文字母“Y”表示。

第 2 部分：行政区划代码，采用《中华人民共和国行政区划代码》（GB/T2260），用 6 位阿拉伯数字表示。其中，前两位代码表示省级行政区（省、自治区、直辖市），中间两位代码表示市级行政区（市、地区、自治州、盟），后两位代码表示县级行政区（县、自治县、县级市、旗、自治旗、市辖区、林区、特区）。

第 3 部分：医保药师顺序码，对同一市级行政区（市、地区、自治州、盟）下的医保药师赋予的顺序码，用 6 位阿拉伯数字表示。

六、医保系统单位编码规则和方法

医保系统单位编码分 4 个部分共 12 位，通过大写英文字母和阿拉伯数字按特定顺序排列表示。其中，第 1 部分是医保系统单位标识码，第 2 部分是行政区划代码，第 3 部分是机构类别码，第 4 部分是机构顺序码。医保系统单位编码结构见图 6：

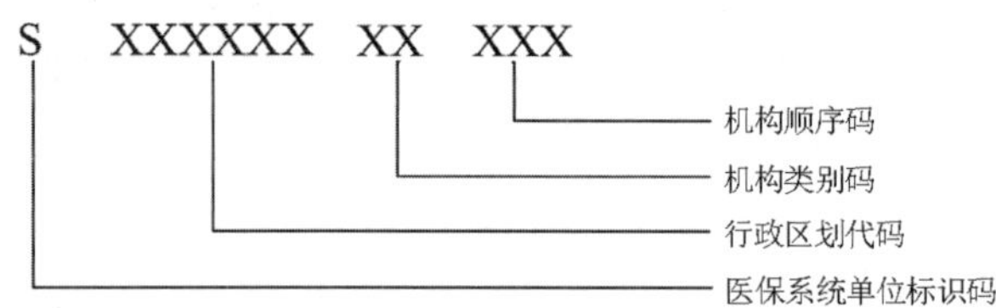

图 6　医保系统单位编码结构

第 1 部分：医保系统单位标识码，用 1 位大写英文字母“S”表示。

第 2 部分：行政区划代码，采用《中华人民共和国行政区划代码》(GB/T2260)，用 6 位阿拉伯数字表示。其中，前两位代码表示省级行政区（省、自治区、直辖市），中间两位代码表示市级行政区（市、地区、自治州、盟），后两位代码表示县级行政区（县、自治县、县级市、旗、自治旗、市辖区、林区、特区）。

第 3 部分：机构类别码，医保系统单位类型分类代码，用 2 位阿拉伯数字表示。

第 4 部分：机构顺序码，省、自治区、直辖市辖区内医保系统单位流水码，用 3 位阿拉伯数字表示。

七、医保系统工作人员编码规则和方法

医保系统工作人员编码分 4 个部分共 13 位，通过大写英文字母和阿拉伯数字按特定顺序排列表示。其中，第 1 部分是医保系统工作人员标识码，第 2 部分是行政区划代码，第 3 部分是机构类别码，第 4 部分是人员顺序码。医保系统工作人员编码见图 7：

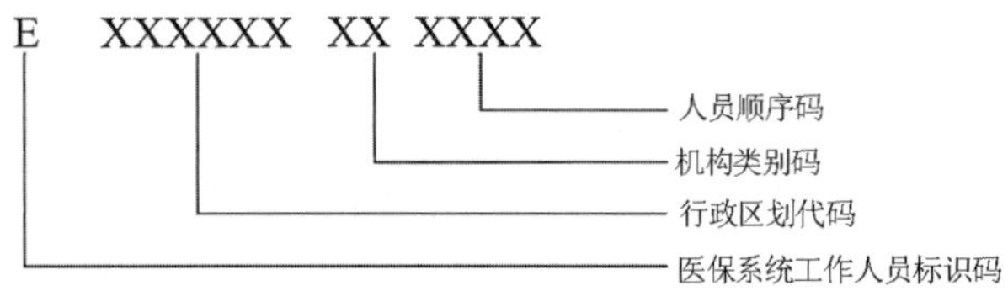

图 7　医保系统工作人员编码结构

第 1 部分：医保系统工作人员标识码，用 1 位大写英文字母“E”表示。

第 2 部分：行政区划代码，采用《中华人民共和国行政区划代码》(GB/T2260)，用 6 位阿拉伯数字表示。其中，前两位代码表示省级行政区（省、自治区、直辖市），中间两位代码表示市级行政区（市、地区、自治州、盟），后两位代码表示县级行政区（县、自治县、县级市、旗、自治旗、市辖区、林区、特区）。

第 3 部分：机构类别码，医保系统单位类型分类代码，用 2 位阿拉伯数字表示。

第 4 部分：人员顺序码，对同一医保系统单位在编职工赋予的顺序码，用 4 位阿拉伯数字表示。

八、医保门诊慢特病病种编码规则和方法

医保门诊慢特病病种编码分 3 部分共 6 位，通过大写英文字母和阿拉伯数字按特定顺序排列表示。其中，第 1 部分是医保门诊慢特病病种标识码，第 2 部分是病种类别码，第 3 部分是病种顺序码。医保门诊慢特病病种编码结构见图 8：

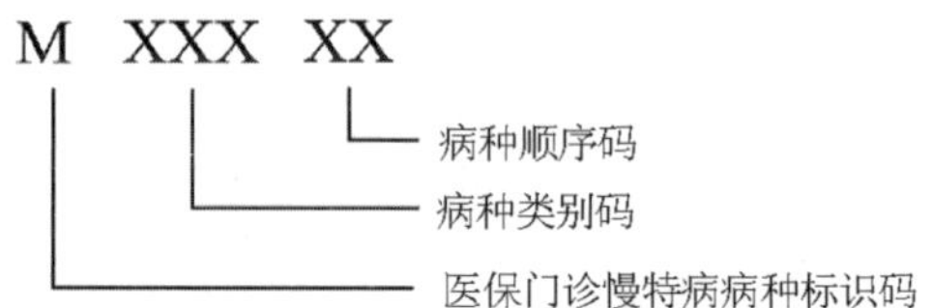

图 8　医保门诊慢特病病种编码结构

第 1 部分：医保门诊慢特病病种标识码，用一位大写英文字母“M”表示。

第 2 部分：病种类别码，对医保门诊慢特病病种属性进行分类的代码，用 3 位阿拉伯数字表示。

第 3 部分：病种顺序码，对同一类别下的门诊慢特病病种赋予的顺序码，用 2 位阿拉伯数字表示。

九、医保按病种结算病种编码规则和方法

医保按病种结算病种编码分 2 部分共 7 位，通过大写英文字母和阿拉伯数字按特定顺序排列表示。其中，第 1 部分是医保按病种结算病种标识码，第 2 部分是医保按病种结算病种代码。医保按病种结算病种编码结构见图 9：

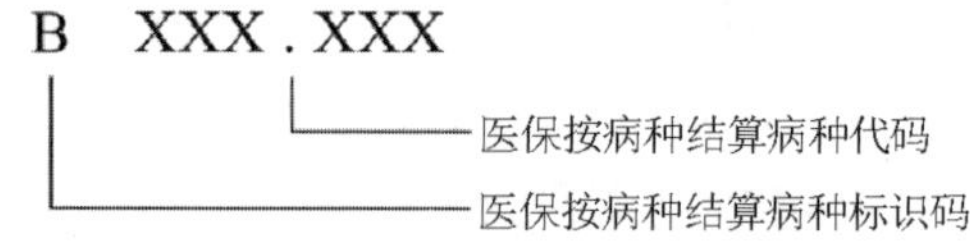

图 9　医保按病种结算病种编码结构

第 1 部分：医保按病种结算病种标识码，用一位大写英文字母“B”表示。

第 2 部分：医保按病种结算病种代码，采用《疾病诊断 ICD－10 分类与代码（医保版）》，用 1 位大写英文字母和 5 位阿拉伯数字表示。

十、医保日间手术病种编码规则和方法

医保日间手术病种编码分 2 部分共 7 位，通过大写英文字母和阿拉伯数字按特定顺序排列表示。

其中，第 1 部分是医保日间手术病种标识码，第 2 部分是医保日间手术病种操作代码。医保日间手术病种编码结构见图 10：

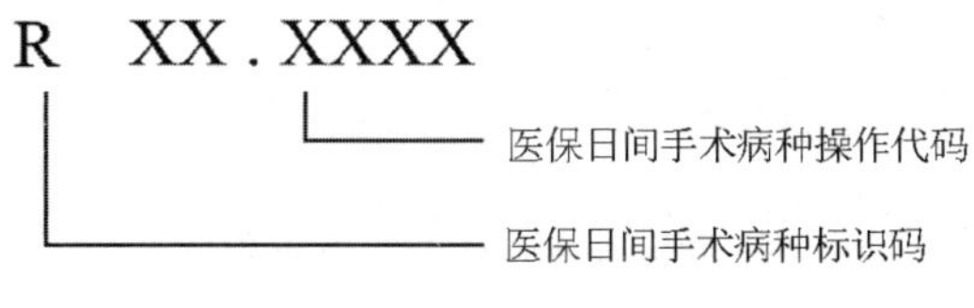

图 10　医保日间手术病种编码结构

第 1 部分：医保日间手术病种标识码，用一位大写英文字母“R”表示。

第 2 部分：医保日间手术病种操作代码，采用《手术操作 ICD－9－CM3 分类与代码（医保版）》，用 6 位阿拉伯数字表示。

国家医保局 工业和信息化部 财政部 人力资源社会保障部 商务部 国家卫生健康委 市场监管总局 国家药监局 中央军委后勤保障部 关于国家组织药品集中采购和使用试点扩大区域范围的实施意见

（医保发〔2019〕56 号）

各省、自治区、直辖市人民政府，新疆生产建设兵团，军队各有关单位：

推进国家组织药品集中采购和使用试点是深化医药卫生体制改革的重要举措，试点启动以来，取得了积极进展和成效。为贯彻落实党中央、国务院决策部署和《国务院办公厅关于印发国家组织药品集中采购和使用试点方案的通知》（国办发〔2019〕2 号）有关要求，扩大国家组织药品集中采购和使用试点区域范围，进一步降低群众用药负担，加大改革创新力度，经国务院同意，现提出以下意见。

一、总体要求

（一）目标任务。推动解决试点药品在 11 个国家组织药品集中采购和使用试点城市（以下简称试点城市）和其他相关地区间较大价格落差问题，使全国符合条件的医疗机构能够提供质优价廉的试点药品，让改革成果惠及更多群众；在全国范围内推广国家组织药品集中采购和使用试点集中带量采购模式，为全面开展药品集中带量采购积累经验；优化有关政策措施，保障中选药品长期稳定供应，引导医药产业健康有序和高质量发展。

（二）总体思路。按照国家组织、联盟采购、平台操作的总体思路，由国家拟定基本政策、范围和要求，组织试点城市之外相关地区以省为单位形成联盟，委托联合采购办公室，开展跨区域联盟集中带量采购。同时，在总结评估国家组织药品集中采购和使用试点经验的基础上，进一步完善药品带量采购和使用政策，促进医药市场有序竞争和健康发展。

二、集中采购范围及形式

（一）药品范围。国家组织药品集中采购和使用试点中选的 25 个通用名药品。

（二）参加企业。经药品监督管理部门批准、在中国大陆地区上市的集中采购范围内药品的生产企业（药品上市许可持有人、进口药品全国总代理视为生产企业），均可参加。

（三）质量入围标准。原则上以通过（含视同通过，下同）质量和疗效一致性评价（简称一致性评价，下同）为依据，包括所有原研药、参比制剂、通过一致性评价的仿制药，以上药品认定原则上参照中国上市药品目录集。具体指标由联合采购办公室负责拟定。

（四）产能要求。相关企业须说明原料药来源和供应保障措施，根据原料药和制剂生产供应能力核算产能，并提前向联合采购办公室如实报告。中选企业须确保在采购协议期内满足所选区域中选药品约定采购量需求。

（五）约定采购量比例。医疗机构按要求准确报送相关药品近两年历史采购量。联合采购办公室根据中选企业的数量按上年历史采购量的 50％－70％确定约定采购量。

（六）集中采购形式。探索完善以市场为主导的药价形成机制，采用竞价采购模式。为确保质量安全和供应稳定，本次集中采购可允许多家中选，每个药品中选企业一般不超过 3 家。允许同一药品不同企业的中选价格存在差异，引导企业合理竞价。

（七）协议期限。根据中选企业的数量，本次集中采购协议期限为 1 年－3 年，原则上中选企业数量较少时，协议期限相对较短，中选企业数量较多时，协议期限相对较长。

（八）组织形式。国家统一组织，各相关省份（北京市、天津市、上海市、重庆市和本意见出台前已跟进国家组织药品集中采购和使用试点的省份除外）和新疆生产建设兵团自愿参加并组成采购联盟，委托联合采购办公室开展具体采购工作，并根据联合采购办公室的安排，统计报送相关药品历史采购量。联合采购办公室根据国家组织药品集中采购和使用试点工作小组办公室确定的基本要求制定具体采购规则，代表联盟地区开展集中采购操作，组织并督促执行集中采购结果。由上海市医药集中招标采购事务管理所承担联合采购办公室日常工作并负责具体实施。

三、主要政策措施

（一）带量采购、以量换价。各相关省份和新疆生产建设兵团严格按要求统计报送本地区（不含试点城市）所有公立医疗机构、参加试点扩大区域范围的军队医疗机构和自愿参加试点扩大区域范围的医保定点社会办医疗机构、医保定点零售药店药品用量。联合采购办公室汇总各相关省份和新疆生产建设兵团药品用量，按照采购规则计算约定采购总量后，进行带量采购、以量换价，确定中选企业和中选价格。相关医药机构或其代表根据中选价格与中选企业签订带量购销合同。约定采购量以外的剩余用量，各相关医疗机构仍可通过省级药品集中采购平台采购其他价格适宜的挂网品种。对于纳入国家组织药品集中采购和使用试点扩大区域范围的25个通用名药品，同品种药品通过一致性评价的生产企业达到3家以上的，在确保供应的情况下，药品集中采购中不再选用未通过一致性评价的品种。

（二）招采合一、保证使用。各相关医疗机构应优先使用中选药品，并根据带量购销合同约定，在协议期内完成合同用量和约定采购比例要求。

（三）质量优先、保障供应。中选企业是保障质量和供应的第一责任人，要严格质量管理，自主选定有配送能力、信誉度好的经营企业配送中选药品，并按照购销合同建立生产企业应急储备、库存和产能报告制度。相关部门要加强药品生产、流通、使用全链条质量监管，加强生产和库存监测，确保药品质量和供应。

除不可抗力因素外，出现质量和供应问题的中选企业应承担药品替换产生的额外费用，否则将被视为失信行为，相关失信企业所有产品两年内不得参加全国范围内所有公立医疗机构药品和医用耗材集中采购。

（四）保证回款、降低交易成本。医疗机构作为药款结算第一责任人，应按合同规定与企业及时结算，降低企业交易成本。严查医疗机构不按时结算药款问题。医保基金应及时向医疗机构支付结算款。医保基金在总额预算的基础上，按不低于采购金额的30%提前预付给医疗机构，在完成约定采购量后，应结合中选药品实际采购量继续予以预付，医疗机构应继续保证及时回款。鼓励有条件的地区由医保基金与企业直接结算药款。

（五）探索集中采购药品医保支付标准与采购价协同。对于集中采购的药品，在医保目录范围内的以集中采购价格作为医保支付标准，原则上对同一通用名下的原研药、参比制剂、通过一致性评价的仿制药，医保基金按相同的支付标准进行结算。患者使用高于支付标准的药品，超出支付标准的部分由患者自付，如患者使用的药品价格与中选药品集中采购价格差异较大，可渐进调整支付标准，在2—3年内调整到位，并制定配套政策措施；患者使用价格低于支付标准的药品，按实际价格支付。在保障质量和供应的基础上，引导医疗机构和患者形成合理的用药习惯。医保定点零售药店参与此次采购的，可允许其在中选价格基础上适当加价，超出支付标准的部分由患者自付，支付标准以下部分由医保按规定报销。

（六）通过机制转化，促进医疗机构改革。深化医保支付方式改革，建立医保经办机构与医疗机构间“结余留用、合理超支分担”的激励和风险分担机制，推动医疗机构使用中选的价格适宜的药品。对因规范使用中选药品减少医保基金支出的医疗机构，当年度医保总额预算额度不调减。公立医疗机构医疗服务收支形成结余的，可按照“两个允许”（允许医疗卫生机构突破现行事业单位工资调控水平，允许医疗服务收入扣除成本并按规定提取各项基金后主要用于人员奖励）的要求，统筹用于人员薪酬支出。

（七）调动医疗机构积极性，确保用量。鼓励合理使用集中采购中选的药品，将中选药品使用情况纳入医疗机构和医务人员绩效考核。各有关部门和医疗机构不得以费用控制、医疗机构用药品种规格数量要求、药事委员会审定等为由影响中选药品的合理使用与供应保障。对不按规定采购、使用药品的医疗机构，在医保总额指标、医疗机构绩效考核、医保定点资格、医疗机构负责人目标责任考核等中予以惩戒。对不按规定使用中选药品的医务人员，按照《处方管理办法》和《医院处方点评管理规范(试行)》相应条款严肃处理。加强药师在处方调剂审核中的作用，促进优先选用中选药品。要进一步完善药品临床应用指南，加强医疗机构药品使用监测，严格处方审核和处方点评，加强对医师和药师的宣传培训，组织开展药品临床综合评价，促进科学合理用药，保障患者用药安全。

四、加强组织保障

(一)明确部门职责。医保、医疗、医药主管部门要各司其职，协调联动。国家医保局承担制定试点扩大区域范围相关政策和监督实施的职责，指导各地医保部门做好医保支付、结算和总额预算管理等工作。各地医保部门要明确职责分工，切实做好药品集中采购的组织管理和实施工作。卫生健康部门负责对医疗机构落实中选药品使用情况进行指导和监督，监测预警药品短缺信息，指导公立医院改革等。国家药监局负责一致性评价的受理和审评工作。各省级药监部门要强化对中选药品质量的监督检查，督促生产企业及时将产能情况如实向联合采购办公室报告。工业和信息化部门负责督促企业按照中选药品约定采购量落实生产供应责任，支持企业开展生产技术改造，提升中选药品供应保障能力。商务部门要加强对药品流通的指导。市场监管部门要坚决打击扰乱市场公平竞争的行为。

(二)精心组织实施。各相关省份人民政府和新疆生产建设兵团要切实提高政治站位，严格落实主体责任，加强对落实试点扩大区域范围工作的组织和领导，按照本意见精神，完善领导体制，研究制定本地区实施方案，明确各相关部门和统筹地区责任分工，建立相关工作机制。省级医保、卫生健康、药监等部门要落实政策要求，及时出台相关配套措施，加强部门协同配合，形成政策合力，确保试点扩大区域范围工作平稳有序推进。地方各级人民政府要根据国家组织药品集中采购和使用试点有关工作要求，做好各项具体落实工作，结合实际创造性推进改革，确保完成目标任务。国家组织药品集中采购和使用试点工作小组办公室要会同相关部门做好监测分析、定期通报、督促检查、总结评估等工作，对进度缓慢、成效不明显的相关地区要开展重点督查，重大问题及时向国务院报告。

(三)加强宣传引导。各有关地方和部门要依据各自职责加强政策解读和正面宣传，强化对一致性评价等工作的宣传和解读，合理引导社会舆论和群众预期。加强舆情监测，及时回应社会关切，营造良好改革氛围。加强对医务人员的政策解读和培训，推动做好临床使用中选药品的解释引导。各有关地方和部门要强化风险防范，认真研判工作推进中可能存在的风险，提前制定应对预案，及时发现和妥善处理可能出现的情况和问题，保障试点扩大区域范围工作顺利推进。

国家医保局
工业和信息化部
财政部
人力资源社会保障部
商务部
国家卫生健康委
市场监管总局
国家药监局
中央军委后勤保障部
2019 年 9 月 25 日

国家医保局 财政部 国家卫生健康委 国务院扶贫办 关于坚决完成医疗保障脱贫攻坚硬任务的指导意见

（医保发〔2019〕57 号）

各省、自治区、直辖市及新疆生产建设兵团医保局、财政厅（局）、卫生健康委、扶贫办：

为深入贯彻落实习近平总书记在解决“两不愁三保障”突出问题座谈会上的重要指示精神，根据国务院扶贫开发领导小组《关于解决“两不愁三保障”突出问题的指导意见》（国开发〔2019〕15 号），现就确保完成医疗保障脱贫攻坚硬任务提出如下意见：

一、强化医疗保障扶贫政治责任

2019 年是打赢脱贫攻坚战、攻坚克难的关键之年，距离完成脱贫攻坚目标任务只剩下不到两年时间。习近平总书记在重庆召开解决“两不愁三保障”突出问题座谈会上指出，“两不愁”基本解决、“三保障”还存在不少薄弱环节，要求务必一鼓作气，顽强作战，着力解决“两不愁三保障”突出问题，扎实做好今明两年脱贫攻坚工作。为落实习近平总书记重要指示精神，国务院扶贫开发领导小组对解决“两不愁三保障”突出问题提出指导意见。各地要充分认识医疗保障扶贫对打赢三大攻坚战、决胜全面建成小康社会、实现第一个百年奋斗目标的重要意义，深入学习领会习近平总书记重要指示精神，按照国开发〔2019〕15 号文要求，切实履行主体责任、增强政治担当，尽锐出战、狠抓实效，扎实完成医疗保障脱贫攻坚硬任务。

二、明确医保脱贫攻坚硬任务

到 2020 年稳定实现农村建档立卡贫困人口（以下简称“贫困人口”）“两不愁三保障”是贫困人口脱贫的基本要求和核心指标。其中，“基本医疗有保障”指贫困人口全部纳入基本医疗保险、大病保险和医疗救助等制度保障范围，常见病、慢性病能够在县乡村三级医疗机构获得及时诊治，得了大病、重病基本生活有保障。各地要坚持基本标准，将建立健全基本医疗保障制度，确保贫困人口全部纳入三项制度保障范围作为医疗保障脱贫攻坚硬任务。既不拔高标准、出现不切实际的过高承诺、过度保障问题，也不降低标准、出现部分贫困人口看病没有制度保障的情况；既要实现贫困人口应保尽保、保证待遇落实到位，又要妥善治理过度保障、确保基金安全，同时还要做好医保扶贫动态监测，确保目标任务如期完成。

三、确保贫困人口应保尽保

将贫困人口全部纳入基本医疗保险、大病保险、医疗救助制度覆盖范围是硬任务底线指标。统筹地区医保部门要会同扶贫部门摸实贫困人口底数，做好身份标识，建立专项台账，抓实抓好参保工作。要落实资助参保政策，坚持按规定标准分类资助。要落实参保状态核查责任，逐户、逐人摸准参保状态，未参保的要逐一动员、及时纳入医保，不符合条件的要逐一列明情况。要实时将扶贫系统内核准身份信息的新增贫困人口纳入保障范围，切实解决因人口流动等原因导致的断保、漏保问题。要逐级上传参保信息，并做好与同级扶贫部门信息比对、数据交换工作，确保人员身份、参保状态等信息同步更新。

四、确保各项政策落实到位

在全面落实《医疗保障扶贫三年行动实施方案（2018－2020 年）》（医保发〔2018〕18 号）的基础上，按照《关于做好 2019 年城乡居民基本医疗保障工作的通知》（医保发〔2019〕30 号）要求，进一步加强三重制度综合保障功能。全面建立统一的城乡居民医保制度，稳定住院待遇预期，完善门诊统筹；普惠性提高大病保险保障水平，对贫困人口继续执行起付线降低 50%、支付比例提高 5 个百分点的倾斜政策，并全面取消建档立卡贫困人口封顶线；医疗救助资金继续向深度贫困地区倾斜，进一步提高医疗救助托底保障能力。持续优化服务，做好新版国家基本医保药品目录落地工作，加快推进国家组织药品集中采购和使用试点扩面，确保相关政策惠及贫困患者。在脱贫攻坚成效考核中，严格按照相关政策规定和标准核查政策落实情况，切实防范过度保障和保障不到位问题。

五、妥善治理过度保障

各地要坚持医疗保障现行基本制度、基本政策和基本标准，理清存在的医保扶贫过度保障问题，分类做好整改工作。实行个人零缴费或零自付、突破基本医保目录范围、脱离实际不可持续的，要及时纠正，立行立改；基本医保向贫困人口实施特惠保障等混淆制度功能、三重保障制度外叠床架屋、随意扩大受益范围等靶点不聚焦的，要恢复三重保障制度各自功能定位，并于 2020 年底前平稳过渡到现有三重制度框架内，同步做好资金并转、政策对接、管理衔接，保持政策连续性和稳定性。各级医保部门要结合实际，研究脱贫不脱政策具体措施及脱贫攻坚期结束后与乡村振兴战略有效衔接的医保扶贫长效机制。

六、确保基金安全平稳运行

各地要保持基金监管高压态势，加强对贫困地区高住院率、小病大养、小病大治等问题的治理，严厉打击挂床、诱导住院、盗刷、虚记、诱导院外购药、过度医疗等欺诈骗保行为，提高医保基金使用效益。结合定点医疗机构协议管理创新，落实异地就医的就医地监管责任，规范并约束医疗机构诊疗行为。通过细化不同等级医疗机构自费费用占比控制指标等方式，引导定点医疗机构主动规范医疗行为、控制医疗成本。同时，结合门诊统筹、家庭医生签约服务等，激励基层医疗机构和家庭医生主动落实慢病管理和控费责任。通过完善分级诊疗出入院指征，指导医疗机构严格执行有关病种诊疗规范、临床路径和出院标准等技术标准，引导定点医疗机构在保障医疗质量和安全的前提下，优先选择基本医疗保险支付范围内安全有效、经济适宜的药品和诊疗项目，合理控制费用。

七、做好医疗保障扶贫动态监测

各级医保部门要加强与民政、人力资源社会保障、卫生健康、扶贫等部门沟通协作，确保医保信息系统平稳运行、有序衔接，统筹推进医保扶贫数据统一归口管理。要做好数据归集、统计分析、信息报送工作，做实常态调度分析，全面监测医保扶贫政策落实情况。通过做实地市级统筹，进一步规范服务流程，加快推进市内统一联网、直接结算。要加强对脱贫攻坚任务较重地区药品和医疗服务价格监测，防范区域内医药产品(服务)价格过高或过低。

八、狠抓攻坚责任分解落实

各级医保部门要切实履行医疗保障扶贫主体责任，坚持一把手负总责，咬定目标、真抓实干，确保按时保质完成医疗保障脱贫攻坚硬任务。要进一步改进工作作风，切实防止形式主义和官僚主义。要结合漠视侵害群众利益问题专项整治工作及脱贫攻坚专项巡视、成效考核，扎实做好整改。要加强贫困地区医保服务能力建设，国家和省级医保政策、技术和能力培训项目重点向深度贫困地区和基层经办服务机构倾斜。要加大医保扶贫宣传力度，解读好政策、宣传好典型、总结好经验。各级财政部门要确保居民医保、医疗救助等补助资金按时足额拨付到位，省级财政要加大对贫困地区的倾斜支持力度。各级卫生健康部门要落实好医疗机构和医务人员诊疗行为的监督管理责任。各级扶贫部门要加强贫困人口基础信息动态更新和数据共享，及时准确地向医保部门提供贫困人口信息、开放查询权限、更新贫困人口参保状态。

各省级医保部门要统筹做好本地区贫困人口医疗保障脱贫攻坚工作，2019 年、2020 年要在每年的 12 月 10 日前向国家医疗保障局书面报告本省(区、市)医保扶贫重点工作完成情况。

国家医保局
财政部
国家卫生健康委
国务院扶贫办
2019 年 9 月 29 日

国家医保局 人力资源社会保障部关于调整规范《国家基本医疗保险、工伤保险和生育保险药品目录》部分药品名称等的通知

(医保发〔2019〕64号)

各省、自治区、直辖市及新疆生产建设兵团医疗保障局、人力资源社会保障厅(局):

近期,国家药品监督管理局对部分药品的名称进行了变更。为加强与药监部门相关政策衔接,推动做好《国家基本医疗保险、工伤保险和生育保险药品目录》的落地实施,经研究,现决定对目录中部分药品名称等内容进行调整规范,请遵照执行。

一、《国家基本医疗保险、工伤保险和生育保险药品目录》西药部分第179号“缓解消化道不适症状的复方OTC制剂”中“复合乳酸菌胶囊”名称变更为“复合乳酸菌肠溶胶囊”。“备注”部分的内容保持不变。

二、《国家基本医疗保险、工伤保险和生育保险药品目录》西药部分第1119号“布地奈德福莫特罗”的药品名称变更为“布地奈德福莫特罗(Ⅰ)”和“布地奈德福莫特罗(Ⅱ)”。

三、《国家基本医疗保险、工伤保险和生育保险药品目录》中成药部分第934号“消癌平丸(片、胶囊、颗粒、口服液)”的药品名称变更为“消癌平丸(胶囊、颗粒、口服液)、消癌平片(通关藤片)”。“备注”部分的内容保持不变。

四、《国家基本医疗保险、工伤保险和生育保险药品目录》凡例第二十一条“中成药部分药品处方中含有的‘麝香’是指人工麝香,‘牛黄’是指人工牛黄。含天然麝香、天然牛黄、体内培植牛黄、体外培育牛黄的药品不予支付。”更改为“中成药部分药品处方中含有的‘麝香’是指人工麝香,‘牛黄’是指人工牛黄、培植牛黄和体外培育牛黄。含天然麝香和天然牛黄的药品不予支付。”

特此通知。

国家医保局

人力资源社会保障部

2019年12月6日

国家医疗保障局
关于印发《关于做好当前药品价格管理工作的意见》的通知

（医保发〔2019〕67 号）

各省、自治区、直辖市及新疆生产建设兵团医疗保障局：

为贯彻落实党中央、国务院关于药品保供稳价工作的决策部署，国家医疗保障局制定了《关于做好当前药品价格管理工作的意见》，现印发你们，请遵照执行。

附件：关于做好当前药品价格管理工作的意见

国家医疗保障局
2019 年 11 月 26 日

附件：关于做好当前药品价格管理工作的意见

为贯彻落实党中央、国务院关于药品保供稳价工作的决策部署，依据《中华人民共和国价格法》《中华人民共和国药品管理法》，进一步完善药品价格形成机制，现就做好当前药品价格管理工作提出以下意见。

一、衔接完善现行药品价格政策

以现行药品价格政策为基础，坚持市场在资源配置中起决定性作用，更好发挥政府作用，围绕新时代医疗保障制度总体发展方向，持续健全以市场为主导的药品价格形成机制。

（一）坚持市场调节药品价格的总体方向。医疗保障部门管理价格的药品范围，包括化学药品、中成药、生化药品、中药饮片、医疗机构制剂等。其中，麻醉药品和第一类精神药品实行政府指导价，其他药品实行市场调节价。药品经营者（含上市许可持有人、生产企业、经营企业等，下同）制定价格应遵循公平、合法和诚实信用、质价相符的原则，使药品价格反映成本变化和市场供求，维护价格合理稳定。

（二）发挥医保对药品价格引导作用。深化药品集中带量采购制度改革，坚持“带量采购、量价挂钩、招采合一”的方向，促使药品价格回归合理水平。探索实施按通用名制定医保药品支付标准并动态调整。健全公开透明的医保药品目录准入谈判机制。完善对定点机构协议管理，强化对医保基金支付药品的价格监管和信息披露，正面引导市场价格秩序。

（三）推进形成合理的药品差价比价关系。同种药品在剂型、规格和包装等方面存在差异的，按照治疗费用相当的原则，综合考虑临床效果、成本价值、技术水平等因素，保持合理的差价比价关系，具体规则由国家医疗保障局另行制定。过渡期间，定价、采购和支付工作中，涉及药品差价比价关系换算的，可参考已执行的规则。

（四）依法管理麻醉药品和第一类精神药品价格。麻醉药品和第一类精神药品价格继续依法实行最高出厂（口岸）价格和最高零售价格管理，研究制定相应的管理办法和具体政策。其中，对国家发展改革委已按麻醉药品和第一类精神药品制定公布政府指导价的，暂以已制定价格为基础，综合考虑定价时间、相关价格指数的变化情况，以及麻醉药品和第一类精神药品通行的商业流通作价规则等因素，统一实施过渡性调整，作为临时价格执行。

二、建立健全药品价格常态化监管机制

依托省级药品招标采购机构，推进建设区域性、全国性药品联盟采购机制，统一编码、标准和功能规范，推进信息互联互通、资源共享、政策联动。深化“放管服”，在尊重市场规律、尊重经营者自主定价权的基础上，综合运用监测预警、函询约谈、提

醒告诫、成本调查、信用评价、信息披露等手段，建立健全药品价格常态化监管机制，促进经营者加强价格自律。

（一）建立价格供应异常变动监测预警机制。国家医疗保障局依托多种渠道组织开展国内外价格信息监测工作，及时预警药品价格和供应异常变动。省级医疗保障部门要依托省级药品招标采购机构，完善药品供应和采购信息共享机制，定期监测药品价格和供应变化情况。对价格、采购数量、配送率等出现异常变动的，要及时调查了解情况并妥善应对。监测和应对情况要定期报送国家医疗保障局。国家医疗保障局集中整理分析后向有关部门和地方预警重点监管品种。

（二）通过函询约谈等手段加强日常管理。对存在价格涨幅或频次异常、区域之间或线上线下之间价格差异较大、流通环节加价明显超出合理水平、配送不到位等情况的药品，各级医疗保障部门可函询相关经营者，要求书面说明情况；对情节严重、影响恶劣的，可约谈或跨区域联合约谈相关经营者，要求其说明变化原因，提供与药品价格成本构成相关的生产、经营、财务和产品流向等资料，并分类妥善处理。涨价理由不合理、不充分的，如经营者自愿将价格调整到合理区间，应向医疗保障部门提交书面承诺函，并在承诺时间内调整到位；如拒不调整，可视情节采取提醒告诫、发布警示信息、降低信用评价、暂停挂网等措施。

（三）完善药品价格成本调查工作机制。国家和省级医疗保障部门可根据工作需要和管理权限，实施或委托实施价格成本调查，调查范围包括但不限于价格异常变动、与同品种价格差异过大、流通环节加价明显超出合理水平，以及竞争不充分的品种，重点关注被函询约谈但不能说明正当理由或拒绝作出调整的情形。成本调查结果可以作为判定经营者是否以不公平价格销售药品的依据。经营者应按医疗保障部门要求，及时提供其生产经营药品的成本、财务和其他必要资料。

（四）探索建立守信激励和失信惩戒机制。国家和省级医疗保障部门联动，依托药品集中采购和使用工作，以药品经营者为对象，围绕质量、供应、价格、配送等方面的关键指标，研究推进可量化的药品价格诚信程度评价，探索建立量化评分、动态调整、公开透明的医药价格招采信用评价制度。根据信用等级的高低设置相应的激励措施或限制条件。同等条件下，信用评价高的优先中标；对信用评价负面的，采取限制参与集中采购、纳入医保基金重点监管范围等多种方式予以约束；对严重失信的，可视情节采取暂停挂网等惩戒措施。

（五）运用信息披露等手段强化社会监督。各地医疗保障部门及时发布药品价格监测预警信息，披露函询约谈结果、价格成本调查结果，公开曝光各类严重影响药品价格和供应秩序的违规失信案例，鼓励社会各方参与监督，引导形成合理预期。配合价格招采信用评价制度建设，适时公开药品经营者的价格招采信用信息。

三、做好短缺药品保供稳价相关的价格招采工作

按照“保障药品供应优先、满足临床需要优先”的原则，采取鼓励短缺药品供应、防范短缺药品恶意涨价和非短缺药品“搭车涨价”的价格招采政策，依职责参与做好短缺药品保供稳价工作。

（一）落实短缺药品相关的挂网和采购政策。各地医疗保障部门应加强对短缺药品集中采购和使用工作的指导，切实落实短缺药品直接挂网采购政策。对于国家和省级短缺药品供应保障工作会商联动机制办公室短缺药品清单所列品种，允许经营者自主报价、直接挂网，医疗机构按挂网价格采购或与经营者进一步谈判议价采购。省级药品集中采购平台上无企业挂网或没有列入本省份集中采购目录的短缺药品，允许医疗机构按规定自主备案采购。医保基金对属于医保目录的短缺药品及时按规定支付。医疗保障部门不再按药品价格或费用高低制定公布低价药品目录清单。

（二）完善短缺药品挂网和采购工作规则。省级医疗保障部门指导药品招标采购机构完善直接挂网采购工作规则，既要完善价格监测和管理，也要避免不合理行政干预。短缺药品经营者要求调整挂网价格的，应向药品招标采购机构提供该药品产能、短缺原因、成本资料、完税出厂价格凭证等资料，不得有暴利、价格垄断、价格欺诈等行为。药品招标采购机构接受新报价挂网时，可同步公开不涉及商业秘密的必要信息。公立医疗机构自主备案采购短缺药品的，应及时向药品集中采购机构报备实际的采购来源、价格和数量。

（三）加强信息共享和互联互通。各地医疗保障部门加强信息共享和互联互通，对监测发现或各

方反馈的短缺药品线索，及时了解情况，提供信息支持，协助解决供求信息不对称、供应配送不到位等因素导致的区域性、临时性短缺涨价问题。

四、加强组织实施

（一）做好协同配套。各地要配合相关部门，及时修订完善政策，做好短缺药品保供稳价涉及价格和招采的各项工作，妥善应对部分药品价格非正常上涨问题，及时向相关部门移交涉嫌垄断行为或其他价格违法行为的案件线索。

（二）夯实工作基础。各地要充分运用互联网、大数据等新技术和新手段，加快推进药品价格和供应监管信息化、智能化建设，指导督促药品集中采购机构，按国家医疗保障局关于建立药品价格和供应异常变动监测机制的各项要求，及时上传监测数据，保证数据质量。鼓励各地医疗保障部门结合实际探索创新药品常态化监管的具体做法。

（三）做好宣传解释。各地医疗保障部门要认真研究本地区药品价格形势和价格问题的新特点新趋势，及时回应社会关注的热点问题，有针对性地向药品生产经营企业和医疗机构解读药品价格政策，凝聚社会共识，为做好药品价格管理工作营造良好氛围。

国家医保局 国家卫生健康委
关于做好2019年国家医保谈判药品落地工作的通知

（医保发〔2019〕73号）

各省、自治区、直辖市及新疆生产建设兵团医保局、卫生健康委：

2019年国家医保药品谈判是党中央、国务院部署的重大任务，对于提高参保人员用药保障水平，促进临床技术进步具有重要意义。为推动2019年国家医保谈判药品（以下简称谈判药品）尽快落地，保证广大参保患者能够如期享受到相关待遇，现就有关事项通知如下：

一、认真做好谈判药品挂网采购和支付工作

各省级医保部门要优化流程、加快进度，组织企业及时提交相关资料，按照《国家医保局　人力资源社会保障部关于将2019年谈判药品纳入〈国家基本医疗保险、工伤保险和生育保险药品目录〉乙类范围的通知》（医保发〔2019〕65号）规定的时限将97个谈判药品在省级药品集中采购平台上直接挂网。及时组织医疗机构和药品生产企业签订协议，医疗机构根据协议规范采购。

各统筹地区医保经办机构要根据新版目录调入、调出药品情况加快调整更新医保信息系统，制定结算管理办法，保证新版目录及时落地。提升精细化管理能力和水平，在确定定点医疗机构年度总额控制指标时，要综合考虑新版目录药品增减、结构调整以及定点医疗机构特点等因素，合理测算基金支付额度，保障医疗机构和患者基本用药需求。

二、推进谈判药品及时进入定点医疗机构

各地医保、卫生健康等部门要根据职责对谈判药品的配备、使用等方面提出具体要求，指导各定点医疗机构根据功能定位、临床需求和诊疗能力等及时配备、合理使用，不得以医保总额控制、医疗机构用药目录数量限制、药占比等为由影响谈判药品配备、使用。各定点医疗机构要根据目录调入、调出药品情况，及时召开专门的药事管理会议，对本医疗机构用药目录进行调整和优化。逐步建立医保药品目录调整与定点医疗机构药品配备联动机制，形成长效。

三、优化支付方式，做好待遇保障衔接

各地医保部门要科学测算、周密组织，在确保基金安全和药品合理使用的前提下，积极探索符合本地实际的支付方式。对适于门诊治疗、使用周期较长、疗程费用较高的谈判药品，可根据基金收支情况，通过纳入门诊特殊病种保障、探索单病种付费等方式，减轻患者负担。有条件的地方，可积极探索长期处方政策，方便患者使用。对于与本次谈判前医保目录内原有药品相比性价比更高、可完全替代的药品，可采取措施鼓励替代使用。

四、加强管理监测，确保规范使用

各地要建立谈判药品使用情况监测机制，加强对谈判药品配备、使用和支付等情况的统计监测，2020年1—6月各省级医保部门每月汇总上报国家医保局（医药服务管理司）。各级卫生健康部门要加强对医疗机构的管理和指导，完善谈判药品用药指南和规范，规范诊疗行为，促进合理用药。各定点医疗机构要同步加强用药管理，确保谈判药品合理、规范使用。

各省份要按要求及时报告相关工作进展，对进展缓慢、未按规定时限执行政策的省份，国家将适时督促通报。国家医保局将在全国选择部分统筹地区，对新版目录调整后药品使用情况进行重点监测，具体要求另行通知。

五、强化宣传培训，合理引导预期

各有关部门要加强政策解读，合理引导社会预

期，积极营造各方面理解、支持医保药品目录调整工作的良好舆论氛围。逐级开展政策和业务培训，加强对各级医保部门、定点医疗机构和医务人员的指导，及时引导和回应患者关切，稳妥处置社会舆情。

六、加强统筹协调，形成实施合力

谈判药品落地工作关系参保患者切身利益，中央领导同志高度重视、社会各界广泛关注，各地医保、卫生健康等相关部门务必提高政治站位，统一思想、周密组织、扎实推进，加强组织领导、科学精细管理、密切跟踪进展，确保谈判药品平稳落地，把好事办好。各级医保部门要主动会同卫生健康等相关部门做好包括谈判药品在内的新版目录落地执行工作。遇有重大问题，请及时向国家医保局报告。

国家医保局

国家卫生健康委

2019 年 12 月 16 日

国家医保局 国家卫生健康委 财政部 市场监管总局印发《关于做好当前医疗服务价格动态调整工作的意见》的通知

（医保发〔2019〕79号）

各省、自治区、直辖市及新疆生产建设兵团医保局、卫生健康委、财政厅（局）、市场监管局：

为贯彻落实党中央、国务院关于深化医药卫生体制改革和治理高值医用耗材的改革部署，国家医疗保障局、国家卫生健康委、财政部、市场监管总局联合制定了《关于做好当前医疗服务价格动态调整工作的意见》，现印发你们，请遵照执行。

附件：关于做好当前医疗服务价格动态调整工作的意见

国家医保局

国家卫生健康委

财政部

市场监管总局

2019年12月16日

附件：关于做好当前医疗服务价格动态调整工作的意见

为贯彻落实党中央、国务院关于深化医药卫生体制改革和治理高值医用耗材的改革部署，在总体不增加患者负担前提下，稳妥有序试点探索医疗服务价格优化，现就做好当前公立医疗机构医疗服务价格动态调整工作，全面取消公立医疗机构医用耗材加成等提出以下意见。

一、总体要求

以习近平新时代中国特色社会主义思想为指导，以人民健康为中心，持续完善医疗服务价格管理体系。坚持以临床价值为导向、以成本为基础、以科学方法为依托，按照“总量控制、结构调整、有升有降、逐步到位”的原则，与财政补助衔接，强化上下联动和共建共治，加强部门协同，充分发挥医疗机构专业优势，建立和完善医疗服务价格动态调整机制，稳妥有序试点探索医疗服务价格优化。通过动态调整医疗服务价格，逐步理顺医疗服务比价关系，支持医疗技术进步，支持体现技术劳务价值，支持为人民群众提供更有价值、更高效率的医疗服务，促进医疗资源优化配置、促进医疗机构主动规范服务行为、促进医疗行业高质量发展。

二、建立和完善医疗服务价格动态调整机制

（一）规范基本路径。医疗服务价格动态调整机制是当前各地调整医疗服务价格的重要方式。各省（区、市）按照“设置启动条件、评估触发实施、有升有降调价、医保支付衔接、跟踪监测考核”的基本路径，整体设计本省份动态调整机制。各地在定价权限范围内，按照机制实施调价。

（二）综合设置启动条件。设置启动条件的因素可以包括但不限于以下内容：一是医药卫生费用、医疗服务收入（不含药品、耗材、检查、化验收入，下同）占比、医疗成本变化、人力成本占比等反映医疗机构运行状况的指标；二是医保基金可支付月数或患者个人自付水平等反映社会承受能力的指标；三是居民消费价格指数或地区生产总值等反映经济发展的指标；四是社会平均工资等影响医疗服务要素成本变化的指标等。具体启动条件，以及相应的触发标准、约束标准，应结合当地实际确定并向社会公布。

（三）定期开展调价评估。医疗保障部门会同相关部门对本地区上一年度的相关指标进行量化评估，符合触发标准的，按程序启动调价工作；超过约束标准的，本年度原则上不安排价格动态调整。

配套医改重点任务实施的专项调整，以及对新增项目、价格矛盾突出项目进行的个别调整除外。2020—2022年，各地要抓住药品耗材集中采购、取消医用耗材加成等降低药品耗材费用的窗口期，每年进行调价评估，达到启动条件的要稳妥有序调整价格，加大医疗服务价格动态调整力度，与“三医”联动改革紧密衔接。

（四）合理测算调价空间。调价空间主要按照“历史基数”加“合理增长”的方式确定，即以每次调价前医药费用总量为基数，选择反映控费效果、经济发展、医保筹资、物价水平或居民收入变化的相关指标综合确定合理的调整幅度。为落实重大医改任务，配套实施专项调整时，可根据医改任务对公立医疗机构收入和成本的实际影响分类测算调价空间，兼顾医院、患者和医保三者平衡。

（五）优化选择调价项目。一是优先将技术劳务占比高、成本和价格严重偏离的医疗服务项目纳入调价范围。二是关注不同类型、不同等级医疗机构的功能定位、服务能力和运行特点，兼顾收入结构特殊的专科医疗机构和基层医疗机构。三是平衡好调价节奏和项目选择，防止出现部分应调整的项目长期得不到调整、部分项目过度调整的情况。

（六）科学制定调价方案。动态调整医疗服务价格的方法主要是将调价空间向调价项目进行合理分配，具体应符合以下要求：一是调价预计增收的总金额与既定的调价空间基本吻合，注意医院间、学科间均衡。二是重点提高体现技术劳务价值的医疗服务价格，降低设备物耗占比高的检查检验和大型设备治疗价格，支持儿科等薄弱学科发展，支持中医传承创新发展，支持公立医疗机构提高医疗服务收入占比。三是区域内实行分级定价，考虑医疗机构等级和功能定位、医师级别、市场需求、资源配置方向等因素，合理调节价格差距。四是区域间应加强沟通协调，促使经济发展水平相近、医疗发展水平相当、地理区域相邻省份的价格水平保持合理衔接。

三、落实取消医用耗材加成专项改革任务

各地要认真落实中央要求，于2019年底前全面取消各级各类公立医疗机构医用耗材加成。减少的合理收入主要通过调整医疗服务价格、财政适当补助、做好同医保支付衔接等方式妥善解决。公立医疗机构要通过分类集中采购、加强成本核算、规范合理使用等方式降低成本，实现良性平稳运行。

调价项目和调价水平要结合医用耗材使用规律，重点关注补偿合理空间、匹配耗材使用结构、有利于理顺比价关系等。调价项目属于医保支付范围的，按规定给予报销，各统筹地区不因取消医用耗材加成调减医疗机构医保总额控制指标。财政适当补助是指，改革过渡期间同级财政部门对受政策影响较大的公立医疗机构，可以根据执行取消医用耗材加成改革绩效考评情况和实际运行情况，予以适当奖补。

四、完善配套措施

（一）改革优化调价规则和程序。医疗服务定调价的程序，一般包括价格成本调查、专家论证、风险评估、听取意见、集体审议等环节。各地要依法依规改革优化医疗服务定调价程序，采取简明易行的方式开展成本调查、广泛听取意见。做好调价风险评估，重点研判影响范围广或涉及特殊困难群体的调价项目，防范个性问题扩大成为系统性风险。

（二）做好跟踪监测和绩效评价。监测公立医疗机构医疗服务价格、成本、费用、收入分配及改革运行情况等，作为实施医疗服务价格动态调整的基础。做好医疗服务价格动态调整机制实施情况的绩效评价工作，及时完善政策。部门间加强互联互通、信息共享。

（三）保障患者合法价格权益。公立医疗机构提供医疗服务，收费应以合法合规为前提，遵循公平、合法和诚实信用的原则，在政策允许的范围内，合理制定和调整价格，并以明确清晰的方式公示，不得强制服务并收费，不得采取分解收费项目、重复收费、扩大收费等方式变相提高收费标准。

（四）提升公立医疗机构管理和服务水平。公立医疗机构应主动适应改革，完善自我管理；规范医疗服务行为，控制药品耗材不合理使用；提升医疗服务质量、优化医疗服务流程、改善就医体验；改革完善内部分配机制，实现良性平稳运行。

五、做好组织实施

（一）提高思想认识。各地要充分认识做好当前医疗服务价格动态调整工作的重要性和复杂性，加强领导，落实责任，精心组织实施，落实好本年度取消医用耗材加成和价格专项调整工作，借鉴前期取消药品加成，以及已取消医用耗材加成省份的相

关经验，确保按时完成医改重点任务。

（二）加强部门协同。医疗保障部门会同有关部门统筹研究制定医疗服务价格改革政策。卫生健康行政部门会同有关部门做好全国医疗服务项目技术规范制定工作，加强对公立医疗机构的指导。财政部门按要求落实对公立医疗机构的补助政策。市场监管部门要加强对各类医疗机构的监督检查，严肃查处各类价格违法违规行为。各有关部门根据日常管理和监督检查实际，提供改进价格政策的意见建议。

（三）鼓励探索创新。各地要根据本地区实际条件，探索创新完善医疗服务价格动态调整机制、全面取消公立医疗机构医用耗材加成的具体方式方法；不具备全面建立价格动态调整机制条件的地区，2020 年底前，可选择部分地市开展试点。

（四）做好舆论引导。各地要解读好价格动态调整机制的主要做法，宣传稳妥有序试点探索医疗服务价格优化、做好当前医疗服务价格动态调整，以及取消公立医疗机构医用耗材加成等工作的必要性和重要意义，引导各方形成合理预期，引导公立医疗机构主动转变发展方式，通过完善自我管理，强化降本增效，减少资源浪费。要密切关注舆情动态，及时妥善应对负面舆情。

关于做好基本医疗保险参保人员流感防治工作的通知

（医保办发〔2019〕2 号）

各省、自治区、直辖市医疗保障局，新疆生产建设兵团人力资源社会保障局：

近期我国不少地方流感患者骤增，流感疫情持续蔓延，严重威胁广大参保人员身体健康。为做好基本医疗保险参保人员流感防控工作，现就有关事项通知如下：

一、充分认识预防和控制流感工作的重要性

做好流感防控工作，对于保障人民群众健康安全、促进我国经济平稳发展、维护社会和谐稳定，具有重要意义。各级医疗保障部门要高度重视，加强与卫生健康等部门沟通，了解和掌握疫情发展情况，及时有效应对，积极主动配合有关部门作好防治工作。

二、保证参保患者及时救治

各地根据实际情况和救治的需要，可在入院标准、定点医院选择等方面适当放宽条件，保证参保患者获得及时救治。在此次流感流行期间，抗流感病毒药物奥司他韦（口服常释剂型、颗粒剂）、扎那米韦氯化钠（注射剂）的医保限定支付范围临时调整为“限重症流感高危人群及重症患者的抗流感病毒治疗”。根据《流行性感冒诊疗方案（2018 年修订版）》，重症病例高危人群包括以下几类：

1. 年龄＜5 岁的儿童；

2. 年龄≥65 岁的老年人；

3. 伴有以下疾病或状况者：慢性呼吸系统疾病、心血管系统疾病（高血压除外）、肾病、肝病、血液系统疾病、神经系统及神经肌肉疾病、代谢及内分泌系统疾病、免疫功能抑制（包括应用免疫抑制剂或 HIV 感染等致免疫功能低下）；

4. 肥胖者[体重指数（BMI）大于 30，BMI＝体重(kg)/身高$(m)^2$]；

5. 妊娠期妇女。

三、确保医疗费用及时结算

对参保患者发生的符合规定的医疗费用，各级医疗保险经办机构要确保与医疗机构及时结算，保证救治工作顺利进行。要主动配合卫生健康部门和医疗机构，提供便捷的结算服务。有条件的地方要积极探索开展门诊医疗费用统筹工作。

四、加强医疗保险管理，动态监测基金使用情况

在保证参保患者救治工作的同时，各级医疗保险经办机构要加强医疗服务管理，控制医疗费用不合理支出，提高医疗保险基金使用效率。要做好基金收支的动态监测和统计分析工作，疫情严重导致统筹基金收不抵支的统筹地区，要及时向当地政府和上级医疗保障部门报告。

各地在流感防治工作中遇到的有关问题和建议，请及时向我局报告。

国家医疗保障局办公室

2019 年 1 月 22 日

关于开展“打击欺诈骗保 维护基金安全”集中宣传月活动的通知

（医保办发〔2019〕3号）

各省、自治区、直辖市及新疆生产建设兵团医疗保障局：

为贯彻落实党中央、国务院决策部署，加强医疗保障基金监管，坚决打击欺诈骗保行为，宣传解读医疗保障基金监管法律法规与政策规定，强化定点医药机构和参保人员法制意识，营造全社会关注并自觉维护医疗保障基金安全的良好氛围，根据《国家医疗保障局关于做好2019年医疗保障基金监管工作的通知》（医保发〔2019〕14号）要求，决定于2019年4月份在全国范围内开展一次“打击欺诈骗保 维护基金安全”为主题的集中宣传月活动。现就有关事项通知如下：

一、活动主题

打击欺诈骗保，维护基金安全。

二、宣传内容

（一）基本医疗保障基金监管相关法律、法规及政策解读；

（二）欺诈骗取医疗保障基金行为举报投诉渠道及举报奖励办法；

（三）欺诈骗取医疗保障基金典型案件查处情况。

三、宣传方式

（一）多种形式宣传。通过海报、折页、宣传栏、公益广告、情景短片等，运用群众喜闻乐见、通俗易懂的宣传形式，加强舆论引导和正面宣传。国家医保局将于近期下发打击欺诈骗保宣传海报、折页和动漫宣传片，供各地使用。

（二）多种渠道宣传。通过召开新闻发布会、典型案例通报会等形式，主动曝光新闻线索，积极组织新闻媒体开展宣传报道。充分利用电视、广播、报纸、微信公众号、网站等多种渠道，加强信息公开，构建良好舆论氛围。

（三）贴近群众宣传。以定点医药机构、医疗保障经办窗口为主要宣传场所，在医院门诊大厅等人群密集场所醒目位置广泛、长期张贴宣传海报，发放宣传折页，播放宣传片。结合实际采取进街道社区、进乡镇农村等形式，科学、有效组织宣传活动，解答群众疑问，提高相关政策措施公众知晓率。

四、有关要求

（一）各地各级医保部门要高度重视宣传月活动，按本通知要求，制定本地区集中宣传月活动实施方案，加强组织动员，推进活动广泛深入开展。

（二）各地要广泛告知国家及地方举报投诉渠道，宣传解读打击欺诈骗保举报奖励办法，鼓励群众积极主动参与医保基金监管。

（三）各地要注意收集宣传活动中的好经验、好做法，做好宣传工作总结，于2019年5月15日前将宣传活动总结及相关资料报送国家医疗保障局基金监管司。

国家医疗保障局办公室

2019年3月11日

关于做好新型农村合作医疗跨省就医直接结算资金回款工作的通知

（医保办发〔2019〕4 号）

辽宁、吉林、安徽、海南、四川、贵州、西藏、陕西、甘肃省、自治区医疗保障局：

为贯彻落实 2016 年《政府工作报告》中关于加快推进基本医保全国联网和异地就医结算工作要求，各省加快推进新型农村合作医疗（以下简称新农合）跨省就医住院费用直接结算有关工作，取得了积极进展，但也存在部分地区资金回款滞后、协调不畅等问题。目前正值地方机构改革和城乡居民基本医疗保险制度整合关键期，为做好新农合跨省就医直接结算资金回款工作，避免遗留旧账，现就加快推进新农合跨省就医直接结算资金清算和回款工作通知如下：

一、加强沟通协作，做好新农合跨省就医结算资金清算对账

有关省（区）要加强与中国医学科学院医学信息研究所（原国家新农合异地就医结算管理中心）及其他参合省份新农合资金结算机构的沟通，及时做好账目比对和清分工作，核查本省（区）向中国人寿及其他参合省份应回款、已回款及未回款情况。在拨付资金后和发现问题时要及时通知相关联系人，提高资金清算效率。

二、加快回款进度，按照协议规定及时回款

有关省（区）要加快向中国人寿及其他参合省份的回款进度，收到中国医学科学院医学信息研究所或其他参合省份结算机构的垫付资金申请后，按照《城乡居民基本医疗保险（新型农村合作医疗）跨省就医联网结报服务框架协议》要求时限及时拨付回款。2019 年 4 月底前，须完成截至 2018 年 12 月底前的全部回款。

三、落实主体责任，建立新农合跨省就医工作联系机制

有关省（区）医保部门要高度重视，妥善处理好机构改革和制度整合期间新农合跨省就医直接结算相关业务交接工作，摸清辖区内回款情况（见附件 1），做好资金清算组织管理，指定专人负责新农合跨省就医直接结算工作，督导辖区内各统筹地区做好跨省异地就医各项工作，确保结算工作稳妥有序衔接、持续平稳运行。

四、其他事项

有关省级医保部门请于 3 月 31 日前报送本省（区）新农合跨省就医工作联系人信息表（见附件 2），并于 4 月 15 日前报送参合省间新农合跨省就医资金清算情况（见附件 3、4）。

附件：1. 中国人寿回款情况（略）
2. 新农合跨省就医工作联系人信息表（略）
3. 省新农合跨省就医省间清算资金收款情况（略）
4. 省新农合跨省就医省间清算资金付款情况（略）

国家医疗保障局办公室

2019 年 3 月 14 日

关于开展跨省异地就医直接结算有关情况调查摸底工作的通知

（医保办发〔2019〕7 号）

各省、自治区、直辖市及新疆生产建设兵团医疗保障局：

为落实 2019 年政府工作报告提出的“抓紧落实和完善跨省异地就医直接结算政策，尽快使异地就医患者在所有定点医院能持卡看病、即时结算，切实便利流动人员和随迁老人”工作任务，按照年度工作安排，决定在全国范围开展跨省异地就医直接结算有关情况调查摸底工作。现就有关事项通知如下：

一、调查范围

（一）定点医疗机构数量和接入计划。全面梳理本省（区、市）所有定点医疗机构情况，按照定点医院和定点基层医疗机构两个口径摸清底数，结合国家医疗保障系统建设进度和地方实际情况，做好年度扩面计划。同时，落实《国家医保局 财政部 人力资源社会保障部 国家卫生健康委关于切实做好当前跨省异地就医住院费用直接结算工作的通知》（医保发〔2018〕6 号）中上传全部定点医疗机构信息的要求，未开通住院联网服务的定点医疗机构按照“住院开通标识为否，结算状态为暂停结算”上传国家异地就医结算平台，重点自查所有定点医疗机构上传数量、医疗机构级别、医疗机构分类等关键信息，建立动态维护机制，确保医疗机构信息的完整性、准确性和真实性。

（二）人员备案资格认定和管理服务。全面摸底本省（区、市）所辖各个统筹地区跨省异地就医备案的人群、申请条件和申请材料清单，按照国家“放管服”改革的要求，统筹考虑职工医保和城乡居民医保基金的承载能力，充分考虑流动人员和随迁老人的需求，研究全省统一的切实可行的异地就医备案申报条件。同时摸清各个统筹地区是否为参保人提供至少一种线上备案方式，具体的形式和渠道。

（三）预付金使用和清算资金运转效率。全面梳理预付金使用和清算资金（含结算资金和审核扣款）上解和下拨的基本情况，存在的困难和问题。针对 2017 年 1 月 1 日以来未清算的费用，逐笔核查原因并提出解决方案。同时作为就医省随机抽查本省 10 家跨省定点医疗机构，了解与医疗机构结算的情况。

（四）接口改造和完善国家异地就医结算平台。结合跨省异地就医系统运行情况和本地实际需求，针对跨省异地就医系统接口改造升级和完善国家异地就医结算平台提出意见建议。同时摸底地方手工报销异地核查工作情况，为建立异地核查费用工作机制、升级业务协同子系统做好准备。

（五）跨省异地就医联络员及对外咨询热线变更情况。请各省（区、市）报送异地就医省级联络员，要求熟悉异地就医政策和经办流程，能够在工作时间随时协同处理跨省异地就医业务、财务和信息系统运行类问题。同时进一步核实本省（区、市）所辖各个统筹地区异地就医对外咨询热线变更情况，并于每月 30 日前将变更信息上传至指定邮箱。

二、工作要求

各省级医保部门负责开展本省的调查摸底工作，做好数据汇总、材料收集和报送工作。各级医保部门要高度重视，坚持实事求是的原则，针对定点医院扩面、备案人员管理服务、异地就医资金运转效率、完善国家平台等重点工作摸清底数；要强化责任意识，坚持问题导向，做好工作规划和人员安排；要加强部门联动，争取与地方财政部门和卫生健康部门分别在资金运转和医院摸底等方面共享信息，提高数据质量；要提高工作协同效率，工作过程中要充分征求医保行政、经办、信息等部门的意见和建议，保质保量完成调查摸底任务。

三、其他事项

请各省级医保部门务必于 2019 年 4 月 10 日前将跨省异地就医直接结算工作省级联络人名单（见附件 1），4 月 25 日前将其他调查摸底统计表（附件 2、3、4、5、6、7）以纸质和电子版形式报送国家医疗保障局基金监管司异地就医管理处。电子版文件发送邮件至 jjjgs@nhsa.gov.cn，纸质文件加盖本单位公章后通过传真方式报送。

附件：1. 跨省异地就医直接结算工作省级联络人名单（略）
2. 定点医疗机构数量与接入计划调查表（略）
3. 人员备案资格认定和管理服务调查表（略）
4. 预付金使用和清算资金运转效率调查表（略）
5. 跨省异地就医定点医疗机构回款抽查情况（略）
6. 接口改造和完善国家异地就医结算平台调查表（略）
7. 医疗保险经办机构联系方式（略）

国家医疗保障局办公室

2019 年 3 月 29 日

关于加强医疗保障统计工作的意见

（医保办发〔2019〕10号）

各省、自治区、直辖市及新疆生产建设兵团医疗保障局：

为全面贯彻党中央、国务院的决策部署，认真落实习近平总书记关于统计工作的重要指示批示精神，切实执行《中华人民共和国统计法》及其实施条例，积极适应新时代新要求，现就加强医疗保障统计工作提出以下意见，请遵照执行。

一、指导思想和主要目标

坚持以习近平新时代中国特色社会主义思想为指导，全面贯彻党的十九大和十九届二中、三中全会精神，牢固树立新发展理念，遵循统计工作规律，围绕事业发展需求，以提高统计数据质量为核心，以依法治统为保障，以改革创新为动力，以现代信息技术运用为支撑，加强统计基层基础建设，注重数据分析运用，发挥医保统计的基础性作用。坚持和完善统一管理、上下联动、分工分级负责的统计管理体制，实现统计数据质量准确全面、数据挖掘分析深入专业，努力做到用数据说话、用数据决策、用数据管理、用数据创新，将医保统计工作打造成为医疗保障事业的“名片”和“品牌”。

二、着力提升统计数据质量

（一）提高思想认识，防范统计造假、弄虚作假。医疗保障统计是国家统计体系的重要组成部分，医保统计工作是医保部门对医保工作运行实施宏观调控和管理，进行科学决策的重要基础，医保统计数据是了解医保制度运行状况、揭示医保制度运行规律、防范制度运行风险的综合反映，是医疗保障事业发展的重要支撑。统计数据质量是统计工作的灵魂，是统计数据发挥作用的前提和基础。各地要深入贯彻落实习近平总书记关于防范和惩治统计造假、弄虚作假的重要讲话精神，严格执行《防范和惩治统计造假、弄虚作假督察工作规定》，开展统计督察工作，严肃统计纪律，规范统计行为，防范统计造假、弄虚作假。

（二）加强组织领导，做好报表编报工作。各级医疗保障部门要切实加强组织领导，健全统计机构，明确统计工作分管领导、处级干部和统计人员，强化统计责任制度，按照“谁统计、谁负责”的原则，规范审核和签署流程，明确各层级的管理责任。要协调相关部门共同做好医疗保障基础信息共享工作，各级经办机构、药品招采机构要按职能分别做好医疗、生育、长期护理保险和医疗救助、医保扶贫、异地就医及集中采购、医药价格改革等方面统计报表的布置、填报、审核、上报等工作。要加强调查制度执行、操作流程规范、源头数据控制、统计台账管理等情况督查，定期对数据质量、报送时效等情况进行通报，确保报表编报过程中数据真实、准确、完整、规范。

（三）强化源头控制，保证数据真实可靠。各地要强化统计数据质量控制，完善质量控制相关程序，建立原始数据核实核查办法，坚持业务类数据唯一来源于生产数据库的原则，并按照业务管理特点和统计分类方法对生产库中的各类数据进行整理和加工，以规范统计报表数据的生成，实现统计报表数据来源的可追溯查询。要统一规范统计口径，加强对基层统计人员的指导培训，确保统计人员了解调查采用的统计标准和调查方法，熟悉指标涵义、口径和计算方法，保证源头数据真实准确。

三、不断丰富统计调查内容

（一）确保历史数据安全完整。医疗保障部门是新组建机构，要高度重视医保历史数据备份、保管、存储、清洗、整合工作，建立完善完整的医保基础数据库。各级医疗保障部门要协调相关部门抓紧“抢救”历史数据，机构改革过程中要先保护好数据，随机构职能划转做好交接工作，确保医保历史数据安全完整。

（二）拓展医疗保障调查领域。要适应医保事业发展新形势新任务，不断拓展医保扶贫、大病保险、门诊保障、长护保险、医疗救助、医保支付、医药价格、异地就医和基金监督检查等医疗保障统计调查领域，丰富统计调查内容，深入全面挖掘医保数据。要全面摸清各统筹地区医保政策情况和制度运行情况，建立数据监测体系，科学设计统计调查项目和调查制度，合理确定调查范围、频率和方法，依法履行审批或备案程序，定期评估和完善，形成完整全面的数据库，为日常统计分析和宏观决策提供支持。

四、注重专项统计分析运用

（一）建立专项分析制度。在全面、准确掌握医保数据基础上，要进行深入系统的统计数据分析，揭示规律、发现问题、提出建议，发挥决策参谋作用。各地要加强统计分析能力建设，建立统计分析工作制度。关注经济社会发展新变化对医保等工作的影响，更新服务理念，强化服务意识。围绕医保扶贫、生育保险和职工基本医疗保险合并实施、改进职工医保个人账户、长护险试点、药品准入、药品和医用耗材集中采购、医药价格改革、异地就医、基金监管等重点工作任务，开展专项分析和监测工作，善于利用数据进行科学决策和管理。调动各方积极参与统计分析和决策咨询工作，提高统计信息利用率。各地要结合重点工作，每年确定 1 个以上选题，深入分析，形成有价值的分析报告，及时报送国家医疗保障局规财法规司。

（二）规范统计数据发布。按照国家有关规定，及时向社会发布医疗保障统计数据，充分发挥数据在服务经济社会发展中的作用。加强数据发布管理，加大公开力度。统计数据发布应实行归口管理，制定发布计划，规范发布内容，确保数据的一致性和准确性。要说明发布数据的来源和指标口径，引导社会公众正确理解、规范使用统计数据。要定期将统计分析报告以适当形式呈报当地党委、政府，供领导决策参考。要充分运用统计特有的数字语言，宣传展示医保事业发展成就。

五、创新工作方式方法

各地要利用好网络新版报表软件，逐级审核后上报统计报表。要借助全国一体化医保信息化平台的建设，完善统计信息管理系统，推行联网直报，并向基层平台延伸，全面提升统计信息化水平。推进互联网、云计算、大数据等现代信息技术在统计工作中的应用，提升数据的采集、清洗、分析和利用水平。加强统计数据的集中存储和整合，建立信息全面、完整的统计数据库，形成上下贯通、快速便捷、信息共享的统计数据服务体系，实现统计信息搜集、处理、传输、共享、存储和管理应用的现代化。要探索统计数据与医保健康大数据的整合、存储和应用，加强标准体系建设，发挥医保大数据的效力。探索向社会购买服务，在确保数据安全前提下，通过竞争择优的方式选择具备条件的机构承担部分统计调查项目，弥补统计调查力量的不足。

六、健全统计保障体系

各级医疗保障部门要站在事业发展全局的高度，加强和重视统计工作，打基础、利长远，切实把统计工作摆到重要位置。领导干部要更新理念，转变观念，带头学习统计法及相关方针政策，营造依法统计环境，努力做到用数据说话、用数据决策、用数据管理、用数据创新。要建立健全医疗保障统计工作的保障机制，将统计工作经费纳入部门预算统筹安排，改善统计工作环境和条件，加强统计科学研究，为统计工作顺利开展提供必要的支撑。要健全统计工作机制，加强统计分析能力建设，强化统计综合管理和协调，合理配置专业统计人员，不断充实统计力量，确保统计人员能够独立行使统计职权。要关心统计干部的成长，坚持培养和使用相结合，保持统计队伍相对稳定，努力建设一支高素质、专业化的医疗保障统计干部队伍。

国家医疗保障局办公室

2019 年 4 月 9 日

关于开展医保基金监管“两试点一示范”工作的通知

（医保办发〔2019〕17号）

各省、自治区、直辖市及新疆生产建设兵团医疗保障局：

为创新监管方式，提升监管效能，加快建设基金监管长效机制，按照《国家医疗保障局关于做好2019年医疗保障基金监管工作的通知》（医保发〔2019〕14号）要求，经各省（区、市）医保部门推荐并经国家医保局组织遴选，现将国家医保局基金监管方式创新试点、基金监管信用体系建设试点和医保智能监控示范点（以下简称“两试点一示范”）名单和工作方案印发给你们。各地医保部门要切实加强组织领导，结合实际，按照工作方案开展有关工作，积极推动形成可推广、可复制的医保基金监管先进经验。国家医保局将采取多种形式加强督促指导，总结交流经验做法并适时推广。

附件：1. 国家医疗保障局基金监管“两试点一示范”地区名单

2. 医疗保障基金监管“两试点一示范”工作方案

国家医疗保障局办公室

2019年5月21日

附件 1:国家医疗保障局基金监管“两试点一示范”地区名单

省份	基金监管方式创新试点	基金监管信用体系建设试点	医保智能监控示范点
北京		北京市	
天津			天津市
河北	河北省		唐山市、衡水市
山西	晋中市		太原市
内蒙古	兴安盟		乌兰察布市
辽宁	鞍山市		辽阳市
吉林	四平市		辽源市
黑龙江	省本级、海伦市		
上海			上海市
江苏	淮安市	连云港市	南通市、徐州市
浙江	湖州市、杭州市	绍兴市、温州市	金华市、衢州市
安徽	亳州市	安庆市	滁州市、蚌埠市
福建	福建省	福州市	厦门市
江西	抚州市、高安市	赣州市	南昌市、吉安市
山东	青岛市	东营市	威海市、潍坊市
河南	安阳市	开封市	信阳市
湖北	襄阳市	孝感市	荆门市
湖南	长沙市	张家界市	湘潭市
广东	湛江市	深圳市	广州市
广西	自治区本级	南宁市	
海南			海南省
重庆			九龙坡区
四川	泸州市	广安市	成都市、德阳市
贵州			遵义市
云南	昆明市		
陕西	西安市	汉中市	延安市
甘肃	张掖市		
青海	海南州	海西州	
宁夏		石嘴山市	宁夏自治区
新疆			乌鲁木齐市
新疆生产建设兵团	兵团本级		第八师石河子市

附件2:医保基金监管“两试点一示范”工作方案

为贯彻落实党中央、国务院决策部署,以及《国家医疗保障局关于做好2019年医疗保障基金监管工作的通知》(医保发〔2019〕14号)要求,扎实推进基金监管方式创新试点、基金监管信用体系建设试点和医保智能监控示范点建设(以下简称“两试点一示范”)工作,制定本方案。

一、总体要求

(一)目标任务

利用2年时间,试点(示范点)地区监管方式创新、信用体系建设、智能监控工作取得显著进展,形成可借鉴、可复制、可推广的经验、模式和标准,推动医疗保障基金监管工作取得新突破。

(二)基本原则

一是上下联动。建立“两试点一示范”工作协调机制,明确国家、试点(示范点)省份和试点(示范点)地区职责,统筹抓好落实。

二是多方参与。加强与相关部门的协同配合,多种渠道、多种形式引入社会资源参与试点(示范点)工作。

三是加强考核。建立健全试点(示范点)地区绩效考核评价指标体系,结合基金监管实际绩效科学开展考核评价。

二、工作内容

(一)基金监管方式创新试点

试点地区可侧重以下一个或几个方面进行试点。

一是引入社会力量参与监管。积极引入信息技术服务机构、会计师事务所、商业保险机构等第三方力量,充分发挥专业技术支持作用,建立健全数据筛查、财务审计、病历审核等合作机制,实现基金监管关口前移、高效、精准。

二是构建部门联动监管机制。加强与卫生健康、公安、市场监管、药监等部门协作,进一步健全统一部署、联合检查、案件通报、案件移交、联合惩戒等工作机制;建立健全联合行动、“一案多查”“一案多处”工作机制,规范工作流程;统筹推进基金监管重大行动开展、重大案件查处等工作,实现基金监管全链条无缝衔接。

三是其他创新监管方式。由各试点地区结合实际自行探索。

(二)基金监管信用体系建设试点

试点地区可侧重以下一个或几个方面进行试点。

一是建立基金监管信用评价指标体系。探索基金监管信用体系建设路径,重点探索基金监管信用体系建设相关标准、规范和指标体系,相关信息采集、评价和结果应用等内容。

二是建立定点医药机构动态管理机制。建立健全定点医药机构分级管理制度和医保医师、医保药师积分管理制度等,探索建立定点医药机构综合绩效考评、末位淘汰等管理机制,把建立健全管理制度和机制、履行服务协议、规范合理使用医保基金、绩效考核等情况,作为对定点医药机构、医保医师、医保药师考核评价的重要依据,将考核结果与预算管理、检查稽核、费用结算、协议管理等工作相关联。

三是推进行业自律。鼓励公立医疗机构、非公立医疗机构、零售药店、医师、药师等行业协会开展行业规范和自律建设,制定并落实自律公约,促进行业规范和自我约束。

四是推进联合惩戒。积极推动将欺诈骗保行为纳入当地信用管理体系,建立失信惩戒制度,发挥联合惩戒威慑力。

(三)医保智能监控示范点。

示范点地区可侧重以下一个或几个方面推进工作。

一是提升智能监控功能。针对欺诈骗保行为新特点,完善医药标准目录等基础信息标准库、临床指南等临床诊疗知识库,进一步完善不同规则库,比如诊疗规范类、医保政策类、就诊真实性类等,提高智能监控的覆盖面和精准度。

二是丰富智能监测维度。在开展按疾病诊断相关分组(DRG)付费国家试点的地区和开展基于大数据的病种分值付费的地区,运用智能监控系统,加强对临床行为的过程监控,丰富大数据分析比较维度,提升监控效果;推广视频监控、人脸识别等新技术应用,开展药品进销存适时管理,完善医保基金风控体系。

三是建立省级集中监控系统。基于全国医疗保障信息系统建设试点工作,探索在省级集中模式下统一开展智能监控工作，不断提升监控效能。

三、责任分工

（一）国家医疗保障局。确定试点（示范点）地区，统筹协调相关资源，组织成立技术指导专家组，加强技术指导和资金支持。协调管理试点（示范点）工作中的重大事宜，组织试点（示范点）地区交流学习，总体把握试点（示范点）工作进度，定期检视评价试点（示范点）进展，总结试点（示范点）经验及成效。

（二）试点示范点省份。组织本省（区、市）试点（示范点）工作的实施，按季度向国家医保局汇报工作进展，协调解决试点（示范点）地区工作推进中的问题和困难，做好交流宣传工作等。

（三）试点示范点地区。在当地党委或政府领导下，成立多部门参与的试点（示范点）工作领导小组，结合本地区实际情况，制订试点（示范点）工作实施方案，定期报告工作进展和成效，及时研究解决试点（示范点）中的问题和困难，扎实推进试点（示范点）工作。

（四）技术指导专家组。根据国家医保局统一要求，开展对试点（示范点）地区工作的跟踪指导、技术支持和考核评估。

四、总体进度安排

工作总体分为试点启动、试点实施、中期评估、总结评估 4 个阶段。

（一）试点启动（2019 年 5 月—6 月）。

国家医保局确定“两试点一示范”地区名单，印发工作通知，制定工作方案。试点（示范点）地区在省级医保局指导下，结合本地实际制订具体实施方案，并于 6 月 14 日前报国家医保局备案。

（二）试点实施（2019 年 6 月—2021 年 5 月）。

试点（示范点）地区按实施方案，开展试点（示范点）工作，及时报告工作进展、成效和问题。

（三）中期评估（2020 年 5 月—6 月）。

国家医保局组织开展对试点（示范点）地区工作的督导调研、经验交流、参观考察，促进试点（示范点）地区互学互助，引导先进，督促落后，视情况组织扩大试点（示范点）建设工作。

（四）总结评估（2021 年 5 月—6 月）。

国家医保局组织开展对试点（示范点）工作情况的总体评估，总结提炼先进做法和成熟经验，并加以推广运用。

五、保障措施

（一）加强能力建设。各级医保部门要高度重视，明确目标任务，建立完善工作机制，争取各方支持，保障工作深入持续开展。

（二）加强督导调度。试点（示范点）地区医疗保障部门要严格按照实施方案推动工作落实。省级医疗保障部门要加强对试点（示范点）工作的调度和评估，及时发现问题并协调解决。国家医保局将适时组织开展集中调研，定期通报交流试点（示范点）工作进展情况。

（三）加强考核评价。国家医保局以建立健全试点（示范点）组织领导机制和跨部门、跨行业、跨机构协同工作机制、监管体系完善程度、线索查办效率、定点医药机构查处情况等为重点，定期开展考核评价，推动试点（示范点）工作出实招、见实效。

关于开展医保药品、医用耗材产品信息维护的通知

（医保办发〔2019〕20号）

各药品、医用耗材企业：

为加强医疗保障标准化建设，加快形成全国统一的医疗保障信息业务编码标准，根据《国家医疗保障局关于印发医疗保障标准化工作指导意见的通知》（医保发〔2019〕39号）有关要求，我局决定组织开展医保药品、医用耗材产品信息维护工作。现就有关事项通知如下：

一、维护对象

药品生产企业及进口产品的国内总代理，医用耗材生产企业及进口产品的国内注册代理人。

二、维护品种

国家药品监督管理部门批准上市的药品和各级药品监督管理部门注册、备案的单独收费医用耗材。

三、维护流程

各药品、医用耗材企业可以登录国家医疗保障局官网（网址：www.nhsa.gov.cn），进入“医保业务编码标准动态维护”窗口，对产品信息进行数据维护。企业提交的信息经审核通过后将纳入国家医保信息业务编码标准数据库，供各地医疗保障部门使用。用户注册、系统登录、信息维护等具体操作方式详见窗口“操作指引”视频。

四、维护要求

（一）国家药品监督管理部门批准上市的药品和各级药品监督管理部门注册、备案的单独收费医用耗材产品信息发生新增、删除或变更时，应通过“医保业务编码标准动态维护”窗口进行实时维护。

（二）2019年6月30日（含）以前经国家药品监督管理部门批准上市的药品和各级药品监督管理部门注册、备案的单独收费医用耗材，应于2019年9月30日前完成相关产品信息维护工作。

（三）各药品、医用耗材企业应指定联系人负责本企业产品信息填报与维护工作。企业应确保提交信息的真实性和有效性，积极配合审核专家对填报内容的监督检查。对维护过程中发现的问题和困难，可以通过以下途径进行反馈：

1.“医保业务编码标准动态维护”窗口“意见反馈”栏。

2. 电子邮件：code@nhsa.gov.cn。

3. 通信地址：北京市西城区月坛北小街2号—9，国家医疗保障局规划财务和法规司标准组（邮编：100830）。

国家医疗保障局办公室

2019年6月25日

关于印发《医疗保障基金监管飞行检查规程》的通知

（医保办发〔2019〕21 号）

各省、自治区、直辖市及新疆生产建设兵团医疗保障局：

为加强医疗保障基金监督检查，打击各种欺诈骗取医疗保障基金行为，确保医疗保障基金的安全运行，根据《中华人民共和国社会保险法》等有关法律法规，我局制定了《医疗保障基金监管飞行检查规程》，现印发执行。

附件：医疗保障基金监管飞行检查规程

国家医疗保障局办公室

2019 年 7 月 15 日

附件：医疗保障基金监管飞行检查规程

第一章　总则

第一条　为加强医疗保障基金监督检查，打击各种欺诈骗取医疗保障基金行为，确保医疗保障基金的安全运行，根据《中华人民共和国社会保险法》等有关法律法规，制定本规程。

第二条　本规程所称医疗保障基金监管飞行检查（以下简称飞行检查），是指国家医疗保障局对全国范围内定点医药机构和经办机构及工作人员、参保人员等单位和个人涉及医疗保障基金使用行为开展的不预先告知的监督检查。

第三条　国家医疗保障局负责组织实施全国范围内的飞行检查，省市医疗保障部门接受国家医疗保障局邀请派人参加异地飞行检查。

第四条　飞行检查遵循依法依规、相对独立、客观公正、程序严谨的原则。

第五条　国家医疗保障局及有关工作人员应当严格遵守有关法律法规、廉政纪律和工作要求，不得向被检查对象提出与检查无关的要求，不得泄露飞行检查相关情况、举报人信息及被检查对象的商业秘密。

第二章　启动

第六条　有下列情形之一的，国家医疗保障局可以开展飞行检查：

（一）投诉举报线索反映医疗保障基金可能存在重大安全风险的；

（二）医疗保障智能监控提示医疗保障基金可能存在重大安全风险的；

（三）开展“双随机、一公开”基金监督检查的；

（四）应地方医疗保障部门邀请，对当地可能存在严重违法违规定点医药机构开展检查的；

（五）其他需要开展飞行检查的情形。

第七条　开展飞行检查应当制定检查方案，检查方案应明确检查组成员、检查对象、检查目的、检查内容、检查方式、实施步骤和工作要求等。

飞行检查可邀请卫生健康、公安、药监等有关部门派人参加。

开展飞行检查，可向符合条件的第三方机构购买专业人员服务。

第八条　飞行检查组应由 2 名以上检查人员组成。检查组实行组长负责制，组长由国家医疗保障局基金监管司指定。检查组成员由医疗保障行政执法人员或相关部门人员、受委托的专家及第三方机构人员等组成。根据检查工作需要，可邀请新闻媒体参与监督。

参加检查的人员应当签署保密承诺书（附件1），检查活动与其个人可能有利益冲突的，应当主动提出回避。

第九条　检查组成员不得事先泄露检查行程和检查内容。检查组在指定地点集中后，第一时间按检查方案开展检查。检查组成员不得擅自透露检查情况、发现的违法线索等相关信息。

第十条　开展飞行检查时，可以适度提前通知被检查对象所在地医疗保障部门。被检查对象所在地医疗保障部门应当保障检查活动安全顺利开展，并派人员协助检查，按检查组要求做好前期准备工作。协助检查的人员应当服从检查组统一安排。

第十一条　国家医疗保障局加强对检查组的

调度和指挥，根据现场检查反馈情况及时调整应对策略，必要时启动应急机制，并可以派相关人员赴现场协调指挥。

第三章　检查

第十二条　检查组到达检查现场后，检查人员应当出示相关证件和《国家医疗保障局飞行检查告知单》(附件2)，通报检查要求及被检查对象的权利和义务。

第十三条　检查组根据情况需要，可以收集、拷贝或者复制相关文件资料，拍摄实物和现场情况，采集实物以及询问有关人员等。

检查组进行现场检查的，应当制作现场检查记录(附件3)。现场检查记录应当包括检查时间、地点、现场状况等，并由相关人员签字。现场检查记录应当及时、准确、完整，客观真实反映现场检查情况。

检查组询问有关人员的，应当制作询问笔录(附件4)。询问笔录应当包括询问对象姓名、工作岗位和陈述内容等，并需询问对象逐页签字或按指纹。

飞行检查过程中形成的记录及依法收集的相关资料、实物等，可以作为处罚中认定事实的依据。

第十四条　检查组认为证据可能灭失或者以后难以取得、需要采取行政强制措施的，可以要求被检查对象所在地医疗保障部门依法采取证据保全或者行政强制措施。被检查对象所在地医疗保障部门应当予以配合。

超过封存期限仍需核查的资料，检查组可以征求被检查对象同意后办理借阅手续，借阅后可以委托第三方保管，检查组可以查阅，及时归还。

检查组调取被检查对象相关材料时，被检查对象拒绝提供的，检查组应如实记录，可请当地医疗保障部门见证签字。

第十五条　有下列情形之一的，检查组组长应当立即报告国家医疗保障局基金监管司：

(一)需要增加检查力量或者延伸检查范围的；

(二)需要解除医保服务协议的；

(三)涉嫌犯罪需要移送司法机关的；

(四)其他需要报告的重大事项。

第十六条　现场检查时间和检查措施由检查组根据检查需要确定，原则上控制在一周以内。需要公安等部门配合的，可要求当地医保部门协调，以能够查清查实问题为原则。

第十七条　现场检查结束时，检查组应当在讨论一致的基础上形成书面意见，由检查组组长当面向被检查对象所在地医疗保障部门反馈(附件5)。

第十八条　检查结束后，检查组应当撰写检查报告。

第四章　处理

第十九条　飞行检查发现涉嫌违法行为，被检查对象所在地医疗保障部门组织查实后，依法依规进行处理。

检查组应当对被检查对象拒绝、逃避检查的行为进行书面记录，责令改正并及时报告国家医疗保障局基金监管司；因被检查对象拒绝、逃避检查造成无法完成检查工作的，当地医疗保障部门应解除医疗保障服务协议，并追究其相关责任。

国家医疗保障局基金监管司跟踪督导被检查对象所在地医疗保障部门后续检查及处理情况。

第二十条　针对飞行检查中发现的区域性、普遍性或者长期存在、比较突出的问题，检查组组长可以约谈被检查对象所在地医疗保障部门主要负责人。

被约谈医疗保障部门应当在15个工作日内提出整改措施，并将整改情况上报国家医疗保障局。

第二十一条　医疗保障部门工作人员有下列情形之一的，按照有关规定给予行政处分和纪律处分，其中涉嫌犯罪的，依法移交司法机关处理：

(一)泄露飞行检查信息的；

(二)泄露举报人信息或者被检查对象商业秘密的；

(三)出具虚假检查报告的；

(四)违反廉政纪律的；

(五)有其他滥用职权或者失职渎职行为的。

第五章　附则

第二十二条　省级医疗保障部门可参照本规程，组织开展全省范围内的飞行检查。

第二十三条　本规程由国家医疗保障局基金监管司负责解释，自颁布之日起实施。

附件：1. 飞行检查组人员保密承诺书(略)

2. 国家医疗保障局飞行检查告知单(略)

3. 国家医疗保障局飞行检查记录单(略)

4. 国家医疗保障局飞行检查询问笔录(略)

5. 国家医疗保障局飞行检查情况反馈(略)

关于开展药品价格与供应异常变动监测的通知

（医保办发〔2019〕30 号）

各省、自治区、直辖市及新疆生产建设兵团医疗保障局：

药品价格和供应稳定关系到人民群众健康福祉。为贯彻落实党中央、国务院决策部署，更好满足人民群众用药需求，决定依托省级药品集中采购平台，试行药品价格与供应异常变动监测。现就有关事项通知如下：

一、监测目的

服务医疗卫生机构有序开展诊疗用药，维持药品采购正常价格秩序和药品及时配送供应，准确掌握药品采购价格与供应异常变动情况，了解异常变动原因，为应对药品价格与供应异常变动情况提供信息支撑，为科学决策提供依据。

二、主要工作

（一）省级药品集中采购平台监测全省（区、市）范围内各级公立医疗卫生机构药品采购价格异常变动或供应异常。省级药品集中采购平台将挂网交易的所有药品列入常规监测范围，并对部分临床反映集中的药品进行重点监测。

（二）各地对于常规监测发现价格和供应出现异常变动的药品，应按照省级药品集中采购平台《药品价格异常变动情况监测表》（附表 1）和《药品供应异常变动情况监测表》（附表 2）每月报送信息。监测填报价格与供应异常变动品种的有关标准见填表说明。

各地对于重点监测的药品（附表 3），无论价格或供应是否出现异常变动，每季度按附表 1、附表 2 的信息需求报送监测结果。

（三）各地对于监测发现的价格和供应出现异常变动问题，应核查信息是否属实，排除错误干扰。对于本省份企业生产、价格变动幅度较大的药品，应按属地原则开展生产经营情况和价格成本调查，要求生产企业填报《药品生产经营情况和价格构成情况表》（附表 4），说明价格大幅变动原因，并提交出厂价格增值税发票复印件等必要的辅助资料。

三、信息报送

（一）报送时间和内容。自 2019 年 10 月起，省级药品采购机构在每月 8 日前（遇节假日顺延），提交上一月常规监测结果。平台上没有发生价格异常变动及药品短缺也要零报告。由产地省负责的生产经营情况和价格成本调查，应在提交常规监测结果的 5 个工作日之内报送。重点监测药品的季报在每季度第一个月的 8 日前提交上一季的监测结果。

（二）各地 2019 年 10 月报送第一批监测信息时，应按相同要求和格式追加报送 2019 年 4—9 月份月度信息。

（三）按照规定数据格式填报相关药品信息，并将电子版发送至国家医保局医药价格和招标采购指导中心公共信箱 mppc@nhsa.gov.cn。

四、组织实施

（一）加强组织协调。请各省（区、市）药品集中采购机构高度重视，完善本省工作机制。各省（区、市）医疗保障局负责组织协调和指导，明确牵头处室；各省（区、市）药品集中采购机构负责明确责任人和联系人，确保完成药品价格与供应异常变动监测工作。牵头处室、责任人、联系人信息在报送第一批监测信息时同步提交。

（二）完善监测预警功能。各省（区、市）药品集中采购机构要抓紧建立健全药品价格与供应异常变动监测预警功能，加强数据上传工作与数据质量控制管理，提高监测的自动化水平，确保上传数据质量。

（三）做好信息利用与共享。各省（区、市）药品集中采购机构对于监测发现的异常变动，可能涉及药品短缺、垄断涨价、价格违法的，应及时报告省级短缺药品供应保障工作会商联动机制办公室，及时将有关问题线索移交相关职能部门。同时要指导公立医疗卫生机构、药品生产经营企业充分利用药品编码(YPID)，做好技术衔接。

附表：1. 药品价格异常变动情况监测表(略)

2. 药品供应异常变动情况监测表(略)

3. 重点监测价格和供应异常波动情况的药品清单(略)

4. 药品生产经营情况和价格构成情况表(略)

国家医疗保障局办公室

2019 年 8 月 21 日

关于建立基本医疗保险跨省异地就医结算业务协同管理工作机制的通知

（医保办发〔2019〕33 号）

各省、自治区、直辖市及新疆生产建设兵团医疗保障局：

为贯彻落实《国家医保局 财政部关于切实做好2019 年跨省异地就医住院费用直接结算工作的通知》（医保发〔2019〕33 号）有关建立全国跨省异地就医结算业务协同管理机制工作的要求，切实简政放权、放管结合、优化服务，推进线上备案、费用协查、问题协同、信息共享等工作，现就有关事项通知如下：

一、目标任务

2019 年年底前，依托国家异地就医结算系统业务协同管理模块（以下简称国家平台）和国家医保异地备案小程序（以下简称备案小程序），搭建起各级医保经办机构、定点医疗机构和参保人员之间跨省异地就医结算业务办理和应急问题处理平台，初步建立跨省异地就医结算业务协同管理工作机制。2020 年 6 月底前，逐步健全工作机制，基本形成分工明确、职责明晰、流程统一的跨省异地就医业务协同管理体系，全面提升各级医保经办机构业务协同管理能力。

二、基本原则

（一）坚持问题导向，协作高效。坚持以人民为中心，结合跨省异地就医结算经办管理实际和反映集中问题，建立业务协同规范，明确各级医保经办机构业务协同管理职责，有效提升跨地区、跨机构业务协同效率。

（二）坚持因地制宜，循序渐进。结合机构改革人员到位的实际情况，优先建立医保经办体系内部业务协同管理机制，逐步拓展至定点医疗机构以及参保群众，确保工作稳步推进。

（三）坚持顶层设计，分级管理。坚持建立自上而下、全国统一的工作规范，结合现行跨省异地就医结算管理层级，建立业务协同分级管理机制，落实各级医保经办人员相关职责，以统筹地区为单位开展业务协同绩效考核和通报。

三、主要工作

（一）开通全国统一线上备案服务试点，提供规范、便捷、高效的备案服务。依托国家平台和备案小程序，促进全国备案管理的规范和统一；参保人员通过备案小程序实现远程备案，2019 年年底前基本实现统筹地区线上备案渠道全覆盖。各级医保部门要积极参与试点，承诺服务事项和时限，做到线上线下备案政策一致，做好本地备案政策与管理服务的无缝衔接。鼓励已全部实现统一线上备案渠道的省份通过接口方式与国家平台备案管理信息同步，提高备案服务效率。其他地区可以登录国家平台在规定时限内完成备案申请受理和参保人员资料下载等工作。

（二）建立跨省异地就医结算费用协查机制，强化监管手段。国家医保局根据各地提交的跨省异地就医结算费用协查申请，定期下发全国跨省异地就医结算费用协查汇总表，各省级医保部门指导辖区内统筹地区医保部门具体负责就医费用协查工作。

（三）优化问题协同分类管理，提高响应效率。各级医保部门要遵循轻重缓急要求处理好协同问题。对于即时类协同问题可选择通过备案小程序快速提交协同问题或线下方式提出协同请求。对于非即时类协同问题主要通过国家平台提出协同请求。各级经办人员要按规定时限及时响应协同请求，切实提高响应效率。

（四）推进跨省异地就医结算业务信息共享，提升服务透明度。各统筹地区跨省异地就医结算政策、经办管理、系统运行等各项业务信息以公告、通知的形式在国家平台共享。各地医保部门要在国家平台上及时更新异地备案、报销等政策,按要求发布本地跨省异地就医结算业务运行、人员机构等业务信息,提升服务透明度,方便参保人员和定点医疗机构在备案小程序上查询。

四、保障措施

(一)加强统筹管理。各省级医保部门要按照国家统一要求制定实施方案,全面建立业务协同管理工作机制,为参保人员提供高效的跨省异地就医结算服务。2019 年 10 月底前,各省级医保部门要完成国家平台权限管理设置工作,主要包括本省辖区内所有统筹地区划分、机构设置和人员权限管理等。

(二)明确责任机制。各地医保部门要责任到人,结合工作实际,明确业务协同具体操作流程,落实好跨省异地就医结算业务协同管理工作。建立畅通的沟通渠道,定期开展业务培训,切实提升业务协同效率和经办服务水平。

(三)开展监督考核。各地医保部门要强化责任意识,加强协调配合,做好业务协同管理工作。国家和省级医保部门根据《基本医疗保险跨省异地就医结算业务协同管理经办规程(试行)》定期对业务协同工作效率、质量进行考核评估,及时总结经验,发现问题。

特此通知。

附件:基本医疗保险跨省异地就医结算业务协同管理经办规程(试行)

国家医疗保障局办公室

2019 年 9 月 23 日

附件:基本医疗保险跨省异地就医结算务协同管理经办规程(试行)

第一章　总则

第一条　为推进基本医疗保险跨省异地就医结算业务协同管理工作,加强规范化管理,提升服务水平,根据《国家医保局 财政部关于切实做好2019 年跨省异地就医住院费用直接结算工作的通知》(医保发〔2019〕33 号)等文件要求,制定本规程。

第二条　本规程适用于为基本医疗保险参保人员提供跨省异地就医结算经办管理服务的各级医保部门。

第三条　跨省异地就医结算业务协同经办管理工作实行统一规范,分级管理。国家医保局负责统一组织、协调省际间业务协同经办管理工作,省级医保部门负责统一组织协调并实施跨省异地就医结算业务协同经办管理工作,各统筹地区医保部门按国家和省级要求做好跨省异地就医结算业务协同工作。

第四条　本规程主要用于规范跨省异地就医备案、就医、结算等直接结算业务以及手工报销业务流程,加强对各级医保部门业务协同的组织管理和监督考核。

第二章　国家平台备案管理

第五条　申请通过国家平台实现跨省异地就医备案管理的统筹地区,需在国家平台按照参保地政策完善备案告知书(包括跨省异地就医结算的政策规定和需提前告知参保人知晓的相关权利和义务)等内容,按照不同备案类型选择网上备案材料清单,支持基本医疗保险跨省异地就医备案个人承诺书(以下简称个人承诺书,见附件 1)的地区需完善承诺书使用的权利和义务。国家平台审核通过后,统一提供线上备案服务。

第六条　国家平台备案管理人员范围是指经过实人认证,阅读并确认告知书有关政策要求后,按照国家统一的跨省异地就医直接结算备案申报材料要求办理备案的参保人员。参保人员通过备案小程序提交备案申请,也可为其他参保人员代办备案申请,原则上每一自然年度内每人最多代办3 人。

第七条　异地安置退休人员,需线上填写姓名、身份证号、医保险种类型、参保地、就医地、备案类型、申请备案开始时间、联系人、联系电话、联系地址等跨省异地就医登记备案必要信息(以下简称异地就医登记备案必要信息),提供身份证正反面照片(或通过实人认证)、异地安置认定材料("户口本首页"和本人"常住人口登记卡"页照片或个人承诺书等)。异地长期居住人员,需线上填写异地就医登记备案必要信息,提供身份证正反面照片(或通过实人认证)、长期居住认定材料(居住证明照片或个人承诺书等)。常驻异地工作人员,需线上填写异地就医登记备案必要信息,提供身份证正反面照片(或通过实人认证)、异地工作证明材料(参保地工作单位派出证明、异地工作单位证明、工作合同照片任选其一或个人承诺书等)。异地转诊人员需线上填写异地就医登记备案必要信息,提供身份证正反面照片(或通过实人认证)、具有转诊资质的定点医疗机构开具的转诊转院证明材料。

第八条 参保人员选择提交个人承诺书申请备案的,按参保地相关备案和结算管理规定办理。参保地对不履行个人承诺书或虚假承诺的参保人员,按照参保地有关规定处理,并将其纳入失信人员名单。

第九条 国家平台实时接收外网提交的备案申请,各省医保部门可通过接口下载办理,各统筹地区医保部门也可在国家平台完成备案申请受理和参保人员资料下载等工作。

第十条 各统筹地区医保部门需于备案申请提交 2 个工作日内完成审核。对于符合备案条件的,医保部门将备案信息上传至国家平台,并在国家平台确认备案成功。对于不符合备案条件的,医保部门需详细写明不符合原因,并将备案审核结果和原因上传至国家平台。备案小程序为参保人员提供备案审核结果查询服务。

第十一条 各统筹地区医保部门根据本地业务管理要求,自行留存参保人员线上提交的备案申请材料,包括电子文件及照片,按照本省规定归档。

第三章 费用协查管理

第十二条 参保地医保部门对一次性跨省住院医疗总费用超过 3 万元(含 3 万元)的疑似费用,可以登录国家平台提出费用协查申请。申请费用协查时,需提交待协查参保人员身份证号码、姓名、性别、医疗服务机构名称、住院号、发票号码、入院日期、出院日期、费用总额等必要信息,以确保待协查信息准确。

第十三条 国家平台每月 26 日零时生成上月 26 日至当月 25 日全国跨省异地就医结算费用协查申请汇总表,就医省组织各统筹地区医保部门通过国家平台下载当期汇总表,并通过本地医保信息系统进行核查,已生成申请汇总表的费用协查申请原则上不予修改或删除。

第十四条 就医地医保部门接到本期汇总表后,原则上需于次月 26 日前完成本期费用协查工作,并及时上传费用协查结果至国家平台。遇有特殊情况确需延期办理的,自动记录至下一期,并记入本期完成情况统计监测。协查结果分为"核查无误"和"核查有误"两类,如协查信息与实际信息不符,需填写"核查有误"的具体原因方能上传结果。

第十五条 参保地医保部门查看到就医地医保部门返回的协查结果后,5 个工作日内在国家平台上进行确认。对协查结果存在异议的,应及时与就医地医保部门进行沟通,根据沟通结果进行相应处理。

第四章 问题协同处理

第十六条 各级医保部门可根据跨省异地就医结算业务协同问题的紧急程度选择国家平台或备案小程序提出问题协同申请。通过国家平台提交的问题协同申请需明确待协同机构、主要协同事项、问题类型及协同时限,针对特定参保人员的问题协同需标明参保人员身份信息,其中备案类问题需在 2 个工作日内回复,系统故障类问题需在 1 个工作日内回复,其他类问题回复时间最长不超过 10 个工作日。参保人员、定点医疗机构工作人员可通过备案小程序进行跨省异地就医结算问题咨询、系统故障申报等操作,系统故障需提交系统报错截图等必需材料。

第十七条 问题协同遵循第一响应人责任制,各级医保部门在接收协同申请后即作为第一响应人,需在规定时限内完成问题处理,根据实际情况标注问题类型,并在国家平台上进行问题处理登记,确需其他机构协助的,可在问题处理登记时详细列出其他协同机构。如不能按期完成需及时与申请地沟通延长处理时限。

第十八条 各级医保部门需在收到协同地区处理结果后进行"处理结果确认",明确问题处理结果。超过 10 个工作日未确认的,国家平台默认"确认解决"。对问题处理结果有异议的,或尚未解决的可重新发起问题,申请上一级医保部门进行协调处理。

第五章 信息共享管理

第十九条 各级医保部门可通过国家平台发布停机公告、一般公告、医保政策等信息。

第二十条 常规停机公告需提前 2 个工作日在国家平台填写停机起止时间、涉及信息系统等信息,国家平台将停机公告信息同步至备案小程序供参保人员查询。

第二十一条 各级医保部门需于当年 12 月底前,在国家平台中完成次年基本医保报销政策参数更新，主要包括政策对应医疗服务类型（门诊/住院）、对应险种、对应医疗机构级别（三、二、一级及以下）、起付线、封顶线、报销比例、政策起始日期、政策结束日期，并上传政策文件扫描件。政策执行期间如需调整，需至少提前10个工作日发布公告，并上传最新政策参数及文件，以保证各地区业务持续稳定运行。

第二十二条 各级医保部门需及时更新本地备案政策及各类跨省异地就医人员备案申请所需材料清单，方便参保人员根据政策要求提交备案申请。参保人员提出备案申请时间节点前未及时更新相关政策和材料清单的，执行参保地原备案政策。

第二十三条 各统筹地区如遇其他政策、信息系统调整等情况，需至少提前1个工作日发布公告，标明涉及地区、险种及起止时间，以便各地区及时响应处理。

第六章 组织管理与监督考核

第二十四条 各省级医保部门负责在国家平台权限管理模块中完善本省辖区内机构设置和人员权限管理。各级医保部门要明确各项行政、业务、财务、信息经办人，建立沟通渠道，定期开展业务培训，优化费用协查、问题协同、在线备案等业务流程，制定相关配套制度和具体措施，及时响应其他省份和地区的业务协同任务，确保跨省异地就医结算问题得到及时明确的处理。

第二十五条 国家和省级医保部门要及时监督各项协同业务运行情况，定期开展工作绩效考核，及时评估和调整业务协同流程，促进跨省异地就医结算业务协同管理工作机制不断完善。

第七章 附则

第二十六条 省级医保部门可根据本规程的规定制定具体实施细则，可依托国家平台开展本省辖区内协同管理工作。

第二十七条 本规程由国家医疗保障局基金监管司负责解释。

第二十八条 本规程自2019年11月15日起施行。

附件：1. 基本医疗保险跨省异地就医备案个人承诺书（略）

2. 跨省异地就医国家平台备案管理、费用协查管理、问题协同处理流程（略）

关于开展医疗保障信息业务编码测试应用工作的通知

（医保办发〔2019〕34 号）

北京市、天津市、吉林省、江苏省、浙江省、安徽省、湖北省、四川省医疗保障局：

为加快推进统一的医疗保障信息业务编码标准，形成全国“通用语言”，根据《国家医疗保障局关于印发医疗保障标准化工作指导意见的通知》（医保发〔2019〕39 号）有关要求，我局决定组织开展医疗保障信息业务编码测试应用工作，现将测试应用地区名单和工作方案印发给你们。请测试地区切实加强领导，精心组织实施，积极推动信息业务编码落地使用，打造信息业务编码标准化工作典型示范点。国家医保局将采取多种形式加强指导评估，总结经验做法并适时推广。

为加强与各测试应用地区的联系，请各测试应用地区医保部门指定 1 名部门负责人作为联络员，并于 2019 年 10 月 11 日前将联络员回执报送至国家医保局规划财务和法规司。

附件：1. 国家医疗保障局信息业务编码测试应用地区名单

2. 医疗保障信息业务编码测试应用工作方案

3. 医疗保障信息业务编码测试应用地区联络员回执（略）

国家医疗保障局办公室

2019 年 9 月 23 日

附件 1：国家医疗保障局信息业务编码测试应用地区名单

北京市、天津市、吉林省直、江苏无锡市、浙江金华市、安徽滁州市、湖北宜昌市、四川成都市

附件 2：医疗保障信息业务编码测试应用工作方案

根据《国家医疗保障局关于印发医疗保障标准化工作指导意见的通知》（医保发〔2019〕39 号）有关要求，为切实做好医保信息业务编码测试应用工作，推动医保信息业务编码标准在全国落地使用，制定本方案。

一、总体要求

（一）指导思想

以习近平新时代中国特色社会主义思想为指导，全面贯彻党的十九大和十九届二中、三中全会精神，以医疗保障高质量发展为导向，按照“统一分类、统一编码、统一维护、统一发布、统一管理”的总体要求，积极开展信息业务编码标准在招标采购、基金监管、基金支付等环节的测试应用，逐步实现医保信息业务编码全国互认、信息互联互通、数据共建共享，为促进医疗保障治理能力和公共服务水平提升提供有力支撑。

（二）测试应用目标

在国家统一指导下，选择部分地区组织开展医保疾病诊断和手术操作等 15 项信息业务编码标准的测试应用，验证编码标准和数据库的兼容性和适用性，形成可借鉴、可复制、可推广的经验和模式，推动信息业务编码标准在全国落地使用。

（三）基本原则

一是明确责任、上下联动。明确国家、测试地区所在省份和测试地区职责，加强沟通协调，形成标准自上而下、信息自下而上的工作机制，合力抓好测试工作的落实。

二是因地制宜、鼓励创新。结合地方实际，积极探索信息业务编码标准落地应用的可行路径和

有效机制，创新提高医疗保障信息业务标准化水平的方式方法。

三是夯实基础、平稳推进。整合资源，落实政策、人员、资金等条件，循序渐进的推动测试应用工作，确保医保业务工作平稳过渡，群众就医结算不受影响。

二、工作内容

（一）建立信息业务编码标准维护团队

各测试应用地区及所在省份要组建省级和市级信息业务编码标准维护团队，与国家标准维护团队对接，配合做好动态维护工作。按照编码标准动态维护要求，组织做好本地区编码数据的采集、上报、更新及新发布编码版本的实施，及时反馈重难点问题。组建咨询专家团队，为测试应用工作提供智力支持。

（二）组织信息业务编码标准培训

通过下发培训手册和培训大纲、录制培训视频、召开培训会议等形式，组织医保部门、定点医药机构、相关企业以及参与测试工作的专家等人员学习和掌握信息业务编码规则和方法、动态维护操作流程等内容。国家将组织测试应用地区及所在省份医保部门的骨干人员和核心专家开展培训。测试应用地区负责对相关部门其他人员、医疗机构人员、地方有关专家的培训。

（三）开展信息业务编码标准落地应用

测试应用地区及所在省份要严格执行国家医保局制定下发的信息业务编码标准，结合当地实际，积极探索疾病诊断和手术操作等15项编码标准在DRG付费、异地就医结算、招标采购、基金监管等多种场景的测试应用，验证编码标准和数据库的兼容性和适用性，探索实现医保各类信息数据全国互认。

（四）建立标准测试应用工作机制

探索建立统一协调、管理规范、运行高效的标准应用工作机制，测试应用地区医保部门要指导定点医疗机构、定点零售药店等单位积极使用医保编码标准，凝聚共识，协同推进编码标准的落地使用；搭建交流平台，及时总结经验，合力推进测试应用工作。

三、职责任务

（一）国家医疗保障局。确定测试应用地区，印发工作方案，组建国家标准维护团队和专家指导组，协调管理测试应用工作中的重大事宜，组织测试应用地区交流学习，督导测试应用工作进度，定期评估测试应用进展，总结测试应用经验及成效。

（二）测试应用地区所在省份。做好本省编码标准测试应用的组织实施，组建省级信息业务编码标准维护团队，定期向国家医保局汇报工作进展，协调解决测试应用地区工作推进中的问题和困难，做好交流宣传工作等。

（三）测试应用地区。成立多部门参与的测试应用工作领导小组，结合本地区实际情况，组建本地区信息业务编码标准维护团队，积极开展信息业务编码标准落地使用，做好编码标准在定点医疗机构端口的切换和映射，确保各类信息数据全国互认。定期报告工作进展和成效，及时研究解决测试应用中的问题和困难，扎实推进测试应用工作。

（四）国家标准维护团队。受国家医保局委托，负责15项信息业务编码标准的日常维护工作，收集和协助解决各地编码标准维护管理中的重难点问题，定期维护更新编码版本，报请国家医保局批准后发布。

（五）专家指导组。根据国家医保局统一要求，开展对测试应用地区工作的跟踪指导、培训支持和考核评估。

四、工作安排

（一）测试应用准备阶段（2019年9月—10月）

国家医保局确定信息业务编码测试应用地区名单，印发工作通知，制定工作方案。各测试应用地区确定联络员，结合本地实际制定具体实施方案，并于10月15日前报国家医保局备案。

（二）测试应用实施阶段（2019年10月—2020年6月）

测试应用地区按照实施方案，组织开展信息业务编码标准的测试应用工作，落实各项措施，及时报告工作进展、成效和问题。

（三）总结评估阶段（2020年7月—2020年8月）

国家医保局组织开展对测试应用地区的跟踪调研、技术指导、督导检查和评估工作，全面掌握测试工作情况，及时发现和解决工作中的矛盾和问题，总结提炼先进做法和成熟经验，强化激励约束，推动工作落实。

五、有关要求

(一)加强组织领导。各测试应用地区及所在省份要高度重视,将信息业务编码测试应用工作列入重要议事日程,明确目标任务、夯实工作力量,统筹部署和开展测试应用工作。

(二)抓好工作落实。各测试地区及所在省份要按照工作方案,严格进度与质量要求,全流程参与标准贯彻实施,及时发现解决工作中的矛盾和问题,确保测试工作顺利进行、取得实效。

(三)加强考核评估。国家医保局对测试应用工作开展情况进行评估,定期形成测试应用评价报告,提出下一步工作的意见和建议。建立激励约束机制,推动测试应用工作的落实。

关于印发疾病诊断相关分组(DRG)付费国家试点技术规范和分组方案的通知

（医保办发〔2019〕36号）

有关省、自治区、直辖市，新疆生产建设兵团医疗保障局：

为贯彻落实医保支付方式改革任务，切实做好疾病诊断相关分组（DRG）付费国家试点工作，我局组织制订了《国家医疗保障DRG分组与付费技术规范》（以下简称《技术规范》）和《国家医疗保障DRG（CHS－DRG）分组方案》（以下简称《分组方案》）。现印发给你们，并就有关事项通知如下：

一、坚持统分结合，逐步形成有中国特色的DRG付费体系

各试点城市应遵循《技术规范》确定的DRG分组基本原理、适用范围、名词定义，以及数据要求、数据质控、标准化上传规范、分组策略与原则、权重和费率确定等要求开展有关工作。要严格执行《分组方案》，确保26个主要诊断分类（MDC）和376个核心DRG分组（ADRG）全国一致，并按照统一的分组操作指南，结合各地实际情况，制定本地的细分DRG分组（DRGs）。各试点城市不得随意更改MDC和ADRG组别。

二、贯彻落实标准，做好基础数据质量控制

各试点城市要按照《国家医疗保障局关于印发医疗保障标准化工作指导意见的通知》（医保发〔2019〕39号）和《国家医疗保障局关于印发医疗保障定点医疗机构等信息业务编码规则和方法的通知》（医保发〔2019〕55号）要求，统一使用医保疾病诊断和手术操作、医疗服务项目、药品、医用耗材、医保结算清单等5项信息业务编码标准。试点城市医保经办机构应建立信息业务编码标准维护团队，开展医保信息系统数据库动态维护、编码映射和有关接口改造等工作，推进信息业务编码标准落地应用，在全国使用“通用语言”。通过医保结算清单采集医疗机构有关数据。各试点城市要加快推进与DRG付费国家试点有关的信息系统改造工作，完善方案设计、招标、采购、部署等重点环节的实施和监督，提高数据管理能力。

三、组建专家队伍，提供技术支撑

国家医疗保障局成立DRG付费国家试点工作组技术指导组（以下简称“技术指导组”），设在北京市医疗保障局。试点城市和所在省（区）也要相应组建本地专家队伍，包括医保管理、信息技术、统计分析、病案管理、临床医学等各方面的专家，打造专业化的管理队伍，提高管理水平，保障试点工作顺利实施和推进。技术指导组将组织DRG付费国家试点专家组对省级、试点城市医保部门的骨干人员和核心专家进行培训。有关省（区、市）和试点城市负责对相关部门其他人员、医疗机构人员、地方有关专家的培训，切实做到参加DRG付费国家试点工作的所有人员都培训到位。

请有关省（区、市）医保部门认真落实本通知要求，会同本地DRG付费国家试点工作组各成员单位，按照试点工作方案积极推进国家试点工作。我局将同步开展DRG付费国家试点监测评估工作，重点是监测各试点城市工作进展，评估DRG付费改革成效，并采取适当方式公布有关结果。

附件：1. 国家医疗保障DRG分组与付费技术规范（略）

2. 国家医疗保障DRG（CHS－DRG）分组方案（略）

国家医疗保障局办公室

2019年10月16日

关于制定城乡居民高血压糖尿病门诊用药医保支付标准的通知

（医保办发〔2019〕37 号）

各省、自治区、直辖市及新疆生产建设兵团医疗保障局：

为落实国家医保局等部门印发的《关于完善城乡居民高血压糖尿病门诊用药保障机制的指导意见》（医保发〔2019〕54 号，以下简称 54 号文）要求，保障城乡居民高血压、糖尿病（以下简称“两病”）门诊用药待遇水平，合理控制医保基金支出，确保保障机制的可持续性，现就制定城乡居民“两病”门诊用药医保支付标准（以下简称“支付标准”）通知如下：

本通知所指支付标准，仅适用于 54 号文所指的城乡居民医保“两病”门诊用药。参保人员在门诊使用“两病”用药后，医保基金以支付标准作为结算基准，依据统筹地区相关政策按比例报销。适用的药品范围为最新版《国家基本医疗保险、工伤保险和生育保险药品目录》（以下简称国家医保药品目录）内直接用于降血糖、降血压的治疗性药品。

一、制定支付标准的思路和办法

原则上按照国家医保药品目录所列药品名称、剂型（即分别按照口服常释剂型、缓释控释剂型、注射剂、贴剂）并区分不同规格制定统一的支付标准，同一通用名下相同目录剂型的每个规格只有一个支付标准。对于同一治疗领域相同药理作用的药品，要注意保持不同品种、目录剂型、规格之间的合理平衡。

（一）国家医保谈判准入药品。

对于通过谈判进入国家医保药品目录的独家药品，根据谈判协议确定的价格作为全国统一的支付标准。

目录内谈判药品在协议期内有仿制药上市的，各省级医疗保障部门应依据其仿制药价格水平重新确定支付标准。

（二）纳入国家组织药品集中采购和使用试点范围药品。

以中选价格作为该规格对应目录剂型的支付标准，其他规格按照现行药品差比价规则进行规格差比调整，形成不同规格药品的支付标准。

对于部分价格与中选药品价格差异较大的药品，可按照《国家医疗保障局关于国家组织药品集中采购和使用试点医保配套措施的意见》（医保发〔2019〕18 号）要求，渐进调整支付标准。

（三）其他“两病”用药。

1. 非独家品种

原则上以仿制药的采购价格为基础，以本省（区、市）前一自然年度采购数量最大的规格为代表品，根据实际交易价格、采购数量进行量价加权平均，确定本省（区、市）该代表品的支付标准。对同一通用名下相同目录剂型的其他规格，以代表品支付标准为基准，按照现行药品差比价规则进行规格差比调整，形成不同规格药品的支付标准。

2. 独家品种

以本省（区、市）该药品前一自然年度采购数量最大的规格为代表品，以该规格全国中选价最低的 5 个省份的平均价为基础，确定本省（区、市）的支付标准。

二、支付标准的使用及调整

支付标准是医保基金支付“两病”门诊药品费用的基准。价格高于支付标准的，医保基金根据支付标准按规定比例支付，其余部分由患者负担。价格不高于支付标准的，医保基金和患者根据实际价格按规定比例支付。

综合考虑药品价格、供应、使用、招采、政策调整等因素，由医保部门定期调整支付标准。原则上调整周期不超过两年。当独家品种的仿制药上市时，其支付标准的制定方法与调整周期也随之同步变更。

三、认真做好组织实施工作

制定“两病”用药医保支付标准，是贯彻落实党中央、国务院决策部署的重要举措，各地要高度重视，认真组织、扎实推进。

（一）加强组织领导

支付标准由省级医保部门制定和发布，各统筹地区医保部门按要求认真落实。各地要组织精干力量，制定详细的实施方案，周密部署、科学测算，确保城乡居民“两病”门诊用药保障机制按期实施。鼓励用药需求、价格水平、保障模式相近的省份探索联合制定统一的支付标准，区域联动。

（二）科学测算，确保公平公正公开

加强数据收集、整理和审核，确保数据真实可靠。科学设计测算方案，建立公开透明规范的测算程序，加强精算与验证。通过多种形式广泛听取各方意见建议。严肃工作纪律，主动接受纪检监察、新闻媒体、社会各界等方面监督。

（三）做好衔接，平稳推进

各地要按照54号文的要求，切实做好支付标准工作与门诊统筹、门诊慢性病或特殊疾病保障等现有门诊保障政策的衔接，确保群众待遇水平不降低。对已纳入门诊慢性病或特殊疾病保障范围的“两病”患者 的待遇，继续按现行政策执行。

各省（区、市）要加快支付标准制定工作进度，确保参保患者年内享受待遇。“两病”用药医保支付标准实施前，要以省为单位向国家医保局备案。遇有重大问题，请及时向我局报告。支付标准实施后，各地要采取有效措施加强“两病”门诊药品价格、供应、使用以及患者待遇、基金运行等情况的监测，确保“两病”用药医保支付标准实施起步稳妥、顺利运行。

（四）强化宣传解读

各地要充分利用多种渠道，通过新闻发布、开展座谈等形式，主动加强“两病”门诊用药医保支付标准的政策解读宣传，特别是加强对参保患者、医务人员的宣传和疏导，积极营造全社会支持、理解、配合支付标准实施的良好舆论氛围。

国家医疗保障局办公室

2019年10月17日

关于开展医疗保障信息业务编码标准信息维护工作的通知

（医保办发〔2019〕42 号）

各省、自治区、直辖市及新疆生产建设兵团医疗保障局：

为贯彻落实《国家医疗保障局关于印发医疗保障标准化工作指导意见的通知》（医保发〔2019〕39 号）和《国家医疗保障局关于印发医疗保障定点医疗机构等信息业务编码规则和方法的通知》（医保发〔2019〕55 号）有关要求，加快推进统一的医疗保障信息业务编码标准，形成全国“通用语言”，按照“统一分类、统一维护、统一编码、统一发布、统一管理”的总体要求，决定由各省（区、市）组织开展医疗保障信息业务编码标准信息维护工作，现就有关事项通知如下：

一、工作目标

按照国家统一部署，各省严格执行国家医保局下发的 15 项信息业务编码规则和方法，组织开展信息维护工作。2020 年 4 月底前完成本省医保定点医疗机构、定点零售药店、医保医师、医保护士、医保药师、医保系统单位、医保系统工作人员、医保门诊慢特病病种、医保按病种结算病种、医保日间手术病种、中药饮片、疾病诊断和手术操作、医疗服务项目等信息业务编码标准信息维护工作，确保数据信息全面、准确、可靠。

二、具体工作安排

（一）完成本省医保系统单位及工作人员编码标准信息维护（2019 年 12 月底前）。

（二）完成本省医保门诊慢特病病种、医保按病种结算病种、医保日间手术病种编码标准信息维护（2020 年 3 月底前）。

（三）完成本省定点医疗机构、定点零售药店、医保医师、医保护士、医保药师编码标准信息维护（2020 年 4 月底前）。

（四）完成本省中药饮片编码地方增补目录信息维护（本省政策出台 1 个月内）。

（五）开展医保疾病诊断和手术操作、医疗服务项目编码标准动态维护（持续）。

三、配套措施

（一）建立维护团队。

组建省级和市级信息业务编码标准维护团队，与国家标准维护团队对接。按照国家统一部署，由省级医保部门组织开展信息维护工作，建立上下联动、层层落实的维护责任分工机制。组建省级咨询专家团队，为本地区编码标准的实施工作提供智力支持。

（二）开展编码培训。

组织省辖区内的医保部门、定点医疗机构、定点零售药店等参与信息维护工作人员开展医保信息业务编码标准培训，学习掌握信息业务编码标准的编码规则和方法、数据库建设和动态维护操作流程等要求。

（三）组织信息维护。

编码标准信息维护工作实行网上维护，网上反馈，网上公示，网上查询，通过登录国家医疗保障局官网（网址：www. nhsa. gov. cn），进入“医保业务编码标准动态维护”窗口进行全程线上操作。各级医保部门要严格执行信息业务编码标准维护流程，按照各自的工作职责和维护权限，按时保质做好本地区编码信息的采集、上报、审核等工作，确保编码统一、数据互认。维护工作手册和操作流程详见窗口“公示公布”栏目。

四、工作要求

（一）加强组织领导。

要高度重视，主动作为，强化责任担当，将信息维护工作摆上重要议事日程，切实加强组织领导和统筹协调，科学合理制定工作方案，切实采取措施将此项工作落实到位。请于2019年11月15日之前将本省信息维护工作联络员、维护团队名单和具体实施方案报送国家医保局规划财务和法规司。

（二）建立沟通机制。

要严格按照实施方案推动工作落实，组织推动本辖区内信息维护工作，自12月起按月上报本省信息维护工作进展，及时反馈工作中遇到的问题。国家医保局将建立维护工作情况通报制度，结合线上维护工作进度，定期通报各地信息维护工作情况。

（三）做好宣传引导。

要加强宣传引导，全方位、多角度宣传解读信息业务编码标准及实施成果。指导相关机构准确掌握信息业务编码标准内容和要求，提高标准化实施水平，为信息维护工作营造良好氛围。

附件：医疗保障信息业务编码标准信息维护工作人员回执（略）

国家医疗保障局办公室

2019年11月4日

国家医保局办公室 财政部办公厅 国家卫生健康委办公厅 国家药监局综合司 关于印发《完善城乡居民高血压糖尿病门诊用药保障机制工作重点任务分工方案》的通知

（医保办发〔2019〕48 号）

各省、自治区、直辖市及新疆生产建设兵团医疗保障局、财政厅(局)、卫生健康委、药监局：

为贯彻《国家医保局财政部国家卫生健康委国家药监局关于完善城乡居民高血压糖尿病门诊用药保障机制的指导意见》(医保发〔2019〕54 号)精神，现将《完善城乡居民高血压糖尿病门诊用药保障机制工作重点任务分工方案》印发你们，请遵照执行。

附件：完善城乡居民高血压糖尿病门诊用药保障机制工作重点任务分工方案

国家医保局办公室
财政部办公厅
国家卫生健康委办公厅
国家药监局综合司
2019 年 12 月 18 日

附件：完善城乡居民高血压糖尿病门诊用药保障机制工作重点任务分工方案

序号工作任务负责单位 1 对“两病”患者门诊降血压或降血糖的药物，要按最新版国家基本医疗保险药品目录所列品种，优先选用目录甲类药品，优先选用国家基本药物，优先选用通过一致性评价的品种，优先选用集中招标采购中选药品。医保部门、卫生健康部门分别负责 2 以二级及以下定点基层医疗机构为依托，对“两病”参保患者门诊发生的降血压、降血糖药品费用由统筹基金支付，政策范围内支付比例要达到 50%以上。医保部门 3 各省(区、市)要在摸清“两病”门诊用药人数、用药数量和金额等实际情况的基础上合理设定支付政策。医保部门 4 要做好与现有门诊保障政策的衔接，确保群众待遇水平不降低，对降血压和降血糖以外的其他药品费用等，或已纳入门诊慢性病或特殊疾病保障范围“两病”患者的待遇，继续按现有政策执行。医保部门牵头，卫生健康部门配合 5 要避免重复报销、重复享受待遇。医保部门 6 要做好与住院保障的衔接，进一步规范入院标准，推动合理诊疗和科学施治。卫生健康部门牵头，医保部门配合 7 对“两病”用药按通用名合理确定医保支付标准并动态调整。医保部门 8 积极推进药品集中带量采购工作，以量换价、招采合一，对列入带量采购范围内的药品，根据集中采购中标价格确定同通用名药品的支付标准。医保部门 9 根据“两病”参保患者就医和用药分布，鼓励开展按人头、按病种付费。医保部门 10 各有关部门要确保药品质量和供应，医疗机构要优先使用集中采购中选药品，不得以费用控制、药占比、医疗机构用药品种规格数量要求、药事委员会审定等为由影响中选药品的供应保障与合理使用。卫生健康、药监等部门分别负责 11 有条件的地方可探索第三方配送机制。药监部门、医保部门按职责分工负责 12 完善“两病”门诊用药长期处方制度，保障患者用药需求，但要避免重复开药。卫生健康部门牵头，医保部门配合 13 完善医保定点服务协议，将“两病”门诊用药保障服务纳入协议管理。医保部门牵头，卫生健康部门配合 14 坚持预防为主、防治结合，落实基层医疗机构和全科医师责任，加强“两病”患者健康教育和健康管理，提高群众防治疾病健康意识。卫生健康部门 15 各省(区、市)要高度重视“两病”门诊用药保障工作,加强统筹协调,《意见》印发后一个月内出台本省实施方案,指导督促统筹地区于2019年11月起开始实施,确保群众年内享受待遇。医保部门16医疗保障行政部门要积极会同相关部门做好“两病”患者门诊用药保障工作,加强指导,密切跟踪工作进展。医保部门牵头,财政、卫生健康、药监部门配合17财政部门要积极参与“两病”用药保障有关工作,按规定保障所需工作经费。财政部门18卫生健康部门要做好“两病”患者的健康管理,加强医疗服务行为监管,进一步健全完善“两病”用药指南和规范,规范诊疗行为,确保集中带量采购药品合理使用。卫生健康部门19药品监督管理等部门负责做好“两病”用药一致性评价审评和生产、流通、配送等环节的监督管理。药监等部门20要健全监督举报、智能监控、信用管理等机制,严厉打击欺诈骗保行为,加强对虚假住院、挂床住院等违规行为的监管,引导住院率回归合理水平。

关于开展全国药品和医用耗材集中采购数据快速采集的通知

（医保办发〔2019〕49 号）

各省、自治区、直辖市及新疆生产建设兵团医疗保障局：

为了服务全国药品和医用耗材的集中带量采购，根据《国务院办公厅关于印发国家组织药品集中采购和使用试点方案的通知》（国办发〔2019〕2 号）、《国务院办公厅关于印发治理高值医用耗材改革方案的通知》（国办发〔2019〕39 号）、《国务院深化医药卫生体制改革领导小组印发关于以药品集中采购和使用为突破口进一步深化医药卫生体制改革若干政策措施的通知》（国医改发〔2019〕3 号）精神，国家医疗保障局决定开展全国药品、医用耗材集中采购数据的快速采集工作。现将有关事项通知如下：

一、数据采集目的

及时准确获取全国各省级药品集中采购平台数据，监测药品、医用耗材价格与供应保障情况，服务全国集中带量采购、医保目录谈判，提升价格管理水平与价格发现能力，加强对全国医药价格和招标采购工作的指导，发挥大数据的决策支持作用。

二、数据采集原则

（一）利用互联网实现数据的快速组网采集。在全国统一的医保信息平台建设期间，各省级药品集中采购平台在“国家医疗保障局药品集中采购数据快速采集子系统”（以下简称“快采子系统”）上线后的 1 个月内实现对接，并上传药品采购数据。医用耗材的数据上传方案将另行制定。

（二）先行利用已有的数据标准和传输条件。使用各省级药品集中采购平台给国家药品供应保障综合管理信息平台传输的现有数据标准，充分利用现有数据传输的软硬件设备、上传机制和运维方式，实现全国数据的快速汇集。

（三）与国家医疗保障局整体信息化建设相衔接。快采子系统采集的数据迁入全国统一的医疗保障信息平台，与医保编码相对应，与国家医疗保障局药品和医用耗材招采管理子系统融为一体。确保采购数据的及时准确完整和历史延续，服务于国家医疗保障局药品和医用耗材的集中采购管理工作。

三、数据采集工作内容

（一）做好数据上传准备。各省级药品集中采购平台充分利用已有上传数据标准和数据项，提前准备好药品采购的上传数据，包括采购目录、订单、配送、收货、结算等数据，并将原《国家医疗保障局办公室关于开展药品价格与供应异常变动监测的通知》（医保办发〔2019〕30 号）涉及报送内容纳入上传数据范围，及时上传至前置机，原电子邮件上传方式同时停止。具体内容、数据格式与相关要求详见附件 1。

（二）与快采子系统实现对接联通。根据相关接口标准实现省级集中采购平台与国家快采子系统的对接，并保证传输通道的实时联通，确保数据定时传输。

（三）数据的组织形式与上传频次。数据按日组织每天一个批次上传，设置自动上传程序，当天 24 点后自动上传，同时采用“零报告制度”，当日没有采购数据的也应按规则赋予批次号，按批次上传。药品价格与供应异常变动监测按原要求频次上传。

（四）做好数据逻辑检查确保数据质量。快采子系统将设置数据业务逻辑审核、数据规范性检查、数据质量评估等功能模块，及时产出数据质量报告，反馈数据或采购交易的异常情况，供省级平台及时调整数据上传逻辑，检查核实异常采购数据，必要时重传数据，确保数据质量。

（五）上传数据起始时点。各省级药品集中采购平台应将自2019年1月1日开始的全部采购数据，按原有标准上传，之前的历史数据根据要求另行补传。

四、确保数据安全

（一）确保安全的技术手段。前置机数据接口配置非对称加密，所有上传数据进行采用软证书/密码双因子验证模式，使用HTTPS协议传输数据，利用SSL/TLS来加密数据包，保护交换数据的隐私与完整性，通过数据流形式进行传输，在服务端验证通过后对数据解析。

（二）确保安全的管理手段。省（区、市）采购平台应延用各地现有信息化安全制度和要求，制定数据上传、平台运行维护等管理制度，确保传输端的数据安全与平稳运行。快采子系统应遵照国家医疗保障局相关网络安全制度和要求，制定数据安全管理与使用办法。

五、明确责任、加强业务指导与督导

国家医疗保障局医药价格和招标采购司牵头负责本项工作，规划财务和法规司负责相关信息化支持工作，医药价格和招标采购指导中心加强技术和业务指导，制定相关技术方案，开展工作培训，确保规范联通和数据准确上传，并开展技术交流和平台运行绩效评估。

各级医保部门要督促公立医疗卫生机构按政策要求在网上采购药品和医用耗材，因临床需要而发生线下采购的价格、数量、生产企业、配送企业及医院回款等情况应上传本省级药品集中采购平台，由省级平台上传至国家快采子系统。在实际工作中遇到的困难和问题，要及时沟通报告。

各省级医保部门和药品集中采购机构要高度重视本项工作，成立专门小组，明确分管领导和指定专人负责，省级药品集中采购平台不在医保部门的，省级医保部门应积极主动协调相关机构，全力推进完成此项工作。

请各省（区、市）确定联系人，1名为省级医保局同志，1名为省级药品集中采购机构的同志，负责相关工作。联系人名单于2019年12月31日前以电子邮件方式报送国家医疗保障局医药价格和招标采购指导中心。

附件：1. 国家医疗保障局药品集中采购数据快速采集子系统技术方案（略）

2. 各省医疗保障局、药品集中采购机构联系人名单（略）

国家医疗保障局办公室

2019年12月23日

关于规范医疗保障基金监管飞行检查后续处理工作的通知

（医保办发〔2019〕50 号）

各省、自治区、直辖市及新疆生产建设兵团医疗保障局：

近期，国家医疗保障局组织开展了多批次飞行检查，目前进入后续查处阶段。为完善飞行检查机制，保证飞行检查效果，根据相关法律法规和《医疗保障基金监管飞行检查规程》（医保办发〔2019〕21号）有关要求，现就规范国家医疗保障局基金监管飞行检查后续处理有关工作通知如下：

一、限时办结

国家飞行检查组反馈书面意见后，省级医保部门应立即牵头组织开展后续调查、核实、处理等工作。对于事实清楚、证据确凿的违法违规问题，医保部门应在 10 个工作日内办结；对于需进一步核实的问题线索，应在 30 日内办结；对于情况复杂的问题线索，经请示国家医疗保障局同意后，可以延长至 60 日内办结。省级医保部门应在案件办结后 5 个工作日内，以书面形式向国家医疗保障局报告查处结果。法律、法规、规章对医保基金类案件行政处罚期限有明确规定的，从其规定。

二、分类处理

对于经查存在违反医保服务协议行为的定点医药机构，责成统筹区医保经办机构依据定点服务协议，给予约谈、限期整改、通报、暂停结算、拒付费用、收取违约金、中止直至解除协议等处理措施。

经查证属实，以欺诈、伪造证明材料或者其他手段骗取医保基金支出的，由所在地医保部门依据《社会保险法》的规定，责令退回骗取的基金，处骗取金额二倍以上五倍以下的罚款。

对违法违规行为需要进行行政处罚的，医保部门应严格按照《行政处罚法》规定的程序执行。

飞行检查期间及后续查处过程中主动配合、积极自查、及时整改、主动返还医保基金损失的，应依法从轻、减轻行政处罚；违法情节轻微并及时纠正，没有造成危害后果的不予行政处罚。

三、联合惩处

涉及卫生健康、市场监管、公安等部门职能的违法违规问题，所在地医保行政部门要同步将案件移送或通报相关部门依法依规给予处理。

公立医疗机构违法违规行为性质恶劣、情节严重或涉嫌失职渎职的，要将案件报告或移送医疗机构上级主管部门或同级纪检监察部门，进一步追究医疗机构领导班子和负责人领导责任。

涉嫌犯罪的，依法移送司法机关追究其刑事责任。

四、公开曝光

性质恶劣、具有典型性及涉案金额巨大的案件，经查处结案后，医保部门要第一时间通过电视、广播、网站等主流媒体公开曝光，强化震慑，引导定点医药机构和医保医师（药师）增强自律意识，规范诊疗行为。

五、组织整改

所在地医保部门应责令飞行检查存在问题的定点医药机构针对检查发现的问题深挖根源症结，认真制定整改措施，列出细化清单，作出整改承诺，确保整改到位。

对检查过程中发现具有普遍性、多发性的违法违规行为，所在地医保部门应组织辖区全部定点医药机构开展自查自纠、及时整改，推动形成以点带面、立查立改的放大效应。整改落实情况要及时向国家医疗保障局报告。

对于后续查处工作不力的，国家医疗保障局将组织力量，开展飞行检查“回头看”。“回头看”发现违法违规问题，将责成当地医保部门从严从重处罚相关机构及责任人，并追究相关医保部门失职渎职责任。

国家医疗保障局办公室

2019 年 12 月 20 日

统计数据

一、医疗保障统计公报

2018 年全国基本医疗保障事业发展统计公报

2018 年，在以习近平同志为核心的党中央坚强领导下，全国医疗保障系统坚持以习近平新时代中国特色社会主义思想为指导，全面贯彻党的十九大和十九届二中、三中全会精神，按照党中央、国务院决策部署，牢记初心使命，扎实推进改革，城乡居民医保制度整合稳步推进，医保支付方式改革继续深化，大病保险和医疗救助制度不断完善，医保基金监管不断加强，异地就医直接结算有序推进，基本医疗保障能力显著提高。

一、医疗保险

2018 年参加全国基本医疗保险[1]（以下简称基本医保）134459 万人，参保率稳定在 95%以上，基本实现人员全覆盖。2018 年，全国基本医保基金总收入 21384 亿元，比上年增长 19.3%，占当年 GDP 比重约为 2.4%；全国基本医保基金总支出 17822 亿元，比上年增长 23.6%，占当年 GDP 比重约为 2.0%；全国基本医保基金累计结存 23440 亿元，其中基本医保统筹基金累计结存 16156 亿元，职工基本医疗保险（以下简称职工医保）个人账户累计结存 7284 亿元。

（一）职工基本医疗保险

1. 参保人数持续增加。2018 年，参加职工医保 31681 万人，比上年增长 4.5%。其中在职职工 23308 万人，比上年增长 4.6%；退休职工 8373 万人，比上年增长 4.2%。在职退休比为 2.78，同比略微上升。

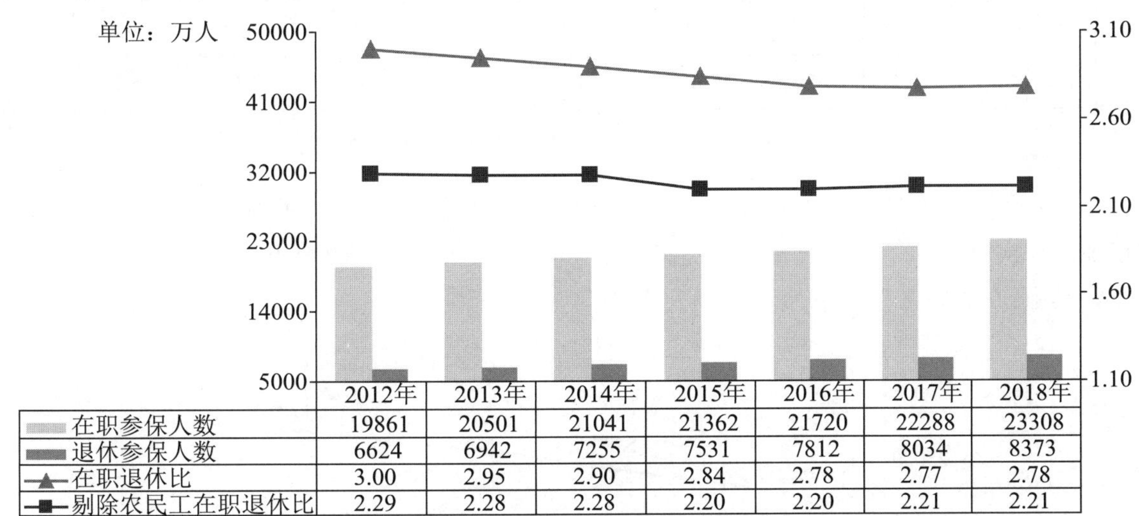

	2012年	2013年	2014年	2015年	2016年	2017年	2018年
在职参保人数	19861	20501	21041	21362	21720	22288	23308
退休参保人数	6624	6942	7255	7531	7812	8034	8373
在职退休比	3.00	2.95	2.90	2.84	2.78	2.77	2.78
剔除农民工在职退休比	2.29	2.28	2.28	2.20	2.20	2.21	2.21

2012—2018 年职工医保参保人员结构

企业、机关事业、灵活就业等其他人员这三类参保人（包括在职职工和退休人员）分别为 21520 万人、6119 万人、4042 万人，分别比上年增加 887 万人、159 万人、312 万人，分别占参保总人数的 67.9%、19.3%和 12.8%，构成比例与上年基本持平。职工医保统账结合和单建统筹参保人员分别为 29001 万人、2680 万人，分别占职工医保参保总人数的 91.5%和 8.5%。

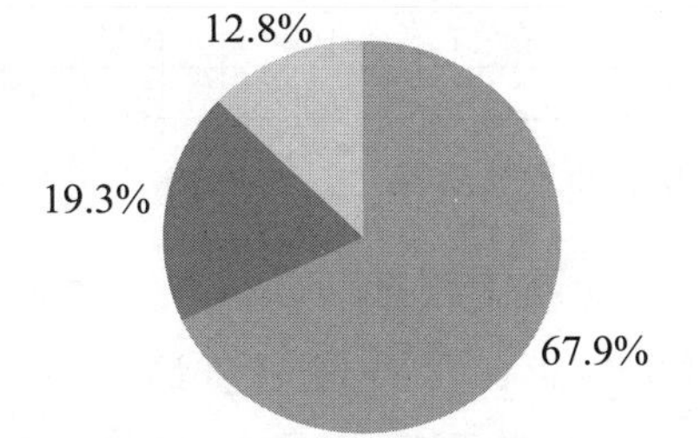

2018 年职工医保参保人员情况

职工医保参保人员情况　单位：万人

项目	企业	机关事业	灵活就业等其他人员
2017年	20633	5960	3730
2018年	21520	6119	4042
2018年增加	887	159	312

2. 基金收支规模扩大。2018 年，职工医保基金收入 13538 亿元，比上年增长 10.3%；基金支出 10707 亿元，比上年增长 13.1%。2018 年职工医保基金征缴率为 99.4%，与上年持平；征缴收入 12935 亿元，占基金收入的 95.5%，占比高于上年 2.7 个百分点。2018 年，职工医保统筹基金收入 8241 亿元，比上年增长 7.8%；统筹基金支出 6494 亿元，比上年增长 12.7%；统筹基金当期结存 1747 亿元，累计结存 11466 亿元。2018 年，职工医保个人账户收入 5297 亿元，比上年增长 14.3%；个人账户支出 4212 亿元，比上年增长 13.7%；个人账户当期积累 1084 亿元，累计积累 7284 亿元。

3. 享受待遇人次增加。2018 年参加职工医保人员享受待遇 19.8 亿人次，比上年增长 9.0%，增幅提高 3.0 个百分点。其中：普通门急诊 17.1 亿人次，比上年增长 8.8%；门诊慢特病 2.1 亿人次，比上年增长 12.7%；住院 0.6 亿人次，比上年增长 6.7%。

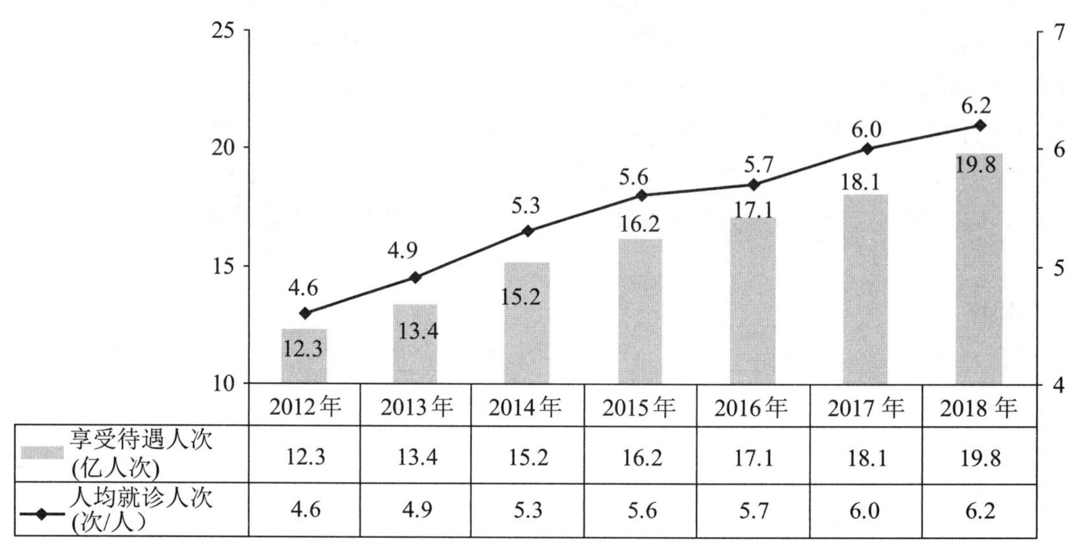

2012—2018 年职工医保享受待遇人次和人均待遇次数

2018 年，职工医保参保人员人均就诊 6.2 次，比上年增加 0.3 次；住院率 18.3%，比上年提高 0.4 个百分点。其中：在职职工住院率为 9.7%，比上年提高 0.2 个百分点；退休人员住院率为 42.1%，比上年提高 0.9 个百分点。

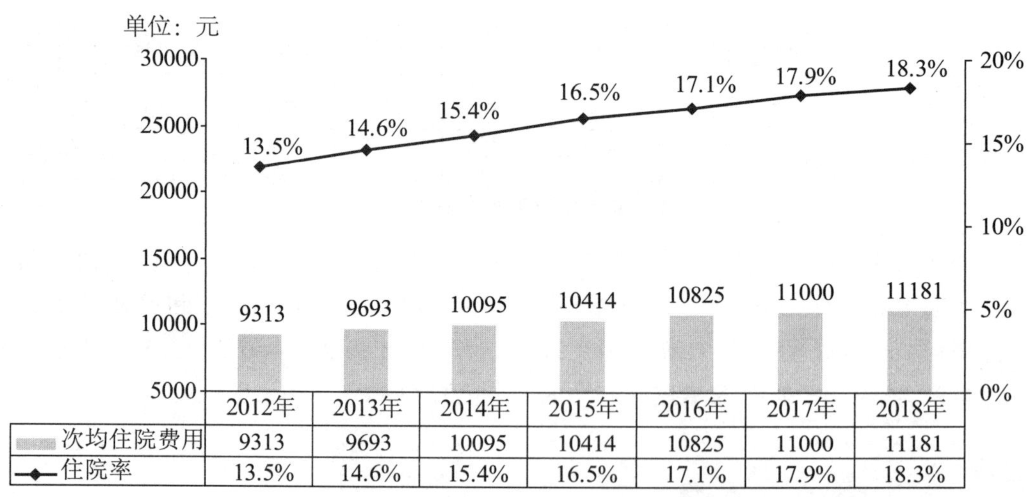

2012—2018 年职工医保次均住院费用和住院率

4. 就医选择继续趋向三级医院。2018 年，职工医保参保人员在三级、二级、一级及以下医疗机构住院分别为 3084 万人次、1829 万人次、724 万人次，分别比上年增长 9.7%、3.8%和 1.9%，分别占当年住院总人次的 54.7%、32.5%、12.8%。2018 年全国职工医保普通门急诊待遇人次在三级、二级、一级及以下医疗机构的分布分别为 33.3%、22.5%和 44.2%，较上年占比分别提高 1.8 个百分点、降低1.1个百分点、降低0.7个百分点。2018年，全国职工医保门诊慢特病待遇人次在三级、二级、一级及以下医疗机构的分布分别为47.6%、27.1%、25.3%，较上年占比分别提高0.2个百分点、降低0.5个百分点、提高0.3个百分点。

2012—2018年全国住院人次在不同等级医院分布比例

级别＼年份	2012年	2013年	2014年	2015年	2016年	2017年	2018年
三级	47.6%	48.7%	50.3%	50.9%	52.2%	53.2%	54.7%
二级	37.2%	36.2%	35.0%	34.4%	33.9%	33.3%	32.5%
一级及以下	15.2%	15.1%	14.7%	14.6%	13.9%	13.5%	12.8%

5. 住院报销水平稳中略升。职工医保政策范围内住院费用基金支付81.6%，与上年基本持平。其中统筹基金支付79.7%，比上年提高0.4个百分点；实际住院费用基金支付71.8%，其中统筹基金支付70.1%，比上年提高0.2个百分点；个人负担28.2%。二级及以下医疗机构政策范围内住院费用基金支付84.0%，与上年持平，高出三级医疗机构3.5个百分点。

2018年职工医保各级医疗机构住院费用支付比例

级别＼比例	政策范围内支付比例	政策范围内统筹基金支付比例	实际住院费用支付比例	实际住院费用统筹基金支付比例
全国平均	81.6%	79.7%	71.8%	70.1%
三级	80.5%	78.4%	69.5%	67.8%
二级	83.5%	81.8%	76.0%	74.0%
一级及以下	85.9%	84.6%	80.0%	78.8%

2018年职工医保参保人员医疗总费用12140亿元[2]，比上年增长26.9%[3]，其中医疗机构发生费用10495亿元，个人账户在药店支出费用1645亿元。医疗机构发生费用中，退休人员医疗费用6256亿元，比上年增长8.9%；在职职工医疗费用4239亿元，比上年增长10.8%；人均医疗费用3313元，比上年增长5.0%。

普通门急诊、门诊大病、住院医疗费用分别为3123亿元、1068亿元、6303亿元，分别占职工医保参保人员医疗机构发生费用的29.8%、10.2%、60.1%，费用分别比上年增长10.6%、14.5%和8.4%，增幅分别比上年提高0.5个百分点、提高4.0个百分点、降低0.2个百分点。

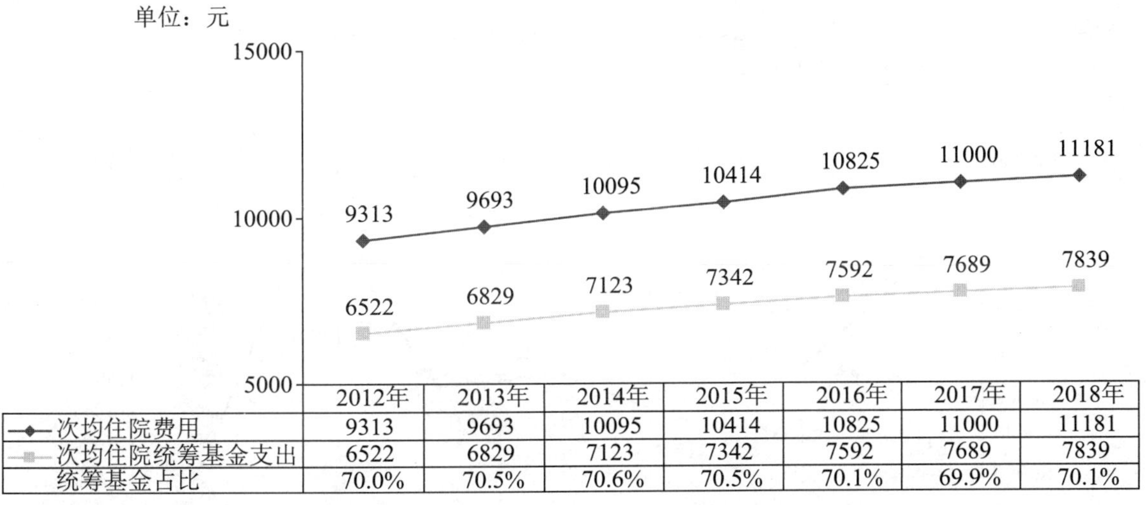

	2012年	2013年	2014年	2015年	2016年	2017年	2018年
次均住院费用	9313	9693	10095	10414	10825	11000	11181
次均住院统筹基金支出	6522	6829	7123	7342	7592	7689	7839
统筹基金占比	70.0%	70.5%	70.6%	70.5%	70.1%	69.9%	70.1%

2012—2018年职工医保次均住院费用和统筹基金支出

住院费用中，药品费、检查治疗费、服务设施费、其他费用分别为2183亿元、3252亿元、755亿元、114亿元，分别占住院费用的34.6%、51.6%、12.0%、1.8%。药品费占住院费用比例较上年降低3.1个百分点，检查治疗费占比较上年提高3.0个百分点，服务设施费和其他费用占比较上年提高0.1个百分点。

6. 次均住院费用涨幅放缓，三级医疗机构住院费用占比继续上升。2018年，全国职工医保次均住院费用为11181元，比上年增长1.6%。次均住院费用个人支付3153元，比上年增长2.4%。

在三级、二级、一级及以下医疗机构的住院费用分别为4363亿元、1533亿元、408亿元，分别比上年增长10.2%、4.8 %、4.3%，分别占住院费用的69.2%、24.3%、6.5%，占比分别比上年提高1.1个百分点、降低0.9个百分点、降低0.2个百分点。

2018年各级医疗机构住院费用比例

级别＼比例	2017年	2018年	增幅
三级	68.1%	69.2%	1.1%
二级	25.2%	24.3%	−0.9%
一级及以下	6.7%	6.5%	−0.2%

（二）城乡居民基本医疗保险

1. 参保人员持续增加。2018年，参加全国城乡居民基本医疗保险(以下简称居民医保)89736万人，比上年增长2.7%。其中成年人、中小学生儿童、大学生分别为66286万人、21368万人、2082万人，分别比上年增长2.7%、3.7%、−4.7%，分别占参保总人数的73.9%、23.8%、2.3%。

2. 基金收支规模不断扩大。2018年，居民医保基金收入6971亿元，支出6277亿元，分别比上年增长23.3%、26.7%[4]。2018年，居民医保基金当期结存694.6亿元，累计结存4372.3亿元。

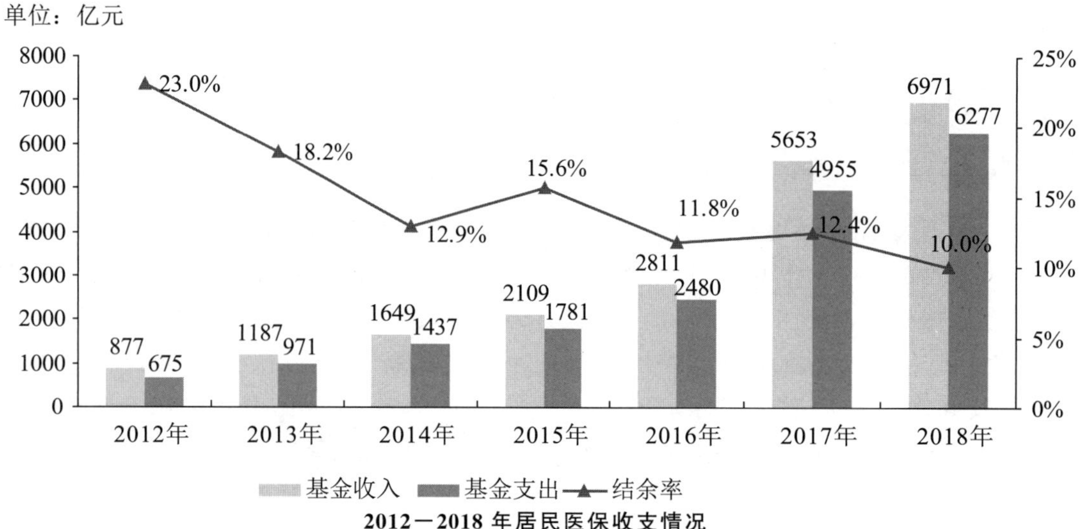

2012—2018年居民医保收支情况

2018年，居民医保人均筹资693元，比上年增加88元，增长14.5%；人均财政补助497元，比上年增加58元，增长13.2%[5]。

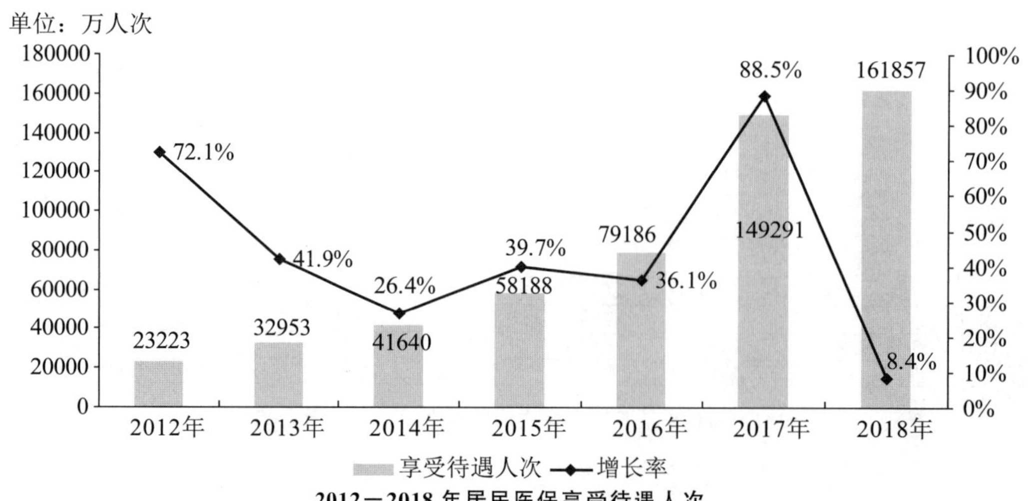

2012—2018年居民医保享受待遇人次

3. 享受待遇人次和医疗费用持续增加。2018年，居民医保参加人员共享受待遇16.2亿人次，比上年增长8.4%。居民医保人均享受门诊待遇1.7次，与上年基本持平。2018年，居民医保医疗费用10613亿元，比上年增长20.5%；人均医疗费用1183元，比上年增长17.2%。

4. 住院率和次均住院费用均上涨。居民医保参保人员住院率为15.2%，比上年提高1.1个百分点；次均住院天数9.3天，与上年持平；次均住院费用6577元，比上年增长7.8%。其中在三级、二级、一级及以下医疗机构的次均住院费用分别为11369元、5877元、3145元，分别比上年增长11.3%、6.1%、0.9%。

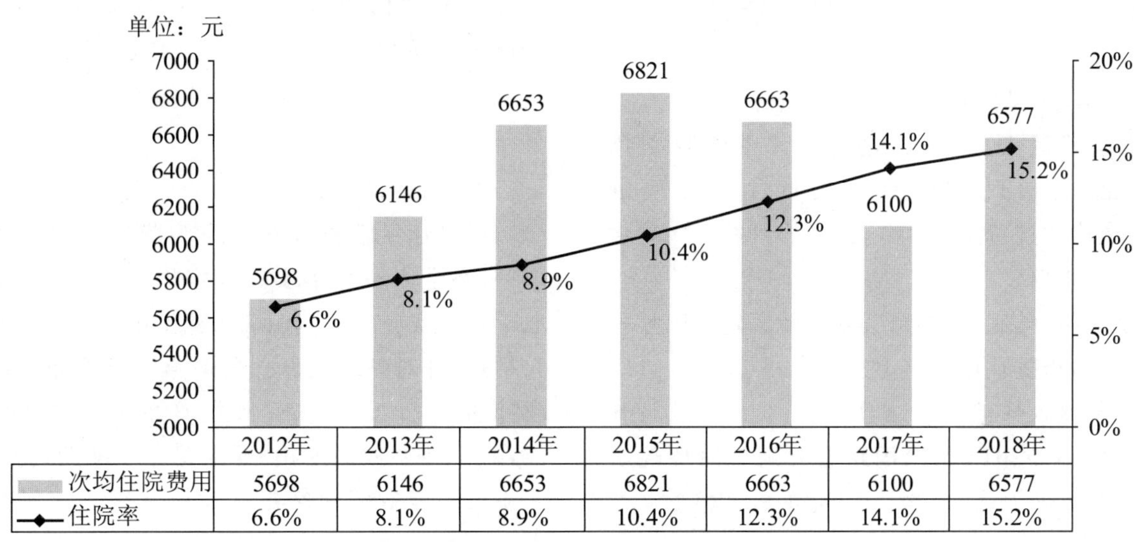

2012—2018年居民医保次均住院费用和住院率

5. 基金实际支付比例略有上升。居民医保政策范围内住院费用基金支付65.6%；实际住院费用基金支付56.1%，比上年提高0.1个百分点；个人负担比例为43.9%，比上年降低0.1个百分点。按医疗机构等级分，政策范围内住院费用基金支付分别为：三级59.3%、二级69.1%、一级及以下76.2%。其中二级及以下医疗机构政策范围内基金支付71.0%，比三级医疗机构支付比例高出11.7个百分点。

2018年居民医保各级医疗机构住院费用支付比例情况

单位：%

级别 \ 比例	政策范围内基金支付比例	政策范围内统筹基金支付比例	实际住院费用基金支付比例	实际住院费用统筹基金支付比例
全国	65.6%	64.7%	56.1%	55.3%
三级	59.3%	58.5%	49.0%	48.3%
二级	69.1%	68.0%	60.6%	59.7%
一级及以下	76.2%	75.0%	68.0%	66.9%

（三）新型农村合作医疗

2018年，实施新型农村合作医疗保险制度的有辽宁、吉林、安徽、海南、贵州、陕西、西藏7个省份，参保人员1.3亿人，基金收入875亿元，基金支出839亿元，累计结存318亿元。

二、生育保险

2018年，全国参加生育保险20434万人，比上年增长5.9%。生育保险基金收入781.1亿元，比上年增长21.6%；基金支出762.4亿元，比上年增长2.5%；当期结存18.7亿元，累计结存581.7亿元。

三、医疗救助

2018年，全国医疗救助基金支出424.6亿元，资助参加基本医疗保险7673.9万人，实施门诊和住院救助 5361 万人次，全国平均次均住院救助、门诊救助分别达到 1151 元、106 元。

四、异地就医

2018 年，职工医保参保人员异地就医[6] 3656 万人次，异地就医费用 1085 亿元。其中住院费用 971 亿元，占职工医保参保人员住院费用的 15.4%；次均住院费用 17670 元，是职工医保次均住院费用的 1.58 倍。

2018 年，居民医保参保人员异地就医 2876 万人次，异地就医费用 1965 亿元。其中住院费用 1906 亿元，占居民医保参保人员住院费用的 21.2%；次均住院费用 14016 元，是居民医保次均住院费用的 2.1 倍。

截至 2018 年底，全国跨省异地就医定点医疗机构 1.5 万家，跨省住院患者超过 500 人次的定点医疗机构全部接入异地就医结算平台，县级行政区基本实现全覆盖。2018 年全国跨省异地就医住院费用直接结算 132 万人次，是 2017 年的 6.3 倍。

五、药品准入谈判和集中采购

开展抗癌药医保准入专项谈判，将 17 种药品纳入医保目录，平均降幅 56.7%，大幅低于周边国家和地区价格，平均低 36%。调整 14 种前期国家谈判抗癌药医保支付标准，平均降幅 4.9%。

开展抗癌药省级专项集中采购，有 69 种抗癌药实现降价，平均降幅 10%。对采购金额靠前且省际价差较大药品进行价格调查，15 种抗癌药主动降价 10.3%，平均省际价差率由 24.7%降为 10%以内。

开展国家组织药品集中采购试点，集中 4 个直辖市和 7 个副省级城市公立医疗机构部分药品用量，选择通过一致性评价仿制药对应的通用名品种，在坚持质量和确保供应的前提下，采取集中带量采购实现以量换价。试点中选 25 个品种，与试点城市 2017 年同种药品最低采购价相比，中选价平均降幅 52%，最高降幅 96%。11 个城市对应品种的药品采购费用预计从 77 亿元下降到 19 亿元。

六、基金监管

2018 年打击欺诈骗取医疗保障基金专项行动期间，全国检查定点医疗机构和零售药店 27.2 万家，处理违法违规医药机构 6.6 万家，约占被检机构的四分之一，其中解除医保协议 1284 家、移送司法机关 127 家，处理违法违规参保人员 2.4 万人。

建立欺诈骗保行为举报奖励制度，开通举报投诉电话和微信举报通道，加强群众和社会监督。2018 年国家医保局收到来信、来电、微信公众号举报共 4444 例，其中有效举报线索 739 条。

七、医保扶贫

将医疗保障精准扶贫作为脱贫攻坚的主战场之一，举全力抓好落实。制定出台《医疗保障扶贫三年行动实施方案》，明确医保精准扶贫 6 个目标、5 大举措，并对各地医保扶贫政策进行规范。联合财政部进一步加大对医保扶贫的财政补助力度。2018 年，中央财政安排 40 亿元专项补助资金，进一步支持深度贫困地区提高农村贫困人口医疗保障水平。2018 年“三区三州”因病致贫人口较上年减少 16.3 万人，其他深度贫困地区因病致贫人口较上年减少 109.3 万人。

注：本公报中部分数据因四舍五入，存在总计与分项合计略微不等的情况。

[1] 全国基本医疗保险包含职工基本医疗保险、城乡居民基本医疗保险以及新型农村合作医疗保险，下同。

[2] 职工医保医疗总费用包含在医疗机构普通门急诊费用、门诊大病费用、住院费用以及个人账户在定点零售药店支出费用。除此项外，其他职工医保有关费用和待遇等数据均不包含定点零售药店发生费用。

[3] 上年数据不含个人账户在定点零售药店支出费用。

[4] 收支增幅较大的主要原因是新型农村合作医疗制度与城乡居民医保制度整合。

[5] 2013 年起，各省按照国家要求整合城镇居民医保和新农合两项制度，建立统一的城乡居民医保，参保人、基本收支、人均筹资、享受待遇情况等受该因素影响较大。

[6] 异地就医包括省内异地就医和跨省异地就医，下同。

2019 年全国基本医疗保障事业发展统计公报

2019 年，全国医疗保障系统坚持以习近平新时代中国特色社会主义思想为指导，全面贯彻落实党的十九大和十九届二中、三中、四中全会精神以及中央经济工作会议精神，按照党中央、国务院决策部署，牢记初心使命，坚持以人民为中心的发展思想，坚持稳中求进工作总基调，锐意改革，攻坚克难，推动医疗保障领域各项制度完善、政策到位，医疗保障工作取得了新的成绩。

一、医疗保险

2019 年参加全国基本医疗保险[1]（以下简称基本医保）135407 万人，参保率稳定在 95%以上。2019 年，全国基本医保基金（含生育保险）总收入 24421 亿元，比上年增长 10.2%[2]，占当年 GDP 比重约为 2.5%；全国基本医保基金（含生育保险）总支出 20854 亿元，比上年增长 12.2%，占当年 GDP 比重约为 2.1%；全国基本医保基金（含生育保险）累计结存[3] 27697 亿元，其中基本医保统筹基金（含生育保险）累计结存[4] 19270 亿元，职工基本医疗保险（以下简称职工医保）个人账户累计结存 8426 亿元。

（一）职工基本医疗保险

1. 参保人数持续增加。参加职工医保 32925 万人，比上年增加 1244 万人，增长 3.9%。其中在职职工 24224 万人，比上年增长 3.9%；退休职工 8700 万人，比上年增长 3.9%。在职退休比为 2.78，同比持平。

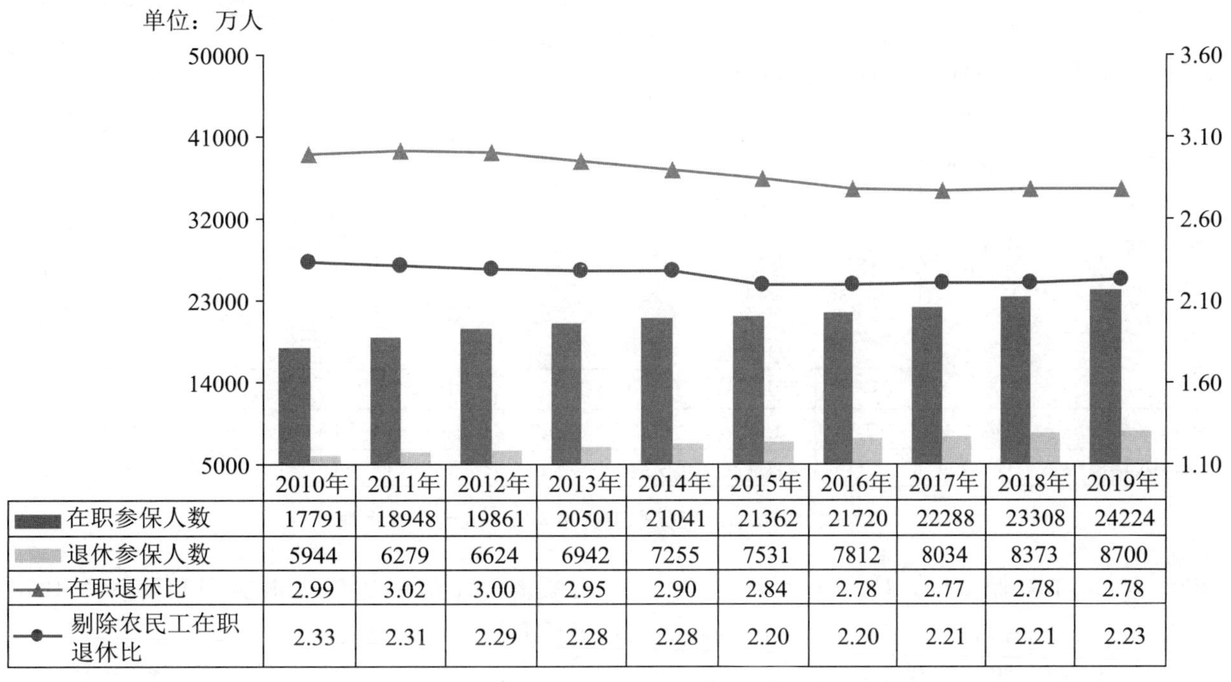

	2010年	2011年	2012年	2013年	2014年	2015年	2016年	2017年	2018年	2019年
在职参保人数	17791	18948	19861	20501	21041	21362	21720	22288	23308	24224
退休参保人数	5944	6279	6624	6942	7255	7531	7812	8034	8373	8700
在职退休比	2.99	3.02	3.00	2.95	2.90	2.84	2.78	2.77	2.78	2.78
剔除农民工在职退休比	2.33	2.31	2.29	2.28	2.28	2.20	2.20	2.21	2.21	2.23

2010—2019 年职工医保参保人员结构

企业、机关事业、灵活就业等其他人员这三类参保人（包括在职职工和退休人员）分别为 22267 万人、6232 万人、4426 万人，分别比上年增加 747 万人、113 万人、384 万人，分别占参保总人数的 67.6%、18.9%和 13.4%，构成比例与上年基本一致。职工医保统账结合和单建统筹参保人员分别为 30235 万人、2690 万人，分别占职工医保参保总人数的 91.8%和 8.2%。

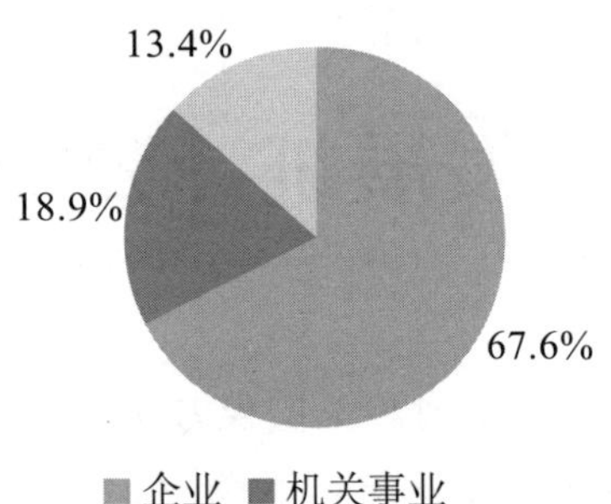

职工医保参保人员情况

单位：万人

项目	企业	机关事业	灵活就业等其他人员
2018年	21520	6119	4042
2019年	22267	6232	4426
2019年增加	747	113	384

2019 年职工医保参保人员情况

2. 基金收支规模扩大。2019 年，职工医保基金（含生育保险）收入 15845 亿元，比上年增长 10.7%；基金（含生育保险）支出 12663 亿元，比上年增长 10.4%。2019 年，职工医保统筹基金（含生育保险）收入 10005 亿元，比上年增长 10.9%；统筹基金（含生育保险）支出 7939 亿元，比上年增长 9.4%；统筹基金（含生育保险）当期结存 2066 亿元，累计结存（含生育保险）14128 亿元。2019 年，职工医保个人账户收入 5840 亿元，比上年增长 10.3%；个人账户支出 4724 亿元，比上年增长 12.2%；个人账户当期结存 1116 亿元，累计结存 8426 亿元。

3. 享受待遇人次增加。2019 年参加职工医保人员享受待遇 21.2 亿人次，比上年增长 7.3%，增幅下降 1.7 个百分点。其中：普通门急诊 18.1 亿人次，比上年增长 5.8%；门诊慢特病 2.6 亿人次，比上年增长 19.4%；住院 0.6 亿人次，比上年增长 6.8%。

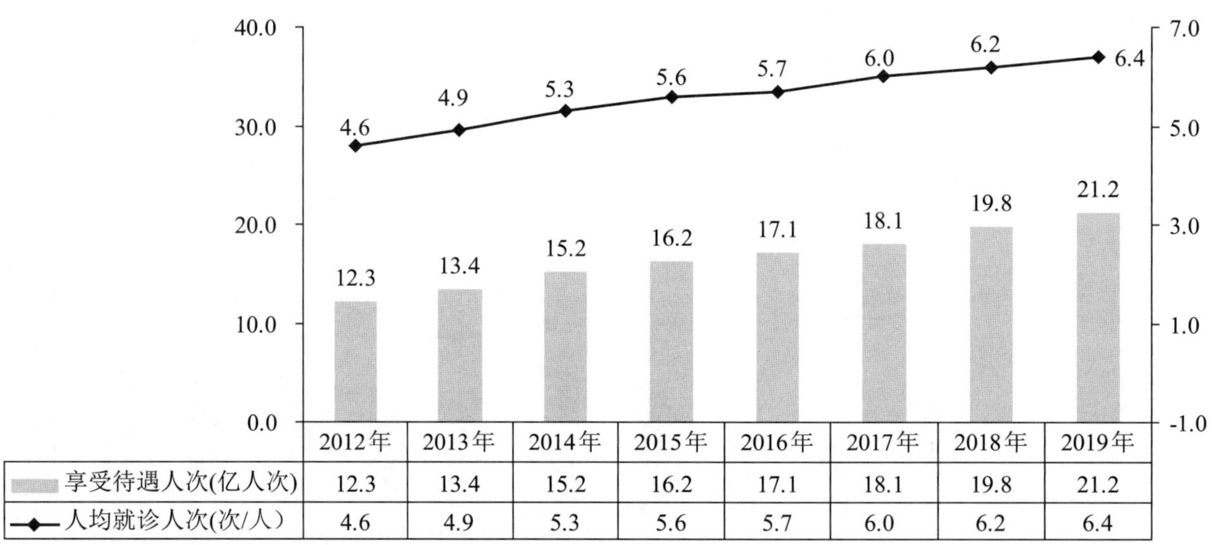

	2012年	2013年	2014年	2015年	2016年	2017年	2018年	2019年
享受待遇人次(亿人次)	12.3	13.4	15.2	16.2	17.1	18.1	19.8	21.2
人均就诊人次(次/人)	4.6	4.9	5.3	5.6	5.7	6.0	6.2	6.4

2012—2019 年职工医保享受待遇人次和人均待遇次数

2019 年，职工医保参保人员人均就诊 6.4 次，比上年增加 0.2 次；住院率 18.7%，比上年提高 0.4 个百分点。其中：在职职工住院率为 10.1%，比上年提高 0.4 个百分点；退休人员住院率为 42.5%，比上年提高 0.4 个百分点。

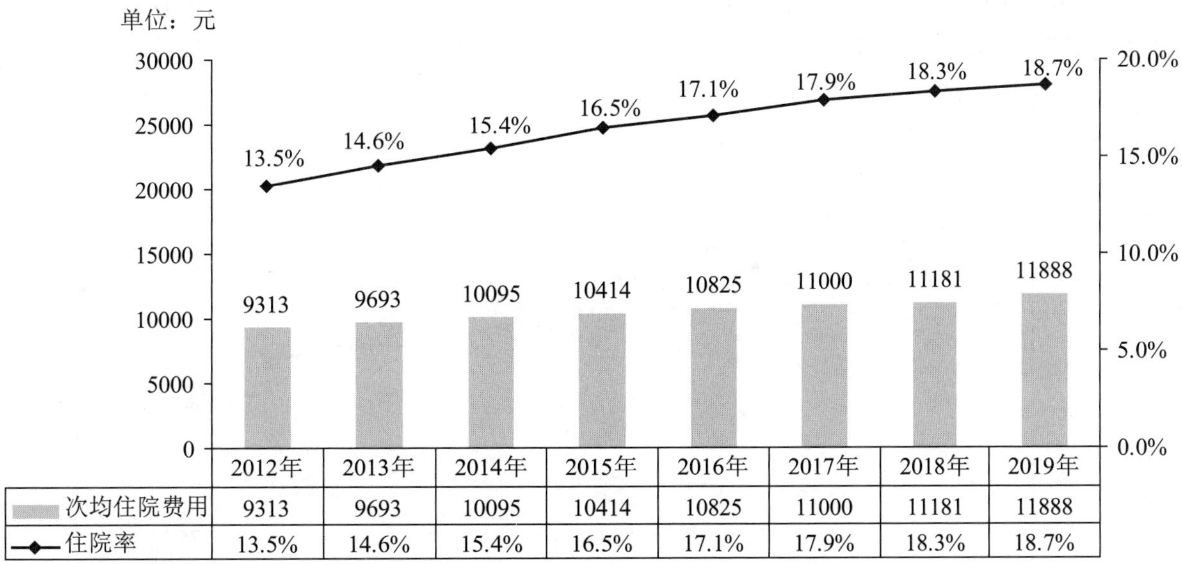

	2012年	2013年	2014年	2015年	2016年	2017年	2018年	2019年
次均住院费用	9313	9693	10095	10414	10825	11000	11181	11888
住院率	13.5%	14.6%	15.4%	16.5%	17.1%	17.9%	18.3%	18.7%

2012—2019 年职工医保次均住院费用和住院率

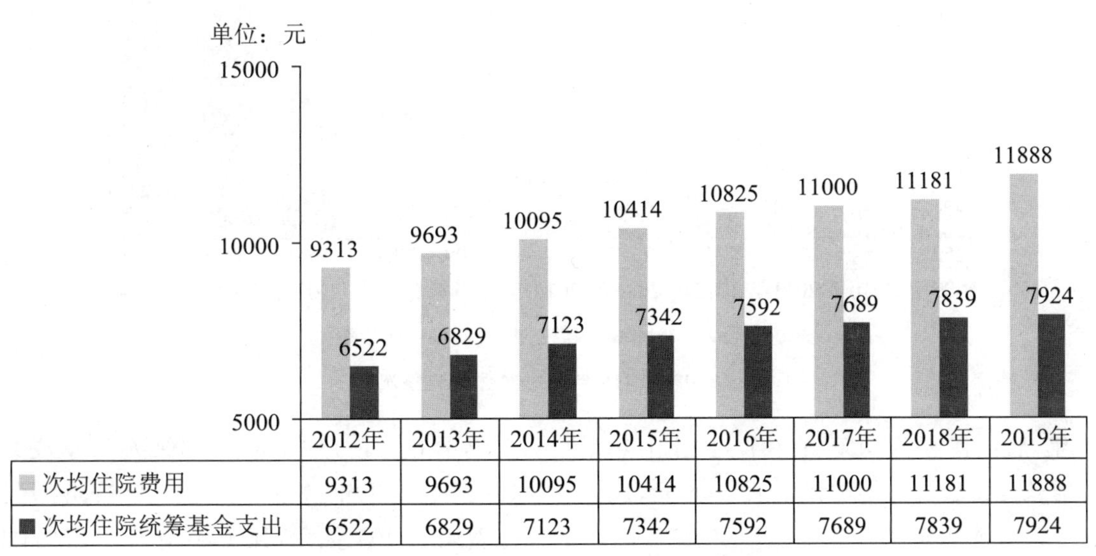

	2012年	2013年	2014年	2015年	2016年	2017年	2018年	2019年
次均住院费用	9313	9693	10095	10414	10825	11000	11181	11888
次均住院统筹基金支出	6522	6829	7123	7342	7592	7689	7839	7924

2012—2019 年职工医保次均住院费用和统筹基金支出

4. 次均住院费用持续增长。2019 年，全国职工医保次均住院费用为 11888 元，比上年增长 6.3%。

5. 住院报销水平稳中略升。职工医保政策范围内住院费用基金支付 85.8%[5]，实际住院费用基金支付 75.6%，个人负担 24.4%。二级、一级以下医疗机构政策范围内住院费用基金支付分别为 87.2%、89.3%，分别高于三级医疗机构 2.2 个、4.3 个百分点。

2019 年职工医保各级医疗机构住院费用支付比例

级别 \ 比例	政策内支付比例	实际住院费用支付比例
全国平均	85.8%	75.6%
三级	85.0%	73.7%
二级	87.2%	80.9%
一级及以下	89.3%	85.2%

2019 年职工医保参保人员医疗总费用 14001 亿元[6]，比上年增长 15.3%，其中医疗机构发生费用 11971 亿元，个人账户在药店支出费用 2029 亿元。医疗机构发生费用中，退休人员医疗费用 7054 亿元，比上年增长 12.8%；在职职工医疗费用 4918 亿元，比上年增长 16.0%；人均医疗费用 3723 元，比上年增长 12.4%。

(二)城乡居民基本医疗保险[7]

1. 参保人数持续增加。2019 年，参加全国城乡居民基本医疗保险(以下简称居民医保)102483 万人，比上年减少 0.3%[8]。其中成年人、中小学生儿童、大学生分别为 76942 万人、23519 万人、2022 万人，分别比上年增长 16.1%、10.1%、-2.9%，分别占参保总人数的 75.1%、22.9%、2.0%。

2. 基金收支规模不断扩大。2019 年，居民医保基金收入 8575 亿元，支出 8191 亿元，分别比上年增长[9] 9.3%、15.1%。2019 年，居民医保基金当期结存 384 亿元，累计结存 5143 亿元。

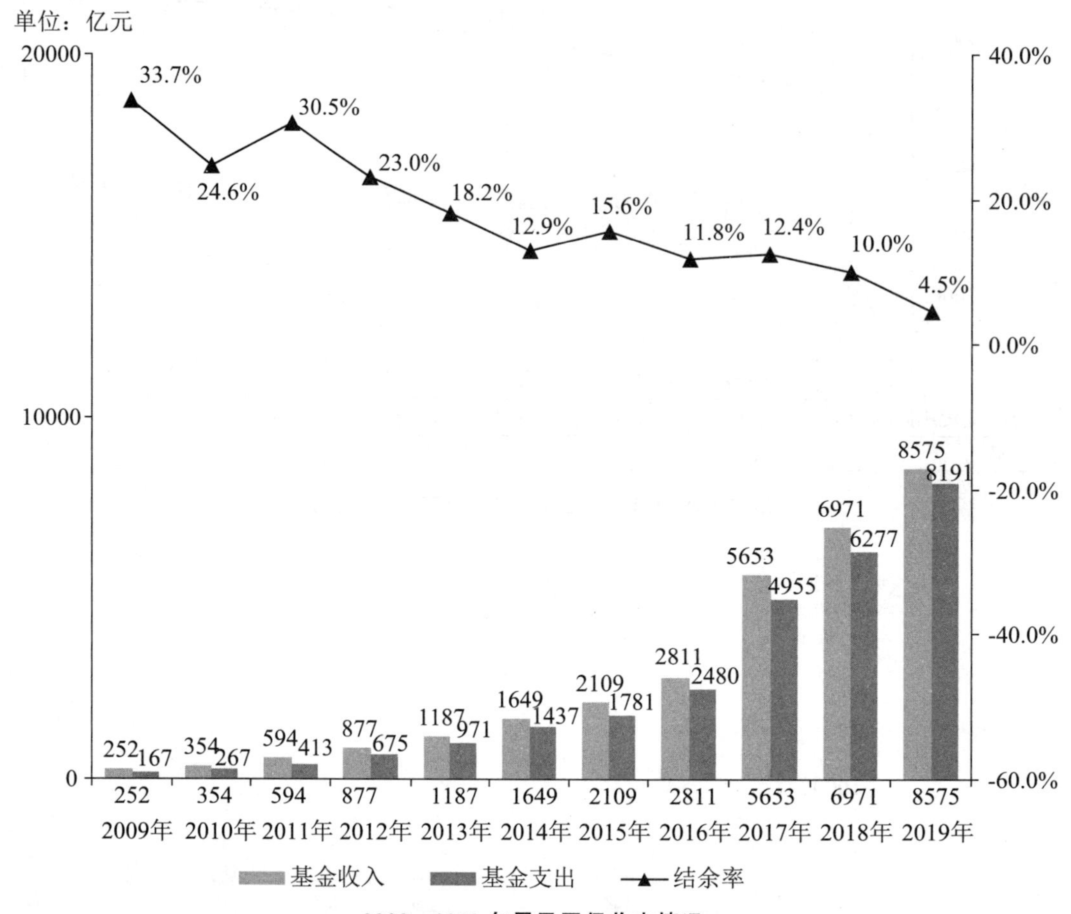

2009—2019 年居民医保收支情况

2019 年，居民医保人均筹资 781 元，比上年增加 88 元，增长 12.7%；人均财政补助 546 元，比上年增加 49 元，增长 9.9%。

3. 享受待遇人次和医疗费用持续增加。2019 年，居民医保参加人员共享受待遇 21.7 亿人次，比上年增长 34.0%。居民医保人均享受门诊待遇 1.95 次，与上年增加 0.25 次。2019 年，居民医保医疗费用 14406 亿元，比上年增长 35.7%；人均医疗费用 1406 元，比上年增长 18.8%。

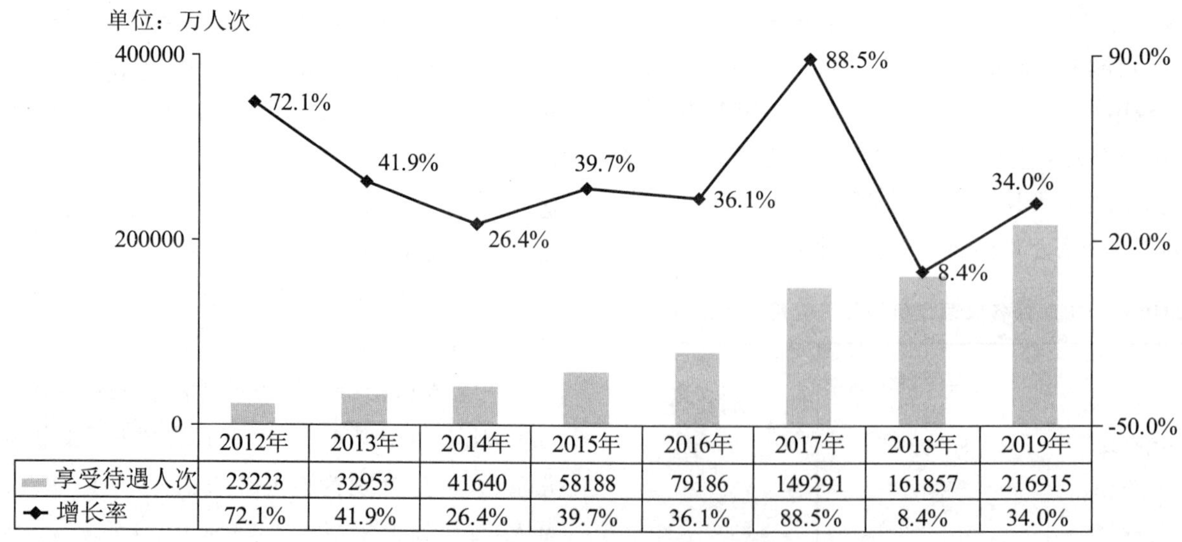

	2012年	2013年	2014年	2015年	2016年	2017年	2018年	2019年
享受待遇人次	23223	32953	41640	58188	79186	149291	161857	216915
增长率	72.1%	41.9%	26.4%	39.7%	36.1%	88.5%	8.4%	34.0%

2012—2019 年居民医保享受待遇人次

4. 住院率和次均住院费用均上涨。居民医保参保人员住院率为16.6%，比上年提高1.4个百分点；次均住院天数9.2天，比上年降低0.1天；次均住院费用7049元，比上年增长7.2%。其中在三级、二级、一级及以下医疗机构的次均住院费用分别为12350元、6076元、3281元，分别比上年增长8.6%、3.4%、4.3%。

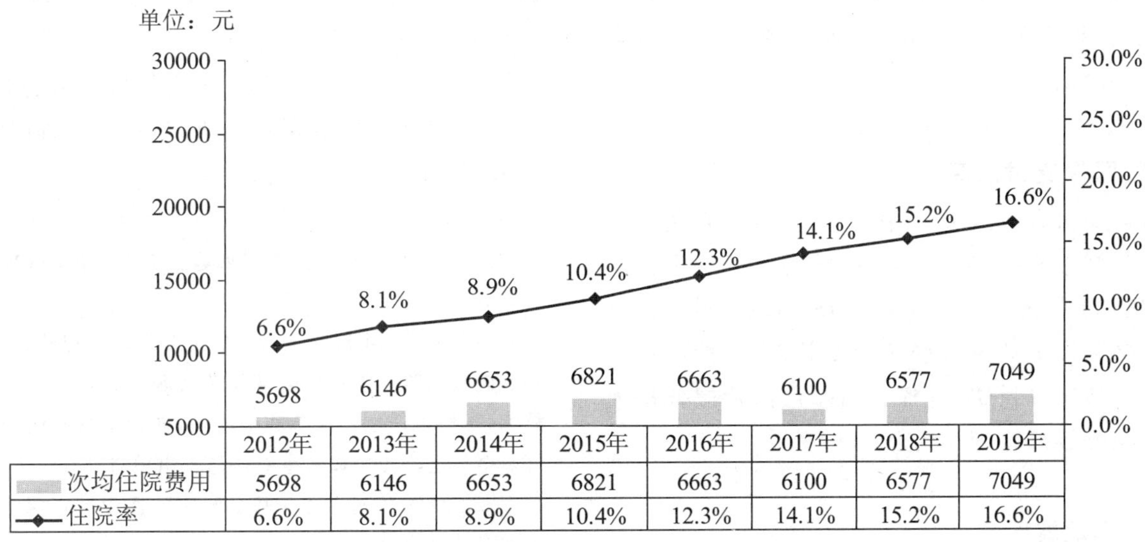

2012—2019年居民医保次均住院费用和住院率

5. 基金实际支付比例上升。居民医保政策范围内住院费用基金支付68.8%，比上年提高3.2个百分点；实际住院费用基金支付59.7%，比上年提高3.6个百分点；个人负担比例为40.3%，比上年降低3.6个百分点。按医疗机构等级分，政策范围内住院费用基金支付分别为：三级63.6%、二级72.1%、一级及以下77.5%。其中二级及以下医疗机构政策范围内基金支付73.5%，比三级医疗机构支付比例高出9.9个百分点。

2019年居民医保各级医疗机构住院费用支付比例

比例 级别	政策内支付比例	实际住院费用支付比例
全国	68.8%	59.7%
三级	63.6%	53.5%
二级	72.1%	64.1%
一级及以下	77.5%	69.9%

（三）生育保险

2019年，全国参加生育保险21417万人，比上年增长4.8%。享受各项生育保险待遇1136.4万人次，比上年增加47.8万人次，比上年增长4.4%。人均生育待遇支出为20311元，比上年增长2.7%。

二、医疗救助和医保扶贫

2019年，全国医疗救助基金支出502.2亿元，资助参加基本医疗保险8751万人，实施门诊和住院救助7050万人次，全国平均次均住院救助、门诊救助分别为1123元、93元。2019年中央财政投入医疗救助补助资金245亿元，安排40亿元补助资金专项用于支持深度贫困地区提高贫困人口医疗保障水平。

截至2019年底，农村建档立卡贫困人口参保率达到99.9%以上。医保扶贫综合保障政策惠及贫困人口近2亿人次，帮助418万因病致贫人口精准脱贫。

三、医保药品目录

2019年版国家医保药品目录中，西药和中成药共计2709个，其中西药1370个、中成药1339个。此外，还列入了有国家标准的中药饮片892个。2019年医保准入谈判中，新增70个纳入医保乙类，平均降幅60.7%，另有27个原谈判药品续约成功，平均降幅26.4%。

四、药品采购

截至2019年底，全国31个省（区、市）通过省级药品集中采购平台网采订单总金额初步统计为9913亿元。其中，西药（化学药品及生物制品）订单金额8115亿元，中成药订单金额1798亿元。网采药品中医保药品订单金额 8327 亿元，占比 84%。

截至 2019 年底，“4＋7”药品集中带量采购试点地区[10] 25 个中选药品平均完成约定采购量的 183%，中选药品采购量占同通用名药品采购量的 78%。试点全国扩围后，25 个通用名品种全部扩围采购成功，扩围价格平均降低 59%，在“4＋7”试点基础上又降低 25%。

五、医保支付改革

推进支付方式改革，全国 97.5%的统筹区实行了医保付费总额控制，86.3%的统筹区开展了按病种付费。30 个城市纳入国家 CHS－DRG 付费试点范围。60%以上的统筹区开展对长期、慢性病住院医疗服务按床日付费，并探索对基层医疗服务按人头付费与慢性病管理相结合。

六、异地就医

2019 年，职工医保参保人员异地就医 4372 万人次，异地就医费用 1339 亿元。其中住院费用 1197 亿元，占职工医保参保人员住院费用的 16.7%；次均住院费用 18328 元。

2019 年，居民医保参保人员异地就医 5418 万人次，异地就医费用 3022 亿元。其中住院费用 2900 亿元，占居民医保参保人员住院费用的 24.1%；次均住院费用 14887 元。

截至 2019 年底，跨省异地就医直接结算定点医疗机构数量为 27608 家；国家平台有效备案人数 539 万人。基层医疗机构覆盖范围持续扩大，二级及以下定点医疗机构 24720 家。全年跨省异地就医直接结算 272 万人次，医疗费用 648.2 亿元，基金支付 383.2 亿元。日均直接结算 7452 人次。次均住院费用 2.4 万元，次均基金支付 1.4 万元。

推进门诊费用跨省结算试点工作。截至 2019 年底，长三角地区全部 41 个城市已经实现跨省异地就医门诊费用直接结算全覆盖，联网定点医疗机构 5173 家，其中上海市设有门诊的医疗机构已全部联网。长三角地区累计结算 64.6 万人次，涉及医疗总费用 14262.2 万元。京津冀、西南五省（云南、贵州、四川、重庆、西藏）启动跨省异地就医门诊费用直接结算服务。

七、医疗保障基金监管

持续开展打击欺诈骗取医疗保障基金专项治理，全年各级医保部门共检查定点医药机构 81.5 万家，处理违法违规医药机构 26.4 万家，其中解除医保协议 6730 家、行政处罚 6638 家、移交司法机关 357 家；各地共处理违法违规参保人员 3.31 万人，暂停医保卡结算 6595 人、移交司法机关 1183 人；全年共追回资金 115.56 亿元。

国家医保局共组织 69 个飞行检查组赴 30 个省份，对 177 家定点医药机构进行检查，共查出涉嫌违法违规金额 22.32 亿元。

注：本公报中部分数据因四舍五入，总计与分项合计略有差异。

[1] 全国基本医疗保险含职工基本医疗保险、城乡居民基本医疗保险。生育保险基金并入职工基本医疗保险基金核算，不再单列生育保险基金收入，在职工基本医疗保险统筹基金待遇支出中设置生育待遇支出项目。

[2] 2018 年基本医保基金同比数据含生育保险基金和未整合的新农合。

[3] 基金累计结存为年报时点数，受政策等因素影响，2019 年期初结余有微调。

[4] 指职工基本医疗保险统筹基金（含生育保险）、城乡居民基本医疗保险基金累计结存之和。

[5] 2019 年政策范围内住院费用基金支付比例和实际住院费用基金支出比例计算口径调整，为基金支出全口径，将个人账户支出纳入基金支出统计，即基金支出为统筹基金、个人账户、补充医疗保险等其他基金支付之和。个人负担计算口径也相应调整，个人账户支出不纳入个人负担统计。

[6] 职工医保医疗总费用含在医疗机构普通门急诊费用、门诊大病费用、住院费用以及个人账户在定点零售药店支出费用。除此项外，其他职工医保有关费用和待遇等数据均不含定点零售药店发生费用。

[7] 2013 年起，各省按照国家要求整合城镇居民医保和新农合两项制度，建立统一的城乡居民医保，参保人、基本收支、人均筹资、享受待遇情况等受该因素影响较大。本公报中，除特别说明，城乡居民基本医疗保险 2018 年及以前相关指标数据均不含当年未整合的新农合。

[8] 2018 年居民医保参保人数同比数据含未整合的新农合。

[9] 2018 年居民医保基金同比数据含未整合的新农合基金。

[10] 指国家组织药品集中采购和使用试点城市，包括北京、天津、上海、重庆 4 个直辖市和沈阳、大连、厦门、广州、深圳、成都、西安 7 个省会城市，于 2019 年 3 月开始实施。

二、医疗保障事业统计数据

指标解释

基本医疗保险参保人数 指报告期末参加职工基本医疗保险和城乡居民基本医疗保险人员的合计。

职工基本医疗保险基金收入 指根据国家有关规定，由纳入基本医疗保险范围的缴费单位和个人，按国家规定的缴费基数和缴费比例缴纳的基金，以及通过其他方式取得的形成基金来源的款项，包括单位缴纳的社会统筹基金收入、个人缴纳的个人账户基金收入、财政补贴收入、利息收入、其他收入。2019 年起包含生育保险。

职工基本医疗保险基金支出 指按照国家政策规定的开支范围和开支标准从社会统筹基金中支付给参加基本医疗保险的职工和退休人员的医疗保险待遇支出，和从个人账户基金中支付给参加基本医疗保险的职工和退休人员的医疗费用支出，以及其他支出。包括住院医疗费用支出、门急诊医疗费用支出、个人账户基金支出和其他支出。2019 年起包含生育保险。

职工基本医疗保险累计结存 指截至报告期末基本医疗保险的社会统筹和个人账户基金累计结存金额。包括银行存款、财政专户、债券投资和其他。2019 年起包含生育保险。

城乡居民基本医疗保险基金收入 指根据国家有关规定，由纳入基本医疗保险范围的个人缴费按国家规定的缴费基数和缴费比例缴纳的基金，以及通过财政补助方式取得的形成基金来源的款项。

城乡居民基本医疗保险基金支出 指按照国家政策规定的开支范围和开支标准从社会统筹基金中支付给参加基本医疗保险的居民的医疗保险待遇支出的医疗费用支出，以及其他支出。包括住院医疗费用支出、门急诊医疗费用支出和其他支出。

城乡居民基本医疗保险累计结余 指截至报告期末基本医疗保险的社会统筹和个人账户基金累计结余金额。包括银行存款、财政专户、债券投资和其他。

生育保险参保人数 指报告期末参加生育保险的人数。

享受生育待遇人次 指报告期内按规定享受生育保险待遇的总人次数。包括本期因生育、流产、计划生育手术、生育医疗和津贴等享受生育保险待遇的总人次数。

医疗救助资助总人次 等于医疗救助资助参加基本医疗保险人数、住院救助人次数、门诊救助人次数、其他有关部门资助参加基本医疗保险人数、其他有关部门实施直接救助人次数之和。

医疗救助总金额 等于医疗救助资助参加基本医疗保险资金数、住院救助资金数、门诊救助资金数、其他有关部门资助参加基本医疗保险资金数、其他有关部门实施直接救助资金数之和。

简要说明

一、本章反映我国基本医疗保险制度、生育保险和医疗救助情况，内容包括参保人数、基金收支、累计结存、生育保险和医疗救助等相关数据。

二、1994－2018 年基本医疗保险年末参保人数情况数据来源于《中国统计年鉴 2019》，2019 年基本医疗保险年末参保人数情况数据来源于国家医疗保障局。1995－2019 年基本医疗保险基金收支及累计结存数据来源于《中国统计年鉴 2020》。2018－2019 年参保人数、基金收支、累计结存、生育保险及医疗救助数据来源于国家医疗保障局。

三、统计口径调整 2019 年起，城乡居民基本医疗保险完成整合，统计数据包括城镇居民医疗保险和新农合。2019 年 3 月，国务院出台《关于全面推进生育保险和职工基本医疗保险合并实施的意见》（国发〔2019〕10 号），全面推进生育保险和职工基本医疗保险合并实施。

四、除行政区划外，书中所涉及的全国性统计数据均未包括香港特别行政区、澳门特别行政区和台湾省数据。

五、本年鉴部分数据由于四舍五入的原因，总数可能不等于组成部分的总和，所产生的计算误差，均未做机械调整。

1－1　1994－2019 年基本医疗保险参保人数

单位：万人

年　份	年末参保人数	职工基本医保年末参保	城乡居民基本医保年末参保
1994	400.3	400.3	
1995	745.9	745.9	
1996	855.7	855.7	
1997	1762.0	1762.0	
1998	1877.6	1877.6	
1999	2065.3	2065.3	
2000	3786.9	3786.9	
2001	7285.9	7285.9	
2002	9401.2	9401.2	
2003	10901.7	10901.7	
2004	12403.6	12403.6	
2005	13782.9	13782.9	
2006	15731.8	15731.8	
2007	22311.1	18020.0	4291.1
2008	31821.6	19995.6	11826.0
2009	40147.0	21937.4	18209.6
2010	43262.9	23734.7	19528.3
2011	47343.2	25227.1	22116.1
2012	53641.3	26485.6	27155.7
2013	57072.6	27443.1	29629.4
2014	59746.9	28296.0	31450.9
2015	66581.6	28893.1	37688.5
2016	74391.6	29531.5	44860.0
2017	117681.4	30322.7	87358.7
2018	134458.6	31680.8	102777.8
2019	135407.4	32924.7	102482.7

注：年末参保人数不含新农合参保人数。

1—2 1995—2019年基本医疗保险基金收支及累计结存

单位:亿元

年 份	基金收入	基金支出	累计结存
1995	9.7	7.3	3.1
2000	170.0	124.5	109.8
2001	383.6	244.1	253.0
2002	607.8	409.4	450.7
2003	890.0	653.9	670.6
2004	1140.5	862.2	957.9
2005	1405.3	1078.7	1278.1
2006	1747.1	1276.7	1752.4
2007	2257.2	1561.8	2476.9
2008	3040.4	2083.6	3431.7
2009	3671.9	2797.4	4275.9
2010	4308.9	3538.1	5047.1
2011	5539.2	4431.4	6180.0
2012	6938.7	5543.6	7644.5
2013	8248.3	6801.0	9116.5
2014	9687.2	8133.6	10644.8
2015	11192.9	9312.1	12542.8
2016	13084.3	10767.1	14964.3
2017	17931.3	14421.8	19385.6
2018	21384.4	17823.0	23440.0
2019	24420.9	20854.2	27696.7

注:1.2007年及以后基本医疗保险基金中包括职工基本医疗保险和城乡居民基本医疗保险。

2.2019年起,基本医疗保险基金包含生育保险基金(下同)。

数据来源:《中国统计年鉴2020》24—24 社会保险基金收支及累计结余

1—3 分地区基本医疗保险参保人数(2018 年)

单位:万人

地区	年末参保总人数合计	职工基本医疗保险	在职	退休	城乡居民基本医疗保险
全国	134458.61	31680.84	23307.54	8373.30	89735.74
北京	2018.11	1628.88	1332.00	296.88	389.23
天津	1116.72	575.26	367.81	207.45	541.46
河北	6914.30	1030.25	705.58	324.67	5884.05
山西	3266.93	686.63	479.38	207.25	2580.30
内蒙古	2164.37	505.33	351.72	153.60	1659.05
辽宁	3968.83	1567.88	945.09	622.79	690.45
吉林	2607.35	575.98	366.09	209.89	804.93
黑龙江	2908.55	856.23	498.00	358.24	2052.32
上海	1866.07	1523.31	1020.61	502.70	342.76
江苏	7721.75	2752.63	2029.51	723.13	4969.11
浙江	5368.70	2277.04	1830.69	446.35	3091.66
安徽	6105.09	854.58	607.29	247.29	1615.30
福建	3804.74	853.06	692.04	161.02	2951.68
江西	4797.47	573.73	376.40	197.33	4223.74
山东	9437.07	2072.14	1560.14	512.00	7364.93
河南	10435.74	1265.11	903.82	361.29	9170.63
湖北	5586.16	1053.95	732.03	321.92	4532.21
湖南	6838.03	898.48	605.92	292.56	5939.55
广东	10615.77	4170.69	3665.38	505.31	6445.08
广西	5136.69	588.47	421.00	167.47	4548.22
海南	915.42	225.72	162.85	62.87	214.72
重庆	3265.31	678.31	485.89	192.42	2587.00
四川	8637.15	1667.67	1186.26	481.41	6969.48
贵州	4233.60	431.97	316.24	115.73	608.50
云南	4520.93	506.89	356.57	150.31	4014.04
西藏	342.69	43.87	34.10	9.78	31.12
陕西	3885.94	674.40	476.76	197.64	677.48
甘肃	2546.65	331.59	220.80	110.79	2215.06
青海	555.35	99.42	65.27	34.15	455.93
宁夏	626.24	131.93	95.63	36.30	494.32
新疆	1998.95	441.59	336.39	105.20	1557.37
兵团	251.95	137.85	80.30	57.55	114.10

注:2018 年基本医保参保总人数含未整合的新农合。

1—4　分地区基本医疗保险参保人数(2019年)

单位:万人

地区	年末参保总人数合计	职工基本医疗保险	在职	退休	城乡居民基本医疗保险
全国	135407.44	32924.71	24224.35	8700.36	102482.73
北京	2082.66	1682.52	1376.45	306.07	400.14
天津	1136.98	595.04	382.98	212.06	541.94
河北	6937.72	1079.19	741.92	337.27	5858.53
山西	3266.36	702.04	482.33	219.70	2564.32
内蒙古	2178.43	530.70	360.17	170.53	1647.74
辽宁	3894.69	1552.10	911.14	640.96	2342.59
吉林	2548.12	525.94	333.66	192.29	2022.18
黑龙江	2837.05	873.59	496.52	377.07	1963.47
上海	1889.15	1539.32	1026.94	512.39	349.83
江苏	7848.83	2954.05	2189.55	764.49	4894.78
浙江	5461.46	2426.61	1950.11	476.51	3034.85
安徽	6731.48	888.14	632.85	255.29	5843.34
福建	3788.10	841.38	678.75	162.63	2946.72
江西	4782.42	579.04	372.01	207.03	4203.38
山东	9569.56	2173.77	1624.30	549.48	7395.78
河南	10289.78	1281.65	906.58	375.06	9008.13
湖北	5562.59	1093.17	761.76	331.41	4469.42
湖南	6716.06	930.62	631.62	299.00	5785.44
广东	10783.47	4375.73	3850.16	525.57	6407.74
广西	5207.15	620.51	444.48	176.03	4586.64
海南	920.64	236.11	171.45	64.66	684.54
重庆	3272.07	720.63	520.29	200.34	2551.44
四川	8616.86	1778.05	1279.35	498.70	6838.80
贵州	4186.75	462.04	342.32	119.71	3724.71
云南	4533.42	527.96	373.39	154.57	4005.46
西藏	347.08	47.73	36.49	11.24	299.35
陕西	3960.85	712.87	508.48	204.39	3247.98
甘肃	2572.94	344.30	230.16	114.14	2228.64
青海	557.92	103.75	68.07	35.68	454.17
宁夏	633.74	141.11	103.11	38.01	492.63
新疆	2038.09	462.01	353.98	108.03	1576.08
兵团	255.03	143.04	82.97	60.07	111.99

1—5 分地区基本医疗保险基金收支及累计结存(2018 年)

单位:亿元

地 区	基金收入				基金支出			
	合计	职工医保	城乡居民	新农合	合计	职工医保	城乡居民	新农合
全 国	21384.24	13537.85	6971.48	874.91	17822.48	10706.59	6276.88	839.01
北 京	1320.70	1208.96	111.74		1077.67	974.67	103.00	
天 津	367.82	308.10	59.71		320.43	277.94	42.50	
河 北	838.54	416.87	421.67		739.51	334.13	405.38	
山 西	428.36	246.48	181.88		393.61	211.83	181.77	
内蒙古	340.70	215.60	125.11		301.63	175.92	125.70	
辽 宁	659.31	492.60	45.95	120.76	614.13	460.00	37.78	116.35
吉 林	304.75	175.48	37.74	91.53	262.79	148.55	33.64	80.60
黑龙江	461.18	308.30	152.88		395.06	268.61	126.44	
上 海	1199.53	1119.31	80.22		894.26	809.51	84.75	
江 苏	1576.68	1141.37	435.31		1299.11	911.08	388.03	
浙 江	1413.71	1011.25	402.46		1157.84	786.55	371.29	
安 徽	664.52	309.50	107.06	247.96	562.74	229.19	100.59	232.96
福 建	537.95	324.96	212.98		455.12	249.42	205.69	
江 西	516.82	214.23	302.59		427.62	154.86	272.76	
山 东	1531.42	873.41	658.01		1253.67	720.17	533.51	
河 南	997.06	414.23	582.83		953.84	352.61	601.22	
湖 北	753.98	429.03	324.95		668.17	365.06	303.11	
湖 南	772.41	363.97	408.44		655.84	274.00	381.84	
广 东	1798.45	1345.59	452.86		1440.69	997.62	443.07	
广 西	580.03	234.34	345.69		421.00	171.88	249.11	
海 南	123.98	78.87	13.88	31.23	87.57	52.03	12.69	22.85
重 庆	516.76	288.67	228.10		444.24	271.03	173.21	
四 川	1204.03	667.39	536.65		926.08	486.87	439.21	
贵 州	401.28	185.80	28.39	187.09	348.80	133.87	27.51	187.41
云 南	574.82	289.28	285.53		477.46	219.06	258.40	
西 藏	60.68	37.59	5.07	18.02	37.84	19.13	2.48	16.23
陕 西	515.78	290.32	47.14	178.32	437.80	207.20	47.99	182.61
甘 肃	273.99	125.93	148.06		258.36	107.48	150.87	
青 海	113.45	72.86	40.59		81.77	52.50	29.27	
宁 夏	106.88	63.86	43.02		86.14	48.01	38.13	
新 疆	374.34	237.25	137.09		293.71	194.19	99.52	
兵 团	54.33	46.45	7.88		48.00	41.60	6.41	

续表

单位:亿元

地区	累计结存			
	合计	职工医保	城乡居民	新农合
全国	23439.93	18749.82	4372.28	317.83
北京	852.55	805.90	46.65	
天津	329.89	242.84	87.06	
河北	889.77	688.47	201.29	
山西	463.93	331.19	132.74	
内蒙古	342.12	280.19	61.93	
辽宁	563.02	439.17	60.71	63.14
吉林	354.99	272.97	48.89	33.13
黑龙江	493.29	360.27	133.02	
上海	2390.98	2389.43	1.55	
江苏	1815.61	1583.92	231.69	
浙江	1826.57	1707.98	118.59	
安徽	587.43	405.17	93.65	88.60
福建	713.82	610.23	103.60	
江西	533.67	289.78	243.89	
山东	1256.95	933.64	323.31	
河南	856.30	558.05	298.25	
湖北	655.31	402.42	252.89	
湖南	697.67	476.91	220.76	
广东	2832.60	2455.39	377.21	
广西	697.14	333.65	363.49	
海南	158.48	124.95	16.83	16.70
重庆	384.17	235.15	149.01	
四川	1436.18	1070.50	365.68	
贵州	320.28	193.54	47.76	78.98
云南	528.81	369.28	159.54	
西藏	92.68	81.71	0.70	10.27
陕西	446.75	382.55	37.18	27.01
甘肃	194.12	135.47	58.65	
青海	121.50	99.75	21.76	
宁夏	102.12	80.74	21.38	
新疆	446.19	364.20	81.99	
兵团	55.05	44.42	10.63	

1—6 分地区基本医疗保险基金(含生育保险)及累计结存(2019 年)

单位:亿元

地区	基金收入(含生育)			基金支出(含生育)			累计结存(含生育)		
	合计	职工医保(含生育)	城乡居民	合计	职工医保(含生育)	城乡居民	合计	职工医保(含生育)	城乡居民
全国	24420.88	15845.42	8575.47	20854.24	12663.25	8190.99	27696.68	22554.14	5142.55
北京	1553.64	1483.56	70.07	1320.00	1226.14	93.86	1108.79	1085.93	22.86
天津	392.22	333.01	59.21	351.51	303.68	47.83	377.98	276.93	101.05
河北	980.62	504.72	475.90	833.65	389.95	443.70	1053.98	820.92	233.06
山西	472.40	269.29	203.11	449.51	234.38	215.13	507.90	387.18	120.72
内蒙古	382.75	245.53	137.22	325.89	197.75	128.13	419.82	348.80	71.02
辽宁	735.51	548.76	186.75	677.05	505.61	171.44	639.23	500.62	138.61
吉林	352.22	205.27	146.96	320.00	165.99	154.00	401.35	326.17	75.18
黑龙江	508.96	341.41	167.55	457.35	302.12	155.22	577.34	431.99	145.35
上海	1445.28	1356.64	88.64	971.12	891.77	79.35	2931.20	2920.36	10.84
江苏	1801.04	1336.40	464.64	1555.98	1091.81	464.17	2089.87	1857.71	232.16
浙江	1625.10	1154.47	470.64	1370.52	950.53	420.00	2110.30	1941.07	169.23
安徽	787.77	350.98	436.79	710.20	266.19	444.00	710.80	502.35	208.45
福建	607.50	373.36	234.14	539.54	297.54	242.00	796.67	700.92	95.74
江西	588.90	237.11	351.79	522.45	190.93	331.51	607.59	343.44	264.15
山东	1655.53	1041.86	613.67	1426.15	866.96	559.18	1537.68	1158.35	379.33
河南	1142.77	487.31	655.46	1091.24	408.52	682.73	936.89	665.05	271.84
湖北	876.64	513.06	363.58	784.02	427.44	356.58	770.60	510.70	259.90
湖南	843.63	406.41	437.22	753.42	325.56	427.87	815.87	585.76	230.11
广东	2177.72	1656.59	521.13	1764.36	1281.33	483.03	3329.04	2913.73	415.31
广西	638.23	276.47	361.75	561.76	221.59	340.17	786.71	401.21	385.50
海南	152.89	98.03	54.86	117.57	67.07	50.51	199.93	159.75	40.18
重庆	522.03	320.24	201.79	461.39	274.50	186.89	444.81	280.90	163.91
四川	1311.32	753.67	557.65	1071.19	574.84	496.36	1694.12	1267.15	426.97
贵州	530.34	219.13	311.21	427.29	163.05	264.23	445.07	259.51	185.57
云南	652.80	324.33	328.47	565.86	254.20	311.66	619.58	443.23	176.34
西藏	69.71	50.91	18.80	47.31	21.43	25.88	116.96	114.24	2.72
陕西	580.09	322.96	257.13	505.40	257.86	247.53	552.13	461.66	90.46
甘肃	317.63	148.58	169.05	287.32	124.15	163.18	233.08	168.29	64.79
青海	125.76	80.75	45.02	93.35	61.48	31.87	156.99	122.09	34.90
宁夏	117.33	71.54	45.79	91.59	52.01	39.59	130.15	102.58	27.57
新疆	410.29	279.97	130.32	341.80	216.63	125.18	534.25	447.12	87.13
兵团	62.27	53.09	9.18	58.46	50.26	8.20	60.02	48.42	11.60

注:2019 年生育保险基金并入职工基本医疗保险基金核算。

1—7 分地区生育保险情况(2018—2019 年)

地区	2018 年		2019 年	
	生育保险参保人数(万人)	享受生育保险待遇人次(万人次)	生育保险参保人数(万人)	享受生育保险待遇人次(万人次)
全国	20434.14	1088.61	21417.33	1136.43
北京	1104.01	61.43	1164.44	61.17
天津	330.42	25.04	341.26	24.46
河北	774.20	31.44	810.97	35.52
山西	481.92	14.18	489.61	15.73
内蒙古	319.46	10.96	320.64	11.03
辽宁	777.81	40.48	789.37	43.54
吉林	370.34	15.29	326.29	22.26
黑龙江	350.24	8.44	343.52	9.06
上海	984.92	32.18	989.63	32.39
江苏	1694.45	166.77	1868.76	143.46
浙江	1477.34	72.30	1561.07	71.65
安徽	586.31	25.79	622.27	27.87
福建	651.87	24.03	621.73	21.02
江西	290.10	10.92	303.26	12.61
山东	1235.41	81.62	1298.78	81.23
河南	755.35	29.28	765.30	31.59
湖北	540.01	36.06	577.70	38.49
湖南	571.81	31.16	600.36	31.95
广东	3495.34	189.32	3669.36	217.16
广西	366.20	19.13	405.93	18.77
海南	152.62	7.03	168.78	10.70
重庆	439.49	26.91	466.95	29.35
四川	878.18	34.12	954.94	36.79
贵州	325.90	23.52	349.61	28.13
云南	339.52	17.28	356.00	18.30
西藏	32.42	2.03	34.33	3.61
陕西	401.86	14.33	454.53	16.83
甘肃	202.91	13.47	221.81	14.23
青海	58.14	4.01	61.82	4.57
宁夏	88.07	5.70	94.69	7.09
新疆	289.36	12.50	312.89	13.80
兵团	68.15	1.88	70.72	2.07

1—8 分地区医疗救助情况(2018—2019 年)

地区	2018 年		2019 年	
	救助总人次（人）	救助总金额（万元）	救助总人次（人）	救助总金额（万元）
全国	132946821	4246277.29	160369057	5022489.23
北京	228599	26165.60	247380	27477.00
天津	1090403	48774.80	1761836	38094.65
河北	5284187	114401.00	8939738	207092.04
山西	1545389	95306.40	1883357	85699.97
内蒙古	2039697	105752.89	2143301	119077.95
辽宁	2214162	68907.00	1820225	75821.64
吉林	2262583	70186.42	2020513	67637.64
黑龙江	2859947	135809.19	3911661	159752.26
上海	2141739	44691.41	3341419	60063.29
江苏	11210126	289312.43	11932425	295242.13
浙江	8622076	279962.00	7771292	233017.00
安徽	8126018	292760.99	9961699	345391.17
福建	5284187	114401.00	6901566	151421.62
江西	6752879	202856.00	7148917	209189.26
山东	3635605	160867.33	5042233	174041.37
河南	7258301	174717.47	9012982	217108.10
湖北	3798859	176252.17	6369380	269459.85
湖南	4254281	169440.12	9038084	353570.79
广东	4742373	265548.59	6454311	291781.61
广西	2253601	76855.87	3081097	111940.67
海南	1093784	22674.00	932498	44018.40
重庆	6719144	159780.00	6856378	163759.00
四川	7674290	195458.80	6930878	299209.61
贵州	3651439	101469.12	10702409	230159.66
云南	9086725	169282.94	8497663	170661.04
西藏	192798	21567.86	265615	21289.02
陕西	2653437	251580.37	1121716	123186.00
甘肃	9341045	169694.34	8235104	156761.59
青海	724196	49347.75	1022001	59301.62
宁夏	2080963	35987.00	1701877	40450.18
新疆	4001924	147289.45	5197088	213170.90
兵团	122064	9177.00	122414	7642.18

大事记

2018 年医疗保障工作大事记

5 月

5 月 31 日，国务委员兼国务院秘书长肖捷出席国家医疗保障局挂牌仪式。国家医疗保障局党组书记、局长胡静林，党组成员、副局长施子海、陈金甫、李滔参加了挂牌仪式。

6 月

6 月 13 日，国家医疗保障局党组成员、副局长施子海一行赴中国医学科学院医学信息研究所调研新农合异地就医联网结报工作，并就信息系统建设、转诊结算、业务监管等相关工作进行座谈交流。

7 月

7 月 6 日，国家医疗保障局党组成员、副局长陈金甫赴上海调研药品集中采购工作，并召开药品集中采购工作座谈会，传达国务院常务会对开展国家组织药品集中采购工作的部署，听取地方药品招采工作情况，系统性研究国家组织药品集中采购机制改革工作。

7 月 6 日，国家医疗保障局、财政部、人力资源社会保障部、国家卫生健康委印发《关于做好 2018 年城乡居民基本医疗保险工作的通知》（医保发〔2018〕2 号），对推进统一的城乡居民医保制度建立，全面推进和完善居民医保门诊统筹，做好贫困人口医疗保障工作等重点工作进行部署，指导地方用好新增筹资。

7 月 10 日，中共中央政治局常委、国务院副总理韩正在国家医疗保障局调研并主持召开座谈会。国家医疗保障局党组书记、局长胡静林，党组成员、副局长施子海、陈金甫、李滔出席会议。

7 月 14 日，国家医疗保障局成立网信领导小组，党组书记、局长胡静林任网信领导小组组长，下设领导小组办公室负责日常工作。

7 月 17 日，国家医疗保障局会同国家卫健委印发了《开展抗癌药省级专项采购工作的通知》，明确 2018 年 9 月底前全面启动专项采购工作，年底前专项集中采购工作完成，挂网、采购、使用监测和终端售价等全部到位，患者受益。

7 月 30 日，国家医疗保障局成立扶贫工作领导小组。局党组书记、局长胡静林同志任扶贫工作领导小组组长，下设领导小组办公室负责日常工作。

7 月 31 日至 8 月 1 日，国家医疗保障局党组书记、局长胡静林赴上海市开展工作调研，详细了解了药品招标采购、医保信息化建设和基金监管等情况。

8 月

8 月 17 日，国家医疗保障局印发《关于 2018 年抗癌药医保准入专项谈判药品范围的通告》，加快推进抗癌药医保准入专项谈判工作。

8 月 20 日，国家税务总局、财政部、人力资源和社会保障部、国家卫生健康委员会、国家医疗保障局在北京联合召开社会保险费和非税收入征管职责划转工作动员部署视频会议，国家医疗保障局党组成员、副局长陈金甫出席会议并讲话。

8 月 24 日，国家医疗保障局党组书记、局长、局网信领导小组组长胡静林主持召开医保信息化业务标准专家座谈会，研究讨论医保业务标准化体系、疾病诊断、诊疗项目、药品、耗材等医保业务标准制定工作思路和工作安排。

8 月 24 日，国家医疗保障局党组成员、副局长李滔出席国务院例行政策吹风会，介绍跨省异地就医住院费用直接结算有关情况。

8 月 27 日，国家医疗保障局召开党组会议，针对国务院第二十四督查组发现的贵州新农合省内异地就医报销政策不落实问题，认真进行研究并提出下一步工作要求。

8 月 27 日至 8 月 30 日，国家医疗保障局党组成员、副局长施子海赴江苏、湖南开展医保信息系统和业务标准工作调研，深入了解医保信息化建设、医院信息化建设、疾病与诊断等业务标准的制定、应用和管理情况，听取对建立全国统一的医保业务标准、技术标准和建设全国统一的医保信息系统的意见建议。

8月31日，国家医疗保障局党组书记、局长胡静林带队赴河北省沧州市调研异地就医结算工作。听取医保部门的情况汇报，并赴医院和基层社区实地调研。

9月

9月3日，国家医疗保障局党组成员、副局长施子海会见法国国家高等社会保障学院院长多米尼克·里博先生一行。双方就两国在医疗保障领域的合作交换了意见。

9月5日，国家医疗保障局党组成员、副局长李滔赴北京积水潭医院调研高值医用耗材管理与使用情况，并召开座谈会。

9月11日，国家医疗保障局党组书记、局长胡静林带队，赴中国医学科学院阜外医院调研高值医用耗材使用管理情况。

9月12日，国家医疗保障局党组成员、副局长李滔会见世界银行中国局国别业务协调人葛蔼灵女士一行。双方就未来在医疗保障领域的合作交换了意见。

9月13日，国家医疗保障局、卫生健康委、公安部、药监局联合召开全国打击欺诈骗保专项行动视频会议。国家医疗保障局局长胡静林出席会议并讲话。会议由国家医疗保障局副局长李滔主持。

9月17日，国家医疗保障局党组成员、副局长陈金甫一行赴江苏省苏州市开展完善中国特色医疗保障制度工作调研，听取地方机构改革期间待遇保障、完善医保筹资待遇机制、医保经办服务改革等方面的意见建议。

9月17日，国家医疗保障局局长胡静林会见英国卫生大臣马特·汉考克一行。双方就加强中英两国在医疗保障领域的合作交换了意见。

9月27日，国家医疗保障局召开“互联网＋医疗”座谈会，党组书记、局长胡静林，党组成员、副局长陈金甫出席会议，听取部分地方卫生部门、开展互联网诊疗活动的医疗机构和企业平台负责人介绍互联网诊疗的基本情况、运行模式及内容、发展中存在的问题及政策建议等。

9月30日，国家医保局、财政部、国务院扶贫办印发《医疗保障扶贫三年行动实施方案（2018－2020年）》（医保发〔2018〕18号），为全国医保系统扶贫工作作出顶层设计。

9月30日，国家医疗保障局印发《关于将17种抗癌药纳入国家基本医疗保险、工伤保险和生育保险药品目录乙类范围的通知》（医保发〔2018〕17号），落实好相关工作部署，切实降低患者用药负担。

10月

10月15日，国家医疗保障局召开警示教育大会，学习贯彻习近平总书记重要批示，传达学习中央和国家机关警示教育大会精神，部署集中开展警示教育活动。局党组书记、局长胡静林出席会议并讲话。局党组成员、副局长施子海主持会议，局党组成员出席会议。

10月17日，国家医疗保障局党组成员、副局长施子海会见国际社会保障协会（ISSA）秘书长康克乐伍斯基先生一行。双方就未来在医疗保障领域的合作交换了意见。

10月22日，国家医疗保障局党组成员、副局长陈金甫赴平安医保科技、平安好医生调研医保智能化服务和“互联网＋医疗”工作。

10月25日，国家医疗保障局召开全国医疗保障脱贫攻坚三年行动专项部署视频会。国家医疗保障局胡静林局长出席会议并讲话。会议由国家医疗保障局陈金甫副局长主持。

10月30日至31日，国家医疗保障局在北京召开2019年全国医疗生育保险基金预算编制工作暨软件系统培训会。国家医疗保障局施子海副局长出席会议并讲话。

11月

11月1日，国家医疗保障局党组书记、局长胡静林与世界银行行长金墉一行进行了会谈。双方高度评价中国和世界银行在深化医药卫生体制改革领域取得的合作成果，并表示，愿意积极扩大和深化合作，在开展技术援助项目、推动地方医疗保障改革等方面加强合作和交流。

11月1日，国家医疗保障局党组书记、局长胡静林主持召开局长办公会，审议通过了《国家医疗保障局医疗保障信息平台建设工程实施方案》。施子海、陈金甫副局长出席会议。

11月2日，国家医疗保障局党组成员、副局长陈金甫带队赴四川大学华西医院，调研了解医院医疗服务价格、远程医疗和精准扶贫等有关情况，现场观摩远程会诊，并听取有关意见建议。

11月6日，国家医疗保障局党组成员、副局长陈金甫会见澳门特别行政区政府卫生局局长李展润先生一行。双方就做好澳门居民在内地参加基本医疗保险并享受相关待遇进行了交流。

11月13至15日，国家医疗保障局党组书记、局长胡静林在辽宁、吉林两省调研督导打击欺诈骗保专项行动工作，深入了解打击欺诈骗保工作进展。

11月21日，国家医疗保障局办公室、人力资源社会保障部办公厅、国家卫生健康委办公厅印发《关于做好17种国家医保谈判抗癌药执行落实工作的通知》，保障谈判药品的正常供应，切实保证患者尽早买得到、用得上、可报销国家医保准入新纳入的谈判抗癌药品。

11月23日，国家医疗保障局召开全局干部职工大会。胡静林局长对新任命的17名司级干部进行集体任职谈话，并对医疗保障改革发展和干部队伍建设作出部署。施子海副局长主持会议。

11月27至28日，国家医疗保障局在北京召开2019年医疗保障统计和基金报表工作暨软件培训会。国家医疗保障局副局长施子海出席会议并讲话。

11月28日，国家医疗保障印发《关于当前加强医保协议管理确保基金安全有关工作的通知》（医保办发〔2018〕21号），对违反协议约定骗取医保基金的行为保持高压、重拳出击。

11月29日，国家医疗保障局召开打击欺诈骗保专项行动“回头看”工作部署会，对打击欺诈骗保专项行动“回头看”工作进行动员和部署。胡静林局长出席会议并讲话，李滔副局长主持会议。

12月

12月4日，国家医疗保障局党组成员、副局长施子海会见日本厚生劳动省医务技监铃木康裕率领的官民访中团一行。双方就加强中日两国医疗保障领域合作交换了意见。

12月6日，国家医疗保障局党组成员、副局长施子海会见中国欧盟商会主席何墨池（Mats Harborn）一行。何墨池先生向施子海副局长递交了2018/19年度《欧盟企业在中国建议书》。双方就加强医疗保障领域沟通合作交换了意见。

12月6日，国家组织药品集中采购试点（北京、天津、上海、重庆和沈阳、大连、厦门、广州、深圳、成都、西安11个城市，简称“4＋7”试点）于上海开标；经公示后，于12月17日公布“4＋7”试点中选结果。

12月9日至12月12日，国家医疗保障局党组成员、副局长施子海赴四川省、重庆市开展信息化建设调研，深入了解医疗保障相关方在信息化、标准化方面的建设和相关地区医疗保障扶贫工作推进情况，并听取意见建议。

12月10日，国家医疗保障局印发《关于申报按疾病诊断相关分组付费国家试点的通知》（医保办发〔2018〕23号），加快推进DRGs付费试点城市试点，探索建立DRGs付费体系。

12月11日至14日，国家医疗保障局党组成员、副局长李滔赴天津市、江西省就打击欺诈骗取医疗保障基金专项行动“回头看”工作进行调研。召开座谈会听取工作进展情况汇报，并实地核查国家医疗保障局交办举报线索的查处及整改情况。

12月14日，国家医疗保障局办公室、财政部办公厅印发《欺诈骗取医疗保障基金行为举报奖励暂行办法》（医保办发〔2018〕22号），鼓励社会各界举报欺诈骗取医疗保障基金行为，加大对欺诈骗保行为的打击力度。

12月19日，国家医疗保障局党组成员、副局长李滔一行赴北京市，就医保支付方式改革情况进行专题调研，听取相关工作汇报。

12月31日，国家主席习近平通过中央广播电视总台和互联网，发表了二〇一九年新年贺词。提出“这一年，脱贫攻坚传来很多好消息。全国又有125个贫困县通过验收脱贫，1000万农村贫困人口摆脱贫困。17种抗癌药降价并纳入医保目录，因病致贫问题正在进一步得到解决。我时常牵挂着奋战在脱贫一线的同志们，280多万驻村干部、第一书记，工作很投入、很给力，一定要保重身体。”

2019 年医疗保障工作大事记

1月

1 月 10 日至 11 日，全国医疗保障工作会议在北京召开。国家医疗保障局党组书记、局长胡静林作工作报告，局党组成员、副局长施子海主持会议并作总结，局党组成员、副局长陈金甫、李滔出席会议。

1 月 11 日，国务院办公厅印发《国家组织药品集中采购和使用试点方案》，对国家组织药品集中采购和使用试点工作作出部署。

1 月 17 日，国务院新闻办公室举行国务院政策例行吹风会，国家医疗保障局副局长陈金甫介绍国家组织药品集中采购和使用试点工作有关情况，并答记者问。

1 月 22 日，国家医疗保障局办公室印发《关于做好基本医疗保险参保人员流感防治工作的通知》，保证参保患者获得及时救治。

1 月 23 日，国家医疗保障局召开全国医疗保障基金监管工作会议，李滔副局长出席会议并讲话。

2月

2 月 11 日至 12 日，国家医疗保障局党组书记、局长胡静林赴广西壮族自治区百色市开展医疗保障扶贫工作调研，听取自治区和百色市医疗保障扶贫工作汇报，并与基层医疗保障等部门同志座谈。

2 月 20 日，国家医疗保障局印发《关于做好 2019 年医疗保障基金监管工作的通知》（医保发〔2019〕14 号），加强医疗保障基金监管，坚决打击欺诈骗保行为，切实保障基金安全。

2 月 21 日，国家医保信息平台建设工程可行性研究报告通过国家发展改革委立项审批，主要建设内容包括 14 个医保业务子系统，网络、安全、容灾备份和监控中心等。

2 月 25 日，国家医疗保障局党组书记、局长胡静林主持召开座谈会，听取 14 家医药企业对医保药品政策的意见建议。国家医疗保障局党组成员、副局长陈金甫出席会议。

2 月 26 日至 28 日，国家医疗保障局党组成员、副局长李滔赴福建省开展调研，听取福建省医疗保障工作汇报，并与相关工作人员座谈。

2 月 28 日，国家医疗保障局印发《关于国家组织药品集中采购和使用试点医保配套措施的意见》（医保发〔2019〕18 号），要求做好医疗保障部门落实国家组织药品集中采购和使用试点工作，规范相关配套措施。

3月

3 月 5 日，在第十三届全国人民代表大会第二次会议上国务院总理李克强作政府工作报告时指出，深化医疗、医保、医药联动改革。稳步推进分级诊疗。提高居民基本医保补助标准和大病保险报销比例。加快新药审评审批改革，17 种抗癌药大幅降价并纳入国家医保目录。

3 月 6 日，国务院办公厅印发《关于全面推进生育保险和职工基本医疗保险合并实施的意见》（国办发〔2019〕10 号），建立适应我国经济发展水平、优化保险管理资源、实现两项保险长期稳定可持续发展的制度体系和运行机制。

3 月 8 日，经国家发展改革委授权，国家医疗保障局自行审批通过国家医保信息平台建设工程初步设计方案，全国统一的医保信息平台建设工作正式启动。

3 月 18 日，“打击欺诈骗保　维护基金安全”集中宣传月启动仪式在天津举行。国家医疗保障局党组成员、副局长李滔出席并讲话。

3 月 21 日，国家医疗保障局党组成员、副局长李滔会见韩国医疗保险审查及评估组织（HIRA）柳钟秀先生一行，双方就医疗保障制度、医保基金管理、医保信息系统等进行了深入交流。

3 月 25 日，国务院新闻办公室举行国务院政策例行吹风会，国家医疗保障局党组成员、副局长陈金甫介绍全面推进生育保险和职工基本医疗保险合并实施有关情况，并答记者问。

3 月 26 日，中共中央政治局常委、国务院副总理韩正到国家医疗保障局调研并主持召开座谈会。国家医疗保障局党组书记、局长胡静林，党组成员、副局长施子海、陈金甫、李滔出席会议。

4 月

4 月 1 日至 2 日，国家医疗保障局在福建省三明市召开全国医疗保障信息化建设试点启动会，国家医疗保障局党组成员、副局长施子海出席会议并讲话。

4 月 3 日，国家医疗保障局联合财政部、国家卫生健康委和国家税务总局，召开全面推进生育保险和职工基本医疗保险（以下简称“两项保险”）合并实施专项部署视频会，对全面推进两项保险合并实施进行安排部署。国家医疗保障局陈金甫副局长出席会议并讲话。

4 月 9 日，国家医疗保障局召开全国医疗保障系统 2019 年党风廉政建设和反腐败工作会议，党组书记、局长胡静林出席会议并讲话，党组成员、副局长施子海、李滔参加会议。

4 月 11 日至 16 日，国家医疗保障局党组成员、副局长施子海赴甘肃、青海两省开展医保扶贫调研。实地了解基本医保、大病保险、医疗救助等医保扶贫政策落实情况，走访慰问贫困户。

4 月 16 日，国务院新闻办公室举行国务院政策例行吹风会，国家医疗保障局副局长陈金甫出席会议，介绍药品集中采购、医疗救助工作有关情况，并回答记者提问。

4 月 17 日，国家医疗保障局印发《关于 2019 年国家医保药品目录调整工作方案》的公告，进一步提升医保药品保障水平，规范医保用药管理。

4 月 18 日，国家医疗保障局和上海市人民政府在沪签署《共同完善医药招采机制推进平台建设备忘录》。国家医疗保障局局长胡静林出席并签约。国家医疗保障局副局长陈金甫主持签约活动。

4 月 18 日，国家医疗保障局党组书记、局长胡静林，党组成员、副局长陈金甫参加长三角地区跨省异地就医门诊费用直接结算工作推进会。会前，中共中央政治局委员、上海市委书记李强会见胡静林局长、陈金甫副局长。

4 月 26 日，国家医疗保障局、财政部印发《关于做好 2019 年城乡居民基本医疗保障工作的通知》（医保发〔2019〕30 号），对进一步做好 2019 年城乡居民医疗保障工作作出部署。

5 月

5 月 7 日，国家医疗保障局召开青年干部座谈会，深入学习贯彻习近平总书记在中央政治局第十四次集体学习和纪念五四运动 100 周年大会上的重要讲话精神。局党组书记、局长胡静林出席会议并讲话。

5 月 10 日，国家医疗保障局党组成员、副局长李滔赴北京市开展按疾病诊断相关分组（DRG）付费国家试点工作调研，与北京市有关部门单位进行了深入交流，并就建立 DRG 付费国家试点工作技术指导组进行了讨论。

5 月 20 日，国家医疗保障局、财政部印发《关于切实做好 2019 年跨省异地就医住院费用直接结算工作的通知》（医保发〔2019〕33 号），要求抓紧落实和完善跨省异地就医直接结算政策，切实便利流动人口和随迁老人。

5 月 20 日，国家医疗保障局召开疾病诊断相关分组（DRG）付费国家试点工作启动视频会议。国家医疗保障局党组成员、副局长李滔出席会议并讲话。

5 月 21 日，国家医疗保障局印发《关于开展医保基金监管“两试点一示范”工作的通知》（医保办发〔2019〕17 号），要求结合实际开展工作，积极推动形成可推广、可复制的医保基金监管先进经验。

5 月 27 日，国家医疗保障局召开 2019 年全国异地就医直接结算工作调度会，通报全国跨省异地就医直接结算政策落实情况，安排部署 2019 年跨省异地就医直接结算工作。国家医疗保障局党组成员、副局长李滔出席并讲话。

5 月 27 日至 28 日，国家医疗保障局党组成员、副局长李滔赴四川省开展异地就医结算和医保行风建设工作调研，深入了解医保经办管理、跨省异地就医结算、医保智能监控等工作进展情况。

5 月 29 日至 30 日，国家医疗保障局召开 2019 年全国医保待遇保障工作座谈会。国家医疗保障局副局长陈金甫同志出席会议并讲话。

5 月 30 日至 31 日，国家医疗保障局党组成员、副局长陈金甫赴江西省赣州市开展医疗保障扶贫工作调研，深入深度贫困山村走访慰问困难群众，了解看病就医、参保缴费、待遇享受等情况。

6月

6月5日，国家医疗保障局、财政部、国家卫生健康委、国家中医药局印发《关于按疾病诊断相关分组付费国家试点城市名单的通知》（医保发〔2019〕34号），进一步完善政策，规范医疗服务行为，提高医保基金使用效率。

6月6日，国家医疗保障局召开“不忘初心、牢记使命”主题教育动员部署大会。局党组书记、局长胡静林同志作动员讲话。

6月10日，国家医保局党组书记、局长胡静林同志出席博鳌亚洲论坛全球健康论坛首届大会，并在开幕式上致辞。局党组成员、副局长陈金甫同志出席会议分论坛并发言。

6月19日，国家医疗保障局组织全体党员到北京新文化运动纪念馆开展主题党日活动。党组书记、局长胡静林同志带领全体党员重温入党誓词。

6月20日，国家医疗保障局印发《关于印发医疗保障标准化工作指导意见的通知》（医保发〔2019〕39号），建立国家医疗保障局主导、相关部门认同、各地协同推进的标准化工作机制，形成与医疗保障改革发展相适应的标准化体系。

6月21日，国家医疗保障局召开“不忘初心、牢记使命”主题教育专题报告会，邀请福建省三明市人大常委会主任詹积富同志作报告。局党组书记、局长胡静林同志主持会议并讲话。

6月22日，京津冀医疗保障协同发展合作协议签署仪式在天津举行，启动京津冀门诊异地直接结算试点。国家医疗保障局党组成员、副局长李滔出席。

6月25日，国家医疗保障局办公室印发《关于开展医保药品、医用耗材产品信息维护的通知》（医保办发〔2019〕20号），组织开展医保药品、医用耗材产品信息维护工作。

6月26日至28日，国家医疗保障局党组书记、局长胡静林赴安徽、江苏调研高值医用耗材带量采购和医保经办服务工作，并出席安徽省属医院医用耗材采购联合体成立仪式。

6月27日，国家医疗保障局在京组织召开全国医保信息化标准化建设座谈会暨媒体见面会，国家医疗保障局党组成员、副局长施子海出席会议并致辞。

7月

7月1日，国家医疗保障局组织召开庆祝建党98周年党员代表座谈会，宣读表彰优秀共产党员的决定。局党组书记、局长胡静林出席会议并讲话。

7月1日至4日，国家医疗保障局党组成员、副局长李滔赴广西调研医保基金监管和异地就医结算工作，实地了解人民群众在异地就医直接结算过程中存在的问题和困难。

7月9日至13日，国家医疗保障局党组成员、副局长陈金甫率队赴西藏开展专题调研，看望慰问农牧民贫困家庭患病群众，了解医疗负担和医保待遇享受等情况。

7月16日至21日，国家医疗保障局党组成员、副局长施子海赴上海、浙江开展医疗保障相关工作调研，听取相关单位和人民群众对医保工作的意见建议。

7月22日至25日，国家医疗保障局在新疆乌鲁木齐召开医保基金监管方式创新试点工作启动会。局党组成员、副局长李滔出席会议并讲话。

7月26日，国家医疗保障局党组书记、局长胡静林同志主持召开“不忘初心、牢记使命”主题教育调研成果交流会，局党组成员作交流发言。

7月30日，按照“不忘初心、牢记使命”主题教育安排，国家医疗保障局党组书记、局长胡静林为全局党员干部讲专题党课。

8月

8月1日，国务院新闻办举行国务院政策例行吹风会，国家医疗保障局党组成员、副局长李滔介绍治理高值医用耗材改革方案有关情况，并答记者问。

8月5日至6日，国家医疗保障局党组成员、副局长施子海赴国家医保信息平台项目承建单位在京驻地，就项目建设情况开展专题调研，并出席医保信息化标准化建设工作座谈会。

8月14日，受国家医疗保障局党组委托，局党组成员、副局长施子海出席国家医疗保障局“扬帆计划·中央和国家机关大学生实习”人员座谈会。

8月17日，国家医疗保障局印发《关于完善“互联网＋”医疗服务价格和医保支付政策的指导意见》（医保发〔2019〕47号），支持“互联网＋”在实现优质医疗资源跨区域流动、促进医疗服务降本增效和公平可及、改善患者就医体验、重构医疗市场竞争关系。

8月19日，国家医疗保障局、人力资源社会保障部印发《关于印发〈国家基本医疗保险、工伤保险和生育保险药品目录〉的通知》（医保发〔2019〕46

号),正式公布国家基本医疗保险、工伤保险和生育保险常规准入部分的药品名单。

8月30日,国家医疗保障局党组成员、副局长李滔赴中医科学院,就基于医保支付的中医服务病种分组研究工作开展专题调研,听取关于中医服务病种遴选和梳理的研究进展。

8月30日,国家医疗保障局、首都医科大学签署协议,共建首都医科大学国家医疗保障研究院。国家医疗保障局党组书记、局长胡静林出席成立仪式。

8月30日,国家医疗保障局召开"不忘初心、牢记使命"主题教育总结大会,局党组书记、局长胡静林主持会议,并向党员干部通报局党组专题民主生活会和整改落实有关情况,对主题教育工作进行总结。

9月

9月5日,国家医疗保障局印发《关于加强医疗保障系统行风建设的通知》(医保发〔2019〕50号),部署开展医疗保障领域行风问题专项整治。

9月10日,国家医疗保障局党组成员、副局长陈金甫会见丹麦驻华大使戴世阁(A. CarstenDamsgaard)先生一行。双方就加强中丹医疗保障领域合作交换了意见。

9月11日,国家医疗保障局党组成员、副局长施子海会见中国美国商会会长毕艾伦(AlanBeebe)一行。毕艾伦先生向施子海副局长递交了2019年《美国企业在中国白皮书》。双方就加强医疗保障领域沟通交流交换了意见。

9月16日,国家医疗保障局 、财政部、国家卫生健康委、国家药监局印发《关于完善城乡居民高血压糖尿病门诊用药保障机制的指导意见》(医保发〔2019〕54号),探索完善门诊慢性病用药保障机制,增强基本医保门诊保障能力,减轻患者门诊用药费用负担。

9月17日至19日,国家医疗保障局在北京举办中国特色医疗保障制度培训班。国家医疗保障局班子全体成员及相关领域专家学者为参训学员辅导授课。

9月22日至24日,国家医疗保障局党组书记、局长胡静林一行,赴甘肃省临夏州积石山县调研定点扶贫工作,了解医保扶贫政策执行和群众用药保障等情况。

9月23日,国家医疗保障局印发《关于印发医疗保障定点医疗机构等信息业务编码规则和方法的通知》(医保发〔2019〕55号),加快推进统一的医保信息业务编码标准,做好业务编码的信息维护工作。

9月23日至27日,国家医疗保障局党组成员、副局长陈金甫带队赴宁夏、陕西开展调研。实地走访医疗机构,听取对医疗服务价格工作的意见建议。

9月24日至25日,2019年打击欺诈骗保专项治理工作中期调度会暨第二期全国基金监管培训班在江西南昌举行,国家医疗保障局党组成员、副局长李滔出席会议并讲话。

9月24日至25日,国家医疗保障局在京举办医疗保障发展"十四五"基本思路研讨班。国家医疗保障局党组成员、副局长施子海出席开班式并讲话。

9月25日,国家医疗保障局、工业和信息化部、财政部、人力资源社会保障部、商务部、国家卫生健康委、市场监管总局、国家药监局、中央军委后勤保障部印发《关于国家组织药品集中采购和使用试点扩大区域范围的实施意见》(医保发〔2019〕56号),进一步加大改革创新力度,降低群众用药负担。

9月26日至27日,2019年医药服务管理培训班在湖北武汉举行。国家医疗保障局党组成员、副局长李滔出席培训班并讲话。

9月29日,国家医疗保障局、财政部、国家卫生健康委、国务院扶贫办印发《关于坚决完成医疗保障脱贫攻坚硬任务的指导意见》(医保发〔2019〕57号),要求各地要切实履行主体责任、增强政治担当,尽锐出战、狠抓实效,扎实完成医疗保障脱贫攻坚硬任务。

10月

10月9日,国务院新闻办公室举行国务院政策例行吹风会。国家医疗保障局副局长陈金甫介绍完善城乡居民高血压、糖尿病门诊用药保障机制有关情况,并答记者问。

10月16日,国家医疗保障局印发《关于印发疾病诊断相关分组(DRG)付费国家试点技术规范和分组方案的通知》(医保办发〔2019〕36号),制定《国家医疗保障DRG分组与付费技术规范》和《国家医疗保障DRG(CHS—DRG)分组方案》。

10月22日,国家医疗保障局在京召开全国电视电话会议,专题部署推进医疗保障脱贫攻坚和城乡居民高血压、糖尿病(以下简称"两病")门诊用药保障工作。国家医疗保障局党组成员、副局长陈金甫同志出席会议并讲话。

10月24日,国家医疗保障局党组书记、局长胡静林赴山东省开展工作调研,调研医保经办服务标准化建设和带量采购中选药品供应保障工作。

10月28日至11月2日,国家医疗保障局党组成员、副局长施子海赴江西、安徽开展医疗保障工作调研。实地察看医保信息化建设、标准化执行、公立医院改革等情况,走访贫困群众,调研医保脱贫政策落实情况。

10月31日至11月1日,国家医疗保障局在安徽合肥举办全国医保新闻宣传和政府信息工作培训班。国家医疗保障局党组成员、副局长施子海出席开班式并讲话。

11月

11月11日,国家医疗保障局在浙江绍兴举办医疗保障制度国际经验交流会。国家医疗保障局党组成员、副局长施子海出席并作主旨演讲。

11月18日,国家医疗保障局党组书记、局长胡静林主持召开"不忘初心、牢记使命"主题教育整改整治工作评价座谈会,面对面听取全国人大代表,党员、群众代表,以及工作对象、服务对象代表等,对局党组主题教育整改整治工作的评价,以及有关意见建议。

11月19日,国家医疗保障局召开党的十九届四中全会精神宣讲会。局党组书记、局长胡静林作宣讲辅导。

11月21日,国家医疗保障局党组书记、局长胡静林在湖北省武汉市调研高血压糖尿病门诊用药保障和药品集中带量采购工作。

11月22日,国家医疗保障局、人力资源社会保障部印发《关于将2019年谈判药品纳入〈国家基本医疗保险、工伤保险和生育保险药品目录〉乙类范围的通知》(医保发〔2019〕65号),正式公布谈判药品准入结果。

11月24日,国家医疗保障局在山东省济南市举行全国医保电子凭证首发仪式。国家医疗保障局党组成员、副局长施子海出席首发仪式并讲话。

11月26日,国家医疗保障局印发《关于做好当前药品价格管理工作的意见》(医保发〔2019〕67号),做好当前药品价格管理工作,完善药品价格形成机制。

11月27日,国务院新闻办公室举行国务院政策例行吹风会。国家医疗保障局副局长陈金甫介绍以药品集中采购和使用为突破口,进一步深化医改的政策措施有关情况,并答记者问。

11月27日至28日,国家医疗保障局在广西壮族自治区北海市举办全国医疗保障系统法治建设培训班。局党组成员、副局长施子海出席并讲话。

11月29日,国家医疗保障局召开直属机关警示教育大会。局党组书记、局长胡静林同志主持会议并讲话,局党组成员、副局长陈金甫、李滔出席会议。

12月

12月4日,国家医疗保障局印发《关于国家医疗保障局政府信息公开暂行办法的通知》(医保发〔2019〕72号),要求提高国家医保局工作的透明度,建设法治政府,充分发挥国家医保局政府信息对人民群众生产、生活和经济社会活动的服务作用。

12月6日,国家医疗保障局、人力资源社会保障部印发《关于调整规范〈国家基本医疗保险、工伤保险和生育保险药品目录〉部分药品名称等的通知》(医保发〔2019〕64号),要求加强与药监部门相关政策衔接,推动做好《国家基本医疗保险、工伤保险和生育保险药品目录》的落地实施。

12月6日,国家医疗保障局党组成员、副局长李滔赴北京大学人民医院调研2019年国家谈判药品落地工作,现场了解了患者诊疗、药品配备和使用等情况。

12月16日,国家医疗保障局 、国家卫生健康委印发《关于做好2019年国家医保谈判药品落地工作的通知》(医保发〔2019〕73号),保障医疗机构和患者基本用药需求。

12月17日,国家医疗保障局DRG付费国家试点技术指导组在北京启动DRG分组临床论证工作,国家医疗保障局党组成员、副局长李滔出席会议并讲话。

12月19日,国家医疗保障局推出国家异地就医备案小程序(试运行),正式启动全国统一跨省异地就医备案服务试点工作。

12月19日,国家医疗保障局和北京市人民政府签署合作备忘录,双方将在完善疾病诊断相关分组付费(DRG)技术标准和建立维护机制等方面加强合作。局党组书记、局长胡静林出席签约仪式并签字，局党组成员、副局长李滔主持签约仪式。

12月23日，四川、重庆、贵州、云南、西藏5省（市、区）西南片区跨省门诊费用直接结算签约暨启动仪式在四川成都举行，国家医疗保障局党组成员、副局长李滔出席。

12月31日，国家医疗保障局直属机关工会第一次会员大会胜利召开。会议采取无记名投票方式，选举产生了局直属机关工会第一届委员会和经费审查委员会，协商产生第一届局直属机关工会女职工委员会。局党组成员、直属机关党委书记、副局长施子海出席会议并讲话。

附　录

国家医疗保障局 2018 年政府信息公开工作年度报告

根据《中华人民共和国政府信息公开条例》(以下简称《条例》)的规定,现发布国家医疗保障局2018年政府信息公开工作年度报告。本报告包括主动公开政府信息情况、依申请公开政府信息情况、推进重点领域信息公开情况、建议和提案办理结果公开情况、政策解读和新闻发布情况、信息公开平台建设情况、存在的主要问题和改进措施七个部分。本报告所列统计数据的期限自2018年5月31日国家医疗保障局挂牌起,至2018年12月31日止。如对本报告有任何疑问,请与国家医疗保障局政府信息公开申请受理机构联系(地址:北京市西城区月坛北小街2号;邮编:100830;电话:010－89061394;传真:010－89061328)。

一、主动公开政府信息情况

国家医疗保障局贯彻落实中办、国办《关于全面推进政务公开工作的意见》、国办《〈关于全面推进政务公开工作的意见〉实施细则》《关于推进社会公益事业建设领域政府信息公开的意见》,准确把握医疗保障工作规律和特点,加大信息公开力度,明确公开重点,细化公开内容,增强公开实效,不断提升医疗保障工作的透明度,让人民群众享有更多的获得感、幸福感、安全感,增强对党和政府的信任。自从2018年8月7日国家医疗保障局微信公众号上网后,截至2018年12月31日,公开发布信息123条(其中政策文件类信息14条、概况类信息5条、政务动态信息104条)。

二、依申请公开政府信息情况

2018年度,国家医疗保障局未收到政府信息公开申请,未发生针对政府信息公开工作的行政复议、行政诉讼,未产生与政府信息公开相关的收费情况。

三、推进重点领域信息公开情况

认真贯彻落实国办《关于印发2018年政务公开工作要点的通知》要求,着力推进医保基金监管、异地就医结算、医疗待遇保障、医药服务管理、药品采购使用等重点领域信息公开。

(一)推进医保基金监管信息公开。及时公开《欺诈骗取医疗保障基金行为举报奖励暂行办法》等医保基金监管重要政策文件信息。通过召开新闻发布会等形式,公布国家医保局和各地医保部门举报投诉电话,鼓励社会各界共同参与对医保基金的监管,形成全社会监管合力。及时公布打击欺诈骗保工作进展情况,主动曝光欺诈骗保典型案例,加大对欺诈骗取医疗保险基金违法行为的震慑力度,切实维护好基金安全。

(二)推进异地就医住院费用直接结算信息公开。局领导出席国务院例行政策吹风会,对异地就医住院费用直接结算有关政策进行权威解读,积极回应社会关切。通过微信公众号等平台每月定期发布《基本医疗保险跨省异地就医住院医疗费用直接结算公共服务信息》共六期,公开跨省异地就医定点医疗机构数量、直接结算人次、医疗费用情况等信息,推动广大人民群众了解异地就医政策。

(三)推进医疗待遇保障工作信息公开。加大对医疗保障扶贫工作的宣传力度,主动公开《医疗保障扶贫三年行动实施方案(2018－2020年)》。召开全国医疗保障扶贫攻坚三年行动专项部署视频会,邀请人民日报、新华社、中央广播电视总台等主流媒体宣传报道,解读医保扶贫有关政策。做好城乡居民基本医疗保险工作的信息公开,主动公开《关于做好2018年城乡居民基本医疗保险工作的通知》等重要文件,合理引导社会预期。

(四)推进医药服务管理信息公开。围绕社会对“降低抗癌药价格”的普遍关切,积极开展14种抗癌药降税调价和17种国家谈判抗癌药纳入医保的相关宣传,邀请中央广播电视总台等媒体全方位宣传报道抗癌药纳入医保的谈判过程、降价幅度、患者受益等情况,并在微信公众号上主动发布《关于发布 2018 年抗癌药医保准入专项谈判药品范围的通告》《关于将 17 种抗癌药纳入国家基本医疗保险、工伤保险和生育保险药品目录乙类范围的通知》《关于做好 17 种国家医保谈判抗癌药执行落实工作的通知》等政策信息，增加政策透明度，不断提高人民群众的获得感。

（五）推进国家组织药品集中采购和使用试点工作信息公开。通过微信公众号、媒体等多种渠道，及时公开改革试点政策、措施等，扩大公众知晓率，提升社会认可度。通过媒体对参与招采谈判专家、药品生产企业和集采涉及的部分省市医保机构负责人专访，公开本次集中采购工作的组织过程和谈判程序，确保此项工作程序公开透明。通过新闻发布会、权威媒体采访、专家解读等形式，对开展集中带量采购试点的意义、试点政策和配套措施等进行深入解读。

四、人大建议和政协提案办理结果公开情况

2018 年国家医疗保障局主办了建议提案共计 68 件，全部按时办结。按照国办《关于做好全国人大代表建议和全国政协委员提案办理结果公开工作的通知》要求，认真推进建议提案办理结果公开，于 2019 年局门户网站建成后，对涉及公共权益利益、社会广泛关切的 8 件答复情况第一时间在网站上进行了办理结果公开。

五、政策解读和新闻发布情况

对以国家医疗保障局名义印发的政策性文件，认真及时做好解读工作，充分利用新闻发布会、政策吹风会、答记者问、接受媒体采访等方式，主动回应舆论关切，释放准确信息，引导公众合理预期。制定了《国家医疗保障局新闻宣传工作管理办法（暂行）》，建立了对外新闻发布工作机制。局主要领导接受了中央广播电视总台采访，局领导班子成员参加了国务院新闻办公室组织的国务院例行政策吹风会，司局级干部多次接受人民日报、新华社、中央广播电视总台等中央媒体的采访，介绍当前医疗保障工作，解读医疗保障政策，回应社会对热点医保问题的关切。2018 年组织举办 2 次新闻发布会，参加 1 次国务院例行政策吹风会，向媒体提供有关政策的新闻通稿 10 次，司局级及以上干部接受媒体采访 15 次，对重要政策的制定背景、重要内容、政策实施的重点难点等问题进行权威详细的解读。

六、信息公开平台建设情况

根据信息公开的工作需要，迅速推进了国家医疗保障局官方微信公众号建设，于 2018 年 8 月 7 日上线运行，成为 2018 年推进信息公开的重要平台。上线之后，除了进一步完善新闻中心、通知公告、政策法规等栏目外，还根据工作需要增设了信息检索、建言献策、媒体报道等专栏。官方微信公众号的影响力和覆盖面持续扩大，截至 2018 年底，订阅数超过 4.7 万，发布信息 123 条。

七、存在的主要问题和改进措施

当前国家医疗保障局政务公开工作存在的主要问题，一是信息公开平台建设有待进一步加强；二是政务公开的规章制度亟待建立完善；三是政策解读的方式还需要更加丰富多样。2019 年，国家医疗保障局将严格落实《条例》和中办、国办相关文件要求，进一步加强各类信息公开平台建设，加快推进建章立制，积极探索利用丰富多样的形式加强政策解读，形成信息公开的合力，全力推进做好政府信息公开工作。同时，国家医疗保障局还将加强对全国医疗保障系统政府信息公开工作的指导和督促，提高医疗保障领域政府信息公开工作的质量和水平。

国家医疗保障局2019年政府信息公开工作年度报告

根据《中华人民共和国政府信息公开条例》(国务院令第711号,以下简称《条例》)的规定,现发布国家医疗保障局2019年政府信息公开工作年度报告。本报告所列统计数据的期限自2019年1月1日起,至2019年12月31日止。如对本报告有任何疑问,请与我局政府信息公开申请受理机构联系(地址:北京市西城区月坛北小街2号;邮编:100830;电话:010—89061394;传真:010—89061328)。

一、总体情况

2019年,我局严格执行《条例》规定,认真开展政府信息公开工作。一是建立完善信息公开体制机制。印发并对外公布《国家医保局政府信息公开暂行办法》(医保发〔2019〕72号),明确了我局政府信息公开工作原则、公开范围、公开程序、局内各单位工作职责、对政府信息公开工作的监督保障等事宜。二是依法主动公开政府信息,按照《条例》第二十条的规定,主动公开我局制定的部门规章、规范性文件、对人大建议和政协提案的答复等政府信息237件,特别是坚持做到"政策文件类政府信息与政策解读材料同步公开",不断提升政府信息公开工作的质量。三是认真做好依申请公开。在我局官方网站发布《国家医保局政府信息公开指南》,为公民、法人或其他组织向国家医保局申请政府信息公开提供指引。全年收到政府信息公开申请2件,其中1件已办结;另1件于2019年12月底收到,已按照规定时限结转下年度继续办理。四是做好政府信息公开平台建设。在我局官方网站首页显著位置设立"信息公开"专栏,便于公众查询我局政府信息公开有关事项。

二、主动公开政府信息情况

第二十条第(一)项			
信息内容	本年新制作数量	本年新公开数量	对外公开总数量
规章	1	1	1
规范性文件	25	25	25
第二十条第(五)项			
信息内容	上一年项目数量	本年增/减	处理决定数量
行政许可	0	0	0
其他对外管理服务事项	0	0	0
第二十条第(六)项			
信息内容	上一年项目数量	本年增/减	处理决定数量
行政处罚	0	0	0
行政强制	0	0	0
第二十条第(八)项			
信息内容	上一年项目数量	本年增/减	
行政事业性收费	0	0	
第二十条第(九)项			
信息内容	采购项目数量	采购总金额	
政府集中采购	2	259.9万元	

三、收到和处理政府信息公开申请情况

（本列数据的勾稽关系为：第一项加第二项之和，等于第三项加第四项之和）			申请人情况						
			自然人	法人或其他组织					总计
				商业企业	科研机构	社会公益组织	法律服务机构	其他	
一、本年新收政府信息公开申请数量			2	0	0	0	0	0	2
二、上年结转政府信息公开申请数量			0	0	0	0	0	0	0
三、本年度办理结果	（一）予以公开		1	0	0	0	0	0	1
	（二）部分公开（区分处理的，只计这一情形，不计其他情形）		0	0	0	0	0	0	0
	（三）不予公开	1. 属于国家秘密	0	0	0	0	0	0	0
		2. 其他法律行政法规禁止公开	0	0	0	0	0	0	0
		3. 危及“三安全一稳定”	0	0	0	0	0	0	0
		4. 保护第三方合法权益	0	0	0	0	0	0	0
		5. 属于三类内部事务信息	0	0	0	0	0	0	0
		6. 属于四类过程性信息	0	0	0	0	0	0	0
		7. 属于行政执法案卷	0	0	0	0	0	0	0
		8. 属于行政查询事项	0	0	0	0	0	0	0
	（四）无法提供	1. 本机关不掌握相关政府信息	0	0	0	0	0	0	0
		2. 没有现成信息需要另行制作	0	0	0	0	0	0	0
		3. 补正后申请内容仍不明确	0	0	0	0	0	0	0
	（五）不予处理	1. 信访举报投诉类申请	0	0	0	0	0	0	0
		2. 重复申请	0	0	0	0	0	0	0
		3. 要求提供公开出版物	0	0	0	0	0	0	0
		4. 无正当理由大量反复申请	0	0	0	0	0	0	0
		5. 要求行政机关确认或重新出具已获取信息	0	0	0	0	0	0	0
	（六）其他处理		0	0	0	0	0	0	0
	（七）总计		1	0	0	0	0	0	1
四、结转下年度继续办理			1	0	0	0	0	0	1

四、政府信息公开行政复议、行政诉讼情况

					行政诉讼									
					未经复议直接起诉					复议后起诉				
结果维持	结果纠正	其他结果	尚未审结	总计	结果维持	结果纠正	其他结果	尚未审结	总计	结果维持	结果纠正	其他结果	尚未审结	总计
0	0	0	0	0	0	0	0	0	0	0	0	0	0	0

五、存在的主要问题及改进情况

我局组建时间不长，开展政府信息公开工作的经验不足，存在的主要问题有两方面：一是政府信息公开的工作流程还有待优化。二是政府信息公开平台建设有待进一步完善。下一步，我局将严格按照《条例》规定和国务院办公厅要求，根据工作实践不断改进工作流程，加强平台建设，切实提升政府信息公开工作水平，接受人民群众的监督。

国家医疗保障局 2019 年法治政府建设年度报告

2019 年以来，在以习近平同志为核心的党中央坚强领导下，国家医保局认真学习贯彻党的十九大和十九届二中、三中、四中全会精神，积极践行习近平总书记全面依法治国新理念新思想新战略，全面落实《法治政府建设实施纲要（2015—2020 年）》，加强组织领导，坚持改革方向，强化问题导向，狠抓任务落实，法治政府建设取得积极成效，依法治理水平进一步提升。

一、加强组织领导，夯实法治医保建设责任

一是提高政治站位。认真学习贯彻习近平总书记关于全面推进依法治国的重要指示批示精神，不断增强依法治理医保工作的主动性和积极性。坚持站稳政治立场，不断推动医保制度改革，切实保障人民群众生命健康权益。坚持把纪律挺在前面，督促全局干部职工切实履行遵守党内法规、维护党内法规权威的义务，担负起执行党内法规的政治责任。

二是强化组织领导。成立了以局主要负责同志为组长的国家医保局法治建设工作领导小组，切实强化对医保法治政府建设的领导，认真履行党政主要负责人法治建设第一责任人义务。推动法治建设工作与业务工作同部署、同实施，确保法治政府建设各项要求同医保业务工作实现融会贯通，提升工作实效。全面落实宪法宣传学习，组织开展国家医保局第一届处级及以上干部宪法集中宣誓活动，进一步激励全局干部职工牢固树立“尊崇宪法、学习宪法、遵守宪法、维护宪法、运用宪法”的法治精神。认真指导部署地方医保部门推进法治建设工作，先后召开 5 次全国医保法治建设座谈会，对推进全系统法治政府建设工作作出整体部署，提出具体要求。

三是加强制度建设。将医保法治建设工作纳入年度工作考核目标，把依法行政纳入政绩考核指标体系，作为衡量机关司室领导班子和领导干部工作实绩的重要内容。建立健全医保法治政府建设工作机制，先后制定出台《国家医疗保障局立法工作管理办法（试行）》（医保办发〔2018〕11 号）、《关于进一步加强我局政策措施公平竞争审查及规范性文件合法性审查工作的通知》（医保办发〔2019〕6 号）和《国家医疗保障局行政规范性文件合法性审核指引》（医保办发〔2019〕35 号）等文件，进一步为实现法治政府建设目标提供了制度保障。

四是注重提升能力。在编制紧张、人员力量相对不足的背景下，克服相关困难，持续加强医保法治人才队伍配备，增强医保法治建设工作力量。立足医保部门新成立、基础薄弱的实际，着力加强医保法治培训工作，成功举办 2 期全国医保法治建设培训班，着力提升医保系统法治建设工作者的法治思维和能力，着力增强法治宣传教育工作渗透力，面向全社会开展医保法制政策宣传活动，为推进法治政府各项任务落实奠定基础。

二、坚持依法行政，深化医保治理和服务改革

一是简政放权，放出活力。持续推进“放管服”综合改革，促进医药价格领域市场活力不断提升。充分听取医药行业协会和市场主体的意见建议，发挥市场在资源配置中的决定性作用，更好地发挥政府作用。全面取消医保两定资格审查，建立市场主导的药品价格形成机制，实行医疗服务价格分级分类管理，对竞争比较充分、个性化需求比较强的医疗服务，实行自主确定收费标准和浮动范围，推动社会医药机构发挥自身优势，增强优质医疗服务供给能力。

二是加强监管，管出成效。持续保持打击欺诈骗保的高压态势，在全国范围内组织开展打击欺诈骗保专项治理，开展飞行检查，对定点医药机构经办初审和监督检查实现全覆盖，处理违法违规定点医疗机构 16.16 万家、定点零售药店 10.23 万家、参保个人 3.31 万人，全国共计查处违规医保资金 115.56 亿元，大多数省份基金支出增幅出现下降态势。大力推进基金监管长效机制建设，落实举报奖

励具体措施。统筹推进基金监管方式创新试点、基金监管信用体系建设试点和智能监控示范点建设等工作。开展药品价格与供应监测监管，将挂网交易的所有药品列入常规监测范围，并对部分临床反映集中的药品进行重点监测。平稳推进药品集中带量采购和使用试点（“4＋7”试点）工作，推动仿制药替代，显著降低患者用药负担。

三是优化服务，提升群众满意度。推进医保经办服务体系建设，实现医保管理服务标准化、规范化。持续推动医保系统行风建设，指导各省医保部门深入开展漠视侵害群众利益问题专项整治，全面梳理清理政务服务事项，减少证明材料和手续。加快推进异地就医直接结算服务，不断完善备案管理政策，取消不必要的证明材料。开发上线国家医保异地备案小程序，完善国家异地就医结算系统功能，实现全国统一线上备案、费用协查、问题协同、信息共享。

三、推进科学立法，提高医保立法质量

一是坚持规划引领。研究制定了国家医保局未来五年立法工作规划，明确了“统筹推进、分步实施”的立法工作原则，确立了“1 部法律＋3 项法规＋3 个规章”的医保领域立法目标，并对立法工作中的责任分工和相关时间安排作了具体要求，为推动医保立法工作有计划、有步骤的开展提供了保障。

二是夯实理论基础。以医保立法工作中存在的重点难点问题为研究对象，委托相关专家和医保从业者研究分析国内外医保立法情况和背景资料，提出相关立法意见建议。聚焦构建新时代中国特色医保法律体系、加强医保基金监管等问题，共组织开展十多项医保立法理论基础课题研究，为推进科学立法提供了有力的理论和实践经验支撑。

三是坚持“急用先行”。聚焦医保基金监管现实需要，集中推进《医疗保障基金使用监督管理条例》制定工作，争取尽快颁布实施。与人力资源和社会保障部联合印发了《香港澳门台湾居民在内地（大陆）参加社会保险暂行办法》，保障港澳台居民在内地（大陆）的参保权益。

四是积极参与法律修订。按照党和国家机构改革明确的机构职责和责任分工，积极参与医保职能相关法律法规制定修订工作，全面维护法律的严肃性和权威性。

四、强化制度约束，全面推进法治政府建设

一是认真落实公众参与制度。对关系群众利益和社会长远发展的重大事项，严格履行调研起草、征求意见、咨询论证、合法性审查和集体研究决定等必经程序，充分吸纳社会各界的意见建议。

二是加大合法性审核力度。把好依法行政局内关口，认真开展合法性审查。坚持重大行政决策必须经过法制审核，今年共审核各类涉法文件 20 余件，确保国家医保局发布的规范性文件全部经过合法性审查。制定《国家医疗保障局行政规范性文件合法性审核指引》，明晰规范性文件制定程序和审查制度，从源头上防止违法文件出台，促进依法开展各项工作。

三是全面推行法律顾问制度。与律师事务所签订了常年法律顾问合同，成立了以律师和法律专家为主要成员的医保法律顾问团，充分发挥法律顾问参与依法决策、防范行政法律风险的作用。2019 年以来，国家医保局法律顾问参与涉法事务研究 160 余次，提出专业意见 500 余条。各省医保部门也均按要求聘请执业律师担任法律顾问，实现了医保系统法律顾问全覆盖。

四是推进行政执法“三项制度”建设。以制定医保统一行政执法指引和文书、规范行政执法自由裁量权、加强执法证件管理等为切入点，助力医保系统行政执法公示制度、执法全过程记录制度和重大执法决定法制审核制度有效落实，促进行政权力规范运行。

五是依法处理行政复议案件。以事实为依据，秉持严守程序和居中裁判原则，对地方医保部门合法合理的行政处理决定予以维持；对违法、不当的行政行为作出要求改正、确认违法、撤销重作等公正裁判，维护各方合法权益。

2020 年，我们将继续深入学习贯彻党的十九届四中全会精神和习近平总书记全面依法治国新理念新思想新战略，坚持依法决策、依法行政、依法执法共同推进，强化法治医保、法治政府、法治社会一体建设，在医保系统推动形成尚法守制、公平正义、诚信文明、安定有序的依法治理新格局。一是推进依法行政。坚持党组领导立法、保证执法、支持司法、带头守法，把党的领导贯彻到全面深入推进法治政府全过程和各方面。加快建设职能科学、权责法定、执法严明、公开公正、廉洁高效、守法诚信的法治部门。二是推进依法立法。进一步落实《国家

医保局五年立法工作规划》,做好有关立法项目的制定实施工作和调研论证工作,做好有关法律法规草案的征求意见工作。三是推进严格执法。按照深化放管服和行政执法体制改革的要求,进一步规范医保行政执法程序标准,发挥政府法律顾问作用,不断提高执法水平。四是推进全民普法。坚持把全民普法作为法治政府建设的长期性基础性工作,大力弘扬社会主义法治精神,深入开展法治宣传教育,进一步增强法治宣传教育实效,推动医保系统干部职工成为法治的忠实崇尚者、自觉遵守者、坚定捍卫者。

国家医疗保障局

2020 年 3 月 31 日

国家基本医疗保险、工伤保险和生育保险药品目录(2019年版)

一、凡例 

二、西药部分 

三、中成药部分 

四、协议期内谈判药品部分 

五、中药饮片部分 

医疗保障改革经典回顾

——医疗保障大事记(1949—2017)

1949 年

9 月 29 日,中国人民政治协商会议第一届全体会议通过了《中国人民政治协商会议共同纲领》,其中第三十二条提出,逐步实行劳动保险制度。

1951 年

2 月 26 日,《中华人民共和国劳动保险条例》颁布,我国开始实施劳动保险制度,规定职工在疾病、非因工负伤和残废情形下的保障政策,被称为"劳保医疗"。这是新中国成立后在社会保障制度方面颁布的第一个法规。

1952 年

6 月 27 日,《中央人民政府政务院关于全国各级人民政府、党派、团体及所属事业单位的国家工作人员实行公费医疗预防的指示》颁布,决定在国家工作人员范围内实施公费医疗制度。

8 月 30 日,卫生部发布《国家工作人员公费医疗预防实施办法》,规定享受公费医疗预防待遇人员的范围,各地卫生行政机关对公费医疗预防医药费分配等要求,我国正式开始实施公费医疗制度。

1953 年

1 月 9 日,政务院通过《关于中华人民共和国劳动保险条例若干修正的决定》,提出扩大劳动保险的实施范围,提高劳动保险待遇。

1 月 23 日,卫生部印发《关于公费医疗的几项规定》(〔53〕卫医字第 93 号),规定自 1953 年起,国家工作人员实行公费医疗预防的范围包括乡干部及大学、专科学生。

1955 年

5 月 1 日,山西省高平县米山乡以 3 家私人药铺和 10 位民间医生自愿结合为基础,成立了联合保健站,最早实行"医社结合"。此后,多地相继办起了类似的合作医疗,有的称"统筹医疗",有的称"集体保健医疗"。

1959 年

12 月 21 日全国农村卫生工作会议在山西省稷山县召开,正式肯定了合作医疗,并将名称统一为农村合作医疗制度,即后来所说的"老农合"。

1965 年

6 月 26 日,毛泽东作出"把医疗卫生工作的重点放到农村去"的指示(即著名的"六二六"指示),农村合作医疗制度进一步在全国推行。

1979 年

12 月 15 日,卫生部、农业部、财政部、国家医药总局、全国供销合作总社联合发布《农村合作医疗章程(试行草案)》,提出农村合作医疗是人民公社社员依靠集体力量,在自愿互助的基础上建立起来的一种社会主义性质的医疗制度,是社员群众的集体福利事业。农村合作医疗正式在制度上得到确立。

1985 年

4 月 25 日,国务院批转卫生部《关于卫生工作改革若干政策问题的报告》,提出对卫生医疗机构实行放权、让利、搞活,实行鼓励创收和自我发展的政策,改革收费制度。

1988 年

9 月 4 日,劳动部印发《关于女职工生育待遇若干问题的通知》(劳险字〔1988〕2 号),提出女职工怀孕期间检查和分娩时的检查费、手术费、药费等医疗费用由所在单位负担。

1989 年

3 月 4 日，国务院批转《国家体改委 1989 年经济体制改革要点》（国发〔1989〕24 号），提出在辽宁丹东、吉林四平、湖北黄石、湖南株洲进行医疗保险制度改革试点，同时在深圳、海南进行社会保障制度综合改革试点。这是国家层面首次作出的医疗保险制度改革的试点探索。

1992 年

9 月 7 日，劳动部印发《关于试行职工大病医疗费用社会统筹的意见的通知》（劳险字〔1992〕25 号），我国开始探索建立统筹基金制度，以保证职工的大病医疗。

1993 年

11 月 14 日，党的十四届三中全会通过《中共中央关于建立社会主义市场经济体制若干问题的决定》，提出建立多层次的社会保障体系，城镇职工养老和医疗保险金由单位和个人共同负担，实行社会统筹和个人账户相结合。

1994 年

4 月 14 日，国家体改委、财政部、卫生部、劳动部联合发布了《关于职工医疗保险制度改革的试点意见》（体改分〔1994〕51 号），提出试点建立社会统筹与个人账户相结合的社会医疗保险，探索建立职工医保制度。

7 月 5 日，第八届全国人大常委会第八次会议通过《中华人民共和国劳动法》，首次以国家立法形式确定了社会保险的基本原则、体系框架和基本制度模式等。

11 月 18 日，国务院发布《关于江苏省镇江市、江西省九江市职工医疗保障制度改革试点方案的批复》（国函〔1994〕116 号），同意从 1994 年 12 月开始在江苏镇江、江西九江进行职工医疗保障制度改革试点，即“两江”试点。

1995 年

江苏省镇江市、江西省九江市正式开始进行职工医保制度改革试点工作，为全国医疗保险制度改革探路。

1996 年

5 月 5 日，国务院办公厅转发四部委《关于职工医疗保障制度改革扩大试点的意见》（国办发〔1996〕16 号），在总结“两江”试点的基础上，将医保改革试点范围扩大到 20 多个省区的 40 多个城市。

1998 年

12 月 14 日，国务院出台《关于建立城镇职工基本医疗保险制度的决定》（国发〔1998〕44 号），明确规定了制度覆盖范围、筹资渠道、统筹层次、基金结构、支付政策、管理规则、服务资源以及特定群体待遇和补充保险等成套政策。职工基本医保制度的建立，标志着实施了 40 多年的公费、劳保医疗制度的终结，我国从单位医疗保障开始向社会医疗保障转变。

1999 年

4 月 26 日，劳动保障部和国家药监局发布《关于印发城镇职工基本医疗保险定点零售药店管理暂行办法的通知》（劳社部发〔1999〕16 号），规定了定点零售药店的审查和确定的原则，应具备的资格与条件等。

5 月 11 日，劳动保障部、卫生部、国家中医药管理局联合发布《关于印发城镇职工基本医疗保险定点医疗机构管理暂行办法的通知》（劳社部发〔1999〕14 号），规定了定点医疗机构的审查和确定的原则，应具备的资格与条件等。

6 月 30 日，劳动保障部等 5 部门联合发布《关于印发城镇职工基本医疗保险诊疗项目管理、医疗服务设施范围和支付标准意见的通知》（劳社部发〔1999〕22 号），对基本医疗保险诊疗项目、医疗服务设施范围和支付标准进行了规定。

12 月，全国范围的社会保障卡建设正式起步，上海市发放了全国第一张社保卡。

2000 年

5 月 25 日，劳动和社会保障部发布《关于印发国家基本医疗保险药品目录的通知》（劳社部发〔2000〕11 号），要求严格基本医疗保险用药管理，保障职工的基本用药需求，合理控制药品费用支出。至此，“三二一”（三个目录、两个定点、一个结算办法）管理规范基本上与制度改革同步建立，并成为医保管理范式。

2002 年

10 月 19 日，中共中央、国务院发布《关于进一步加强农村卫生工作的决定》，具体规定重建农村合作医疗体系的政策措施。

10 月 30 日，全国农村卫生工作会议提出逐步建立和完善新型农村合作医疗制度、医疗救助制度。

2003 年

1 月 16 日，国务院办公厅转发卫生部等三部门《关于建立新型农村合作医疗制度意见的通知》（国办发〔2003〕3 号），提出建立新型农村合作医疗制度。我国开始进行新农合试点工作，数亿农民无医保的历史从制度上宣告结束。

5 月 26 日，劳动保障部出台《关于城镇灵活就业人员参加基本医疗保险的指导意见》（劳社厅发〔2003〕10 号），着力解决以非全日制、临时性和弹性工作等灵活形式就业的人员的医疗保障问题。灵活就业人员被纳入医疗保险保障范畴，是医疗保险扩大覆盖范围的一个体现。

11 月 18 日，民政部等部委联合下发《关于实施农村医疗救助的意见》（民发〔2003〕158 号），我国开始在农村建立社会医疗救助制度。

2004 年

1 月 13 日，国务院办公厅转发卫生部等部门《关于进一步做好新型农村合作医疗试点工作指导意见的通知》（国办发〔2004〕3 号），推进新型农村合作医疗试点工作。

2005 年

3 月 14 日，国务院办公厅转发民政部等部门《关于建立城市医疗救助制度试点工作意见的通知》（国办发〔2005〕10 号），我国开始在城市建立医疗救助制度。

2007 年

7 月 10 日，国务院发布《关于开展城镇居民基本医疗保险试点的指导意见》（国发〔2007〕20 号），提出开展城镇居民基本医疗保险试点，城镇居民医保制度开始在全国范围建立，填补了我国全民医疗保险制度的最后一块空白。

2008 年

10 月 25 日，国务院办公厅发布《关于将大学生纳入城镇居民基本医疗保险试点范围的指导意见》（国办发〔2008〕119 号），提出将大学生纳入城镇居民基本医疗保险试点范围。

2009 年

3 月 17 日，《中共中央 国务院关于深化医药卫生体制改革的意见》发布，提出加快建设医疗保障体系，全面推开城镇居民基本医疗保险、全面实施新型农村合作医疗制度。

2010 年

1 月 2 日，国务院发布《关于试行社会保险基金预算的意见》（国发〔2010〕2 号），将职工医保基金、生育保险基金纳入社会保险基金预算编制范围。

10 月 28 日，《中华人民共和国社会保险法》由第十一届全国人民代表大会常务委员会第十七次会议通过，将职工基本医疗保险、新型农村合作医疗和城镇居民基本医疗保险上升为法律制度，标志着包括医疗保障在内的社会保险制度从实验阶段走向定型、稳定、可持续发展阶段。

2012 年

1 月 4 日，民政部等四部委联合发布《关于开展重特大疾病医疗救助试点工作的意见》（民发〔2012〕21 号），部署开展重特大疾病医疗救助试点。

8 月 24 日，国家发展改革委等六部委联合发布《关于开展城乡居民大病保险工作的指导意见》（发改社会〔2012〕2605 号），规定了开展城乡居民大病保险工作的基本原则和保障内容等。我国开始建立城乡居民大病保险制度。

11 月 8 日，党的十八大报告提出：“整合城乡居民基本医疗保险制度，健全全民医保体系。”山东等地启动实施城乡居民医保制度整合工作。

2013 年

3 月 5 日，国务院政府工作报告正式宣布：“全民基本医保体系初步形成，各项医疗保险参保超过 13 亿人”，我国全民医保制度基本建立。

2014 年

5 月 1 日，《社会救助暂行办法》开始施行。其中规定，国家建立健全医疗救助制度，保障救助对象获得基本医疗卫生服务；对于低保人员、特困供养人员等救助对象，提供包括补贴参保、补助自负费用等形式的救助。

2015 年

4 月 21 日，国务院办公厅转发民政部等部门《关于进一步完善医疗救助制度全面开展重特大疾病医疗救助工作意见的通知》（国办发〔2015〕30 号），推动医疗救助制度实现城乡统筹，全面开展重特大疾病医疗救助。

7 月 28 日，国务院办公厅发布《关于全面实施城乡居民大病保险的意见》（国办发〔2015〕57 号），全面推进城乡居民大病保险工作，着力维护人民群众健康权益，切实避免人民群众因病致贫、因病返贫。

2016 年

1 月 3 日，国务院印发《关于整合城乡居民基本医疗保险制度的意见》（国发〔2016〕3 号），提出整合城镇居民基本医疗保险和新型农村合作医疗两项制度，建立统一的城乡居民基本医疗保险制度。城乡居民医保制度整合工作进入快车道。

6 月 27 日，人社部办公厅印发《关于开展长期护理保险制度试点的指导意见》（人社厅发〔2016〕80 号），提出开展长期护理保险试点，15 个城市和吉林、山东两个重点联系省份作为长护保险试点。

10 月 25 日，中共中央、国务院印发《“健康中国 2030”规划纲要》，要求全力推进健康中国建设。《“健康中国 2030”规划纲要》是作为推进健康中国建设的宏伟蓝图和行动纲领。

11 月 17 日，国际社会保障协会（ISSA）授予中国政府“社会保障杰出成就奖”，我国已建立起世界上最大的社会保障体系。

12 月 7 日，国家异地就医结算系统平台正式上线，标志着跨省异地就医住院费用直接结算工作全面启动。

2017 年

1 月 19 日，国务院办公厅发布《关于印发生育保险和职工基本医疗保险合并实施试点方案的通知》（国办发〔2017〕6 号），指定 12 个城市作为生育保险和职工基本医疗保险合并实施试点。

6 月 20 日，国务院办公厅印发《关于进一步深化基本医疗保险支付方式改革的指导意见》（国办发〔2017〕55 号），提出要全面建立并不断完善符合我国国情和医疗服务特点的医保支付体系，全面推行以按病种付费为主的多元复合式医保支付方式。

7 月，人力资源社会保障部公布 36 种药品进入医保目录后的价格谈判结果，并同步确定这些药品的医保支付标准。与 2016 年平均零售价相比，谈判药品平均降幅 44%，最高降幅 70%。这是医保药品准入首次国家谈判。

10 月 18 日，党的十九大报告提出：“加强社会保障体系建设。按照兜底线、织密网、建机制的要求，全面建成覆盖全民、城乡统筹、权责清晰、保障适度、可持续的多层次社会保障体系。”明确了新时代包括医疗保障在内的社会保障体系建设目标和方向。以党的十九大为标志，中国医保改革发展进入全面建成中国特色医疗保障体系时期。

Contents

Important Literature

II. Speeches by leaders of the National Healthcare Security Administration

National Healthcare Security

Local Healthcare Security

Regulations, Policies and Important Documents

1. Documents Issued by the CPC Central Committee and the State Council

2018

2019

2. Departmental Regulations and Regulatory Documents

2018

2019

Statistics

I. Healthcare Security Statistical Bulletin

II. Statistics of Healthcare Security Services

Chronicle of Major Events

Appendix

索　引

说明

1. 本索引为《中国医疗保障年鉴》2020 年卷主题分析索引。

2. 本索引采用主题分析法，款目按汉语拼音字母（同音字按声调）升序排列。书中的类目名、分目名用黑体字标明，其余用宋体字排印。

3. 索引款目后的括号为说明项，款目后的数字表示内容所在页码，数字后面的拉丁字母（a、b）表示栏别（即版面的 1、2 栏）。

4. 同一主题在书中多处出现的，在其款目后用不同的页码注明；同一主题在地方医疗保障工作类目中不同省（区、市）出现的，在同一款目下另起行退一字排列。

5. 本索引对“图片专辑”“重要文献”“法规政策、重要文件”“统计数据”“大事记”“附录”等类目内容不做主题分析。

D

E

F

Y